高等医学院校教材
全科医学系列教材
·供非预防医学类专业用·

社区预防医学

主　编　唐明德

副主编　黄民主　刘金宝　熊敏如

编　委　（以姓氏笔画为序）

于凤江（湖南师范大学医学院）
王　丽（包头医学院）
王家骏（沈阳医学院）
方小衡（广东药学院公共卫生学院）
孔杏云（中南大学公共卫生学院）
申元英（大理学院公共卫生学院）
朱明元（中南大学公共卫生学院）
任泽舫（中山大学公共卫生学院）
刘金宝（新疆医科大学公共卫生学院）
李　军（贵阳医学院公共卫生学院）
李登清（中南大学湘雅医学院）
杨新文（中南大学公共卫生学院）
吴成秋（南华大学公共卫生学院）
狄晓康（中南大学公共卫生学院）
汪耀珠（湖南师范大学医学院）
罗大华（长沙医学院）
周桂凤（湖南师范大学医学院）
金焕荣（沈阳医学院）
郑　铃（福建医科大学公共卫生学院）
赵淑英（长沙医学院）
贺栋梁（南华大学公共卫生学院）
唐明德（长沙医学院）
黄民主（中南大学公共卫生学院）
梁多宏（沈阳医学院）
梁绍先（长沙医学院）
谢红卫（南华大学公共卫生学院）
熊国强（中南大学公共卫生学院）
熊敏如（中南大学公共卫生学院）

秘　书　唐美秀（长沙医学院）

北京大学医学出版社

SHEQU YUFANG YIXUE

图书在版编目（CIP）数据

社区预防医学/唐明德主编. 一北京：北京大学医学出版社，2009.8（2023.1重印）

ISBN 978-7-81116-748-1

Ⅰ.社… Ⅱ.唐… Ⅲ.社区－预防医学－医学院校－教材 Ⅳ.R1

中国版本图书馆CIP数据核字（2009）第113812号

社区预防医学

主　　编： 唐明德

出版发行： 北京大学医学出版社

地　　址：（100191）北京市海淀区学院路38号　北京大学医学部院内

电　　话： 发行部 010-82802230；图书邮购 010-82802495

网　　址： http://www.pumpress.com.cn

E - mail： booksale@bjmu.edu.cn

印　　刷： 北京瑞达方舟印务有限公司

经　　销： 新华书店

责任编辑： 张彩虹　**责任校对：** 金彤文　**责任印制：** 罗德刚

开　　本： 787 mm×1092 mm　1/16　**印张：** 46　**字数：** 1167千字

版　　次： 2009年8月第1版　2023年1月第7次印刷

书　　号： ISBN 978-7-81116-748-1

定　　价： 71.00元

前　言

预防医学是实现“人人享有健康”最高发展目标的桥梁，是现代医学的重要领域，是生物一心理一社会现代医学模式的理论基础，是指导实现“人人享有健康保健”全球战略目标的可靠保证。社区预防医学是研究社区环境和人群健康，并为之进行医疗卫生服务。当今21世纪预防医学发展的重点是社区预防医学。目前我国的社区急需大量的全科医师人才。因此，用社区预防医学的理论知识和技能培养为社区医疗卫生服务的全科医师已迫在眉睫。在此形势下，撰写符合21世纪要求的《社区预防医学》教材非常必要。长沙医学院集全国12所高等医学院校具有丰富的从事预防医学教学和科学研究经验的教授撰写了这本《社区预防医学》教材。此教材以预防为主的指导思想，以基本理论、基本知识、基本技能和创新为原则，力求内容全面、新颖和实用，以实现培养实用型医学人才为目的撰写而成。《社区预防医学》教材是供医学专业类的全科医学、临床医学、护理学等本科专业学生使用和全科医师培训的教材。同时，也可作为从事预防医学的教师及卫生工作者的参考用书。

《社区预防医学》全书分理论和实验（实习）指导两部分。理论部分除绪论外分为五篇。第一篇为卫生保健策略与社区卫生服务：内有卫生保健策略、社区卫生工作、社区医学和社区社会病的防治四章。第二篇为社区环境与健康：内有社区生活环境与健康、社区职业环境与健康、社会环境与健康、社区幼儿园和学校的环境与健康、社区预防性卫生监督五章。第三篇为社区食品与健康：内有社区的营养与健康、社区的食品安全、社区食物中毒与预防三章。第四篇为社区人群健康研究的统计学方法：内有统计学的基本概念与步骤、统计资料的类型及分析两章。第五篇为社区人群健康研究的流行病学方法：内有社区流行病学的概述、社区疾病病因与病因推断、社区流行病学的研究方法、社区疾病的预防与控制、社区常见病的防治策略、社区计划免疫、社区的消毒与灭菌七章。实验（实习）指导部分含有儿童青少年心理测验；环境卫生、职业卫生、营养食品卫生的理化分析、案例、病例的讨论；统计学与流行病学方法学共25个实验（实习）项目。

社区预防医学是一门综合性学科，内容多、复杂，涉及面广，知识面宽。由于我们的撰写水平有限，书中难免有误，诚恳同道和兄弟院校师生在使用过程中提出宝贵的意见。

本教材在撰写过程中得到了长沙医学院何建军副院长、教务处周启良处长的关心和支持，在此表示谢意。

唐明德

2008年12月于长沙

目录

第一部分　理论部分

第二部分　实验（实习）指导

第一部分 理论部分

绪　论

一、社区与社区预防医学

（一）社区

1. 社区的概念　社区（community）是若干社会群体或社会组织聚集在某一个地域所形成的一个生活上相互关联的大集体，包含了人类社会生活的基本内容，是有组织的实体，是宏观社会的缩影。社区虽不完全等同于“行政区域”，但两者既有联系，又有区别。如我国城市的街道，它是行政区，又是社区的一部分。行政区是为了实施社会管理，依据政治、经济、历史、文化等因素，人为划定的，边界比较清楚。社区则是人们在长期共同的社会生产和生活中自然形成的，边界比较模糊。一个行政区可包括多个社区。

2. 社区的特征　世界卫生组织曾提出，一个有代表性的社区，其人口在10万～30万，地域面积在0.5～5 km^2之间。它具有在结构和功能两个方面的特征：①结构上，社区是一个地理和行政明确划定的区域；②功能上，社区是由有认同感和归属感，一般有相同文化传统的居民所组成的地区。社区构成的基本要素包括：人群、地域、生活服务设施、特有的文化背景和认同意识、生活方式、一定的生活制度和管理机构等。

3. 社区与健康　社区既是个人及其家庭日常生活、社会活动和维护自身健康的重要基地和可用资源，同时也是影响个人及其家庭健康的重要场所。社区服务的对象是有特定的服务半径范围中的人群。社区环境条件的优劣将直接影响疾病的发生、传播和流行。社区的文化可直接影响人的健康行为及风土人情，这对开展健康促进和疾病的防治有非常明确的针对性。加强社区的卫生服务和充分合理地利用社区的卫生资源，通过社区的服务网络，能有效地组织动员群众参与；依靠社区群众的自身力量，改善社区的卫生环境，促进群体健康的措施，从而提高整体人群的健康水平。

（二）社区预防医学

1. 社区预防医学的概念　社区预防医学（community preventive medicine）是应用基础医学、临床医学、预防医学和社会医学等的理论和技术，采用流行病学和医学统计学的方法，对社区的各种因素，特别是环境因素与人群健康的关系进行调查研究，通过社区的诊断，以确定对社区人群的健康危害。同时制定出防治策略、促进健康计划和管理措施，以改善和促进人群健康，预防疾病，提高社区整体人群生命质量的一门综合性的医学学科。

2. 社区卫生服务与社区预防医学的目的　我国卫生部和国家计划委员会等10个部委于1999年7月16日联合发布了“关于发展城市社区卫生服务的若干意见”，对社区卫生服务的目的、任务提出了明确的要求，即“社区卫生服务是社区建设的重要组成部分，是政府领导、社会参与、上级卫生机构指导下，以基层卫生机构为主体，全科医生为骨干，合理使用社区资源和适宜技术；以人的健康为中心，家庭为单位，社区为范围，需求为导向；以妇女、儿童、老年人、慢性病人、残疾人为重点；以解决社区主要问题，满足社区基本卫生服务为目的，融预防、医疗、康复、保健、健康教育、计划生育技术服务为一体的，有效、经济、方便、综合、连续的基层服务。”社区卫生服务与社区预防医学的目的，就是把群众常见的健康问题解决在基层社区，不断地改善及提高人群的健康水平。

二、社区预防医学的研究对象、内容与方法

（一）研究的对象

社区预防医学研究的对象是社区内的人群和与人群相关的社区的各种因素。社区的人群包括不同性别、年龄的居民，幼儿园的儿童、中小学的少年、社区企业的职工、社区机关的公务员等。社区的因素包括生产、生活、工作环境中的物理、化学和生物性因素、食物因素和社会心理因素等。

（二）研究的主要内容

社区预防医学研究的主要内容概括为：

1. 进行社区调查（健康、环境、经济、社会等）的基本原则、要求、方法和步骤。

2. 研究社区各种因素与人群健康之间的关系，分析各种因素对社区人群健康影响的发生和发展规律；同时研究有效的防治策略和措施，从而达到预防或减少疾病、伤残和死亡的目的。

3. 研究社区医学诊断的基本方法，建立社区居民的健康档案，以掌握社区人群总体的健康状况和趋势；制订解决健康卫生问题的计划，以满足社区人群对身心健康的需求。

4. 研究社区的健康教育，动员全社区人群积极参与，不断提高他们对预防、卫生保健知识的认知程度，以提高社区预防、医疗、卫生保健工作的水平。

5. 研究制定解决社区人群的健康教育和健康促进的计划，以满足不断提高人群的心身素质的基本需求。

6. 研究社区妇女、儿童、老年人、慢性病人、残疾人、待业及下岗人员等特殊人群的生理、心理和卫生服务的特点及对健康的需求，实现预防、医疗、康复、保健为一体的连续性的卫生服务。

7. 研究社区的医疗卫生服务工作，全方位培养全科医生对社区常见疾病、多发病和突发病的诊治、转诊等的处理能力和对社区预防医学理论知识及技能的应用能力。

8. 进行社区卫生服务计划实施效益的评价。

（三）研究的方法

社区预防医学的研究方法主要有以下两大类。

1. 预防医学调查研究　预防医学调查研究是预防医学各学科最基本的研究方法，是对研究对象不施加任何干预因素的观察性研究方法。如运用流行病学方法了解环境有害因素的性质、强度和规律，探讨病因和危险因素，查明人群的健康水平，疾病的分布规律和影响因素。预防医学调查研究的方法包括流行病学研究方法、社会医学研究方法和卫生统计学方法等。

2. 预防医学实验研究　预防医学实验研究是将研究因素施加于研究对象，然后观察、测量、比较研究效果而得出结论的研究方法。预防医学实验又分为以动物为研究对象的“实验”和以人体（病人或健康人，也称为志愿者）为研究对象的“试验”。前者多被称为“动物实验”，后者多被称为“临床或社区试验”。动物实验是在严格控制的实验条件下，排除非研究因素的干扰，并在实验室模拟环境因素的作用条件或者就在现场，以实验动物或实验样品为对象，采用现代的先进分析方法和实验技术，进行理化分析和微生物检验，同时要从细胞水平、蛋白质水平、基因等分子生物的水平进行研究，探讨环境因素对机体的作用机制、

毒效应指标及环境因素与健康效应的剂量-反应关系。动物实验在基础医学、临床医学、预防医学领域广为应用。临床或社区试验多被用于临床医学领域，近年来预防医学领域也广泛采用，尤其是社区人群试验在预防医学领域应用越来越多。临床试验或社区试验应严格遵循医学伦理道德和有关法律、法规、条例的规定及要求进行。

三、社区预防医学的发展史

人类在与危害健康的各种因素斗争的过程中求得生存和发展。通过医治疾病和创伤，掌握了防病养生之道，从治疗疾病发展到预防疾病，从保护人群健康进入到更主动地促进健康。社区预防医学的发展史应包含在预防医学的发展史中。预防医学的发展经历了远古和古代时期、近代时期和现代时期几个阶段。

（一）远古和古代时期

人类在群居的古代氏族社会就形成了当时的社区。人类为谋求生存而在适应环境与自然界各种危害健康因素的斗争中，逐步学会了治病和防病的对策。

1. 预防医学的思想基础　我国早在《易经》里就提出“君子以思患而豫防之（豫同预)”。古代医学中的“治未病”，在《黄帝内经》中提出“圣人不治已病治未病，不治已乱治未乱。”这些都充分体现了在当时基本的预防医学思想。古希腊“医学之父”希波克拉底(Hippocrates，公元前460—前370年）认为“知道是什么样的人患病，比知道这个人患的是什么病更重要”。这些哲学观就构成了预防医学的思想基础。

2. 我国的预防医学实践　公元前556年《左传·襄公十七年》载“十一月甲午，国人逐瘈狗”，这就是早期的狂犬病预防。公元341年，东晋葛洪的《肘后方》中，有杀狂犬取脑敷于患者创口，预防狂犬病的记载。公元652年，唐代孙思邈在《千金要方》中指出：“凡春末夏初，犬多发狂，必诫小弱持杖以防之。”公元前8世纪，《礼记·月令篇》记载，“孟春行秋令，则民大疫；季春行夏令，则民多疾疫；仲夏行秋令，则民殃于疫；仲冬之月、地气沮泄，民必疾疫等”。正是由于认识了这种疾病与环境变化的关系，我国民间传统上已注意到了季节防病，如春末夏初预防狂犬病，秋冬预防痘疹（麻疹）。我国古代医学家采取各种方法预防疾病，如早在秦代就已设有“疠人坊”来集中隔离麻风病患者；用茱萸叶消毒井水（《齐民要术》）等；至唐宋明清，药物预防、隔离预防、空气消毒、蒸煮消毒、消灭虫害、饮水消毒等疫病预防措施均已经成熟。清康熙三十四年（1695年）张璐的《张氏医通》中，记有痘浆、旱苗、痘衣等多种预防接种法，这是我国医书中种痘方法和推广种痘的最早记载。宋代孔平仲《谈苑》中曾对水银中毒、煤气中毒、矽肺等职业病的病因及防治做了详细的介绍。

3. 国外的预防医学实践　古希腊希波克拉底注意到外界因素对疾病的影响，有比较明确的预防思想。他在《空气、水和土壤》中第一次系统阐述了环境与疾病的关系，强调了在疾病发生中环境各因素（空气、水、土壤）的重要性。古罗马医师盖伦（Galen，约131—201年）继承和发扬了希波克拉底的医学思想，从多方面论述了疾病的发生发展过程及与环境因素的关系，并以古希腊健康女神Hygeia之名命名了“卫生学”。古罗马在公共卫生方面也有较高的水平，修建了城市的给水道、下水道和浴场。16世纪欧洲文艺复兴时期，工业革命、生产进一步社会化和都市化，流行病、环境卫生、妇幼卫生、职业卫生和食品卫生等问题大量出现，公共卫生制度相继在欧洲建立起来。1675年显微镜的出现改变了人类对疾病原因的看法。17世纪初，我国人工种痘法传到国外，直至1796年英国人琴纳（Jenner）

发明牛痘接种法，替代了人痘接种，在世界范围内推广而造福于全人类。1798 年英国农村医生发明了种牛痘预防天花，标志预防医学和免疫学的开端。劳动卫生学创始人之一的意大利人 Ramazzini 在《劳工者疾病》一书中详述了 42 种不同职业工人健康和发病状况，标志着劳动卫生和职业保健科学的诞生。

（二）近代时期

1847 年法国学者发现细菌与发酵间的关系，建立了致病细菌学理论。1848—1854 年，英国医生斯诺（Snow）对霍乱进行了详细的调查研究，特别是在伦敦超过 30 万人口地区的霍乱流行与饮水供给情况的调查中，论证了霍乱流行与水井的病因关系。1847 年，英国利物浦任命了第一个专职的卫生医官，1856 年英国第一次开设公共卫生课程，建立了一套较为完整的理论和方法。预防医学从医学中分离而成为独立的学科。18 世纪中叶至 19 世纪下半叶，随着工业革命席卷欧洲，城市和工业发展迅速，环境被破坏、工人的贫困和城市居民公共卫生状况恶化，出现霍乱、结核等传染病流入城市。19 世纪末由于发现蚊子是疟疾和黄热病的传播媒介，加深了传染病病因及传播途径的了解。随着环境问题的突出，食品工业的迅速发展，环境卫生学、营养与食品卫生学及学校卫生学也逐渐形成和发展，并相继成为独立的学科。

（三）现代时期

19 世纪末到 20 世纪上半叶，以传染病、寄生虫病、地方病以及营养不良为主要防治对象，开展了卫生运动，降低了肠道疾病的死亡率。

历史上首次鼠疫大流行死亡总数近 1 亿人，第二次大流行欧洲死亡 2500 万人，第三次大流行全球死亡达千万人以上。面对鼠疫等烈性传染病的肆虐，人类掀起了第一次卫生革命浪潮。一些国家和地区纷纷制定了卫生措施和环境卫生工程措施，研究有效疫苗和制备生物制品，推动免疫接种计划以及消毒、杀虫、灭鼠计划的实施，人类在消灭和控制天花、麻风、鼠疫、霍乱等烈性传染病方面取得了极为显著的成效。卫生革命把卫生学扩大至公共卫生学，形成了较为完善的预防医学体系。

第二次世界大战结束后，由于现代工业化、都市化带来的人口集中，居住和交通拥挤，生活紧张，社会关系复杂多变，导致人们的行为和生活方式发生了较大的变化。影响人类健康的主要疾病已由传染病逐步变为非传染性疾病。据世界卫生组织（WHO）估计，1992 年全球 69％的死亡原因是由于不良的生活方式和行为造成的，其中发达国家占 70％～80％，发展中国家占 40％～50％。在发达国家，心脏病、脑血管疾病及恶性肿瘤的发病率和死亡率逐年上升。1992 年，国际心脏保健会议“维多利亚心脏保健宣言”指出，合理膳食、适量运动、戒烟和限制饮酒、心理平衡是健康的四大基石，这是对科学、文明、健康的生活方式进行了高度概括。第二次卫生革命，使慢性非传染性疾病在发达国家和一些发展中国家得到了有效的控制，取得了可喜成绩。也形成了预防医学领域中的社会医学、行为医学和环境医学。

20 世纪 70 年代以后，以提高生活质量、促进人类健康长寿、实现人人享有卫生保健为目标。1978 年 WHO 在阿拉木图召开的世界初级卫生保健会议提出了“2000 年人人享有卫生保健”的口号，更加明确了增进人类健康的目标，这就将社区预防提到了重要的战略地位。社区预防就成为预防保健工作的重中之重，说明 21 世纪预防医学的发展已进入到社区预防的新阶段。第三次卫生革命的具体目标是：医学目标是以疾病为中心向以健康为中心的转变，医学目的是从对抗疾病和死亡逐渐转变为对抗早死、维护和促进健康、提高生命质量。推进自我保健、家庭保健和发展社区卫生服务。由此看来，21世纪预防医学的重点应是社区预防医学。

四、我国的卫生工作方针

卫生工作方针是党和国家在一定历史阶段提出的卫生工作的总方向，是卫生基本政策的总概括。不同的历史时期，其卫生工作方针有所变动。

（一）解放初期的卫生工作方针

1949年9月，中央人民政府卫生部和中国人民解放军军事委员会卫生部召开了第一届卫生行政会议，确定了“预防为主，卫生工作的重点应放在保证生产建设和国防方面，面向农村、工矿，依靠群众，开展卫生保健工作。”作为当时的全国卫生工作总方针。1950年8月7日，中央人民政府召开了第一届全国卫生工作会议，讨论制订全国卫生工作的总方针和总任务。会议一致同意确定“面向工农兵，预防为主，团结中西医”为中国卫生工作的三大原则。1952年12月，第二届全国卫生工作会议，在总结了爱国卫生运动实践经验的基础上，周恩来总理提出增加“卫生工作与群众运动相结合”的原则，至此，“面向工农兵，预防为主，团结中西医，卫生工作与群众运动相结合。”就成为新中国建国初期的卫生工作方针。明确规定卫生工作必须贯彻以预防为主，采取各种综合措施，做到防治结合。

（二）现阶段的卫生工作方针

党的十一届三中全会以来，随着我国改革开放形势的发展和社会经济条件的变化，上述卫生工作基本方针显露出与新时期我国的社会发展需求不相适应。1996年12月全国卫生工作会议提出了“以农村为重点，预防为主，中西医并重，依靠科技与教育，动员全社会参与，为人民健康服务，为社会主义现代化建设服务”现阶段的卫生工作方针。

现阶段的卫生工作方针是对原卫生工作方针的继承、充实、提高和发展，并赋予了新的涵义，既是对当时建国40多年来卫生工作的高度概括和总结，又体现了我国卫生事业的基本特征。同时，又适应了国际国内卫生事业发展的趋势，对我国今后的卫生工作指明了继续前进的方向。

1. 以农村为重点　“以农村为重点”体现了卫生工作为大多数人服务的原则和立场。我国拥有13亿人口，近年来虽加速城镇化建设，但现阶段农村人口仍占多数。因此，“以农村为重点”的卫生工作方针，不但符合我国国情，而且体现了我国卫生事业为大多数人民服务的本质。“以农村为重点”，加强农村卫生工作，对于坚持科学发展观、构建和谐社会、早日实现小康社会的奋斗目标都具有重要意义。

2. 预防为主　“预防为主”是卫生工作的策略。坚持“预防为主”的方针，不仅体现了我国卫生工作的连续性，而且赋予了更为深刻的时代特征。随着环境、社会因素对人的健康带来的影响日益加重。树立大卫生观念，从社会、环境、文化等各个角度关心和保护人的健康，从而给预防工作赋予更为深刻的涵义。贯彻预防为主，认真搞好预防工作，掌握卫生工作的主动权，实现群众少生病或不生病的目的。21世纪的预防工作的内容正在向深度和广度延伸，特别是对某些尚无有效治疗与康复方法的“现代病”，预防工作更显示出其积极的作用。预防为主已是世界各国卫生工作的共同发展趋势。

3. 中西医并重　“中西医并重”体现了我国卫生工作的力量和我国医学发展的道路。中西医并重发展我国的医疗卫生事业，已成为世界医学所关注的一个重要方面。“中西医并重”就是要把中医和西医放在同等重要的地位，共同发展，长期共存，使中医和西医在学术上加强交流，相互取长补短，共同为人民群众的健康服务。新的卫生工作方针重申了这一原则，必将进一步促进我国中医药事业的发展，为人类作出更大的贡献。

4. 依靠科技与教育　科技与教育是发展卫生事业的基础。卫生事业不仅反映人民健康水平，还能体现国家民族的文明进程。因此，科教兴国的伟大战略必将对我国医疗、预防、卫生保健事业的发展产生巨大的推动力。在当今21世纪的卫生工作中，医学科技的先导和依托功能将越来越显示出强大的威力，它将继续给医学卫生事业的发展以巨大的推动。科技发展与科技进步的基础是教育，卫生科技的发展必然要求医学教育、人才培养的相应发展。

5. 动员全社会参与　“动员全社会参与”是工作方法，是党的群众路线在卫生工作中的体现，是开展卫生工作的根本办法。只要人民群众自己了解和掌握了卫生科学知识，积极投身到与自然和疾病作斗争的行列，才能产生出防病治病、改变自己不良卫生习惯的巨大力量。我们要紧紧依靠全国人民，强化全民族的大卫生观念，通过全民的爱国卫生运动，彻底改变城乡的卫生面貌，促进和保证人民的健康。

6. 为人民健康服务，为社会主义现代化建设服务　为人民健康服务　为社会主义现代化建设服务，这充分体现了我国卫生工作的立场和出发点，为人民健康服务，为社会主义现代化建设服务才是卫生工作的最终目标。

五、医学模式及三级预防观

（一）医学模式

1. 医学模式的概念　医学模式是指人类对健康观、疾病观、生死观等医学观念的总体概括。它是指在不同历史阶段和科学发展水平的条件下，人类与疾病作斗争时所观察和处理医学领域中各种问题的思想和方法。一定的医学模式是与一定历史阶段的生产力、生产关系、哲学思想、科学技术发展水平等相适应，不同的历史阶段可产生不同的医学模式和健康观。

2. 医学模式的历史演变过程　医学模式是一种医学观，它随着社会的发展与科学的进步而发生变化。医学模式的演变轨迹：神灵主义医学模式→自然哲学医学模式→机械论医学模式→生物医学模式→生物-心理-社会医学模式。

（1）神灵主义医学模式　在古代社会，由于社会生产力的发展水平和科学技术水平十分低下，人类还不能认识许多自然现象对自身的健康和疾病的影响。认为人的生命与健康是神灵所佑，疾病和灾害都是鬼妖作怪。因此，人们对身体健康的保护和疾病的治疗只是依赖于求神问卜、符咒祈祷。尽管当时也有一些简单的治疗手段，但常常与巫术结合在一起，其概念、思想没有脱离神灵的主宰。这一阶段的医学观称之为神灵主义医学模式。

（2）自然哲学医学模式　随着社会生产力的发展和科学技术水平的提高，人类对自然现象有了初步的了解。进而形成了把人类的健康和疾病与生活的自然环境、社会环境联系起来加以观察和思考，于是就产生了朴素辨证的整体医学观。这就是当时的自然哲学医学模式。这个医学模式体现在西方以古希腊的“四体液”学说，中国的“阴阳五行”病理学说与疾病的“外感六淫”，“内伤七情”学说。在医学史上，该种医学模式延伸直至13世纪末。

（3）机械论医学模式　14世纪至16世纪欧洲文艺复兴时期，自然科学技术得到很大的发展，促进了工业革命的高潮和实验科学的兴起。物理学、机械学有了长足的进步，机械唯物思想盛行。认为疾病就好像是机器出现了故障和失灵，需要修补和完善。这种机械论的观点深深地影响着医学，便产生了机械论医学模式。机械论医学模式相对于以前的医学模式，虽然是一大进步，促进了医学的发展，但完全忽视了人类机体生物的复杂性及社会复杂影响，从而形成了对人体观察的片面性与机械性。

（4）生物医学模式（biomedical model） 18—19世纪，由于生物科学的巨大成就，促进了医学科学的迅速发展，相继建立了解剖学、组织学、胚胎学、生理学、病理学、细菌学、免疫学等学科，并在微观上深入研究了人体的结构与功能。尤其是细菌学成就的取得，阐明了疾病的因果关系，提出了生物医学模式。生物医学模式是从生物学角度通过宿主、环境和病因的动态平衡来解释病因。这种模式揭示传染病的流行规律，通过采取杀菌灭虫、预防接种和使用药物治疗等措施，有效地控制了传染病对人类的危害。在该模式下，取得了第一次卫生革命的胜利，改变了人群疾病的构成和死因构成。但生物医学模式只考虑了疾病中的生物学因素，忽视了心理和社会的影响作用。而心理因素和社会因素对疾病的发生、发展和转归具有重要的作用。生物医学模式的局限性不仅是不能整体全面地看待人，不能解决传染性疾病和非传染性慢性疾病的发生、流行和预防，同时也阻碍了医学的发展和居民健康水平的提高。因此，寻求一种新的医学模式势在必行。

（5）生物-心理-社会医学模式 20世纪50年代之后，疾病谱和死亡谱发生了变化，影响人类健康和生命的主要疾病已由传染性疾病转变为非传染性疾病。人类逐步认识到许多非传染性疾病和慢性疾病的发生、发展与转归和自然环境、社会环境、行为和生活方式有着密切的关系。1977年美国罗彻斯特大学精神病学和内科学教授恩格尔在《需要新的医学模式：对生物医学的挑战》中首先提出了生物-心理-社会医学模式，并指出："生物医学模式只依据病人身体检查和化验结果是否偏离正常值来诊断疾病，而忽视了心理和社会因素对疾病的影响"，"为了理解疾病的决定因素，以及达到合理的治疗和预防，医学模式必须考虑到病人、环境及社会"。于是就产生了生物-心理-社会医学模式，并取代了生物医学模式。这种医学模式适应了卫生革命的要求，从多方位、多层次揭示了健康和疾病的影响因素，在理论和实践上赋予医学更加丰富的内涵。解决了生物医学模式难以解决的问题，为现代医学的发展指明了方向。

3. 现代医学模式的主要特点及社会意义 现代医学模式的主要特点是：

（1）从全面的、多维的角度来看待健康与疾病 在人生活的环境中，存在着诸多影响人健康与疾病的因素。现代医学模式不仅考虑了生物学因素、心理和社会等因素的影响，同时还考虑了这些因素所构成的网络关系，因而认识更全面、更符合客观实际。这种现代医学模式完全能解释并实现WHO宪章中对健康定义"是整个身体、精神和社会生活的完好状态，而不仅仅是没有疾病或不虚弱"的要求。

（2）将人置于社会关系中，考虑了人的生物和社会的双重属性 现代医学模式在重视生物因素的前提下，把健康与疾病置于社会系统中。既把健康与疾病看作是个体生物学问题，又看作是社会问题。

（3）明确的认识了生物、心理、社会因素的作用 现代的医学模式是将生物学因素定为生命活动、健康和疾病的基础。人的各种心理活动、环境因素的影响，最终是通过人体的生物学作用而发生变化。因此，现代的医学模式是要人们更准确地认识生物学因素的作用和更准确地认识心理因素、社会因素、环境因素与生物因素之间的相互关系。

现代医学模式的建立，改变了人们的思维方式，拓展了人们的视野，对医学界以及社会产生了深刻的影响。同时具有医学观念、保健方式、疾病治疗方法、预防措施和卫生发展战略思想等转变的社会意义。

（二）三级预防观

疾病的三级预防（three - level prevention）是贯彻我国预防为主原则的具体体现。社区疾病的预防依赖于对特异性致病因素、暴露方式、分布特征及疾病自然史的了解来制订相应的预防措施。因此，现在的社区预防绝不是单纯的防止疾病发生，更重要的是要为人类生活和劳动创造理想的身心条件，提高人类的生命质量。正因为如此，美国哈佛大学教授卡普兰（Kaplan）在20世纪60年代提出了三级预防概念的理论。

1. 一级预防（primary prevention），即病因预防。一级预防要求采取各种措施以控制和消除各种健康危害因素，消除病因，切断病因对人体的作用机会，采取各种增进健康的措施，普及卫生知识的宣传教育。它包括个体预防和社区预防。

（1）个体预防包括　良好的生活方式和卫生习惯；注重精神心理卫生；适度的体育锻炼；安全的飲用水；科学、安全的食品营养膳食；开展婚前检查，禁止近亲婚配，预防遗传性疾病；理想的居住环境等。

（2）社区预防包括　开展健康教育；搞好妇幼、儿童的保健；进行预防接种，提高人群的免疫水平；保护和改善生活和生产环境的质量；严格执行我国生活和工业环境的法律、法规、条例和各种卫生标准，保证社区人群的健康。

一级预防可分为病因进入环境前和疾病未发生时的预防。如果在疾病的因子未进入环境之前就采取预防性措施，称为根本性预防（primordial prevention）。根本性预防在预防和控制突发公共卫生事件及慢性非传染性疾病方面都可以发挥重要的作用。例如：1983年上海曾经出现因吃毛蚶引起甲型肝炎流行的事件，由于卫生部门和商业部门没有达成共识，政府没有采取措施取缔销售毛蚶，导致1988年出现了大规模甲型肝炎暴发流行。政府下令取缔毛蚶上市，阻断了致病因素的传播链，疫情得以迅速控制。此后，上海再没有发生类似疫情。

2. 二级预防（secondary prevention），即临床前预防（发病前预防）。临床前预防是指在疾病的临床前期做好早发现，早诊断，早治疗的“三早”预防工作。控制、防止或减缓疾病的发展和恶化，防止疾病的复发或转为慢性，从而使疾病有可能及早治愈或不至加重。

“三早预防”的主要措施有普及和健全社区医学卫生服务网，提高医疗服务质量，建立社会高灵敏而可靠的疾病监测系统，组织对居民的医疗监护和进行筛检、定期健康检查、高危人群重点项目检查等。应注意在以下四个方面采取措施：

（1）慢性疾病的预防主要有：普查，定期健康检查，重点筛检，设立专科门诊，采用先进、灵敏的手段和技术，提高诊断水平。

（2）传染病的预防是：除病因预防外，“三早”预防可以有助于患者及时得到隔离治疗，以防止和减少大规模传染的可能性。因此，疫情报告是二级预防的重要措施。

（3）公害病和职业病的预防有：经常性的卫生监测，定期对接触有害因素和职业病危害因素的人群进行健康检查，以早期发现公害病、职业病，及时提出改善环境、控制污染的措施。

（4）医源性疾病的预防：要求医务人员严格遵守医院的制度和职责，实行救死扶伤的人道主义。

3. 三级预防（tertiary prevention），即临床预防（病残预防）。三级预防是在疾病的发病后期为防止伤残和促进功能恢复而采取的措施，主要是对症治疗和康复治疗。应注重以下四个方面：

（1）对已患病者：及时治疗，防止恶化。

（2）对慢性病患者：除积极治疗外，还要进行医学监护，减少疾病不良作用。

（3）心理治疗，预防并发症和伤残。

（4）对丧失劳动能力者：康复医疗、促进身心健康，延长寿命。

三级预防观近年来又有新的发展，特别是在一级预防中，国外提出了“初始预防”；国内提出了“根本性预防”，又称为零级预防。1999 年 Farquhar 主张将干预措施用在心血管病危险因素对人群影响之前，提出了“初始预防”的概念，即采取措施来阻止危险因素在人群中出现。“零级预防”与“初始预防”的相同之处都是防止危险因素的产生，而“零级预防”更加明确地强调了作为政策的制订和执行主体的政府在防病中的重要性。我国 2003 年严重急性呼吸系统综合征（sever acute respiratory syndrome，SARS）的暴发流行，2004 年以来的人感染高致病性禽流感疫情，2008 年由柯萨奇病毒（Coxsackie virus）和肠道病毒 71 型（EV71）引起的手足口病流行等突发性公共卫生事件，乃是“三级预防”的理论、措施、实践没有落实到位所致。

（三）影响人群健康的因素

通过调查研究得出：20 世纪之前，影响人类健康的疾病主要是传染病。20 世纪 50 年代中后期，我国城乡居民主要疾病死因依次为呼吸系统疾病、传染病、消化系统疾病、心脏病、脑血管病、恶性肿瘤。随着医学模式的转变，传染病得到了有效的控制。20 世纪后期，出现了非传染性疾病的发病率和死亡率增加。本世纪初，我国城乡居民主要疾病死因依次为心血管病、脑血管病、恶性肿瘤、传染病、呼吸系统疾病、消化系统疾病。全世界近 20 年期间，恶性肿瘤在死因中的构成由 12.6%上升到了 17.9%。今后的二三十年，癌症的发病及死亡率将继续呈上升趋势。

按照现代医学模式来研究疾病的发生，影响社区人群健康的因素可归为 4 大类。

1. 环境因素　由于工业生产、交通运输的飞跃式发展，城市数量的增加和规模的扩大，人们在生产、生活中产生了大量的工业“三废”（废气、废水、废渣）和生活“三废”（粪便、生活污水、垃圾）进入了环境，形成了局部区域不同程度的环境污染，导致人群健康的危害。影响有害物质对人群作用的因素主要为：有害因素中的噪声引起人体特异和非特异性损害；化学性有害因素中的铅、镉引起铅中毒和镉中毒；生物性有害因素中的炭疽芽孢杆菌、破伤风梭菌引起炭疽病和破伤风。环境中有害因素影响人群健康取决于：有害因素的理化特性，毒性的大小，人群的暴露方式、剂量（浓度）、接触时间、作用条件、个体感受性差异及多种环境因素的综合作用等。

2. 生活方式　生活方式（life style）也称健康行为（health behaviors），是指人们在日常生活中与健康有关的各种行为。影响人群健康的多指那些不健康的行为。具体有：生活无规律，吸烟，酗酒，饮食不当，缺乏体育锻炼，依赖药物，性淫乱，吸毒，驾车不系安全带等。这些不健康的行为或不良的生活方式已在发达国家成为危害人群健康的重要因素，应引起高度的重视。由不良生活方式所引起的疾病，可以通过社区的健康教育，改正不良的生活方式加以预防。

3. 生物学因素　生物学因素主要有：人类遗传性疾病（近亲婚配引起遗传致畸），成熟与发育（食品中的激素导致儿童少年过快发育和过早成熟），细胞及器官的衰老。

4. 健康照顾系统　健康照顾系统在社区就是卫生服务。它包括预防性照顾（一级预防）、诊治性照顾（二级预防）和康复性照顾（三级预防）。

六、社区预防医学在社区卫生事业中的重要性

（一）社区预防医学是现代医学的重要组成部分

1. 社区预防医学在现代医学中的地位及重要性　现代医学主要是由基础医学、临床医学和预防医学所组成。预防医学是现代医学的重要组成部分之一，在现代医学科学体系中占有重要的地位。21世纪预防医学的重点应是社区预防医学。实现人人健康这一现代医学的最终目标，就必须依托于社区预防医学。当今社会，社区预防医学在现代医学中的重要性具体体现在：

（1）社区预防医学是现代医学发展方向和实现“人人健康”最终目的的需要。

（2）社区预防医学是完整认识现代医学，顺应医学模式的转变，是成为全面发展，合格的全科医生的需要。

（3）社区预防医学的基本知识、理论和技能，是现代医学工作者树立预防为主，学会和运用三级预防的策略处理医疗、卫生保健中的有关问题的需要。

（4）社区预防医学是处理包括传染病疫情、群体性不明原因疾病、食品安全和职业危害、动物疫情以及其他严重影响公众健康和生命安全的事件等突发公共卫生事件的需要。

（5）社区预防医学是充分认识、改善和利用环境因素，预防疾病、促进健康，提高社区整体人群生命质量措施的需要。

（6）社区预防医学是有助于现代医学临床工作中疾病的诊断、鉴别诊断，提高医疗水平和临床医生进一步接受医学再教育打下基础的需要。

2. 社区预防医学研究的目的是提高社区人群的生命质量　社区预防医学是医学领域一门综合性的应用学科。它是应用基础医学、临床医学、环境医学、社会医学及医学心理学的理论，通过利用包括卫生统计学、卫生毒理学、流行病学、环境卫生学、职业卫生与职业病学、营养与食品卫生学、儿少卫生学、行为科学与健康促进、卫生管理学等的知识和方法，研究不同环境因素对社区人群健康影响的发生、发展和流行规律，探讨改善和利用有利的环境因素，改变不良行为的生活方式，制定疾病的防治策略和措施，从而减少对健康的危害，达到预防疾病、促进社区个体和群体健康、防止伤残和早逝，以达到提高社区整体人群生命质量的目的。

（二）社区预防医学体现了我国的卫生工作方针

无论是新中国成立初期还是现阶段，“预防为主”都是我国卫生工作方针的核心内容，是我国卫生工作的策略。社区预防医学充分体现了我国的卫生工作方针，表现在以下方面：

1. 思想理念和策略一致　社区预防医学的思想理念和我国卫生工作方针中的卫生工作策略是一致的，都是“预防为主”。

2. 目的一致　社区预防医学和我国卫生工作方针要达到的目的是一致的，都是保护、促进和维护健康，预防疾病、失能和早逝。

3. 理论与实践的结合　我国卫生工作方针中的“预防为主”，就是将预防医学“三级预防”的理论运用到社区的卫生工作实践，做到有病早治，无病早防，防患于未然。

（三）社区预防医学在防止或减少人群疾病中的作用

社区预防医学是以社区人群为研究对象，应用基础医学、临床医学等有关学科的理论和知识，研究环境因素对健康的影响、疾病在社区人群中的分布规律及其影响因素，探讨病因并制定防治疾病、增进健康、延长寿命、提高生命质量的对策和措施的综合性学科。社区预

防医学在防止或减少人群疾病中的作用，表现在以下几个方面：

1. 社区预防医学在防止或减少人群传染性疾病中的作用　流行病学是预防医学中的一门重要学科，是研究人群中疾病与健康状况的分布及其影响因素，研究防治疾病及促进健康的策略和措施的科学。在新中国成立前，因没有社区预防，致使瘟疫流行，人群的健康状况极差，人均期望寿命仅35岁。新中国成立后，贯彻了我国的卫生工作方针，在传染性疾病控制上取得了举世瞩目的成就。20世纪60年代初期，我国成为第一个宣布消灭天花的国家，比世界范围的天花灭绝提早了16年。随着人们认识的提高，社区预防医学在防止或减少人群传染性疾病中的作用愈来愈明显。新中国成立后，我国大力开展了疫苗的研制和生产，并在全国普及推广计划免疫，使儿童传染病发病率和死亡率明显降低。通过预防接种，7岁以下儿童最常见的传染病如脊髓灰质炎、百日咳、白喉、破伤风、麻疹、结核病及乙型肝炎等的发病率大幅度下降，有些如脊髓灰质炎等基本被消灭，全国人口死亡率已由新中国成立前的25‰降低到2006年的6.81‰；人均期望寿命到2000年已达71.4岁。

2. 社区预防医学在防止或减少环境性疾病中的作用　环境性疾病就是指环境污染所导致的疾病。环境污染是由于人们的生产、生活产生的工业“三废”和生活“三废”，改变了环境的正常组成，破坏了环境的自净能力，给生活在此环境的人们带来急性、慢性、潜在性的危害或者在较大范围内破坏了生态平衡的现象。如大气中的二氧化硫和可吸入颗粒物污染所导致的慢性阻塞性肺部疾病；水体中汞污染通过生物的浓缩、富集作用，再经食物链进入人体后而导致的慢性汞中毒；土壤中的镉污染而导致的痛痛病；室内建筑材料和装修导致空气污染而产生的“房屋建筑综合征”等。随着人们对环境质量重要性认识的提高，迫切要求能创造一个良好的社区环境来防止或减少环境性疾病的发生。这就要求用社区预防医学的理论知识和实践技能，结合多种学科，积极有效的开展综合性的环境治理和进行环境保护，消除污染，以恢复蓝天、绿水和清洁的土壤。从而防止或减少环境性疾病的发生。

3. 社区预防医学在防止或减少地方性疾病中的作用　我国是地方性疾病多发的国家。在贯彻预防为主的指导思想下，利用社区预防医学的知识开展地方病的防治工作。我国地方性甲状腺肿和地方性氟病的防治研究都取得了一定进展，尤其是在病因、发病机制和防治措施方面取得了显著成绩。克山病也是一种在我国广大地区流行、既往病死率很高的地方病。近几十年来，经过我国预防工作者的不断努力，克山病的发病率及死亡率明显降低，取得了显著的预防效果，已基本达到了被控制的指标。血吸虫病、疟疾、丝虫病已得到了有效的控制。

4. 社区预防医学在预防和控制职业病中的作用　职业卫生与职业医学（occupational health and occupational medicine）是预防医学中的一门重要学科，主要任务是识别、评价、预测和控制不良职业条件对职业人群健康的影响。为了防止产生职业性危害，从预防的角度出发，国家制定颁布了一系列的职业卫生和职业病防治办法、规章、规定、规范、规程和技术标准。我国的法定职业病已由新中国成立初期的几种增加到现在的10类115种。自2002年5月1日《中华人民共和国职业病防治法》实施以来，职业病得到有效的控制。这充分体现了预防医学在防止或减少职业病中的作用。目前一些乡镇企业、民营和个体经济企业的作业环境较差，职业病发病率较高，值得高度关注和采取有效措施加以控制和预防。

（四）社区预防医学在促进社区人群健康中的作用

1. 社区流行病学在促进健康中的作用　社区流行病学是社区预防医学中一门很重要的学科，不仅研究传染病，也研究非传染病。苏德隆教授在1964年提出“流行病学是医学中的一门学科，它研究疾病的分布、生态学及防治对策。”以后 MacMahon 在 1970 年提出“流行病学是研究人类疾病的分布及决定疾病频率的决定因素的科学。”1980 年 Lilienfeld 又提出了“流行病学是研究人群中疾病之表现形式（表型）及影响这些表型的因素。”社区流行病学研究所有社区疾病（包括传染病和慢性非传染病），因此，社区流行病学不仅是医学方法学，也是医学防治疾病的应用学，在促进社区人群健康中起着十分重要的作用。

2. 社区预防医学的其他分支学科在促进人群健康中的作用　社区预防医学的其他学科，如社区环境卫生学、社区营养与食品卫生学、社区儿童少年卫生学、社区健康教育学、社区医学、社区卫生法规与监督学、社区卫生经济学、社区卫生信息管理学、社会医疗保险学等都在促进社区人群的健康中的起到了相应的重要作用。

（五）社区预防医学在促进国民经济发展中的作用

国民经济发展首要的决定因素是最宝贵的人。人必须具有健康的身体，才能生产，才能创造物质财富。胡锦涛总书记在十七大报告中明确提出：“健康是人全面发展的基础，关系千家万户幸福。”社区预防医学的目的是保护、促进和维护人群的健康，预防疾病。因此，国民经济的发展离不开社区预防医学。社区预防医学的投入和产出的效能比是巨大的。例如，职业卫生和职业病防治方面的经费开支是病因预防：危害治理：职业病治疗处理＝1∶4∶7。这就是说在职业病的病因预防方面只需投入 1 元经费，就可以减少因产生危害后开支的治理费 4 元，可以节省发生职业病后的治疗、康复、护理等处理的费用 7 元。这实际上就是只要从预防角度投入 1 元钱，那么最终所获得的纯效益是 10 元钱。

七、社区预防医学工作的主要任务

（一）认真贯彻执行以预防为主的我国卫生工作方针，将预防医学的重点放到社区

“预防为主”是我国卫生工作方针的主导思想，我们必须长期坚持、认真贯彻执行、落到实处。把预防医学的重点放到社区，是 21 世纪的主导方向。其理由是：

1. 社区是国家最基层的单位，是国家这个机体的细胞。要实现人人健康，就必须用社区预防医学的知识和技能服务于社区的医疗卫生工作。

2. 社区聚集着各个年龄层次、不同性别、不同职业、不同身体健康状况和不同卫生需求的人群，加之风土人情、文化习俗、生活方式、环境条件和经济状况不同，因此造成对社区人群的健康和疾病的影响也就不同。这正是社区预防医学服务和研究的主要内容。

（二）积极开展社区环境与社区人群健康的调查研究，特别是有害因素对健康危害的研究

环境与人群健康的关系十分密切，积极开展社区环境因素与社区人群健康关系的调查研究，特别是有害因素对健康影响的研究，是当今社区预防医学研究的重要课题。社区环境（environment）主要包括：自然环境、生活居住环境、职业环境和社会心理环境。

（三）贯彻预防医学为主导，形成预防、治疗和康复三种医学的相互结合与渗透，搞好社区的预防

卫生部部长陈竺在 2008 年 1 月 7 日召开的全国卫生工作会议上指出：一些大中城市已初步形成由政府主导、社会力量参与的服务功能比较齐全的社区卫生服务网络，“六位一体”（融预防、医疗、康复、保健、健康教育、计划生育技术服务为一体）的功能得到增强。社区卫生服务“六位一体”的功能，已体现了以预防医学为主导，集预防、治疗和康复三种医学相互结合与渗透的社区预防工作。要搞好社区的预防，必须采取下列方法和措施：一是社

区卫生服务机构应牢固树立和坚持“预防为主”的卫生工作方针；二是社区卫生服务机构应配备预防、治疗和康复三种医学专业技术人员；三是每一位社区卫生工作者都应一专多能；四是组织医院和疾病预防控制中心及保健机构的医务人员下到社区卫生服务机构工作，实施技术指导，加强人员培训，建立联系社区家庭的全科责任医生和责任护士服务团队，不断提高社区卫生服务水平。

（四）积极预防和处理好社区突发性公共卫生事件

社区卫生服务机构发现突发性公共卫生事件后，应在规定的时间内向有关部门报告，在上级部门的统一指挥下，积极配合相关部门做好各项工作。为了能及时发现、处理和应对突发性公共卫生事件，要求社区卫生工作者除应有高度的社会责任感、职业的敏锐性外，同时还应有较为坚实的预防医学专业知识。

（五）搞好营养和食品卫生工作

研究社区不同人群，特别是老年、婴幼儿、儿童少年、孕妇等特殊人群对营养素的需求，寻求合理的膳食搭配，有益于达到促进社区人群健康的目的。营养过剩所引起的肥胖、营养不足所致的营养不良等都能诱发或产生疾病。2005 年 4 月发生在安徽阜阳、湖南株洲的“大头娃娃事件”，其原因是婴儿食用了不法商人制造的“无营养”劣质婴儿奶粉。又如2008 年 9 月发生在我国的“毒奶粉事件”，其原因是不法分子为增加原料奶和奶粉的氮含量而人为的添加了三聚氰胺，导致许多食用该奶粉的婴儿出现肾、膀胱、输尿管结石。因此，加强社区食品的卫生监测、食品安全监督和食品检验检测方法的研究工作，严防发生食物中毒、食物添加剂导致的疾病和健康危害十分重要。

（六）开展社区健康教育和健康促进，不断提高人群的生活质量

社区健康教育（health education）是社区卫生服务“六位一体”的功能之一，在社区卫生服务中占有十分重要的地位。健康教育是三级预防中第一级预防的核心，是健康促进的主要内容，也是开展社区其他卫生保健工作的先导。社区健康教育是通过信息传播和行为干预，帮助个人和群体掌握卫生保健知识，树立健康观念，消除或减少影响健康的危险因素、预防疾病、促进健康和提高生活质量。健康教育已得到全世界的公认，并被列为初级卫生保健八大要素之首。

社区健康促进（health promotion）是促进社区人群控制影响健康的因素、维护和提高自身健康的过程，是协调人类与环境之间的一种战略，通过综合手段（健康教育、组织、立法、政策和经济等）对有害的健康行为和生活方式进行干预，以促进人类健康。健康促进的重点在包括物质环境、政策环境、社区环境、服务环境和个人环境等建设上。

（七）开展社区不同人群的计划免疫工作，防止传染病的发生和流行

社区预防医学工作的一项重要任务就是开展社区不同人群和重点人群的计划免疫工作，以防止传染病的发生和流行。计划免疫（planned immunization）是根据疫情监测和人群免疫状况分析，按照规定的程序，有计划地进行预防接种，以提高人群免疫水平，到达控制并最终消灭相应传染病的目的。“2000 年人人享有卫生保健”的全球战略目标中要求所有儿童都必须接受主要传染病的预防接种，其最低限度的要求中规定“对白喉、破伤风、百日咳、麻疹、脊髓灰质炎和结核病施行预防接种”。从 2007 年起，我国在原有的乙肝疫苗、卡介苗、脊髓灰质炎疫苗、百日咳疫苗、麻疹疫苗和白喉疫苗等 6 种国家免疫规划疫苗基础上，将甲肝疫苗、流脑疫苗、乙脑疫苗、麻腮风疫苗纳入国家免疫规划，对适龄儿童进行常规接种；并根据传染病流行趋势，在流行地区对重点人群进行流行性出血热疫苗、炭疽疫苗和钩端螺旋体疫苗接种。对出国人员应接种在相应国家流行的黄热病、鼠疫及霍乱疫苗等。

（八）建立消除社区各种危害因素的预防措施，减少疾病，提高人群的健康水平

社区的各种危害因素对不同人群的健康产生不同的影响，应针对每一种危害因素建立不同的预防措施。

1. 传染病　建立和完善传染病报告制度。建立健全针对传染源（病人、病原携带者、接触者、动物传染源）、传播途径（预防性消毒、疫源地消毒、杀虫）、易感者（免疫预防、药物预防、个人防护）的预防措施。

2. 自然环境　建立和健全针对地球化学性疾病如地方性甲状腺肿（补碘）、地方性氟中毒（改水、改灶）等预防措施，应建立和健全针对自然疫源性疾病如流行性出血热、钩端螺旋体病、血吸虫病等的预防措施。

3. 人为环境　人为环境又称为次生环境或生活居住环境。人为环境是由于人群集居和工业生产对自然环境施加的额外影响而形成的。随着工业和经济的发展，人为环境对人类健康的影响越来越大。为了保护社区居民的健康，应建立和健全针对社区室内外空气污染、饮水污染、土壤污染等的预防措施。

4. 职业环境　应建立和完善针对职业病危害因素的综合预防措施。制定职业卫生、职业病防治的管理制度和办法；做好职业卫生、职业病防治方面的健康教育和危害告知；建设项目必须进行职业病危害评价和“三同时”（即建设项目的职业病防护设施与主体工程同时设计、同时施工、同时投入生产和使用）审查；改革生产工艺；开展职业病危害因素的监测与治理；做好职业健康监护和个体防护等。

5. 不良嗜好和偏离行为　应建立和健全针对不良嗜好和偏离行为（吸烟、酗酒、饮食不当、缺乏运动、药瘾、不法性行为等）的综合防治措施。

6. 社会环境　应建立和健全针对社会发展、经济发展（职业紧张、心身疾病、就业压力所致抑郁症、心理紧张等）、人口发展、文化因素、社会关系的综合预防措施。

（九）加快社区高素质预防医学专业人才的培养

以社区卫生服务为基础的新型城市卫生服务体系正在全国逐步建立。截至2007年年底，全国98%的地级以上城市、93%的市辖区和一半以上的县级市都不同程度地开展了社区卫生服务，社区卫生服务中心（站）已达到2.4万个，比2005年增加了47%。到2010年，全国将建成较为完善的社区卫生服务体系。我国社区卫生服务机构的数量巨大，需要大量的医学专业技术人才，特别是高素质预防医学专业人才。目前应采取以下途径加快社区高素质预防医学专业人才的培养：

1. 高等医学院校、医学职业技术院校通过普通高考、成人高考、中考选拔学生进行培养。

2. 社区卫生服务机构选送技术人员到高等医学院校、医学职业技术院校深造或到上级疾病预防控制中心、健康保健机构进修学习。

3. 上级疾病预防控制中心、健康保健机构定期或不定期对社区卫生服务机构的预防医学人员进行培训、技术咨询和指导。

4. 高等医学院校、医学职业技术院校、上级疾病预防控制中心、健康保健机构等和社区卫生服务机构一起开展社区预防医学方面的调查、研究，以课题的形式锻炼和培养社区卫生服务机构的预防医学专业技术人员，提高他们的业务素质。

5. 高等医学院校、医学职业技术院校、上级疾病预防控制中心、健康保健机构等为社区卫生服务机构的预防医学专业技术人员举办短期培训班、学习班、提高班，以提高预防医学的专业知识和技能。

6. 高等医学院校、医学职业技术院校为社区预防人员举办预防医学专业函授班。采用社区预防医学教材，以学员自学为主，函授和集中面授为辅的教学方式进行培养。

（十）加强研制适应社区的预防医学法律、法规、条例和卫生标准，以完善社区预防的卫生监督理论体系

新中国成立以来，虽已颁布、实施了一系列的预防医学的法律、法规、条例和卫生标准。但随着社会的进步和科技的发展，必须对现有的预防医学法律、法规、条例和卫生标准进行不断的修订和完善，使之更适应于社区。

1. 加强食品法规和标准建设工作，做好《食品卫生法》修订和《食品安全法》的出台。做好《新资源食品管理办法》的实施，规范新资源食品的许可和监管。加强《食品营养标签管理规范》的宣传、贯彻，引导企业尽快正确、规范地使用食品营养标签，提高公众食品营养意识。认真贯彻执行《国际食品添加剂法典》。从而严防诸如银鱼甲醛超标、“三鹿毒奶粉”、苏丹红、瘦肉精、食物农药残留等事件的发生。

2. 修订《公共场所卫生管理条例实施细则》及其配套技术规范。在住宿、洗浴等重点场所全面推行公共场所卫生监督管理量化分级和卫生监督执法公示制度。加强对游泳场所、旅店业等重点公共场所的监督检查力度。

3. 建立多部门参与的环境与健康工作组织机构和协作机制，推进《国家环境与健康行动计划》的实施。从铅、砷、镉等重金属和多氯联苯、二噁英等持久性有机污染物入手，组织开展环境与健康监测和风险评估工作。

4. 卫生部于2009年7月17日颁发了卫监督发［2009］69号“关于贯彻落实《国家职业病防治规划（2009—2015年）》的通知”，要求切实做好该规划的学习宣传和贯彻落实，进一步推动职业病防治工作，有效保护劳动者健康及其相关权益。同时，修订和完善了职业卫生、放射卫生、职业病诊断等标准。

（十一）开拓社区预防医学工作的新领域

1. 开展新发现传染病的研究　近40年来，全球新发现传染病达40多种，平均每年发现1种以上新的传染病，其中大部分在我国有病例发生或造成流行。如艾滋病（获得性免疫缺陷综合征，AIDS）、O_{139}霍乱、传染性非典型肺炎（SARS）、高致病性禽流感等。因此，开展新发现传染病流行规律和预防措施的研究尤为必要。

2. 开展慢性非传染性疾病的研究　随着传染病发病率的下降，慢性非传染性疾病（Non-communicable disease，NCD）在疾病谱中的构成比例显著上升，成为影响我国人民健康和死亡的首要原因。根据2005年对我国30个城市居民死亡原因调查的结果，占前4位的疾病是恶性肿瘤、脑血管病、心脏病和呼吸道病。

3. 开展不良生活方式对健康影响的研究　2002年世界卫生组织发表了《减少风险，促进健康》的年度世界卫生报告。该报告中提出了全球造成疾病的十大危险因素：体重过轻、不安全性行为、高血压、吸烟、饮酒、不安全的饮用水和不安全的卫生设施及卫生习惯、缺铁、固体燃料释放的室内烟气、高胆固醇、肥胖。在这些危险因素中有些是属于不良生活方式。因此，开展不良生活方式对健康影响的研究是当今一项迫切的任务。

4. 开展环境与健康的研究　环境中存在的物理性、化学性和生物性有害因素，当其超过最大容许浓度时将对人群健康产生严重的危害。因此，环境与健康、防治策略和措施的研究是预防医学研究中的重要课题。通过在细胞水平（如细胞行为、细胞信息传递等）、蛋白质水平（如应激蛋白的形成、代谢酶的多态性等）、基因水平（如基因的损伤、修复、调控及基因的多态性等）上进行研究，以揭示环境因素对机体（环境-基因）相互作用的奥秘。

5. 开展食源性疾病的研究　食源性疾病是指通过摄食方式进入人体内的各种致病因子引起的通常具有感染或中毒性质的一类疾病，如假酒引起的甲醇中毒、毛蚶引起的甲型肝炎、含农药的蔬菜引起的食物中毒等。

八、社区预防医学工作存在的突出问题

（一）行政管理部门缺乏对社区预防医学工作重要性的认识

在2003年传染性非典型肺炎流行前，我国行政管理部门对卫生工作特别是对社区预防医学工作的重要性缺乏认识，集中体现在对疾病的控制无力，经费投入较少，对突发性公共卫生事件无有效的应急措施等。2003年以来，党中央、国务院高度重视疾病预防控制工作。胡锦涛总书记、温家宝总理关心艾滋病防治工作，亲切慰问医疗卫生工作人员和患者，深入基层了解社区卫生服务、医疗保障等情况，要求深化改革，加快发展。国务院发布了实施《卫生事业发展“十一五”规划纲要》。中央和地方政府显著增加了卫生投入，2007年中央财政医疗卫生支出达到631亿元，比2006年增长277%。尽管如此，仍有一些地方的行政管理部门对社区预防医学工作缺乏足够的重视，经费投入的增长比例小，尤其是县、镇的社区更是如此。

（二）人们对在社区贯彻以预防为主的卫生工作方针认识不足

新中国成立以来，“预防为主”一直是我国卫生工作方针的指导思想。由于受传统的重治疗、轻预防观念的影响，在社区贯彻以预防为主的卫生工作方针上，人们认识不足。因此，只是由公卫医师、全科医师和社区护士等组成的预防保健团队深入社区组织进行流行病学调查和卫生诊断，提供有针对性的预防服务。而不是在社区内建立相应的医疗卫生服务机构，承担并完成这项任务。社区贯彻“预防为主”就是要在社区的疾病没有发生或没有流行之前主动地干预，以防止疾病的发生和流行。在通过疾病预防正反两方面许多事实的经验教训后，开展社区健康教育和健康促进等活动才能真正认识到在社区贯彻以预防为主的卫生工作方针的重要性和必要性。这实际上就是人们在对社区贯彻以预防为主的卫生工作方针认识不足的表现。

（三）社区的预防医学工作纳入日程缺乏力度

在我国虽然已开展了社区卫生服务，但社区的预防医学纳入工作日程缺乏力度。主要体现在：我国的社区预防医学工作未走上法制化的轨道，缺乏适应社区预防医学工作的法规、条例等；社区卫生服务机构的设置不健全；人们对预防和健康的认识不足，缺乏主动预防；社区卫生服务机构缺乏预防医学专业技术人员和开展预防医学工作的设备、经费等。

（四）社区的预防医学体系尚未建立

我国社区的预防医学工作虽然已开始，但尚未建立体系。社区的预防医学体系包括以下几个方面：

1. 法规标准　应为社区建立一套较为完整的预防医学的法律、法规、条例、规章、办法、规范和技术标准。

2. 管理制度　社区卫生服务机构应有一套管理制度（包括社区公共卫生医师及其他医务人员在社区预防医学方面的职责、激励机制、问责、考核办法等）和工作程序等。

3. 工作保障　建立社区卫生服务机构，确定公卫医师的编制，配备预防医学工作所需的仪器、设备，提供开展社区预防医学工作的经费等。

4. 管理网络　建立和完善社区预防医学工作的管理网络。如：上级疾病预防控制机构（含卫生保健机构）-社区卫生服务机构-社区公卫医师-社区居民。

5. 人才培养　建立社区预防医学工作人员的学习、教育、培训、进修及深造，专业技术职称的晋升等人才培养机制。

（五）社区预防医学人员缺乏，延缓了社区医疗卫生事业的发展

社区卫生服务机构的六种功能中，有五种是社区预防服务。如果社区缺乏预防医学人员，卫生服务机构的医务人员缺乏预防医学知识和技术，就无法完成社区医疗卫生的多项工作，就延缓了社区医疗卫生事业的发展。

目前我国要求实施的社区预防服务有下列内容：

1. 卫生信息管理　卫生信息管理包括：（1）社区诊断（community diagnosis）：通过调查研究，收集必要的资料，科学、客观地分析，确定该社区主要的公共卫生问题及社区现有资源状况，为社区预防服务计划的制定提供科学依据；（2）健康档案管理：健康档案包括居民基本信息、个人及家庭主要成员健康状况及卫生服务记录，随时进行更新完善，逐步实行计算机的卫生信息管理；（3）日常信息收集：经常性的收集、报告辖区内疾病预防控制、妇幼保健等有关卫生信息。

2. 健康教育　包括卫生知识的普及、重点人群和重点场所健康教育。

3. 传染病、地方病、寄生虫病预防控制　包括疫情报告和监测，预防接种，结核病预防控制，性病、艾滋病预防控制，地方病、寄生虫病预防控制，其他常见传染病预防控制和爱国卫生指导。

4. 慢性非传染性疾病防治　包括重点慢性病的筛查和重点慢性病病例的管理（如糖尿病、冠心病、脑血管病等）。

5. 精神卫生服务　重点是对重型精神病患者的管理，包括登记、建卡、报告。在专科医疗机构指导下对在家居住的重型精神病患者进行治疗监督、康复和管理。

6. 特殊人群的保健　包括孕妇保健、儿童保健、老年保健、残疾人康复等。

7. 计划生育技术指导　开展计划生育技术指导与咨询，发放避孕药具等。

8. 突发性公共卫生事件的应急处理。

（六）缺乏高素质的社区预防医学专业人才

目前我国社区卫生服务机构医疗卫生技术人员的学历层次较低，缺乏社区高素质的预防医学专业人才。造成的主要原因是：一是高等医学院校培养的高素质预防医学专业人才数量较少；二是对社区预防工作欠重视，导致预防医学专业人员改行；三是社区的待遇和条件较差，尤其是农村的乡镇。要解决社区缺乏高素质预防医学专业人才问题，首先是国家行政部门的高度重视和政策的保障；其次是应建立社区的预防医学体系，建立激励机制和加大投入的力度等。

【思考题】

1. 何谓社区预防医学？社区卫生服务“六位一体”的功能是哪些？社区的特殊人群有哪些？

2. 新的医学模式是什么？其主要特点有哪些？

3. 我国现阶段的卫生工作方针是什么？
4. 三级预防的含义及内容是什么？何谓根本性预防或零级预防？
5. 社区预防医学的主要任务有哪些？

（唐明德　李国宏）

第一篇 卫生保健策略与社区卫生服务

卫生保健策略是全面指导社区预防工作的方针。初级卫生保健和社区卫生服务是实现卫生保健策略目标极为重要的途径。全科医学是社区卫生保健和社区卫生服务质量的理论基础，是实现社区居民人人健康战略目标的可靠保证。卫生保健策略与社区卫生服务是社区预防医学重要的内容之一。

第一章 卫生保健策略

第一节 全球的卫生策略

一、全球的卫生状况

自 1978 年阿拉木图会议至今，在改善全球健康方面已取得重大的进展。传染病减少、婴儿死亡率降低，更多人的营养得到改善，饮用清洁水的人增多，人们的生命比以往任何时候都更长。然而，这些利益并未被平行地共享，数百万人的生活依旧艰难。主要表现为：①虽然卫生保健服务稳步增加，但全球仍有千百万人口缺乏初级卫生保健和基本的治疗。②贫富差距在扩大，全球有 13 亿以上的人口仍生活在极端贫穷之中。③贫穷地区孕妇分娩时的死亡率高，如非洲孕妇分娩时的死亡率是欧洲孕妇的 13.5 倍。④在许多不发达国家，婴儿的死亡率仍居高不下。⑤免疫接种在防止数百万儿童过早死亡方面尽管取得了巨大的进步，但在某些国家或地区仍存在缺少有效的综合卫生服务系统。⑥减少营养不良的努力在许多国家已经停滞。

2007 年世界卫生组织的报告明确指出了目前全球还存在很多的公共卫生威胁。当今快速的人口流动、依赖和相互关联的世界为传染病的快速传播创造了条件，至使传染病的传播速度比历史上任何时候都要快。2006 年有 21 亿人次的航空旅客，只要世界上任何一个地方发生疾病的暴发或流行，那么仅仅几小时后就可造成其他地区也将遭受严重威胁。不仅传染病的传播速度快，而且新病种的出现速度也超过了过去的任何时期。自 20 世纪 70 年代开始，新的传染病每年新增 1 种或多种，至今已有近 40 种。此外，在过去的 5 年里，全世界发生了超过 1100 起疾病流行事件，对人类健康造成了严重损害。

影响健康的因素主要表现在：

（1）全球化：跨国旅游和贸易的大规模增加给健康带来了新的威胁。1994 年全球粮食贸易价值 2660 亿美元，助长了广为采用的高脂肪“汉堡包生活方式”。全球由微生物引起的食源性疾病发病率增加；每年穿越国境的人口超过 4 亿，使传染病控制愈来愈难。

（2）都市化：不受控制的城市发展导致过度拥挤和环境污染，这将有利于传染病的扩散。

（3）人口老化：到2020年，全球65岁以上人口的数量预期将增加82%，超过6.9亿。社会支撑系统将承受更大的压力。

（4）环境恶化：环境恶化包括空气和水污染、气候的恶变、臭氧层的减少和生物多样性的丧失等，出现了有损健康的环境性疾病。环境的变化能反映新传染性疾病的出现及媒介性疾病的更广分布。

（5）新疾病和重现疾病：1978年以来新出现29种传染病，抗药性或耐药性的微生物激增和疟疾、结核等疾病的重现。

（6）新出现的公共卫生威胁：21世纪新出现的三种公共卫生威胁：①2001年美国出现的以炭疽邮件为形式的生物恐怖事件的威胁。②2003年出现的严重急性呼吸道综合征（SARS）的威胁。③2006年科特迪瓦出现倾倒大规模有毒化学废物的威胁。

据专家们的预测，到本世纪20年代，与生活方式和行为密切相关的非传染性疾病将成为全球死亡和伤残的主要原因。

二、全球卫生策略的提出

世界卫生组织（WHO）从20世纪70年代开始进行了广泛的调查分析，发现世界上许多国家居民的生存条件恶劣。在全世界154个国家中，有70多个国家的人均期望寿命不到55岁，有50个国家的婴儿死亡率在100‰以上，发展中国家大约只有不到1/3的人口能够得到清洁的饮用水；传染病、寄生虫病流行，心脑血管疾病、癌症、意外事故等发病率上升；文化教育得不到普及，成人识字率低；社会经济发展不平衡；卫生资源分配不合理；人口剧增和老龄化加剧，都将成为保健资源的负担。

针对上述状况，WHO逐步明确了以下观点：卫生工作的重点应从大城市、大医院转移到农村基层；应当从治疗疾病为主转移到预防疾病为主；应当从为少数人服务转移到为大多数人服务。WHO对我国正确解决农村卫生工作这一问题进行了考察，并从我国农村卫生工作经验中受到了启发，提出了使人人得到保健服务的设想，成为WHO各成员国的共同行动。1977年第30届世界卫生大会决定："各国政府和世界卫生组织的主要卫生目标应该是：到2000年使世界所有人在社会和经济方面达到生活应有成效的那种健康水平"，提出了"2000年人人健康"（Health for All by the Year 2000）的战略目标。以后我国更确切地译为"2000年人人享有卫生保健"。WHO在阿拉木图会议上发起"2000年人人享有卫生保健"的全球卫生策略，发动了一场人类有史以来规模最大、参加人数最多的群众性的卫生运动。在过去的20多年，尽管取得了一定的成果，但由于各国对实施"人人享有卫生保健"的政策承诺不同、社会经济发展缓慢、卫生资金短缺、疾病流行病学的变化，以及自然与人为的灾难（如战争）等种种原因，使"2000年人人享有卫生保健"的进程受到了较大的阻碍。发展中国家由于人口增长过快，贫困人口增加，存在的问题更多。特别是在一些落后地区，由于政府无法提供基本的生活保障，故这些地区的卫生问题就显得更为严重。面对人口老化和上述其他各种危机，世界卫生组织为此而修订和增补了全球卫生战略，提出了"21世纪人人享有卫生保健"的新策略，其目的在于实现1978年阿拉木图会议上所发起的"人人享有卫生保健"的理想。

三、全球卫生策略的目标

（一）人人享有卫生保健的概念

WHO提出的“2000年人人享有卫生保健”战略目标，旨在改变卫生资源分配严重不公局面，缩小卫生保健和无卫生保健的鸿沟。人人享有卫生保健，其目标的重点是针对发展中国家的人民，人人能够得到最低限度的卫生保健服务。具体的含义是：

1. 人们在工作和生活场所都能保持健康。

2. 人们将运用更有效的办法去预防疾病，减轻不可避免的疾病和伤残带来的痛苦，并且通过更好的途径进入成年、老年，健康地度过一生。

3. 在全体社会的成员中均匀地分配一切卫生资源。

4. 所有个人和家庭通过自身充分的参与，将享受到初级卫生保健。

5. 人们将懂得疾病是可避免的，人类有力量摆脱可以避免的疾病。

上述含义说明，人人享有卫生保健并不是指到了2000年时就不再有人生病或病残，也不是指到了2000年时医护人员将治好已患病的全部病人，而是有其更为深远和广泛的内涵。

（二）21世纪人人享有卫生保健

21世纪人人享有卫生保健的主要含义：

1. 重申健康是每个公民的一项基本人权，每个公民都有相同的权益、义务和责任来获得最大可能的健康。

2. 人类健康水平的提高和幸福，是社会经济发展的终极目标。

（三）21世纪人人享有卫生保健的目标

“21世纪人人享有卫生保健”的三个总体目标：其一是使全体人民增加期望寿命和提高生活质量；其二是在国家间和国家内部促进卫生水平；其三是使全体人民获得可持续发展的卫生系统提供的服务。

“21世纪人人享有卫生保健”的具体目标是：

1. 卫生水平　到2005年，将在国家内和国家间使用卫生公平指数作为促进和监测卫生公平的基础。首先以测量儿童发育为基础来评价公平性。

2. 商定目标　到2020年将实现世界会议上商定的孕产妇死亡率100/10万，5岁以下儿童死亡率4.5%，所有国家的出生期望寿命均在70岁以上的目标。

3. 扭转5种大流行病的上升趋势　到2020年，全世界疾病负担将极大减轻。这将通过实施降低结核病、HIV/艾滋病、疟疾、烟草相关疾病和暴力/损伤等引发的发病率和残疾率上升的疾病控制规划得以实现。

4. 根除、消灭某些疾病　到2010年，恰加斯病将被阻断，麻风将被消灭；在2020年前，消除维生素A和碘缺乏症；到2020年，麻疹将得到根除，淋巴丝虫病、沙眼将被消灭。

5. 改造生存环境　到2020年，所有国家将通过部门间的行动，改造人们的生存环境。为居民提供安全的饮用水、良好的卫生环境、数量足和质量好的食物及优越的住房条件。

6. 促进健康　到2020年，所有国家将通过行政管理、经济、教育、组织和以社区为基础的综合规划，采纳有利于健康的生活方式并积极管理和监测、减少有损健康的生活方式的战略。

7. 国家政策　到2005年，所有成员国均拥有制定、实施和监测与人人享有卫生保健国家政策相一致的各项具体政策的运行机制。

8. 连续性　到2010年，全体人民将在其整个一生中获得由基本公共卫生设施支持的综合、基本、优质的卫生保健服务。

9. 信息监测　到2010年，将建立起适宜的全球和国家卫生信息、监测和预警系统。

10. 卫生政策与体制研究　到2010年，在全球、区域和国家各级均要实施卫生政策和体制运作机制方面的研究。

第二节　社区初级卫生保健

一、社区初级卫生保健的概念

1978年，WHO和联合国儿童基金会在前苏联（今哈萨克斯坦）的阿拉木图召开了国际初级卫生保健会议（简称阿拉木图会议）。会议发表的《阿拉木图宣言》中明确指出：推行初级卫生保健（primary health care，简称PHC）是实现"2000年人人享有卫生保健"战略目标的关键和基本途径。初级卫生保健是基本的保健工作，它的基础是经过实践、有科学根据和社会上能接受的方法和技术，这些方法和技术是通过社区的个人、家庭充分参与而得到普及，其所需要的费用应是社区和国家根据自己的实力在每一发展阶段有能力负担得起的。简而言之，是指最基本的、人人都能得到的、体现社会平等权利的人、人民群众和政府都能负担得起的卫生保健服务。我国的初级卫生保健主要包括以下几方面的内容：

1. 健康教育。
2. 合理营养与安全食品。
3. 安全卫生的饮用水和清洁的生活环境。
4. 妇幼卫生与计划生育。
5. 传染病预防与计划免疫。
6. 地方病的预防与控制。
7. 常见病的防治。
8. 合理用药。

二、社区初级卫生保健的内容

《阿拉木图宣言》将初级卫生保健的任务分为四个方面、八项要素。

（一）四个方面

1. 健康促进　包括健康教育、保护环境、合理营养、饮用安全卫生水、改善卫生设施、开展体育锻炼、促进心理卫生、养成良好生活方式等。

2. 预防保健　研究在社会人群健康和疾病的客观规律及它们和人群所处的内外环境、人类社会活动的相互关系的基础上，采取积极有效措施，预防各种疾病的发生、发展和流行。

3. 合理治疗　及早发现疾病，及时提供医疗服务和有效药品，以避免疾病的发展与恶化，促使早日好转痊愈，防止带菌（虫）和向慢性发展。药物应用以"节约、有效"为原则。泛用药物不仅造成药物浪费，增加病人家庭经济负担，也增加了药物不良反应发生的可能性。

4. 社区康复　对丧失了正常功能或功能上有缺陷的残疾者，通过医学、教育、职业和社会的综合措施，尽量恢复其功能，使他们重新获得生活、学习和参加社会活动的能力。

（二）八项要素

1. 对当前主要卫生问题及其预防和控制方法的健康教育。

2. 改善食品供应和合理营养。

3. 供应足够的安全饮用水和基本的环境卫生设施。

4. 妇幼保健和计划生育。

5. 主要传染病的预防接种。

6. 预防和控制地方病。

7. 常见病和外伤的合理治疗。

8. 提供基本药物。

在 1981 年第 34 届世界卫生大会上，除了上述八项内容以外，又增加了“使用一切可能的方法，通过影响其生活方式，控制自然、社会、心理环境来防治非传染性疾病和促进精神卫生”一项内容。强调重视工业发展和生活方式的改变可能带来的职业性疾病、慢性病、外伤和肿瘤的预防及精神卫生等，这一切都应包括在初级卫生保健的内容里。近年来，国内各地在制订初级卫生保健的工作内容和评价指标时，也相应纳入了县、镇（乡）工业劳动卫生、精神卫生、老年卫生、口腔卫生、社区康复等相关指标。

三、社区初级卫生保健实施的基本原则

（一）合理布局

群众接受卫生服务的机会均等，不能忽视边远山区、少数民族地区或城郊居民。

（二）社区参与

社区主动参与有关本地区卫生保健的决策，政府各部门的协调行动。

（三）预防为主

卫生保健的重点是预防和保健，其目的是为促进健康服务，而不是单纯的治疗疾病。医疗部门要参与预防保健工作。

（四）适宜的技术

卫生系统中使用的技术、方法和物资，应是能被接受和适用的。

（五）综合利用

卫生服务仅仅是所有保健工作的一部分，它与营养、教育、饮水供应和住房等都是人类生活中最基本的需要。这些将对人民健康起到综合性的作用。

四、初级卫生保健的特点

初级卫生保健具有社会性、群众性、艰巨性和长期性等特点。

（一）社会性

健康不仅是指没有疾病与虚弱，而是指健全的身心及社会适应能力的总体状态，这是每个人的基本权利。使所有人达到尽可能高的健康水平是世界范围内的一项重要社会性目标。要实现这一目标，开展初级卫生保健是关键性措施。影响居民健康的因素，既有社会经济、自然环境、生态环境和医疗卫生条件的影响，又有生物因素、理化因素、心理因素和居民习俗的影响。因此，初级卫生保健具有广泛的社会性。

（二）群众性

初级卫生保健的对象是居民群体。初级卫生保健关系到全世界每个居民、每个家庭、每个社区。居民不仅有享有卫生保健的权利，同时有参与实施初级卫生保健的义务。因此，初级卫生保健具有广泛的群众性。要不断教育、组织群众、自己起来同不卫生的习惯和各种疾病作斗争，采纳合乎卫生要求的生活方式，养成爱清洁、讲卫生的好习惯，形成健康行为，提高自我保健与家庭保健的能力，积极参与初级卫生保健的实施。

（三）艰巨性

无论是从当今世界亟待解决的卫生问题来看，还是从我国卫生状况来分析，初级卫生保健的任务都是相当艰巨的。我国农村的经济、文化和教育水平还比较落后，卫生事业的发展与社会经济发展不同步，初级卫生保健的经费不足，缺少所需要的适宜人才及适宜技术，医疗卫生事业还满足不了人民对医疗保健日益增长的需要。加上我国各地经济、文化发展很不平衡，城乡之间、沿海内地之间卫生状况差别甚大，不少农村人口仍然饮用不合卫生要求的水，绝大部分粪便尚未得到无害化处理。在很多的地区，传染病、寄生虫病和地方病仍然严重威胁人民健康，还有一些新型传染病的出现，对人的健康提出了更大的挑战。此外，心血管病、脑血管病、恶性肿瘤和遗传性疾病等在全国已上升为对人民生命和健康的主要威胁。随着经济改革和对外开放的不断深入，已经和将要带来的若干新的卫生问题，亟待研究解决。

（四）长期性

我国初级卫生保健面临着许多新情况、新挑战。

1. 随着社会的发展和居民生活水平的不断提高，人们对卫生保健的要求愈来愈高，不仅要求有医有药，而且追求健康长寿。因此，初级卫生保健的范畴要随着时间的推移、经济的发展而不断扩展。

2. 我国人口的年龄结构已由“成年型”向“老年型”转化。2000 年我国已进入老龄化社会，预计到 2010 年我国老年人口比例将达到 13%，到 2030 年将达 24%。因此，老年保健就上升到重要位置。

3. 经济的发展和人民生活方式的改变，环境因素对生物-心理-社会医学模式将产生影响。医疗、预防保健工作要从理论上、技术上、方式方法上适应这一发展变化的趋势，初级卫生保健势必具有新的内涵。

第三节　社区卫生服务

一、社区卫生服务的基本概念

1996 年 12 月，中共中央、国务院召开了新中国成立以来的第一次全国卫生工作会议，讨论通过并于 1997 年 1 月公布了《中共中央、国务院关于卫生改革和发展的决定》（简称《决定》）。《决定》中明确指出发展社区卫生服务，动员全社会和全体人群积极参加，提高全体人群的素质和健康水平。并指出“改革城市卫生服务体系，积极发展社区卫生服务，逐步形成功能合理、方便群众的卫生服务网络。”可见社区卫生服务是我们医疗卫生工作的重中之重。

（一）社区卫生服务

社区卫生服务是社区建设的重要组成部分，是在政府领导、社区参与、上级卫生机构指导下，以基层卫生机构为主体，全科医师为骨干，合理使用社区资源和适宜技术，以人的健康为中心、家庭为单位、社区为范围、需求为导向，以妇女、儿童、老年人、慢性病人、残疾人等为重点，以解决社区主要卫生问题、满足基本卫生服务需求为目的，融预防、医疗、保健、康复、健康教育、计划生育技术服务等为一体的，有效、经济、方便、综合、连续的基层卫生服务。

社区卫生服务有如下特征：

1. 基层医疗保健（primary care） 社区卫生服务是基层群众最先接触的服务，是整个医疗保健的门户，社区全科医生被称为健康的“守门人（gate-keeper)”。

2. 综合性服务（comprehensive care） 社区卫生服务体现了社区全科医生提供的“全方位”或“立体位”服务。服务对象不分年龄、性别和疾病类型；服务内容包括预防、医疗、康复和健康促进；服务层面包括生物、心理和社会文化各个方面；服务范围包括个人、家庭和社区；服务手段包括利用一切对服务对象有利的方式与工具。因此，社区卫生服务又被称为一体化服务（integrated care)。

3. 持续性服务（continuous care） 社区卫生服务对社区的居民提供全程卫生服务，这种持续性服务可包括以下几个方面：

（1）人生的各个阶段的服务。

（2）健康-疾病-康复的各个阶段的服务。

（3）在任何时间、地点，对各种健康问题的服务。

4. 协调性服务（coordinated care） 社区卫生服务虽然向居民提供了广泛而综合性的卫生服务，但是这种服务不可能代替各门专科医疗服务。要实现对服务对象的全方位、全过程服务，全科医生要成为协调人，成为动员各级各类医疗资源服务于患者及其家庭的枢纽。他需要掌握各种医疗技术和专长，以及家庭和社区内、外各种资源的情况，并与之建立相对固定的联系，一旦患者需要，就可利用这些资源为患者及其家庭提供医疗、护理、精神等多方面的帮助。

5. 可及性服务（accessible care） 社区卫生服务是可及的、方便的基层医疗照顾。它对其服务对象应体现出地理上的接近、使用上的方便、关系上的亲切、结果上的有效、价格上的合理等特点。全科医生应对社区及其居民比较熟悉，对患者的任何需求都要作出应答，并亲自解决其中的大部分问题。

6. 以家庭为照顾单位（family as vital unit of care） 家庭是全科医生的服务对象，又是其诊疗工作的重要场所和可利用的资源。全科医生通过与家庭接触，往往能了解人群的健康状况和患者的病情，尤其是慢性病人，更需要家庭参与治疗与康复的全过程。

7. 以社区为基础的照顾（community-based care） 社区定向的基层服务（community-oriented primary care）强调社区卫生服务不应局限于疾病和患者，而应注意与社会环境和行为的关系。全科医生既要利用其对社区背景的熟悉去把握个别患者的相关问题，又要对个别患者身上反映出来的群体问题有足够的敏感性。

8. 以生物-心理-社会医学模式为基础 社会医学提倡整体论、系统论思维，全科医生必须从身体、心理、社会和文化及环境等因素来观察、认识和处理健康问题。

9. 预防为主的服务 社区卫生服务对个人、家庭和社区健康的整体负责和全程控制，必然导致“预防为主”思想的真正落实。全科医生作为社区居民的良师益友，能以其对服务对象的全面了解和细致观察随时提供有关疾病预防的针对性意见。将预防和医疗有机的结合于一体，并能同时承担一、二、三级预防工作，成为基层预防保健的最佳执行者。

10. 团队合作的工作方式　全科医生将自己作为社区卫生工作网络及卫生保健组织体系中的一部分，通过与其他卫生人员等协调配合，逐渐形成卓越的工作团队。团队合作（team work）的常见形式有社区医疗小组或社区卫生服务中心，一般由 2～4 名社区全科医生、社区护士以及其他人员组成。

二、发展社区卫生服务的意义

（一）提供基本的卫生服务

基本的卫生服务是满足人民群众日益增长的卫生服务需求，提高人民健康水平的重要保障。社区卫生服务覆盖面广、方便群众。社区卫生服务强调预防为主、防治结合，有利于将预防保健落实到社区、家庭和个人，提高人群健康水平。

（二）深化卫生改革

发展社区卫生服务是建立与社会主义市场经济体制相适应的城市卫生服务体系的重要基础。社区卫生服务可以解决社区居民基本的健康问题。积极发展社区卫生服务，有利于调整城市卫生服务体系的结构、功能、布局，提高效率，降低成本，形成以社区卫生服务机构为基础，大中型医院为医疗中心，预防、保健、健康教育等机构为一体，适应社会主义初级阶段国情和社会主义市场经济体制的城市卫生服务体系新格局。

（三）建立城镇职工基本的医疗保险制度

通过社区的卫生服务，完善城镇职工基本的医疗保险制度。社区卫生服务不仅可以为参保职工就近诊治一般常见病、多发病、慢性病，而且还可以帮助参保职工合理利用大医院的服务，解决其健康问题。在社区，通过健康教育和预防保健，可增进居民健康，减少发病，既保证了基本医疗，又降低了成本，符合“低水平、广覆盖”的原则，对居民基本的医疗保险制度长久稳定运行，起着重要的支撑作用。

（四）加强精神文明建设，维护社会稳定

社区卫生服务是通过多种形式为群众排忧解难，使社区卫生人员与广大居民建立起新型的医患关系，有利于加强社会主义精神文明建设。积极开展社区卫生服务是为人民办好事、办实事的德政民心工程，充分体现全心全意为人民服务的宗旨，有利于密切党群、干群关系，维护社会稳定，促进国家长治久安。

三、社区卫生服务的内容

卫生部于 2001 年 11 月颁布了《城市社区卫生服务基本工作内容》。社区卫生服务是将社区健康教育与健康促进、预防、保健、康复、计划生育技术服务等融为一体。

（一）社区卫生诊断

在街道办事处、居民委员会等社区管理部门的组织领导以及卫生行政部门的指导下，了解社区居民健康状况，针对社区居民主要的健康问题，制订和实施社区卫生服务工作计划。

（二）健康教育

1. 针对社区主要的健康问题，明确社区健康教育的重点对象、主要内容及适宜方式。

2. 开展面向群体和个人的健康教育，指导社区居民纠正不利于身心健康的行为和生活

方式。

3. 配合开展免疫接种、预防性病/艾滋病、无偿献血、生殖健康、禁毒及控烟等宣传和教育。

（三）社区卫生服务基本工作内容

社区卫生服务基本的工作内容包括：疾病的防治、精神卫生和特殊人群的保健、社区医疗、社区康复和计划生育技术服务等。

1. 疾病的防治

（1）传染病、地方病、寄生虫病防治　具体包括：①开展传染病、地方病及寄生虫病的社区防治。②执行法定传染病登记与报告制度，并协助开展漏报调查。③配合有关部门对传染源予以隔离以及对疫源地进行消毒。④开展恢复期病人定期复查并随访。⑤开展计划免疫等免疫接种工作。

（2）慢性非传染性疾病防治　具体包括：①开展健康指导、行为干预。②开展重点慢性非传染性疾病的高危人群监测。③对重点慢性非传染性疾病的患者实施规范化管理。④对恢复期病人进行随访。

2. 精神卫生　精神卫生的保健包括：①开展精神卫生咨询、宣传与教育。②早期发现精神疾患，根据需要及时转诊。③配合开展康复期精神疾患的监护和康复。

3. 特殊人群的保健

（1）妇女保健　包括：①围婚期保健：开展婚前卫生咨询与指导，进行婚前医学检查宣传，开展婚后卫生指导与生育咨询。②产前保健：了解孕妇的基本健康状况和生育状况，早孕初查并建册，开展孕妇及其家庭的保健指导。③产后保健：开展产后家庭访视，提供产后恢复、产后避孕、家庭生活调整等方面的指导。④更年期保健：提供有关生理和心理卫生知识的宣传、教育与咨询，指导更年期妇女合理就医、饮食、锻炼和用药。⑤配合上级医疗保健机构开展妇科疾病的筛查。

（2）儿童保健　包括：①新生儿期保健：新生儿访视及护理指导，母乳喂养咨询及指导。②婴幼儿期保健：早期教育，辅食添加及营养指导，生长发育评价。③学龄前期保健：心理发育指导及咨询，生长发育监测，托幼机构卫生保健的指导。④学龄期保健：与家长配合开展性启蒙教育和性心理咨询等。⑤儿童各期常见病、多发病及意外伤害的预防指导。

（3）老年保健　包括：①了解社区老年人的基本情况和健康状况。②指导老年人进行疾病预防和自我保健。③指导意外伤害的预防、自救和他救。

4. 社区医疗

（1）提供一般常见病、多发病和诊断明确的慢性病的医疗服务。

（2）疑难病症的转诊。

（3）急危重症的现场紧急救护及转诊。

（4）提供家庭出诊、家庭护理、家庭病床等家庭医疗服务。

5. 社区康复

（1）了解社区残疾人等功能障碍患者的基本情况和医疗康复需求。

（2）以躯体运动功能、日常生活活动能力及心理适应能力为重点，提供康复治疗和咨询。

6. 计划生育技术服务

（1）在夫妻双方知情选择的前提下，指导夫妻双方避孕、节育。

（2）提供避孕药具以及相关咨询。

7. 其他

（1）开展社区卫生服务信息的收集、整理、统计、分析与上报工作。

（2）根据居民需求、社区卫生服务功能和条件，提供其他适宜的基层卫生服务和相关服务。

四、社区卫生服务的基本原则

（一）发展我国的社区卫生服务

发展社区卫生服务，要坚持党的基本路线、方针和政策，坚持新时期的卫生工作方针，深化卫生改革，满足人民的卫生服务需求，与经济社会发展同步，构筑面向21世纪的、适应社会主义初级阶段国情和社会主义市场经济体制的现代化城市卫生服务体系。我国在2000年已基本完成了社区卫生服务的试点和扩大试点工作，部分城市基本建成了社区卫生服务体系的框架；2005年各地基本建成社区卫生服务体系的框架，部分城市建成较为完善的社区卫生服务体系；计划到2010年，在全国范围内，建成较为完善的社区卫生服务体系，并使之成为卫生服务体系的重要组成部分，使城市居民能够享受到与经济社会发展水平相适应的卫生服务，提高人民健康水平。

（二）发展社区卫生服务遵循的基本原则

1. 坚持为人民服务的宗旨。依据社区人群的需求，正确处理社会效益和经济效益的关系，把社会效益放在首位。

2. 坚持政府领导，部门协同，社会参与，多方筹资，公有制为主导。

3. 坚持预防为主，综合服务，健康促进。

4. 坚持以区域卫生规划为指导，引进竞争机制，合理配置和充分利用现有卫生资源，努力提高卫生服务的可及性，做到低成本、广覆盖、高效益，方便群众。

5. 坚持社区卫生服务与社区发展相结合，保证社区卫生服务可持续发展。

6. 坚持实事求是，积极稳妥，循序渐进，因地制宜，分类指导，以点带面，逐步完善。

五、社区卫生服务的设置原则

1. 大力推进城市社区建设　大力推进城市社区建设，改善社区居民的卫生条件，提高人民群众的生活水平和生活质量，促进城市经济和社会协调发展，构筑以社区卫生服务为基础的城市卫生服务体系新格局，必须把城市卫生工作的重点放到社区，积极发展社区卫生服务，不断丰富城市社区建设内涵。

2. 社区卫生服务是社区建设的重要组成部分　社区卫生服务机构的建设须纳入社区发展规划和区域卫生规划，要与城镇医药卫生体制改革、城镇职工基本医疗保险制度改革紧密结合，并充分利用中医和西医卫生资源。

3. 社区卫生服务机构的主要职能　社区卫生服务机构属非营利性医疗机构，是为社区居民提供预防、保健、健康教育、计划生育和医疗、康复等服务的综合性基层卫生服务机构。

4. 以社区卫生服务中心为主体　社区卫生服务机构以社区卫生服务中心为主体。社区卫生服务中心一般以街道办事处所辖范围设置，服务人口3万～5万人。对社区卫生服务中心难以方便覆盖的区域，以社区卫生服务站作为补充。社区卫生服务机构的设置应充分利用社区资源，避免重复建设，择优鼓励现有基层医疗机构经过结构和功能双重改造成为社区卫生服务机构。

5. 社区卫生服务机构的建设要坚持社区参与的原则。

6. 社区卫生服务机构的设立、运行应引入竞争机制。

7. 社区卫生服务中心的命名原则　社区卫生服务中心的命名原则是：区名＋所在街道名＋识别名（可选）＋社区卫生服务中心；社区卫生服务站的命名原则是：所在街道名＋所在居民小区名＋社区卫生服务站。

六、我国社区卫生服务状况

我国社区卫生服务情况见表 1－1－1。

表 1－1－1　我国社区卫生服务情况

	2006 年	2007 年
街道数（个）	6355	6434
社区卫生服务中心（个）	2077	3152
床位数（张）	41194	56174
卫生人员数（人）	80370	125983
其中：卫生技术人员	55035	86861
执业（助理）医师	25335	39122
诊疗人次（亿人次）	0.8	1.3
入院人数（万人）	43.6	74.3
医师人均每日担负诊疗人次（人次）	13.0	13.1
医师人均每日担负住院床日（日）	0.8	0.8
病床使用率（%）	57.9	59.6
出院者平均住院日（日）	15.6	13.1
社区卫生服务站（个）	20579	23881
卫生人员（人）	76500	70489
其中：执业（助理）医师	28635	27659
诊疗人次（亿人次）	0.9	1.0
医师人均每日担负诊疗人次（人次）	13.0	14.6

（2007 年我国卫生事业发展统计公报，中国卫生部网站）

2007 年，全国社区卫生服务中心诊疗人次为 1.3 亿人次，住院人数 74 万人；平均每个中心年诊疗人次 4.0 万人次，年住院人数 236 人，医师人均每日担负诊疗人次为 13.1 人次。社区卫生服务站提供诊疗人次 1.0 亿人次，平均每站提供年诊疗人次 4132 人次，医师人均每日担负诊疗人次 14.6 人次。与上年相比，社区卫生服务中心（站）诊疗人次有所增加。

七、社区预防概述

(一) 社区预防的基本内容

2000 年 2 月 21 日由国务院体改办等八部委颁布的《关于城镇医药卫生体制改革的指导意见》中明确提出："社区卫生服务组织主要从事预防、保健、健康教育、计划生育和常见病、多发病、诊断明确的慢性病的治疗和康复"，同时强调，在改革预防保健体系，建立综合性预防保健体系时，要发挥社区卫生服务组织开展预防、保健、健康教育和心理咨询方面的作用。2009 年 3 月 17 日发布的《中共中央国务院深化医药卫生体制改革意见》中明确提到，2020 年，普遍建立比较完善的公共卫生服务体系。目前社区预防保健已经被列入卫生科技"十一五"发展规划。

社区预防是指在社区卫生服务工作中以社区居民为主要服务对象，通过开展健康教育、计划免疫、疾病筛查，周期性健康检查等公共卫生措施达到预防疾病，维护和促进社区居民健康的目的。

在社区卫生服务进程中，必须把预防工作放在突出的位置，无论是政府及其职能部门，还是社区卫生服务机构及其工作人员，要始终树立"预防为主"的思想，以积极的姿态做好社区预防工作。同时，在突出"社区预防是政府行为"的前提下，要始终把社会效益放在首位。

社区预防保健包括社区公共卫生的管理、疾病的预防和监控、特殊人群的保健等。

1. 社区公共卫生的管理　社区公共卫生管理的内容：

(1) 生活环境的管理：包括社区空气、水、土壤、食品、公共场所和市容等的管理。

(2) 职业卫生的管理：在生产劳动过程及生产环境中常会存在着危害劳动者健康的某些不良劳动条件及职业有害因素。

2. 社区疾病预防和监控　社区疾病预防和监控的内容：

(1) 传染病、地方病及寄生虫病的预防和监控　近年来，虽然许多传染病、地方病及寄生虫病被消灭或基本消灭，但肺结核、病毒性肝炎、血吸虫病等发病率仍有上升的趋势，同时，新的传染病不断出现，因此其防治任务仍然非常艰巨。

(2) 慢性病的预防和监控　随着生活方式的转变，慢性病如恶性肿瘤、心脑血管病等对人类健康的影响越来越大。在我国，生活方式和行为不当导致的死亡人数已经高居四大死因之首。

WHO 指出，防治心血管疾病"与其说依靠传统的医学技术，毋宁说要靠政治行动"；防治癌症，要靠"社会和行为措施"。防治慢性病是社会系统工程，关键在健康教育、预防，在社区和院外。

(3) 突发性公共卫生事件的预防和监控　突发性公共卫生事件往往造成对社会公众健康的严重损害或财产损失，产生极差的社会效应。社区作为社会的基本组成单位，是突发性公共卫生事件预防控制体系的基本部分，是公共卫生监督网络的起点，具有重要的、不可替代的作用。应肩负起健康促进、改善环境、监测疫情、报告疾病、稳定社会、安定民心、人文关怀等工作，是预防和抗击突发性公共卫生事件的重要组成部分。

3. 特殊人群的社区保健　特殊人群的社区保健包括儿童、妇女、老人，这些人相对比较容易受到伤害，因此需要特别注意。

（二）社区预防的基本原则

1. 以健康为中心　社区预防必须以人、健康为中心，而不是以疾病、卫生为中心。社区卫生服务工作者应深入社区、走进家庭，在积极的健康观和生物-心理-社会医学模式的指导下，动员社区每个成员主动改变社区环境，建立健康的生活方式，实施社区预防的具体措施，达到预防疾病、促进健康和提高生活质量的目的。

2. 以人群为对象，群体与个体兼顾　社区预防与保健旨在维护社区内所有人群的健康，如改善社区环境、干预不健康的生活方式等。因此，社区预防保健的对象应是整个社区人群。但是，社区医生在实施社区预防保健时也不应脱离日常的医疗实践，开展个性化预防保健服务，最好形式是临床预防服务，即临床对健康人和无症状“患者”的健康危险因素进行评价，然后实施个体化的预防干预措施来预防疾病、促进健康。社区预防保健既要制定针对群体的措施，也要制定兼顾个体的措施。

3. 以家庭为单位　家庭是社区中最基本的单元，家庭内部每个成员之间有密切的血缘、情感和经济关系，有着相似的行为生活方式、卫生习惯、居住环境等。因此，在健康问题上存在很多相似的危险因素。社区预防保健以家庭为单位，可取得很好的效果。如改变不良的饮食方式和膳食结构、戒烟等行为在家人的支持与鼓励下比较容易成功。

4. 以循证保健指导决策　循证是用可靠和可用的信息为依据，利用循证保健的结果作为制定社区预防措施的依据，使社区预防更具有针对性和科学性。通过社区诊断了解社区群众存在的健康问题及影响健康的因素，是制定社区预防保健计划的基础。例如，决定实施社区高血压干预项目时，需经过如下循证步骤：建立需要解决的问题（高血压在社区内患病率是否很高，是否严重影响了居民的健康。了解为什么会出现这些健康问题，可考虑的干预措施有哪些?），获取有效的证据（Meta 分析、系统评价分析），评价证据的可靠性（文献价值的判定、质量分级、恰当的汇总分析），并在此基础上制定社区高血压病的预防保健干预计划。

5. 实施综合性预防保健措施　社区预防保健的措施应是综合性的，即多部门、多措施、多场所的综合性干预，既可针对个人，也可以针对家庭与社区。社区预防保健的综合性表现为从以群体预防为主转向个体、家庭和社区三者的结合，从独立的预防服务转向防治结合，从生物预防扩大到心理预防和社会预防，从被动预防转向主动预防。应用时具体采用何种预防保健措施，取决于可用的资源、循证保健的客观依据等。

6. 注重实施过程的监测与评估　为了保证社区预防保健的效果，必须进行有效的监测与评估，并将结果及时反馈给决策者和实施者，了解实施的状况与效果，为下一步工作计划的制定提供依据。

7. 社区预防保健项目应坚持横向管理　社区预防保健管理应将传统的自上而下的管理模式改为对健康问题的横向管理模式，社区各个部门及成员都应积极融入本社区的预防保健活动中。社区卫生服务中心应积极依托地方政府，动员各部门和成员广泛参与，协调合作，以满足社区居民卫生需求，使有限的资源发挥出最大的效益。

八、社区预防的三级策略

社区预防是指对全体居民的预防；高危人群预防是对危险性高的人员、家庭和集体作为特殊重点的预防。社区预防基于以下观点：现代公共卫生规划，特别是与和生活方式有关系的疾病，必须得到社会的理解与支持，并通过融合到当前社会和卫生服务结构中去而受益。生活方式教育规划不但要整合到学校正式课程和社区的居民教育中，而且还要进一步扩大到整个社会及组织中。

社区干预的策略主要在于减少社区人群普遍存在的危险因素。具有中等及以下危险因素水平的人数要远远多于高危人群，因此只有全人群或绝大部分人群中的危险因素得到控制，这个社区的患病人数才能大幅度下降。从流行病学观点，社区模式的优势就在于它在减少患病率方面要比强化的高危人群干预更为有效。从行为和社会学观点，社区模式的优势在于，危险因素是常常地存在于人们生存的环境中。因此，要在大人群形成永久性的健康生活方式，就必须在社区范围内改变不健康的生活方式。

社区预防的三级策略是：一级预防、二级预防和三级预防（详见绪论）。

【思考题】

1. 简述 21 世纪人人享有卫生保健的含义。
2. 论述社区卫生服务的意义。
3. 简述社区预防的三级策略。

（谢红卫）

第四节 社区健康教育与健康促进

社区健康教育与健康促进具有很强的理论性和实践性，对提高全民族的健康水平不但起着十分重要的作用，同时还关系到全社会的精神面貌和民族文化素质的提高。因此，无论个体、群体乃至全社会都应积极参与社区健康教育与健康促进。

一、社区健康教育

（一）社区健康教育的概念

社区健康教育（health education of community）是指在社区进行有计划、有组织、有系统的教育活动，使个人或群体自愿地采纳有益于健康的行为和生活方式，消除或减轻影响健康的危险因素，降低发病率和死亡率，预防疾病，促进健康和提高生活的质量。

社区健康教育的主要目的是：使生活在社区内的个人能够确定自己的健康问题和需要；使个人或群体能了解依靠自己的力量得到政府或社会、群体或家庭等的支持；使个人或群体能决定和采取最适当的行动，以形成健康的生活方式，改善社区福利和社区环境。

社区健康教育不同于卫生宣传。社区健康教育不单纯是一种知识的传播，而是必须促进影响健康行为的其他因素，如周密的规划设计，有效的社区领导，社会的支持及掌握自我帮助的知识、技能等。社区健康教育必须采取多种形式的反复教育，帮助群众广泛和积极地参与并作出合理的选择，发动他们与不文明、不科学的行为作斗争，而不是强迫他们改变某种行为。

行为和生活方式受到各方面因素的影响，如文化背景、社会经济状况、社会关系、居住环境、社会风俗习惯、教育水平、工作条件等。许多不良行为的改变不仅仅是有了个人的愿望就可得到解决的，必须着眼于家庭、社区和政府部门的有效支持，有计划、有组织、有系统地进行社区健康教育，从而促进个体、群体和全社会行为的改变。

社区健康教育的实质是一种干预措施。

（二）健康教育的内容

目前我国城乡之间的差距仍然存在。因此，在进行社区健康教育时，应考虑到城乡之间的特点和问题，有的放矢地进行才能获得较好的效果。

城市社区与农村社区相比，其特征是人口的集中性和聚集性。城市社区还有交通拥挤、住房紧张等特点。

城市社区健康教育主要是对社区不同性别、职业、年龄的目标人群进行不同内容和有针对性的健康教育。主要包括：以家庭为基础的城市居民教育；以职业人员和劳动卫生职业病防治教育为主的职业卫生教育；以幼儿、青少年、老年人、妇女、残疾人等为目标的特殊人群健康教育。

1. 城市社区居民健康教育的主要内容

（1）普通人群健康教育的内容

1）公共卫生与环境保护知识：①增强社区管理者和公众对环境卫生危害的认识，积极贯彻环境卫生各项政策及技术上的支持；②住宅小区、街道、庭院的清洁及垃圾污物的处理和管理；③室内气温、气湿、采光、照明及通风的卫生知识；④防止各种病媒昆虫污染及掌握杀灭的方法；⑤美化环境等健康教育的知识。

2）个人卫生及营养卫生知识：①注意保持个人身体清洁及日常生活用品卫生；②按时作息，有规律地工作、学习、生活和运动、娱乐的生活卫生知识；③不吸烟、不酗酒、不偏食和不暴饮暴食等良好行为习惯的教育；④增加食品营养知识、烹调方法及防止食品微生物污染和腐败变质的知识。

3）疾病防治及家庭常用药物的管理知识：①预防各种急性传染病的知识；②慢性疾病和损伤、中毒、烧伤和受伤等防治处理及护理的常识；③防止车祸、溺水、电击等基本方法和抢救措施；④药品保管、家庭常用药物的作用、服用方法及血压计、体温计的使用等。

4）精神卫生和卫生法规：①防止和消除社会压力、情绪紧张的刺激，保持心理平衡的教育，预防身心疾病的知识；②卫生法规、方针、政策的教育，城市精神文明建设的教育等。

（2）职业卫生教育的内容

1）职业卫生知识与防护技能教育：①消除职业精神紧张，预防身心疾病；②改变不良作业方式，预防有关工作疾病；③改善劳动环境，治理职业有害因素，预防职业病的发生。

2）职业卫生法制教育：企业职工懂得职业卫生法律知识，以保护自身的合法权益。

（3）特殊人群的健康教育内容

1）儿童青少年保健知识：①婴幼儿的护理、喂养和早期卫生习惯培养；②各年龄阶段儿童的生理、心理特点，常见病防治知识；③儿童意外伤害事故的防止和急救常识；④学龄儿童及青春期卫生防病知识和青春期性知识教育。

2）妇女保健知识：①妇女生理解剖特点及心理卫生知识；②优生优育知识；③经期、孕期、围生期卫生知识；④妇科常见病防治的知识教育；⑤妇女劳动保护教育。

3）中老年人保健知识：①中老年人的生理特点与精神卫生；②中老年人的常见病防治；③中老年人的生活习惯和生活方式；④合理安排中老年人的工作、学习、饮食、运动与休息的保健知识。

4）残疾人保健知识：①残疾人的精神卫生；②残疾人的学习、生活常识；③残疾人的劳动保护；④残病人的社会帮助、支持、护理、康复和保护。

2. 农村县、镇（乡）的健康教育内容　农村县、镇（乡）人群组成和生产方式与城市社区不同。因此，在进行健康教育时应分类有针对性地进行。健康教育的内容分为：

（1）生产和生活方式方面的健康教育内容：①农药中毒及农田中暑防治知识；②村镇规划及房屋建设卫生知识；③环境保护、防治污染、消灭“四害”和保护水源的卫生知识；④饮食起居的生活卫生教育；⑤破除封建迷信知识；⑥家庭用药、简易急救知识和防治疾病的教育。

（2）儿童青少年健康教育内容：①生理卫生知识及心理卫生知识；②口腔和眼的卫生保健知识；③饮食及营养卫生教育；④个人卫生及良好的作息习惯；⑤传染病、常见病防治知识教育；⑥环境卫生知识、公共卫生、社会道德及卫生法规教育。

（3）中老年健康教育内容：①中老年生理卫生、心理卫生及精神卫生知识的教育；②衣食住行卫生特别是营养饮食卫生知识和个人良好卫生习惯的教育；③合理使用药物及常见病防治知识；④卫生法规及社会公德教育。

（4）妇女健康教育内容：①月经期保健、婚前健康教育和计划生育知识；②妊娠期、围生期保健和科学育儿知识；③更年期保健知识；④心理卫生、性卫生与劳动保护教育；⑤妇女常见病防治与合理用药知识。

（5）企业职工劳动卫生及安全健康教育内容：①劳动生理卫生、心理卫生知识；②职业中毒与职业病防治知识；③防制“三废”及噪声污染和安全生产知识。

（6）服务行业职工健康教育内容：①职业道德教育；②营养卫生知识及食品的卫生要求；③食品污染、中毒的防治知识；④食品卫生与疾病的关系，病原微生物知识；⑤行业卫生知识、环境卫生及个人卫生知识；⑥各行业及食品卫生法与条例知识及法规教育；⑦常见病、传染病防治知识，简易急救知识。

（7）医疗卫生机构健康教育内容：①门诊与病房科普健康教育；②环境卫生与个人卫生教育；③各季节多发常见病防治与合理用药知识；④医院消毒、隔离、管理知识；⑤病人就诊制度知识；⑥病人营养与饮食卫生知识。

（三）健康教育的策略和方法

在对社区健康问题进行了解、分析和诊断之后，则需要考虑如何选择、设计最适合健康教育的策略和具体方法。健康教育策略主要包括影响社区居民健康的行为与环境因素，促使这些行为和因素改变的技术、方法、教育、组织和途径的组合。任何一种行为都是由多因素决定的，只有对教育策略有深刻的理解、权衡其优劣和全面分析这些因素后才能制定出合适的教育策略。

1. 影响健康行为的三类因素　倾向因素、促成因素和强化因素是对健康行为产生不同影响的三类因素，它们也各有不同的特点。

（1）倾向因素　是产生或诱发产生某种行为的动机、愿望或因素，常常可把倾向因素看作是个人的偏爱。这种倾向因素或偏爱可趋向有利或不利于健康行为。主要包括知识、态度、信念及价值观。①知识：是产生行为改变和形成健康行为的必要条件，但知识的增长并不会必然伴随着行为而改变。②信念：信念是自己对某一现象或物体的确信的看法，它常常决定了人们的行为。如人们确信吸烟对健康有害，他们就会下决心采纳戒烟行为。③态度：是人们对人和事的倾向性，如爱与憎、好与坏、积极与消极等。个人的态度也往往受亲朋好友的影响。积极的态度对于改变不利健康的行为和环境有利。④价值观：同一社区的人们往往有许多共同的价值观。有珍惜自己生命和健康的价值观的人们往往选择利于有健康的行为。然而，也有人不愿意为预防疾病、保持健康而放弃一时的欢乐，因而自我放纵。因此，帮助人们选择健康的价值观也是健康教育的重要一面。

（2）促成因素　是促使行为动机或愿望得以实现的因素，如技术、资源和行政政策的支持等。在健康教育过程中，社区人群健康行为与促成因素有很大的关系，如不考虑这些因素，行为目的就不一定能达到。促成因素有医疗保健设施、医务人员、医疗费用、医务人员保健技术、交通工具、行政政策和法规等。

（3）强化因素　对某种行为的强化因素，取决于与个体行为有直接影响的重要人物的态度和行为，这些人包括教师、保健人员、父母、领导、配偶、亲属等。

以上三类因素都具有积极和消极的一面，教育者应取其积极的一面来共同作用于健康行为；全面分析这些因素，制定出适合的健康教育的策略和具体方法。

2. 健康教育方法的分类　健康教育一般来说可分为两类，各种教育方法各有其优劣，但各种方法不是截然分开的，有时也有相同之处。

（1）信息传播类　包括：①讲演或讨论：社区健康教育者通过口头讲演、提问或与受教育者相互讨论的方法来传递信息，影响人们的观念，激发人们的思想。这是一种简单、灵活、有效但又较难掌握的方法。②咨询：普遍用于社区健康教育的家访中，对个体进行有针对性的、灵活的指导，是一种效果好但效率低的方法，因为它需要花费大量的人力和时间。③媒介：传播媒介是健康教育常用的一种工具。主要有四种媒介技术：视听、教学电视、系统学习和大众媒介，如电视、多媒体教学、广播、录像、标语、书籍、图表、手册、杂志、报纸和宣传栏等。

（2）培训类　包括：①技术培训：对社区受教育的人群进行技能操作教学。如儿童保健课可教父母学习测量体温、指导孩子正确刷牙；产前给孕妇示范正确的呼吸方法等。②模拟与模仿：通过模拟真实的生活情景以刺激和辅助学习。模仿是人们模仿他人的行为的倾向，对儿童的健康教育方面尤为重要，因为儿童易在早期模仿他人的行为而形成良好的习惯。③询问与讨论式学习：通过询问和讨论的学习方式，培养和鼓励受教育者独立思考和提高获得知识的能力，促进学习者应用、分析、评价等方面的技巧发展。通过讨论影响受教育者的态度和行为变化。④行为矫正：行为是由刺激引起的。通过改变认知和行为矫正，可改变顽固的、经常性的和复杂的行为习惯。行为矫正方法的实施一方面需要有训练有素的治疗师，还必须有被高度激发起来的人群，同时还需要有社会的支持和压力。

（四）健康教育的基本措施

1. 制定社区健康教育的计划　制定健康教育计划是社区健康教育的基本措施之一。首先应明确开展健康教育的主要目的是鼓励社区人们提高自信心，发展自助的技能。在制定计划时应考虑社区的参与、卫生工作者与社区卫生工作者的密切配合以及不同层次健康计划的协调和适宜技术的应用。主要有以下步骤：

（1）收集信息　制定计划首先要通过调查、收集信息和社区需求评估。了解社区内家庭或个人主要的健康问题，导致这些健康问题的生活方式及原因，影响的范围和人数，同时要了解该社区人们对有关健康问题的价值观、信念、教育水平及职业、年龄、住房和医疗保健服务、经济收入等情况。了解当地对卫生工作有重要影响的人物（如领导）、了解人们易接受哪些有益于健康的行为。同时还要收集当地的医疗记录、年度报告等有关资料，以用于制定健康教育与健康促进的计划。

（2）分析问题　收集信息资料之后，将对问题进行整理和分析，例如怎样才能改变不利于健康的行为，什么样的活动能列入支持和强化卫生习惯的计划，谁（重要的人物）能在改变不良的行为方面起作用，需要什么样的资源等。

（3）确定优先的问题　确定优先需要解决的主要社区问题，包括健康问题或行为问题：社区需要解决问题是多方面、多层次的，由于资源有限不可能全面解决。在以上调查分析后，应选择群众最关心的健康问题，以及反映各种特殊人群的特殊健康问题。决定哪些是最重要的问题，要考虑干预效果好，所费的人力和资金最少而效益最高的目标，以确定采取哪种行为。鼓励个人、家庭和社区共同参与讨论确定目标，接受指导。

（4）确定适宜的资源和教育策略　尽可能地利用社区现有的资源和选择好教育策略。资源中的人力、物力、财力等是形成人们卫生行为的重要因素。如当地的卫生服务人员、设备、技能、诊所、大众媒介等应充分利用在制订的社区健康教育计划当中。

2. 社区健康教育的实施　健康教育的实施是社区健康教育基本措施的主要部分。在此部分，一方面有计划实施的程序，还需要对该计划不断地进行观察、检查，如发现问题，可对计划及细节作必要的修改，以保证健康教育的实施。

（1）时间表和任务分配　由于在执行计划时往往有许多工作要做，因此定出时间表是极为重要的。具体说明该计划执行的日程、分几个阶段、什么时间完成哪项工作内容或任务，由谁来负责，由哪些人来完成任务。

（2）执行的步骤　此步骤有：①确定主要行动开始的具体日期，保证每个人明确自己的责任。②与责任人员保持接触，检查实施情况，帮助解决问题。③定期检查进度，及时解决拖延进度的原因，人员安排是否适当、经费使用是否合理等。

（3）选择适宜的方法　选择适合于目标人群特点的多种方法进行健康教育，使用方法应适宜于该社区的文化；采用的方法能被社区大多数人接受，并能在受教育后改变人们的行为方面起到较大作用。

3. 社区健康教育效果的评价　在计划项目实施过程中，对计划目标及其指标体系分阶段进行评价，以便及时修改计划，这是保证健康教育活动能顺利完成的基本措施之一。

（1）第一阶段：过程评价　包括：计划执行前对规划的设计、组成和实施过程、管理、工作人员工作情况等进行评价；对计划的程序，现场进行的反应，教育干预的对象、人数、质量及干预方法等进行评价。为了控制计划的质量，通常过程评价采用观察法、专题讨论、检查记录、现场了解等获取第一手资料。

（2）第二阶段：效果评价　对健康教育计划执行的近期、中期进行评价，内容包括教育干预措施产生的效果，计划对被教育者的知识、态度、行为的影响情况，如有益的健康行为有无增加；有损害健康的行为是否控制或减少；影响行为改变的因素改变的程度怎样；领导及关键人物的思想观念是否得以转变，是否制定了健康教育的政策；行政对健康教育的干预程度和效果等。

（3）第三阶段：结局评价　对社区健康教育的结局评价是一种远期效果评价，是评价最终的目标是否能够实现的最重要的步骤。一方面是评价教育干预对目标人群健康状况的影响，例如疾病的发病率、死亡率和疾病的流行病学情况等，一般用生理或行为指标；另一方面是评价教育干预对目标人群一般状况的改善，如生活质量的提高、环境和精神面貌的改善、卫生保健成本的降低等远期的社会效益和经济效益。结局评价需要花费大量人力、物力和时间，其难度较大。

通过以上在各阶段评价，及时得到反馈，以便及时修订和完善计划，保证健康教育活动内容能如期完成。

二、社区健康促进

(一) 健康促进的概念

1986 年第一次国际健康促进大会发表的《渥太华宣言》指出：“健康促进（health promotion）是指促进人们提高和改善他们自身健康的过程。”表明健康促进行动的范围涉及整个人群的健康，而并非仅限于造成疾病的某些特定因素。劳伦斯·格林教授对健康促进的定义是：“健康促进包括健康教育及能促使行为与环境有益于健康改变的相关政策、法规、组织的综合。”

社区健康促进的定义较社区健康教育更为广泛，它是指以教育、组织、政策法规和经济手段来干预那些对健康有害的行为、生活方式和环境，以促进健康教育。

健康促进的目的是为了改变社区人群不健康的行为，改善社区的预防性服务，以创造良好的社会与自然环境，消除或避免紧张因素，提高健康水平。

社区健康促进与健康教育紧密相关，二者是不可分割的。社区健康教育在促进个体行为改变中起重要的作用，同时还激发领导者积极支持该项工作、发动群众积极参与并得到社会的全面支持。社区健康教育是健康促进的前提；而社区健康促进以其政策、法规和行政组织手段对社区健康教育提供了强有力的保证。

(二) 健康促进的方法

根据社区健康问题、健康行为及影响健康行为各类因素的特点，从组织管理的角度来考虑，正确选择健康教育的策略，对实现健康教育的目的起着决定性的作用。

1. 行政及卫生政策　此是推动社区健康教育与健康促进的重要环节。各级领导有专人负责定期部署、检查工作，把健康教育的有关规划、进度和实施列入行政计划。对实施好的个人、单位进行评比、奖励，推动健康教育工作的开展。

2. 建立健康教育的网络组织　通常是以医疗预防卫生部门为主的市、区、街道三级健康教育网。街道一级教育网是城市社区最基层的一级。应以街道办事处为核心，以街道卫生院为骨干，以街道办事处中的爱卫会承担健康教育的领导职责，由一位领导参与负责领导该项工作。街道卫生院执行部分行政职能，负责对居民健康教育的组织发动和业务指导，对所辖区的健康教育工作进行统一的规划部署、检查评比，组织宣传教育、总结交流、培养典型、开展调查研究等工作。

3. 组织发动　组织发动街道中的单位和积极分子，组建一批群众性的健康教育队伍。例如：组织能写会画的群众负责宣传栏、墙报等工作；组织和训练清扫队并进行卫生宣传教育与卫生监督；动员和组织业务文艺爱好者和中小学生参加居委会的分片卫生宣传和文艺宣传队，开展健康教育工作。

4. 社区健康促进规划的评价　评价指标包括：

（1）卫生知识指标　健康教育前后对目标人群对卫生知识、各种疾病防治知识的了解掌握程度进行调查并取得资料进行统计分析。

（2）卫生信念指标　包括健康教育后不同人群对卫生工作、对健康与疾病的认识和态度的转变等。

（3）卫生行为指标　接受健康教育后，不健康的社会行为和卫生习惯改善程度。

（4）环境卫生指标　生活环境的卫生状况改善程度及各种卫生设施增加情况。

（5）疾病指标　健康教育前后居民中各种疾病的发病率、患病率、死亡率及死亡原因构成数据等。

评价指标在一定的时间、对象和区域范围内应有统一的标准，以便进行统一的效果评价。

5. 社区健康促进的组织方法

（1）社区发展　社区发展是一种有步骤的社区组织方法。在利益一致和协调的社会团体中常用自助的、统一的方法解决问题。例如应用社区发展的方法改善大众的卫生条件、改善饮水卫生、降低某种疾病的发生率等。社区发展注重整个社区的技术、能力和认识的提高发展。

（2）社会规划　社会规划是指通过专家们的合理协调和采取有效的措施来解决社会问题的过程。社会规划最基本、最首要的是收集资料、整理资料，然后是使用分析和合理解决问题的技巧，以及在特定的机构中达到一定的目的。

（3）组织发展　组织发展的主要技术是队伍的组织建设、人员培训、体制改革和管理、资料反馈等。用于加强社区内机构、学校、各部门间的有效合作。

（三）健康促进的意义

社区健康促进的意义主要是发动社区居民自觉参与同自己健康和卫生保健工作有关的计划和实施活动，并对改善社区的健康状况和环境行使发言权。面对社区大量的健康问题、现有卫生资源的匮乏和分配问题，社区健康促进的重要意义充分展示在以下几个方面。

1. 多部门合作的综合作用　由于学科结构或人为的因素造成预防与治疗长期分割，给疾病的预防和治疗带来许多困难；全国或地区性的疾病防治计划往往是单独地针对某一种疾病，很少考虑自己的工作所涉及的其他疾病和共享的资源、技术，常常造成投资的重复和浪费。社区健康教育综合了现有分散的、单一的疾病预防计划和资源，促进多部门合作与整个社区健康的规划，且这些规划必须是经济的，共同运用了现有的社区保健网和其他服务设施，避免重复的投资，提高了防治效益。

2. 控制和减少慢性病　在我国，一些慢性非传染性疾病，例如心血管疾病、脑卒中、恶性肿瘤、慢性呼吸道疾病等已构成了当前主要的死亡原因。由于这些慢性病通常与多种危险因素有关，这些因素可涉及个体自身的行为（如吸烟）、生活方式（如缺少锻炼）、心理因素（如应激）、社会经济状况、环境及卫生保健等多个方面。同时各有关因素之间可存在协同作用。因此，减少慢性病的主要危险因素就可预防多种慢性病的发生。只有通过社区健康教育和促进，使社区大多数人改变不良的健康行为与生活方式，才能使多种危险因素水平下降，达到促进社区健康的目的。社区健康教育和健康促进不仅对慢性非传染性疾病的减少有作用，而且也能减少各种急、慢性传染性疾病的发病率。

3. 预防疾病，促进健康　随着社会进步与经济的发展，人民生活水平的提高和疾病谱的改变，生物医学模式已发生了根本性的变化。单纯由医疗卫生部门来降低和控制疾病显然是不可能的。在局限于传统的疾病预防方面采取措施，也不可能从根本上解决广大群众的健康问题。因此，我们必须立足于社区，实行战略上的转移，把以疾病为中心转移到以健康为中心，把以个体为中心转移到以群体为中心上来，充分发挥健康教育和健康促进的作用，才能达到预防疾病、促进健康的目的。

第五节　社区特定人群的保健服务

社区特定人群是指具有特殊的生理、心理特点或处于一定的特殊环境中、容易受到各种有害因素的作用、患病率较高的人群，也称重点人群或脆弱人群（敏感人群）。因为医疗预防工作的重点首先应放在这些弱势人群上，故将其称为“重点人群”。

对于特定人群有不同的界定方法。若以性别界定，则女性因有特殊的生理特点、生理周期及生育功能，在这些特定时期较之男性有更多的健康危险因素，故被列为特定人群。若以年龄界定，则儿童与老年人具有更大的生理弱点与危险性，较之成年人而言更容易患病与死亡，所以要纳入重点保护对象。若以职业界定，某些特定工种的职工经常处于某种危险（如光、电、化学、微波乃至塌方等）的威胁下，他们的生命与健康更容易受到侵害，因此是劳动保护的特定重点。若以患病人群界定，则一些主要慢性病患者为终身带病群体，预期将受到多器官损害的并发症乃至死亡的威胁，是需要医护人员长期精心照护的特定重点人群。若以心态或社会情境界定，在社会转变时期经历了生活巨变、承受着多种压力（stress）的人易发生精神障碍，他们应该成为精神心理卫生的特定重点干预的人群。如在 2008 年四川省汶川特大地震灾难中死去亲人的幸存者，在当时就是重点干预的人群。

一、社区妇幼保健

妇幼保健是针对妇女、儿童生理、心理的特征，以保健为中心，以群体为对象，在妇产科学、儿科学、儿少卫生学基础上通过长期的实践及多学科的交叉发展起来的一门学科，是实施社区保健的重要内容之一。其目的是根据妇女与儿童的生理、心理特点，利用社会的预防保健服务系统，采取积极的防治及保健措施，以保障妇女、儿童的身心健康，提高他们的健康水平。

妇幼保健的工作范畴：在妇女方面包括幼年期、青春期、生育期、更年期及老年期的保健，重点是生育期（孕前、产前、产时、产后）的保健；在儿童方面包括新生儿、婴幼儿、学龄前、学龄儿童的保健。

WHO 的妇幼卫生委员会明确指出促进妇幼保健的目标：①使每位孕前妇女都能保持良好的健康状况，学习养儿育女的方法与艺术，并能顺利地分娩、生育健康的后代；②使每个儿童能在健康的环境中成长，给予爱和安全感，得到足够的营养，接受适当的健康管理，并给予有效的医疗照护和健全生活的指导。

（一）妇幼保健的基本服务目标

1. 根据妇女、儿童不同时期的生理、心理特点提供保健宣传与保健服务。
2. 对影响妇女、儿童健康的生活环境、社会环境的各种危害因素进行防护。
3. 危害妇女、儿童的各种常见病的预防与治疗。
4. 监视所有儿童的健康与生长。
5. 注视所有妇女、儿童的心身发展情况。
6. 提供预防传染病的有效方案。
7. 参与健康教育工作，提高家庭成员的卫生知识水平。
8. 研究有利于提高妇女、儿童健康水平的适宜技术、保健对策和管理方法。

妇女一生中经过幼年期、青春期、生育期、更年期及老年期。青春期是妇女生殖系统从发育到成熟的阶段。生育期内妇女将经历结婚、怀孕、分娩、产褥及哺乳等几个特殊的生理过程。更年期是生殖功能从衰退到消失的阶段。以上各期妇女全身各系统，特别是内分泌系统变化较大，对职业危害较敏感。同时，由于女性生殖器官解剖学的特点，容易发生感染性和损伤性疾病。做好妇女保健就可以防止上述生理过程向病理方面的转化。

婴儿出生前在母体内由受精卵发育为胎儿，出生后从新生儿期、婴儿期、幼儿期、学龄前期到学龄期，形体上和生理上不断发生变化，是一生中体格、神经、精神等各方面生长发育最快的阶段，是为身心健康奠定基础的阶段。小儿免疫防护能力尚不健全，缺乏独立生活和保护自己的能力，极易受先天和后天各种因素的影响，必须接受系统的、全面的保健工作，才能健康地发育成长。已往我国社区儿童预防保健几乎只着重在预防接种与急性病的治疗方面，近年来对儿童的生长与发育、营养及新生儿疾病的筛查开始重视，但是关于慢性病、残障、危害、行为与健康教育等问题仍在起步阶段。

由于孕产期妇女及婴幼儿皆属“高危人群”，社区妇幼保健工作必须从影响母婴健康最关键的分娩期着手，做好产时保健，保证安全分娩。一方面尽可能提早预防保健开始的时间，使保健工作扩展到青春期、婚前期，直至孕早期、孕期；另一方面尽可能推后其结束时间，做好产褥期保健、哺乳期保健、新生儿保健以至婴儿保健。这样才有利于提高社区人群的整体健康水平。

（二）儿童的保健

儿童保健的目的是促进儿童的生长发育，降低儿童的死亡率、减少儿童意外事故伤害的发生率。为了达到此目标，保健工作者应做好以下工作：

1. 对儿童生长发育状况进行健康评估　健康评估内容包括：

①对照我国儿童生长发育正常值标准，根据儿童的年龄与身高、体重、胸围、头围等找出相应位置，即可判断其生长发育是否正常，是否在25%～75%范围内，若低于或高于此百分位，则应根据个别情况给予指导。

②利用“儿童气质量表”评估儿童是属于何种类型的小孩，并指导父母如何因材施教。利用“幼儿及儿童智力发育量表”评估婴幼儿和儿童在动作、语言、适应能力及社会性方面的发展，若不在正常范围内则应进一步观察。

2. 促进儿童接受完整的预防接种　由于婴幼儿是白喉、百日咳、破伤风、结核病、小儿麻痹、麻疹、乙型脑炎、乙型肝炎等疾病的易感者，且一旦发生感染，就容易导致群体感染，甚至威胁生命，因此，婴幼儿接受完整的预防接种是非常重要的。虽然目前国内预防接种率比较高（在大多数地区＞90%），但仍有不少群众是较被动的，为了达到所有儿童都有完整的预防接种，保健工作者应坚持不断的宣传教育，尤其针对预防接种观念不清楚的家长施行个别指导。

3. 保证婴幼儿及儿童良好的营养状态　保健工作者应注意观察母亲哺喂母奶、牛奶或添加副食品的方法和内容是否正确，予以指正与指导。对于吃母奶的婴儿，应注意其母奶是否足够、喂奶时间是否具有弹性，此外也要注意母亲是否有足够的营养，或是有哪些因素导致奶水不足。

对于用牛奶喂养婴儿，则应观察奶瓶消毒方法、牛奶调配、喂奶方法等是否正确。婴儿4个月时，开始要注意添加副食品的方法和内容是否正确。1岁以后的幼儿，则要特别注意断奶后的营养状况，应观察家长是否有正确的断奶知识，并给予正确的指导。

4. 指导儿童预防意外伤害　汽车意外事故及溺水、吞入异物、中毒等致使儿童死亡是

1～14岁儿童的主要死因。因此，应依据不同年龄给予儿童有关意外事故发生的经常地点、原因以及常见危险物及其预防方法的教导。

5. 促进并鼓励亲子关系的建立　根据婴幼儿不同的年龄，教导父母促进亲子关系的方法和技巧。例如新生儿期的拥抱、说话、眼睛的接触。

6. 促进婴幼儿在适当时间完成大小便训练　大小便训练的完成是幼儿发展的任务之一，不少家长以为愈早训练愈好，事实上大小便训练时间若在幼儿生理功能达到一定程度，再配合其作息及相关因素，则易得到事半功倍之效。通常大便训练在1岁以后，儿童可以站立、大便有规律、每次大便均有特殊表情或声音；而小便训练通常都在2岁左右。

7. 促进婴幼儿牙齿健康　保健工作者先了解父母是否有给予婴幼儿口腔清洁的习惯及其观念是否正确，再针对造成奶瓶性龋齿及儿童常见蛀牙的原因予以建议。例如：1岁以内牙齿数目少时，以开水、棉棒、纱布清洁口腔，避免含着奶瓶睡觉，尤其强调睡前口腔清洁的重要性。到了1岁半以后可以开始刷牙，可到口腔医师诊室，做一次检查及咨询。

8. 促进婴幼儿及儿童维持理想的体重　儿童肥胖问题在中国已成为卫生领域关心的新问题。由于群众普遍有把孩子养得白白胖胖才好的观念，加之营养的过剩，因而使下一代的健康已逐渐受到肥胖的影响。婴幼儿及儿童若有体重过重或肥胖倾向时，应尽早告知其父母理想体重的概念。必要时则提供饮食及运动的控制体重方法。

（三）青少年期保健

青少年正处于生长发育第二突增高峰，此阶段生长发育迅速，表现在身体明显增高，出现第二性征发育，如少女出现月经初潮，子宫逐步发育成熟，男性少年出现遗精等生理现象。青少年心理处于不稳定状态，容易受外界环境因素的影响，此阶段是性格、心理特征定型的阶段，具有巨大的可塑性。因此，保健工作者及学校卫生工作者应加强对青少年的健康教育，特别是针对某些健康问题进行专题教育（如性教育等）。学校教育工作者应加强政治思想教育，使青少年树立崇高的理想，培养其具有良好人生观与价值观。

1. 男性青少年特有健康问题及保健

（1）包茎和包皮过长　包茎系指包皮口狭窄或包皮与阴茎头粘连，使遮盖阴茎的包皮不能上翻露出尿道口和阴茎头。包茎严重时可以影响排尿，造成泌尿系统功能障碍。包皮过长者应保持局部清洁，防止发生包皮、阴茎的炎症。反复多次发炎可使包皮口缩小，甚至与阴茎发生粘连，形成包茎。包茎时包皮囊内积有包皮垢，易发生慢性炎症，甚至诱发癌变，所以应尽早考虑手术切除。

（2）遗精　遗精是青春期后所有健康男性都会发生的一种正常生理现象。在我国，首次遗精的年龄多在14～16岁。遗精一般1～2周一次或更短一些，但不应过于频繁。

2. 少女特有的健康问题及保健

（1）少女常见的月经病

①青春期功能失调性子宫出血：临床表现可能为闭经一段时间后，发生月经样出血，或者是不规则出血。如出血时间过长或血量过多，可引致贫血、头晕、心悸等症状。治疗原则以止血及调节月经周期为主，促进卵巢功能恢复和排卵。

②闭经：少女18岁仍未月经来潮者称为原发性闭经；已建立规律的月经周期又连续3个月以上没有来月经者称为继发性闭经。引起闭经的原因有多种因素，如内分泌功能障碍、全身性疾病、精神因素、环境因素等。

③痛经：指月经周期伴有痉挛性腹痛。如生殖器官无器质性病变，发生痛经称原发性痛

经，常发生于月经初潮后不久的未婚或未孕的年轻妇女；继发性痛经常发生在月经初潮后2年，常并发一些妇科疾病，如子宫内膜异位症、子宫肌瘤、盆腔感染等。治疗多采用对症处理，但对继发性痛经必须积极治疗有关妇科疾患。

（2）未婚少女妊娠　未婚少女妊娠有上升趋势。美国疾病预防控制中心的资料表明，每年约有100万少女妊娠，未婚少女妊娠的主要结局是人工流产。

（四）孕产期保健

妇幼保健工作者要通过卫生教育活动来鼓励婚前健康检查，提供有关的知识与服务，提供遗传咨询服务，避免近亲结婚或对有遗传性疾病的婚姻生育进行指导。

结婚后妇女的最大生理变化时期是孕产期。孕期的全过程为40周。从末次月经到16周以前为早期妊娠，16～27周为中期妊娠，28～40周为晚期妊娠。而我国将妊娠28周至婴儿出生后1周内的期间称为围生期。孕产期保健的工作应以保护母婴的安全为总目标，积极消除影响胎儿发育的各种有害因素，积极防治孕产期的各种并发症，提高孕产妇的健康素质。

1. 孕期生理特点　此期生理特点包括：

①妊娠早期：常有生理性妊娠反应，在妊娠12周后可逐渐好转。受孕后1～3个月是胚胎神经组织及器官发育期，此期对致畸物异常敏感，应特别注意。

②妊娠中期：孕妇可感到胎动，腹部增大明显。在此期应注意胎动，不定期地进行检查。

③妊娠晚期：在妊娠晚期应特别注意防治妊娠高血压综合征等，如有明显水肿、头晕、眼花等症状需及早就诊。如有阴道出血更要警惕胎盘早期剥离或前置胎盘等情况。在妊娠后期更要按时进行产前检查和胎动计数，才能做到早防早治。

保健工作者对孕产期指导的重点内容如下：

（1）避免孕妇接触危害因子，特别是感染、暴露于辐射线下、吸烟、喝酒、使用妊娠期不宜用的药物，这些危险因子容易导致胎儿先天性缺陷的问题。

（2）协助并鼓励孕妇定期进行产前检查，早期发现不正常或危险的妊娠。

（3）摄取足够的营养。母体的营养摄入直接影响胎儿的生长发育，母体除了摄入足够的营养外，应特别强调均衡饮食。

（4）鼓励哺喂母乳。喂母乳好处很多，我国近年来由于大力宣传教育，使国内哺喂母乳的人数逐渐增多。

（5）教导孕妇认识产前的征兆及何时应前往预订分娩的地点。

（6）协助产妇认识正常的生殖器官恢复的变化，尤其预防产后出血、产褥热和乳腺炎等并发症。

（7）产后照护。如营养的摄取方法、身体清洁等的建议。

（8）新生儿的照护。尤其初产妇更应训练照顾新生儿的能力，例如掌握沐浴、喂奶、换尿布等方法。

（9）指导产后避孕的方法。了解产妇是否有正确的产后避孕知识及方法，并给予指导。

2. 孕期精神卫生　妊娠对妇女生理上带来巨大变化，在精神上也会产生相应的变化。孕妇的情绪对胎儿的发育和分娩起很大作用。有些学者认为，孕妇情绪变化会影响激素分泌和血液的化学成分。积极的情绪会使血液中增加有利于健康发育的化学物质，而消极的情绪则会使血液中增加有害于神经系统和其他组织的物质。例如，当孕妇的情绪过度紧张，肾上腺皮质激素就会分泌过多，有可能阻碍胎儿上颌的发育而形成腭裂；长期处于忧郁的孕妇，血中营养成分不足，常会引起早产或造成胎儿瘦小体弱；长期严重焦虑的孕妇，经常伴有恶性妊娠呕吐，并常导致流产、早产、产程延长或难产，这种孕妇所怀胎儿，出生后往往多动，容易激惹，好哭闹，甚至影响喂奶和睡眠；遭受重大精神刺激的孕妇，流产率、早产率和胎儿畸形发生率均较高。因此，做好孕妇的精神卫生工作是一项很重要的工作。

二、社区老年保健

老年人群保健是指社区卫生服务机构及医疗保健工作者对老年人所采取的医疗保健综合性措施，其目的是最大限度地延长老年人的生命，防治早衰，预防和减少伤残，保持与提高智能与体质，使他们不但能做到生活上基本自理，还能保持一定的工作、劳动和参加社会生活的能力，最终能健康、长寿、愉快地度过晚年。

根据人体的生长、发育及衰老的过程，把40～65岁称为衰老前期，器官功能逐渐向退行性变化；65岁后为衰老期，衰退变化更加明显。许多国家规定凡达到65岁者则定为老年人。我国在第二届老年医学会议上也建议将65岁作为老年人的划分界限。

（一）老年人的生理特点

老年人的生理器官功能随着年龄的增加而逐渐下降，各系统的具体表现为：

1. 心血管系统　老年人心肌增厚以及心脏的血管粥样硬化使得心肌的功效能力降低，心输出量减少。同时粥样硬化及纤维化，使心脏瓣膜变厚、变硬，也无法应付突然的刺激。另外，动脉管壁受胆固醇、脂肪和钙的沉积，使得动脉管腔变窄而缺乏弹性，对血流的阻力增强而形成收缩期高血压。冠状动脉提供给心肌血流的最大量，在60岁时约较年轻时减少35%。因此，老年人易患心脏病与脑血管病，易发生直立性低血压而晕倒。

2. 呼吸系统　呼吸系统随着老化在结构上与功能上有很多的变化。因其纤维性结缔组织及淋巴组织增加，使得肺部支气管壁变硬；因呼吸道阻塞及肺部收缩扩张的能力差，换气功能亦变差；老年人易患慢性支气管炎、肺气肿、肺纤维化等症，肺部抗感染能力弱，易发生肺炎。

3. 消化系统　牙龈萎缩、牙齿松动造成咀嚼困难；老年人分泌唾液总量约为年轻时的1/3，影响对淀粉的消化；胃液与消化液的分泌减少，以及肠平滑肌张力的减弱，使胃肠蠕动减缓，因而造成老年人消化不良的问题。肛门内括约肌因年龄增加而松弛，粪便的滞留时间延长，易造成便秘或发生粪便嵌塞。另外，老年人胆结石发病率上升，肝功能异常的比率也增加。

4. 泌尿生殖系统　随着年龄的增长，老年人部分肾组织失去功能而造成肾功能减退。由于肾脏的滤过率及肾小管的浓缩稀释的能力都降低，膀胱与尿道括约肌松弛、容量减少、排尿反射较慢等，使老年人常有尿急、尿频与夜尿，大约有50%的老年男性与70%的老年女性都有夜尿的现象。老年男性因前列腺肥大而造成排尿困难，需要外科矫治。老年女性常会在大笑、咳嗽或打喷嚏时发生压迫性尿失禁。老年男性的睾丸变得较小且硬，输精管壁变厚且退化，故使精子的生成减少或受抑。老年女性由于性激素不足，导致子宫、阴道、生殖器官和乳房萎缩。

5. 骨骼肌肉系统　随着衰老，钙丧失导致骨质疏松，易发生骨折，有的骨质增生，关节运动不灵活。肌肉萎缩，肌肉组织被纤维组织所取代，肌肉变得松软无力，活动性变差，所以行动迟缓，耐力不足。因为脊柱的椎间盘萎缩导致身长变短。关节肿大、关节僵硬、肌肉松弛、身高缩减等都是老年人常见的变化。

6. 神经系统　老化的过程中，大脑额叶的细胞减少，脑实质重量减轻，脑部循环的血流量及代谢皆减少，这些是造成老年人的人格与学习能力改变的原因。老年人对疼痛的感觉和疼痛刺激的反应降低，对外界刺激的应变能力减退；听觉变差；视力衰退，视神经的协调功能减退，对光线的突然转变不易适应；嗅觉也变得比较迟钝；语言表达也力不从心、语调低缓，词句不完全符合自己意思。老年人的平衡感与精细动作的操作能力也因老化而受到影响，故大都需要扶着栏杆或拐杖缓慢移步，以维持平衡与安全。

7. 内分泌系统　老年人的基础代谢率约为年轻人的 84%，葡萄糖利用度降低，加之肾上腺的活动能力降低，易患糖尿病。身体中各种激素分泌减少，老年女性因为性激素不足，出现激素不平衡的问题；老年男性因睾酮的不足导致身体贮备能力、性行为能力、肌肉强度都变差。

8. 血液系统　老年人一般有贫血倾向，可能是高脂血症引起的溶血所致，骨髓血管硬化也可以引起贫血，老年人常有血脂增高等。

9. 皮肤与结缔组织　老年人因皮下脂肪减少而形成皱纹，皮肤失去弹性；出现老人斑；皮脂腺分泌减少使皮肤变得干燥，容易过敏和发痒；皮肤对冷、热的感觉反应迟钝；毛发稀疏、脆而易断，形成外观上的老态。

（二）老年人的心理特点

老年人由于生理功能的老化，离退休后社会地位发生的较大变化，可直接或间接地影响心理功能，出现孤独、抑郁、自卑。老年人心理活动一般规律主要有以下变化：

1. 一般变化　老年人的社会、家庭、经济环境有所改变，因而不少人由于对孤独的不安，对现状、家庭或他人的不满，对疾病、死亡的恐惧等，形成心理上的沉重负担，继之发展到疾病状态。老年人坚持己见的倾向增强，缺乏客观冷静地听取他人意见的心态，表现出特有的老年性顽固。有的老人易产生偏见、猜疑、脾气暴躁，易出现自卑感，甚至出现妄想和异常举动。患有长期慢性病和永久性身体障碍时，老年人的心理、精神方面的表现将更加多种多样。老年人还容易出现抑郁状态。

2. 痴呆　随着高龄的出现，记忆力减退，注意力、判断力、计算力等都有下降，定向力发生障碍，有时还伴有人格丧失和异常行为等，构成老年人的社会和家庭问题。

3. 老年人的语言障碍　由于老年人视力、听力减退，牙齿脱落，容易造成读、写、听等方面的障碍，但有时也会由于大脑存在功能或器质性障碍或发音器官麻痹，引起语言中枢障碍，导致失语症状。

4. 老年人的人格改变　一般认为老年人所表现的行为方式，如果违反其平时的心理特征，并偏离当时的社会常态，即与他所处的时代和文化背景不一致，则应视为人格改变。人格改变不同于精神病的表现，也不能被认为品质或道德不良。具体表现在对自己所遭受的不幸和不愉快的事情反复诉说，多疑或不安全感、自私、贪小利和幼稚等。

（三）老年人常见疾病及特点

老年人体内各种细胞、组织、器官的结构和生理功能随着年龄的增长逐渐老化，机体储备能力减弱，适应力减退，抵抗力下降，各种疾病，特别是老年性疾病的患病率增加。老年人所患疾病以慢性、退行性疾病为主。老年人主要常见病包括：①心血管疾病，如高血压、动脉硬化、冠心病、肺心病等；②脑血管疾病，如脑血栓形成、脑出血、脑供血不足等；③呼吸系统疾病，如慢性支气管炎、肺部感染等；④恶性肿瘤，如肺癌、结肠癌、胃癌等；⑤其他疾病，如糖尿病、老年性白内障、老年性耳聋、前列腺增生、骨质疏松症、增生性骨关节病、外伤性骨折等。

老年人由于机体器官逐渐发生衰退，因此，在疾病的表现、诊断、治疗及预后方面，均有与一般人群不同的特点，具体表现为：①多病共存；②发病缓慢；③临床表现不典型；④发病诱因不典型；⑤易发生并发症或脏器功能衰竭；⑥药物治疗易致不良反应。

（四）老年人保健

老年人保健的目的是协助老人适应身体上的变化，并发挥其潜力及保持生理功能。老年人保健应注意以下几点。

1. 合理营养　由于老年人的基础代谢率和活动量比较少，热量的需求较少。因此，可减少糖的摄取；减少饱和脂肪酸及胆固醇的摄取，可减缓动脉粥样硬化的发生；适当摄取蛋白质有助于身体组织的维护和修补；此外还要减少盐分的摄取，增加水分、水果和蔬菜的摄取。大部分的老年人营养过剩，加上活动量减少使体重增加，对老年人健康造成威胁，如易导致心脏血管疾病、糖尿病等疾病的发生。老年人也常发生维生素和矿物质不足的情形，尤其是维生素 C 和铁质缺乏。要鼓励老年人摄取均衡饮食；少吃油炸食物、去掉食物上过多的油脂及多食用植物油等。

2. 注意休息与睡眠　老年人常发生失眠，可能是焦虑、缺乏运动和忧虑等原因所致。虽然老年人需要的睡眠时间不如年轻人多，但保持足够的睡眠是很重要的。老年人由于身体弱，不要因做某事过度劳累，要注意充分休息。

3. 适当参与运动与活动　活动和运动有助于保持个人的体态、增进维护健康和协调的功能。适合老人的运动有跳舞、游泳、保龄球、高尔夫球、步行、慢跑，或操持家务、旅行等。

4. 防治老年病　老年病通常可概括为 3 类：一类是老年人的疾病，如老年性痴呆、前列腺肥大、更年期综合征等；另一类是老年期多发病，如高血压、慢性支气管炎、恶性肿瘤等；还有一类是各年龄均常见的疾病，如感冒、一般外伤、结核病等。老年病的特点是病因往往不明确、病程长、恢复慢；一个老年患者常患几种病，而同一种病在不同的老年人身上表现差异很大。因此，预防老年病的措施应是综合性的，主要是因人而异地开展老年体育活动，增强体质；合理饮食，增加营养；戒烟等不良生活行为；讲究个人卫生，避免长期卧床、呼吸道感染、便秘、过劳、跌倒及其他意外伤害发生；对老年人的定期健康检查并给予及时的保健指导和预防治疗。

5. 注意老年精神卫生　通过耐心地交谈或心理咨询找出老年人变化的原因，有针对性地做好工作。如启发老人增强自主意识，增进生活乐趣；积极健身，劳逸结合；多参加社会活动，和谐人际关系；适当运用脑力，培养兴趣爱好；正确对待疾病，培养乐观性格等。引导老年人选择积极的生活方式，养成健康的精神卫生习惯。帮助老人提高对社会发展、周围环境及自身角色变化等的适应能力。

6. 老年人的长期照护　对身心功能障碍者，在一段长时间内，提供包括医疗、护理、个人与社会支持等的长期性照护；增进或维持身体功能及独立生活的能力；其服务内容包含诊断、预防、治疗、康复、支持或维持功能等。长期照护要采取社区保健、家庭保健和自我保健相结合的方式来进行。

7. 开展健康教育　开展防治老年病的自我保健教育，广泛开展科普卫生知识宣传，有计划地对老年人每年进行一次全面的健康检查，加强自我检查，早期发现疾病，及时诊治。

三、社区职业人群保健

（一）职业人群社区保健

职业环境与人类健康问题的关联性日益复杂。就职业人群个人健康而言，劳动者每天以近1/3的时间从事某种职业，为了维持劳动者的健康，劳动卫生与职业保健工作不容忽视。

职业人群保健的任务是：工作场所人力资源的维护，使劳动者能维持良好生产力及社会的适应能力；评估、促进、保护劳动者的健康；预防因工作而造成的疾病与伤害；在职业病及职业伤害发生时能给予及时的诊断、治疗与康复等。

1. 影响职业人群健康的主要因素

（1）环境因素　工矿企业产生的大量烟尘、硫氧化物及各种有害气体等污染了空气、水及土壤，这些污染物进入企业职工及周围居民体内产生一系列危害。

（2）社会经济因素　世界卫生组织对29个最不发达国家所作的统计，劳动寿命为38年，平均减少25%；一些不发达国家劳动寿命为43年，平均减少15%；发达国家的平均劳动年龄为48年，劳动寿命仅减少5%。说明企业职工健康与经济关系密切。

（3）社会心理因素　在社会特定生活条件下的心理活动。以紧张状态及环境心理因素为例，说明职工受城市化及大企业工业化紧张状态影响可导致疾病。职工处于高强度噪声下，引起大脑注意中心变窄，引起类似高亢激动的生理反应，如血压上升、皮电反应增高。噪声是一种紧张源，噪声性耳聋在某些企业患病率达35.98%。拥挤可影响职工的作业能力，影响人际关系，增加传染病的流行等。

（4）卫生服务因素　卫生服务是保护和增进企业职工健康不可缺少的。我国城市工厂企业拥有全国近1/3的卫生资源，对职业人群的保健起着举足轻重的作用。全国工矿企业及其他部门拥有大量医院、门诊部、疗养院，各省（市、自治区）和工业集中的地、市及大型工业企业设置了职业病防治院（所），各级疾病预防控制中心设立了劳动卫生科，在一些综合医院内也设置了职业病科，从医疗技术方面提高职业病的防治水平，为职业人群的保健提供了根本保证。

2. 职业人群保健措施

（1）工人入厂前和定期健康检查　工人入厂前健康检查（体检）系指工人参加某种工作前进行的体检，以查出有无就业禁忌证和确定其是否适合参加该项工作。定期体检是指在一定时间间隔内，对有害作业工人的健康状况进行复查。定期体检的目的在于及早发现有害因素对工人的早期影响，尤其是目前，大多数职业危害引起的健康问题都以亚临床状态出现，早期检出此类亚临床变化可以防止其进展或恶化；发现可疑职业病征象、工作有关疾病以及高危人群，以便进行重点监护或随访；发现有职业禁忌证者，以便安排其他适宜工作。

（2）女工劳动保护　经期、孕期、产期、哺乳期是女工劳动保护的重点。女工劳动保护措施包括：①女工月经期不应从事高空、装卸、搬运及接触冷水的作业环境，可临时安排其他工作。经期伴有明显症状的女工，应适当给予休息或减轻工作量。②怀孕女工应暂时调离以下作业：生产性毒物浓度超过国家卫生标准的作业环境及高温作业、接触强烈全身性振动的作业等。妊娠第18天至3个月是致畸的敏感期，毒物对胚胎及胎儿的发育影响最大。因此，接触有致畸作用及胎盘毒作用物质的女工，在妊娠期应脱离接触。对从事繁重体力劳动，需长时间立位或巡回行走，或在作业中需频繁弯腰或攀高等工种的女工，于怀孕后期应减轻工作量或调换工作。怀孕女工不应延长工作时间和参加夜班工作。③国家规定妇女在产假中，应尽可能做到产前休息14天，产假期满恢复工作时，要先安排一定时间的过渡性工作，使女工逐渐适应边工作边哺育婴儿，力求做到不影响乳汁分泌及母体健康。④在哺乳期，要保证女工有按国家规定的哺乳时间，并暂时脱离接触有毒物质的作业。工厂哺乳室应有必要的卫生设备，以保证女工在哺乳前换下工作服并将手洗净。

（3）职业卫生教育　现代社会大生产带来一系列健康危险因素，形成职业高危人群。职业卫生教育的主要对象为工矿企业职工，针对生产性危害因素开展应对职业病、意外事故的预防教育。内容包括：①劳动心理卫生和安全教育；②职业性中毒和意外伤害的救助知识；③职业病预防和诊治；④环境保护法及综合治理知识教育。

（二）社区残障群体保健

残障群体是指在社区内存在着一些因先天或后天因素引起身体残疾与障碍的人群。残障群体的主要特点是身体的某些器官缺损或功能障碍，心理上也存在着发展不平衡，残障人群最大的心理障碍就是缺乏自信心，存在自卑感与孤僻感。因此，对残障人群的保健应注意以下几点：

1. 加强身体器官的功能康复　通过治疗使缺损的身体器官得以修复，借助锻炼使残障器官的功能得以恢复或用其他器官代替残障器官的功能。

2. 社会要关心爱护残障人群，尽量为他们提供方便　帮助社区残障人群克服自卑感与孤僻感，使其与周围的环境相适应，与周围的人群相融洽。

3. 促进残障人群积极上进　组织社区残障人群参与各种活动（如残疾人运动会等），企事业单位要录用一定比例的残障人从事力所能及的工作。残障人群也应在社会的关心下积极上进，发挥自己的能力，自谋生路，尽量减轻社会的负担。

4. 疾病的发生　社区残障人群由于身体抵抗力弱，更应注意身体的日常保健，通过各种有效的措施预防各种疾病的发生。

5. 对残障人群的某些残疾要保密　保健工作者在照护好残障人群时，除认真做好服务工作外，同时应对社区残障人群的某些疾病保守秘密，以不伤害其自尊心。

【思考题】

1. 何谓社区健康教育？
2. 何谓社区健康促进？
3. 试述制定社区健康教育计划的主要步骤。
4. 社区特定人群有哪些？他们主要的保健服务内容有哪些？

（赵淑英）

第二章　社区卫生工作

社区卫生工作是当前和今后一个时期城市卫生工作的重要组成部分。发展社区卫生工作是构建和谐社会的重要举措，是推进卫生体制改革的重要环节。目前我国社区卫生工作起步不久，各地发展尚不平衡，工作中还有不少薄弱环节，今后如何在工作中积极稳妥地加以解决是一大课题。

第一节　社区卫生调查

一、社区卫生调查的目的和意义

（一）社区卫生调查的目的

社区卫生调查（survey of community health），也称社区卫生本底调查、基线调查，是指在某一特定现场的人群中，采用一定的调查工具和手段收集研究所需资料的过程。调查的目的有：

1. 掌握服务社区的人口数，人口动态，性别、年龄结构，居住分布、职业、教育程度资料和有关的环境资料。

2. 通过对有关社区人群就地观察、家访、筛查等，掌握社区常见病、多发病以及季节性疾病的发病情况。

3. 掌握社会人群中最常见、最突出、最为社会人群关心的身心健康问题以及所需要的健康服务，进而找出问题的症结所在，确定优先处理的时序。

4. 全面分析社区卫生工作中存在的问题、困难、特色与亮点、拟采取的策略和措施以及政策建议，为制定发展社区卫生服务的相关政策提供依据，也为将来的社区卫生服务评价积累基线资料。

（二）社区卫生调查的意义

1. 为国家制定卫生政策提供理论依据　社区卫生调查是开展社区卫生工作的基础，只能通过调查研究，探索发展社区卫生工作的模式，为制定正确的方针、政策，为采取有效的社会措施，为解决现实生活中存在的各种社会问题提供可靠的理论依据。

2. 在实践中检验政策、策略、方法和措施可行性　通过社区卫生调查制定出来的政策、计划，是否完全符合客观实际，是否在某些方面存在不足之处，在执行中因其他因素可能出现的各种偏差，而造成执行的困难，这些都要在实践过程中不断地进行调查研究，根据实际情况对其进行修正和完善。

3. 筛选和解决社区主要卫生问题，满足居民不断增长的卫生服务需求　社区居民对健康的需要，如何提供卫生服务？如何将社区的卫生服务变成社区居民的一种需求等都必须通过社区的卫生调查研究才能得出。

二、社区卫生调查的基本方法与范围

(一) 社区卫生调查的基本方法

1. 观察法（observation） 是指通过对事件或研究对象的行为进行直接的观察来收集数据的方法，是收集非言语行为资料的主要方法。观察法常常可以获得其他方法不易获得的资料。在社区卫生调查中，观察法常用于人群生活方式与健康和疾病的关系、就医行为与卫生服务利用的关系、医患关系等方面的研究。该法对观察者的要求很高，须掌握地方方言及较高的调查技巧，其调查结果一般是定性的，量化和分析往往比较困难，且难于重复调查。

2. 现况调查（prevalence survey） 现况调查是指运用普查或抽样调查的方法获取某一特定时点上某人群健康或某些特征及其相关因素，为人群健康状况与疾病的进一步研究提供病因线索，是社区卫生工作调查中较为常用的一种研究方法。一般按调查对象的范围将现况调查分为普查、抽样调查和典型调查。

(1) 普查（census） 是指在特定时间范围内，对一定范围的人群中每一成员进行的调查或检查。普查的目的是为了解人群的健康水平和疾病的分布情况，尽可能发现人群中某种疾病的早期患者并及时给予治疗，如糖尿病的普查，或者为确定高危人群而采取疾病预防和控制措施，减少疾病的发生，这种普查又称筛查。

(2) 抽样调查（sample survey） 是从总体（根据调查目的所确定的调查对象的全体）中随机抽取一定数量的、具有代表性的观察单位组成样本，然后用样本的调查结果推断总体特征。针对观察对象的不同特点，采用不同的抽样方法。抽样调查比普查设计的观察单位数少，因而节省人力、财力和时间，并可获得较为深入细致和准确的资料；在社区卫生工作中应用最多，值得推广。

(3) 典型调查 是在对事物做全面分析的基础上，有目的的选定典型的人、典型的单位进行调查。如调查一个或几个先进或后进的社区卫生服务机构，用以总结成功的经验或失败的教训等。典型调查还可以与普查方法相结合，分别从广度和深度说明问题。

3. 回顾性调查（retrospective survey） 这是一种由果推因的方法。首先确定病例组和对照组，然后利用已有的记录，调查既往的因素暴露情况，并进行比较，推测疾病与暴露之间的联系，以便查明原因。如在社区卫生研究中，可以调查男性结肠癌患者与高脂饮食情况的关系；外来工不良心理倾向与过去一年所获得社会支持情况的关系等。

4. 前瞻性调查（prospective study） 是根据暴露史将研究人群自然分为暴露人群和非暴露人群，随访观察，比较两组发病率、死亡率或事件发生率，从而判定暴露因子与发病、事件发生有无因果关联及关联大小，以便验证原因。

(二) 社区卫生调查的主要内容

1. 社区基本情况 包括社区的位置、面积、范围，常、暂住户数、人口数，社区服务机构名称、数量和人员组成，社区环境卫生等。

2. 社区卫生服务需要与需求情况 居民健康状况，发病人数、患病人数、死亡人数，居民对社区卫生服务的了解程度和有偿服务的可接受情况等，居民所获得的卫生服务内容、需要提供服务的方法和措施、社区居民需求情况的评价和建议等。

3. 社区卫生服务供给情况 服务机构的性质、数量、服务人口、是否纳入医保等，服务工作的内容、数量和质量，工作人员基本情况，资金投入、房屋，医疗设备配置、运营情况，疫苗、药品、医用材料供应等。

4. 社区卫生服务利用情况　包括医疗服务、预防服务、保健服务、康复服务、健康教育和促进、计划生育技术指导服务利用的情况等。

5. 社区卫生工作态度　对社区卫生工作的认同以及影响因素，服务人员工作及倦怠状况，服务机构的反应性，患者对社区卫生的满意度等。

三、社区卫生资料收集、分析的方法

（一）社区卫生资料收集的方法

能否获得真实、全面和可靠的调查资料是决定社区卫生调查研究成败的关键。根据调查目的不同，社区卫生调查资料的收集方法有多种，常用的有观察法、问卷法、民意测验等。

1. 观察法　观察既是社区卫生调查研究的方法，也是社区卫生资料收集的基本方法。观察法是指研究者在自然状态下观察和记录研究对象的行为表现。根据观察者是否参加到被研究的社会群体或单位之中、是否参与被观察者的活动而划分为参与观察（participant observation）与非参与观察（non-participant observation）。

观察法常常可以获得其他方法不易获得的资料，如在社区卫生服务质量评价中，观察者可以扮演普通就诊者，在就诊过程中客观地观察社区卫生服务机构医务人员服务态度、沟通技能和医疗卫生业务水平情况；或者观察者不以普通就诊者身份，而是直接以评价者身份观察被评价机构服务导引、服务流程和信息公开情况，通过调查就诊排队的时间来了解满意度的高低。参与性观察常常要花费几个月甚至更长的时间，对许多研究人员来说可能难以进行。

2. 问卷法　问卷法是社区卫生调查中最常用的资料收集方法。根据调查目的、调查内容、调查方式的不同，可分为访谈问卷法和自填问卷法两类。

（1）访谈问卷法　指调查者根据事先设计的调查表或问卷，有目的的对调查对象逐一进行询问，根据被调查者的口头回答来填写，其形式有面对面访谈、电话访谈，最常见的是面对面访谈。

（2）自填问卷法　调查者将问卷邮寄或依组织形式交给调查对象，让其在规定的时间内按照要求自己独立填答完毕后寄回或由调查者收回，以取得所需的调查资料。依据发送的方式又可分为 2 种：①邮寄问卷：通过邮局把问卷表寄到被调查者手中，被调查者填完后，仍通过邮局寄回（回寄所需的信封、地址及邮票等应由研究者事先准备好，连同问卷一起寄给被调查者）。②发送问卷：由调查员（或其他人）将问卷送到被调查者手中（既可以集中分发，也可以逐一送到家中），被调查者填完后，再由调查员逐一收回。当然也有采取邮寄和分发相结合方式的。

3. 民意测验　民意测验（public opinion poll）是测量特定人群在某一问题上意见的分布情况的一种方法，也称民意调查、舆论调查。通过民意测验，可以了解公众对社区医疗卫生服务的满意度，为制定或评价卫生政策、措施提供依据。

民意测验实际上是一种问卷调查，主要步骤也是确定调查课题、确定调查对象和抽样方案、设计调查问卷、发放和回收问卷、对调查资料进行统计分析。但在问卷设计上与一般的调查表不同，它的主要要求是：①提出的问题不能超过 20 个，回答的时间控制在 20 分钟内，大多数简单的民意测验还应将问题和回答时间尽可能缩短，以利于调查对象接受；②问题应为公众熟悉和关心，设计的答案尽可能简单、明了，以方便不同受教育程度的人回答，一般采用封闭式问卷。

由于民意测验是用简化的方式来了解公众的一般态度，它对不同含义、不同程度的意见、态度都用是或否、赞成或反对这两种答案来概括，因此它很难作出深入的分析和理论解释；它只限于询问一些公众熟悉、易答的问题，它获得的信息较为表面化、简单化，缺乏深度。对于公众不熟悉或缺乏了解的问题，回答的信度和效度有可能降低。但它能迅速地了解群众对某些问题的看法，及时反映社会舆论的变化情况。

（二）社区卫生资料的分析

通过对社区卫生调查原始资料的编码、核对、录入、逻辑性检查和分类汇总，使原始资料系统化和条理化，便于对资料进行分析。资料的性质不同，所采用的数据分析方法不同。

1. 观察法获取资料的分析　通过观察法所取得的文本资料，采用分类、比较、归纳、演绎和矛盾分析等方法对资料进行加工和分析。

（1）比较分析法　把两个或两类调查资料相比较，从而确定它们之间的相同点和不同点的一种逻辑分析方法。

（2）结构分析法　任何事物都可以分解成几个部分、方面和因素，构成事物的这些部分之间都有一种相对稳定的联系，称为结构。分析某一现象的结构及其各组成部分功能，进而认识这一现象本质的一种方法，称为结构分析。

（3）归纳分析法　以调查的分组资料为中心，根据调查中的每一个对象都有或都不具有的某种观点，从而归纳出该类事件的全部对象都具有或不具有这种观点，进一步概括出一些理论观点。

（4）演绎分析法　指把调查资料的整体分解为各个部分、方面、因素，形成分类资料，并通过这些分类资料的研究分别把握事物的特征和本质，然后将这些分类研究得到的认识综合起来，形成对调查资料整体认识的逻辑方法。

2. 问卷法获取资料的分析　通过问卷法，包括民意测验所取得的资料大多是数字形式的量化资料，采用描述性统计和推断性统计的方法进行分析，结果可用统计指标、统计表、统计图的形式表示出来。但资料的获取途径不同，其分析方法也不同。

（1）现况调查资料的分析　现况调查资料分析表如表1-2-1所列，其主要采用统计描述的方法，包括计算统计指标和绘制统计图表。

①事件描述　总事件率＝$(a+b)/N$，暴露分组事件率＝$a/(a+c)$ or $b/(b+d)$。

②暴露描述　总暴露率＝$(a+c)/N$，事件分组暴露率＝$a/(a+b)$ or $c/(c+d)$。

③事件相对比　事件相对比＝暴露事件率/非暴露事件率。

④暴露相对比　暴露相对比＝事件暴露率/非事件暴露率。

表1-2-1　现况调查资料分析表

	有暴露	无暴露	合计
事件有	a	b	$a+b$
事件无	c	d	$c+d$
合计	$a+c$	$b+d$	N

（2）回顾性调查资料的分析

①一般资料的描述性分析和均衡性比较　对病例组与对照组的一般特征如年龄、性别、

病情、病程、诊断方法、就诊医院、住地等进行描述，并比较两组人群是否具有可比性，即除研究因素之外的上述各因素在两组中的分布是否一致或大致相同，否则会造成偏倚。若有明显差异，应进行调整或标化处理。

②研究因素差异性分析　以卡方检验（χ^2 test）反映疾病与因素之间有无统计学联系，成组设计资料四格表如表1-2-2。成组设计资料用公式为：

$$\chi^2=\sum (ad-bc)^2/(a+b)(c+d)(a+c)(b+d)$$

1∶1配比（配对）设计资料见表1-2-3。其公式为：

$$\chi^2=\sum (b-c)^2/(b+c)$$

③研究因素与疾病关联强度分析　计算比值比（odds ratio，*OR*，又称比数比、优势比）来估计相对危险度，成组设计资料用公式 $OR=ad/bc$，1∶1配比（配对）设计资料用公式 $OR=b/c$，*OR* 95%的可信限$=OR^{(1\pm1.96/\sqrt{\chi^2})}$。

表1-2-2　成组设计资料四格表

	暴露	非暴露	合计
病例组	a	b	$a+b$
对照组	c	d	$c+d$
合计	$a+c$	$b+d$	N

表1-2-3　1∶1配比（配对）设计资料四格表

病例	对照		合计
	暴露	非暴露	
暴露	a	b	$a+b$
非暴露	c	d	$c+d$
合计	$a+c$	$b+d$	N

(3) 前瞻性调查资料的分析　前瞻性调查主要是分析暴露于某因素与某病发生或死亡之间是否存在联系、联系程度的强弱、是否可能为因果联系等。其基本数据可用四格表来归纳，见表1-2-4。

表1-2-4　前瞻性调查资料四格表

	发生	未发生	合计	发生率
暴露	a	b	$a+b$	$a/(a+b)$
非暴露	c	d	$c+d$	$c/(c+d)$
合计	$a+c$	$b+d$	N	

1）率的计算

①累积发病率（cumulative incidence，CI）：当随访观察期较短、观察人数变动较小、资料比较整齐的时候，可计算累积发病率。公式为：

累积发病率（CI）＝观察期内发病的病例数（D）/随访期开始时研究的人数（N）

②发病密度（incidence - density，ID）：当随访观察期较长，观察的人数由于种种原因（失访、死于其他疾病、中途加入等）变动很大时，就不宜用总人数为单位计算发病（或死亡）率，而需采用更合理的单位，即人时（person time，PT）单位。人时单位通常采用人年（person year）。公式为：

发病密度（ID）＝观察期内发病的病例数（D）/人时（PT）

2）研究因素差异性分析　以卡方检验（χ^2 test）反映疾病与因素之间有无统计学联系，计算公式为：

$$\chi^2=\sum (ad-bc)^2/(a+b)(c+d)(a+c)(b+d)$$

3）研究因素与疾病关联强度分析　计算暴露与疾病联系强度的指标，最常用的指标有：

①相对危险度（relative risk，*RR*）：暴露组的发病（死亡）率（I_e）与非暴露组发病（死亡）率（I_u）之比，也称率比（rate ratio）。它说明暴露组的发病率或死亡率是非暴露组的多少倍，表示暴露因素与疾病联系的强度，其值越大，则该暴露因素作为病因的意义越大。计算公式为：

$$RR=I_e/I_u=[a/(a+b)]/[c/(c+d)]$$

其95%可信限＝$RR^{(1\pm1.96\sqrt{\chi^2})}$

②归因危险度（attributable risk，*AR*）：是暴露组的发病（死亡）率与非暴露组发病（死亡）率之差，它表明暴露组与对照组发病危险相差的绝对值。计算公式为：

$$AR=I_e-I_u=[a/(a+b)]-[c/(c+d)]，或 AR=I_u(RR-1)$$

四、社区卫生调查设计和质量控制的方法

（一）社区卫生调查设计

社区卫生调查设计就是制定一个详细周密的调查方案，保证整个调查工作顺利进行，并节省人力、物力和财力。调查方案主要包括以下六个方面的内容。

1. 选题和立题　选题和立题是调查研究的第一步，也是科研成败的关键，因此调查课题的选题和立题具有十分重要的意义。选题时要考虑课题的需要性、科学性、创新性和可行性。研究问题的来源有：①当前社区卫生发展迫切需要解决的问题。如社区卫生服务配套政策、服务模式，卫生资源的筹集和分配。②学术界公认的题目。如社区卫生资源供给和服务利用平衡的评价标准。③咨询专家。以访谈、信函、电子邮件等方式，广泛咨询专家们的意见，包括咨询“知情人”的意见。④工作中遇到的问题。如社区卫生服务工作规范和绩效评价，常见慢性病社区干预措施效果评价等。⑤查阅文献。⑥调查者个人感兴趣的问题。

2. 确定调查内容及问卷设计　调查课题确定后，在广泛收集和分析有关研究进展信息的基础上，形成调查提纲或调查项目。根据调查项目设计调查问卷，同时要制作问卷的填写说明书，说明问卷项目的定义、被选答案的选择标准和问卷填写要求。

问卷（questionnaire）是在问卷调查中用于收集资料的一种测量工具，它是由一组问题和相应答案所构成的表格，也称为调查表（schedule）。问卷通常分为访问问卷和自填问卷，一般都包括标题、封面信、指导语、问题、答案、编码等。

（1）标题　问卷标题是对调查主题的概括说明，应简明扼要，使被调查者明确调查目的和调查内容。为避免被调查者疑惑、反感而导致拒访，标题不宜用“问卷调查”字样，多采

用“调查问卷”字样。

(2) 封面信　封面信是一封致被调查者的短信，通常放在问卷的最前面。它的作用在于向被调查者介绍和说明调查者的身份、调查的内容、调查的目的和意义等，以取得被调查者的信任和合作。在说明调查者身份时，要写清单位或组织，最好附上单位的地址、电话号码、邮政编码、联系人姓名等。

(3) 指导语　指导语是用来对填表的方法、要求、注意事项等作一个说明，指导被调查者填写问卷，即对如何回答问题或选择答案做出明确的说明，对问题中的一些概念和名词给予通俗易懂的解释，有时甚至可以举例说明答卷方法。指导语因问卷的形式而异。

(4) 问题

1) 问题的种类：根据是否预设答案，可将问题分为开放式和封闭式两种。按测量的内容，可以将问题分为三类：①特征问题：被调查者个人背景资料，如年龄、性别、职业、文化程度、婚姻状况等；②行为问题：指调查者过去发生的或正在进行的某些行为和事件，如吸烟、饮酒、患病、就医等。③态度问题：用以测量被调查者对某一事物的态度、意见、看法方面的问题。

2) 问题设计时常见的错误：①双重装填：指一个问题中包括了两个或两个以上的问题；②词义含糊不清的词。③抽象的提问：涉及幸福、爱、正义等一类抽象概念的提问一般较难回答。④诱导性提问：最好采用中性提问。⑤敏感性问题：设计宜慎重，否则将因回答者说谎造成偏误。

3) 问题的排列：①先排列容易回答的、无反感的问题，敏感性问题宜放在后面部分。②先排列封闭式问题，后排列开放式问题。③问题排列要应考虑人们的思维方式，按事物的内容和相互关系以及事情发生或发展的先后顺序排列。④检验信度的问题不能排在一起。

(5) 答案　研究者在设计问题时，有时为被调查者提供答案，供其选择，有时不提供任何答案，由被调查者自行填写，前者称为封闭式问题，后者称为开放式问题。一般来说，封闭式问题常用的答案格式有：填空式、二项式、多项式、排序式。

(6) 编码　社区卫生调查常常涉及较大规模的人群，调查资料信息量浩大，需要对调查资料进行编码，以利于借助计算机来完成调查数据录入和定量分析。

问卷初稿设计好后，都要对问卷进行试用和修改，以纠正和弥补问卷的不足或缺陷。

3. 选择调查方法　根据调查目的和调查对象的特点，选择不同的研究方法，如观察法、访谈法、问卷法、民意测验法。访谈形式有个别面谈、小组讨论和电话访谈。问卷调查有面对面调查、信函调查和网络调查。根据调查时间的不同研究方法可分为现况调查、回顾性调查和前瞻性调查。

4. 调查对象和范围

(1) 调查对象　指所要调查的总体，即根据调查目的所要调查哪些对象。要明确调查对象的特征，有些研究还需制订调查对象的纳入标准和剔除标准。调查对象的选取采用概率抽样和非概率抽样的方法。样本含量要足够大，估计时要考虑第一类错误概率 α、调查总体标准差 σ 和容许误差 δ 的影响，以及抽样误差和研究因素多少的影响。

(2) 调查范围　在调查中应明确要调查哪一地区的事物（空间范围），调查什么时间的现象（时间范围），观察多少例数（数量范围）。

5. 确定资料搜集、录入和分析方法

(1) 资料搜集方法确定　根据调查目的、调查内容、调查对象不同，原始资料搜集方法不同。主要有观察法、访谈问卷法、自填问卷法、民意测验。

(2) 资料录入和分析方法　对于一般的问卷调查资料，目前主要使用 EpiData 软件进行双录入，其数据录入的准确性较高。不同资料的性质所采用的数据分析方法不同，定性资料主要使用描述性统计分析；定量资料除了用描述性统计分析外，对抽样调查资料还可以进行统计推断分析，对普查资料不需要进行统计推断，直接进行比较。

6. 制订调查的组织计划

(1) 组织工作　包括组织领导、宣传动员群众、建立研究团队和做好合作单位的协调工作。团队成员要有严格的工作分工，职责分明。对于较大规模的调查，还需要聘请一定数量的调查员。同时还要做好相关单位的组织协调工作。

(2) 计划进度　确定调查的时点界限，对研究地点、时间和工作任务等作出合理安排。常用进度表来反映研究进程。

(3) 经费预算　包括研究人员差旅费、课题资料费、调查表印刷费、设备费、资料处理费、劳务费和协助费等。

(4) 预期达到的目的、成果水平预测及成果提供方式　所要达到的总体目标、分阶段目标，预计成果能达到哪一级水平，以及用什么方式提供（如论文、调查报告等）。

(5) 现有条件和工作基础　调查组成员的职称、年龄、专业、成果、相关论文；主要仪器设备、材料，该调查的工作基础，组织领导落实情况、协作各方落实情况。

(二) 社区卫生调查质量控制方法

1. 社区卫生调查质量控制程序　社区卫生调查质量控制，就是检查和核实所从事的调查活动在质量上是否符合调查的要求，指出调查中的缺点和错误，对调查过程中可能产生的各种误差及时给予预防和纠正。它包括 3 个基本环节。

(1) 确定控制点和控制标准　前者是指在调查设计阶段、收集资料阶段和资料处理阶段，通常需要考虑影响调查质量的主要问题有哪些，它们存在于哪些部门和环节，最容易出误差的环节是什么，经常出现误差的原因是什么等；后者是反映调查质量控制点的各种误差标准，它是控制的依据。如何确定控制标准是实施控制的关键。

(2) 对调查质量进行检查　在控制过程中，应随时进行检查。在检查阶段，就要把执行的结果与控制标准进行对比，检查控制标准的执行情况，哪些做了，哪些还没有做；哪些做对了，哪些做错了。总结成功的经验，找出失败的教训并分析其原因。

(3) 对误差进行纠正　在对调查质量检查的基础上，一旦发现存在偏差，就需要迅速作出反应，适时采取纠正措施，以保证调查的总体质量要求。

2. 社区卫生调查误差分析与控制手段　对社区卫生调查质量进行控制，以提高调查的准确性。但在很多情况下，调查结果并不能绝对准确地体现事实，两者间常存在着一定的差距。误差的性质不同，采取的控制手段不同。

(1) 抽样误差（sampling error）　它是随机误差的一种，是指样本指标与总体指标之间的误差。对这类误差采取以下措施加以控制：明确划定调查总体的范围，严格规定纳入标准和剔除标准；采用随机抽样的方法抽取样本；收集足够大的样本例数；在组间对比分析时，采取随机分组的方法，使组间的混杂因素基本一致，提高组间的可比性。

(2) 非抽样误差（nonsampling error）　它是在调查中由非抽样计划和容量导致的误差。此类误差分成四类：①现场调查人员故意误差：现场数据收集者故意违反调研人员制定的数据收集要求，采取了欺骗、诱导被调查者。对策：由管理人员对现场数据收集人员（访问者）的工作进行监督或进行核实。②现场调查人员非故意误差：由调查者的疲劳、对调查的误解、个性特征（如口音、性别及举止行为）引起的。对策：对现场调查人员进行挑选和培训；举行的定向会议（orientation sessions）介绍调查和问卷操作要求；角色训练：对问卷调查的彩排，其中由监督者或其他访问人员充当被调查者的角色；在可能的情况下经常小憩和/或改变调查，以控制调查者的疲劳。③被调查者故意误差：是由被调查者故意说谎、不参与调查或不回答调查问卷中的某些特定问题造成的。对策：匿名、承诺保密、提供激励、证实检查、使用“第三者”技巧来减少说谎，降低对调查的不响应。④被调查者非故意误差：是指被调查者由于对问题的误解、猜测，对调查的厌烦、注意力减弱而提供了无效的答案而他（她）本人却认为提供的是事实的情况。对策：周密设计的问卷说明和范例、程度极端词的调整，经常使用一些提示语、策略性地安排一些措辞来鼓励被调查者继续接受调查。

第二节　社区卫生计划

一、制定社区卫生计划的目的、任务

（一）社区卫生计划的目的

社区卫生计划（community health plan）是指为了提高社区居民健康水平，对一定时期内社区卫生发展可能达到的程度的科学预测，对未来时期的“医疗、预防、保健、康复、健康教育和计划生育技术指导”工作的统筹安排。社区卫生工作计划是社区卫生工作一项重要内容，是社区卫生管理人员的重要职责，其目的具体表现为：

1. 通过预测，制定目标和措施，解决社区卫生工作的盲目性和不确定性，使各部门把注意力集中于统一发展的卫生目标。通过社区卫生计划对在职和非在职人员的教育培训、社区卫生调查研究，使社区卫生服务中心管理的协调发展，改善和提高社区卫生服务的能力和质量，为社区人群提供更加公平、合理、有效、经济和可持续发展的卫生服务。

2. 在一定社区范围内，根据社区自然生态环境、社会经济发展、人群疾病负担、主要卫生问题和卫生服务需求等因素，确定社区卫生发展目标、模式、规模和速度，统筹规划、合理配置和充分利用卫生资源，尽最大可能满足社区居民对卫生服务的需要。

3. 制定科学的社区卫生计划，合理地分配与有效地利用卫生人力、物力、财力资源，并达到最优的结合，使各类社区卫生服务部门能够协调、稳定的发展，取得最大的社会效益和经济效益。

（二）社区卫生计划的任务

1. 建立健全社区卫生服务网络　以社区卫生服务中心和社区卫生服务站为主体，以诊所、医务所（室）、护理院等其他基层医疗机构为补充，建立健全社区的卫生服务体系。

2. 完善社区卫生服务设施　社区卫生服务机构建筑用房，健康教育教室、活动室，科学的功能分区，完善的宣传资料及设备器材，急救设施、药品、急救箱配备，健康档案管理。

3. 配备高素质社区卫生服务技术人员　根据社区的居民人数按比例配备全科医师、公共卫生医师、中医类执业医师、中药类执业药师、护士等。

4. 落实预防保健任务　制定免疫规划，开展预防保健和妇幼保健服务，对社区人群慢性非传染性疾病实施干预措施，并做好高血压、糖尿病等高发人群的监测和规范化管理

工作。

5. 提供方便、快捷、高质量的基本医疗服务　服务人员熟练掌握相关基本理论、基本知识和基本技能，正确处理社区常见的健康问题。能够及时提供家庭出诊、家庭病床等家庭卫生服务。

6. 提高应对突发性公共卫生事件的处理能力　建立技术机构，加强技术培训，制订应急预案，提高预案处置能力。掌握疫情报告、重大传染病识别和病例排查、感染防护等技能。做好社区居民和外来人员突发性公共卫生事件和自然灾害类事故的防控、自救互救等知识的宣传工作。

7. 提供康复和计划生育技术服务　逐步配备开展康复服务的基本设施和专业技术人员，提供康复训练和理疗服务，配备相关专业技术人员开展计划生育技术指导和咨询服务。

二、制定社区卫生计划的原则

在制定社区卫生计划时，必须坚持以下原则：

（一）立足社区的原则

社区卫生计划必须突出社区，以社区为导向。社区有其自身特点，如地域特征及范围、人群特征及数量、社区的环境及生活卫生设施、社区的主要健康及卫生问题、社区的管理水平以及社区的资源等，各地不尽相同。

（二）全科医学理论为指导的原则

全科医学是一门整合基础医学、预防医学、临床医学、康复医学、健康教育、计划生育等综合性医学专业的新兴的学科。社区卫生服务必须以全科医学的理论为指导，使之成为符合综合性、持续性、可及性、协调性和方便、经济等特点的卫生服务。

（三）体现整体服务功能的原则

社区卫生服务的功能是综合性的。当前主要有预防、保健、健康教育、计划生育、常见病、多发病、诊断明确的慢性病的治疗和康复等。在编制计划时，不能只谈医疗，不讲预防；不能只谈疾病，不讲健康；不能只谈病人，不讲家庭、社区及健康人群。在编制社区卫生计划时，应充分体现出社区卫生服务的六位一体功能。

（四）效益原则

卫生计划的目的是为了改善居民的健康状况，提高居民的健康水平。制定任何一项卫生计划，都应该考虑社会效益和经济效益。一项卫生计划应该用最小的投入，力求获得最大的社会效益和经济效益，使社区卫生服务得到可持续性发展。

（五）适宜度原则

编制社区卫生服务计划应和经济发展、全局性卫生发展规划相适应，应符合卫生改革政策和我国的卫生工作方针，应考虑社区居民实际的卫生服务需求，要从卫生服务的需求出发，使所编制的社区卫生计划更加具有适宜性和可行性。

三、制定社区卫生计划的程序

制定社区卫生计划的基本步骤包括形势分析、确定目标和指标、制定策略和方案、确定实施具体措施、监督和评价、经费预算、确定活动日程表。

（一）分析形势，提出问题

形势分析（situation analysis）是对社区居民健康状况、社区卫生工作、社区卫生资源及其影响因素，以及这些因素的性质、范围、作用和变化作出全面正确的分析判断。其目的在于找出社区的主要卫生问题，探讨社区居民的健康需求、影响因素及变化的趋势，确定卫生投资重点，为制订社区卫生计划提供依据。在形势分析的基础上，提出社区卫生问题。在提出问题时注意参照以下标准：①关系到大多数居民的健康；②与居民健康有关的利益冲突，且对居民健康影响较大；③有必要也有可能加以解决。

（二）确立目标和指标

目标是组织活动要达到的最终结果和效果，是计划的关键一环。确立目标应围绕社区重点卫生问题展开。社区卫生目标应注意：

1. 方向明确　只有掌握社区居民健康的需求，才能确立社区卫生工作的行动方向。

2. 总目标与分目标结合　对总目标进行分解，建立分目标，要注意明确目标的层次和等级体系。在确定目标时，既要注意目标的超前性，也要注意可行性。

3. 目标量化　尽可能借用定量指标对目标进行量化，保证目标的科学性。

（三）制定策略和方案

1. 策略　指为实现社区卫生工作发展目标，根据形势发展状况而制定的行动方针和解决问题的方式。如发展适宜的卫生技术，开展合理的社区卫生服务市场竞争等。在制定社区卫生计划时，采取的策略有三种：成本领先型、特色经营型、重点型。在实际应用中，可依据形势，进行优选或有效组合。

2. 方案　为了解决存在的问题，确保社区卫生工作目标的实现，找出最有效率和效益的途径去提高健康状况。要坚持与问题分析、需求分析、目标确定，以及限制因素分析相一致、相匹配的原则，提出尽可能多的对策和备选方案，通过技术效果分析、成本效果分析、管理可行性分析，从众多的备选方案中选择一个最佳方案。一般包括定性分析和定量分析，定性分析可以为选择方案提供质量指标，定量分析可以为选择方案提供数量指标。根据疾病严重程度和防治措施可以得出关于防治工作重点的结论。

（四）确定实施具体措施

实施计划是制定计划的唯一目的。规划的科学性、正确与适宜程度只能在实施中得到检验，并不断地修正、补充和完善。在确定实施具体措施时，必须确保设计方案得到实施、重点任务优先、行动顺序正确、工作协调、效果最好。

（五）监督和评价

在实施过程中，管理部门要对计划的实施进行监督和评价。监督和评价应该贯穿规划从制定到执行的全过程，包括对计划的适宜性、充分性、进度、效率、效果以及对健康的作用进行分析。计划中要明确监督评价的对象、内容、层次、频度和方法。根据监督、评价结果，可能需要对计划做出调整或修订执行进度。

（六）编制活动预算

预算是用财政术语（如收益、支出和资本）或非财政术语（如直接工时、原材料和服务提供量）来说明预期成果。预算主要根据社区卫生服务的提高量或项目活动量，测算各种卫生资源的投入量，并用货币的形式将这些资源表示出来。根据实施计划，进一步汇总所需的一次性投资和经常性费用，并落实费用来源。

（七）确定活动日程表

制定活动日程表，是为了使组织中每个工作人员明确何时该完成什么样的工作，并协助工作人员有效地安排时间。活动时间图（甘特图）是最常用的活动日程表。甘特图是用于工作计划的最古老的、最有用的工具之一。在甘特图中，横坐标表示时间，纵坐标表示工作任务，中间黑线表示具体进度。

第三节 社区卫生评价

一、社区卫生评价的意义和作用

社区卫生评价是整个社区卫生管理的重要组成部分，贯穿于整个管理过程始终。根据管理理论，管理过程包括计划、实施与评价三个阶段。评价是计划工作的继续和发展，即是一个管理过程的终点，又是标志着新的管理循环的开始。其重要的意义和作用表现在以下几个方面。

（一）判断计划的可行性

通过比较，明确和确定社区中所存在的卫生问题；明确和确定需要解决卫生问题的具体目标；建立切实可行的干预模式；确定被评价社区人群的范围及分布特点。

（二）判断解决健康问题的各种方案的优劣

解决同一健康问题可能有各种方案、各种策略。通过效果、效率与效益评价分析，对这些方案的优劣进行比较，从中找出解决该健康问题的最佳方案、最佳策略，达到以最小投入获取最大效益与影响。

（三）判断计划实施进度

通过项目计划实施过程的监控，及时发现问题，在此基础上需要做出哪些需要修正以及是否需要终止执行，以便更合理地分配与利用资源，以确保计划目标的实现。

（四）判断计划达到预期目标的程度

通过评价判断计划预期达到目标的程度，以及需要做出哪些修正，是否需要终止执行做出决策。

（五）计划实施结果的比较

比较同一个项目计划在不同地区或人群中实施的结果，或为解决同一卫生问题，实施不同的项目计划，通过效果、效率与效益评价分析，选择其中最优者，达到以最小投入获取最大效益与影响。通过择优比较，可以总结经验，扬长避短，达到互相促进，推动工作的发展。

（六）完善管理过程

通过项目计划实施过程的监控与管理，改善与健全组织与信息管理系统，合理筹集、分配与利用资源，培训干部提高服务质量及科学管理水平。

二、社区卫生评价的类型及主要内容

（一）恰当性评价

恰当性评价主要是评价所确定的卫生问题的针对性。如：问题的发生率、问题的严重性、涉及负面社会影响、问题的分布、卫生资源的可得性。

（二）适宜度评价

适宜度评价实际是对卫生计划目标及其实施方案的一致性及其可行性进行论证性评价。评价的重点是评价项目计划与现行的卫生政策、社会经济政策及社会卫生文化发展水平是否

相适应；项目计划所提出的卫生问题及其目标与人群的客观需要是否相适应；卫生资源的提供能否满足项目计划实施的需要。

（三）进度评价

进度评价在项目计划实施后到总结评价之前进行，对计划的实施进度与过程进行监控与控制，评价的核心内容是检查项目计划干预措施的实施与落实情况，对覆盖率及其质量进行测量。

（四）结果评价

结果评价或结局评价系指对项目计划实施所产生的结果进行评价。项目计划的实施首先引起卫生服务量与质的变化；继而产生人群健康状况变化或卫生问题得以逐步解决；人群健康或卫生问题的变化将持续一个时期并对社会卫生与经济产生影响。结果评价包括效果评价、效率评价、效益评价、影响评价。

三、社区卫生评价的基本程序

卫生项目计划评价，往往涉及多个方面，如卫生服务的数量变化、质量变化，居民健康状况的变化，卫生问题解决的程度等。每一方面的变化都需要若干项指标进行测量。因此对卫生项目进行评价及资料分析时，必然涉及多个方面，应用多个指标进行综合评价。

（一）准备工作

建立评价组织，熟悉被评价对象的全部内容，收集相关的信息。评价组织包括评价领导小组、评价技术小组和评价实施小组，三个小组可以是合为一体或分开。

（二）制定评价计划

1. 确定评价目的　要做好一个评价，首先要明确评价计划的可行性、评价实施的进度、评价计划实施的结果。

2. 确定评价对象　卫生事业管理的评价对象，大多数是以一个地区、一个单位或特定的人群、特定项目为基本评价单位。

3. 确定评价的价值标准、评价指标，建立指标体系　评价是在价值体系下的判断，是价值取向的直接反映。指标是反映变化的参数，是具体化可测量的目标，一系列系统化指标的集合称之为指标体系。

（1）在选择指标时应考虑指标的有效性、可行性、灵敏性、特异性、可靠性。

（2）在确定指标体系时应遵守全面性、系统性、一致性、结构层次性、指导性的原则。

（3）指标体系的构建过程实际上是指标的筛选过程：指标的筛选通常采用两种方法：①专家咨询法：一般应用 Delphi 法；②现场调查法：常用变异系数法、相关关系法、聚类分析法、主成分分析法、迭代剔除分析法等。

（4）确定指标权重：目前确定权重的方法多采用经验判断方法，如通过专家评议的特尔菲法、通过百分权重法或层次分析等方法计算指标的权重值。

（5）消除指标量纲：由于反映某一事物的不同指标的量纲可能不同，用一般的计算方法无法进行综合，因此必须将指标的实测值（有量纲的指标值），经过无量纲化成为指标的评价值（无量纲指标值），然后才能进行综合。

（6）指标评价值的综合：消除量纲后的指标评价值，应按照指标体系的框架，分层次地进行综合，反映某一事物不同部分的综合状况，最终综合成一总值，反映该事物的总体状况。

（三）评价实施

在评价实施之前，要求所有的参与者熟悉评价方案，包括熟悉调查目的、调查对象、调查方法和调查表，以便使大家对评价方案的形式、内容、步骤达成共识。因此，调查员的培训是非常重要的，在一定程度上，培训的质量决定了评价的质量。

（四）资料整理分析

1. 描述性分析　将综合评价值按指标体系不同层次或类别进行分布分析，被评价对象之间排序比较，找出差异，分析原因。

2. 投入产出分析　将指标体系中按投入与产出指标评价值计算其综合值，然后做产出/投入比较分析。如效率分析、成本-效果分析、成本-效益分析。

3. 投入、产出、效果三维分析　将指标体系中投入、产出、效果指标评价值，分别计算各自综合值，并分出高低等级，然后三者间做交叉分析，分出若干类型，如“低投入、高产出、高效果”，进一步分析优缺点及改进对策。

【思考题】

1. 进行社区卫生调查有何意义？最常用的方法有哪些？
2. 社区卫生调查如何设计？对调查的质量怎样控制？
3. 如何搜集和分析社区卫生调查资料？
4. 制定社区卫生计划有何意义？社区卫生计划如何制定？
5. 社区卫生评价有何意义？包括哪些内容？如何进行评价？

（方小衡）

第三章 社区医学

第一节 社区医学概述

一、社区医学的概念

社区医学（community medicine）是研究和解决社区群体健康的一门学科，它与社区文化背景紧密地联系在一起。社区医学萌发于16世纪，当时由于欧洲文艺复兴运动的兴起、工业的迅速发展，大批的手工业者涌入城市，聚集在工厂、矿山而形成了许多新社区。由于工作环境简陋、生活条件差，导致多种传染病及职业病频频发生，暴露出了环境和社会因素与人群健康息息相关，这就促使一些医师转向与社区环境相关的医学问题的研究。19世纪上半叶，由于英国霍乱猖獗地流行，人们开始逐渐认识到，维护一个社区人群的健康仅靠某一医生或某所医院是无法做到的，而必须从个体治疗转向整个社区的防治，加强社区的卫生治理及建立相应的规章来保证社区群体的健康。到了20世纪初，公共卫生逐渐被重视，社区健康与防护越来越被关注，开始强调不同的社区有不同的健康问题，因此应有不同卫生需求的自主性，并将其称为社区卫生。以后，社区医疗卫生与流行病学、社会医学相结合，渐渐产生了社区医学。在这一时期，虽然人们常将公共卫生、社会医学、社会卫生学等名词交替互用，但共同的特征都是从社区出发，以社区人群的健康为目标。20世纪60年代英国率先改称为社区医学，开始了以社区为基础的一系列研究。

（一）社区医学的概念

社区医学是确认和解决有关社区人群健康照顾的一门学科，是应用流行病学及医学统计学方法进行社区调查，并通过社区诊断（community diagnosis），寻找和确定社区居民中的健康问题及其在医疗预防保健方面的需求，继而拟订出健康计划，利用社区内的资源，通过社区医疗预防保健工作解决居民的健康问题，适时地对实施的健康计划进行评估，以达到预防疾病、促进健康的目的。社区医学是一门充分发掘利用社区资源，突出社区特点，满足社区卫生需求，以个人为中心，以家庭为单位，以社区为范围，解决社区群体保健、康复、预防、诊断、健康教育和治疗等健康问题，以达到改善社区人群的健康状况，提高人群健康水平的一门科学。社区医学目前已成为世界公认的解决广大人群基本医疗保健问题的科学。

（二）社区医学的特征

社区医学的产生，是由于影响社区人群健康的因素复杂、多样化，不同的社区引起不健康的原因不尽相同，这主要是各个社区的背景不同，不同的群体、不同的行为生活方式、不同的观念、不同的经济水平、不同的自然环境和不同的社会因素等造成的。因此，社区医学具有下列特征：即偏重于群体的防治，预防为主，关注本社区的特征，具体的应用与操作。所以社区医学是偏向于以预防为主、医疗为辅的定向医学。

（三）社区医学的研究内容

社区医学的范围包括统计学和人口统计学的原则、流行病学、营养学、医学人类学、医学社会学、健康教育、环境卫生、家庭卫生、职业卫生和卫生保健组织等内容。因此，其研究的主要内容有：

1. 研究社区调查及社区诊断的基本方法，掌握社区人群的总体健康状况、规律及其特点，提出解决卫生问题的计划，以满足社区人群对身心健康的需求。

2. 研究分析各种因素对社区人群健康、疾病和死亡的影响，发掘社区的卫生资源，用以预防或减少疾病、伤残和死亡。

3. 研究提高社区人群对卫生保健的认知程度，动员社区人群积极参与，以提高社区卫生保健工作水平。

4. 研究社区特殊人群——妇女、儿童、青少年及老人的生理特点及健康防病的需求，并提供连续性、周全性的卫生服务。

5. 研究全科医生的工作特点、原则、内容和方法，培养全科医生对社区常见疾病的诊治、会诊、转诊等处理能力，提高全科医生对健康促进、社区预防及社区康复等的理论和技能。

6. 研究对社区卫生计划实施效益的评估原则和方法。

二、社区医学的关联学科

社区医学的产生和发展与许多学科密切相关，除临床医学外，还有预防医学、社会医学、流行病学等。

（一）预防医学

1. 预防医学的定义　预防医学（preventive medicine）是以群体为研究对象，依据预防为主的思想，应用基础医学、临床医学、环境医学等有关学科的理论和流行病学、统计学、毒理学等方法，研究自然和社会环境因素对健康和疾病的影响及作用规律，并予以评价，采取有效的卫生措施以达到预防疾病、促进健康、提高整体人群生命质量的一门学科。

1978 年世界卫生组织在阿拉木图召开的世界初级卫生保健会议上提出了“2000 年人人享有卫生保健”的口号，更加明确了增进人人健康的目标。目前，预防医学和社区定向的医疗照顾已成为世界医学主流。

2. 预防医学的研究内容　预防医学的研究内容十分广泛，从它涉及的空间来说，宏观到宇宙，微观到细胞和分子水平；从服务对象来说，从个人到家庭以至社会人群；对个体来说，从生前到死后都涉及预防医学的问题。预防医学重点研究如下内容：

（1）研究疾病、健康问题在不同时间、空间、人群间的分布特点，比较其差异，借以了解人群健康状况有无改善和疾病的消长情况，以便提出当前应解决的健康问题。

（2）研究人类活动和劳动所处的环境对健康的影响，改善、利用环境中的有利因素，消除有害因素，为防止疾病、增进健康提供理论依据。

（3）研究制订增进健康、防治疾病的对策，对实施效果加以考核和评价，从而使预防质量不断提高。达到预防、控制以至消灭传染病、职业病、环境性疾病（环境病）和其他危害健康的疾病，提高人群健康水平。

3. 预防医学的特点

（1）预防医学的工作对象主要是群体，而工作重点是健康人。

（2）预防医学研究的是人体健康和环境的关系。

（3）预防医学采取对策所产生的效应多是在疾病发生之前。

（4）预防医学采用微观和宏观相结合的研究方法。

预防为主是我国卫生工作方针的指导思想，在指导我国卫生服务中占有重要地位。

4. 全科医生在预防医学中的作用

（1）在社区担任第一线的医疗卫生工作，是最早与病人接触的医务人员。

（2）在社区对居民可进行长期观察，并可持续追踪病人的健康状况。

（3）与社区的病人有良好的医患关系，能鼓励病人配合预防措施。

（4）全科医生的受训练背景，最适合执行各项预防医学的措施。例如健康教育、矫治不健康的行为、预防接种及周期性的健康检查等。

（二）社会医学

1. 社会医学的定义　社会医学（social medicine）是从社会学角度研究社会因素与健康、疾病之间相互作用及规律，是医学与社会学之间相互渗透而发展起来的一门科学。它综合了生物医学与社会学的研究方法与成就，是社会学和生物医学之间的交叉或边缘学科。

社会医学是通过评价人群的健康，找出影响疾病和健康的社会因素，并制定出社会卫生策略，来实现保障人类健康的目的。与社会学所不同的是，它所研究的是人类行为，仅局限于人类的疾病和健康；与生物医学所不同的是，它对人类行为的社会原因和社会后果加以追究，试图发现影响人类健康的制度、经济、文化、心理、家庭、人际关系、生活方式等方面的原因，并通过制定社会政策、采用社会动员的手段来促进人类的健康。

2. 社会医学的研究内容

（1）社区卫生状况和人群健康状况　通过统计学、流行病学方法及社会学等的方法，调查研究社区卫生状况和人群的健康状况；应用科学指标对人群健康状况作出评价，进行社会医学诊断，找出需要优先解决的问题。

（2）影响人群健康的社会环境因素　研究经济、文化、心理行为和生活方式、卫生服务状况等对人群健康的影响，进行社区病因分析，为制定社区卫生策略提供科学依据。

（3）社会卫生策略　即根据健康状况评价和健康影响因素的研究，找出需要优先解决的健康问题，通过政治、法律、规章制度等渠道，运用卫生立法、卫生规划和社区卫生服务等手段，改善社会经济状况，从而从根本上解决影响人群健康问题的原因，实现社会医学保护人群健康，提高人群健康水平的目标。

3. 社区医学与社会医学的区别　社区是卫生服务的基层组织，也是开展卫生服务的基本单位。社区医学的重点是研究社区内为卫生服务提供组织管理的卫生服务，其实际上是社会医学的理念和卫生管理学的方法在社区中的具体实践。其区别主要为：

（1）社区是社会的缩影，指由若干社会群体或社会组织聚集在一个地域，形成一个相互关联的集体，是卫生服务的基本单位，社区医学研究如何在社区组织广泛的综合性卫生服务。

（2）社会医学着重研究社会因素与疾病和健康的关系，而社区医学则着重研究卫生服务的组织管理，并具有很强的实践性。

（3）社会医学偏重研究医学战略性、理论性、方向性问题，而社区医学则偏重研究战术性、实践性的微观管理问题。

（三）流行病学

1. 流行病学的定义　流行病学（epidemiology）是研究人群中疾病（传染病和非传染病）与健康状况在人群间、空间和时间上的分布及其影响分布的因素，并研究如何防治疾病及促进健康的策略和措施的一门学科。它是属于预防医学范畴的一门学科。

2. 流行病学研究内容的基本特点

（1）流行病学是从人群的角度研究疾病和健康状况。

（2）流行病学研究各种各样的疾病，也包括健康问题。

（3）从疾病的频率和分布出发，揭示影响和决定频率、分布的因素，以及疾病流行的原因。

（4）运用流行病学的原理和方法，结合实际情况，研究如何预防和控制疾病，增进人群健康。

（5）评价卫生规划和卫生服务的效果，提高人群的健康水平。

随着疾病谱的改变、医学模式的转变以及现代健康问题的变化，目前社区居民面临着传染病与非传染病的双重威胁。社区医学的各个方面均存在流行病学问题。因此，社区全科医生必须掌握流行病学研究方法，结合社区的实际，描述疾病的流行规律，寻找影响居民健康的危险因素，确定社区内受某种疾病影响的高危人群，以加强防治措施的针对性。确定各种疾病、残疾和死亡原因的相对重要性，从而确定研究和防治工作的优先和重点。制定预防疾病和增进健康的策略与措施，以减少社区居民中疾病的发生与流行，增强居民的健康。

三、社区医学与全科医学

（一）全科医学（general medicine）与全科医生（general practitioner）

20世纪初生物科学的进步，对医疗实践产生了重要影响，促使西医的教育体系发生了重大改变，医学被分成内科、外科、妇产科、精神病科等专科。20世纪中叶，这些专科相继分化出若干亚科，如内科分成心血管内科、消化道内科、神经内科等，而外科被分成脑外科、神经外科、骨科等亚科。这个时期西方的大多数医生已成为专科医生，仅有极少数是全科医生，社区人群虽然得到了较好的专科医疗照顾，但使某些矛盾暴露得更为突出。其表现在：

1. 随着医生的专业化，他们只注意与其专业（科）有关的患者人体特殊部分或特殊技能，而对非本专业（科）的患者人体其他部分及与其患病有关的因素（包括社区环境、家庭、工作、心理情态、精神因素）的影响很少感兴趣。

2. 由于疾病谱和死亡谱的改变，使原来占首位的流行病、传染病已逐渐被老年病、慢性病所取代，使单纯的专业（科）性的医疗照顾不能适应社区人群的健康需求。

3. 由于专科、亚专科医疗照顾所提供的服务大多是专业性和技术性较强、医疗费用高昂的项目，使患者视为沉重的负担。而实际上多数患者的疾病和健康问题应在社区内由全科医生处理，只是一小部分患者才需要通过会诊或转诊请专科医生诊疗处理。

20世纪50年代以来，人们逐渐认识到全科医生在社区医疗卫生保健系统中的重要作用，看到了社区医学的重要性和必要性。不少西方国家将立足于社区医疗保健服务的全科医疗视为一种对人民提供初级医疗保健的经济有效的方法，认识到全科医疗是医疗保健服务中必不可少的组成部分，因此，以全科医学与全科医生为主体的社区医学得到了迅速的发展。全科医学是医学事业发展的必然趋势。

（二）全科医疗的基本特征

全科医疗能够成为一种综合型的医疗专科，是因为它拥有独特的学术领域，为个人及其家庭提供的医疗保健服务是无法被其他专科医疗所取代，在卫生保健体系中占有其特殊的地位。全科医疗有如下基本特征：

1. 可及性服务（accessibility service） 以门诊为主体和第一线医疗照顾，是最为方便的基层医疗照顾，即公众为健康问题寻求卫生服务时最先接触、最先利用的医疗保健部门的专业服务，也称首诊服务（可解决 90%的健康问题，仅有少数患者需要转诊到专科医疗），其特点是价格便宜有效。

2. 人格化照顾（personalization care） 将患者看作有个性、有感情的人，维护服务对象的整个健康，视服务对象为重要的合作伙伴，从“整体人”的生活质量的角度全面考虑其生理、心理、社会需求并加以解决；以人格化的服务调动患者的主动性，使之积极参与健康维护和疾病控制的过程。

3. 综合性照顾（comprehensiveness care） 就服务对象而言，不分年龄，性别和疾病类型；就服务内容而言，包括医疗康复和健康促进；就服务的层面而言，涉及生理、心理和社会文化各个方面；就服务范围而言涵盖个人、家庭与社区；就服务手段而言，利用一切对服务对象有利的方式与工具，包括现代医学、传统医学或替代医学。

4. 持续性服务（persistence service） 即是从生到死的全过程服务。对服务对象负有一、二、三级预防的不间断责任，即从健康促进、危险因素的监控到疾病早、中、晚各期的长期管理。

5. 协调性服务（concordant service） 调动医疗保健资源和社会力量为患者提供医疗、护理、精神等多方面援助，通过会诊、转诊、会谈等协调措施与相关科室的医生和患者家庭等方面的合作，共同解决患者的问题。

6. 以家庭为照顾单位 了解评价家庭结构功能和周期，发现影响家庭成员健康的潜在威胁，并通过适当的咨询干预使之及时化解，改善其家庭功能，动员家庭资源，协助疾病的诊断与长期管理。

7. 以社区为基础的照顾 以一定的地域为基础，以该人群的卫生需求为导向，充分利用社区资源为社区民众提供服务。

8. 以团队协同工作 在当地政府的组织和领导下，以生物—心理—社会现代医学模式为诊治程序，以预防为导向，以团队合作协同工作进行社区的医疗、预防、卫生保健等全面性的卫生服务。

由于全科医生在社区内长期的全科医疗实践，才产生了全科医学理论。根据全科医疗立足于社区，全科医生定位于社区，全科医学的理论源于社区医疗实践的事实，有些学者称全科医生为社区全科医生，全科医学为社区医学，其主要目的是更加突出社区的功能。

（三）社区导向的基层医疗在社区医学中的地位

社区导向的基层医疗（community-oriented primary care，COPC）这一概念强调把个人健康问题和社区的生物性、文化性及社会性的特点结合起来。它具有以下特征：

1. 社区导向的基层医疗是一种对特定范围的社区负起健康责任的照顾方式。

2. 社区导向的基层医疗服务范围是以居民所处的生活环境为基础，探讨其健康问题，即以个人为中心、家庭为单位、社区为范围的健康照顾。

3. 社区导向的基层医疗服务方式

（1）使居民享受到及时、合理的医疗照顾。

（2）通过社区诊断确定居民的主要健康问题，找出影响因素；制定计划，利用社区内资源实施计划；追踪社区健康问题的改善状况并评估效益；再重新制订下一步计划。

(3) 运用行为医学（behavioral medicine）的知识不断了解社区人群对健康的信念、态度与认识及对预防保健和健康教育的需求，提供方便的连续性服务。

4. 全科医生的职能　全科医生既是治疗者，又是社区导向的基层医疗中的策划者、协调者、鼓励者与监督者，即不仅要对病人的疾病治疗，而且还要对社区的保健预防和康复工作负责。

社区医学顺应了当今世界医学发展的大趋势，展现了广阔的发展前景。随着卫生事业改革的深化，社区导向的基层医疗将越来越被政府所重视和社区居民所欢迎。

全科医学是一个面向社区与家庭的综合性医学专业的新兴的学科。社区医学是确认和解决有关社区人群健康照顾的一门学科。全科医学与社区医学有极为密切的联系，二者有立足于社区相同的着眼点。全科医学借助社区医学的理论和方法来研究社区人群传染性与非传染性疾病的诊治和预防。全科医疗立足于社区，全科医生定位于社区，全科医学的理论来源于社区医疗的实践。因而称全科医生为社区全科医生，全科医学为社区医学。

第二节　社区诊断与干预

一、社区诊断的概念与工作程序

要想提供良好的社区卫生服务，就需要有一个正确、完整的社区诊断，了解社区的健康问题及其需求，从而制定出有效的卫生服务计划。这就如同医生诊治病人，需要正确的诊断后才能开出有疗效的处方。

（一）社区诊断的概念

社区诊断（community diagnosis）是指在开展疾病防治工作之前，通过社会学、流行病学、统计学等科学方法对社区健康相关因素和疾病状况进行调查和分析，进而对社区人群的健康状况和主要公共卫生问题进行判断的过程。只有通过社区诊断，才能摸清社区人群的健康状况，发现社区中影响健康的主要因素和主要公共卫生问题，才能确定社区需要解决的主要问题及其优先顺序和策略。因此，社区诊断是开展社区疾病防治工作的基础和前提。

社区诊断与临床诊断（clinical diagnosis）根本的区别在于：临床诊断是在疾病发生后，临床医生在个体的水平上，根据特定患者的症状、体征和有关实验室检查结果，对具体患者所患疾病做出判断，得出诊断并制定治疗方案；而社区诊断是社区卫生工作者通过流行病学方法，即定量和定性的方法，以社区居民群体为研究对象，利用已有资料或某种专题调查结果，对影响社区居民健康的主要疾病和主要公共卫生问题做出判断，并充分利用社区现有的资源，制定相应的疾病防治策略和措施，来解决这些问题。可见，社区诊断在目的、内容和方法上均不同于临床个体的疾病诊断。

（二）社区诊断的目的和意义

1. 社区诊断的目的　社区诊断的目的是通过调查，摸清居民对社区卫生服务的需求状况、政府和社会对社区卫生服务的供给状况，以便找出社区卫生服务相关的主要公共卫生问题，为开展社区卫生服务工作提供客观的依据。目的主要为：

(1) 确定社区的主要健康问题及其主次急缓，明确社区的需求，如威胁社区人群健康的主要疾病及其排列顺序、慢性病患病率、两周患病率及就诊率等基本情况。

(2) 分析社区健康问题产生的主要原因及影响因素，阐明社区健康问题的来龙去脉和受威胁的主要人群。

（3）了解和发掘社区资源，评价社区解决问题的能力，为其他工作打下基础。

（4）根据社区居民意愿、资源可利用状况和社区关心的程度，确定解决问题的优先顺序。

（5）为制定符合社区需要的卫生计划提供参考资料，并评价卫生计划执行的情况和效果。

（6）更好地争取社区各利益相关集团的广泛参与。

2. 社区诊断的意义　研究社区卫生状况是为了做出社区诊断，开出社区处方，更有效地实行社区预防和社区治疗，以提高社区居民健康水平和生活质量。在寻找社区病因时既要注意生物病因，也要注意心理和社会病因，方能选择适宜的社区卫生保健措施，提出恰当的防治对策。

社区诊断的意义是：

（1）为卫生行政管理部门及有关社会部门编制计划和决策提供科学依据。

（2）有利于有针对性地开展社会防治和自我保健。

（3）有利于评价卫生工作的成效，寻找今后工作重点。

（4）有助于将有限的卫生资源用于解决主要的社会卫生问题，提供卫生资源的利用效益。

（5）有助于树立大卫生观，推进现代医学的发展。

（三）社区诊断的工作程序

在开展“社区诊断”之前，必须要掌握大量的资料信息，包括生命统计、健康问题、社区内家庭结构、生活周期及功能，同时也要了解社区居民对保健的认识、态度及卫生资源、卫生服务利用情况等项资料，通过这些资料寻找出影响健康的主要问题，也就是作好社区诊断工作，描绘出社区健康状态并定出优先处理顺序。

1. 确定社区的主要健康问题

（1）可通过诊治和家庭随访巡视病人或在与居民的接触中观察了解健康问题、家庭状况，或通过健康检查，收集资料统计分析。

（2）访问社区中医务人员与各级、各类组织的负责人及其成员，还包括老师、各企事业团体职工等，了解社区主要健康问题。

（3）查阅各种相关的文献记录及卫生统计资料，如医院病历，门诊、转疗、会诊、死亡记录、疫情报告资料及卫生服务调查、人口普查的调查资料等。

（4）利用社区的疾病普查或居民周期性的身体健康检查资料获得社区居民的营养状况、基础卫生保健和疾病与死亡等资料。

2. 确定社区诊断的主要目标

（1）了解社区居民的健康需要与需求，确定社区的主要健康问题。

（2）找出影响社区居民健康的主要原因和影响因素。

（3）了解和评价社区资源，评估解决社区健康问题的能力。

（4）根据社区居民的健康状况、意愿和社区资源的可利用性，确定优先解决问题的顺序。

（5）提供符合社区需要和需求所必需的卫生计划，并评价卫生计划的执行情况。

3. 确定社区诊断的内容　根据不同的目的确定社区诊断的内容，一般社区诊断包括下列内容：

（1）社区健康状况及问题　包括社区人口特征，如人口数、人口结构及性别分布、人口增长趋势、平均期望寿命等；发病情况，如发病率和患病率，疾病谱的变化及影响因素；死亡情况，如死亡率、死因谱、婴儿死亡率、孕产妇死亡率；健康行为或疾病的危险因子，如吸烟、酗酒、含咖啡因的饮料、高脂血症等；儿童计划免疫接种率；社区居民对健康知识的认识、信念和求医行为等。

（2）社区自然环境状况　如自来水普及率、无害化厕所普及率、周围环境的污染情况、生活或工作地点的卫生状况等。

（3）人文社会环境状态　如教育水平、经济结构与贫富差距情况，社区内家庭结构分布及休闲环境等。

（4）社区资源　机构性资源是指公立或私立医疗机构；公、私立福利机构；社会团体，如工会、教育机构及公共设施等。主要了解这些机构的潜能、可及性和可利用性。

1）人力资源：包括各类医务人员以及卫生主力人员，如宗教人士、学校教师、行政人员、居委会及民间团体人士等。应了解这些人员的工作能力及对社区卫生工作的关怀程度，注重与其保持联系，建立合作关系。

2）经济资源：包括社区经济状况、公共设施及交通状况等。注意可供利用的情况。

3）社区动员潜力：包括社区居民的社区意识、社区结构及应用、社区组织的活动、社区负责人与居民对卫生事业的关心程度及人口素质与经济能力。

（四）社区诊断要点

通过上述的方法对收集到的信息进行分析，可以发现隐藏在社区内深层的卫生问题。我们在做诊断时要考虑到两个因素：一是卫生问题发生的频率，如某一问题或疾病的发生率或患病率；二是卫生问题的严重程度，即指某一卫生问题或疾病所导致的死亡或严重残疾，此外还应考虑预防控制的可及性和可行性、社区的关注程度等。

通常社区诊断要点是：

1. 确定主要卫生问题

（1）卫生问题的概念　卫生问题是对一种与健康有关的状态或条件下不满意的感觉和认识，尤其是不利于健康的危险因素及造成危险因素的条件和环境。

（2）分析卫生问题的方法　①确定衡量卫生问题的主要指标，如出现的频度、程度、性质和表现形式；②引起卫生问题的直接原因和根本原因；③问题会导致的后果及出的新问题。

（3）确定卫生问题的排序　选择优先问题的标准可以按卫生问题对社区人群的重要性、危害性、普遍性、群众关注程度、可干预性、频率是否随时间有上升趋势、效益性、可行性来判断，可以用逐步回归分层分析方法来确定影响因素的重要次序。

（4）确定重点卫生问题原则　根据其发生频率高、危害严重、流行病学问题基本弄清楚、有行之有效的防治方法、自然和社会条件可行的原则确定重点疾病。

（5）确定重点疾病的依据　①死亡和患病指标；②活动受限和残疾指标；③生活质量指标；④经济损失指标。

（6）确定重点疾病的方法：①以发病率、患病率和死亡率及其构成作为衡量指标是确定重点疾病最常用的方法。根据各种疾病的发病率、患病率或其构成，按顺序列出疾病谱；根据各种疾病的死亡率或其构成，按顺序列出死亡谱，即可反映出不同时期的重点疾病。②根据死亡构成比（proportional mortality ratio，PMR）。它表示某个特定原因引起的死亡数在所有死亡数中的比例，能反映所有死亡原因之间的相对重要性。③其他方法。如三要素法、潜在减寿年数、层次分析法、灰色系统关联分析等。

2. 确定高危人群　在确定卫生优先领域的时候必须考虑到高危人群，高危人群指具有发病或死亡危险高或暴露于危险因素之中的敏感人群。确定高危人群需要流行病学知识，主要根据疾病在不同人群中的分布，或根据是否处在某些特殊的自然或社会环境之中，同时也包括是否利用了现有的卫生服务。

3. 确定主要危险因素

(1) 主要危险因素概念　主要危险因素是指引起人群发生重点疾病的因素。它可以直接观察、测量或间接测量，与发生不良结局的概率增加有联系。危险因素可以是不良结局的原因，也可以是不良结局的指征。危险因素可能是病因因素，也可能仅仅是疾病的促进因素，或仅是统计学上有联系的预测因素。

(2) 危险因素的种类　根据预防医学和社会医学理论，影响人类健康的主要危险因素来自环境、行为和生活方式因素、心理因素、生物因素及卫生服务因素5个方面。

(3) 确定主要危险因素的原则　应将危害最严重的危险因素、普遍存在的、与疾病有确定联系的危险因素作为重点，应尽量采取定量的方法。

(4) 确定主要危险因素的方法　常用的方法是相对危险度和特异危险度，多因素分析方法如多元回归分析、逐步回归分析等。

二、社区的健康

(一) 社区健康状态的诊断标准

要对社区作出诊断，辨别社区人群健康状况的优与劣，就必须建立一定的社区健康评价体系，建立一定的标准（criteria），这些标准包括与健康状态有关的指标和指数。指标和指数是不完全相同的，其区别是：

指标（index）是衡量一个变量单一性质的尺度，它所反映的是一个或特定人群的某种情况，如孕产妇死亡率、婴儿死亡率等称为指标。

指数（index number）则是一种综合性的度量尺度，它是根据一个以上的变量来反映事物，其实际反映的情况又与指标相同，可以反映某个人或某个特定人群的情况。例如，健康危险评价指数。

1. 建立社区健康状态评价指标和指数的原则　在进行社区诊断时应注重选用一些最基本的指标，或者尽量简化地应用一些指数。下面是选择指标和指数的原则。

(1) 资料易于取得　指在不需要复杂的调查工作下，即可取得必要的数据资料。资料来源于3方面：①公共卫生机构出版的报告和图片资料；②有关机构所收集的资料；③以往专门调查所获得的资料。

(2) 覆盖范围完整　指标应建立在全社区范围或某特定的人群数据资料之上。

(3) 有效度（availability）　各指标应能确实反映其所要测量的因子。不同的资料应用不同的度量级别。资料的度量级别共分为标量、序量、区间量和比四级。①标量资料：量与量之间无关，而且没有方向的变化，例如，男性和女性、社区内的甲、乙、丙服务小区均属于这种量。②序量资料：序量资料的内容是按大小顺序排列的，虽然表示一个量比另一个量大或小，但是不能定量说明大多少或小多少。例如，把卫生服务区按照受教育的程度分别分为高、中、低三级进行排队。③区间资料：区间资料是以等距来衡量的，在坐标轴上每相应的两点之间存在着一定的距离，并标出了量的点值及区间值。④比：比在度量级别中是最高级的一种，因为比能以真正的零来表达。

(4) 质量稳定（quality stabilization） 即指标的建立不应随着时间、地点的改变而受影响。在使用指标时所选用的资料每次只能反映一个时期和一个地区的情况，不应同时反映不同时期和不同地区的情况，否则也将会对健康状态的指标或指数产生严重的影响。在社区诊断中，应确保资料在时间和空间上的可比性。

(5) 内容广泛：主要是针对指数而言，指数可以反映一组影响健康的因素，由此可以诊断出人群的健康状态，有些指数也可反映某一疾病或与疾病有关的危险因素。

(6) 特异性（specificity） 只适用于指数，健康指数应尽可能做到对疾病有特异性。一种疾病可有一个指数，一个特定的人群组也可有一个指数。例如，婴儿健康状态指数。指数的特异性越高，则对卫生计划的制定及人力、物力安排的参考价值就越大。

(7) 容易计算 即所建立的各类指标或指数均可用经济而简单的方法计算。

(8) 广为接受（acceptance） 为使指标和指数能够获得最大的利用率，所选出的指标应该能够广泛地为人们所接受，并且容易遵照，所选定的指标和指数应该具有较大的实用价值。

(9) 重现性（reproducibility） 指各项指标由不同的专家，在不同的条件或不同的时间内使用，所获得的结果应该一致。

(10) 高敏感度（sensitivity） 各项指标应能检测到特定现象的变化。

2. 开展社区诊断需要的信息及资料 开展社区诊断所收集的资料必须既能用于社区诊断又能够解释与健康状态目标有关的问题，并能为制定卫生工作计划提供参考依据。为避免盲目收集资料的现象，必须从健康层面观念（health field concept）的角度出发，即将影响健康的所有因素，如生物因素、环境、生活方式及健康照顾系统均列入考虑之中。因此，要求所收集的资料涉及范围要广，必须考虑到要同时应用衡量健康状态的传统性和非传统性资料。主要资料包括：

(1) 社区人口学特征及发展趋势 包括总人口、年龄、性别、民族和职业分布、出生率、死亡率、人口自然增长率、平均期望寿命、计划生育情况、居民的生育观，分析社区人口学特征的发展变化趋势。如未来数年中总人口的变化情况、流动人口增减情况、人群年龄结构的变化趋势（如重点人群中老年人、15 岁以下人口比例）等。

(2) 社区健康状况 ①疾病的分布及严重程度：各种疾病的发病率和患病率，社区疾病谱疾病的分布；影响社区居民健康的主要疾病现状及分布特征；各种疾病的死亡率、死因谱、死亡率和死因的分布；婴儿死亡率、孕产妇死亡率；两周患病率、就诊率和医疗费支出情况等。②健康行为和疾病危险因素：指影响社区居民健康的主要疾病的危险因素及其分布，如居民的营养状况、吸烟、酗酒、高盐饮食、肥胖、消瘦、高脂饮食、高脂血症、高血压、药物成瘾、体育锻炼、就医行为、免疫接种率、母婴保健系统管理率、紧张的工作环境、生活事件、居住拥挤、人际关系紧张等。

(3) 社区的人文社会环境状况 主要指社区人群对健康和疾病的认识、态度和行为的现状及变化趋势；当地的风俗、生活习惯、卫生习惯、宗教、迷信、文化遗产、思想渊源、社区意识、社区信念、社区行为；教育水平；社区的管理机构、模式；主要的经济来源、消费水平、消费意识、经济水平、发展潜力；文化活动、娱乐场所、精神文明建设；家庭结构、婚姻状况、家庭功能、家庭文明建设等情况。

（4）社区的自然环境状况　利用现有资料或开展调查，了解社区的自然环境状况并进行描述。如社区地理位置、地貌、地质、气候；具有传播传染病的媒介如蚊、蝇、蟑螂、老鼠的种类和密度；生活饮用水水源及卫生状况、环境污染（空气、水、土壤、噪声、射线等）、卫生设施、卫生条件以及各种自然灾害的发生情况。

（5）社区资源和环境支持系统的现状　社区资源指与社区卫生服务相关的资源，如卫生资源，包括机构资源、经济资源和人力资源。环境支持系统指为开展社区卫生服务提供保障的各种社会因素，如政策支持、资源支持、居民及有关部门对社区卫生服务的认识和赞成状况，本社区已开展的疾病防治工作现状及其效果评价等。

1）机构资源：①医疗机构：包括卫生室、私人诊所等；②非医疗机构：政府、工厂、学校、共青团、妇联、社会福利机构、养老院、幼儿园、文化娱乐场所等。应了解这些利益相关集团的可用程度和可得性，重点是对社区卫生服务的态度和实际支持能力。取得各利益相关集团资源的支持并与其建立密切的联系是保证社区卫生服务工作顺利开展的重要条件之一。

2）经济资源：社区经济状况（如 GDP、人均收入）；政府、集体或企业对卫生事业的投入；个人对卫生经费的投入，占个人收入的比例，因病致贫率和因贫致病率；其他公共福利基金、合作医疗基金等，应考虑这些资金的到位情况和可用程度。

3）人力资源：包括社区卫生和非卫生人力资源。应注重这些人员工作能量及对社区卫生关怀的程度，注重与其保持联系，建立良好的合作关系。

4）政策支持：政策支持对顺利开展社区卫生服务十分重要。如公费医疗制度、转诊制度、有关卫生人员的待遇政策、卫生资源的配置政策、社会医疗保险状况等。

（二）利用健康指标的诊断方法

在社区诊断中，用于评价健康状态的指标较多，有些比较简单，而有些则十分复杂且须具备一定的专业基础知识和技术能力。社区经常选用的指标有：

1. 死亡专率、粗率和标准化率　死亡是人体受到疾病或伤害的影响后最严重的一种终极反应。死亡统计资料不仅直接反映一个国家或地区的居民健康水平，而且在一定程度上反映一个国家或地区的社会经济、文化教育及卫生保健的情况。因此，有些死亡指标在社区诊断中占重要地位。

死亡专率（specific mortality rate）除了应用在年龄别率中，还可以应用于性别、种族别、职业别等，如婴儿死亡率（infant mortality）、5 岁以下儿童死亡率（child mortality rate）、孕产妇死亡率（infant mortality）、死因死亡专率（cause-specific mortality rate）。通过这些率的差异对不同时间和社区人群健康状态的“优”与“劣”进行比较。这一指标是对社区居民暴露于某种条件危险性的最适估计，同时也是在流行病学调查中常用的指标之一。

粗死亡率（crude mortality ratio）是对死亡水平粗略的估计，有时我们会发现一些发展中国家的粗死亡率反而比发达国家的粗死亡率低，其实这并不表示前者真正的死亡率低，而有可能是受年龄结构的影响所致，除了年龄结构对粗死亡率有影响之外，其他人口构成（如性别等），亦会影响粗死亡率。

如果为了比较两地的健康状况，则必须剔除那些变因的影响以使死亡率能代表真正的死亡水平，可选用固定加权数或标准人口以求得标准化死亡率，也称为年龄调整后或年龄标准化死亡率。

2. 比例死亡比（proportionate mortality ratio，PMR） 比例死亡比是以总的死亡数作为基础，而不是以暴露人群为基数，它不是一种率。比例死亡比是指因某类事件死亡者占全部死亡人口的比例，这是一个很有实用价值的指标，在社区诊断中，可用于估算在一个社区减少或消除某种特殊死因，能够挽救多少生命。比例死亡比的计算公式是：

$$\text{PMR}=\text{某时期某病死亡人数}/\text{同期死亡总数}\times 100$$

3. 标准化死亡比（standardized mortality ratio，SMR） 标准化死亡比是衡量某特殊人群暴露于某可疑致病因子死亡水平的指标，是以暴露人群的实际死亡人数和它的预期死亡人数相比的比值。预期死亡数是以一般人群为标准，其死亡率按年龄标准化计算，即假设暴露人群的死亡水平与一般人群相等，并消除年龄构成因素对死亡率的影响后所得出预期死亡人数。实际死亡人数与预期死亡人数相比，若比值大于 1，说明该人群的实际死亡水平与一般人群不等，且高于一般人群。SMR 的计算公式是：

$$\text{SMR}=\frac{\text{实际死亡人数}}{\text{预期死亡人数}}$$

标准化死亡比用于慢性病及其他原因不明疾病的病因研究，以表示暴露于可疑致病因子的人群发生某病的危险性是否大于一般人群，说明该因子与所研究的疾病是否存在联系。

4. 潜在减寿年数（potential years of life lost，PYLL） PYLL 主要是根据死亡年龄对期望寿命有明显影响这一原理提出的，即平均死亡年龄愈小，对期望寿命影响愈大。该指标用于衡量某种死因（疾病）对一定年龄组人群的生命危害程度，也可用来综合估计导致某人群早死的各种死因的相对重要性，为确定不同年龄组重点疾病提出了科学依据。该指标计算简便，易于理解，结果直观。

PYLL 取决于死因、死亡年龄、选择的年限和人群的年龄分布。PYLL 在各年龄组没有特殊变动时，可给人以鲜明的直接印象，所以成为社区诊断、卫生计划和宣传教育的常用指标。PYLL 的计算公式如下：

$$\text{PYLL}=\sum_{i=l}^{e}a_i d_i$$

式中，e 为预期寿命（岁）；i 为年龄组，常以年龄组中值做代表值；a_i 为剩余年龄，$a_i=e-(i+0.5)$，其意义是当死亡发生于某年龄（组）时，至活到 e 岁时还剩下的年龄；由于死亡年龄通常以上一个生日计算，所以尚应加上一个平均值 0.5 岁；d_i 为 i 年龄组因某病死亡人数。

每种疾病的平均死亡年龄不同，PYLL 值亦不相同。死因构成比与 PYLL 构成比较时虽属同一疾病，顺位常有差异。

5. 潜在的健康生命损失天数（PHDLL） 对于有些疾病，如脑卒中、脊髓灰质炎等能引起暂时性或永久性致残，可考虑用该指标来衡量这类疾病对人群健康生命的危害程度。某疾病所致单位人群（常以每 1000 人口作为单位人群）潜在的健康生命损失天数，包括疾病过程本身及由该病所致慢性伤残造成的能力丧失（生活能力与劳动能力丧失）天数，以及死于该病所造成的寿命损失天数。

在这类疾病患者中，一部分人可能死于该病，而另一部分人则未死于该病，前一部分人口的损失天数应包括由死亡带来的寿命损失天数，以及死前由该病带来的能力丧失天数；后一部分人口则应包括由该病所致慢性伤残带来的能力丧失天数，以及仅有急性期间的能力丧失天数。

6. 卫生事业发展指标 卫生事业发展程度和卫生事业内部各专业的构成情况是人们能

否充分享受医疗卫生保健和享受什么样的保健的重要前提，是人群健康水平的重要间接指标。卫生事业发展程度的度量指标很多，从表示健康状况的要求来看，可选用千人卫生机构数、千人医生数或病床数、人均卫生事业费用、人均年门诊次数等。

7. 生活消费模式指标　生活消费模式指公众消费量及各种消费所占比例，可通过政府统计数据获得。生活消费模式指标，如年纯收入、消费构成、居民消费水平等。

（三）利用健康指数的诊断方法

健康指数的建立与应用均需要具备一定的统计学基础知识。在社区诊断中，除要应用健康指标外，同时还需要应用一些指数，以对社区的健康状态进行综合描述。健康指数既可用于社区诊断，也可用于个人的健康诊断。

健康指数主要是以过去的状况为尺度来说明现在的健康问题，健康指数还可以作为分析问题的基准。

要使指数有客观价值就必须能满足社区卫生工作的实际需要，这就要求所建立的指数要便于计算和掌握运用，容易被使用者所理解和接受。

对所选择的指数必须着重考虑四方面：①提出该指数的目的；②指数所包括的确切内容；③指数形式的理论；④该指数有何不足。

在社区诊断中选用各种指数的时候，一定要从客观实际需要出发。社区诊断中常用的指数有：

1. 健康危险评价（health hazard appraisal，HHA）　健康危险评价是依据“健康层面观”的理论设计的，即把人群的生活方式及环境中存在的危险因素、家族遗传病史、健康检查及实验室检查结果，作为疾病的有关因素，并且通过对年龄的评价而对各类危险性作出综合性的描述，说明某社区人群的健康状态。

应用健康危险评价指数的意义为：①用于社区诊断；②作为健康问题分析研究的基准；③为健康教育提供有针对性的内容；④能对卫生计划中健康状态指标进行评价。

2. 标准评分与 Z 分加和模式（Z-score additive model）　标准评分法又称作 Z 评分法，是社区诊断中最常用的一种方法。该方法是把一组变量值（如多个率）都转化为标准评分，并且以标准差作为尺度衡量每个离均值的分布情况，有时计算的 Z 分为负值，这是由于有些变量值比均值小的缘故。其公式如下：

$$Z_j = (X_j - X_{av}) / S$$

式中，Z_j 为 j 社区的标准评分；X_j 为 j 社区的原始数字资料，可以是各种死亡率（如婴儿死亡率、高血压死亡率或其他死亡专率、发病率、出生率、生育率、病残率等）；X_{av} 为全国、省市级的死亡率均值；S 为社区内各种率的标准差。

Z 分加和模式指数公式如下：

$$D_j = \sum_{i=l}^{k} Z_{ij}$$

式中，D_j 为 j 社区各种疾病率的 Z 分之和；Z_{ij} 为 j 社区第 i 种疾病率的 Z 分；k 为计算健康指数的疾病数。

该方法简单易行，可用于不同社区健康状态的比较，其意义明确，便于理解。

3. Q 指数（Q index）　Q 指数是一个应用很广泛的等量权重指数，是用时间单位来衡量健康状况的。从疾病对患者造成的损失来看，有死亡、住院、行动受限、门诊诊疗等。该指数规定，住院 365 天为损失 1 人年，行动受限 365 天可换算成 1 人年，门诊 3 次计住院 1 天。死亡者按死亡年龄与期望寿命的差距来计算寿命的损失年数，于是就可将因某病造成的时间损失用下式综合成一个指数。其公式如下：

$$Q=(M_i/M_a)DP+(274A+91.3B+274C)/N$$

式中，M_i 为目标人群某病标化死亡率（/10 万）；M_a 为参考人群某病标化死亡率（/10 万）；D 为目标人群某病粗死亡率（/10 万）；P 为因某病死亡的人群平均寿命损失年数；A 为目标人群因某病住院治疗人天数；B 为目标人群因某病门诊治疗人次数；C 为目标人群行动受限天数；N 为目标人群总人数；274 为将人天换算成人年的系数（10 万/365）；91.3 为将人次换算成人年的系数 10 万/［10 万/（365×3）］

Q 指数实质上是寿命损失量，相当于每 10 万人因某病所致的寿命损失年数。

对于 Q 指数的计算，有人发现 Q 值受 DP 影响较大，其决定因素主要是死亡率，而受其他因素的影响较小，而且式中 A、B、C 三项资料在社区中较难获得，故建议将上式简化为：

$$Q=(M_i/M_a)(DP)$$

上式中只有四个变量，并且容易得到。

将不同疾病的 Q 指数算出后，排出位次便可看出哪些疾病是重要的。社区诊断常用该指数决定哪些疾病是重要的，但在做计划时还要结合社区条件及其他因素确定重点疾病。

4. F 指数（F index） Bush 设计的 F 指数是通过不等量权重法求得的，可用于社区居民健康状况的诊断，尤其是评价功能状况。该指数有两个方面：功能水平（一个人如何完成某时间的日常生活活动）和其发展变化（指身体健康和精神健康的变化及功能状况的变化）。

该指数的功能状况分类及评分标准见表 1-3-1。

表 1-3-1 功能状况评分标准

评分	A 行动能力（室内）	B 身体活动（户外）	C 社会活动
5	自由行动	长距离自由行走	可从事主要社会活动及其他社会活动
4	行动困难	短距离自由行走	可从事主要社会活动，其他社会活动受限
3	只能待在家（卧床）	走路受限	有限制地从事主要社会活动
2	住院	独立用轮椅	不能从事主要社会活动
1	监护病房	靠别人用轮椅	生活不能自理
0	死亡	死亡	死亡

三大功能状况的五种水平可以相互组合以形成 30 种不同功能水平状态，每种状态效用值为：

$$F_j=1/5\ (0.40A+0.35B+0.25C)$$

其中 0.40，0.35，0.25 是三大功能状况的权重系数，依此式可以计算 30 种功能水平的 F_j 值（见表 1-3-2）。

表 1-3-2　30 种功能水平的 F_j 值

功能水平 L_j	行动能力权数 A 0.40	身份活动权数 B 0.35	社会活动权数 C 0.25	F_j 值	功能水平 L_j	行动能力权数 A 0.40	身份活动权数 B 0.35	社会活动权数 C 0.25	F_j 值
30	5	5	5	1.00	13	3	3	1	0.50
29	5	4	5	0.93	11	3	2	2	0.48
28	5	5	4	0.88	9	3	2	1	0.43
27	5	4	3	0.83	7	3	1	2	0.41
25	5	4	2	0.78	5	3	1	1	0.36
26	4	4	4	0.80	14	2	4	2	0.54
24	4	4	3	0.75	12	2	4	1	0.49
23	4	4	2	0.70	10	2	3	2	0.47
22	4	3	4	0.73	8	2	3	1	0.42
21	4	3	3	0.68	6	2	2	2	0.40
20	4	3	2	0.63	4	2	2	1	0.35
18	4	2	3	0.61	3	2	1	2	0.33
16	4	2	2	0.56	2	2	1	1	0.28
19	3	4	2	0.62	1	1	1	1	0.20
17	3	4	1	0.57	0	0	0	0	0.00
15	3	3	2	0.55					

（引自：何廷尉．预防医学．人民卫生出版社，1991）

大群体 F 指数的计算应用下式：

$$F=\sum_{N}^{30}N_iF_j$$

式中，N_j 为 j 级功能人群；F_i 为 j 级功能效用值；N 为人群总数。

5. 生活质量指数（physical quality life index，PQLI）　PQLI 是用于衡量一个国家或地区人民的营养、卫生保健和国民教育水平的综合指标。是美国 Overseas Development Council 于 1975 年编制的。该指数由婴儿死亡率指数、1 岁预期寿命指数、识字率指数组成，公式如下：

$$\text{PQLI}=(im+e+I)/3$$

式中，im 为婴儿死亡率指数，即（229－婴儿死亡率）/2.2；e 为 1 岁预期寿命指数，即（1 岁出生期望寿命－38）/0.39；I 为识字率指数，指 15 岁及以上人口中识字者的百分比，实际就是识字率。

计算指数的目的在于将指标值转化成 0～100 间的数字，以 0 表示最低水平，100 为最高水平。其中婴儿死亡率指数的换算系数来源于联合国统计资料，根据世界各国资料计算的世界 PQLI 的平均值为 65，依此按 PQLI 的高低将人群生活质量划分为：

≥80　高生活质量人群

60～80　中生活质量人群

＜60　低生活质量人群

世界平均值为 65

发达地区平均值为 92

发展中地区平均值为 55

6. 回归分析指数（regression analysis index） 与健康有关的一些变量和它们各自的值之间可进行多元回归分析，从而可以对健康状况进行综合分析。Plunkett 等选用出生时的期望寿命作因变量，自变量包括婴儿死亡率、急性心肌梗死死亡率、活产率、家庭购买力等指标进行多元线性回归分析，利用偏回归系数 b（斜率）作为每项变量的权值，然后用 Z 评分把每一个有关的变量都予以评分，并乘以各自的权值，最后将相乘后的值相加，便可得到某一社区的加权评分，即回归分析指数。最后把各社区的健康指数按照大小进行排队，这样就可以根据所选出的疾病对社区健康状况的影响作出客观诊断。其公式如下：

$$H_{\mathrm{j}}=\sum_{j=l}^{k} W_i Z_{ij}$$

式中，H_i 为 j 地区加权评分指数；W_i 为方程中第 i 项变量的回归系数 b（用作权值）；Z_{ij} 为 j 地区第 i 项变量的 Z 评分；k 为参与评价的变量。

三、社区干预研究

（一）社区干预研究的概念

实验流行病学（experimental epidemiology）是指研究者根据研究目的，按照预先确定的随机方案，将受试者随机地分配到实验组或对照组，对其人为地施加或减少某种处理因素，然后追踪随访观察这种处理的结果，比较分析两组人群的结局及效应上的差异。它是流行病学研究方法的一个重要方面。实验流行病学可对病因假设作出可靠的验证，所以常常作为病因研究的重要步骤。

社区干预研究（community intervention study），又称社区试验（community trial）、以社区为基础的公共卫生试验（public health trial）、社区干预项目（community intervention program），是实验流行病学研究方法中的一种。社区干预研究是以一个社区为基本单位，以人群作为整体对某种预防措施或方法考核或评价所进行的实验观察，是一种现场试验。根据需要，其范围可大可小，既可以是一个村、镇（乡）、街道、县、城市、地区、也可以是整个国家；还可以是特殊社区如学校、企事业单位、医院等。如在群体中对食盐加碘预防碘缺乏病、改饮低氟水预防地方性氟中毒、开展计划免疫预防传染病等都是选用的社区干预试验。

（二）社区干预研究的分类

社区干预研究根据接受干预的基本单位的不同，可分为两种类型：

1. 个体试验　个体试验中接受处理或某种预防措施的基本单位是未患所研究疾病的个体。为提高研究的效率，通常在高危人群中进行。个体试验常用于社区易感人群推行预防接种、药物预防等干预措施的效果评价。

2. 社区干预试验　社区干预试验（community intervention trial）是以尚未患所研究疾病的人群进行试验观察，用于对预防性干预措施或方法的评价。其研究对象基本单位是社区人群而不是个体，因为有些实验研究不适合以个体为单位进行，而更适于以社区或某一区域内的人群（也可是某一人群的各个亚群）为单位，如饮水加氟预防龋齿的干预试验，就是将氟加入到饮用水中供给社区人群，而不是针对个体。

若某种疾病的危险因子分布广泛，不易确定高危人群时，也可采用社区试验。通过降低人群对危险因子的暴露，达到控制该病的目的。

作为实验组和对照组的两个社区或群体，在可能影响研究结局的非研究特征方面应尽量相似，具有可比性。在试验前除应争取获得社区方面的行政支持和积极配合外，还要对社区进行摸底调查，取得基线资料（所研究疾病的发病率、患病率及其可疑危险因素的暴露率），然后有针对性地设计干预措施。随机选择一个社区为实验组，另一个社区为对照组。干预结束后，对两个社区进行随访调查，监测和比较干预效果。

（三）社区干预研究的设计与实施

1. 设计的一般原则

（1）设计前应先确定社区人群健康的重点和需求。

（2）必须应用现有的医学、流行病学、行为学知识确定社区干预的内容。

（3）选择要干预的危险因素、识别高危人群、选定计划的干预策略。

（4）依据行为学及社会学原理指导规划、实施以及评估。

2. 设计与实施

（1）计划：①制定目标：目标是研究项目预期达到的变化或收益，是评价项目成败的标准。包括主要目标、中期目标和具体目标：主要目标依据社区实际的和已认识到的健康需求来决定。多涉及最常见的和最严重的疾病。通过干预提高整个社区开展健康促进和预防疾病的能力、减少这些疾病的危险因素。中期目标是降低已确定的危险因素的水平。具体目标分为工作目标、行为与危险因素目标及疾病目标。要求这些目标应是可测量、可定量的。②社区分析：即社区诊断，应全面了解社区全人群和特定人群中各种健康问题的流行病学资料，包括死亡率、患病率、现患率及目标人群中潜在的影响因素；所研究的问题对人群健康威胁的严重程度；是否存在有效的干预手段等，为选择重点以及确定恰当且有效的干预方法提供依据；在确定干预的危险因素时，重点分析行为和生活方式，环境与卫生服务对健康问题的影响及干预的效果和成本。重视社区的有关领导及社区中相关利益集团相互作用和沟通的信息。当决定具体实施方式时，还应考虑社区的资源和服务的结构。③认真细致地规划项目的组织建设和准备工作。

（2）干预计划的实施　实施操作时应有足够的灵活性，对社区中出现的未预见到的问题要能做出调整。计划中的措施应简单实用、经济有效、方便可行，以便得到社区大范围人群的参与。

（3）评价　评价应贯穿于整个项目计划的设计、实施和评估的全过程。通过评价可以判断项目活动是否按照规定进行，是否达到了预期的目标；通过评价可以发现计划和执行中不合理的成分，也可以及时发现项目的效果，从而有利于获得项目的进一步支持。评价的内容包括：①可行性评估：指对完成计划活动的可能程度进行评价。②效果评估：是对项目的主要目标和中期目标所达到的程度进行评价。因此，首先要评定不同目标的指标，然后在项目开始和一定时期后在社区中进行测量。效果评价一般应回答两个方面的问题，一是社区干预规划是否引起靶行为或危险因素的改变；二是这些改变是否影响到疾病的控制。效果评价包括了近期效果评价和远期效果评价。③进程评估：涉及进程本身和干预指标的变化及其时间和人群变化趋势。社区中发生的变化可反映导致对目标行为和危险因素变化的作用。进程指标包括的因素有对各种干预方法的应用范围、健康知识、态度和意愿、社会支持和环境方面的改变。④费用评估：检查所有计划资源及其分配。包括社区直接的花费（与健康服务有关的花费）、社区负担的额外费用、社区的间接花费和与项目有关的费用及总的社区花费等。

⑤其他结果评价：如健康生活方式的变化与人群总体健康水平的变化，社会经济、社会和心理等方面改变的评价等。

评价项目的干预效果是一项复杂的工作，社区人群健康和生命质量受到多种复杂因素的影响，因此要说明干预效果，首先要说明项目中计划的干预活动，实施的数量和质量，它们对行为决定因素的作用，进而应证明这些决定因素的变化与目标人群的健康相关行为、危险因素变化之间存在着哪些联系。在确定其因果联系时，须排除混杂因素、其他非计划因素的变化对目标人群行为的影响。

3. 社区干预研究样本量的估计　当研究对象以社区为单位分组时，假设进行两组间发病率的比较，则所需社区数的样本量计算公式为：

$$C=1+(Z_{\alpha}+Z_{\beta})^2\ [2P(1-P)/n+K^2(P_1^2+P_2^2)]/(P_1+P_2)^2$$

式中，C为为所需社区数目；Z_{α}为α水平相应的标准正态差；Z_{β}为$1-\beta$水平相应的标准正态差；P_1为试验组平均率；P_2为对照组平均率；P为P_1和P_2的平均值；n为每个社区中的样本数；K为社区间内部变异系数，即每组内部社区间实际发病率的变异系数，等于率的标准差除以平均发病率。其估计只可根据该社区以往的研究或预试验获得，若无资料可查，可自行确定一个较为合理的假定K值，通常不超过0.5。

4. 社区干预研究应注意的问题

（1）医德问题　研究者必须确认所采取的干预措施对人体无害。在进行治疗或预防干预时，应尽量不使用安慰剂。

（2）可行性问题　应强调在大规模群体试验前，先做一个小型的预试验，以评价涉及的可行性，同时可用于修订最初的设计。还要关注项目设计预期的结果可否实现，经费、人员、设施、组织管理措施及研究对象可否保证项目的完成。

（3）资料的收集与分析的问题　应注意排除研究对象中的禁忌证者、无法追踪者、可能失访者、拒绝参加试验者及不符合标准的研究对象。为保证试验结果的准确性，应严格控制失访人数。

（四）社区干预研究的适用范围

在社区医疗卫生实践工作中，社区干预研究主要用于以下方面：

1. 用于检验假设，常用于疾病（包括原因未明疾病）流行因素和病因的研究。
2. 用于评价疾病的防治效果。
3. 用于评价保健措施和保健工作。
4. 用于评价某种新的治疗药物、疗法或制剂的效果。
5. 用于生物制品预防效果评价。

近年来，社区干预研究已经越来越广泛地应用于社区人群行为、伤害、肿瘤、心脑血管疾病、地方病、出生缺陷、吸毒、吸烟、营养等预防性干预措施效果评价和病因研究。

【思考题】

1. 社区医学的概念、特征。
2. 全科医疗有哪些基本特征？
3. 社区诊断的概念、目的。
4. 社区诊断的工作程序。

5. 社区诊断要点。

6. 建立评价社区健康状态指标和指数的标准。

7. 社区诊断中常用的指数、指标。

8. 社区干预研究的概念。

9. 社区干预研究应注意的问题。

案例 龋齿与饮水加氟干预试验

纽约州的两个城市纽堡（Newburgh）和金斯敦（Kinston），位于哈得逊河畔，相距35公里，人口约为3万。为评价饮水加氟干预措施预防龋齿效果，以纽堡作为处理区，于1945年5月开始在供水系统中加入氟化钠，把氟的浓度从原来的 0.15×10^{-6}g/ml 提高到 1.2×10^{-6}g/ml。将金斯敦作为对照区，即不施加任何干预措施，饮水中氟浓度仍保持不变，为 0.05×10^{-6}g/ml。

在加氟处理前一年，对两个地区的学校的6～12岁儿童进行基线牙科检查。部分儿童做了基线儿科检查。表明儿童恒齿患龋率分别为21.0%和20.8%，儿童一般健康状况也无明显差异。

试验持续10年后进行了评价。每个地区有2000名左右6～16岁的儿童进行了牙科检查。X线检查由州卫生部门随机进行，读片的医生并不知道所读片子来自哪个城市。

试验结果显示了饮水加氟预防龋齿的效果，纽堡6～12岁儿童患龋率下降，至1954—1955年比金斯敦下降48.7%。其中6～9岁儿童是在加氟干预措施后才出生的，其患龋率在纽堡为10.0%，而金斯敦为23.1%，纽堡比金斯敦下降了57%。纽堡各年龄组儿童龋齿都有下降，但在年龄较大的儿童中下降程度不如年幼儿童组。纽堡16岁儿童患龋率为34.8%，而金斯敦为58.9%，前者比后者下降41%。此外，临床和X线检查也证明了这种差异。

伊利诺伊州的奥罗拉（Aurora）地区水中天然含氟量为 1.2×10^{-6}g/ml，龋齿发生率低。纽堡及其他供水加氟地区的儿童患龋率下降到与奥罗拉地区相同的水平这一结果表明饮用水人工加氟具有与天然氟同样的效果。Rogot等调查比较了大规模实行加氟供水和未实行加氟供水的城市居民健康状况，未发现因供水加氟而引起心脏病、癌症死亡率增高。

通过纽堡-金斯敦这一社区干预试验研究有力地证明了供水加氟防龋效果。

（方小衡）

第四章　社区社会病的防治

我国在保障人民的身心健康方面取得了巨大的成就。如：死亡率不断下降，平均期望寿命不断上升；严重危害人民健康的传染病已基本得到控制；城乡居民饮食结构和营养状况有了质的变化；医疗卫生保健条件不断改善等。但也出现了一系列影响健康的新问题。如：战争、恐怖活动、宗教和种族冲突、自然灾害、贫困与社会不平等、违法犯罪、自杀、酗酒、吸毒、失业、卖淫嫖娼等问题层出不穷。所有这些社会问题都直接或间接地与健康相关。如何尽可能地减少社区社会病的防治问题，是值得关注的重大课题。

第一节　概　述

一、社区社会病的概念

（一）概念

社区社会病（sociopath of community）是指在社区内由社会因素引起的，与现代生活方式与行为模式密切相关的社会的病理现象。这类病一般须采用社会性防治措施才能加以控制。如性病、艾滋病、自杀、吸毒、吸烟、酗酒、少女妊娠、精神疾病、车祸等。现代社会进步和科学的发展，一方面给人类带来了物质和精神财富，另一方面也使我们面临一系列影响健康的新问题。社区社会病已成为当前人类生命与健康的主要威胁。据 Dever 社会诊断，人类死因中生活方式与行为因素所致疾病的死亡约占总数的一半。当今社会，与其说人类面临心血管疾病、癌症和意外死亡（自杀、车祸等）的挑战，不如说面临不良生活方式与行为的挑战。人类疾病死因谱已发生了根本性变化，发达国家从 20 世纪 20 年代起，发展中国家从 60 年代起，急性传染病死亡率曲线与慢性病、社会病死亡率曲线已发生了“交叉”，即慢性病、社区社会病已上升为人类主要死因，我国也不例外。在社区社会病中，自杀、性病、艾滋病、吸毒、少女妊娠已成为全球性的流行病，其发生、流行与控制，与社会、经济、文化、法律、人口、卫生服务、生活方式等因素密切有关。事实上，危害健康的各种因素，往往在疾病出现之前，就在健康人群中悄悄地滋生与蔓延了。社区社会病防治是社区预防的基本任务之一。我们要动用社会医学研究方法，探讨社会致病因子与社区社会病发生、发展与消亡之间的关系，为预防社区社会病提供有效措施。

（二）社区社会病的特点

1. 具有公共性　这一特点将社区社会病与个人问题区别开来。每个人都会发生不同的问题，它的产生与个人的心理状态、心理特征、价值观念及周围的环境因素密切相关，也可能与个人有限的社会联系相关。个人问题不会影响社会发展和社会的稳定，如在一个社区中，当只有个别人酗酒，且没有严重影响社区其他成员的生活时，可以将其看作是个人问题，可通过对个人的生理和心理状态的分析，或者分析其家庭关系等来了解其酗酒的原因。但是，如果这个社区中有相当比例的成年人经常喝得醉醺醺的，引起家庭暴力、危险驾驶，消耗大量医疗资源，那就不是个人问题，而是社区社会病了。

2. 产生根源主要在于社会　社区社会病当然与个人行为有着密切的联系，但个人行为不是产生社会病的主要的、决定性的原因。如吸毒、青少年犯罪虽然与个人的价值观，或者是与个人心理不健康等个人因素有关，但主要还是取决于社会因素。又如性传播疾病、艾滋病是社会病，与社会的性开放、性道德观念的改变有密切的相关。

3. 对社会具有严重的危害性　这种危害性可以表现为破坏社会稳定，阻碍社会经济的发展，也可表现为对社会生活质量的直接影响。从社区预防医学的角度看，随着人类健康状况的转变，在全世界范围内，社区社会病对人群健康状况的影响已经越来越重要，越来越受到人们的关注。吸毒作为一种社会病，它不仅可以影响到自己的健康，为了筹集毒资，他们千方百计地向亲人、朋友借、骗，最后发展到偷、抢，或者参与贩毒、制毒活动，加剧诱发了各种违法犯罪活动，扰乱了社会治安，破坏了社会的稳定。

4. 防治需要全社会共同努力　社区社会病的防治包括改变不合适的社会公共政策，建立健康的社会文化等。建国初期，我国采取了一系列强有力的社会措施，较好地解决了卖淫、吸毒等问题，就很好地说明了这一点。

5. 社区社会病既是个人健康问题，也是公共卫生问题　这一方面是因为社区社会病会直接或间接地影响人群健康，而另一方面，社区社会病是导致其他健康问题的重要根源，需要从医学特别是公共卫生的角度进行干预。社区预防对社会病研究的主要目的在于揭示社区社会病产生的根源，为降低社区社会病的产生和发展提供依据和政策建议。

二、社区社会病的防治措施

（一）社会医学措施

1. 构建“教育、咨询和防治一体化”的社区社会病防治教育工作体系　形成“家庭、学校/单位、社会为一体”的社区社会病防治教育工作机制。卫生、民政、公安、教育、司法、残联、共青团、妇联、老龄委等部门、单位和团体要针对日益突出的社区社会病问题，在各自职责范围内采取有效的预防和控制措施，加大工作力度，加强协调配合，形成强大的合力。卫生部门所属社区社会病防治卫生机构要承担社区社会病患者的救治任务，提高治疗与康复水平；教育部门要制定本部门重要的社区社会病防治教育计划，在学生中普遍开展相关的社区社会病的预防健康教育，加强对教师等人员的相关知识培训，开展免费的社区社会病咨询等工作。同时要加强社会支持，要教育全社会摒弃对社区社会病患者的歧视心理，切实做到关心弱势群体，提高社会支持的利用度，要积极争取和勇敢的接纳社会病患者。

2. 加强社区和农村县、镇（乡）社会病的教育工作　加强初级卫生保健和危机干预，在全社会范围内有效地控制社区社会病。我们应重视城市社区和农村的县、镇（乡）社区社会病的控制工作，充分发挥各级民政部门、残联的优势，与卫生部门共同推广社会化、综合性、开放式的社区社会病治疗与康复模式，帮助社区社会病患者切实得到早期诊断、早期治疗和早期康复；同时要加强基层卫生人员的培训，普及社区社会病的防治知识，提高社区卫生机构的社区社会病防治工作的总体水平。要在社区中建立完整的、全面的健康教育网络，针对各种年龄、文化层次的人普及社区社会病防治知识，在社区中开展形式多样的、针对各人群心理特征的健康服务，从而提高社区人群的健康水平。我们在社区工作中应大力开展社区社会病防治宣传和教育服务，利用现有的卫生资源，尽可能满足社区居民对社区社会病教育与服务的最大需求。但也有一些社区对现可利用资源没有充分发挥其作用，如很多居民根本不知道相关的服务机构在哪里，有多少等。社区社会病控制工作应借助于新闻媒体及时宣传，更好的推动工作的开展，提高人们的接纳和响应程度。此外，行政部门的保障工作也非常重要，一定要得到街道、社区干部的高度重视和配合，增加社区干部的社会病控制知识讲座等，使工作开展更加顺利。以社区为依托全面加强危机干预，建立危机干预中心、自杀预防机构等，可采取热线电话、互联网提供危机干预服务，通过电话、书信、面谈、探访、专题讲座、科普宣传等形式，及时和有效地拯救处在思想困扰和绝境边缘的人，使他们能正确对待生活、面对现实，去掉消极的念头。以上是预防与控制社区社会病发生的切实可行和有效的社会医学措施。

3. 提高全民族的文化教育水平，与精神文明建设和素质教育相结合　提高全民的文化素质，前提是得到全社会的支持，包括经济支持、全体照顾、行动支持等。提高我国人民的整体教育水平，关心弱势人群和弱势地区。同时加强全民素质教育，使其主动制止不良行为和生活习惯，养成和建立健康的生活方式，坚决落实到行动中去，促进全民健康。全社会，尤其是学校一定要关心青少年健康成长，普遍进行综合素质教育，提高其社会适应能力和社会健康水平，帮助其从小树立正确的人生观和价值观。面向 21 世纪的教学改革，培养具有包括心理素质在内的综合素质的人才，对控制社区社会病具有重要意义。

4. 科学筛查高危人群，进行重点防治　从社区预防的角度来看，社区社会病的防治，也应重在对高危人群进行危机干预。要对高危人群进行防治，以期降低社区社会病的发病率，减少社会损失。目前，我国要加快对社区社会病的成因防止和重视高危人群的防治。如通过各种测验量表或人群普查等有效途径对人群进行筛查，及早发现心理障碍、自杀等高危人群，做到早期发现、早期诊断、早期干预、减少伤残、减少卫生资源的浪费，提高居民的生活质量、健康质量，提高居民的健康水平。同时要学会应对社会变化所带来的各种新问题和新情况。

5. 加强社区社会病相关科研和疾病监测工作　重视和支持心理健康方面的科学研究，采取科学的“社区诊断”，寻找有效的“社会处方”，对社区社会病进行“治疗”。深入研究和探讨社区社会病的危险因素与流行病学特征，探讨危险因素在高危人群、高危环境、高危反应和高危因子中的作用，探讨社会致病因子与社区社会病发生、发展和消亡之间的关系，以便为控制社区社会病提供更有效和有针对性的措施。积极鼓励把科研成果应用于控制社区社会病的工作实践，开展各种形式的国内外学术、人员交流与科研合作，提高社区社会病控制工作的整体水平。逐步建立和完善社区社会病信息监测网络，加强监测工作，有条件的地区要积极开展重点防治社区社会病的流行病学调查，及时掌握其流行情况和发展趋势。

（二）行为医学措施

1. 加强健康教育　健康教育是关系到我们民族健康素质的重要环节，社区社会病的发生很多是与知识水平缺乏，对其认识不足所致。有效的针对影响我国国民健康的几大社区社会病，采用网络、媒体、宣传单等多种形式开展健康教育普及活动。如进行有关自杀人群的心理健康教育、宣传毒品的危害，交通安全和各种职业安全知识教育，广泛宣传健康性观念、性道德和安全性行为，宣传性知识和性病防治知识。只有在全社会开展健康教育，全民知晓，全民行动，加强初级卫生保健，防治社区社会病从每一个个体开始，才能实现“人人享有卫生保健”的预期目标。

2. 建立健康的生活方式，培养良好的生活习惯，提高自我保健意识　倡导积极的现代行为生活方式，提高自我的保健意识。从社区预防的观点来看，社会生活方式与行为因素所引发的社区社会病对健康的影响远比医疗服务重要，根据 Dever 社会诊断，人类生命与健康的主要威胁来自不良生活方式与行为因素所致的疾病，约占全死因的50%。不健康的生活方式与行为，主要有吸烟、吸毒、酗酒、不健康的性行为等。吸烟是引起多种疾病与早死的最大而又难避免的一个原因。WHO指出，“控制吸烟可改善各国人民的健康状况和延长寿命，这在社区预防领域里比采取任何单项行动更为有效。”在不良嗜好中，饮大量酒和用麻醉药品（吸毒）使世界各国众多的人丧失健康，患病、过早死亡、致残或犯罪。要解决这些问题，必须采取社会性措施，从社会和经济政策上采取切实有效的控制措施。

3. 合理营养　饮食既是人们生活的基本需要，亦是造成多种疾病和致癌的重要因素。目前已查明，饮食因素与饮食习惯是心脏病、高血压、龋齿、肥胖症及多种癌症的危险因素。如果人们坚持以下几项原则：少摄取热量高的食物，保持理想体重；少吃胆固醇与脂肪高的饮食，少吃盐、少吃糖、少吃或不吃熏、煎、烤的动物性食品；多食鱼、豆、水果与蔬菜；普及饮食卫生与营养知识，不同的病人应给予不同需求的食谱等，就可能使身体更健康。

4. 促进精神健康　精神健康是由社会健康决定的，精神健康既受社会健康制约，又会促进社会健康。各级卫生机构及社区社会病控制机构应建立心理档案，加强心理卫生教育，积极开展心理咨询和心理疏导，可以有效地防范自杀、吸毒等社区社会病的流行。在全社会，尤其是学校，普及心理健康教育，采用广播、电视、报纸、网络、科普宣传册等多种形式向人群宣传心理卫生知识，开展社区心理咨询和心理保健系统，并在学校教育中添加心理卫生课，通过这些方式提高人群适应、分析和解决问题、应对挫折和控制情绪的能力。当遇到突发性生活事件时，应采取积极的应对方式，要学会正确对待生活、工作、学习过程遇到的压力，学会自我减压。处理好紧张和压力，保持良好的情绪反应，可减少焦虑、抑郁、自杀、犯罪、离婚、滥用麻醉品、意外伤害和疾病的发生，是保持身心健康的重要条件。

5. 加强体育锻炼　与全民健身运动相结合。运动能促进身心健康，如精力充沛，睡眠改善，肌肉有弹性，自信心更强，忧虑、抑郁减少，且有助于人们养成健康的生活习惯与行为方式，从而可以有效地控制吸毒、酗酒、自杀等社区社会病。因此，体育锻炼不仅被人们用来作为增强体质的方法，也可作为调节心理，控制社区社会病的重要手段。因此，应鼓励全民多参加体育运动，尤其是城市居民。应大力推进全民健身运动，并在全民健身这一复杂的系统过程中，研究体育锻炼对社区社会病防治的重要作用，以增强国民的健康状况。

6. 控制应激，保持良好的情绪反应　现代社会是一个快节奏的社会，工作与学习竞争性强，压力在所难免。适当的压力，可促使人们不断上进与追求，生活中的压力迫使人们产生强烈改变现状的欲望。人们生活在现代社会里，即使适应性良好，也不可能期望没有忧虑、紧张、不满足与挫折，也不可能设想经常生活得非常愉快和幸福。现代物质精神生活的需求，来自本身和人际关系而产生的矛盾，观念的压制，计划受阻，职业、工作不称心，各种失败与挫折，自我实现的破灭，爱情、婚姻上的波折等，使得人们不可能度过一个完全没有斗争的一生。应该认识到躯体和精神上的紧张与松弛的交替发生，是正常生活的一部分，这对具有进取精神，有抱负的人表现得更为明显。处理好紧张和压力，保持良好的情绪反应，可减少焦虑、抑郁、自杀、犯罪、离婚、滥用麻醉品、意外伤害和疾病。

（三）环境医学措施

环境医学是研究环境中的各种因素对健康的影响。环境污染与人类健康密切相关，也在很大程度上影响到社区社会病的发生和发展。每个人的健康状况在很大程度上依赖于他所生活的地理环境、气候环境、社会环境和每个人居住的小环境等。对于社区社会病的控制，除必须加强政府组织领导、开展健康教育及素质教育，采取社会医学和行为医学等措施外，还要特别注意切实采取环境医学措施，增强环境保护意识，保护环境，防止环境污染，努力创造良好的生活、学习、工作和娱乐的环境，提高人类健康水平。有效地控制社会病，预防自杀和吸毒，控制性病和艾滋病等的蔓延，减少酗酒和精神障碍的发生率，可以有效地促进社会稳定，继而有利于社会经济的发展。以自杀为例，按照自杀学会的研究，有一名自杀死亡者，就有十名自杀未遂者，还会有一百名存在自杀意念者。如发生一例自杀死亡，会带给死者亲人、友人、邻居长久的悲痛，有的甚至会导致家庭矛盾、社会冲突、突发事件。因此，全民动员，加大力度预防和控制社区社会病，刻不容缓。

第二节　社区社会病的防治

一、心身疾病

(一) 心身疾病的概念

心身疾病（psychosomatic diseases）或称心理生理疾患（psychophysiological diseases)，是介于躯体疾病与神经症之间的一类疾病。目前，关于心身疾病可以有狭义和广义两种理解。狭义的心身疾病是指心理社会因素在发生、发展过程中起重要作用的躯体器质性疾病，例如原发性高血压和溃疡病。至于心理社会因素在发生、发展过程中起重要作用的躯体功能性障碍，则被称为心身障碍（psychosomatic disorders)，未包括在其中，例如神经性呕吐和偏头痛。广义的心身疾病就是指心理社会因素在发病、发展过程中起重要作用的躯体器质性疾病和躯体功能性障碍。显然，广义的心身疾病包括了狭义的心身疾病和狭义的心身障碍。

按照该定义，那么诊断心身疾病就需要满足以下三个条件：①明确的躯体症状（或疾病)；②导致或促进这些躯体症状（或疾病）的明确心理社会因素；③排除躯体疾病和神经症的诊断。但在目前的实际工作中，往往执行起来有难度，其中的重要原因是学术界在心身疾病的认识和具体实际操作程序方面并未取得一致。

心身疾病和心身障碍在目前文献中有时被混合使用。心身疾病和心身障碍之间本身也存在交叉和重叠。一些著作中提到的心身障碍有时还会笼统地包括一部分心身疾病和一部分神经症，故广义的心身障碍和广义的心身疾病有时几乎是同义语。

(二) 心身疾病的特点和范围

1. 心身疾病的特点

(1) 心身疾病必须具有与躯体症状相关的体征。

(2) 心身疾病的发病原因应是社会-心理因素或主要是社会-心理因素。

(3) 心身疾病通常涉及的是自主神经系统所支配的系统或器官。

(4) 同样强度、同样性质的社会、心理因素影响，对一般人只引起正常范围内的生理反应，而对心身疾病易患者则可引起病理生理反应。

(5) 遗传和个性特征对心身疾病的发生有一定的关系，不同个性特征的人易罹患某一“靶器官”的心身疾病。

(6) 有些病人可以提供较准确的社会-心理因素的致病过程，大部分病人不了解社会-心理因素在发病过程中的作用，但能感到某种心理因素能加重自己的病情。

2. 心身疾病的范围

(1) 心血管系统　原发性高血压、冠心病、心律不齐、阵发性心动过速等。

(2) 呼吸系统　支气管哮喘、过敏性鼻炎、枯草热。

(3) 消化系统　消化性溃疡、溃疡性结肠炎、结肠过敏、神经性呕吐和食道贲门或幽门痉挛等。

(4) 泌尿生殖系统　阳痿、月经紊乱、痛经、经前期紧张症、神经性多尿症等。

(5) 内分泌代谢系统　糖尿病、甲状腺功能亢进、肥胖症等。

(6) 皮肤　神经性皮炎、瘙痒症、斑秃、过敏性皮炎、湿疹、慢性荨麻疹、银屑病等。

(7) 肌肉骨骼系统　类风湿性关节炎、痉挛性斜颈、紧张性头痛等。

以上所列各种疾病中，一般认为原发性高血压、冠心病、哮喘和溃疡病是更为明确的心身疾病。

此外，有人还把红斑狼疮、恶性肿瘤、妊娠毒血症也归入心身疾病的范围。

(三) 心身疾病的危险因素

1. 生活事件　生活事件是最早被注意的影响健康的心理应激因素之一。生活压力事件可粗略地被分为四类：①家庭生活事件，如丧偶、离婚、家庭成员的健康变化、家庭矛盾与和解、新的家庭成员的加入等。②个人生活事件，包括伤病、生活环境与习惯的改变、获得荣誉或违法行为等。③工作生活事件，如退休、失业、调动工作等。④经济生活事件，包括经济状况的较大变化、大额贷款或还贷款、炒股票巨额亏损等。

研究表明，负性生活事件对心身健康的影响高于正性生活事件。在质的方面，生活事件的致病性与其性质有关。那些伴有心理上丧失感的生活事件如丧偶、家庭成员的死亡等对健康的危害最大。此外，过度紧张的学习或工作、人际关系不协调等也对健康有重要影响。生活事件的数量也决定其对健康和疾病的影响程度。当一个人在一定的时期内连续遭遇多种严重生活事件，对个体的考验程度将大大提高，往往容易导致对健康的损害。但平时虽然有较多的生活事件，只要性质较平和，有时反而能增强个体对应激的抵抗力。

一般能引起人产生损失感、威胁感和不安全感的心理刺激最易致病。人的社会心理活动通常与某种情绪活动相关联，如愤怒、恐惧、焦虑、忧愁、悲伤、痛苦等情绪虽然是适应环境的一种必要反应，但强度过大或时间过久，都会使人的心理活动失去平衡，导致神经系统功能失调，对健康产生不良影响。如果这些消极情绪经常反复出现，引起长期或过度的精神紧张，还可产生如神经功能紊乱、内分泌失调、血压持续升高等病变，从而导致某些器官、系统的疾病。

人们对社会心理因素的应激可使血浆肾上腺素活性升高，如愤怒、恐惧、焦虑、忧愁、悲伤、痛苦焦虑、紧张、陌生情况可增加肾上腺素和去甲肾上腺素的分泌，出现原发性高血压、动脉硬化和心律失常，如阵发性房性心动过速、房性或室性早搏；恐惧、愤怒、挫折均可使血压升高，对有高血压素质（生理始基）者，血压持续性增高的可能性更强。

心理应激还能引起胃肠分泌增加。愤怒、激动、焦虑、恐惧都能使胃液分泌和酸度升高，而抑郁、悲伤则可使胃液分泌减少和胃肠蠕动减慢，长期焦虑还可使充血的胃黏膜糜烂。

2. 对压力事件的认知程度和应对方式　对生活压力事件的认知程度和应对方式直接影响个体的应对活动和最终的心身反应的性质和程度，是生活事件到应激反应的关键中间因素之一。良好的生活压力事件的认知和应对方式即具有良好的调适能力，就可使心理压力恢复到原来的平衡状态或达到一个新的平衡。

3. 社会支持　社会支持（social support）是指个体与社会各方面包括亲属、朋友、同事、伙伴等社会人以及家庭、单位、党团、工会等社团组织所产生的精神上和物质上的联系程度。一般认为社会支持具有减轻应激的作用，是应激作用过程中个体“可利用的外部资源”。

多项研究大多证明，社会支持与应激事件引起的心身反应呈负相关，说明社会支持对健康具有保护性作用，并进一步可以降低心身疾病的发生和促进疾病的康复。Thomas 等研究 256 名成人的血胆固醇水平、血尿酸水平及免疫功能。通常应激会使血胆固醇水平升高、血尿酸水平升高、免疫功能降低。他们发现，社会相互关系调查表（ISSI）的密友关系部分社会支持得分高，则血胆固醇水平及血尿酸水平低、免疫反应水平高。这与年龄、体重、吸烟、酗酒和情绪不良体验等因素无关。

4. 生理因素

（1）生理始基（analogue）　即心身疾病患者在患病前的生理特点。为什么同样的心理社会刺激，如地震、洪水、战祸、灾荒等波及大量人口的刺激因素，其中只有少数人得了心身疾病？为什么这些患者的心身疾病又不都是同一种病？如有人患溃疡病，有人患高血压，有人却患冠心病，这主要是由于患者的生理特点不同所致。因而使他们具有对不同的心理疾病有着不同的易患性（vulnerability）。如在溃疡病发病过程中，胃蛋白酶的增高起重要作用，由于它消化了胃黏膜而造成溃疡。实际上，患者在病前，其蛋白酶的前体-胃蛋白酶原的水平就已经比一般人高，因此这种胃蛋白酶原的增高即可称之为溃疡病的生理始基。然而有溃疡病生理始基并的人不一定会得溃疡病，因为人群中有相当多的人具有这一特征，而其中只有一部分溃疡病患者是由于社会心理刺激对他们起着“扳机”（trigger）的作用。说明只有生理始基和社会心理刺激同时存在的情况下，才会有溃疡病的产生。

现已发现，高三酰甘油（甘油三酯）血症是冠心病的生理始基，高尿酸血症是痛风症的生理始基，高蛋白结合碘者则为甲状腺功能亢进的生理始基。对生理始基的研究不仅对了解心身疾病的发病机制有重要意义，而且对这些疾病的预防也提供了极为重要的线索。

（2）中介机制（mediator）　心理-社会因素以各种信息影响大脑皮层的功能，而大脑皮层则通过自主神经系统、内分泌系统、神经递质系统和免疫系统这些重要的生理中介机制，影响内环境的平衡，使靶器官产生病变。①自主神经系统：当自主神经系统的功能发生过于急剧或持久的改变时，即可能造成心、肺、胃、肠、血管、腺体、皮肤、肌肉等器官和组织持久的活动过度或不足，导致器质性病变，这就是心身疾病发病机制的早期假说：心理因素→人脑皮质功能改变→自主神经功能改变→内脏功能障碍→内脏形态学改变。如结肠过敏症等。②内分泌系统：内分泌系统在维持内环境稳定方面起着重要作用。在情绪应激下，内分泌系统功能很容易发生变化，焦虑、忧郁等情绪反应都可以用 17-羟固醇来判定程度。可见，心理因素或情绪状态与内分泌功能状态之间的相互影响在心身疾病的发生发展过程中起着重要作用。③神经递质系统：在情绪应激时都伴有中枢儿茶酚胺浓度的升高，另一中枢神经递质 5-羟色胺的水平下降。中枢神经递质的改变，可以继发自主神经功能和内分泌活动的改变，并可相互影响、相互制约，这些改变在心身疾病的发生发展过程中都起到一定的作用。④免疫系统：在社会心理应激情况下，可影响到 T 细胞的功能，导致免疫功能的紊乱或减退。

5. 情感障碍　在人的精神活动中，情感有极其重要的作用，情绪良好使人精神振奋，干劲倍增，思维敏捷，效率提高；反之则使人精神萎靡，思考迟钝，效率下降。

常见的情感障碍有焦虑（anxiety）、忧郁（depression）和应激性（irritability，指各种不同程度的易怒倾向）。

6. 人格类型　近代的研究资料支持这样一种观点，即有些心身疾病具有特殊的人格特征。对癌症的医学心理学研究表明，长期处于孤独、矛盾、抑郁和失望情境下的人易患癌症。如有人对1337名医学生进行追踪观察，发现有48名癌症患者都具有共同的人格特点，即内向、抑郁、隐藏着愤怒和失望。

有一学者对100多名企业人员作长期观察中发现，约有75%的人，其冠心病发作的主要原因是过度操劳和精力消耗，他们在紧张工作期间血中脂质水平明显升高。还发现大多数患者属于A型行为模式（type A behavioral pattern）或称为“冠心病易患行为模式”。其特征为：(1) 为取得成就而努力奋斗；(2) 富有极大的竞争性；(3) 很易引起不耐烦；(4) 有时间紧迫感；(5) 语言和举止粗鲁；(6) 对工作和职务提出过多的保证；(7) 有旺盛的精力和过度的敌意。有的学者认为A型行为并非是冠心病的结果，而是起因。A型行为类型与冠心病之间存在着明确的关系，而且其胆固醇、三酰甘油、去甲肾上腺素、促肾上腺皮质激素及胰岛素对葡萄糖的反应都增高，凝血时间缩短。经常出现抑郁的冠心病患者更易患心肌梗死。

7. 遗传　在心身疾病如冠心病的家族中，患同类疾病的几率比一般人群高10倍，他们往往具有共同的性格和生理体质。此外，冠心病家庭成员多有高脂肪膳食、吸烟、饮酒、缺少体力活动等相似的生活方式。

(四) 心身疾病的预防

1. 第一级预防　第一级预防是防止社会-心理因素长时期反复刺激并导致心理失衡的主要措施。培养比较完整的健康心理素质，提高应对危险因素的能力是预防心身疾病的基础。培养健康的心理素质应从儿童时期开始。家长和老师应注意培养、教育儿童乐观向上、关心他人、互相爱护等健康心理，耐心纠正可能产生的偏离心理，对防止儿童时期情绪障碍和成人期的心身疾病都有重要意义。

2. 第二级预防　第二级预防是防止社会-心理因素导致的心理失衡阶段发展成为功能失调阶段的主要措施，因而早期诊断、早期治疗是第二级预防的核心。接受心身疾病患者就诊的第一位医生往往不是心理医生，因此要求现代临床医生必须了解社会-心理因素可以引致心理失衡，进而导致功能失调，最后发展为躯体疾病、心身疾病的规律，积极采取第二级预防措施，通过心理咨询（psychological counseling）和治疗，及早帮助和指导患者恢复失衡的心理，及早调整患者的功能失调，阻断病情向躯体疾病方向转化。

3. 第三级预防　第三级预防是针对患者在经历心理失衡、功能失调进入躯体疾病阶段情况下防止病情恶化的重要措施。这个阶段不仅依靠有效的药物，还要充分估计心理咨询和心理治疗的作用。心理咨询和心理治疗工作要求医生有较高的医德修养、较广的医学知识、较熟的医学技能，医患之间建立起相互信任和相互合作的亲密关系。

二、精神疾病

(一) 精神疾病的流行病学

精神疾病是在各种生物学、心理学以及社会环境因素影响下人的大脑功能失调，导致认知、情感、意志和行为等精神活动出现不同程度障碍的疾病，不仅严重影响精神疾病患者及其家属的生活质量，同时也给社会带来沉重的负担。随着经济和社会的不断发展，生活节奏加快，竞争压力的日趋增加，精神疾病的种类、特点、患病率也发生着变化。我国精神疾病的情况与国外流行趋势有异同。

对于各类精神障碍，近年来各国的研究已取得了丰硕的成果，其中精神分裂症是研究时间最长久、研究范围最广泛和深入的精神疾病。澳大利亚 Jablensky（1997）论述精神分裂症的流行病学时指出，该病是一种低发病率但相对危害终生的疾病。自从 Kraepelin（1896）首先描绘精神分裂症作为一个疾病实体，称为"早发性痴呆"（dementia praecox）之后，自21世纪初开始的流行病学研究在不同人群和地区均获得了对精神分裂症的患病率、发病率和终生危害的显著一致的估计值。

美国 Myles 等人（1999）发表了在相对与世隔绝的岛国帕劳共和国调查的结果，在13750名15岁以上的成人中精神分裂症的终生患病率为1.99%，其中男性终生患病率为2.77%，女性终生患病率为1.24%。德国 Hafner 等人对精神科文献进行综述后指出，12～60岁的成人中发展成精神分裂症的可能性是万分之一，其主要发病年龄是20～35岁，且女性晚发精神分裂症的频率和严重性大于男性。WHO 对全球10个中心的协作研究结果进行分析后指出，精神分裂症的发病率在不同国家、不同地区都是近似的。总之，在世界范围内的研究表明，精神分裂症的时间和地区分布无明显差异；年龄分布以青壮年首次发病为主，且有性别差异；家庭经济水平和社会阶层与精神分裂症的患病率呈负相关。

我国的精神病学家将国际精神疾病流行病学研究的先进调查方法介绍到国内。1982年在卫生部领导下，组织了全国第一次精神疾病流行病学12个地区的协作调查。调查参照ICD和DSM两大诊断和分类标准，制定了统一的抽样方法、调查程序，以及效度和信度均达到要求的精神疾病筛查工具、标准化的检查方法和诊断标准；通过较大规模的现况调查，获得了各类精神疾病的时点患病率为10.54‰，终生患病率为12.69‰；其中精神分裂症时点患病率为4.75‰，终生患病率为5.69‰，城市时点患病率为6.06‰，明显高于农村3.42‰；情感性精神障碍的时点患病率为0.37‰，终生患病率为0.76‰。此外，调查还发现了一些相关因素，如精神分裂症的患病率与经济水平呈负相关等。本次调查提供了我国精神疾病的一些基础资料，也在全国范围内提供了精神疾病流行病学调查的方法学，从而极大地提高了我国精神疾病流行病学研究的水平。1993年在上述12个地区中的7个地区，使用同样的调查方法和程序进行了第二次大样本的现况调查。

最近完成的世界精神卫生调查在北京、上海随机抽样5000名城市居民，采用 WHO/CID/DSM 标准获得12个月精神障碍患病率分别为9.1%和4.3%。其中北京的终生患病率：焦虑障碍为5.3%，情感障碍为4.1%，冲动控制障碍为1.9%，物质使用障碍为1.0%，任何一种障碍为8.9%；上海的终生患病率：焦虑障碍为3.2%，情感障碍为2.3%，冲动控制障碍为1.5%，物质使用障碍为0.6%，任何一种障碍为5.0%。

（二）精神疾病的分类和社会因素

1. 精神疾病的分类　精神障碍分类学的目的，在于把种类繁多的不同精神障碍按照它们发生和发展的基本规律以及临床特点，划分出病类、病种和病型几个不同等级的概念，这样可以加深对疾病之间关系的认识，作为临床诊断、鉴别诊断、临床治疗和临床研究的依据。精神病学家通过对精神障碍的观察和研究，从临床实用角度出发，提出了外源性和内源性精神病、器质性和功能性精神病、轻性精神病和重性精神病、病状性精神病、心因性疾患、病态人格和智能障碍等病类概念，并确立了很多病种和不少病型。

我国精神疾病分类方案如下：

（1）脑器质性精神障碍与躯体疾病所致精神障碍　如老年期痴呆，颅内感染所致精神障碍，躯体感染、内分泌障碍、营养代谢疾病所致精神障碍等。

（2）精神活性物质与非依赖性物质所致精神障碍　如酒精所致精神障碍，鸦片类物质所致精神障碍，镇静催眠剂所致精神障碍，一氧化碳所致精神障碍，有机化合物（苯、有机磷等）所致精神障碍，食物（如菌类）所致精神障碍。

（3）精神分裂症以及其他精神病性障碍　如精神分裂症，分裂样精神病，偏执性精神病，短暂精神性障碍，分裂情感性精神病，周期性精神病等。

（4）情感性精神障碍心境障碍　如躁狂症，双相情感性精神障碍抑郁症，环性心境障碍等。

（5）神经症及与心理因素有关的精神障碍　如恐怖性神经症，焦虑性神经症，强迫性神经症，抑郁性神经症，癔症疑症性神经症，神经衰弱心理创伤后应激障碍，适应性障碍，气功所致精神障碍等。

（6）与心理因素有关的生理障碍　如进食障碍（神经性厌食）、神经性贪食、神经性呕吐，睡眠与觉醒的障碍（失眠症、嗜睡症、夜惊等），性功能障碍（性欲减退、阳痿、早泄、性高潮缺乏、阴道痉挛、性交疼痛等），自主神经功能障碍等。

（7）人格障碍、意向控制障碍（冲动控制障碍）与性变态。

（8）精神发育迟滞。

（9）儿童少年期精神障碍　如儿童孤独症、儿童多动症（注意缺陷障碍）、品行障碍、儿童情绪障碍、抽动障碍、儿童行为障碍等。

（10）其他精神障碍及与司法鉴定和心理卫生相关的几种情况。

2. 精神疾病的心理社会因素　WHO 的 2001 年年报指出：“现代科学的证据认为，精神疾病的发生和发展是遗传和环境复合作用的结果，即生物学和心理社会环境交互作用的结果。人脑既不是单纯的基因程序决定的，也不是单纯环境因素决定的。从产前，直至终生，两种因素一直在相互作用。”心理社会因素包括精神创伤、内心矛盾以及家庭、社会环境与文化背景的影响等。在上海开展的一项以阿尔茨海默病（Alzheimer’s disease，AD）精神疾病的流行病学研究发现，除神经退行性病变，神经原的淀粉样变性和缺失，神经纤维原的过度磷酸化变性，是 AD 的病理基础外，同时低教育水平、低认知功能、低社交活动、低闲暇活动等，也是 AD 的危险因素。我们不能认为 AD 是心理社会因素决定的功能性疾病，但是我们至少认为心理社会因素参与了 AD 的发生和发展。6 年以上的正规教育，可以使 AD 的发生推迟 7 年左右。社会交往和积极的闲暇活动，可以减少 AD 的危险性。迄今为止，还无法改变 AD 的易感基因，但可以通过心理社会干预降低 AD 的发病。生物学和心理社会干预的结合，或许效果更好。

（三）精神疾病对人类健康和社会的影响

1. 精神病人的生活自理能力　生活自理包括饮食起居和个人卫生两个方面，这是社会对健康成年人最起码的要求，研究结果显示 18.7%的精神分裂症、15.4%躁郁症和 24.2%的神经症患者部分或全部丧失生活自理能力。对前两种患者来说由于有精神症状的原因，这个结果可以理解。对神经症患者来说，这结果似乎不可理解，认为这是神经症患者的“患病行为（illness behavior）”的一种表现，患者以行为“退化”来表示疾病的痛苦，以引起家庭和社会的关注。

2. 精神疾病对劳动能力的影响　有研究结果表明，三种精神疾病对工作和家务劳动的量和质都有很大的影响，其中精神分裂症对劳动能力的影响比其他两种疾病更为显著。精神分裂症、躁郁症俗称“重性精神病”，患者在发作期间通常有明显的思维、情绪和行为障碍；精神分裂症患者在缓解期，也可因为存在残留症状、衰退症状，其劳动能力的损害是显而易见的；神经症患者可能由于焦虑、抑郁情绪及一些躯体化症状的影响，劳动能力亦会受到影响，但恢复后一般仍能保持原来的劳动能力。

3. 精神疾病对人际关系的影响　有研究结果表明，三种精神疾病患者与配偶、家庭成员及亲戚朋友的关系，病后均不如病前。精神疾病影响人际关系的原因主要有两方面，其一是由于疾病本身影响了正常的社交活动；其二是社会对精神病人的偏见，不愿意与精神病人交往。有研究表明，精神病人所获得的社会支持显著低于正常人

（四）精神疾病的社会防治措施

1. 精神疾病的社区预防及管理

（1）重视儿童和青少年心理行为问题的干预和预防　加强对学校教师、班主任、校医等的心理健康教育和精神卫生知识培训，提高早期发现儿童和青少年心理行为问题的能力。依靠学校现有工作队伍和网络，在心理健康教育和精神卫生专业技术人员的指导下，针对不同年龄儿童和青少年的特点，开展心理健康教育与咨询服务，为儿童和青少年提供心理指导和帮助。

（2）加强对妇女心理行为问题和精神疾病的研究和干预　维护有精神疾病和不良心理行为问题的妇女的权益，加强妇女孕产期心理健康保健和常见心理行为问题的识别及处理工作，降低产前、产后不良心理反应发生率；做好妇女更年期心理健康咨询和指导工作。加强农村妇女心理行为问题的多学科研究，开展针对农村妇女的心理健康咨询和危机干预服务，采取有效措施降低农村妇女精神疾病患病率。

（3）开展老年心理健康宣传和精神疾病干预　利用现有社区精神卫生资源，建立老年性痴呆干预网络，普及老年性痴呆和抑郁等精神疾病的预防知识，开展心理健康咨询活动并提供有效的支持和帮助，提高老年人生活质量。

（4）加强救灾工作中的精神卫生救援，加快制定灾后精神卫生救援预案　从组织、人员和措施上提供保证，降低灾后精神疾病患病率。积极开展重大灾害后受灾人群的精神卫生需求调查，确定灾后心理卫生干预的重点人群，提供电话咨询、门诊治疗等危机干预服务。

（5）开展职业人群和被监管人群的精神卫生工作　针对不同地区、不同类别职业人群的具体情况制定适宜计划，疏导和缓解职工因工作、家庭生活等带来的压力，把被监管人员的精神卫生工作纳入本地区精神卫生工作计划。加强对公安机关监管民警，监狱、劳教部门民警和医护人员的精神卫生知识培训，根据被监管人员精神卫生流行病学特点，针对不同类型、不同特点的被监管人员开展心理治疗和心理矫正工作。

（6）加强精神卫生科研和疾病监测工作　重视和支持精神卫生的科学研究，积极鼓励把科研成果应用于防治工作实践，开展各种形式的国内外学术交流与科研合作，提高我国精神卫生工作防治的整体水平。完善精神疾病信息监测网络，加强监测工作。要针对精神疾病逐年上升的趋势，适时选择时机做好精神疾病流行病学调查，及时掌握精神疾病流行情况和发展趋势。

（7）建立健全精神卫生服务体系和网络　根据区域卫生发展规划，统筹规划本地区现有各级各类精神卫生机构，明确功能定位，实现资源整合。要按照精神卫生机构为主体、综合

医院精神科为辅助、基层医疗卫生机构和精神疾病社区康复机构为依托的原则，建立健全精神卫生服务体系和网络，把精神疾病的防治工作真正落到实处。

6. 三级预防

（1）一级预防　这是最根本、最可靠的预防措施。目标是消除和减少病因或致病因素，以防止和减少精神疾病的发生。通过个人与社会的共同努力，广泛开展心理卫生健康教育，普及身心医学常识。使人们积极主动地讲究心理卫生，加强自我保健，建立和睦的家庭和正常的人际关系。还应积极宣传婚前检查的重要性，鼓励公民自觉参加婚检，减少遗传性疾病的发生。另外，培养健康的心理素质应从幼儿时期开始，家长和老师都应注意培养、教育儿童乐观向上、关心他人、互相爱护等健康心理，耐心纠正可能产生的偏态心理，对防止儿童时期情绪障碍和成人期的心理疾病都有重要意义。

（2）二级预防　是通过心理咨询和治疗等措施，防止社会心理因素导致的心理失衡发展成为精神疾病。而早期诊断、早期干预是二级预防的核心。这就要求人们多学习心理疾病和精神疾病的相关知识，加强对心理疾病和精神疾病的理解和识别能力，做到早发现、早就医。要求精神科和心理学专业的医护人员，在社区人群中广泛开展精神卫生知识宣传教育工作。当前精神科医学与精神卫生事业发展的趋势，不应局限于精神科临床工作，还要积极开展社区精神卫生保健事业，两者密切联系，才能更好地贯彻预防为主的方针，做到防治结合。

（3）三级预防　即防止精神衰退、保持社会功能。通过药物治疗、心理治疗、行为治疗等措施防止和减少精神残疾，促进患者的全面康复。在这个阶段的患者不仅要依靠有效的药物，还应辅以心理、行为治疗等综合治疗手段，与患者建立相互信任、互相合作的良好医患关系。以患者为中心，充分了解患者的病史及心理状态，满足其合理的需求，耐心地对患者进行解释、指导和鼓励，使患者树立战胜疾病的信心和决心，以防止精神衰退，保持社会功能。

三、自杀

（一）定义和分类

自杀（suicide）是一种有意杀死自己的行为，是一种对环境的不适应而产生的应激性反应，是为应付心理危机而采取的一种极端手段。美国心理学家 Schneidma 对自杀的定义为“根据自己的意愿使自己生命终止的行为。”

国际上一般按结局的不同，将自杀行为分为自杀死亡、自杀未遂和自杀意念 3 类。我国学者提出将自杀行为分为如下 5 类，这对指导自杀危险性评估和自杀预防具有一定的实际意义。

1. 自杀死亡　基本特征是采取了伤害自己生命的行动，该行动直接导致了死亡的结局。死者在采取行动时，必须有明确的死亡愿望，才能认为是自杀死亡。但死亡愿望的强烈程度不作为判断是否自杀的主要依据。

2. 自杀未遂　基本特征是采取了伤害自己生命的行动，但未达到结束自己生命的状态。自杀未遂者通常存在躯体损伤，但躯体损害不是自杀未遂的必备条件。必须将自杀未遂与蓄意自伤、类自杀、自杀姿势之类的术语区别开来，因为一定强度的死亡愿望是自杀未遂的必备条件。

3. 自杀准备　基本特征是做了自杀行动的准备，但没有采取导致伤害生命的行动。这一类包括实际准备了用于自我伤害的物质、工具、方法，如购买了用于自杀的毒物、药物，或者枪支、弹药，或者到自杀现场作了实际的考察。

4. 自杀计划　基本特征是有了明确的伤害自己的计划，但没有进行任何实际的准备，更没有采取任何实际的行动。如一个人考虑用安眠药自杀，但还没有购买或积存安眠药。

5. 自杀意念　基本特征是有了明确的伤害自己的意愿，但没有形成自杀的计划，没有行动准备，更没有实际的伤害自己的行动。

自杀意念、自杀计划、自杀准备、自杀未遂和自杀成功被称为统一的连续体，但自杀未遂与自杀死亡还是有区别的，主要区别包括：①自杀死亡男性多于女性，而自杀未遂以女性占优势；②自杀死亡多在 35 岁以下，自杀未遂者多为青年至中年，年龄多在 35 岁以上；③自杀死亡的原因为抑郁症、酒精中毒、脑器质性疾病、精神分裂症、偏执性障碍等，而自杀未遂多见于神经症、人格障碍、性变态等；④自杀死亡者有预谋、计划周密、单独进行，而自杀未遂带有冲动性，在人前或易被发现的地点自伤，而且在事后（如服药过量）告诉他人；⑤自杀死亡者多采用快速而暴烈的方法，往往是致死性的，其目的是结束自己的生命；而自杀未遂者多用和缓的方法，其目的是改善环境生活下去。

6. 蓄意自伤　或称为类自杀、自杀姿势，是一类与自杀相关的行为，指在个人意识清楚的情况下，自愿地采取自我致伤、致残的行为，一般完全没有死亡意愿。常见的自我损伤形式包括切伤皮肤、用锋利的东西刺伤自己的身体、吞食异物或将异物塞入阴道、尿道或肛门等。有些人知道不应该这样做，但控制不住进行自我伤害的冲动，伤害自己后有一种轻松的感觉。另有少数人希望通过这种行为来求得同情和理解，或解决自己的人际关系问题。虽然自伤行为的目的不是死亡，但统计表明，蓄意自伤者的自杀死亡率比普通人群高数倍。而且，如果自伤后得不到及时的医疗救助，也会导致死亡。因此，在自杀预防工作中，一般把自伤行为视为“准自杀行为”而予以重视。

（二）自杀的流行病学

一个人的自杀会给亲朋好友带来巨大伤害，这种伤害涉及情感、社会和经济诸多方面。据世界卫生组织的估算，每年与自杀有关的经济损失高达数十亿美元。因而自杀已成为非常严重的公共卫生问题。1990 年全球自杀死亡人数达 140 万，占该年总死亡人数的 1.6%；1996 年全球 53 个国家自杀年龄标化病死率为 15.1/ 10 万，其中男性 24.0/ 10 万，女性 6.8 /10万。目前男性自杀率最高的国家为前苏联解体后的立陶宛、俄罗斯联邦、拉脱维亚和爱沙尼亚等（年自杀率＞60/10 万），而女性自杀率最高的国家为斯里兰卡、中国、匈牙利和爱沙尼亚等（年自杀率＞14/10 万）。我国每年至少有 25 万人自杀，200 万人自杀未遂。国际上习惯上将年自杀率＞20/10 万的国家称为高自杀率国家，年自杀率＜10/10 万的国家称为低自杀率国家，过去中国一直被认为是低自杀率国家，但在 1999 年 WHO/北京精神卫生高层研讨会上，卫生部首次正式对外公布了中国年自杀率为 22.2/10 万（1993 年）。据北京心理危机研究与干预中心的调查分析，自杀已成为 15～34 岁人群的首位死因。提示中国的自杀问题不容忽视，有必要引起全社会的关注和重视。

目前，在自杀行为的流行病学研究方面还存在一些重要的方法学问题，使得不同研究之间缺乏可比性，各家研究结果的差异较大。首先，有关自杀行为的定义尚未统一，尤其对于自杀未遂和自杀意念，各研究者采用的判断标准不一致。第二，我国还没有可靠的全国性死因登记系统，很难利用二手资料进行自杀率分析；第三，我国幅员广大，不同地区、不同人群自杀率差异较大，致使估计全人口自杀率存在困难；第四，自杀仍然是一个在政治、文化上有一定敏感性的问题，对自杀死亡及其家人的社会歧视仍然比较严重，导致自杀死亡的漏报率较高；第五，自杀死亡是一种“事后推断”，如果死亡者生前没有留下遗书、遗言等线索，很难在自杀死亡与意外死亡之间作出判断。

1. 年龄分布　自杀行为与年龄有关。14 岁以下者自杀罕见，但有报道，最小者 10 岁。绝大多数自杀死亡者在 15 岁以上，占 98.91%，15～34 岁为第一自杀高峰年龄组，占 40.17%，60 岁以上为第二自杀高峰，占 29.72%。我国自杀死亡年龄分布呈“马鞍”现象，20～29 岁自杀曲线上升极快，30 岁以后缓慢下降，中年期相对稳定，50 岁以后曲线开始慢慢回升，60～65 岁以后急剧升高，出现第二个高峰，这与美国、英国、智利等大多数国家相似。

2. 性别分布　国外自杀率男性高于女性，自杀未遂率女性高于男性。自杀率男女之比美国为 2.5～4∶1，英国约为 2∶1，智利 2.9∶1，自杀未遂率则女性为男性的 3～5 倍。欧美国家自杀率男性普遍高于女性，与下列因素有关：男性多采取自缢、枪击等致死性高的方式，女性多采用服毒等较为温和的方式，获救机会大；男性就业率高，面对的社会压力和应激多；欧美女权主义盛行，女性享有更多的社会平等权利，得到更多的社会保护；男性酒精依赖和药物滥用等不良行为远远多于女性，程度也远较女性严重等。与绝大多数国家自杀模式不同，我国自杀率或自杀未遂率一般都是女性高于男性，自杀率男女之比约为 0.82∶1。亚洲华人社会中也存在女性自杀率高于男性这一现象，仅少数报道男性自杀率高于女性。自杀未遂率同样是女性高于男性，且性别差异更为悬殊，男女之比约为0.3∶1，未见男性高于女性的报道。家庭纠纷及婚恋问题是我国最主要的两个自杀原因，而女性发生各种家庭纠纷及婚恋问题的几率远高于男性，且多为受害者。

3. 城乡分布　在发达国家，农村人口的自杀死亡率远低于城市人口。法国社会学创始人、著名的自杀研究者 Durkheim 认为，与城市居民相比，农村居民之间保持着密切的社会联系，这种社会联系有助于阻止个体自杀行为的产生。我国自杀率的城乡差异相当明显，多数文献显示农村自杀率明显高于城市，为城市地区的 2～2.4 倍，老年人群自杀率更是高出城市地区的 4～6.5 倍，仅少数文献报道城市自杀率显著高于农村。这种城乡差异可能是由于农村在社会环境、经济文化水平、医疗条件、社会福利和社会保障等方面与城市还有着相当大的距离。

4. 教育水平差异　不同文化程度人群自杀率差别明显，文化程度越低，自杀率越高，据报道，自杀死亡者中文盲占 33.53%～63.7%。低文化水平人群考虑问题较片面，认识范围狭窄，思维方法单一，易冲动；加上大多是科盲、法盲，遇到矛盾或纠纷不知道借助行政或法律手段，动辄以死逃避和抗争，造成自杀率偏高。

5. 精神障碍与自杀　精神障碍是自杀死亡的重要原因之一。西方国家的许多研究表明，自杀者中精神障碍的患病率高达 90%以上。然而，以我国死亡登记资料为依据的研究表明，自杀死亡人群中精神障碍的患病率在 30%～40%。这可能与我国死亡登记资料有关数据的可靠性相对较低有关。最近，有学者对 519 名自杀者进行较为严谨的回顾性诊断，发现该样本中，40%有抑郁症诊断，7%有精神分裂症诊断，7%有酒精依赖诊断。

6. 婚姻状况差异　婚姻状况与自杀率明显相关。Robert 等研究发现离婚和丧偶人群自杀率最高，从未结婚者自杀可能性是结婚人群的 2 倍，我国离婚人群自杀率远远高于在婚人群，香港也以离婚人群自杀率最高。也就是说离婚人群自杀率最高，在婚人群最低。可见，良好的婚姻状态是极为重要的保护因子。

7. 自杀手段　在不同的社会和文化背景中，可见到各种各样的自杀手段。

一般说来，自杀死亡者特别是男性多采用暴力性自杀手段，如枪击、炸药、刀伤、自焚、从高处跳下、投水等，而自杀未遂特别是女性自杀未遂者多采用非暴力性手段，如服毒、服药等。但在我国，约 2/3 的自杀死亡是服毒导致的，特别是在农村地区，服剧毒农药自杀是一种最常见的自杀手段。

(三) 自杀行为的影响因素

自杀行为在个体层面上与个人性格、价值观念、人际关系、个人所遭受的社会心理压力、个人的应对方式、获得的社会支持以及精神、躯体健康状况等多种因素有密切的联系。同时，自杀行为也受自杀者所处的社会环境有关，如人口结构、文化信念、对自杀的态度、医疗保健制度、社会动荡、社会经济状况的变化等。费立鹏等在对中国自杀研究的基础上，对自杀模式进了探讨，揭示了与自杀有关的 5 种相互起作用的因素：①有死后的文化信念背景；②个人所处的生活困境和生活遭遇出现率；③限制了个人适应应激环境能力的心理问题的出现率，例如抑郁症、酗酒和服用毒品；④拥有方便有效的致命自杀方法；④防止自杀服务组织的覆盖面和使用的方便性。

因此，在对探讨自杀行为的各种影响因素过程中，人们提出了许多理论和假说。这些理论和假说主要从心理因素、社会因素和生物医学因素三个方面对自杀的影响进行了分析。一般认为，自杀的原因是非常复杂的，任何单一因素都难以从群体或个体角度解释自杀现象。针对自杀的心理学和社会学研究显示，社会心理应激在自杀行为的发生过程中起着非常重要的作用。

1. 生活事件　大量的研究显示绝大多数的自杀未遂和自杀死亡者自杀前经历过不良的生活事件，包括急性和慢性的应激事件。最常见的有婚姻矛盾、家庭纠纷、恋爱受挫；其他常见的事件还有个人躯体的疾病、与工作有关的问题、经济困难等。Heikkinen 等通过自杀者的配偶调查自杀前经历的生活事件，在自杀前 3 个月，85%的自杀者经历一个或更多的生活事件，平均有 2.6 个事件；最常见的生活事件是：工作问题、失业、躯体疾病、婚姻问题、与家庭主要成员的冲突、失恋等，其他的原因有抑郁、经济困难和酒精滥用；在女性自杀人群中导致自杀的心理因素是多种多样的，最常见的原因是家庭矛盾及恋爱婚姻的问题；在青少年自杀人群中大多具有情绪因素或社会心理应激，常见的应激源有家庭的不和、学习的压力、人际关系的紧张、经济困难、恋爱受挫等。

2. 社会支持　社会支持是指一个人通过社会联系所能获得的他人在精神上的支持。社会支持由家庭、亲戚、朋友、邻居、同事、老师、同学等组成的网络提供，社会支持能减少灾难性生活事件造成的精神伤害，帮助维持情感的完好状态。有证据显示自杀未遂者的社会支持比无自杀行为的个体要差，生活事件可以通过影响社会支持系统的稳定性、支持的频度和支持量的大小来改变社会支持系统的结构和功能，而这些改变与自杀行为有关。

人际网络可以提供社会支持，减缓不良生活事件带来的影响。有文献显示自杀死亡者不能创造和维持较好的社会支持网络，可能由于离婚、社会关系的丧失、精神疾病、或其他自杀者内在的原因导致人际网络的缺陷或崩溃。

3. 个体的特征　个体的特征在自杀过程中起着非常重要的作用，自杀者往往将所遇到的问题认为是无法忍受的、不可避免的、无休无止的；自杀个体的情绪功能过度敏感，缺乏情感调节，对烦恼不能耐受，行为往往具有冲动性；对遇到的问题期望短期内解决，不能发现解决问题的其他方法，把自杀作为一种好的问题解决方式。

许多研究都显示大多数自杀者在自杀之前经历过生活事件，生活事件所起的作用因人而异。一些生活事件在自杀过程中起着决定性的作用，而另一些生活事件却起着微不足道的作用。生活事件实际上是导致自杀的一个方面，是激发因素；自杀者内在的因素也起着重要的作用，生活事件与以下个人特征因素有着复杂的相互联系：性别、年龄、生活方式、个人缺陷、精神障碍、物质滥用、应付方式、社会网络的结构和功能。

（四）自杀的预防措施

研究自杀的最终目的在于预防自杀。遗憾的是，到目前为止，尽管在个别项目上已经有一些成功的经验，但从总体上看，世界各国在自杀预防方面还没有取得突破性的进展，自杀预防措施不能充分地解释世界各国自杀率的变化。主要原因有三个方面：第一，自杀是一类极为复杂的社会行为，许多因素还没有弄清楚或者不能有效地控制；第二，自杀率相对较低，即人群中自杀者与非自杀者比例差别太大，一方面使得一般性的自杀预防措施针对性不强，另一方面又难于寻找高危人群采取重点预防措施；第三，有效的干预措施还有待发展。一般认为，必须根据不同人群的不同情况，采取综合性的自杀预防措施。

1. 教育　对公众、特殊人群、保健医师和其他相关人员的教育以及媒体对信息的正确传播可以提高人们对自杀原因、过程、结局的认识，增强他们应对自杀的能力和信心。通过对教育培训等干预措施的效果评价，建立针对自杀的预防干预体系。教育的目的在于提高公众对自杀危险性的认识，并警示可能导致自杀行为的危险因素，尤其是加强公众对心理疾患的认识和重视。公众教育还可以寻找降低心理疾患和自杀倾向的解决办法，并纠正“自杀是不可避免的”的认知。德国的研究表明，在干预地区经过 9 个月的抑郁控制宣教，人群的自杀企图降低了 18%，特别是与以往没有进行过抑郁控制宣教的地区相比，教育的效果尤为显著。有关对自杀的认知和对心理疾患的正确态度可以通过教育手段实现。对于青春期的年轻人而言，教育能够促进问题的解决、减轻压力加快精神恢复。

医务工作者和心理咨询工作者可以及早发现和治疗患抑郁症和其他精神疾患的患者。许多研究表明，自杀患者常首先求助于初级卫生保健机构或综合性医院，发展中国家的情况尤其如此。然而，大多数医务人员对自杀行为缺乏必要的了解，甚至对与自杀有关的精神障碍，如抑郁症等也缺乏认识，更谈不上进行危机干预和心理治疗。对自杀未遂的处理模式，也是以躯体治疗为主，部分医务人员甚至在抢救和治疗自杀未遂者的过程中，用语言表示对自杀者的厌恶和鄙视，成为医源性自杀的重要原因之一。在我国广大农村地区，自杀的手段以服有机磷农药最为普遍，但许多基层医生缺乏救治有机磷农药中毒的必要技术。此外，由于我国心理咨询专业发展较晚，专业队伍结构不合理，许多从事心理咨询工作的人员同样缺乏关于自杀的必要知识，尤其是非医学专业出身的心理咨询者对与自杀有关的精神障碍缺乏必要的认识。因此，加强对相关医务工作者和心理咨询工作者的培训已成为预防自杀的当务之急。

媒体既可以作为对大众进行正确认知自杀危害的教育途径，也会误导公众，使他们认为自杀是解决生活难题的一种方式。因而，可能会促使精神脆弱的人尝试自杀，或者到媒体所报道的经常发生自杀的地点实施自杀行为。媒体停止错误地报道自杀新闻会使社会上的自杀发生率下降，在澳大利亚媒体减少对地铁自杀的报道后，使该国的地铁自杀率减少了 80%。此外，因特网上自杀聊天室的产生、对自杀方式的指导以及自杀行为的咨询也吸引了网民对自杀的关注。世界卫生组织要求媒体平衡报道自杀问题，积极宣传自杀预防知识，减少对自杀案例（特别是名人自杀案例）的渲染，避免对自杀方法进行详细的报告和对自杀的原因进行简单的推断。

2. 筛查　筛查的目的在于发现危险个体并指导他们及时就医，其关注重点在于直接预防自杀行为或排除危险因素，如抑郁或药物滥用。对高中生、少年犯和青年人的抑郁、自杀心理或自杀行为的筛查，在确定个体的自杀危险性方面是可行的和可靠的。筛查可以发现更多有自杀倾向的个体；但筛查并不能减轻他们自杀的想法和行为。在确认具有自杀倾向的年轻人并给予治疗，筛查计划是有效防御自杀的措施。

美国预防服务机构总结了对成年人抑郁的筛查，研究表明使用筛查工具可以使对抑郁症的发现率和诊断率增加10%～47%。

3. 建立社区心理咨询和心理保健系统　在每一个社区内均应设立相应的机构，配置相应的人员，开展心理咨询和心理保健工作，使有心理障碍的患者得到及时有效的治疗，使处于心理危机的个体及时得到专业性的支持和帮助。

4. 减少自杀的机会　有了自杀意念后，还必须有一定的手段才能实现自杀。在自杀意念出现到实施自杀行为之间，还有一个准备自杀的阶段。因此，很多学者提出加强对常见自杀手段的管理，以达到减少自杀的目的。

(1) 加强武器管理，特别是枪支管理　对个人持枪的严格的法律管理可以有效地减少以枪击为手段的自杀。对处于自杀危机中的持枪者应暂时剥夺其使用枪支的权力。

(2) 加强有毒物质的管理　不应发展和推广有高度人类毒性的化学杀虫剂、灭鼠剂等。对工业生产必需的有毒化学物质要进行严格的管理。加强对药品的管理，特别是对镇静药和抗精神病药、抗抑郁药的管理。首先，必须实行严格的处方用药制度，没有处方，药房、药店不得出售这类药物；其次，对医生每次处方的量要有严格规定，对抑郁症、精神分裂症和有自杀意念的患者，每次处方的量必须限制在一定的范围内，并由家属负责保管。

(3) 加强对危险场所的防护和管理　对多发自杀行为的大桥、高楼、风景名胜地进行针对性强的管理。

5. 建立预防自杀的专门机构　世界上许多国家成立了各种专门的预防自杀机构，如自杀预防中心、危机干预中心、救难中心、生命线等。并利用便利的电话，互联网络进行危机干预和自杀预防。据台湾资料，在1997年向生命线求助的个案中，有0.1%的人自杀死亡(远高于一般人群)，1.7%的人曾有自杀未遂，2.2%的人有过自杀念头。虽然没有足够的证据表明这些机构的工作降低了当地的自杀率，但对于处于危机状况的人提供支持和帮助的作用是肯定的。在南京、北京、上海、广州等大城市也有类似的机构或组织。

6. 特殊人群的自杀预防

(1) 社区精神病人　在国外，由于社区精神病人的自杀率较高，且有增加的趋势，所以有学者提出应将精神病人自杀预防的重点放在社区。预防的原则包括：①系统评估自杀的危险性并记入档案中；②组织适当的社会支持体系；③定期监测病人的自杀危险性；④选择毒性较小的治疗药物，限制每次的处方量，药物不能由病人保管；⑤为病人及其家属安排24小时支持体系。

(2) 大中学生的自杀预防　大中学生是一个特殊的群体，在心理方面，大多数处于从不成熟向成熟发展的过程，学习和就业压力大，当前我国部分大学生还存在突出的经济压力。因此，近年来大学生的自杀问题有增加的趋势，而且他们的自杀现象社会影响较大，已引起了社会各界的重视。主要的预防措施有：①改革教育和管理体制，合理安排学习负担，尽量缓解学生经济压力；②培养学生积极向上的人生观和价值观；③开展心理健康教育，提高学生心理健康素质，包括分析问题和解决问题的能力；④从入校开始即建立心理健康档案，并进行定期复查；⑤建立心理咨询机构，由经过专业培训的工作人员提供咨询，有条件的学校应建立危机干预热线；⑥建立合适的专业咨询和转诊机制；⑦培训学生管理干部，建立自杀行为的监测体系。

四、性传播疾病

（一）性病与性传播疾病的概念

性传播疾病（sexually transmitted diseases，STDs）由于其传播速度快，影响范围广，并且能够引起并发症和后遗症，已成为世界上最常见的公共卫生问题之一。据 WHO 报道，性病及其并发症是发展中国家承认寻求医疗保健的 5 大原因之一。HIV/AIDS 是发展中国家导致成人死亡的重要原因之一。性传播性疾病是由性行为接触或类似性行为接触为主要传播途径的一组疾病，过去称为性病（venereal disease），主要指通过不洁性交而引起的外生殖器或阴部发生的炎症疾患，包括梅毒（syphilis）、淋病（gonorrhea）、软下疳（chancroid）以及性病性淋巴肉芽肿（lymphogranuloma venereum），现代医学已把这四种病归属于“经典”性病。1975 年，世界卫生组织常任理事会确定改用现名。由于通过性行为传播的疾病很多并无自觉症状，故有学者建议使用性传播感染（sexually transmitted infections）这一术语。

目前被 WHO 列入 STDs 的病种已达 30 多种，按致病微生物分 7 类：细菌、病毒、真菌、螺旋体、支原体、衣原体、原虫和寄生虫；除四种经典性病外，还包括非淋菌性尿道炎、艾滋病、尖锐湿疣、传染性软疣、生殖器疱疹、生殖器念珠菌病、滴虫病、细菌性阴道炎、阴虱病、疥疮、乙型肝炎和股癣等。我国已规定将淋病、梅毒、尖锐湿疣、非淋菌性尿道炎、生殖器疱疹、软下疳、艾滋病等几种疾病作为我国的性病监测病种，其他如乙型肝炎、阿米巴病、阴道念珠菌病、滴虫病等虽然也可以通过性交传染，但性交只是其传播途径之一，未列入监测病种。而且在做诊断时，应考虑到性病在人们认识中的传统观念，尽量避免把非监测病种定性为性病。

STDs 在全世界广泛流行。近 20 多年来西方的性自由、同性恋、性犯罪，使欧美国家的性病急剧增加，人们已经认识到 STDs 对健康及社会影响越来越大，据 WHO 估计，全球 15～49 岁人群每年发生性病病例约 3.4 亿，每天约有 100 万人感染性病。每年新发性病病例及其引起的相关并发症，约占全球总人口的 7%～10%。艾滋病发病急剧增加，衣原体感染、新发现的生殖器疱疹成倍增加。目前 STDs 增加的原因是：①各种致病微生物对抗生素的抵抗性增强，新的耐药菌株不断产生，给有效治疗带来困难；②一般女性 STDs 患者增加，患持久性性病的人数有所增加，如单纯疱疹病毒感染；③STDs 感染的危险性在扩大，因不洁的性行为而传播，使 STDs 在普通人群中传播和扩大。

（二）我国目前 STDs 流行情况

性传播疾病和艾滋病流行是当前我国突出的社会问题之一。新中国成立前，我国性病流行猖獗，1949 年前后，估计全国约有性病患者 1000 万人左右。新中国成立后，党和政府十分重视性病防治工作，采取了一系列措施，性病特别是梅毒的发病率迅速下降，在 1964 年我国宣布基本上消灭了性病。20 世纪 70 年代末，性病在我国又死灰复燃，发病地区不断扩大，发病人数日益增加，从沿海向内地，从城市向农村，从社会向家庭扩散蔓延。性病疫情上升，与艾滋病（AIDS）疫情上升并驾齐驱，对社会经济和人民健康都产生了严重影响。

2007年，31个省（区、市）AIDS报告发病率为0.75/10万，比2004年增加209.91%；HIV报告感染率为2.55/10万，比2004年增加134.12%；淋病报告发病率为11.13/10万，比2004年减少35.89%；梅毒报告发病率为16.54/10万，比2004年增加123.80%。因此，我国性传播疾病的防治工作任重而道远。

（三）性传播疾病流行的社会因素和心理

1. 社会制度　社会制度可促进STDs蔓延，也可控制和消除STDs。在西方国家和某些发展中国家法律还保护娼妓制度，这是西方世界STDs流行的主要原因。战争引起STDs增加的现象不仅累及到战士，而且社会的骚乱也使平民百姓受累。

2. 人口流动　经济的迅速发展和由此产生的城市化及受商品经济大潮的影响，加快了人口流动。我国每年约有0.8亿～1.2亿流动人口集中于密集地区，而且这些人多为性活跃人群。人口的高度集中和大量迁徙、流动，为STDs的传播提供了机会。同时，第三产业和个体经济的发展、大量服务行业和个体工商业的出现形成了一个经济比较富足而文化素质不高的社会阶层，成为STDs传播的社会基础。

3. 嫖娼、卖淫　从事性交易的丑恶现象屡禁不止，也成为STDs蔓延的主要社会条件。我国当前暗娼和嫖客的STDs检出率可高达17.0%～84.2%（平均39.9%）。STDs患者中多数为暗娼或嫖客，梅毒患者中有60%因嫖娼、卖淫而感染。我国改革开放以来，夜总会、美容院、按摩院、洗浴中心、发廊等均出现有娼妓活动，取缔和打击嫖娼卖淫是控制STDs的关键。

4. 吸毒、贩毒　吸毒、贩毒是促进STDs传播的另一个不容忽视的社会因素。吸毒者STDs检出率为32.5%，女性吸毒者STDs患病率高达43.25%，与性乱密切相关。我国HIV感染者中有近70%是静脉注射毒品者，戒毒是个长期过程。使吸毒者停止吸毒或完全戒毒也是一项很艰巨的工作，由于特定的地理环境使毒品生产和贩毒很难被控制，所以不应忽视其对STDs传播的作用。

5. 淫秽宣传品　淫秽文艺作品泛滥，电影、电视、录像、电子网络，甚至电子游戏均充斥性的渲染与描述，引起青少年好奇与效仿，因此，不能低估淫秽宣传品在STDs流行中的作用。

6. 健康教育及自我保护意识差　在全社会开展性教育及对不同高危人群进行有针对性的性病健康教育，特别是对高危人群进行宣传教育不够，缺乏自我保护的基本卫生知识和防范意识。现代的避孕措施和方法如口服避孕药、宫内避孕方法等并不能提供像避孕套那样预防STDs的机械屏障作用，而使其受到保护或减轻感染。相反，还起到鼓励人们无顾忌地进行性接触的作用。有人认为，应用口服避孕药能促进STDs易感的原因，在于应用口服避孕药后，阴道黏膜因激素发生变化使其受到影响，而更加易感。

7. 性病医疗市场混乱　无照行医、个体游医充斥社会，他们不报告疫情。一些患者碍于面子怕暴露身份，不愿到医院就诊，而求助于他们。许多患者因得不到正规有效地治疗而长期不愈，甚至产生耐药菌株，这些人作为传染源造成STDs长期蔓延。

8. 心理因素导致婚前、婚外性行为增加　近年来，中国人的性观念、性行为发生了很大变化，婚前及婚外性行为及多性伴行为均有增加的趋势。性观念、性心理、性行为及道德标准的改变，同性恋行为的泛滥及毫无防护的不安全性行为在许多地区也都是STDs猖獗的一些潜在的重要危险因素。

（四）性传播疾病对人群健康及社会的危害

性病的危害很大，也很广，主要体现在以下三个方面：

1. 对患者生理健康的危害　尽管其中大多数病种不属于致死性疾病，但它们传染性很强，引起生殖器官、附属淋巴结病变甚至全身皮肤和重要器官的病变，并能引起各种并发症与后遗症，由病毒感染所致STDs有可能诱发癌症。一般患性病后，首先出现泌尿、生殖器的不适，如淋病的尿频、尿急、尿痛及尿道口溢脓；梅毒的硬下疳；生殖器疱疹的阴部溃疡、糜烂及疼痛。除泌尿生殖器的不适外，常常引起内生殖器的病变，如合并附睾炎、睾丸炎、前列腺炎、盆腔炎、附件炎等引起不孕或不育。此外，性病的感染尚可引起全身的不适，如梅毒的心血管、神经损害；生殖器疱疹的脑膜炎、心肌炎；淋病的关节炎、腹膜炎等。严重的性病，如艾滋病是一种高度致死性的疾病，迄今为止尚无理想的治疗方法，对人类的危害更大。

2. 对患者心理健康的危害　性病对人的影响主要还是心理的影响。过多的担忧和自卑自责对一个人的健康的伤害更大。患性病后绝大多数患者表现为紧张、焦虑、急躁、不安、忧心忡忡、失眠、自卑、自暴自弃。有的人甚至不敢回家，不敢见妻子，欲一死了之。对性病患者实施心理治疗是相当必要的，只有消除了性病带来的心理障碍，培养治疗的信心，放下种种思想包袱，保持轻松和谐的心境，改善睡眠，才有利于增强机体免疫力、减轻炎症，有助于治疗，有效防止复发。心理治疗对于那些怀疑自己患有性病的患者更为重要。那些没有症状，却老是怀疑自己患有性病，不相信屡次检查结果，这也只能通过心理治疗来解决。

3. 对社会家庭构成了严重威胁　性病往往造成夫妻间感情破裂，夫妻间的真诚、爱情将不复存在。家庭失和，社会交往的急剧减少，必然影响工作、学习和生活，人也没有情绪和精力积极维护氛围的和谐。人格的变态和玉石俱焚的想法，更是不利于社会的安定与团结。

（五）性传播疾病的社会防治措施

1. 制定我国预防和控制STDs的规划及行动计划，强化立法管理及制定配套政策。

2. 加强健康教育，提高群众预防意识，普及卫生知识，树立健康的性观念　重视对青少年的性知识教育，使人们认识到STDs对个人、家庭和社会的危害，并掌握预防方法，提高人们的自我保护意识。

3. 对性传播疾病高危人群进行有针对性的预防工作　性传播疾病高危人群，如不洁的性行为者、同性恋者、吸毒者、特殊服务行业人员、流动人口等常常与主流社会存在一定的社会和心理距离，各种常规传播媒介难以介入到他们中间去。因此，要采取特殊的措施，向他们介绍性传播疾病的预防知识，使他们能够自觉地接受监测，主动使用预防性传播疾病的安全措施，拒绝不安全的性行为。

4. 加强现症患者的管理　要及时、准确、正规、系统地治疗现症患者，是消灭传染源、防止STDs慢性化、减少携带状态的有效措施。为了防止母婴传播的出现，已明确患有STDs的孕妇最好能终止妊娠，以防止出现垂直传播。

5. 加强对性传播疾病的监测、建立疫情报告制度　对STDs的监测内容至少要包括如下几个方面：①针对重点人群的监测，根据流行病学研究资料，对高危人群进行重点监测；②针对重点疾病如梅毒、淋病、艾滋病进行重点监测；③对STDs的治疗情况进行监测。

6. 切断性接触以外的其他传播途径　注意做好浴池、旅馆、游泳池、理发店的消毒工作；防止医院内感染的发生，医务人员应注意自我防护及严守操作规程。严格保证血液及血液制品安全可靠，不受污染。对进口血制品严格把关，供血者及血源要绝对健康。采血、输血及其血液、血液制品的储存均应进行严格检验，所用的一切器具必须经过严格的消毒。

五、性心理障碍

（一）性心理障碍的概念

成熟的男女之间，由于情感所驱使而发生的行为动作，称为性行为。这些行为包括情侣之间深情的依偎、温柔的爱抚、亲密的拥抱、热烈的亲吻，以及男女之间以阴茎和阴道接触为主的性交行为，这些都是正常性行为。但是，真正要界定什么样的性行为是正常或是异常却不是一件容易的事，需要视具体情况而定，目前的观点倾向于接受各种不同的性表达方式。

性心理障碍（psychosexual disorder）又称性变态（sexual deviation），也称性欲倒错（paraphilia）是指性行为明显偏离正常的一组心理障碍，表现为以异常的性行为作为满足性需要的主要方式，从而不同程度地干扰了正常的性活动。鉴别性行为的正常与异常，不仅要从个体及其双方的角度考虑，也要从社会角度考虑。凡是不符合特定文化环境的性行为，基本上都属于异常性行为。

性变态一般不包括心理生理障碍时的性功能障碍，也不包括由于境遇造成的暂时的替代性性生活的行为。继发于某些精神疾病和神经系统疾病的变态性行为，可统称为继发性性变态（secondary sexual deviation），应视为该疾病的症状之一，不诊断为性变态。

（二）性心理障碍的判别标准

不同的国家、种族和社会集团对性行为有不同的价值观：即便是同一国家，在不同的历史发展阶段，对性行为的评价也可能有不同的理解和某种具有明显差异的社会规范和法律标准。例如，1975 年美国有的州取消了对同性恋的惩处条例，1980 年的 DSM－Ⅲ取消了同性恋。因此，判别性行为正常与否没有简单的、绝对的标准，只能用相对的标准，从个体生物学属性和社会文化特征角度，结合变态心理的一般规律和性变态的特殊性作出评价。

1. 以生物学特点为准则　从生物学角度考察，两性动物的性爱心理与行为特征，是以发育成熟的异性为对象，并以性器官活动为中心。性行为应符合生物学需要与特征，反之，则是异常或变态的。

2. 以社会性道德规范为准则　凡是符合特定历史阶段某一社会所公认的社会道德规范或法律规定，就是正常的性行为，反之，则是异常或变态的。

3. 以对他人或社会的影响为准则　如果一种性行为使性对象遭受损害并感到痛苦，其性行为可能是异常的。

4. 以对本人的影响为准则　倘若一种性活动使其本人受到损害或感到痛苦，例如名誉、地位的损害，内心性冲动与社会道德之间的强烈冲突，或因此导致的悔恨、焦虑、抑郁等，则是异常的。

（三）性心理障碍的分类

由于性心理障碍的表现形式多种多样，种类很多。由于各个国家的性道德规范不同以及对性心理障碍的观点不同，性心理障碍的范畴及分类存在一定的差异，例如在美国早期的 DSM 系统中一直将性心理障碍归类于人格障碍内，直至 1980 年 DSM－Ⅲ才单独列出，同时取消了同性恋。在 DSM－Ⅳ中，将性心理障碍归类到性及性身份识别障碍，分为性欲倒错和性身份识别障碍两大类。在 ICD－10 中将性心理障碍归类到成人人格和行为障碍，分为性身份障碍、性偏好障碍和与性发育及性取向有关的心理及行为障碍三类；而我国的CCMD-3分类将性心理障碍分为性身份障碍、性偏好障碍和性指向障碍三类。表1-4-1列举了CCMD-3、ICD-10和DSM-Ⅳ的分类。

表1-4-1 CCMD-3、ICD-10和DSM-Ⅳ性心理障碍的分类

CCMD-3	ICD-10	DSM-Ⅳ
62 性心理障碍（性变态）	成人人格和行为障碍	性及性身份识别障碍
62.1 性身份障碍	F64 性身份障碍	性欲倒错
62.11 易性症	F64.0 易性症	302.40 露阴症
62.19 其他或待分类的性身份障碍	F64.1 双重异装症	302.81 恋物症
62.2 性偏好障碍	F64.2 童年性身份障碍	302.89 摩擦症
62.21 恋物症	F64.8 其他性身份障碍	302.2 恋童症
62.211 异装症	F64.9 性身份障碍，未特定	302.83 性受虐症
62.22 露阴症	F65 性偏好障碍	302.84 性施虐症
62.23 窥阴症	F65.0 恋物症	302.3 异性装扮症
62.24 摩擦症	F65.1 恋物性异装症	302.82 露阴症
62.25 性施虐症和性受虐症	F65.2 露阴症	性身份识别障碍
62.26 混合型性偏向障碍	F65.3 窥阴症	302.6 儿童性别身份障碍
62.29 其他或待分类的性偏好障碍	F65.4 恋童症	302.85 少年和成年性别身份障碍
62.3 性指向障碍	F65.5 虐症受虐症	302.6 未加标明的性别身份障碍
62.31 同性恋	F65.6 性偏好多向障碍	302.9 未加标明的性障碍
62.32 双性恋	F65.8 其他偏好性障碍	
62.39 其他或待分类的性偏好障碍	F65.9 性偏好障碍，未特定	
	F66 与性发育及性取向有关的心理及行为障碍	
	F66.0 性成熟障碍	
	F66.1 自我不和谐的性取向	
	F66.2 性关系障碍	
	F66.8 其他性心理发育障碍	
	F66.9 心理发育障碍，未特定	

还有一些少见的或相关的性心理障碍类型。如自恋、恋兽症、恋尸症、恋童症、淫语症、反物恋、性窒息、金莲症、拔毛症、嗜粪尿症、匹格美林现象、意淫、恐女症、恐男症、恋老人症和细腰症等。

（四）性心理障碍的社会因素

一般来说，变态的性行为是不合理的社会强制和压抑所造成的性心理冲突的后果，所以它也是一种复杂的社会问题。

1. 正常的异性恋活动受挫　包括失恋，正常异性恋时的痛苦经验，与配偶性关系方面的问题。许多患者性心理障碍行为是在正常异性恋受到抑制时发生的，有些患者可以追溯到对异性恋的厌恶经验。

2. 重大的负性生活事件　如工作上的压力，事业上的失败，家庭压力，双亲的不良待遇，经营、投资上遭受挫折，人际关系失意所导致沮丧、焦虑等。

3. 儿童早期家庭环境中的不良因素　如与异性长辈不适当的同睡、同浴，父母不检点性活动的影响；父母为了满足自己的心理需要，对儿童反性别的着装打扮和心理暗示；家庭中的性虐待。一些同性恋、恋物症、易装症等男性患者往往出生于一个畸形双亲家庭，即一个专横跋扈的母亲（父亲）和一个软弱无能的父亲（母亲）家庭。

4. 社会不良性文化的影响　如淫秽、色情物品，暴露于这些物品之下既可产生原发性的性损害，如保持强烈的性兴奋和持续手淫等，还可产生继发性的性损害，如对性问题的认识和态度产生特殊效应。应用淫秽物品时间越长，性心理障碍持续时间也越长（Abel，1981）。在青春期或儿童期受到不良性诱惑也是导致性心理障碍的原因之一。

5. 个性因素　多数性心理障碍者个性特征是内向、害羞、少动、孤僻、不善交际，性情温和，具有女子气等，但这些特点并无特异性。还有人认为某种性格特征突出的，或某种人格障碍的人更容易产生性心理障碍。但一些学者认为并非如此。

6. 同性恋的形成与环境因素有着十分密切的关系　有的同性恋者在孩提时期由于某种遭遇，在潜意识中种下“异性恐怖”的种子，成年后形成一种心理变态，不愿与异性交往。有的同性恋者由于在与异性交往中受挫，感情上对异性产生厌恶之情，同时又受到同性的诱惑而走上歧途。此外，父母抚养不当也是主要的原因。母亲过度溺爱儿子，把儿子抚养成毫无男子气概的弱者。还有些父母因某种原因把男孩当作女孩抚养，把儿子打扮得花枝招展。日久天长，使儿子形成女性心理，成年后往往对同性发生好感，对异性反倒不感兴趣。再有一些缺乏异性的环境，如远洋航船、修道院和监狱等地方，易发生同性恋行为。

（五）性心理障碍的防治

1. 性心理教育　我国目前青少年时期的科学性心理教育工作已逐步展开，但对其重视力度有待加强。根据目前国内有关该问题的教育，提出如下几点意见。

（1）儿童期性别角色教育　角色是社会在文化与个人关系中产生的，是与某一特定位置有关联的行为模式。自古以来，由于男女不同性别构成的特殊性，不同的民族、文化和风俗对男女性别角色都逐渐形成特殊的行为模式，如男女着装、婚姻、性心理、性行为和性道德都有特定的规范。性别错扮（因家庭长者对子女错误的异性期盼和装扮）和性别角色行为误导影响了性心理的健康发展，对人的心身健康会造成不良影响。性别角色的健康教育，应从四个方面着手：①给予正确的角色期盼和性别角色装扮，使子女能根据自己的服式和颜色等装扮来识别性角色；②要予以正确的性别角色行为引导，根据儿童性别特点开展有益于性别形成的游戏活动，注意男女在一定范围内的行为避忌，不做与该性别角色相悖的事情，从小形成与性别角色相适应的男性或女性行为方式；③给予相应性别角色的知识教育（性知识、性道德）和心理引导；④家长要认真扮好自身的性别角色，给子女做好榜样。

（2）性知识教育　针对不同年龄段青少年，进行有关性生理、性心理、性解剖和恋爱婚姻等方面的知识教育。青少年甚至大学生的性知识目前主要来源于各类书刊和媒体，极少得到来自父母及社会的科学和正确的关注和指导。因此，在青少年时期开展性知识教育至关重要。

2. 性道德教育　性道德是指规定每个人性行为的道德规范。性道德渗透在职业道德、家庭婚姻道德及社会道德之中。性道德标准应具备自愿的原则、无伤害原则和爱的原则。具备性道德观念，可以正确控制生理本能表现出的性要求，而不造成对他人的骚扰和对社会的不良影响；可以使自己的恋爱及以后的家庭组成沿着健康与和谐的方向发展。性道德教育应贯穿于青少年时期品德教育之中，具有高尚品德及情操的人，应该具有正确的性道德观念。

3. 心理治疗　心理治疗是目前治疗性心理障碍的主要方法，各种疗法都可选用。但一般认为，传统的心理疗法对性变态的疗效不佳。但近几十年来，采用行为疗法（主要是厌恶疗法）对多种类型的性变态患者有明显疗效；Gold 和 Neufeld（l965）应用想象性内隐致敏法（overt sensitization），即想象达到兴奋高潮的性变态渴求体验场景结合厌恶条件化疗法取得更好的疗效。Masters 和 Johnson 等（1979）使用了一些治疗性功能障碍类似的方法取得了大约 65%的疗效。采用认知疗法并结合中西药物治疗同性恋也有成功报道（刘新民，1993）。

4. 药物治疗　使用药物主要是解决与性激素水平有关的问题，或是解决与性心理障碍有关的其他心理障碍，如抑郁、焦虑等。目前国外使用最多的药物名为环丙孕酮（cyproterone acetate）。它通过有效降低睾酮水平来减少性欲望和性幻想。此方法被称之为“化学阉割（chemical castration）”疗法，用于伴有攻击行为或伴有较强的自我伤害的性心理障碍者。

六、吸毒（成瘾行为）

国家禁毒委员会公布的数据显示，全国登记在册的吸毒人数逐年上升，2003 年底达到 105 万人。专家们估计，实际吸毒人数远远超过此数目，在一些吸毒的高发地区，吸毒人员已经占到了 15 岁以上人口的 2%，成为影响人民健康，破坏社会稳定和经济发展的一个极为严重的社会问题。与此同时，吸毒也是一个非常突出的公共卫生问题，不仅影响吸毒者的身心健康，并可导致提前死亡。吸毒人群死亡率较一般人群高 15 倍，其寿命短 15 年。

（一）概述

吸毒（freak - out）是一种严重危害人体健康的社会问题。全球有 2.2 亿人吸毒，在我国近几年有急剧蔓延之势。1998 年，联合国有关资料显示，全世界有 2 100 万人吸食可卡因和海洛因，有 3000 万人滥用苯丙胺类兴奋剂。世界卫生组织估计，2000 年大约有 20.5 万人死于吸毒。20 世纪 70 年代以来，国际毒潮不断侵袭我国，过境贩毒引发的毒品违法犯罪活动骤增，吸毒人数持续上升。我国吸毒人数的增长速度持续攀升，全国登记在册吸毒人员，1995 年为 52 万，1996 年为 54 万，2000 年为 86 万，2002 年为 100 万，2003 年底为 105.3 万，2008 年有 112.67 万人；吸毒人员的分布越来越广，其主要走向已由云南边境转向沿海各省，遍及全国；吸毒人群趋向年轻化和女性化，35 岁以下青少年已成为主体人群，约占吸毒人数的 74%，女性吸毒人数逐步上升，约占全国吸毒人数的 20%，广东、深圳女性吸毒人数甚至占到 40%以上；吸毒人员中患传染病的比例偏高。全国登记在册吸毒人员中 80%患有各种传染病，截至 2008 年 12 月底，在国家累计报告的276 335例艾滋病病毒感染者中，有 40.8%因静脉注射毒品而感染，居艾滋病传播途径的首位。全球每年大约有 1000 多万人因吸毒丧失劳动力。

“毒品”、“吸毒”是中国的习惯讲法，而国际上习惯则称之为麻醉品、精神药品的滥用。通常所说的吸毒，是指通过各种途径（包括吸食、注射等）使用能够影响人的精神状况，但为法律所禁止拥有和使用的化学物质的行为。在医学上，能够影响人类心境、情绪、行为，或者改变意识状态，并具有致依赖（成瘾）作用的物质被称为精神活性物质（psychoactive substances），也称为成瘾物质。

1. 毒品的分类　毒品种类很多，范围很广，分类方法也不尽相同。

（1）从毒品的来源看，可分为天然毒品、半合成毒品和合成毒品三大类。天然毒品是直接从毒品原植物中提取的毒品，如鸦片。半合成毒品是由天然毒品与化学物质合成而得，如海洛因。合成毒品是完全用有机合成的方法制造，如冰毒。

（2）从毒品对人中枢神经的作用看，可分为抑制剂、兴奋剂和致幻剂等。抑制剂能抑制中枢神经系统，具有镇静和放松作用，如鸦片类。兴奋剂能刺激中枢神经系统，使人产生兴奋，如苯丙胺类。致幻剂能使人产生幻觉，导致自我歪曲和思维分裂，如麦司卡林。

（3）从毒品的自然属性看，可分为麻醉药品和精神药品。麻醉药品是指对中枢神经有麻醉作用，连续使用易产生身体依赖性的药品，如鸦片类。精神药品是指直接作用于中枢神经系统，使人兴奋或抑制，连续使用能产生依赖性的药品，如苯丙胺类。

（4）从毒品流行的时间顺序看，可分为传统毒品和新型毒品。传统毒品一般指鸦片、海洛因等阿片类流行较早的毒品。新型毒品是相对传统毒品而言，主要指冰毒、摇头丸等人工化学合成的致幻剂、兴奋剂类毒品，在我国主要从上世纪末、本世纪初开始在歌舞娱乐场所中流行。

（5）联合国麻醉药品委员会将毒品分为六大类：①吗啡型药物：包括鸦片、吗啡、可待因、海洛因和罂粟植物等最危险的毒品；②可卡因和可卡叶；③大麻；④安非他明等人工合成兴奋剂；⑤安眠镇静剂，包括巴比妥类药物和安眠酮；⑥精神药物，即苯二氮䓬类药物，如地西泮（diazepam，安定）等。

（6）世界卫生组织（WHO）将当成毒品使用的物质分成8大类：吗啡类、巴比妥类、酒精类、可卡因类、印度大麻类、苯丙胺类、柯特（KHAT）类和致幻剂类。其他还有烟碱、挥发性溶液等。目前毒品种类已达到200多种。

（7）《中华人民共和国刑法》第357条规定，毒品是指鸦片、海洛因、甲基苯丙胺（“冰毒”）、吗啡、大麻、可卡因以及国家规定管制的其他能够使人形成瘾癖的麻醉药品和精神药品。

国际禁毒公约将具有依赖特性的药物分为麻醉药品和精神药物两大类进行国际管制，它们有时候被统称为“精神活性药物”。这些药物如果滥用即是毒品。从自然属性讲，这类物质在严格管理条件下合理使用具有临床治疗价值，那就是药品。从社会属性讲，如果为着非正常需要而强迫性觅求，这类物质失去了药品的本性，这时的药品就成为毒品。因此毒品是一个相对的概念。当然也有些物质成瘾性大，早已淘汰出药品范围，只视为毒品，如海洛因。

2. 毒品的特征　一般来说，毒品具有以下的共同特征：

（1）有一种不可抗拒的力量强制性地使吸食者连续使用该药，并且不择手段地去获得它。

（2）连续使用有加大剂量的趋势。

（3）对该药产生精神依赖性及躯体依赖性，断药后产生戒断症状。

（4）对个人、家庭、社会都会产生危害性结果。

（二）毒品的危害

毒品的危害有很多，归纳起来最主要的危害有两大类：

1. 吸毒对身心的危害

（1）吸毒对身体的毒性作用　毒性作用是指用药剂量过大或用药时间过长引起的对身体的一种有害作用，通常伴有机体的功能失调和组织病理变化。中毒的主要特征有：嗜睡、感觉迟钝、运动失调、幻觉、妄想、定向障碍等。

（2）戒断反应　这是长期吸毒造成的一种严重和具有潜在致命危险的身心损害，通常在突然终止用药或减少用药剂量后发生。许多吸毒者在没有经济来源购毒、吸毒的情况下，或死于严重的身体戒断反应引起的各种并发症，或由于痛苦难忍而自杀身亡。戒断反应也是吸毒者戒断难的重要原因。

（3）精神障碍与变态　吸毒所致最突出的精神障碍是幻觉和思维障碍。他们的行为特点围绕毒品转，甚至为吸毒而丧失人性。

（4）感染性疾病　静脉注射毒品给滥用者带来感染性并发症，最常见的有化脓性感染和乙型肝炎，以及令人担忧的艾滋病问题，在我国，过去约 2/3 的 HIV 阳性者是吸毒者，目前接近一半的 HIV 感染与吸毒有关。由于注射使用毒品者常常共用注射器和针头，导致这些血行传播性疾病在吸毒者同伴之间的蔓延。由于吸毒者的性行为通常比较混乱，很多女性吸毒者通常通过卖淫来获取毒资，又通过性传播途径将这些疾病传播到非吸毒人群。此外，还损害神经系统、免疫系统，易感染各种疾病。

2. 吸毒对社会的危害

（1）对家庭的危害　吸毒者在自我毁灭的同时，也破坏自己的家庭，使家庭陷入经济破产、亲属离散，甚至家破人亡的困难境地。

（2）对社会生产力的巨大破坏　吸毒首先导致身体疾病，影响生产，其次是造成社会财富的巨大损失和浪费，同时毒品活动还造成环境恶化，缩小了人类的生存空间。

（3）毒品活动扰乱社会治安　吸毒者开始的时候使用自己的积蓄购买毒品，在很短的时间内，就会将自己的积蓄耗尽。然后，他们可能会千方百计地向亲人、朋友借、骗，最后发展到偷、抢，或者参与贩毒、制毒，毒品活动加剧诱发了各种违法犯罪活动，扰乱了社会治安，给社会安定带来巨大威胁。

（三）吸毒的社会文化因素

一般认为，吸毒的原因不能用单一的模式来解释，生物因素、心理因素和社会文化因素都与吸毒行为的产生、维持、戒断以后的复发有着密切的关系。近年来，神经科学家已经在中枢神经系统发现了一些与吸毒相关的神经生物学机制。这里主要讨论社会文化因素的影响和作用。

1. 毒品的可获得性　不能想象没有毒品的地区会有吸毒者。从所有的精神活性物质的使用情况来看，合法的、广泛可以获得的精神活性物质的使用是最广泛的，例如，烟草的广泛可获得性与我国有超过 30％的烟民是密切相关的。建国初期，我国政府对种毒、吸毒、贩毒采取了一系列打击措施，使吸毒现象在 20 世纪 50 年代到 70 年代几近绝迹。20 世纪 70 年代末以来，随着金三角成为国际海洛因类毒品生产的重要基地，国际毒品贩子千方百计利用我国开放国门的机会，开辟了毒品走私的所谓“中国通道”，吸毒现象首先沿毒品走私路线死灰复燃，然后逐渐向周边地区扩散，目前已几乎扩展到全国所有的地区。尽管我国政府在打击毒品方面做出了巨大的努力，但毒品危害依然十分严峻。

国外对吸毒者的职业调查也说明了毒品可获得性对吸毒的重要影响。目前被定义成为毒品的很多化学物质，过去曾经或现在仍然是一种药品，医务工作者比其他职业者有更多的机会接触这些物质，导致医生成为吸毒的高危人群之一。有人估计，美国医生中吸毒上瘾者达1%以上，而同期官方的数据是，吸毒者大约占整个人口的0.1%，只有医生吸毒率的1/10。

2. 同伴影响和团伙压力　青少年通常受到同伴的引诱和影响，出于好奇、追求刺激等动机而开始第一次吸毒。在一些亚文化的青少年团伙中，吸毒行为是成为团伙成员的一个标志，团伙对其成员保持一种社会压力，使其成员维持吸毒行为。同样，一个人戒毒以后，如果仍然回到戒毒前所在社会环境，没有戒毒的同伴会继续给他形成一种压力，使他在很短的时间内即重新吸毒，这是目前脱毒治疗后复发率居高不下（90%以上）的一个非常重要的原因。

3. 成长环境的影响　成长环境是否良好，是影响青少年是否走上吸毒道路的又一个重要的社会因素。研究表明，吸毒者多出身于社会的底层，其家庭成员之间缺乏交流，家庭经济条件差，父母文化程度低等。

4. 社会文化对毒品的容忍程度　世界上所有的国家都制定了控制毒品生产、销售和消费的法律、法规。但由于种种原因，并非所有的国家都以严厉的态度对待毒品犯罪。阿富汗塔利班政权就曾经被指责容忍甚至鼓励鸦片的种植和生产。金三角地区的占据者将种植鸦片作为收入的主要手段之一。

在文化层面上，更是存在对毒品的很多容忍的观点。在西方国家，不少人认为吸毒既不是一种疾病，也不是一种犯罪，而是一种生活方式。对吸毒行为的严厉惩罚被认为是对个人自由的干涉。美国有学者认为，吸毒的危害与其说是毒品本身造成的，不如说是将吸毒定义为非法造成的。因此，有人主张将毒品的使用逐渐合法化。在北美和欧洲，就曾经有人推动大麻使用的合法化。在这种思想的影响下，普通民众更能宽容别人的吸毒行为。从吸毒者的性别分布上看，在全世界范围内都是男性多于女性，其重要原因之一就是各地文化更能够容忍男性的越轨行为，鼓励男性的冒险行为，包括吸毒。

（四）吸毒的社会预防与控制

人类与吸毒作斗争的历史已有几百年之久。但人类离根除毒品危害的目标仍遥遥无期。吸毒的控制与预防主要包括三个方面：①减少供给；②减少需求；③降低危害。在不同国家和同一国家的不同时期，对这三方面措施的侧重点会有所不同，但目前公认，应该从减少供给、减少需求和降低危险三个方面采取综合性措施。

1. 减少供给

（1）实行综合治理的禁毒战略　把禁毒作为一项复杂的社会系统工程和长期的战略任务，综合运用法律、行政、经济、文化、教育和医疗等多种手段，动员和组织全社会力量参与禁毒斗争。

（2）按照依法治国的方略坚持依法禁毒　不断建立健全禁毒法律法规体系，依法管理管制麻醉药品、精神药品和易制毒的化学品，防范、惩治毒品犯罪，坚决打击各类毒品违法犯罪活动，开展戒毒治疗和康复工作，矫治挽救吸毒人员，确保禁毒工作在法制轨道上进行。我国于2008年6月1日颁布了《禁毒法》。

2. 减少需求

（1）确定“四禁并举、堵源截流、严格执法、标本兼治”的工作方针　坚持禁吸、禁贩、禁种、禁制，控制非法供应和防止滥用并重，禁止和打击一切从事毒品违法犯罪活动。

（2）加强宣传教育，提高普通公众对毒品及其危害的认识　采取的主要手段包括利用各种传播媒介，如广播、电视、报纸、标语口号、招贴画等。

（3）把预防青少年吸毒作为禁毒工作的基础工程　对青少年立足于教育和保护，采取各种有力措施，组织、协调政府有关部门和各种社会组织做好预防工作，教育青少年珍爱生命，拒绝毒品。

（4）预防复吸　现在已经非常清楚，单纯的脱毒（detoxification）治疗对于戒除毒瘾的作用有限，如果没有适当的措施预防复吸，脱毒治疗后复吸率很高。我国和其他国家的经验证明，吸毒者在脱毒治疗后，必须接受综合性的社区康复，才能取得较好的效果。社会康复的主要措施包括：心理康复、善后照顾、重返社会、生活和社会技能训练，职业培训等。匿名戒毒协会（narcotic anonymous）作为戒毒者的互助组织，对于其成员之间的相互帮助、相互支持和相互监督具有一定的作用。

3. 降低危险　世界各国使用的降低吸毒危害的措施主要有美沙酮维持治疗项目（定期为吸毒者提供美沙酮替代毒品）、针具交换项目（为注射使用毒品者提供清洁的注射器，主要目的在于预防血行性传播疾病的传播，特别是艾滋病的传播）、安全套项目（为吸毒者免费或低价提供安全套）和自我保护技能训练（消毒注射器具、使用安全套）等。

【思考题】

1. 简述社区社会病的概念、主要的特点及防治措施。
2. 何谓心身疾病？简述心身疾病的危险因素。
3. 简述精神疾病对人类健康和社会的影响及主要的防治措施。
4. 何谓自杀？简述自杀的分类、影响自杀行为的因素和应采取的预防措施。
5. 何谓性传播疾病？简述性传播疾病的危害及防治措施。
6. 叙述吸毒的危害及应采取的预防措施。

（刘金宝）

第二篇　社区环境与健康

环境是人类赖以生存的物质基础，人与环境之间始终保持紧密而不可分割的联系。社区环境是指围绕社区人群的空间及其中可直接或间接影响社区人群生存、生长和繁衍的各种因素的总和，是一个异常复杂的庞大系统。WHO公共卫生专家委员会认为：环境"是指在特定时刻由物理、化学、生物及社会各种因素构成的整体状态，这些因素可能对生命机体或人类的活动直接或间接地产生现时或远期的作用。"环境是由环境因素（environmental factors）和环境介质（environmental media）所构成。环境因素分为物理性因素、化学性因素、生物性因素、食物因素和社会因素。环境介质有空气、水、土壤和生物体。社区环境是由社区的原生环境（primary environment）又称自然环境、次生环境（secondary environment）又称人为环境和社会环境所组成。社区的原生环境是天然形成，基本上未受人为活动影响的自然环境，其中存在着许多对人体健康有利的因素。它包括地球上的大气圈（atmospheric sphere）、水圈（hydrosphere）、土壤岩石圈（lithosphere）和生物圈（biosphere）。社区的次生环境是人们在原生环境的基础上创建的供社区居民生产、生活、工作、学习和居住等的环境。此环境又分为社区的生活环境（住宅、办公场所、公共场所等）、社区的生产环境（室内的车间、室外的生产场所等）和社区的幼儿园、中小学校环境等。社区的社会环境是社区居民在长期的活动、交往和经济、文化活动中所形成的环境。社会环境主要包括政治、经济、文化教育、家庭、宗教、风俗习惯、卫生事业、心理等。

人是环境的产物，组成人体的物质都来源于环境。因此，环境与健康的关系非常密切。环境质量的优劣，尤其是环境的污染直接影响到人们的身心健康。环境污染是由污染源向环境排放污染物所致。常见的污染来源有工业企业生产时产生的工业"三废"（废气、废水、废渣），人们生活时产生的"生活三废"（生活污水、粪便、垃圾），交通运输，农业生产，自然界本身（如洪水、火山暴发、地震等）等。环境污染是由于人们的生产、生活或自然界本身的灾害，不断地向环境中排放污染物，其数量或浓度超过了环境的自净能力，造成环境质量下降或恶化，影响人体健康的现象。社区的环境污染有生活环境的污染、生产（职业）环境的污染和社区幼儿园、中小学校的环境污染等。社区环境的污染将给社区的人群带来严重的身心损害。因此，社区环境与健康是社区人们最为关注的热点问题，也是当今社区预防医学最为重要的内容。2006年中国环境文化促进会公布的国内首个环保指数"中国公众环保民生指数"的结果表明：86％的公众认同环境污染对现代人的健康造成了很大影响，39％的公众认为环境污染给本人和家人健康造成了很大影响或较大影响。

（唐明德）

第一章 社区生活环境与健康

第一节 社区生活环境

一、社区生活环境的概念

社区生活环境（community living environment）是指人们在自然环境的基础上创建的供社区人们生活、工作、学习和居住的环境。它是由自然环境、人为环境和社会环境组成的综合系统，是由空气、水、土壤、食物等自然环境介质和社区人群活动所形成的各种环境因素共同组成的环境单位。它不仅是大环境的组成部分，还依社区的功能、人口构成、地理环境、经济状况等而具有不同的环境特点。社区生活环境不但包含了自然环境的各种环境因素，还涉及经济、人文、道德、心理、生活方式等社会因素。社区生活环境质量的优劣直接影响到社区居民的生存与健康。

二、社区生活环境的分类

社区生活环境是以社区人群活动为主体的环境。从不同的角度可将环境分成不同的类型。

（一）自然环境

社区的阳光、空气、水、岩石土壤及各种动植物等是构成自然环境（natural environment）的物质条件。原生的自然环境在社区形成之前就已经存在，是社区外大环境的一部分。不同的社区根据其类别、人口和组织结构等又具有自身的自然环境特点，如城市的社区、农村的乡镇、工矿的社区等。

自然环境中充足的日照和适宜的小气候，清洁的空气、水、土壤为社区居民的生长发育和种族繁衍提供了最为必需的物质条件，是维持人类生命与健康的基本保证。但是，在自然界中也存在许多对人体健康不利的因素，如地球在形成与演变过程中，造成了地壳表面化学元素分布的不均匀性，使得某些地区的地质环境中某些化学元素过多或过少，因而导致当地生物出现的特定疾病，称之为生物地球化学性疾病（biogeochemical disease）；由于不同的气候地理环境，存在着某些特定的生物群落（如某些虫媒、寄生虫、细菌和病毒等），使得某些病原体在自然条件下可通过媒介的传播得以保存并在动物和人之间进行传播，而形成自然疫源性疾病的流行区——自然疫源地。值得注意的是人类活动和社会行为可以改变原有的生物群落，使得病原体赖以生存的宿主、媒介发生改变，进而导致自然疫源性疾病的变化。此外，在生物进化的过程中，自然界还形成了许多能产生和分泌自然毒素的生物种群，通过皮肤和经口摄入后可对人体造成危害。

尽管上述因素是自然界原本就存在的，并非人为所致。但是人类对自然界的过分干预和破坏，将使得自然因素的生物学作用及致病性发生变化。因此，在改善社区生活环境时，除了要注重自然环境对人体健康的有利因素，同时也要注意预防其有害因素对健康的不良影响。

(二) 人为环境

人为环境(artificial environment)是人类的活动改变了其原有面貌、结构特征的物质环境,如城市、乡镇、厂矿、学校、家庭等。可以说社区生活环境就是典型的人为环境,根据社区居民的生活、生产、流通和各种社会活动等需要可将其分为各种大小不同、功能各异的结构单元。例如根据社区人群活动的目的,将其分为居住环境和生产环境;按人群活动的地点可分为室内环境和室外环境;按不同的环境单元又可分为家庭和公共场所。人为环境中的环境因素既有其特定性,又具开放性,在社区内外可互相迁移、交叉影响。如居室内的燃料燃烧,不仅影响室内空气,通过气流逸出室外,严重时造成大气污染;工业生产产生的有毒有害物质除了作用于生产环境的作业人员外,还可对社区生活环境的大气、水、土壤、食物及居民健康造成影响等。

社区中的人为环境与自然环境之间并没有明确的界限划分,但各有其特点,人为环境主要受人类排放的废弃物的影响,所造成的影响往往直接、明显,且具有时段性,可进行人为的干预和治理。而自然环境因素往往不是人为力量所能控制的,且对人类的影响具有双重性、突发性、持久性和隐匿性。

(三) 社会环境

社会环境(social environment)指社区人群长期有意识的生活和生产、社会交往、经济文化的积累所形成的环境。主要由社区的政治、经济、文化、教育、人口、风俗习惯、医疗卫生服务以及生活行为方式等社会因素构成。社会因素对健康的影响非常广泛,既可以通过人们的心理折射而影响疾病的发生、发展、转归和疾病的防治过程,也可以通过影响人们的生活、工作和学习环境中的多种因素而影响社区人群的健康。

三、社区生活环境的组成

社区生活环境是社区居民生存的必要条件,同时又是由各种不同因素所构成的综合体,这些因素共同作用于人体,所呈现的健康效应常常具有"有益"和"有害"的双重性。为改善和控制社区生活环境中的不利因素,利用其有益因素,首先应了解社区生活环境的构成和基本要素。

(一) 社区自然环境构成

社区自然环境是社区居民赖以生存的物质基础。主要由三大环境介质(environmental media)和四种环境因素(environmental factors)构成。环境介质通常以物质的三态,即气态、液态和固态等形态存在,包括大气、水、土壤(岩石)和一切生物体,能够容纳和运载各种环境因素。环境因素是物理因素、化学因素、生物因素和社会因素。

地球上环境介质具有维持自身稳定的特性,只有当外力超过其缓冲能力时,才有可能对其结构、组成和功能造成难以恢复的破坏。且在一定条件下,不同物质形态的环境介质可以相互转化,使得其中的物质组成也可以相互转移,不断循环。因此,所谓环境暴露实际上是环境介质中的多种因素综合的作用。

1. 大气圈　是指地球表面包围着很厚的、并随着地球旋转的空气层。根据距地面的高度及气流和气温变化的特点,可将大气圈分为五层。即:对流层、平流层、中间层、热层、外大气层。其中对流层的气象变化异常复杂,故与人类的关系最为密切。位于平流层中的臭氧层因能吸收太阳辐射中的短波紫外线和宇宙射线,对地球生物具有保护作用。

自然状态的大气是一种无色、无臭、无味的混合气体，主要的成分为氮气（78.10%）和氧气（20.93%）。其中氧气是人类和大部分地球生物呼吸与物质代谢所必需的唯一天然来源。因此，社区大气环境质量的优劣对居民的生活、健康以及疾病都有着广泛的直接或间接的影响。如燃料燃烧、工业废气、汽车尾气、人口聚集、室内空气质量等是目前全球主要的环境与健康问题。

2. 水圈　水是构成自然环境的基本要素，在人类生活和一切生产活动中具有极其重要的作用。水圈指呈液态、气态和固态存在于空气、岩石土壤、江河湖海中，并以空气水、海洋水、陆地水（地表水、地下水和冰雪水）的形式共同构成的水环境。其中不同类型的水可通过蒸发、降水、渗透等方式互相转化，水的周而复始运动即为自然环境中的水循环。当某种水体受污染时，污染物就可能通过水循环进入大气、土壤、食物及包括人类在内的生物体内。

水圈中的各类水量总体估计为13.8亿km^3，其中海洋水占97%，淡水储量只占总储量的3.0%。与人类生活、生产关系最为密切的湖泊、河流和地下水等淡水资源，仅占淡水总储量的0.34%。可见地球上可用的淡水资源并不丰富。我国的水资源总量为28124亿m^3占全球水资源的6%，仅次于巴西、俄罗斯和加拿大，居世界第4位。但我国的人口数多，人均水量（$2710m^3$）仅为世界人均水量（$10240m^3$）的1/4，美国的1/5，在世界上名列第121位。因而我国是全球13个人均水资源最贫乏的国家之一。

目前水环境污染已成为世界上最重要的环境问题之一，饮用水和日常生活用水的短缺以及水质受化学性和生物性污染已成为威胁人类健康的严重问题。

3. 土壤岩石圈　岩浆岩、沉积岩和变质岩等构成了地壳的主要成分。地壳岩石经长期风化作用，在微生物和植物的作用下形成了土壤。

土壤是陆地表面能够生长植物的疏松表层，含丰富的矿物质、有机质、微生物、水和一定量的空气，可为动植物的生长和活动提供空间和物质。土壤是人类赖以生存的基石，也是各种外来物的接纳场地。因此，土壤既是陆地生态系统的核心，又是结合各环境介质的枢纽。由于土壤自净和容纳能力较强，常成为有害废弃物的处理和堆放场所。当土壤受到污染时，污染物可通过多种途径对社区周围的空气、水和食物等造成影响。

由于不同地区的成土母岩类型不同，使得土壤中的化学组成和溶解性存在较大差异，如岩浆岩的化学组成中SiO_2含量较其他岩层高，氟基岩含氟较高等。如岩石土壤中某些元素过高或过低，可通过水、食物等途径进入生物体内，而成为生物地球化学性疾病的主要病因。

4. 生物圈　地球所有生命物质及其生存环境所构成的整体称为生物圈。范围涉及大气圈、水圈、土壤岩石圈。生物圈内生存着200多万种生物，从海平面以下约12km的深度到海平面约10km高度的范围内都有生物的存在。地球上的生物是生物圈内的主体，生物的多样性是生物圈的最重要的特征，也是各种环境因素与生物相互作用的结果。各种生物之间通过食物链相互依赖、相互制约，不断进行着物质循环（substance cycle）、能量流动（energy flow）和信息传递（message transmission），使生物圈充满了生机与活力。同时，众多生物又以各种方式对其所生存的环境和人类的健康产生着重要的影响。

（二）环境因素

社区生活环境的各种因素指被环境介质容纳、转运的各种成分或参与环境介质组成的各种成分。环境因素分为：

1. 化学因素　环境中的化学因素种类繁多，成分复杂。在没有人为干预时，自然环境介质中的化学组成是比较稳定的，这种相对的稳定性是人类生存和维持正常生命活动的前提，也是维持清洁空气、洁净水源的必要条件。同时，自然环境中的化学元素也是生物体内矿物质和必需微量化学元素的主要来源。当环境中某些化学元素缺乏或过高时等，可能会导致人体组织器官出现病理性变化或疾病。

人类生产和生活产生的排入环境的各种化学污染物大量增加，超出自然环境的容纳量后，破坏了自然环境正常的化学组成，造成严重的环境污染。据统计，目前人为投入市场且经常使用的化学物质有6.5万～8.5万种之多，每年推出的新化学品就达1500种左右，致使环境中的化学物质的种类达10多万种，其中包括了化学致癌物、内分泌干扰物、化学致畸物及神经毒物、持久性有机污染物（POPs）等。有些化学物质对人和动物的危害性是已知的，但大多数化学物质对人类健康的作用是未知的。这些人为排入环境中的化学物质已对人类的生存和发展构成了巨大威胁。

2. 物理因素　物理因素是指存在于社区生活环境中的小气候、噪声、电离及非电离辐射、空气离子等。其中小气候（microclimate）是由于护围结构以及室内的人工空气调节设备等综合作用，形成了与室外不同的室内气候，称为室内小气候（又称微小气候）。它主要由室内空气的温度、湿度、气流和热辐射4个气象因素所组成。适宜的小气候在维持机体的热平衡和良好的冷热感觉中起到重要的作用。然而明显和剧烈的室外气象变化会导致室内不良的小气候，可对人体产生不良影响甚至伤害。太阳辐射中的紫外线、可视光、红外线对于控制人体生物节律、保持正常新陈代谢、增强免疫功能、促进生长发育等都具有十分重要的积极作用。但过强的紫外线辐射对眼睛和皮肤均有损害，甚至可导致皮肤癌的发生。红外线的生物学作用以热效应为主，强度较高时可能会引起日射病和红外线白内障等。此外，来自高放射性的建筑材料，有可能成为室内放射性污染的主要来源。

自然界的气象因素的适宜变化带来了地球上的气象万千、四季轮换、万物更新的美景奇观，无疑对人的心理和精神健康具有重要意义。但当人类的活动所产生的各种电磁辐射（如微波、高频电磁辐射等、放射性元素等）、噪声、振动以及某些化学物质破坏了环境与人之间的平衡时，必将对人体多个器官系统（神经、心血管、生殖、内分泌等）产生不良影响，甚至导致人类的严重疾病。

3. 生物因素　地球上所有的生物种群构成了环境的生物因素，与社区人群健康关系较为密切的有细菌、真菌、病毒、寄生虫、生物性变应原等，还包括某些动植物产生的自然毒素、植物花粉和具有某些特殊习性的昆虫。其中有些细菌、病毒、真菌和寄生虫是人类感染性疾病的病原。亦有些特殊的生物体可在一些特定的生物群落中循环，成为某些病原体的媒介而使得某些地域成为自然疫源性疾病的流行区。此外，有些微生物、动植物在一定条件下产生的生物毒素，接触后可能引起急慢性中毒；社区内各种植物的花粉和居民饲养的宠物、家禽的毛发、羽毛等也可成为人体某些变态反应性疾病的原因。

4. 社会因素　社会因素又称非物质因素，包括一系列与社会生产力和生产关系有密切联系的因子。即以生产力发展水平为基础的经济状况、社会保障、教育、人口、科学技术以及以生产关系为基础的社会政治制度、法律、文化、家庭婚姻、医疗保健等。

随着社会的进步、经济的发展，疾病谱发生了明显的变化，人们已经认识到社区居民的健康除了与物质的环境因素有关外，社会环境因素的影响越来越突出。良好的政治经济状况、合理的卫生服务体系和生活方式，有利于保持社区人群的身体健康；而不良的社会因素如社会动乱、生活贫困、卫生资源的匮乏和不良的生活方式，都可导致疾病发生。社会因素对人体健康的影响，往往可以通过以下三种方式作用于人体：①社会因素可促使有害的物理、化学、生物因素的产生，危害人体健康。如战争、恐怖袭击不良生活方式（吸烟、酗酒、吸毒、性滥交等）；②社会因素制约着人们的营养状况、饮食习惯、生活居住条件，从而影响人体健康；③社会因素可通过影响人的心理活动和精神状态，进而影响到人体身心健康。如政治稳定、经济状况良好、人际关系融洽可促使人精神愉快、身心健康；反之，使人精神紧张、情绪压抑，最终可能诱发某些心身疾病的发生。

第二节 社区生活环境污染

由于各种人为的或自然的原因，使排入环境中的各种污染物数量或浓度超过了环境的自净能力，造成环境质量的下降或恶化，给人们的健康造成直接或间接的危害，或者在较大的范围内破坏了生态平衡的现象称为环境污染（environmental pollution）。由于社区是人群聚集进行生活、生产等活动的场所，同样不可避免地将各种废弃物排入社区的生活环境，从而也带来许多的社区环境卫生问题。不仅直接影响人群或个体的健康状况，还可通过影响社区物质环境条件和居住的质量，直接或间接对社区居民的身心健康造成危害。

一、社区生活环境污染的来源

进入环境并造成污染的物质均称为环境污染物（pollutant）。社区生活环境中常见的污染物及其主要来源有：

（一）生活性污染

主要指人们日常生活中产生的废气、污水、粪便和垃圾。生活性污染物质的

成分非常复杂，其种类和数量与社区的规模、地理条件、居民生活习惯、生活水平以及民用燃料的结构等因素有关。由于社区是人群聚集的区域或空间，随着人口的不断增长和消费水平的提高，生活性污染已成为社区生活环境中主要的污染物来源。如家庭烹调、取暖所产生的燃烧废气的无组织排放对室内外空气的污染；生活垃圾对社区空气、水源、土壤的污染；未经无害化处理的粪便、污水任意排放产生的恶臭和蚊蝇孳生对生活环境感官性状的破坏，其生物性病原体通过饮水和食物可引起相关的疾病暴发和流行；家庭中广泛使用的烷基苯磺酸盐型合成洗涤剂，使生活污水中含有大量的氮、磷等物质，任意排入水体后，可刺激水中藻类大量增殖而引起水体富营养化现象（eutrophication）。

此外，家用化学品和大量新型的建筑装饰材料进入家庭，现已成为室内环境污染的主要来源。生活性污染物若没有进行有效的卫生处理，不仅会影响社区居住环境的卫生质量，同时也给社区居民的健康造成危害。

（二）生产性污染

各种工业企业在生产过程中产生的“废气、废水、废渣”，其中常含有大量对人体健康有害的物质，是环境污染的主要来源。由于城市规划不合理，功能分区不明显，致使部分社区中有工业企业产生的“工业三废”造成社区大气、水、土壤和食物的污染，引起人群的急慢性中毒或远期损害。

农业生产过程中使用的各类农药、化肥，可造成农作物、畜产品及野生生物中农药残留，通过生物浓集作用，最终经食物链进入人体，亦可能经土壤渗透而污染地下水源。用工

业废水灌溉农田，也可造成农作物中有毒有害物质的富集，严重时可导致“公害病”的流行。

（三）交通性污染

主要指机动交通运输工具在运行过程中所排放的污染物和产生的噪声。由于这些交通运输工具多以汽油、柴油等液体燃料为动力，燃烧后能产生大量颗粒物、氮氧化物、一氧化氮、多环芳烃、醛类、铅等有害物质，对道路两侧数公里区域造成严重污染。随着国民经济的快速发展，我国机动车数量在逐年增加，由此而产生的交通废气污染已成为城市社区大气污染的主要类型，交通产生的噪声也成为困扰社区居民生活的主要噪声源。

（四）其他污染

社区的通讯设备和家用电器产生的微波辐射和其他电磁辐射波；医用或民用原子能和放射性同位素机构排放的放射性废弃物和尘埃等。还有地震、洪水、海啸、火山暴发、森林大火等自然灾害所释放的大量烟尘、废气和死亡动植物的尸体等，都可使社区的生活环境受到不同程度的污染。从而对社区居民的健康造成不良影响。

二、社区生活环境污染物的分类

上述污染源排入环境中的各种污染物，按其属性可分为化学性、物理性、生物性三类，其中化学性污染物是数量最多、作用最复杂、危害健康最严重的环境污染物。

（一）化学性污染物

指人类由于生产、生活等活动而排入环境中的各种有害气体、重金属、化学诱变剂、内分泌干扰物、持久性有机污染物等。

研究表明，在目前人类生产使用的化学物质中有7000多种经过动物致癌试验，其中1700多种为阳性反应。国际癌症研究机构（International Agency of Research on Cancer，IARC）对已有资料报告的878种化学物质进行分类，其中87种确定对人类具有肯定致癌性，有297种具有致癌的危险性。在已经确认的人类化学致癌物中，社区生活环境中常见的有：多环芳烃类、二噁英、黄曲霉毒素、石棉、亚硝胺类、苯系物、砷及其化合物、烟草烟雾、烹调油烟等。此外，还发现在排入环境的化学污染物中，有30～40种对人类具有致畸作用，1000多种具有神经毒性。

除上述具有致癌、致畸和致突变作用的“三致”污染物外，近年来，人们陆续发现许多环境化学物质（如有机氯化合物、二噁英、毒杀酚、五氯酚钠及某些重金属等）对维持机体内环境稳态和调节发育过程的体内天然激素的生成、释放、转运、代谢、结合、效应有严重的干扰作用，故将具有此类效应的化学物质统称为环境内分泌干扰物（endocrine disruptors/endocrine disrupting chemicals）。现已肯定至少有70余种化学物质具有内分泌干扰作用，其对人类健康的危害已成为研究领域中的一个热点。

目前，一类对全球环境和人类健康影响非常巨大的化学物质引起了国际社会的高度关注。该类化学物质因其在环境中的高残留性、在生物体内的高蓄积性以及对人和动物具有的高毒性而被定义为持久性的有机污染物（persistent organic pollutants，POPs）。联合国环境规划署组织制订并于2001年5月23日正式生效的《关于就某些持久性有机污染物采取国际行动》的斯德哥尔摩公约（Stockholm Convention），标志着针对POPs采取的国际行动正式启动。我国于2004年5月17日正式批准该公约生效。公约确认了12种优先控制或消除的POPs，它们是：艾氏剂、氯丹、狄氏剂、异狄氏剂、七氯、灭蚁灵、毒杀酚、DDT、六氯代苯、多氯联苯、二噁英和呋喃。其中9种为有机氯杀虫剂、1种是工业化学物质、2种属垃圾焚烧产物和工业生产的副产物。

（二）物理性污染物

主要由社区居民的生产、生活、交通而产生的噪声、振动；社区的无线广播、电视、通讯、家用电器等设备形成的射频电磁辐射以及放射性废弃物和建筑材料中的放射性物质所构成的电离辐射等；还有人为控制的室内小气候等。当达到一定的强度范围时，就可能对人体产生不良影响。

如娱乐场所、建筑工地以及不合理的交通布局所产生的噪声不仅会影响居民正常的工作、学习及睡眠，持续性的高强度环境噪声也能对包括听觉系统和听觉外系统在内的多项生理功能产生明显损害。

无线通讯设备和家用电器产生的微波辐射，在一定功率范围内可对神经、心血管、生殖、内分泌、免疫等多个器官系统产生影响，严重时还可有局部器官的不可逆性损伤，如微波辐射引起的眼晶状体浑浊，少数接触大功率微波辐射者，甚至可发展为白内障。社区中大量使用的这些微波发射装置，具有覆盖范围广、接触人群多、暴露时间长，且缺乏有效的场源屏蔽等特点。故其对社区人群的健康危害不可低估。

环境中的电离辐射除某些地区的放射性本底较高外，主要是由于人为活动排放的放射性废弃物造成的。此外，某些建筑材料中含有的氡及其子体通常是室内放射性污染的主要来源。电离辐射的生物学作用主要是引起生物大分子的改变，如核酸、蛋白质（包括酶类）等，使其发生电离、激发或化学键断裂等。由于社区人群对于电离辐射的暴露是以长时间、弱效应为主。因而主要表现为造血系统损伤、恶性肿瘤、致畸等远期效应，如研究认为，室内氡及其子体的污染水平与人的肺癌发生率呈现明显相关性。

（三）生物性污染物

正常情况下，大气、水、土壤中存在的大量微生物，对维持生态系统的平衡和健康具有重要作用。但当环境生物种群发生异常变化或环境中存在致病微生物污染时，就可能对人类的健康产生直接、间接或潜在的危害。与社区人群活动密切相关的生物性污染物有病毒、细菌、真菌、藻类毒素等。

在发达国家生物性污染已不是突出的环境问题，但在发展中国家生物性污染仍广泛存在，并因此而引起许多疾病的暴发和流行。据WHO资料表明：当今发展中国家有10多亿人受到介水传染病的威胁，每年有500多万人死于经水传播的疾病。此外，环境（室内）空气生物性污染引起的呼吸道传染病也时有暴发流行，如SARS、高致病性禽流感、军团菌病等。

当社区中有传染病患者和/或带菌者存在时，在人群聚集、室内空气不流通或区域性供水设施被病原体污染时，就可能导致社区人群中呼吸道或消化道传染病的暴发流行。因此对生物性污染引起的疾病和防治措施的研究仍是社区环境卫生治理的重要内容。

三、社区生活环境污染的类型

（一）按污染的形式分类

1. 气型　气型污染指进入空气的污染物通过扩散、沉降、溶解、迁移等方式对大气、水体和土壤造成的污染。常见的气型污染物有有害气体和蒸气、颗粒物、重金属等。如：工业和民用燃料燃烧产生的SO_2和颗粒物；机动车尾气中的NO_x、碳氢化合物、铅等；烹调油烟中的多环芳烃类物质以及生活垃圾焚烧所产生的氯代烃的有机污染物等。气型污染分布的特点和范围受大气污染源的性质、污染物的排放量、排放方式和高度、气象因素、地形、建筑物等因素的影响。

2. 水型　主要指社区中的工农业生产产生的废水和生活污水通过排放、径流、渗透等方式对周围环境介质造成的污染。可进入水体的污染物种类繁多，性质各异，一般包括化学、物理和生物三大类的污染物，其中以化学性和生物性污染物数量最多，危害也最为严重。据统计，我国2003年工业和生活废水排放量为680亿吨，其中生活污水为460亿吨，主要的污染物为有机物（高锰酸钾盐指数和氨氮）、重金属以及粪大肠杆菌。水型污染在渗水性强、地下水位高的地方容易污染地下水源。用污水灌溉农田时，有些农作物对某些有害物质具有较强的生物富集作用，一定条件下可引起食用者中毒。因此，水型污染常常与介水传染病和一些慢性中毒性疾病密切相关。如含镉废水灌溉农田，稻米对镉的富集可引起人群的慢性镉中毒。水型污染的特点是：①污水中含有的恶臭、易挥发物质多对周围大气环境造成污染；②水体的污染程度受水流、水量、气候等因素的影响；③既有有害物质对水体的直接污染，也包括污染物对水环境生物特征、理化构成的破坏而导致的水质恶化现象，如：水体的富营养化现象。

3. 固体废弃物型污染　此是工业废渣、生活垃圾和粪便、农药和化肥等形成的社区周围环境的污染类型。如废渣、垃圾的任意堆放和不符合卫生要求的填埋可对附近的土壤和地下水源造成污染；未经无害化处理的粪便可能是传染病和寄生虫的源头、垃圾的焚烧对空气和食品的污染等。固体废弃物的污染特点是：①污染范围比较局限和固定，但通过风吹雨淋也可能使较大范围的空气、水体和土壤受到污染；②该类型的污染物中常见有重金属和放射性物质，一旦污染后，因稳定性较强、半衰期长、不易自净，故对环境的影响较为长久。

（二）按污染的性质分类

由于社区生活环境是由原生环境和次生环境共同组成。故社区环境污染既包括原生环境的自然力作用所导致的自然灾害而引起的环境污染问题，更包括人为的人类经济和社会活动等因素所导致的环境污染和生态系统破坏问题。

1. 人为污染　指社区居民生产、生活等活动所造成的环境污染，是环境污染的主要类型。随着人类对自然资源的大量开发利用和工农业生产的快速发展，能源的消耗、地下矿藏的开采冶炼、农药化肥及其他化学品的大量使用等，在为人类带来巨大财富和良好的物质生活条件的同时，也由于自然资源遭受不合理的开采及工农业大发展时生产和使用大量农药、化肥及其他化学品，造成大量的废弃物不断进入环境，严重污染人类居住的大气、水、土壤环境，使正常的生态环境遭受破坏，人们的生活环境质量下降，直接威胁到人类的生存和健康。如发生在20世纪50年代的英国伦敦煤烟型烟雾事件、美国洛杉矶光化学烟雾事件。1986年前苏联的切尔诺贝利核电站爆炸，在10多年内不仅造成约6000人死亡，当地人群肿瘤发生率和畸胎出生率也明显增高。2003年12月我国重庆开县井喷事故造成243人急性中毒死亡。2005年11月13日中石油吉林石化公司双苯厂发生爆炸，使松花江遭受严重污染，其主要污染物硝基苯和苯严重超标，并对下游水体造成了严重污染，致使哈尔滨市停水5天，严重影响到上百万居民的饮水安全。从上世纪初至今，全世界由于人为污染所造成的公害事件60多起，公害病患者累计达40万～50万人，死亡10多万人。另据世界卫生组织估计，仅亚洲地区每年因大气污染造成48.7万人过早死亡。在环境污染对人类的健康危害越来越严重、涉及的范围越来越广的情况下，人为性污染所导致的全球性环境问题也日益突出。如全球气候变暖、臭氧层破坏、酸雨等。此外，人类在改善自身生活居住环境的同时，也带来日趋严重的室内环境污染问题，室内空气污染造成102.5万人过早死亡。有数据估计我国每年由于室内空气污染引起的超额死亡人数达11.1万人，超额门诊数22万人次，超额急诊数430万人次。

随着人类活动的加剧，给原本已非常脆弱的生态环境带来更大的压力，导致自然灾害频发，更加加剧人类居住环境的污染和破坏，由此而引起的健康问题也日益严重。据世界卫生组织估计，当前全世界四分之一的疾病负担归因于环境污染，每年因饮水污染、空气污染及未加处理的人类废弃物引起的死亡人数达770万人，亚洲地区每年因不安全饮水和空气污染造成上百万人过早死亡。

在人为活动所产生的污染物中，由污染源直接排入环境，其物理和化学性质均未发生改变的污染物称为一次污染物（primary pollutant）。包括有害气体、颗粒物、重金属及各种无机或有机化学物质。如SO_2、CO、NO、铅、苯并芘等。如果排入环境中的污染物质在环境的物理、化学、生物等因素作用下发生变化，或与环境中的其他物质发生反应形成了理化性质和毒性完全不同于一次污染物的新污染物，则称为二次污染物（secondary pollutant）。如SO_2排入大气后遇水氧化后形成的硫酸；汽车尾气中的氮氧化物（NO_x）和碳氢化合物在日光紫外线的照射下所形成的光化学烟雾，以及排入水体的无机汞化合物在底泥微生物作用下生成的甲基汞等。一般来说，二次污染物对环境和人体的危害要比一次污染物大。

虽然人为污染物数量巨大、种类繁多、危害面广，健康危害严重，是社区生活环境破坏的主要原因。但也是能够通过全人类的共同努力加以控制并使其逐渐减少的。

2. 自然灾害性污染　自然界物质急剧运动形成的环境变迁所造成的环境污染和生态破坏称之为自然灾害。常见的自然灾害如火山暴发、地震、台风、海啸、洪涝、泥石流、自然火灾等，在发生时除可能直接释放大量有害气体、烟尘、颗粒物等，还可间接破坏社区的生产、生活设施而造成有毒有害物质的泄漏、导致动植物死亡腐败等，以及灾后继发一系列的社区环境卫生问题。如临时住所的拥挤、卫生设施缺乏、废弃物处理不当、病媒昆虫孳生、饮用水与食品的严重污染等，都使得社区生活居住环境的卫生状况进一步恶化。虽然目前人类对自然灾害形成的原因和发生发展的内在规律尚缺乏足够的认识，无法或难以控制自然灾害的发生，但通过研究灾害，逐渐掌握对社区生活居住环境影响的规律、灾区环境卫生服务以及灾后居住环境恢复重建的卫生技术措施等，可使灾害带来的社区环境卫生问题减轻到最低的限度。从而最大程度地防止灾后疫病的暴发和流行，达到预防疾病，保护广大社区居民健康的目的。

四、环境污染物在体内的吸收、分布、代谢和排泄

（一）吸收

环境污染物经不同途径由生物膜进入血液的过程称为吸收。环境污染物进入机体的主要途径为消化道、呼吸道和皮肤。

1. 消化道　消化道是社区生活环境中化学性污染物进入体内的主要途径。食物和饮水中的许多有毒有害物质都可经消化道吸收，由呼吸道清除或吸入后黏附于鼻咽部的颗粒物亦可吞咽进入消化道。消化道的任何部位对污染物均有吸收功能，但主要的吸收部位在小肠，特别是小肠黏膜上皮的绒毛结构不仅增大了吸收面积，还延长了污染物与小肠的接触时间，从而进一步增强了其在消化道吸收速度和量。环境污染物在消化道吸收的速度和量受到胃肠

道内容物多少、排空时间以及蠕动的状况等因素的影响。此外。消化道中所含的多种酶和细菌也可影响化学物的吸收或改变其毒性，如小肠内的细菌能将芳香硝基还原为具有致癌性的芳香胺，硝酸盐和胺类也能在胃肠道细菌的作用下生成亚硝胺。

环境污染物在消化道吸收入血的方式以扩散为主，但有些与营养物结构类似的外来化学物也可经载体的转运进入血液。如镉可与钙结合、与蛋白结合而被吸收。铅和铊可为铁和钙的转运系统所吸收。一般来说污染物经消化道吸收后可经肝脏转化或以原型的形式进入体循环或排出体外。但某些脂溶性强的化学物质可在肝肠循环的过程中反复吸收，而延长其在体内停留的时间。

2. 呼吸道　以气体、蒸气和气溶胶等形式存在的环境污染物主要经呼吸道进入，经肺泡直接吸收入血，整个呼吸道黏膜对污染物都具有吸收作用。由于肺泡具有表面积大、毛细血管丰富、通透性强以及空气在其中流速慢等特点，污染物经呼吸道吸收进入血液的过程极为迅速而完全，且不需经过肝脏的转化，即可直接由肺循环进入全身血液循环。影响污染物从呼吸道吸收的因素很多，除了呼吸道的结构和功能外，还包括污染物本身的理化性质及环境的气象条件等。如气体及蒸气状污染物的吸收速度和量与其在空气中的浓度分压、溶解性及血气分配系数（即污染物在血液中的浓度与其在肺泡气中的浓度之比值）等因素有关。颗粒物的吸收则主要取决于颗粒物的空气动力学直径、分散度和溶解度等。由于呼吸道具有以上特殊的生理解剖特点，因此，在人群聚集的社区内如有气态毒物的泄漏或大量生活废气的无组织排放时，在异常的气象条件下，常常可导致大批人群出现急性中毒。

3. 皮肤　环境污染物经皮吸收的两条途径为表皮和皮肤附属器官。皮肤的表皮角质层是物质经皮吸收的主要屏障，在皮肤无破损时，分子量大于300的物质难以通过；角质层能阻止水、电解质和某些水溶性的物质，但容许脂溶性的物质通过；通过表皮层后的大多数物质，均可经表皮和真皮连接处的基膜毛细血管吸收入血。虽然毛囊、汗腺和皮脂腺等皮肤附属器官在皮肤的表面积中所占比例较少，但经这些器官吸收的化学物质可绕过表皮屏障，直接进入真皮，而导致吸收速度和量增加。某些重金属，如汞反复接触后，可毛囊吸收。此外，经皮吸收的污染物也可不经肝脏而直接进入体循环。

环境污染物经皮吸收的速度和量受到毒物的脂溶性、挥发性、浓度以及皮肤完整性、暴露时间和面积，还有外环境的气象条件（气温、气湿）等因素的影响。

由于皮肤是机体抵御外来物质侵入的主要屏障，就大多数的环境污染物而言，并不是主要的吸收部位。但某些脂水分配系数较高的化学毒物在一定条件下仍可经完整的皮肤吸收，如：有机磷农药、苯胺、硝基苯等化学物质。因此，日常生活中的一些不良的习惯和方式可能会造成某些毒物的经皮吸收中毒，如农村村民对有机磷农药的滥用。此外，使用劣质化妆品而导致重金属经皮吸收，也成为非职业性重金属中毒的原因之一。

（二）分布与蓄积

环境污染物经上述不同途径吸收进入体内后，可随血流和淋巴液分散至全身各组织器官的过程称为分布（distribution）。由于体内各组织器官的血流量以及对化学物的亲和力存在差异，故环境污染物在体内的分布具有选择性和不均匀性。通过对化学物在体内的分布规律及归宿的研究，有利于了解化学物的靶器官、蓄积部位和贮存库。

1. 分布　环境污染物吸收进入血液后，其中大部分与血浆蛋白结合，随血流运送到各个器官和组织，只有少数化学物是以游离的形式在血液中运输。因此，在分布的初始阶段，污染物在体内的分布主要取决于机体不同器官组织的血液灌流量，血流量较丰富的器官，污染物分布就多，如肝脏的血液供应丰富，故在污染物暴露的初期，化学物在肝内的起始浓度可达到很高的水平。随着时间的延长，受化学物与器官亲和力的影响，污染物在体内进行了再分布过程。如动物铅染毒 2h 后，吸收后 50％的铅分布于肝脏内，1 个月以后，体内的铅有 90％以磷酸铅的形式沉积在骨骼组织中。以上说明化学物质在体内的起始分布取决于血流量，而最终分布取决于亲和力。

其次，机体某些特定部位对外源性化学物质的屏障作用也是环境污染物在体内分布不均匀的另一原因。机体的屏障（barrier）具有一定的形态学结构，是阻止和减少化学物质由血液进入某种组织器官的一种生理保护机制。主要的屏障有血脑屏障、胎盘屏障、血眼屏障及血睾丸屏障等。其中血脑屏障（blood－brain barrier）可阻止某些有毒物质进入中枢神经系统，以保护大脑减轻或免受外来化学物质的损害。血脑屏障发育不全或受到破坏时，将使得机体对某些化学毒物的反应性增强，如婴幼儿铅中毒时，其中枢神经系统的损害明显高于成年人。胎盘屏障（placental barrier）能防止母体血液中有害物质通过胎盘对胎儿造成损害。但这种作用也是有限的，有一些脂溶性强的化学物质仍可以简单扩散的方式进入胎儿。如甲基汞较容易通过血脑屏障和胎盘屏障在胎儿的脑组织中蓄积，对胎儿的中枢神经系统的分化和发育产生不良影响。

2. 贮存　由于环境污染物在体内分布的不均匀性，某种化学物可能在体内某特定的器官组织内累积而浓度较高，该部位即为此化学物质在体内的贮存部位。如果污染物贮存的部位就是其发挥毒效应的部位，则称为该毒物的靶部位，即靶组织或靶器官（target organ)，如甲基汞贮存于脑组织，并损害中枢神经系统的功能。但有些器官组织中某种化学物质的浓度虽高，但并未显示明显的毒作用，此部位即为该毒物的贮存库（storage depot），如体内90％的铅在骨组织中贮存，但对骨骼并无明显毒性。

肝、肾、脂肪组织等是环境污染物在体内的主要贮存场所。有毒物质在体内的贮存可减少到达靶组织的量，从而对污染物引起的急性中毒具有保护和缓解作用；但另一方面由于在贮存部位的含量较高，在一定条件下可以重新释放入血引起中毒，因而具有潜在的危害性。

长期暴露于某种环境污染物，进入机体的污染物或其代谢产物，如果吸收的速度和量超过其排泄，可使该化学物质在体内的量逐渐增多，或因其造成的损害逐步积累最终导致损害，这种现象称为毒物在体内的蓄积现象。

蓄积有物质蓄积和功能蓄积之分，污染物质在体内的量逐渐增加，称为物质蓄积(material accumulation)，是慢性中毒的物质基础。有些污染物进入体内后，用现代的检测技术没有发现其在体内的量有明显的增高，但由该物质引起的功能改变可逐渐累积，使得机体对该毒物的反应性增强，甚至导致疾病产生，这种现象称之为功能蓄积（functional accumulation)。

（三）生物转化

进入机体的环境污染物，在体内酶的参与下，经过一系列复杂的生化作用，使其本身的化学结构或性质发生的变化的过程，称为生物转化过程（biotransformation)。化学物质的生物转化是酶促过程。大多数催化外来化学物质的酶系主要定位于肝细胞的内质网中，因此肝脏既是进行生物转化的主要部位，也是体内转化能力最强的器官。但肺、肾、胃肠道、胎盘等许多肝外组织也具有不同程度的转化能力。

1. 生物转化的反应类型　环境污染物的生物转化过程主要有氧化、还原、水解和结合等四种反应类型，其中氧化、还原、水解外源性化学物质属于第一阶段反应（Ⅰ相反应)，结合为第二阶段的反应（Ⅱ相反应）。

（1）Ⅰ相反应　亦称降解反应。参与Ⅰ相反应的主要酶类是由多种酶构成的微粒体混合功能氧化酶系统，其中包括细胞色素氧化酶P450、细胞色素b-5、还原型辅酶Ⅱ（NADPH）—细胞色素P450还原酶、还原型辅酶Ⅰ（NADH）—细胞色素b-5还原酶以及环氧化物水解酶等，其催化的氧化反应类型很多，如脂肪族羟化、芳香胺羟化、环氧化、N（O、S）—脱烷基化、脱氨基、S—硫化、氧化脱卤反应等。

此外，微粒体酶中的硝基还原酶和偶氮还原酶，还能将硝基化合物和偶氮化合物还原成氨基代谢产物，如硝基苯还原成苯胺、二硫化物还原成硫醇。除微粒体氧化酶外，在肝、肾、肠等组织中还存在各种酯酶和酰胺酶以及一些非特异性的氧化酶，包括单胺氧化酶、醇/醛脱氢酶、过氧化氢酶等，均可催化外来化合物的Ⅰ相反应，改变化学物的基团结构和化学性质，或水溶性增加、或生成亲电子的代谢产物，或水解后活性降低等。

（2）Ⅱ相反应　或称结合反应，指经过上述氧化、还原或水解作用后生成的代谢产物或不经上述反应的某些环境污染物，与体内某些化合物质或基团结合而改变其性质的过程。这一阶段的反应通常可使有毒化学物质分子上某些功能基团失活，或形成水溶性更强的结合产物而有利于排出体外。因此结合反应对于外来化合物的解毒过程更具意义。

常见的结合反应类型有葡萄糖醛酸结合、谷胱甘肽结合、硫酸和氨基酸结合，以及乙酰化、甲基化等形式。其中谷胱甘肽硫转移酶（GST）被认为是体内最重要的Ⅱ相反应酶之一。谷胱甘肽是体内重要的解毒物质，在GST的作用下，能与许多外来化学物质及其代谢产物如环氧化物、硝基化合物等结合，形成亲水性的结合产物而排出体外。如苯并（a）芘在体内经Ⅰ相反应生成的亲电子代谢产物，是发挥其诱变作用的先决条件，GST可加速谷胱甘肽与该亲电子物结合，促使排泄，故被认为是机体抗御化学物质致癌的重要因素。

2. 生物转化的后果　环境污染物进入体内后的生物转化形式各有不同，有的不经任何转化就能直接排出体外，有的可通过氧化、还原、水解后排出，有的需要进一步结合或进入体内后直接与某些基团结合后排出体外。即使是同一种化学物质在体内的代谢转化也可能通过不同的途径产生不同的代谢产物。如苯并（a）芘在体内的代谢，既可以经微粒体混合功能氧化酶的活化而形成亲电子的代谢产物7，8-二氢二羟-9，10-环氧苯并（a）芘，有可通过结合反应，与葡萄糖醛酸形成7，8-二氢二羟-葡萄糖苷酸苯并（a）芘而解毒。由此可见，生物转化是一个非常复杂的过程，由于其代谢形式的多样性，经转化后产生的结果也具有双重性。

环境污染物进入体内后，经代谢转化使其极性及水溶性增加易于排出，或改变其化学结构和性质而毒性降低，这种现象称为生物解毒作用（bio-detoxication），该作用是机体防御功能的重要组成部分。但有些化学物质转化后的代谢产物，毒性反而增强，或水溶性降低，这种现象称为生物活化作用（bio-activation）。由于体内对某些化学物质的生物活化作用可能增强其毒性，而导致组织损伤，故应引起高度注意。如硫代磷酸酯类农药，经氧化脱硫后，其代谢产物毒性增强。致癌物苯并（a）芘、芳香胺等经生物转化后可由前致癌物转变为终致癌物等。

3. 影响生物转化的因素　生物转化的复杂性还在于环境中及机体本身有多种因素能够影响环境污染物的体内转化过程。如动物种属、个体差异、营养状况、年龄、性别、毒物浓度以及代谢酶的抑制和诱导等，其中催化转化反应的各种代谢酶类的功能和活力往往决定了外源性化学物质的作用性质、强度和持续时间，是各种因素对生物转化影响的关键所在。代谢酶基因型的差异使得不同个体或同一个体的不同时期对环境污染物的转化途径和速度有所不同，从而表现为机体对该化学物质反应性的强弱变化。环境基因组计划研究的结果认为，毒物代谢酶基因的多态性决定了不同个体对环境化学致癌物的代谢速度、强度和量，是机体对环境致癌物易感性的分子基础。

人体内Ⅰ相代谢酶中，细胞色素 P450（CYP）酶可对前致癌物和前毒物起到活化作用，使其成为终致癌物；也可使亲脂性化合物带上某些极性基团，使之更适合于Ⅱ相反应，完成解毒过程。*CYP* 基因在人群中呈现高度多态性，如 *CYP1A1*、*CYP1A2*、*CYP2E1*、*CYP3A4* 等，不同基因型将不同的化学致癌物活化成为终致癌物的能力有所不同。Ⅱ相代谢酶的基因多态性，如谷胱甘肽硫转移酶（GST）家族，亦可通过影响解毒能力而改变机体对某些环境化学致癌物暴露的易感性。

（三）排泄

吸收进入体内的外源性化学物质及其代谢产物向体外转运的过程称为排泄（excretion）。环境污染物的排泄途径至少有四种。经肾脏随尿液排出是主要的途径，其次是经肝、胆通过肠道随粪便排出，挥发性物质和某些气溶胶可经呼吸道随呼出气体排出。此外还可随各种分泌液和体液排出体外。

1. 肾脏　肾脏血流量丰富，约占心输出血量的 25%，故随血液转运的大部分化学物质及其代谢产物均可流经肾脏。因此，肾脏是环境污染物最重要的，也是主要的排泄器官。经肾脏排泄的化学物质无论以何种方式，尿液中化学物质的浓度与其在血液中的浓度密切相关。因此，在暴露于环境污染物后，常可通过尿液中该污染物或代谢产物的浓度，来评价暴露水平和体内负荷。婴幼儿的肾功能不全，对外来化学物质不能迅速清除和排泄，故其毒性反应较为严重。

2. 消化道　经消化道吸收的大部分化学物质经门静脉进入肝脏，在肝脏各种代谢酶的作用下进行生物转化后，所形成的代谢产物可被肝细胞直接排入胆汁，进入肠道。其中一部分可随粪便直接排出体外。有些则可在小肠中被重新吸收，再经门静脉系统返回肝脏而形成肝肠循环。肝肠循环对环境污染物从消化道的排泄具有重要意义，由于此环节的存在，使得某些脂溶性强的毒物从消化道排泄的速度减慢，在体内停留的时间延长，其毒作用也因此而增强。如甲基汞主要是通过胆汁从肠道排泄，由于肝肠循环的存在，可使其在体内的生物半减期达 70 天左右。

环境污染物从肝细胞排入胆汁的方式以主动转运为主。与血浆蛋白结合的或分子量达到 300 的强极性化合物，均可经该途径排泄。如 DDT、六六六等多种有机氯农药的代谢产物主要是经胆汁然后从肠道排泄的。此外，经口未被胃肠道吸收的环境污染物亦可随粪便排泄。

婴幼儿、老年人及肝功能不全的人，由于肝脏的排泄系统发育不全或受损，对某些毒物的反应可能会比正常人强烈。

3. 呼吸道　某些在体内不易分解的气体或挥发性毒物都可以原形态经肺呼出，如 CO、SO_2、苯系物等可以简单扩散的方式从呼吸道排出，某些分散度较高的气溶胶状物质也可随呼出气体排出体外。毒物经呼吸道排出的速度与其吸收速度成反比，其影响因素有：毒物在空气中的浓度、理化性质（溶解性、分散度、血气分配系数等）以及呼吸道的生理功能（如：肺通气量、肺功能等）等。因此，在社区发生急性气体中毒事件时，将中毒者及时转移到空气新鲜的环境中，同时采取改善呼吸道功能的措施，不仅可阻止毒物继续吸入，还可进一步促使进入体内的毒物经呼吸道排泄。

4. 其他途径　进入体内的环境污染物除了经以上三种主要途径进行排泄外，有些脂溶性强的化学物质可通过简单扩散的方式进入乳汁，如有机氯杀虫剂、多氯联苯、咖啡碱和某些重金属均可随乳汁排出，使得婴儿的暴露水平增高。牛食用含黄曲霉毒素 B_1 的饲料之后，在牛奶中也可发现该毒素的代谢产物 M_1，后者的毒性虽低于前者，但仍具有致癌作用。此外，某些毒物如铅、砷等重金属可从毛发、指甲排泄，汞可以经唾液腺排泄等。虽然乳汁和上述器官组织并非毒物的主要排泄途径，但在毒理学上具有特殊的意义，如毒物可经乳汁由母体传给婴儿或经牛乳进入人体，是引起婴儿暴露的主要途径；毛发中毒物的含量能反映其在体内的负荷，可以作为环境污染物的生物监测指标。

【思考题】

1. 何谓环境？简述社区生活环境中的因素。
2. 何谓社区生活环境的污染？简述社区生活环境污染的来源及污染物的分类。
3. 何谓生物转化？简述生物转化的类型及影响生物转化的因素。

（杨新文）

第三节　社区生活环境与居民健康

一、社区自然环境与居民健康

（一）气候变化

1. 气候变化的定义

《联合国气候变化框架公约》（United Nations Framework Convention on Climate Change，UNFCCC）将气候变化（climate change）定义为：指除在类似时期内所观测的气候的自然变异之外，由于直接或间接的人类活动改变了地球大气的组成而造成的气候变化。

目前，全球气候变化的最明显表现就是气候变暖。最近 100 年（1906—2005 年）全球平均地表温度上升了 0.74℃（0.56～0.92℃）。自 1850 年以来最暖的 12 个年份有 11 个出现在 1995—2006 年。过去 50 年每 10 年温度平均上升 0.13℃，是过去 100 年平均升高量的两倍。

2. 气候变化的主要原因　大气温室气体、气溶胶含量的变化等是导致气候变化的主要原因。

温室气体是指造成地球表面温度升高的气体，主要有 CO_2、CH_4、N_2O 等气体，其中 CO_2 是最主要的温室气体。

（1）温室气体浓度的变化　据有关调查报告，全球大气中二氧化碳浓度从工业化之前的 280ppm 已增加至目前的 379ppm，甲烷浓度从工业化前的 715ppb 增加到 2005 年的 1774ppb，氧化亚氮的浓度从工业化之前的 270ppb 增加至 2005 年的 319ppb。二氧化碳和甲烷浓度的增加都是过去 65 年中最高的。石化燃料的使用是导致二氧化碳浓度升高的主要原因。

（2）土地利用的变化　土地利用的变化，如植被覆盖的人为破坏、森林砍伐、造林活动和人为引起的草原退化等，也是影响气候变化的重要方面。一方面，可以通过直接地或间接地改变温室气体的吸收与排放影响气候；另一方面，可以通过改变地表的反照率、土壤的湿度来影响气候。

3. 气候变化对水资源供求和生态系统的影响

（1）对水资源供求的影响：①江河流量的变化：气候变暖会促使冰川消退和永久雪盖减少加快。预计到21世纪末，1/3～1/2的山地冰川将消失，海平面会上升。但持久的气候变暖，江河流量将会减少。②水资源的供需状况将出现变化：气候变暖产生的缺水量将大于人口增长及经济发展引起的缺水量；尤其是中等旱年及特枯水年，气候变化产生的缺水量将大大加剧部分流域的缺水状况并对社会经济产生严重影响。③旱涝灾害频率的变化：全球气候变暖可能增强全球水文循环，使全球平均降水量趋于增加，但降水频率可能随着平均降水量的增加而发生变化，蒸发量也会因全球平均温度增加而增大，这意味着未来旱涝等灾害的出现频率将会增加。④水质的变化：气候变暖后，由于蒸发量加大，河水流量趋于减少，可能会加重河流原有的污染程度，特别是在枯水季节。水温度的上升，也会促进污染物的分解，进而使水质下降。

（2）对生态系统的影响　气候的变化可引起自然植被分布与物种组成的变化，例如，某些淡水鱼类的分布可因气候的变化而向极地迁移，气候变暖喜冷、喜凉的鱼类数量减少，喜温的鱼类增加。当气候变化导致某气候因子超出物种的适应范围时，该物种就会灭绝或成为脆弱物种。

4. 气候变化对人类健康的影响　全球气候变暖，使夏季变得更热，加剧夏季极端高温对人类健康的影响。例如，美国芝加哥市1995年热浪期间，气温在33.9～40℃，因中暑而死亡人数达500人以上，其中以社区的老年人死亡率最高。旱涝灾害可造成人员伤亡及消化道、呼吸道某些疾病的流行，增加饥饿和营养不良的风险。

（二）灾害

1. 灾害（disaster）的定义　一切对自然生态环境、人类社会的物质和精神文明建设，尤其是对人们的生命财产等造成危害的天然事件和社会事件。如地震、火山暴发、风灾、火灾、水灾、旱灾、空难、海难、雹灾、雪灾、泥石流、疫病等。

2. 灾害形成的原因　主要有自然因素和社会因素两类。

（1）自然因素　包括与人类关系最密切的生物链的破坏，大气和水圈在演化过程中所出现的大区域或局部远离平衡的运动，岩石圈在运动过程中出现大规模的突然断裂等，这些会给人类带来虫灾、旱灾、水灾、地震等自然灾害。

（2）社会因素包括　人类对森林、植被和草原的过度砍伐和破坏等造成土地荒漠，人类活动对地球表面环境的污染，物种灭绝，人口暴长等。

3. 灾害对人类健康的影响　灾害可分为旱涝灾害、地震灾害、火灾、风暴潮灾、沙尘暴灾、泥石流灾害。灾害对人类健康的危害主要表现有下列几方面：

（1）人员伤亡　2008年5月12日发生在我国四川汶川的8级地震，截至当年7月24日，已造成69197人死亡，18222人失踪，374176人受伤。另外，地震还会给灾难的经历者或家属造成持久的心理创伤。

（2）环境污染、疾病流行　无论是哪种灾害的发生都伴有水和空气的污染、食物的短缺，因此而造成疾病的流行或暴发。

（3）诱发或加重原有疾病。

（4）远期影响　因灾害造成的经济损失不能短期恢复，生活困难可使灾民产生心情压抑、精神沮丧和忧虑引起心理障碍甚至精神创伤性疾病。

（三）生物毒素

生物毒素（biologic toxin）也称天然毒素，包括各种动物、植物、微生物所产生的对其他生物物种有毒害作用的化学物质。生物毒素是一种重要的生命物质，它蕴涵着大量奥妙复杂的重要生物学信息。这是生物在自然界长期进化过程中为了保存自身的物种，抵抗高等动物或疾病的侵袭而产生化学防御的能力。

有毒生物物种遍及大部分生物门类，如细菌、真菌、植物、昆虫、爬行动物、两栖动物以及许多海洋生物。目前了解较多、毒害严重的主要有动物毒素（蛇毒、蜂毒、河豚毒素等）、植物毒素（毒蕈、发芽的马铃薯等）和微生物毒素（内毒素、外毒素、黄曲霉毒素等）。它们对健康的影响既有局部的也有全身的，既有急性的也有慢性的，往往造成神经系统、心血管系统等的严重损害和危及生命。例如，蛇毒可引起呼吸麻痹和心肌损害等，河豚毒素可阻断神经和肌肉的传导，使骨骼肌、横膈肌及呼吸神经中枢麻痹，引起呼吸停止；目前已确定结构的黄曲霉毒素共有 17 种，以黄曲霉毒素 B_1 毒性最大、致癌性最强、稳定性最高。

二、社区生活环境污染与居民健康

（一）环境污染对社区居民健康影响的特点

1. 广泛性　环境中污染物可污染大气、水体、食物、土壤等，波及范围广。另外，环境污染物影响整个人群，有些污染物甚至可通过胎盘经母体进入胎儿体内。

2. 长期性　一些长期滞留于环境中的污染物，由于剂量、浓度较低，所以其毒作用表现以慢性、潜在性损害为主，短期内造成的损害不易被发现，有些危害甚至需要多年才表现出来，有的则到下一代才表现出来。

3. 多效应性　环境中存在的各种污染物，对人体健康损害的作用可表现为多效应性。如可出现直接的、间接的，急性的、慢性的，局部的、全身的，近期的、远期的，特异的、非特异的损害等。

4. 复杂性　在受污染的环境中可同时存在多种污染物，污染物间可发生联合作用；同一种污染物可经不同途径（空气、土壤、水、食物等）进入人体，同一个体可吸收多种污染物；环境污染物对机体的损害大多具有多因素、多种结果的特点，因而对人体的损害作用非常复杂。

5. 难治愈性　长期暴露于低浓度环境污染的人群，当体内污染物蓄积量达到致病水平时，才显示出不同的生物学效应。尤其是某些干扰遗传基因的污染物，显示其危害现象的时间更长，要在子孙后代身上才能反映出来。同时，由环境污染物所致的慢性中毒性疾病往往缺乏有效的救治方法。

（二）污染物对社区居民健康影响的类型

按照环境污染对人群的损害程度及病症显示的时间来划分，可将污染物对社区居民健康影响的类型分为急性危害、慢性危害（含公害病）和远期效应等几种类型。

1. 急性危害　是由于气象、地形、意外泄漏事故等原因造成环境中某些污染物浓度在短时间内迅速上升，致使接触的居民短期内出现不良反应、发病甚至死亡的现象。例如，英国伦敦在 1952 年 12 月 5～8 日，市区上空出现逆温，加上特大浓雾降临，使居民区中的二氧化硫和可吸入颗粒物不能扩散稀释，造成在4天之内死亡4000人的烟雾事件；美国洛杉矶在1955年8～9月，汽车尾气排放出的二氧化氮等强吸光物质在太阳光紫外线的作用下，发生强烈的光化学反应，生成一系列有刺激性的甲醛、丙烯醛、过氧乙酰硝酸酯和过氧化氢等二次污染物，使65岁以上的老人因急性中毒引起呼吸衰竭死亡达400人，3/4的居民出现了不同程度的红眼病、喉痛、胸痛和呼吸困难；1984年12月3日凌晨，印度中央邦首府博帕尔市一家农药制造厂发生异氰基甲酯（CH_2NCO）毒气外泄事件，造成2500多人死亡，近20万人中毒，这是世界历史上最为严重的一次工业事故性环境污染灾难。1988年在我国上海市由于社区居民生食了污染的毛蚶而暴发的世界罕见的甲型病毒性肝炎流行，仅3个月就有31万人患病。

2. 慢性危害　环境中的有害污染物以低浓度、长时间、反复持续作用于人体所产生的危害称为慢性危害。这种危害是由于毒物本身在体内的物质蓄积或由于毒物对机体微小损害的机能蓄积所致。慢性危害主要表现为：

（1）慢性疾病　当低剂量环境污染物长期作用于机体后，可直接引起机体某些慢性疾病。如由空气中SO_2、可吸入颗粒物、NO_2等引起的慢性阻塞性肺部疾病（chronic obstructive pulmonary disease，COPD），该病包括慢性支气管炎、支气管哮喘和肺气肿。若社区环境中长期存在低浓度的刺激性气态污染物，必将导致社区居民患慢性呼吸系统的疾病。从1949年开始，日本水俣湾上游一氮肥公司生产氯乙烯时，将含汞的废水排入水俣湾，在水中微生物的作用下，无机汞转化为甲基汞，当地居民长期食用富集了大量甲基汞的鱼贝类水产品后，出现了以四肢末端感觉减退、视野呈向心性缩小、神经性听力减退等典型症状为特征的水俣病（Minamata disease），受害人数多达1万人，死亡人数超过1000人；日本富山县的采矿活动，向神通川及其支流排放了含有大量镉的废水，经该河水灌溉稻田后出产出含有大量镉的大米，镉米被人食用后积聚在人体内，导致骨骼软化（骨质疏松症）及肾功能衰竭，患者关节和脊骨极度疼痛的痛痛病（itai-itai disease）。水俣病和痛痛病都得到了日本政府法律部门的认可，故又称“公害病”。公害病是环境污染物引起的一种特殊形式的慢性疾病。

（2）非特异性损害　环境污染物所致的慢性危害，常常不是以某种典型的临床表现方式出现。在环境污染物低浓度、长期作用下，机体的生理功能、免疫功能可明显减弱，健康状况下降，人群中患病率、死亡率增加，劳动能力降低，儿童生长发育受到影响。

3. 远期危害　某些环境污染物的危害作用不是在短期内就表现出来，而是经过较长或很长时间，甚至在后代才出现相应的健康损害作用，称为环境污染物的远期危害。主要表现为致突变、致癌、致畸作用。

（1）致突变作用　突变（mutation）是指机体的遗传物质发生了变异。突变可分为自发突变和诱发突变。大多数的诱发突变是由环境中的致突变物质引起的。环境中某些化学性毒物（如多环芳烃、苯、亚硝胺等）、物理因素（如X射线、紫外线等）、生物因素（如某些真菌毒素及病毒等）具有致突变作用。突变可发生在体细胞，也可发生在生殖细胞。若突变发生在体细胞，可导致畸形、肿瘤等疾病的发生。如突变发生在生殖细胞，则可能导致不孕、早产、死胎或遗传性疾病。

（2）致癌作用　环境污染物引起正常细胞的恶性转化、异常增殖，发展成肿瘤的过程称为致癌作用（carcinogenesis）。据估计人类癌症80%～90%与环境因素有关，特别是与化学性因素有关。在生活过程中人类所接触到的主要是化学性污染物，其引起的肿瘤占所有肿瘤的90%。如多环芳烃、苯、石棉、砷及其化合物。环境中的物理、生物因素也可导致人类致癌。如黄曲霉毒素、免疫抑制剂、电离辐射、风疹病毒、EB病毒等可引起多种肿瘤。

(3) 致畸作用　致畸作用（teratogenesis）是指在妊娠期接触外界环境污染物而引起后代畸形的作用。致畸有胚胎致畸和遗传致畸2类。环境中的放射线照射、某些药物、化学毒物和风疹病毒等，均可干扰妊娠期胚胎的正常发育过程，导致胎儿畸形。目前认为，环境类激素、反应停、己烯雌酚、烟草烟雾、可卡因、视黄醛衍生物、丙戊酸等药物和化学物对人类均可能有致畸作用。如1959年出现一例短肢畸形、1960年有30例、1961年高达154例的反应停事件。工农业生产中某些毒物、农药，在动物实验中也发现有致畸作用。环境因素所致畸形作用目前越来越受到人们的关注。

(三) 社区的大气污染对居民健康的危害

1. 社区大气污染物对人体健康的直接危害　社区大气中污染物主要是颗粒物、二氧化硫、氮氧化物、光化学烟雾、一氧化碳、多环芳烃等，这些污染物可对社区居民健康产生直接危害。

(1) 颗粒物　我国社区大多属于煤烟型大气污染，社区大气中的颗粒物是各种尘源的混合体。颗粒物除了本身含有多种有毒有害物质外，还是其他污染物的载体（如可吸附很多无机物、有机物、病原微生物等）。因此，颗粒污染物对人体的危害是多方面的。颗粒污染物的危害性与其形态、粒径、化学组分等密切相关。进入呼吸道后可沉积在不同的部位。粒径越小，进入呼吸道的部位越深。其中$>5\mu m$的多滞留在上部气道，$<5\mu m$的多滞留在细支气管和肺泡，$<1\mu m$的在肺泡内的沉积率最高。$<0.4\mu m$的颗粒能较自由地进入肺泡并可随呼气排出体外，故沉积较少。

吸附了有毒气体（如NO_2、SO_2、Cl_2等）的颗粒物可以刺激和腐蚀肺泡壁，使呼吸道防御机能受到破坏。长期作用于人体后，可形成慢性阻塞性肺部疾病。小学生的免疫功能受到明显的抑制作用。社区居民的呼吸道疾病的患病率及呼吸道疾病有关症状如咳嗽、咳痰、气急的出现率增加。

颗粒物能吸收和散射太阳辐射，因此可减少太阳的辐射强度，大约$0.5\sim0.8mg/m^3$的颗粒物能降低40%的太阳辐射，故而影响紫外线的辐射强度，由于290~315nm波长紫外线能使皮肤中的7-脱氢胆固醇转变成维生素D，具有抗佝偻病作用，此外紫外线还具有杀菌作用，因此在颗粒物污染严重地区，儿童佝偻病的发病率增加，一些经空气传播的传染病如肺结核、扁桃体炎等的发病率增加。

此外颗粒物降落在皮肤上或眼睛内，可以引起皮脂腺或汗腺阻塞，导致皮肤炎症、结膜炎等的发病率增加。

颗粒物含有多种致癌物和促癌物，颗粒的粒径愈小致癌性愈强。空气污染致肺癌与BaP（多环芳烃的代表物）的分布和含量有密切关系。因此对颗粒物引起的致癌危险性不可低估。

我国“居住区大气中有害物质最高容许浓度”中规定可吸入颗粒物的日平均最高容许浓度为$0.15mg/m^3$。

(2) 二氧化硫　二氧化硫（SO_2）的主要来源是含硫燃料的燃烧。社区居民用煤炉和取暖锅炉的排放高度较低，排出的SO_2不易扩散而污染集中在居住区。因此，SO_2对社区居民健康的影响较大。

SO_2是一种无色、具有刺激性、易溶于水的气体，属中等毒性物质。由于SO_2易溶于水，吸入后大部分被鼻腔和上呼吸道黏膜的富水性黏液所吸收。SO_2转化为亚硫酸盐或亚硫酸氢盐后吸收入血液迅速分布全身。

SO_2很少单独存在于大气中，往往和颗粒物一起进入人体的细支气管和肺泡，被吸收后随血流传至全身各个器官而造成危害，另一部分则沉积在肺泡内或黏附在肺泡壁上，产生刺激和腐蚀作用，引起细胞破裂和纤维断裂，形成肺气肿，长期作用下亦会促使肺泡壁的纤维增生而发生肺纤维变性。此外吸附有SO_2的颗粒物本身也是一种变应原，能引起支气管哮喘发作。一般患有肺功能不全及呼吸循环系统疾病的患者、老年人和儿童对SO_2气体特别敏感。

我国工业企业设计卫生标准（TJ36－79）规定，SO_2一次最高容许浓度为0.5mg/m^3，日平均最高容许浓度为0.15mg/m^3。

（3）氮氧化物　氮氧化物是社区大气中常见的污染物，通常是指一氧化氮（NO）和二氧化氮（NO_2），常以NO_x表示。NO是一种无色无味的气体，在空气中能与氧或臭氧生成NO_2，NO_2是红棕色气体，有刺激性，对大气污染影响最大。NO_x来源于燃料燃烧时的排放、城市机动车排放的尾气等。

NO_x氮氧化物较难溶于水，因此对眼睛和上呼吸道的刺激作用较小，而易于侵入深部呼吸道、细支气管及肺泡，缓慢地溶于肺泡表面的水分中，形成亚硝酸和硝酸，对肺组织产生强烈的刺激及腐蚀作用，使肺毛细血管的通透性增加，使大量的血浆蛋白从血管中渗出，造成血管内胶体渗透压下降，过多的液体流入组织间隙，最终导致肺水肿。长期吸入低浓度的NO_x可损害细支气管的纤毛上皮细胞和肺泡细胞，降低肺脏巨噬细胞的吞噬功能，破坏肺泡组织的胶原纤维，降低肺功能。

亚硝酸根进入血液后可引起高铁血红蛋白血症和血管扩张，引起组织缺氧，出现发绀、呼吸困难、血压下降及中枢神经损害等症状。

社区居民在日常生活中NO_2中毒常发生于密封贮存青饲料的地窖内，由于青饲料腐烂和发霉后产生的大量NO_2积聚于地窖的底部，当人进入地窖时可引起急性NO_2中毒，可迅速导致肺水肿和死亡。

NO_2可与其他污染物发生联合作用，如当NO_2与SO_2共存时，对人的肺功能的影响具有相加作用。NO_2可协同O_3显著降低呼吸道抗感染能力。NO_2与烃类共存时，在强烈日光照射下，可发生光化学反应生成光化学烟雾，对机体产生各种危害。

我国“居住区大气中有害物质最高容许浓度”中规定NO_2一次最高容许浓度为0.15mg/m^3。

（4）光化学烟雾　光化学烟雾（photochemical smog）是排入大气中的NOx、碳氢化合物受太阳紫外线作用后，发生复杂的光化学反应生成具有很强刺激性的氧化剂型的浅蓝色混合烟雾（属于二次污染物）。其主要成分是臭氧O_3、醛类和各种过氧酰基硝酸酯（peroxyacyl nitrates，PANs）、酮类、醇类、酸类等。光化学烟雾是强氧化剂，O_3约占90%以上，PANS约占10%，其他物质的比例很少。

光化学烟雾对眼睛具有强烈的刺激作用。PANs的催泪作用最强，相当于甲醛的200倍。光化学烟雾对鼻、咽、喉、气管和肺等呼吸器官也有明显的刺激作用。可引起急性咽喉炎、气管炎、严重者可致肺水肿。

O_3除了引起鼻和喉黏膜的刺激外，还可以引起哮喘发作、呼吸道阻力增加、咳嗽、头痛、思维能力下降，严重时可导致肺气肿和肺水肿等病变。可引起潜在的全身影响，如诱发淋巴细胞染色体畸变、损害某些酶的活性和产生溶血反应。O_3能阻碍血液输氧功能，造成组织缺氧，并有使甲状腺功能受损的作用。长期吸入 O_3 会加速人体衰老，表现为骨骼早期钙化。长期暴露于低浓度 O_3 下，可造成机体免疫功能下降，使呼吸道对感染的敏感性增加，并使存在的肿瘤发生恶化或使潜在的感染如结核等活动化。

（5）一氧化碳　一氧化碳（CO）是由于含碳物质不完全燃烧而产生的一种无色、无臭、无味、无刺激性有毒气体。在空气中化学性质稳定，吸入时不为人们所察觉，是社区居民室内外空气中常见的污染物。社区大气中一氧化碳的主要来源是工业、交通、家庭燃料（煤、油、气）的燃烧。

CO 与血红蛋白的亲和力比 O_2 与血红蛋白的亲和力大 200～250 倍，因此，进入体内的 CO 能很快与血红蛋白结合，形成碳氧血红蛋白（HbCO），HbCO 的解离速度比氧合血红蛋白慢 3600 倍。当 CO 的饱和度达 5%时，可使人的视觉敏感性降低，行为和工作能力受到影响；7%时使人发生轻度头痛；12%时发生中度头痛、眩晕；25%时使人严重头痛、眩晕；45%～60%时，除了上述症状外，还可出现恶心、呕吐、意识模糊、昏迷等症状；90%时可导致死亡。

当人体内 HbCO 增加时，可通过缺氧反射使冠状血管扩张而起到代偿作用，但心肌梗死患者受损的冠状动脉血液循环不能起到代偿作用，因此 CO 中毒可加重心肌梗死患者心肌损害症状。另外，CO 能促使血管中类脂质沉积量增加，从而使原有的动脉硬化症状加重，所以慢性心脏病患者、贫血患者、有肺部疾患的人更易于发生 CO 中毒。由于正常胎儿血中的 HbCO 的浓度比母亲高，胎儿对 CO 的毒性比母亲更敏感，因此胎儿容易发生 CO 中毒，孕妇若发生急性 CO 中毒，幸存的胎儿可以致死或出生后可遗留有神经障碍症状。

我国居住区大气中 CO 一次最高允许浓度为 $3mg/m^3$，日平均最高允许浓度为 $1mg/m^3$。

（6）多环芳烃　多环芳烃（PAH）是各种含碳有机物的热解和不完全燃烧的产物。在社区居民的生活和生产活动中，各种燃料如煤、木柴、烟叶、汽油、重油等的燃烧，居民烹饪油烟，各种有机废弃物的焚烧等都会产生一定量的多环芳烃，多环芳烃进入大气后，大多被吸附在烟、尘等固体微粒上，有的以气态形式存在于大气中，可随着人们的呼吸、皮肤和食物进入体内。

进入体内的 PAH 少许以原形从粪便和尿中排出，大部分在肺内质网酶的作用下进行代谢，其中有的代谢产物可与 DNA 等大分子共价结合，如果得不到及时修复即可导致 DNA 遗传信息发生改变，从而在体内构成癌变的基础。PAH 主要可引起皮肤癌、胃癌和肺癌。

我国云南省宣威县男性肺癌调整死亡率为 24.49/10 万、女性为 27.95/10 万，是我国肺癌死亡率最高的县份之一，经调查为生活燃煤所致的室内空气中 BaP 的污染导致。

我国居住区大气中 BaP（多环芳烃的代表物）的最高允许浓度为 $0.5\mu g/100m^3$。

2. 社区大气污染物对人体健康的间接危害

（1）温室效应　由于人为活动使大气中温室气体浓度大量增加，吸收太阳红外线辐射的热量大于地表向大气中放散的热量，使地球表面气温升高的现象，称为温室效应（greenhouse effect）。大气中 CO_2 增加是温室效应形成的主要原因。

温室效应对人类健康会产生多种有害影响。如有利于病原体及有关生物的生长繁殖，从而可导致介空气传染病；使空气中的一些有害物质如真菌孢子、花粉等浓度增高，导致人群中过敏性疾患的发病率增加。此外，温室效应引起的全球降水量变化，最终导致洪水、干旱以及森林火灾发生次数的增加。

（2）臭氧层破坏　臭氧层中的臭氧几乎可全部吸收来自太阳的短波紫外线，使人类和其他生物免遭紫外线辐射的伤害。

目前认为人类活动排入大气的某些化学物质与臭氧作用，是导致臭氧损耗的重要原因。消耗臭氧层的物质主要有 N_2O、CCl_4、CH_4、溴氟烷烃类（哈龙类，Halons）以及含氯氟烃（chlorofluorocarbons，CFCs）等，这些物质导致臭氧层空洞形成，破坏了臭氧层对短波紫外线和其他宇宙射线的吸收和阻挡功能，造成人群皮肤癌和白内障等发病率的增加。

（3）酸雨：大量燃烧含硫量高的燃料，可造成大气中 SO_2 和 NO_X 含量增加。SO_2、NO_X 在气候潮湿、气流不畅的条件下，经过氧化、凝结作用形成酸雨。酸雨的危害主要表现为以下几个方面：①植物出现萎缩和果实产量下降；②森林可成片死亡；③土壤肥力下降，农作物产量降低；④酸化的水体使微生物分解有机物的活性减弱，鱼贝类可大量死亡；⑤酸雨可腐蚀建筑物、文物古迹；⑥可造成地面水 pH 值下降而使输水管材中的金属化合物易于溶出等。

（4）影响小气候和太阳辐射：大气中的烟尘能促使云雾形成，从而吸收太阳的直射或散射光，影响紫外线的生物学活性。因此，在大气污染严重的地区，儿童佝偻病的发病率较高，某些通过空气传播的疾病易于流行。大量的颗粒物还能吸收太阳能使气温明显降低，造成"冷化效应"。大气污染能降低大气能见度，使交通事故增加。

（四）社区室内空气污染对居民健康的危害

1. 社区室内空气污染的来源

（1）室外来源　大气污染物可以通过机械通风系统和自然通风渗入室内空气中，常见 SO_2、NO_x、CO、铅、颗粒物、植物花粉、孢子、动物毛屑、昆虫鳞片等变应原物质等。

（2）室内来源：①室内各种燃料的燃烧、烹调时食油和食物加热后形成的产物：这一类的污染物主要有 SO_2、NO_x、CO、CO_2、烃类以及悬浮颗粒物等；②室内人的活动排出的大量污染物：如代谢废弃物、飞沫、呼吸道传染病（流感、SARS、结核等）患者和带菌者、吸烟等，其中吸烟是一项重要有害物的来源。③室内建筑装饰材料释放出的污染物：主要有甲醛、苯、甲苯、乙醇、氯仿等挥发性有机物，室内氡的致癌性越来越为人们所关注；④室内生物性污染：居室是真菌和尘螨等生物性变态反应原的良好孳生环境，可引起人的过敏性反应；⑤多种家用电器造成的污染：家用电器产生的噪声、电磁波及静电干扰污染等已日渐引起国内外学者的关注。

2. 社区室内空气污染对居民健康的危害　室内空气中污染物种类繁多、效应各异，多表现为慢性、潜在性的不良影响。现介绍几类重要污染物对健康产生的危害作用。

（1）化学性污染物　①燃烧产物（combustion products）：对人体产生危害的燃烧产物主要有三类。第一类是燃料所含的杂质污染，如煤中氟、砷含量高造成的室内空气氟、砷污染，可引起氟中毒、砷中毒；第二类是燃烧产物 SO_2、NO_X，可对机体皮肤、黏膜产生刺激作用，颗粒物可引起肺通气功能下降，导致肺泡换气功能障碍；第三类是烟草燃烧产物对机体呼吸、神经、循环、内分泌、生殖系统以及免疫功能等均有明显的损伤作用。大量研究已证实，吸烟是引起肺癌的主要原因，也可引起喉癌、咽癌、口腔癌、食管癌等。烟草烟气中的"肯定致癌物"主要是苯并（a）芘等 10 多种极强的致癌物。②烹调油烟：烹调油烟中含有多种致突变物质，主要来源于油脂中不饱和脂肪酸的高温氧化和聚合反应。油烟是肺鳞癌和肺腺癌的共同危险因素。另外，大量油烟附着在皮肤表面，妨碍皮肤的正常新陈代谢，可加快皮肤老化。③甲醛及其他挥发性有机化合物：室内空气中甲醛及其他挥发性有机化合物主要由建筑装修材料中释放出来。甲醛及其他挥发性有机化合物对眼、上呼吸道的黏膜尤其是鼻黏膜具有很强的刺激作用；长期接触较高浓度的甲醛，还可引起神经衰弱症状、肝功能异常甚至可引起中毒性肝炎、致癌和对生殖的影响等。④空调造成的室内空气污染：使用空调的房间往往由于门窗紧闭、无室外新鲜空气及时补充，其空气全部为再循环利用，加上人在室内活动产生的污染等，可导致居室内的CO、CO_2、颗粒物、挥发性有机物等浓度增加和空气负离子浓度减少，长时间停留在使用空调的房间内，人体会出现疲乏、头痛、胸闷、恶心、嗜睡等症状，可称之为空调综合征。

(2) 物理性污染物 ① 噪声：主要来源于住宅附近的工厂或建筑工地、住宅内部固有的生活噪声、住宅外的交通车辆、社区周围小贩的叫卖及娱乐场所所发出的声音。一般来讲，社区内30～40dB（A）的声音是比较安静的环境，超过50dB（A）就会影响居民的睡眠和休息。长时间接触噪声，会影响工作效率、干扰谈话，使人产生厌烦、苦恼、烦躁不安等心理异常表现。②非电离辐射：主要与使用家用电器（如家用微波炉、电视机、电冰箱、空调器、移动电话等）有关。非电离辐射对健康的危害具有多样性和非特异性。强度大于$10mW/cm^2$时，可引起机体体温升高，呈现致热效应。强度较弱时，对血液、免疫等系统都有一定影响。流行病学研究发现，长期接触电磁辐射的人群易出现头晕、疲乏、记忆力衰退、食欲减退、烦躁易怒、血压变化、白细胞减少等症状。女性可发生月经不调，个别男性出现性功能衰退症状。③氡及其子体：氡是一种放射性气体。某些房屋地基土壤、建筑材料等中含有镭，衰变成氡后通过地基或建筑物的缝隙、建筑材料接合处等逸入居室内，所以社区居室内氡污染具有普遍性。氡进入呼吸道后，一部分可随呼吸活动被呼出体外，另一部分黏附在呼吸道上被人体吸收。氡及其子体对人体健康的危害主要是引起肺癌，其潜伏期为15～40年。

(3) 生物性污染物 室内常见的生物性污染物种类较多，许多微生物如常见的病毒、细菌、真菌等大都能通过空气或饮用水在室内进行传播。①军团菌病：军团菌是革兰阴性杆菌，为需氧菌。1976年在美国宾夕法尼亚州一旅社暴发了一种以发热、咳嗽及肺炎为主的疾病，后经调查研究发现该病是由细菌感染所致，因患者多为退伍军人，故将这种细菌命名为军团菌。在居室中，如果加湿器、空调机、淋浴喷头等装置被军团菌污染，该菌就可通过水雾喷入室内空气中。②尘螨：尘螨（dust mite）是螨虫的一种，属于节肢动物。尘螨的种类很多，社区室内最常见的是屋尘螨。世界各地的家尘样品中都可检出屋尘螨。其成虫仅0.2～0.3 mm大小，在潮湿、阴暗、通风条件差的环境中易孳生。适宜生存环境温度为20～30℃（最适环境温度为23～27℃），湿度为75%～85%（最佳环境湿度为80%）。在干燥、通风条件好的环境中不适宜生存。居室内的床垫、被褥、纯毛地毯、挂毯、窗帘、沙发罩等纺织物内极易孳生屋尘螨，尤其在床褥和纯毛地毯下面尘螨最多。尘螨具有强烈的变态反应原性。活螨虫及分泌物、排泄物，螨虫尸体、螨虫的蜕皮等都具有极强的致敏性。是室内主要的生物性变态反应原。人体通过空气传播接触了这些致敏原后，可出现过敏性鼻炎、过敏性湿疹、过敏性哮喘等病症。

（五）社区生活饮用水污染与居民健康

通过各种途径进入水体的污染物种类繁多、性质各异，按其性质一般可分为生物性污染、化学性污染和物理性污染，可引起多种疾病。

1. 生物性污染

(1) 介水传染病（water-borne communicable diseases） 是指通过饮用或接触受病原体污染的水而传播的疾病。社区居民通过饮用、接触受污染的水后可能引起介水传染病。其流行原因有：

①水源受病原体污染后，未经妥善处理和消毒（disinfection）即供居民饮用；

②处理后的饮用水在输配水和贮水过程中重新被病原体污染。地面水和浅井水都极易受病原体污染而导致介水传染病的发生。

介水传染病的病原体主要有三类：①细菌，如伤寒杆菌、副伤寒杆菌、霍乱弧菌、痢疾杆菌等。②病毒，如甲型肝炎病毒、脊髓灰质炎病毒、柯萨奇病毒和腺病毒等。③原虫，如贾第虫、溶组织内阿米巴等。它们主要来自人粪便、生活污水、医院以及畜牧屠宰、皮革和食品工业等排放的废水。

介水传染病的流行特点表现为：①水源遭受一次严重污染后，可呈暴发流行，短期内可突然出现大量患者，且多数患者发病日期集中在同一潜伏期内。若水源经常受污染，则发病者可终年不断；②病例分布与供水范围一致，大多数患者都有饮用或接触同一水源的历史；③一旦对污染源采取处理措施、加强饮水净化和消毒后，疾病的流行可迅速得到控制。

（2）高层建筑的二次供水可导致介水传染病发生　社区居民生活饮用水的生物性污染也可来源于高层建筑的二次供水。高层建筑二次供水是指供水单位将来自集中式供水或自备水源的生活饮用水，贮存于水箱或贮水池中，再通过机械加压或凭借高层建筑形成的自然压差，二次输送至用户的供水系统。二次供水水质污染可使社区居民感到恶心、呕吐、腹胀、腹泻，严重污染可导致介水传染病发病。

1985—1995年间，先后在我国的北京、徐州、洛阳、新乡等地发生的多起社区居民饮水污染危害居民健康的事故，皆是由于高层建筑二次供水水质污染而引起的。

（3）发生洪涝、地震等灾害可导致介水传染病发生　洪涝、地震等灾害发生期间，由于水厂、水井及各种供水设施受淹，大量人畜粪便、垃圾、动物尸体冲入水中，使水质急剧恶化，极易造成介水传染病的暴发流行。灾后的传染病暴发流行对灾民健康和生命的威胁有时比灾期更严重。因此在洪涝、地震等灾害期间，进行有效的饮水管理和净化措施是非常重要的。具体可概括为以下几方面：①普及健康教育，提高灾民饮水卫生和保健意识，大力宣传饮水卫生的重要性，增强个人的自我保护意识，不喝受污染的水，不用污染的水洗漱、洗菜等。②加强饮用水水源保护。在灾区设置临时厕所和固定垃圾堆放点，由专人管理并及时清除，严防污染水源；③加强饮用水水质的监测，加强集中式、分散式饮用水的净化消毒与管理；④洪涝、地震等灾害过后，及时恢复被洪水毁坏或淹没的供水设施，尽快使之重新正常供应安全卫生的饮用水。这些都是防止传染病在灾后继续流行或暴发的关键措施。

（4）藻类污染　淡水藻类有八个门类：蓝藻、绿藻、硅藻、甲藻、隐藻、裸藻、金藻和黄藻。几乎所有的有毒藻类都来自蓝藻门。目前肯定产毒的有铜绿微囊藻、水华鱼腥藻、水华束丝藻、颤藻和泡沫节球藻。一种毒素可由多种藻类产生。50%～75%的蓝藻水华中含有毒素。人体可通过饮水、与湖水或河水接触及食用了藻类毒素污染的水生生物后中毒。有些藻类毒素具有肝脏毒性，可导致肝淤血、肝细胞淀粉样变性、坏死等。

现行水质处理方法只能除去部分毒素，家庭煮沸不能使藻类毒素全部失活。

2. 化学性污染　受污染的水体中可含有多种有毒化学物质，如汞、砷、铬、酚、氰化物、多氯联苯等，可通过饮水或食物链使人体发生急、慢性中毒及潜在性的危害。

（1）汞　汞是一种毒性较强的重金属。在自然界中以金属汞、无机汞和有机汞的形式存在。其中有机汞的毒性最大。水体污染主要来自含汞的工业废水和农药的使用。在厌氧菌的作用下，底泥中的汞可转化为有机汞——甲基汞或二甲基汞。通过食物链被水生生物富集后，甲基汞的浓度从浮游植物到浮游动物再到虾、贝类、鱼类得到逐级放大，如鱼体内的甲基汞含量可高于水中上万倍。如果人长期食用受甲基汞污染的鱼、贝类后，可引起慢性中毒——水俣病。该病名源于日本的水俣湾发生的甲基汞污染中毒事件而得名。患者主要表现为视觉、听觉障碍，走路不稳、言语不清、肢端麻木和狂躁不安等症状。

(2) 砷　砷广泛存在于自然界，可经含砷矿石的开采、焙烧、熔炼等途径进入水体。部分地区可由于地质原因，天然的地下水中含砷量较高。人体长期摄入高砷的饮水和食物后，可以引起严重砷中毒。急性砷中毒的主要特征是重度胃肠道损伤和心脏功能失常。表现为剧烈腹痛、呕吐、腿痛性痉挛、脉快而弱且不规则、青灰色焦急面容、眼睛凹陷等；部分患者可出现神经系统症状，表现为衰竭、昏迷、惊厥、麻痹甚至死亡；少数患者可出现继发性皮肤反应。慢性砷中毒，除一般的神经衰弱症状外，还可有皮肤色素沉着，呈褐色或灰黑色斑纹，多见于乳晕、眼睑或腋窝等受摩擦和皱褶处，皮肤过度角化和增生，指甲失去光泽，脆薄并出现白色横纹，以及末梢神经炎等。后期可导致下肢血管狭窄到完全阻塞，即为“黑脚病”。高砷地区的皮肤癌发病率也较高。

(3) 酚　水中的酚主要来自炼焦、炼油、制取煤气、造纸及用酚作为原料的工业企业排放的废水。酚类化合物还广泛用于消毒、灭螺、除锈、防腐等方面，在其运输、储存及使用过程中均可对水体造成污染。进入人体吸收后的酚主要在肝脏氧化为苯二酚、苯三酚，并与葡萄糖醛酸等结合，解毒后随尿液排出，被吸收的酚在24h内代谢完，无蓄积性。因此，社区居民日常生活中，酚类化合物的危害多为意外事故性的急性中毒。主要表现为大量出汗、肺水肿、吞咽困难、肝及造血系统损害、黑尿等症状，严重者虚脱甚至死亡。

(4) 氰化物　氰化物是常见的水体污染物。水体中的氰化物主要来源于电镀、选矿、炼焦及合成纤维等工业排放的废水。氰化物是一类含有氰基（CN^-）的化合物。氰化物毒性的大小取决于它们在人体内是否易于生成游离氰基。氰化物被摄入机体后，在胃酸的作用下形成氰氢酸进入血液，游离的氰离子与细胞色素氧化酶中的Fe^{3+}结合，形成氰化高铁细胞色素氧化酶，使Fe^{3+}失去传递电子的能力，导致呼吸链中断，造成细胞窒息死亡。氰化物急性中毒主要表现为中枢神经系统的缺氧症状和体征。可分为前驱期、呼吸困难期、惊厥期和麻痹期四期。严重者可突然昏迷死亡；慢性中毒主要表现为神经衰弱综合征、运动肌的酸痛和活动障碍等，长期饮用含高氰化物的水，还可出现头痛、头晕、心悸等神经细胞退行性变的症状。

(5) 铬及其化合物　铬在电镀、制革、化工、颜料、冶金、耐火材料等工业生产中被广泛使用。水中的铬主要来自这些工业废水的排放。水中的铬多以三价和六价的形式存在，在氧化条件下三价铬可转化为六价铬。六价铬性质稳定，易溶于水，在厌氧条件下六价铬可转化为三价铬。六价铬的毒性高于三价铬数十倍，社区居民日常生活中的铬中毒多由六价铬引起。六价铬可使血红蛋白转变为高铁血红蛋白，影响红细胞的携氧能力，造成机体缺氧。急性铬中毒可引起口腔炎、胃肠道烧灼感，并出现恶心、呕吐、腹痛、便血，常伴有头痛、头晕、烦躁不安、呼吸急促、肌肉痉挛、口唇指甲青紫等症状。严重者可发生休克、发绀、呼吸困难，也可发生急性肾功能衰竭等。

社区居民若长期饮用含有被致癌物污染的水，则可导致肿瘤的发生。如镍、铬、砷、亚硝胺化合物、黄曲霉毒素和氯化副产物等。

(六) 社区土壤污染与居民健康

1. 社区土壤污染来源与土壤中主要污染物　社区居民在生产和生活活动中排出的有害

物质进入土壤，破坏了土壤的自净能力，影响农作物的生长、发育和直接或间接危害人畜健康的现象，称为社区土壤污染。社区土壤污染的来源主要有：

（1）生活污染：包括人畜粪便、生活垃圾和生活污水等。

（2）工业和交通污染：主要是工业废水、废气、废渣以及机动车排出的废气污染等。

（3）农业污染：主要是农药和化肥污染。土壤中主要污染物可分为化学性污染物、生物性污染物、放射性污染物三类。

2. 社区土壤污染与居民健康

（1）重金属污染的危害　土壤中重金属或类金属污染对社区居民健康的危害是通过农作物和水进入人体的。由于工业废水未经过任何处理进行灌田，使土壤中积累有害重金属的量及种类越来越多，造成严重危害。如镉、汞、铅、铊、砷、铬等污染土壤后都会对居民健康产生各种危害。①镉污染：镉可通过污染的废水灌溉农田后进入稻米。社区居民长期食用镉米，可使体内蓄积大量镉而引起慢性镉中毒。镉从消化道吸收进入人体后，与金属硫蛋白结合而分布于人体各脏器，以肾皮质含镉量最多。镉损害肾小管，使肾功能异常，钙磷代谢障碍、尿钙及尿磷增加、骨质脱钙，最终导致骨质疏松或软化。主要临床表现有：早期腰背痛，膝关节痛，以后遍及全身的刺痛，止痛药无效。患者易在轻微外伤下可发生多发性骨折，甚至在咳嗽、喷嚏时也可引起骨折。四肢弯曲变形，脊柱受压缩短变形，骨软化和骨质疏松，行动困难，被迫长期卧床。此病发病缓慢，当镉蓄积到一定程度才发病，最短潜伏期为2～4年。本病无特效疗法，死亡率很高。WHO建议成人每周摄入的镉不应超过400～500μg。②铊污染：土壤铊污染的危害主要来自电子工业，铅、锌、铜等的硫化矿中也含有铊。可通过工业生产的“三废”污染土壤而引起社区居民中毒。铊可经过水生生物、陆地生物的富集作用进入人体。如可随新鲜蔬菜、水果等进入人体。其病变主要发生在大脑、小脑、脊髓前角细胞和周围神经细胞。视神经纤维远端也有病变和坏死。主要损害神经系统、肝、肾等。环境铊污染对居民健康的影响主要为慢性毒作用，其特征性的表现是：头痛、头晕、失眠、多梦、记忆力减退、四肢无力、双下肢麻木、周围神经炎、脱发、视力下降甚至失明，可见视网膜炎、球后视神经炎及视神经萎缩等。

（2）农药污染的危害　农业生产中大量、反复多次施用农药使土壤受到污染。据调查，黏附在农作物上的药量约占30%，70%左右落于土壤。直接将农药施入土壤中的方式是用农药拌种、浸种、除草等。另外，通过雨水淋溶、径流等使农药进入土壤。

农药污染土壤后，通过转化、降解等方式可使土壤中的农药含量降低，但有些农药如大多数有机氯农药在土壤中难以降解，可较长时间存留于土壤中。即使土壤中农药的残留量很低，但通过生物浓缩和食物链的放大作用也可使高位营养级的生物体内的浓度增加数千倍，乃至上万倍。在喷洒农药的过程中，农田里生长的蔬菜、瓜果、茶叶等可直接受到农药污染，极易引起急性中毒事件。在一般情况下，农药污染土壤造成的居民健康危害多为间接性的慢性危害。

社区居民急性农药中毒是一个十分严重的问题。往往由于不正确使用农药、误服以及自杀等原因引起急性中毒。主要的临床表现分为三种类型：①毒蕈碱样症状，即食欲减退、恶心、呕吐、腹痛、腹泻、多汗、视力模糊、瞳孔缩小、呼吸道分泌物增多、支气管痉挛、呼吸困难，严重者可以出现肺水肿。②烟碱样症状，患者全身紧束感，动作不灵活、发音不清。眼、舌、颈部肌肉震颤，全身肌肉痉挛，严重者可出现呼吸肌麻痹。③中枢神经系统症状，一般表现为头痛、头晕、倦怠、乏力、失眠或嗜睡、多梦、烦躁不安、共济失调、意识模糊、语言障碍，重症者可以出现昏迷、呼吸中枢抑制、以致呼吸停止而危及生命。

长期接触低水平农药的人员可以引起慢性中毒，临床表现以中毒性类神经炎、自主神经功能紊乱为主。如有机氯农药慢性中毒可表现为食欲不振、上腹部和肋下疼痛、头晕、头痛、乏力、失眠、噩梦等，还可引起肝肿大和肝功能异常。有机磷农药慢性中毒除一般症状外，主要表现为血液中胆碱酯酶活性显著而持久的降低。农药的慢性中毒还表现在影响人体内多种酶的活性，酶活性的改变必然引起机体生理、生化功能紊乱和相应的病理改变。另外，对内分泌系统和免疫功能等也有一定影响。有流行病学调查显示，长期接触农药的农民肝癌发生率明显增高。

(3) 生物性污染的危害　土壤的生物性污染主要包括以下三类：①引起肠道传染病和寄生虫病：人体排出的含有病原体的粪便污染土壤后，人生吃了在这种土壤中种植的蔬菜、瓜果等而感染得病（人-土壤-人）。许多肠道致病菌在土壤中能存活较长时间，如痢疾杆菌可存活 25～100 天，伤寒杆菌存活 100～400 天，肠道病毒可存活 100～170 天，蛔虫卵在土壤中可存活 7 年之久。②引起钩端螺旋体病和炭疽病：含有病原体的动物粪便污染土壤后，病原体通过皮肤或黏膜进入人体而得病（动物-土壤-人）。携带钩端螺旋体的动物如牛、羊、猪、鼠等的粪便可污染土壤，人接触后可受到感染。炭疽杆菌抵抗力很强，在土壤中可存活 1 年以上，家畜一旦感染了炭疽病并污染土壤后会在该地区相当长时间内传播此病。③引起破伤风和肉毒中毒：天然土壤中常含有破伤风杆菌和肉毒杆菌，人接触土壤而感染（土壤-人）。这两种病菌抵抗力很强，在土壤中能长期存活。

(七) 社区生物地球化学性疾病

由于地理地质原因使地壳表面的元素分布不均衡，致使有的地区土壤和水中某些元素含量过多或缺乏，超出机体的适应范围，导致该地区人群中发生特有的地区性疾病称为生物地球化学性疾病（biogeochemical disease）。据统计，全国除少数省（区、市）以外，至少有 26 个省（区、市）存在地方病，据地方病较严重的 15 个省（区、市）统计，总患病人数达 3846 万人以上。主要病种是地方性甲状腺肿（地甲病，重病者的后代患有较严重的克汀病）、地方性氟病（氟斑牙、氟骨症）、地方性心脏病（克山病）、大骨节病、地方性砷中毒、地方性癌症等。碘缺乏病和地方性氟中毒是我国最为常见而突出的 2 种生物地球化学性疾病。

1. 碘缺乏病　碘缺乏病（iodine deficiency disorders，IDD）是由于地区性环境缺碘，机体长时间碘摄入量不足，影响甲状腺激素合成进而导致机体多种功能损害的慢性疾病。它包括地方性甲状腺肿、地方性克汀病。

(1) 碘缺乏病的流行病学特征　①地区分布：碘缺乏病是世界上分布最广泛、危害人数最多的一种地方病。全世界有 110 个国家和地区流行此病，受碘缺乏威胁的人口达 16 亿，约占世界总人口的 30%。近 30 年来，欧洲、北美等发达国家，通过食盐加碘的措施已使碘缺乏病基本得到控制。目前病区主要分布在亚洲、非洲、南美和大洋洲的大部分经济不发达国家。

我国碘缺乏病区人口有 3.74 亿，累计地方性甲状腺肿患者 3500 多万人，地方性克汀病患者 20 多万。碘缺乏病主要分布在东北大兴安岭、华北燕山山脉、西北的秦岭、西南云贵高原和华南的十万大山等地区。总的患病规律是山区高于平原，内陆高于沿海，农村高于城市。亚临床克汀病分布与地方性克汀病分布一致。②人群分布：地甲病可发生在任何年龄。

青春期由于生长发育旺盛、身体对甲状腺素的需要量增大，摄入的碘量往往不能满足生理的需要，因而发病率最高，发病高峰女性多在 12～18 岁之间，男性在 9～15 岁之间，一般女性患病率高于男性；由非病区迁入病区的部分居民可发病，最短可在迁入病区后的 3～6 个月发病，长者可达 3～4 年。

（2）地方性甲状腺肿　①发病机制：碘是合成甲状腺激素的主要原料。每人每天碘的摄入量应在 100～150μg，WHO 建议为 140μg。

当机体摄入碘不足时，甲状腺激素合成下降，可反馈性地促使垂体前叶分泌 TSH 增加，使甲状腺组织出现代偿性增生，腺体肿大。初期的甲状腺肿大属代偿性反应。随着缺碘时间的延长，酪氨酸碘化不足或碘化错位，甲状腺球蛋白不易水解分泌出去而堆积在腺体滤泡中，致使滤泡肿大、胶质充盈，形成胶质性甲状腺肿。随着胶质不断蓄积，最终形成大小不等、软硬不一的结节。②临床表现：主要为甲状腺肿大。可以没有症状，也可以伴有某些症状，如呼吸困难、吞咽困难、声音嘶哑等。严重者出现 Horner 综合征（眼球下陷、瞳孔变小、眼睑下垂）。③诊断：居住在地方性甲状腺肿病区；甲状腺肿大超过本人拇指末节，或小于拇指末节而有结节；排除甲亢、甲状腺炎、甲状腺癌等其他甲状腺疾病；尿碘低于 50$\mu g/g$ 肌酐，甲状腺摄^{131}I率呈“饥饿曲线”可作为参考指标。④鉴别诊断：临床上需要与单纯性甲状腺肿、甲状腺功能亢进、亚急性甲状腺炎、慢性淋巴性甲状腺炎、侵袭性纤维性甲状腺炎、甲状腺癌等疾病鉴别。

（3）地方性克汀病　地方性克汀病（endemic cretinism）是在碘缺乏地区出现的一种比较严重的碘缺乏病的表现形式。患者出生后即有不同程度的智力低下、体格矮小、听力障碍、神经运动功能障碍和甲状腺功能低下，伴有甲状腺肿。可概括为呆、小、聋、哑、瘫。①发病机制：胚胎期——由于缺碘使胎儿的甲状腺激素供应不足，导致胎儿的中枢神经系统发育出现一系列障碍，可引起耳聋、语言障碍、上运动神经元障碍和智力障碍等。出生后至 2 岁——如果出生后摄碘不足，导致甲状腺激素合成不足，引起甲状腺激素缺乏，可明显影响身体和骨骼的生长，表现出体格矮小、性发育落后、黏液性水肿及其他甲状腺功能低下等症状。②临床表现：智力低下、聋哑、生长发育落后、神经系统症状、甲状腺功能低下症状、甲状腺肿等症状。③诊断：出生、居住在碘缺乏地区。有神经系统症状，如不同程度的听力障碍、语言障碍和运动神经功能障碍；甲状腺功能低下等症状。④鉴别诊断：需与散发性克汀病、先天愚型、大脑性瘫痪、苯丙酮尿症、垂体性侏儒、维生素 D 缺乏性佝偻病、家族性甲状腺肿等疾病鉴别。

（4）预防措施与治疗原则：①碘盐：食盐加碘是预防碘缺乏病的首选方法。碘盐是把微量碘化物（碘化钾或碘酸钾）与大量的食盐混匀后供食用的盐。WHO 推荐碘和盐的比例为 1/10 万，我国《食盐加碘防治地方性甲状腺肿办法》中规定为 1/2 万～1/5 万。为防止碘化物损失，碘盐应该干燥、严防日晒。食用碘盐可满足碘的生理需要。②碘油：有些病区地处偏远，食用不到供应的碘盐，可选用碘油。碘油是以植物油，如核桃油或豆油为原料加碘化合物制成的。碘油分肌肉注射和口服两种。1 周岁以内的婴儿注射 0.5ml（含量 237mg），1～45岁注射 1.0ml，每 3 年注射 1 次，注射后半年至 1 年随访 1 次，观察有无甲状腺功能亢进或低下。口服碘油的剂量一般为注射量的 1.5 倍左右，每两年重复给药一次。尽管碘油是防治碘缺乏病的有效措施，但不能代替碘盐，在没有推广碘盐的病区，应尽早实行碘盐预防。③其他：其他方法还有碘化面包、碘化饮水，加工的富碘海带、海鱼等。④预防碘中毒：用碘盐和碘油应适量，若用量过多，可引发碘中毒或高碘性甲状腺肿。在高碘地区应供应无碘盐。

2. 地方性氟中毒　地方性氟中毒（endemic fluorosis）是由于一定地区的环境中氟元素过多，而致生活在该环境中的居民经饮水、食物和空气等途径长期摄入过量氟所引起的以氟斑牙（dental fluorosis）和氟骨症（skeletal fluorosis）为主要特征的一种慢性全身性疾病，又称地方性氟病。

（1）地方性氟中毒的流行病学特征：①地区分布：地方性氟中毒在世界各地区均有发生，流行于全世界50多个国家和地区。我国除上海市以外，全国所有省、市、自治区均有地方性氟病病区。据2000年统计资料显示：我国高氟暴露人口1098万，分布在1280个区县、149541个自然村。②病区类型：可分为饮水性、生活燃煤污染型和饮茶型。饮水型氟中毒主要是由于病区饮水中氟含量高于国家饮用水标准（1.0mg/L）而引起。氟中毒患病率与饮水氟含量呈明显正相关，当饮水中的氟在1.0～1.5mg/L时，氟斑牙率为40%～50%，而饮水中的氟在1.5mg/L以上时，氟斑牙率为90%～100%。生活燃煤污染型氟中毒是采用落后的燃煤方式、燃烧含高氟的劣质煤，严重污染了室内空气和食品而引起的氟中毒，湖南娄底地区的氟中毒就是该种类型。含氟过高的茶叶也可引起氟中毒。③人群分布：氟斑牙——高氟地区幼儿乳牙发生氟斑牙的机会很小，氟斑牙主要发生在正在生长发育中的恒牙，且无性别差异。恒牙形成后再迁入高氟地区的人一般不会再患氟斑牙。氟骨症——多侵犯成年人，尤其青壮年，并随年龄增加患病率增高，且病情严重。由于女性妊娠、哺乳等特殊生理现象，氟骨症患者常多于男性，多以骨质疏松软化型为主。在病区居住年限越长，氟骨症患病率越高，病情越重。非病区迁入者发病时间一般较病区居民短且病情严重。④影响发病的其他因素：地方性氟中毒的发生除了主要与体内摄入氟的总量有关外，也与生活中饮食营养状况有关。研究表明，蛋白质、维生素类、钙、硒和抗氧化物具有拮抗氟毒性作用。

（2）发病机制　①骨组织和钙、磷的影响：氟进入骨组织后，骨骼中的羟基磷灰石中的羟基可被氟置换形成氟磷灰石，氟进一步取代磷酸根最终形成难溶性氟化钙。氟化钙主要沉积于骨、软骨、关节面、韧带和肌腱附着点等部位，造成骨质硬化、骨密度增加，并可使骨膜、韧带及肌腱等发生硬化。过量氟消耗了大量钙，使血钙减少、刺激甲状旁腺激素的增加，动员钙从骨组织中不断释放入血，造成骨质脱钙或溶骨。钙的代谢紊乱又可引起磷的代谢紊乱，阻碍正常的骨质代谢，最终导致氟骨症。②对牙齿的影响：过量的氟形成氟化钙后沉积于正在发育的牙组织中，致使牙釉质不能形成正常的棱晶结构。使釉质出现弥漫性矿化不全和疏松多孔区，牙齿硬度减弱，质脆易碎。牙釉质逐渐形成棕色或棕黑色。③对其他组织的影响：氟不仅损伤骨骼和牙齿，而且对神经系统、肌肉、肾脏、血管和内分泌腺等也有一定的毒性作用，其致病机制可能与氟对细胞原生质和多系统酶活性有广泛的不良影响有关。

（3）临床表现　①氟斑牙：釉面失去光泽、出现不同程度的颜色，可见白垩样线条、斑点、斑块，白垩样变化也可布满整个牙面。出现牙剥脱、牙龈萎缩、松动、脱落等表现。②氟骨症：疼痛是最常见的自觉症状。通常由腰背部开始，逐渐累及四肢大关节一直到足跟。疼痛一般呈持续性，多为酸痛，无游走性，局部也无红、肿、发热现象，活动后可缓解，静止后加重，尤其是早晨起床后常不能立刻活动。受天气变化的影响不明显。有部分患者除疼痛外，还可出现肢体麻木、蚁走感、知觉减退等感觉异常的神经系统症状。

（4）诊断和鉴别诊断　根据出生或幼年在氟中毒病区生活，临床表现有氟斑牙，同时伴有骨关节痛，肢体或躯干运动障碍即变形者；骨及骨周软组织具有氟骨症X线表现；实验室资料，尿氟含量多超过正常值；可诊断为氟骨症。

临床上氟骨症应与以下疾病进行鉴别：类风湿、风湿性关节炎、骨与关节结核、强直性脊椎炎、退行性骨关节病、神经根痛等疾病。

（5）预防和治疗措施　常用的方法有①改用含氟量低的水源，即可利用低氟的地面水或收集雨雪水供饮用。②饮水除氟，方法可分为两种。一是混凝沉淀，如用碱式氯化铝，每升水加0.5g，可使含氟量由7mg/L降至1mg/L。二是吸附过滤法，常用活性氧化铝颗粒滤料过滤，效果稳定。③对于燃煤污染型氟中毒，改造落后的燃煤方式，炉灶应有良好的炉体结构并安装排烟设施，将含氟烟尘排出室外。④不用或少用高氟劣质煤；更换燃料或减少用煤量，最大限度地降低空气中氟含量。⑤研制低氟砖茶和降低砖茶中氟含量，并在有饮砖茶习惯的病区增加其他低氟茶种代替砖茶。

目前尚无针对地方性氟中毒的特效治疗方法。治疗原则主要是减少氟的摄入和吸收，促进氟的排泄，拮抗氟的毒性，增强机体抵抗力及适当的对症处理。如合理调整饮食和推广平衡膳食，加强和改善患者的营养状况，可增强机体的抵抗力，减轻原有病情；可用钙剂和维生素D、氢氧化铝凝胶、蛇纹石等治疗。对有神经损伤者宜给予维生素B族（B_1、B_6和B_{12}）、三磷酸腺苷、辅酶A等以改善神经细胞正常代谢，减少氟的毒性作用；可采用涂膜覆盖法、药物脱色法（过氧化氢或稀盐酸等）、修复法等治疗氟斑牙。

【思考题】

1. 引起气候变化的主要原因是什么？
2. 简述灾害对人类危害的主要表现。
3. 简述社区生活环境污染对居民健康影响的特点。
4. 污染物对社区居民健康影响的反应模式主要包括哪几方面？
5. 社区大气污染物对人体健康造成的直接危害有哪些？
6. 简述社区室内空气污染的来源。
7. 社区室内污染对居民健康可产生哪些危害？
8. 简述介水传染病的流行特点。
9. 社区居民如何预防发生碘缺乏病？

案例　一起由高层建筑二次加压供水污染引起霍乱暴发的案例

1998年8月29日，×市卫生防疫站在处理×机关宿舍楼的2例霍乱患者疫点时，发现这是一起因高层建筑二次加压供水污染引起的霍乱病暴发疫情。该疫点位于×市市区内，是市机关某局一幢集办公、住宿为一体的14层综合楼，一楼为停车场，二、三、四楼办公，其余为职工宿舍。当时共入住11户共37人。二次供水水池分别建在楼下地下室（约150m^3）和楼顶（约100m^3）。地下室尚未完工，缺乏管理，环境卫生差，调查时可见地面有粪便污渍，水池口未加盖。经了解，水池建好后，从投入使用至调查时未曾经过清洗和消毒。

该次调查共发现有腹泻症状的患者14例，罹患率为37.8%（14/37），发病户数8户，占住户的72.7%（8/11），其中1户3例的有1户，1户2例的有4户，1户1例的有3户。患者主要症状为无痛性腹泻、水样便，病程3～10天不等。发病的时间分布为，8月22日1例，25日1例，26日6例，28日2例，29日4例。发病的年龄、性别分布为，最小年龄5岁，最大年龄70岁，病例（9例）多集中在18～30岁之间。男：女为1：1.8。本次疾病传播的特点是，有4例患者在发病前5天曾有外出就餐史，但所有患者的调查均未发现有可疑的食物、海产品和共同的食物史。11户中仅3户有消毒碗柜，多数人洗碗后没有经过消毒便直接使用；多数住户平时有吃苹果不削皮的习惯，但未发现有喝生水的习惯。所有住户均使用该单位的二次供水水源，该水源来自市自来水厂。

对14例有腹泻症状的患者和10名密切接触者进行病原学采样检查，在7例患者和2名密切接触者中分离出小川型霍乱弧菌。对地下蓄水池、楼顶水池和末梢水各采集2份水样进行检验，均检出小川型霍乱弧菌及大肠杆菌超标。

疫情发生后，该市、区两级卫生行政、防疫人员非常重视，及时赶赴现场，一边系统调查，一边采取如下措施控制疫情：

1. 立即停止使用该单位二次供水水源，并使用漂白粉彻底清洗、消毒水池，直至检验合格为止。

2. 废弃地下蓄水池，改建地面蓄水池，池口加盖保护，并指导做好二次供水卫生管理工作；建造期间暂使用×市自来水厂直接供应的水源（经加压后输送到各住户）。

3. 用5%来苏液进行病家外环境消毒。

4.11户37人均服用多西环素或诺氟沙星进行治疗和预防。

5. 召集住户开展卫生宣教工作，增强自身保护意识。

本次的疫情是经某市肠道监测门诊发现的，因此加强这方面的监测对及早发现疫情，及时处理、控制疫情具有很重要的意义。

问题

1. 导致高层建筑二次供水水质污染的主要原因有哪些？

2. 高层建筑二次供水水质污染引起社区居民发生介水传染病的特点有哪些？

（王家骏）

第四节　社区居住区规划卫生

改革开放以来，我国的政治、经济、文化等各个方面都发生了前所未有的巨大变化，随着城市社区和农村乡镇人口老龄化、家庭小型化、住房私有化、生活现代化进程的加快，社区的功能和作用也发生了相应的变化，这就对城市社区和农村乡镇的规划建设与发展提出了新的挑战，亟待解决社区的规划。

一、居住区规划的基本原则

社区规划（community planning）是近几十年伴随着世界性的社区发展运动而产生的新生事物，由于其人文主义的核心和良好的实践效果而日益受到广泛关注。社区规划是指在一定时期内社区发展的目标、框架、主要项目的总体性计划及决策。社区规划的目的在于：有效利用社区各项资源，协调社区各种社会关系，合理配置社区生产力资源，有计划地改善社区人群的物质和环境条件，促进社区的全面发展。社区规划的目标是改善环境条件，提高整体生活质量，实现经济效益、社会效益和环境效益的有机统一，实现社区的可持续发展。社区规划的工作任务是制定社区发展的总体目标和社区建设的具体行动计划，并根据确定的目标、计划在社区中进行一系列的付诸于实施的工作。社区规划的实质是一种社会规划管理，其目的是实现环境生态、经济建设、社区发展之间的动态平衡，推进经济的可持续发展。

社区居住区规划与城市规划都是对未来一定地域的经济与社会发展进行规定性控制与引导的过程，而且与宏观的经济社会规划不同，两者在决策之外，都强调实施过程与具体操作性，是决策—实施的连续统一体。然而相对于城市规划这一全局性的宏观规划来说，社区居住区规划则是涉及城市局部区域发展的微观规划。社区居住区规划要充分考虑城市基本建设、文教设施建设和工商企业活动对本社区的影响，立足于居民生活质量的提高，促进社区人群与社区物质环境设施间的互动，达到社区的社会经济全面发展。

社区居住区规划从目标上看，社区居住区规划目标有别于传统的以社会财富的增长为主要目的的发展战略，追求社会福利最大化和社会的全面发展；从规划的机制和主体上看，社区居住区规划的机制和主体不同于传统的政府“自上而下”管理体制，而是社区居民的共同参与和民主决策“自下而上”的体制；从规划发展的结果上看，通过社区居住区规划，促进社区发展，居民生活状态得到改善，居民的自尊和自由得以充分的实现，以人为本是社区规划的本质属性，社区居住区规划是新发展观的全面体现。

社区居住区规划的制定，必须遵循一些基本原则，这是社区规划科学化与人性化的保证。关于社区居住区规划的制定原则，国内外学者都进行了积极的实践探索。

（一）外国社区居住区规划的原则

1991 年美国提出了社区居住区规划的“阿瓦尼原则”（The Ahwahnee Principles），这是当时国际上颇有代表性的社区居住区规划原则。“阿瓦尼原则”是从建筑设计、公共空间的营造、交通规划、绿化及环境建设、公共服务设施的配置等多个方面都进行了详尽而具体的规定，代表了国外社区居住区规划的基本原则。

（二）我国社区居住区规划的原则

叶南客将国内学者提出的社区居住区规划的原则归纳为：

1. 以人为本原则　社区居住区规划以人的需求为出发，以人的满意为基础；以坚持不断满足社区居民的社会需求和提高居民生活质量为指导；把服务社区居民作为社区建设的根本出发点和归宿。

2. 前瞻性原则　社区居住区规划应使近期发展和未来趋势相吻合，体现适度的超前性，为未来发展留有余地。

3. 系统性原则　社区居住区规划应把社区各个要素综合分析，使其协调发展；各个社区的居住区既要考虑内部功能配置、组织的完整性，又要合理地超前预测和避免重复建设，体现有效利用性，还要考虑上下左右关系，体现区域整体效应。

4. 规模效益原则　社区居住区规划中要从人口、服务半径以及投资因素等方面综合考虑各类设施的规模与布局。

5. 因地制宜原则　从社区本身的各类条件出发，针对矛盾、发挥优势，科学地拟定符合本社区实际地规划；坚持实事求是，一切从实际出发，突出地方部门特色，从居民群众迫切要求解决和热切关注的问题入手，有计划有步骤地实现社区建设的发展目标。

6. 可操作性原则　社区居住区规划应具有付诸实施的阶段性目标、指标要求、工作步骤及物质和制度上的保证等。

7. 动态性原则　社区发展是量变积累的过程，社区居住区规划也是一个不断修订完善的过程。需要注意的是，由于每个城市社区的发展历史、自然环境、区位条件、现状基础等各不相同，所以规划工作的具体内容也应随具体的情况而变化。对于发展历史较长，比较成熟的社区，居住区规划的主要力量应放在提高社区人群的生活、工作质量上。而对于新建社区，应把工作放在完善基础设施与生活服务设施的配套上，同时引导社区功能向规划方向发展。

性质不同的社区，其居住区规划的内容都有各自的特点与重点。如居住型社区，着重于突破单一的住宅区功能观，强调以人为本与环境和谐，着重对与居民生活相关的各项设施的建设，提高居民的居住与生活质量；对于生产性社区，应注重于劳动力、交通、能源等的情况，营造适合生产的自然环境、设施环境、景观环境和社会文化环境，以及进行生产与生活之间矛盾的分析研究。

总之，必须从实际出发，既要满足社区发展的普遍规律的要求，又要针对各种社区不同性质、特点和问题，确定居住区规划主要内容。

二、居住区的规划

居住区是城市和农村县、镇居民居住和进行日常活动的区域，是城市和农村县镇的有机组成部分。居住区的用地比重一般占整个城市用地的40％～50％，镇用地的100％。居住区规划通常包括道路停车规划、公共绿地规划、公共服务设施设计、住宅群体及单体设计4个主要方面。同时，居住区还要考虑社会组织、历史传统、风俗习惯及居民居住行为等因素。

居住区（residential district）是由城市、镇主要道路或自然界线所围合，是设有与其居住人口规模相应的、能满足居民物质与文化生活所需公共服务设施的相对独立的生活聚居地区。居住区环境质量的优劣直接影响到居民的健康，应选择城市中风景优美、环境宁静、空气新鲜、日照良好的清洁地段作为居住区用地。居住区必须有足够的面积，建筑密度和人口密度不宜过高，并保证有充足的绿地。一个城市有若干社区，每个社区可设多个居住区。居住区的人口规模一般在5万左右。可利用地形、河流或干道，将各个居住区隔开。每个居住区内应配置成套的文化、教育、商业等生活服务设施。居民的居住区可分为三级：①居住区：指被城、镇干道或自然分界线所围合的居住生活聚居地，居住人口规模3万～5万。②居住小区：指被居住区级道路或自然分界线所围合的生活居住单位，人口规模1万～1.5万。③住宅组团：是居住区的基本居住单位，由若干幢住宅组成，人口规模1000～3000人。

居住区是组成城市和农村县、镇的基础，居住区规划直接关系到居民的生活质量和城市、县、镇的环境质量。居住区规划是社区规划在物质、空间层次上的表现形式，是社区规划过程中的一个阶段，而社区规划则是居住区规划的依托与归宿。社区居住区规划应满足居民对环境的需求，创造交通便捷、居住安全、购物方便、清洁美观和与自然和谐的环境。

居住区用地由住宅用地、公共建筑与公共设施用地、道路用地、绿化用地等组成。根据国家建设部门规定的每个居民平均生活居住用地面积定额，来计算生活居住用地面积。

（一）居住区卫生质量评价指标

社区居住区规划中容积率、居住建筑密度和居住区人口密度等技术指标，对评价居住区卫生质量具有重要意义。

1. 容积率（plot ratio，floor area ratio） 容积率是指居住区总建筑面积与建筑用地面积的比值，这个比值越小，则居住区容纳的建筑总量越少。

2. 居住建筑密度（density of residential building） 居住建筑密度是指各类建筑的基底总面积与居住区用地面积的比率（式 2-1-1），式中基底面积是指建筑物底层的建筑面积。居住建筑密度过高则院落空地相对减少，影响绿化和居民室外休息场地，房屋间距小，不能保证室内的日照、小气候和通风。

$$居住建筑密度=\frac{居住建筑基底面积（平方米）}{居住建筑用地面积（平方米）}\times100\% \quad (2-1-1)$$

选定居住建筑密度和人均居住面积定额后，可根据式 2-1-2 计算所需的人均居住建筑用地面积，式中平面系数为居住面积占建筑面积之比。

$$人均居住建筑用地面积（平方米/人）=\frac{人均居住面积定额（平方米/人）}{居住建筑密度（\%）\times层数\times平面系数}\times100\% \quad (2-1-2)$$

3. 居住区人口密度 单位居住用地面积上居住的人口数量，称为人口毛密度(residential density)。单位住宅用地面积上居住的人口数量，称为人口净密度（net residential density)。从卫生学角度出发，社区的居住区规划应采用较低的人口净密度。因为人口净密度增高，则人均居住建筑用地面积和居住面积减少，人群密集，使传染病易于流行；且建筑密度提高后，室外空地减少，影响住宅的通风和日照。

我国采用的上述指标主要是从技术角度，结合经济条件和居住水平等因素考虑的。从社区建设投资出发，生活居住用地布置宜紧凑，以节省水、电、煤气、通讯等管网和道路的修建费用。从环境卫生学角度，需要根据居住用地面积、公共建筑物、住宅的日照、小气候和通风、绿化、公共服务设施等方面情况，结合居民健康状况、患病率、死亡率等统计资料，研究制订能保证居住区良好卫生条件的用地定额、建筑密度和人口密度标准，以确保居住区卫生质量。

（二）居住区规划布局与空间环境

1. 居住区规划布局 居住区规划布局应综合考虑周边环境、路网结构、公共建筑与住宅布局、群体组合、绿地系统及空间环境等的内在联系，构成一个完善的、相对独立的有机整体。同时应遵循下列原则：

（1）方便居民生活，有利安全防卫和物业管理。

（2）组织与居住人口规模相对应的公共活动中心，方便经营、使用和社会化服务。

（3）合理组织人流、车流和车辆停放。

（4）构思新颖，体现地方特色。

住宅建筑的规划设计，应综合考虑用地条件、户型、朝向、间距、绿地、层数与密度、布置方式、群体组合等因素确定。住宅建筑群可充分利用太阳的方位角变化，采用多种布局形式，但要保证各居住单元的主要房间有充足的日照和良好的通风条件。

2. 居住区规划的空间环境 居住区规划应以人的需求为中心，创造出亲切、宁静、安全的外部空间环境。完整的空间范围，给人以安全感和归属感。小而宜人的空间尺度，由亲密的地缘关系而产生的认同感。通过合理的建筑布局、色彩直至绿化、小品所形成的场所感，以激发住户对所在环境的特殊情感，并提高外部空间的可识别性。空间设计应注重景观和空间的完整性，精心设置建筑小品，丰富与美化环境。以安全性、健康性、便利性和舒适性的居住环境质量为基本原则来规划建设社区的住宅区环境。

（三）居住区的公共服务设施

拥有完善的配套服务设施是现代社区居住区的一项基本要求，这些设施包括家政服务、治安保卫、清洁绿化、文化集会、健身娱乐、邮政电讯、休闲购物等。公共服务设施承担着具体的社会服务，其设置数量、设施水平、服务内容决定了居住区的生活环境质量。在居住区规划中，要遵循方便生活、有利管理、美化环境的原则，分门别类地安排好各项公共设施，满足居民多种生活需求。

居住区公共服务设施应包括：教育、医疗卫生、文化体育、商业服务、金融邮电、社区服务、市政公用和行政管理。其配建水平必须与居住人口规模相对应，并根据公共建筑的性质和居民使用的频率，进行分级布置，让居民能直接、便利地使用公共服务设施。社区居住区规划还应考虑当前人口老龄化的问题，配建相应的老年文化娱乐、卫生服务设施。

住宅组团级公共建筑只为组团居民服务，可设置日杂店和自行车库等微型服务设施，服务半径不超过150m。居住小区级公共建筑是居民日常性使用的，可设置百货店、副食店、小吃店、垃圾站、中小学、托幼机构等，应分散布置，服务半径不超过300m。居住区级公共建筑应配置比较完整的、经常性使用的公共服务设施，如综合商场、农贸市场、银行、邮局、书店、饮食店、理发店、浴室、洗染店等，服务半径不宜超过500m。在利用住宅建筑的底层布置公共建筑时，不宜把产生噪声、烟尘、气味的商店如菜场、餐馆等设在住宅建筑底层，以免影响楼上居民的卫生条件。托儿所、幼儿园最好布置在环境安静、接送方便的单独地段上。中小学宜设在居住小区边缘次要道路、不受城市干道交通噪声干扰的地点，并有足够的运动场地。偶然性使用的公共建筑，如百货商店、专业商店、影剧院、医院、药房等，可相对集中以形成文化娱乐和商业服务中心，服务半径一般为800～1000m。商业的设置要处理好动静分区和交通组织的问题，一般设置在居民的主要通道上，在方便居民使用的同时，不宜过于深入到社区的居住区内而与住宅混在一起，避免噪声干扰。会所选址与场地设计要求位置适宜，交通方便；要根据用地条件、基地景观的环境特征；要考虑物业销售因素、居住规模因素、服务对象和建筑结构形式的影响等进行确定。此外，要在社区居住区的隐蔽处和下风向位置设立垃圾间，作为社区居住区内垃圾的暂存地，方便环卫部门清运。

社区居住区内活动时间最长的是老年人和儿童。除社区的无障碍设计外，还应为不同年龄层次的居民提供不同品位的休闲场所。在景观设计中，注重结合绿化来构筑社区的休闲系统。通过铺设彩色步道，兴建观赏水系、戏水池，设置座凳、花坛等人文景观，使整个社区形成一种适宜交往、娱乐、休憩的空间氛围。为了满足儿童嬉戏的需求，庭院中还应设置草坪、花架、灌木、沙坑、石桌等，既为儿童们创造一个舒适、安全的活动场所，又可适应不同层次居民的休闲需求。环境设计以贴近人为宗旨，强调回归自然的感受，有意赋予各休闲空间以良好的观赏性、可达性和实用性。

基于社区的居住区呈现出的多样化需求，居住区规划应整合社会平衡发展与文化继承创新的目标，针对不同类型研究社区居住区的规划布局、探讨建筑、服务设施、社会空间设计的多样性。在总体规划研究中，不仅要关注城市土地区位的经济因素，还应关注城市文化区位的构成与城市整体社会网络的结构。在微观的功能布局上，应将重点放在不同类型社区居住区在居住生活需求上的差异，因地制宜、因人制宜地设计与创造社区居住区的合理规划布局。

三、居住区道路的规划

城市道路系统（urban road system）是城市范围内由不同功能、等级、区位的道路，以及不同形式的交叉口和停车场设施以一定方式组成的有机整体。城市道路分为主干道、次干道和居住区级道路几类。社区居住区道路是城市道路系统中的一部分，它包括次干道和居住区级道路。主干道是城市道路系统的骨架，用于城市的主要客运和货运。次干道是接通主干道和居住区之间的交通道路。居住区级道路是居住区内部的道路。规划城市道路网时，应合理组织市内交通，避免大量货运车辆在居住区级道路上通行，减少污染，降低伤害，以保证居住区的安全和安静。因此，应科学合理的规划社区居住区的道路。

居住区交通道路，包括步行小径和车行道路。道路是住宅区的空间形态骨架，是住宅区功能布局的基础。在居民的居住心理方面，居住区交通道路是住宅区家居归属的基本脉络，起着“家”与“环境”的连接作用。同时，它又是居民进行日常生活活动的通道，有着最基本的交通功能。

交通功能是住宅区的基本功能。交通方式按交通工具可分以下3种：机动车交通、非机动车交通和步行交通。居民的出行与居住区内部交通方式的选择直接影响着住宅区各类各级道路的布局与连接方式，同时经济发展水平、生活习惯、自然条件、收入、不同年龄、不同阶层和不同地区的居民所选择的交通方式有不同的特征。居民在考虑选择交通方式时的最基本要素是交通距离，其他因素还有体能、交通时间和交通费用3项。在绝大多数情况下，在比较短的交通距离（500～1000m）居住区道路交通规划内，步行方式为大部分居民首选的交通方式，因为其方便、体力能够承受，而且不发生任何费用。对于交通距离较长的出行(7km以上)，居民一般选择机动车作为交通工具。而交通距离在1～7km的范围内，自行车、（电动）摩托车交通将会是大部分拥有自行车、（电动）摩托车的居民的主要交通方式，也因为其方便，体力能够承受，而且费用也是非常少的。

根据交通方式的划分，居住区的道路组织分为机动车通行和非机动车通行两种系统：机动车通行系统包括人车混行和人车分流方式；非机动车系统中自行车是主要交通工具，车库一般设置在底层或院落边的集中式车库，故其常与步行共用道路。

大力推行公共交通，建设公共交通社区。在鼓励建设公共交通社区的同时，也不排除适当发展私人小汽车，但居住社区规划要考虑行人安全，减少汽车对步行者、玩耍儿童活动的安全威胁。根据不同的地形地貌灵活运用人车水平分离、立体分离和有设计的人车共存模式，组织与人为善的交通。

居住区道路规划设计的基本要求是：

（一）居住区道路的要求

居住区内部道路主要为本区居民服务。居住区道路系统应根据功能要求进行分级。为了保证居住区内居民的安全和安宁，不应有过境交通穿越居住区，特别是居住小区。同时，要求社区的居住区不宜有过多的车道出口通向城市交通干道。出口间距应不小于150米，也可用平行于城市交通干道的地方性通道来解决居住区通向城市交通干道出口过多的矛盾。

（二）居住区道路设计的基本要求

1. 道路的走向　道路的走向要便于职工上下班，尽量减少反向交通。住宅与最近的公共交通站之间的距离不宜大于500米。

2. 道路规划应考虑地形　居住区道路应充分利用和结合地形，尽可能结合自然分水线和汇水线，以利雨水排除。在南方多河地区，道路宜与河流平等布置，以减少桥梁和涵洞的投资。在丘陵地区则应尽可能少挖少填，减少土石方工程量，减少对于自然生态的破坏，以节约投资。

3. 道路的改建　在进行旧居住区改建时，应充分利用原有道路和工程设施。要按照社区居住区道路规划的具体要求，结合旧居住区的道路，设计并完成道路的改建。

4. 道路设计的其他要求

（1）车行道一般应通至住宅建筑的入口处，建筑物外墙面与人行道边缘的距离应不小于1.5米，与车行道边缘的距离不小于3米。

（2）尽端式道路长度不宜超过120米，在尽端处应能便于车辆掉头。

（3）如车道宽度为单车道时，则每隔150米左右应设置车辆互让处。

（4）道路宽度应考虑工程管线的合理敷设。

（5）道路的线型、断面等应与整个居住区规划结构和建筑群体的布置有机地结合。同时应考虑为残疾人设计无障碍通道。

（6）居住区内道路纵坡控制指标应符合《城市居住区规划设计规范》。

四、居住区的绿化

居住区的绿化是整个城市绿化的一部分。城市绿化（urban afforestation）是在城市中栽种植物和利用自然条件以改善城市生态、保护环境、为居民提供游憩场地和美化城市的景观。城市绿化应以生态学原理为指导，保护和恢复城市生物多样性，建设结构优化、功能高效、布局合理的绿地系统。为了满足居民的生态需求，城市应规划建立多功能、立体化的绿化系统，形成点线面结合、高低错落有致的绿化网络，充分发挥绿化调节城市生态平衡、美化景观和提供娱乐休闲场所的功效。

绿地（green belt，green space）是在城市组团之间、城市周围或相邻城市之间设置的用以控制城市扩展的绿色开敞空间，以改善生态、保护环境、为居民提供游憩场地和美化景观。绿地面积包括：公共绿地、宅旁绿地、公共服务设施所属绿地和道路绿地（即道路红线内的绿地）。我国《城市用地分类与规划建设用地标准》（GBJ137－90）规定，人均绿地面积标准为≥9.0平方米/人（其中公共绿地≥7.0平方米/人）。《城市居住区规划设计规范》（GB50180－93）规定，居住区公共绿地的总指标分别为：组团不少于0.5平方米/人，小区（含组团）不少于1平方米/人，居住区（含小区与组团）不少于1.5平方米/人。

反映城市绿化水平的基本指标是绿地率。绿地率（greening rate）指城市一定地区内各类绿化用地总面积占该地区总面积的比例。绿地率新区建设应不低于30%；旧区改建不宜低于25%。要达到绿地率这一指标的要求，应特别强调社区的绿化。

（一）绿化的卫生学意义

绿色植物是生命之源。绿色，是良好生态环境的象征。绿化有多种作用：

1. 调节和改善小气候　植物能遮阳降温、防止日晒、调节气温、降低风速，不断吸收热量，使其附近气温下降；树冠能减弱到达地面的太阳辐射，视树冠大小和树叶疏密而异，透过树荫的太阳辐射一般仅有5%～40%。植物叶面大量蒸发水分，有调节湿度的作用。成片的树林能减低风速，防止强风侵袭。树林减弱风速的影响范围，约为树高的10倍～20倍，甚至40倍。

2. 净化空气，降低噪声　绿色植物对空气中的尘埃有阻挡、过滤和吸附作用，如生长茂盛的野牛草的叶面积是其占地面积的19倍，可大量吸附空气中的颗粒物。有些植物能吸收空气中的二氧化硫、氟化氢、氯、臭氧等有害气体。许多植物的分泌物有杀菌作用，如树脂、香胶等能杀死葡萄球菌。研究表明，树林、灌木、草坪对空气微生物均有明显的净化效果，其中树林的净化效果最好。树木还具有反射和吸收噪声的作用，并可以阻隔放射性物质和辐射的传播，故绿化可阻隔和降低噪声，过滤和吸收辐射及放射性物质。

3. 对人类有良好的生理和心理作用　婀娜多姿的花草树木，丰富多彩的植物布置，吸引居民的户外活动，使老人、少年儿童各得其所，能在就近的绿地中游憩、活动观赏及进行社会交往，有利于人们身心健康，增进居民间的互相了解，和睦相处。人们赏心悦目，精神振奋，为形成好的心理效应，创造良好的户外环境条件。绿化带的小气候对机体热平衡的调节有良好作用。绿色环境能使人产生满足感、安逸感、活力感、舒适感等心理效应，并能调节视神经的紧张度。绿化能丰富景观，绿地是人们接近自然的良好休憩场所，可丰富生活，陶冶情操，使人精神焕发，消除疲劳，有益于居民身心健康。

（二）绿地系统

城市绿地系统（urban green space system）是城市中各种类型和规模的绿化用地组成的整体。城市绿地分类按主要功能分为五大类。

1. 公园绿地　公园绿地是向公众开放，以游憩为主要功能，兼具生态、美化、防灾等作用的绿地。包括综合公园、社区公园、专类公园（动物园、植物园、游乐园等）、带状公园、街旁绿地等。

2. 生产绿地　为城市绿化提供苗木、花草、种子的苗圃、花圃、草圃等圃地。

3. 防护绿地（green buffer）　城市中具有卫生、隔离和安全防护功能的林带及绿化用地。包括卫生隔离带、道路防护绿地、防风林、城市组团隔离带等。

4. 附属绿地　城市建设用地中绿地之外各类用地中的附属绿化用地。包括居住绿地、公共设施绿地、道路绿地等。居住区绿地划分为居住区公园、居住小区公园、组团绿地和宅间绿地4级。

5. 其他绿地　对城市生态环境质量、居民休闲生活、城市景观和生物多样性保护有直接影响的绿地。包括风景名胜区、水源保护区、郊野公园、森林公园、野生动植物园、湿地、垃圾填埋场恢复绿地等。

（三）绿地布置

城市绿地系统的结构和布局应与自然地形地貌和河湖水系相协调，在全市均衡分布，点、线、面结合，保持绿化空间的连续性。同时居住区的绿地布置也要遵循城市绿地的原则。居住区的点是指各类公园和居住区公园；线是指林荫道、街道绿地、河（湖、海）滨绿地；面是指广泛分布于居住小区内的组团绿地和宅间绿地。同时应发展立体绿化，如在墙面、屋顶、阳台绿化，不仅可以提高绿地覆盖率、绿视率，而且可以增加景观和生态效应。绿地布置和环境设计应满足居民室外活动的需求。

（四）居住区绿化设计的原则

1. 功能与形式统一　设计必须根据不同的气候特点、居民的不同生活习惯、不同的户外活动要求来进行。乔木、灌木、草坪要有一个合理的配置比例，达到最佳的生态和美化作用。

2. 设计需经济实用　充分利用原有地形地貌，尽量减少土方工程。要选择适合当地环境的树种，做到适地适树。如建筑周围的土壤由于建筑施工经常有建筑垃圾等阻碍植物生长的环境，须采用耐瘠薄、抗性强的树种。

3. 美化环境　园林绿地设计是一种多维立体空间艺术的设计，是以自然美为特征的空间环境设计，有平面构图，也有立体构图，同时又是把植物、建筑、小品等综合在一起的造型艺术。绿化要在统一的形式下求得各个部分的变化。要充分利用对比与调和、韵律节奏、主从搭配等设计手法进行规划设计。

4. 因地制宜，巧于因借　居住区绿化是以营造接近自然、生态良好的温馨家园为宗旨，本着经济适用的原则，因地制宜，巧于因借，充分利用原有地形地貌，用最少的投入、最简单的维护、达到设计与当地风土人情及文化氛围相融合的境界。满足社区居民生活和活动的需求。

5. 居住区绿地规划应以人为本　小区绿地最贴近居民生活，规划设计不仅要考虑植物配置与建筑构图的均衡，以及对建筑的遮挡与衬托，更要考虑居民生活对通风、光线、日照的要求。花木搭配应简洁明快，树种选择应按三季有花、四季常青“春有花、夏有荫、秋有果、冬有青”来设计。要因地制宜进行居住区绿地规划。如北方冬春风大，夏季烈日炎炎，绿化设计应以乔、灌、草复层混交为基本形式，不宜以开阔的草坪为主，而应要求常绿树种不少于 2/5。

6. 合理的组织空间　居住区绿化同居民的日常生活关系密切，更具有功能性和实用性。居住区绿化主要采取分割与渗透的手法来组织空间。绿化空间的分割要满足居民在绿地中活动时的感受和需求。当人处于静止状态时，空间中封闭部分给人以隐蔽、宁静、安全的感受，便于休憩；开敞部分能增加人们交往的生活气息。当人在流动时，分割的空间可起到抑制视线的作用。通过空间分割可创造人所需的空间尺度，丰富视觉景观，形成远、中、近多层次的空间深度，获得园中园、景中景的效果。

五、社区噪声的控制措施

（一）社区环境噪声的来源

1. 交通噪声　机动车辆、火车、飞机、轮船等交通工具在运动中产生的噪声是一种非稳态噪声，是社区居住区噪声的主要来源。该噪声强度与交通工具种类、数量、速度和行驶情况等有关；也与居住区规划布局、路面宽窄和光滑度、坡度以及绿化等条件有关。

2. 工业噪声　位于社区周边的工矿企业在生产过程中机器运转产生的噪声，也是居住区噪声的来源之一。

3. 建筑施工噪声　随着城市社区建设的加速，建筑施工现场各种不同性能的动力机械产生的噪声也不断增多。其声源具有多种多样、突发性、冲击性、不连续性等特点，特别容易引起人们的烦恼。

4. 社会噪声　人为活动产生的噪声。农贸市场、娱乐场所、修配工场、中小学校和商店以及家用电器等，都可构成对社区居民噪声的污染。

（二）居住区环境噪声的评价指标

1. A 声级　A 声级比较接近人听觉器官的感觉，故被用作噪声评价的主要指标，以 dB（A）表示。测量时用声级计每隔一定时间（3 秒钟）读取一瞬时声级值，连续测定 250 个数据，然后进行统计求出 L_{10}、L_{50} 和 L_{90} 作为噪声评价值。L_{10} 是在测量时段内有 10% 时间超过的声级，相当于测量时段的最高噪声级。L_{90} 是在测量时段内 90% 时间超过的声级，相当于本底噪声级。L_{50} 是在测量时段内 50% 时间超过的噪声级。

2. 等效声级　在一段时间内测得的不稳定噪声级，可计算成一种稳态等能量声级，称为等效声级。它是衡量人对噪声暴露的一个重要评价值，国际标准化组织已采用等效声级作为环境噪声的评价指标。计算公式为：

$$L_{eq}=10\lg\left[\sum_{j=1}^{n}(P_j)(10^{0.1L_j})\right] \qquad (2-1-3)$$

式中，L_{eq}为等效声级（dB A）；P_j为第 j 个声级区内持续的时间占总测定时间的比例；L_j为第 j 个声级区的中值（dB A）。

我国采用等效声级来评价环境噪声，《城市区域环境噪声标准》（GB3096－93）规定了城市各类区域户外的环境噪声标准值（表 2－1－1）。

表 2－1－1　城市区域环境噪声标准（等效声级 L_{eq}，单位：dB A）

类别	昼间	夜间	适用区域
0	50	40	疗养区、高级别墅区、高级宾馆区
1	55	45	居住、文教机关为主的区域
2	60	50	居住、商业、工业混杂区
3	65	55	工业区
4	70	55	交通干线道路两侧区域，穿越城区的内河航道两侧区域

美国环境保护局推荐采用昼夜等效声级（L_{dn}）评价环境噪声。由于夜间的噪声特别使人烦恼，在计算 L_{dn}时考虑将夜间（22：00～07：00）测得的等效声级增加 10dB 的校正值。L_{dn}的计算公式为：

$$\begin{aligned}L_{dn}&=10\lg\left[\frac{1}{24}\left(15\times10^{0.1L_d}+9\times10^{0.1(L_n+10)}\right)\right]\\&=10\lg\left[0.625\times10^{0.1L_d}+0.375\times10^{0.1(L_n+10)}\right]\end{aligned} \qquad (2-1-4)$$

式中，L_d为白天（07：00～22：00 时）的等效声级（dB A）；L_n为夜间（22：00～07：00 时）的等效声级（dB A）。

3. 交通噪声的评价指标　城市道路交通噪声是非稳态噪声，对居民的影响程度与车辆运行辐射噪声级、噪声起伏变化程度、人在不同时间段的主观感受有很大关系。评价交通噪声的指标有交通噪声指数和噪声污染级。

（1）交通噪声指数：英国采用交通噪声指数（traffic noise index，TNI）来评价交通噪声。它是在本底噪声 L_{90}的基础上，再考虑噪声的起伏变化（$L_{10}\sim L_{90}$），并进行计权修正。计算公式为：

$$\text{交通噪声指数（TNI）}=4(L_{10}-L_{90})+L_{90}-30 \qquad (2-1-5)$$

（2）噪声污染级（L_{NP}）：是在等效声级的基础上，再考虑噪声起伏变化的因素，以 dB（A）为单位。计算式为：

$$L_{NP}=L_{50}+d+\frac{d^2}{60} \qquad (2-1-6)$$

式中，$d=L_{10}-L_{90}$。

（三）社区环境噪声的控制措施

噪声污染的防治不仅包括自然科学也包括社会科学。就噪声对策而言既包括技术手段也包括立法管理行政手段。规划是保护和改善社区环境质量的有效措施。我国《环境噪声污染防治法》规定，在制定城乡建设规划时，应当充分考虑建设项目和区域开发、改造所产生的噪声对周围环境的影响，合理安排功能区和建设布局，并采取有利于社区环境保护的经济、技术政策和措施，最大限度地减轻社区环境噪声污染。例如将工业区、交通运输区、居住区的相互位置安排好；按当地主导风向把居住区安排在噪声源的上风侧或最小风向频率的下风侧，并设置绿化防护带；铁路编组站、机场则设在远离社区边缘的地点等。居住区环境噪声的综合控制措施包括：

1. 规划措施　合理规划市政道路，完善城市道路系统，不使过境交通车辆穿越市区，不使主干道经过社区的居住区。在城市周围建立环形干道，拓宽狭窄道路或兴建立体交叉等。居住区要将对防噪声要求不高的公共建筑如商店、餐厅、服务网点等布置在邻近街道的地点；要求安静环境的住宅、学校、医院等建筑物，可从规划的“红线”（街道与建筑用地的界线）后退，对建筑合理布局，减少居住区的噪声强度。

2. 建筑措施　在交通干道、高速公路、高架桥旁边修建隔声屏障。在交通干道两侧平行布置高层建筑时，交通噪声可在对峙建筑物之间来回反射，形成“声廊”，导致噪声级增高，可采用混合布置的方法来避免声廊的形成对社区居住区的影响。

3. 管理措施　市区内禁止车辆鸣笛；采用自动信号管理以减少车辆的停车和加速次数；禁止重型卡车、拖拉机驶入市区；指定某些街道为车辆单行道等。加强综合管理，发展城市公共交通事业。加强交通的综合管理，合理减少道路的车流量，大力发展城市公共交通事业是提高城市客运量，降低城市交通噪声的最好办法。从而减少了交通噪声对社区居住区的影响。

4. 合理布置绿地，降低城市环境噪声　绿地对噪声有很好的阻挡和吸收作用。实践证明，在交通道路两侧布置绿化林带，对噪声有良好的控制作用。绿化林带减弱噪声的效果与绿化林带的宽度、高度、位置、配置以及树木的种类都有密切的关系。

5. 制定各种噪声标准和法规　如制定各类机电产品（电冰箱、电扇、洗衣机等）的噪声标准；降低工业噪声，可以通过限制施工时间来控制，如白天工作，晚上休息等降低建筑施工噪声；禁止在商业活动时使用高音喇叭或者采取其他发出高噪声的方法招揽顾客；禁止任何单位和个人在市区敏感建筑物集中区域使用高音广播喇叭；居民在娱乐、装修房屋时应当限制娱乐、作业时间，减轻或避免对周围环境造成噪声污染。

总之，要改善社区居住区噪声环境质量，就必须采取有综合有效的措施，控制好建筑施工噪声、道路交通噪声和社会及生活噪声，从而为社区居住区创造一个科学、合理、宁静的环境。

第五节　防止社区生活环境污染的措施

随着社会的进步和经济的发展，环境污染的问题已备受关注，尤其是社区的生活环境。当今人们清楚地意识到只有保持环境的生态平衡，才有利于人类的生存、生长、繁衍和社会的发展与进步。

早在20世纪70年代初期，我国就提出：“全面规划，合理布局，综合利用，化害为利，依靠群众，大家动手，保护环境，造福人民”的32字环境保护方针。80年代初，又把环境保护确定为一项基本国策，同时制定了一系列环境保护的法律法规和政策，相继出台了《中华人民共和国环境保护法》、《中华人民共和国水污染防治法》、《中华人民共和国大气污染防治法》等法律。除此以外，还制定了一系列的政策、方案和计划，如《中国环境与发展十大对策》、《中国环境保护战略》及《中国环境保护21世纪议程》等。尽管如此，我国的环境状况依然相当严峻，环境污染的问题依然相当严重，环境污染的防治工作任务还相当繁重。面对当今环境污染的新形势、新内容，首要的任务就必须抓好社区生活环境污染的防治措施。

一、规划措施

（一）工业企业合理布局

全面规划、合理布局是规划的基本原则，是保护环境、防止污染危害的一项战略性措施。在厂址选择时，凡对排放有毒废气、废水的企业，除应远离社区外，还应设在社区主导风向的下风侧和水源的下游，并与社区居民区保持一定的卫生防护距离。社区居民区内不准设立污染环境的企业，如产生噪声的加工厂、货运站等。对已设立在社区内的要改造、搬迁。对社区外新建、扩建和改建的企业，也要实行“三同时”，即要将防治“三废”污染的项目和主体工程同时设计、同时施工和同时投产使用。

（二）完善社区绿化系统

社区绿化系统是城市社区生态系统的重要组成部分。它不仅能美化环境，对于改善城市社区的大气环境质量有着重要的作用。完善的城市社区绿化系统可调节水循环和“碳-氧”循环，调节城市社区的小气候，阻挡、滤除和吸附风沙和灰尘，吸收有害气体。此外，绿化可以使空气增湿和降温，缓解城市社区热岛效应。在建设城市社区绿化系统时，应注意各类绿地的合理比例。绿地的种类包括公共绿地、防护绿地、专用绿地、街道绿地、风景游览和自然保护区绿地以及生产绿地等。

（三）科学合理的规划城市社区交通

随着城市交通的现代化，建成以安全步行和非机动交通为主，并具有高效、便捷、安全、经济、低公害的城市公共交通体系是当今的需要，也是科学合理的规划城市社区交通的体现。要逐步缩小私人汽车在城市交通中所占的比重，防止汽车废气和交通噪声对社区居民的影响。

二、组织措施

社区发展的目标之一是生活环境良好，即搞好绿化美化、垃圾与污水处理，提高社区居民的公德意识、环保意识，使群众养成节约、环保、卫生的良好习惯。各级政府、各部门密切配合，明确职责，落实责任，做到各司其职、各负其责，努力推进社区环境保护。

1. 加强社区的绿色环保　加强对社区环境的综合整治，切实搞好社区的绿化、净化、美化，搞好垃圾分类处理、噪声污染治理、水资源的再生利用等工作，努力改善和提高居民的居住环境质量。广泛开展社区环保活动，不断增强居民的环保意识，提高居民的生态文明素养；宣传、教育、引导社区内居民普及绿色环保的生活方式，如节能节水、垃圾分类、绿色消费、拒用野生动物制品等，使环保真正走入人们的日常生活，变成一种生活方式，一种社区文化，从而把可持续消费模式落实到社区，由此带动我国的社会、经济朝着可持续的方向发展。

2. 建设节约型社区　在社区居民中大力普及节约知识，广泛开展建设节约型社区活动，鼓励居民成为节约型市民。积极研究、开发和推广有利于节约的生活器具。在社区公共场所中，推广使用太阳能等新能源。

3. 加强社区环境监督执法　加强社区内局部污染源的管理，社区卫生部门应与有关部门配合，对居住区内饭店、公共浴室的烟囱、废品堆放处及垃圾箱等可能污染室内外空气的污染源加强管理。社区居民通过举报有法不依的违法者和监督执法不严的执法者，将公众参与环境执法监督的作用逐步落实。

4. 加强决策的民主化、科学化　政府与民众在环境问题上的沟通和交流创造渠道，使社区居民可以直接表达他们对环境问题的见解、建议，并使国家环保总局已出台的“公众听证会”等制度有了基层的载体。把环境管理纳入社区管理，建立社区的公众参与机制，这有利于保障社区居民的环境权益。

5. 突发性环境污染事件的应急准备　根据社区突发性环境污染事件应急预案要求，各级地方政府和各有关单位应组建一支常备不懈、业务熟练、装备精良的应急救援队伍。在突发环境污染事件发生后的最短时间内，按照应急救援指挥中心的命令，准确、及时的到达事故现场，并能迅速按各自职责展开紧急救援工作。另外，加大宣传力度，向社区居民传授突发环境污染事件预防应急知识。

三、技术措施

（一）预防工业性污染

1. 推行“清洁生产”，开展污染源头预防　推行“清洁生产”，开展污染源头预防是社区生活环境污染防治的一项很重要的技术措施。清洁生产（cleaner production）是一种创新思想，该思想是将整体预防的环境战略持续运用于生产过程、产品和服务中，以提高生态效率，并减少对人类及环境的风险。清洁生产是一种预防性方法，它要求在产品或工艺的整个生产周期的所有阶段，都必须考虑预防污染，或将产品或工艺过程中对人体健康及环境的短期或长期风险降至最小。污染源头预防是指污染物尚未对环境造成污染之前采用积极有效的措施，防止污染物进入环境，而不是在污染发生后再采取措施进行治理（即所谓的末端处理）。西方发达国家在污染末端治理方面付出了沉重代价。我们应该引以为鉴，不致走西方发达国家的经济建设和环境治理的老路，保证自然资源、生态环境与经济建设的协调发展，实现我国的可持续发展战略。

2. 改革工艺、综合利用　这是治理“三废”的根本性措施。如我国创造的无氰电镀新工艺代替过去的含氰电镀工艺，就消除了含氰废水对环境的污染。厂矿企业要“一业为主，多种经营”，大搞综合利用，将生产过程中排放的“三废”回收利用，化害为利。如造纸厂排出的废水可以回收大量烧碱、脂肪酸和木质素等多种产品。石油工厂排出的硫化氢和二氧化硫尾气可回收利用制成硫酸等。目前对工业废渣的处理主要是综合利用，进行回收和处理。例如火力发电站，烧煤锅炉所产生的煤灰渣，可以用作制砖、水泥、混凝土的原料，以及填洼造地等；炼铁的高炉渣可用作混凝料、水泥、铁路道渣等。利用废渣填洼造田、种植作物、制造建筑材料时，应经有关部门鉴定无害后才可使用，以防残毒危害。

3. 净化处理　对于暂时还没有适当方法进行综合利用的“三废”，为了避免排放后污染环境，应采取经济有效的方法加以净化。常用的净化方法有：筛滤、沉淀、浮选等物理方法；加混凝剂、氧化剂、还原剂等化学方法以及各种生物学方法。近年来利用微生物的方法处理废水的技术发展很快，自然界存在着大量微生物，它们具有氧化分解有机物的巨大能力，利用微生物处理工业废水比用化学法要经济得多，是一种有前途的方法，应用它可以去除废水中的有机污染物质，特别是用来处理酚、氰化物等已取得很好的效果。工业企业所排出的“三废”多系成分复杂的混合体，单一的净化方法常常达不到彻底净化的目的，实际工作中往往把几种方法结合起来，才能收到较好的效果。

（二）预防农业性污染

1. 合理使用农药、减少农药残留　农药作为消灭病虫害的有效药物，已经广泛地应用于防治农、林、牧等的病虫害，为农业增产起了重要的作用。但是滥施乱用农药，也造成了环境污染，危害人民健康。特别是一些残留时间较长的有机氯农药（如六六六、滴滴涕）和含铅、砷、汞等重金属制剂的农药危害更大。因此，在使用农药时，应大力推广高效、低毒、低残留的农药，限制使用某些毒性大、残留期长的农药。施用农药要严格按照国家规定，控制使用的范围和用量，执行一定间隔期，以减少农药在作物上的残留量，防止农药污染粮食、蔬菜、水果等。对于有“三致”（致癌、致畸、致突变）作用的农药，应禁止使用。

在农业病虫害防治工作中，应提倡综合防治，即将化学农药防治、生物防治（利用害虫天敌）和物理防治方法（如电离辐射使雄性害虫绝育）等配合起来，联合或交替使用，提倡生物防治。

2. 加强农田灌溉污水的卫生管理　利用城市及工业污水灌溉农田，既解决了污水的处理问题，又为农业生产提供不可缺少的水、肥。但如果用未经处理的含毒工业污水灌田，则可能带来破坏土壤、污染环境（特别是污染地下水）等不良后果，因此，要求在引灌前进行预处理，并使水质达到灌溉标准后才能使用。

（三）预防生活性污染

社区居民在日常生活中产生废气、污水及垃圾等污染物。生活污水及粪便、垃圾中富含氮、磷、钾及其他有机物质，可以作为农业生产的肥源，但若未经处理直接排放，也可引起环境污染，甚至引起疾病。如人的粪便中含有各种寄生虫卵和病原微生物；医院污水、垃圾中含有大量的病原微生物等。因此，应经过专门的消毒处理，达到国家“生活污水排放标准”、“医院污水排放标准”才能排放。

具体是做好粪便无害化处理、垃圾无害化处理、生活及医院污水处理。从而预防对社区的生活性污染。

（四）预防交通性污染

目前大中型城市的大气污染主要是交通性污染。汽车排出的氮氧化物、碳氢化合物气体等，经太阳紫外线照射，发生复杂的光化学反应，形成光化学烟雾，引起社区人群急性中毒。如洛杉矶、东京、大阪、悉尼等先后发生过不同程度的光化学烟雾污染。

针对汽车尾气污染问题，已开发的新交通工具燃料、新的汽化器、汽车尾气净化装置等对降低汽车尾气中有毒有害化学成分起到了非常重要的作用。如采用无铅汽油取代含铅汽油后，可使道路旁大气中铅含量明显下降。在以上措施未得到充分普及之前，适当限制汽车数量也不失为一种好的方案。

（五）减少燃料污染　开发清洁能源

当前的城市社区的环境污染，特别是大气的污染中，60％以上的污染物来自燃料的燃烧。若从能源入手来治理环境污染，则可从源头上解决大气污染问题。目前，解决此问题可从两方面着手，一方面改造现有能源，使之减少有害成分的排放，如燃煤除氟除硫等；另一方面是发展清洁能源，清洁型能源包括水能、电能、太阳能、风能、地热能和核能等。为了保护环境和可持续发展，必须加速开发清洁的、可再生的新型能源。

四、社区生活环境质量的调查与监测

环境质量是以人为中心的各种环境要素客观存在的一种本质属性。从环境与健康的观点出发，环境质量是以健康为准绳的环境各要素的优劣程度。环境质量是存在于大气、水、土壤等环境介质中的感官性状、物理、化学及生物学的质量。环境质量调查与监测包括大气、水质、土壤和噪声的质量调查与监测等内容。环境卫生监测运用化学、物理学、生物学、医学等方法对环境因素（大气、水、土壤）及其中某些有害因素的质和量进行检测，并就其对人体健康的近期及远期影响进行调查研究，为制定和修订卫生标准，开展预防性卫生监督及评价环境治理效果提供依据。社区生活环境质量调查与监测可分为经常性的环境监测和突发环境污染事件应急监测。

（一）经常性的环境监测

开展社区经常性的环境监测，是掌握社区生活环境质量优劣的最好途径。

经常性的环境监测包括对污染源的调查、污染现状的监测和社区环境效应调查与监测。通过经常性的环境监测以确定环境质量及污染源状况，评价社区生活环境污染防治措施的效果。

1. 社区污染源调查和监测　对污染源进行调查和监测是为了弄清污染源的类型、数量、分布和所排放的主要污染物，找出造成社区环境污染的主要根源。污染源一般包括工业污染源、农业污染源、生活污染源和交通污染源等。

2. 社区生活环境污染现状的监测　根据污染源调查的结果，在社区选择有代表性的环境监测项目和监测点，进行环境污染物浓度的监测。包括社区大气监测、社区水环境监测和社区土壤环境监测。

3. 社区环境效应调查与监测　应包括环境质量对生物群落、人群健康、社会经济等方面的影响，其中环境质量对人群健康影响是最重要的。环境质量健康效应的调查与监测可采用环境流行病学调查、环境毒理学的研究和环境健康危险度评价的方法，对社区人群暴露状况，污染物对健康的危害，污染水平与人群效应的相关性等作出评价。

（二）突发性环境污染事件应急监测

突发性环境污染事件应急监测即特定目的监测或特例监测。包括污染事故监测、纠纷仲裁监测、考核验证监测和咨询服务监测。

对突发性环境污染事件发生社区的大气、水、土壤等环境介质进行紧急采样送检或现场快速测定，称为应急监测（emergency monitoring）。在突发环境污染事件的紧急应对中，应急监测是一项重要的核心内容。通过应急监测，可以确定造成环境污染的主要污染物种类、性状、污染程度、波及范围以及降解削减情况。

（三）研究性监测

是针对特定目的科学研究而进行的高层次监测，是通过监测了解污染机理、弄清污染物的迁移变化规律、研究环境受到污染的程度，例如环境本底的监测及研究、有毒有害物质对从业人员的影响研究、为监测工作本身服务的科研工作的监测（如统一方法和标准分析方法的研究、标准物质研制、预防监测）等。这类研究往往要求多学科合作进行。

五、社区生活环境与居民健康关系的调查

社区生活环境与居民健康关系的调查，可通过现场调查或收集有关资料来进行。调查的基本内容包括研究已知的环境暴露因素对人群的健康效应、探索引起健康异常的环境有害因素和暴露剂量—反应关系的研究。调查的基本方法通常采用描述性（包括生态和现况）研究、分析性（病例-对照、定群）研究和实验性流行病学的研究方法。根据在环境流行病学研究的内容选用不同的流行病学方法。如已知环境暴露因素，欲研究对人群健康的危害及其程度，可采用现况研究和定群研究及实验研究。出现健康异常或临床表现后探索环境致病因素，可以先进行现况研究和病例-对照研究，获得暴露与健康效应之间的联系，找出导致异常和临床表现的主要危险因素后，再选用定群研究或实验研究加以证实。根据不同的调查目的和环境质量资料，制订出具有针对性的调查计划，包括调查内容、现场要求、研究范围、调查对象、研究方法、测定指标、资料整理和分析方法等。

在进行社区生活环境与居民健康关系的调查时，首先应根据环境调查监测结果及有关资料来选定调查现场。暴露现场的条件应符合调查目的，尽可能避免各种混杂因子，以保证调查结果的准确性，同时也必须重视对照区的选择。必须尽可能查实对照区内不存在排放该污染物的环境污染源，应了解该社区既往存在的污染源情况，以免某些污染物的慢性有害作用而干扰调查结果。对于具有慢性毒作用或远期危害的污染物，必须收集到既往 5 年、10 年或更久的环境监测资料。

（一）暴露测量

环境污染物（或有害环境因素）存在于社区空气、水、土壤等环境介质中，可通过呼吸道、消化道、皮肤直接接触或经胎盘血液接触（母婴垂直传递）进入社区居民体内，经吸收、代谢，转运到作用的靶器官，产生有害效应。机体接触某一有害环境因素的过程称之为暴露（exposure）。环境暴露水平是指人群接触某一环境因素的浓度或剂量。在暴露测量中，被检测的剂量有三种：外剂量（external dose）、内剂量（internal dose）和生物有效剂量（biologically effective dose）。

1. 环境暴露测量　环境暴露测量即测量环境的外暴露剂量。通常是测定社区人群接触的环境介质中某种环境因素的浓度或含量，根据机体接触的特征（如接触的时间、途径等），估计个体的暴露水平。测量时，需在不同的环境暴露区域，按照调查研究计划和要求在不同的时间或空间进行抽样测量。根据实测结果，计算出平均值，代表人群接触的平均水平。测量结果从宏观上可以为环境流行病学调查划分出高、中、低浓度区和对照区，是研究该社区环境因素对居民健康影响的基础资料。但是用这种抽样测量，常常很难精确地估计环境污染物进入不同个体的暴露剂量。

2. 内暴露剂量测量　内暴露剂量是指在过去一段时间内机体已吸收入体内的污染物量。通过测定生物材料（血液、尿液等）中污染物或其代谢产物的含量来确定。如以血铅、血汞的含量分别代表铅和汞的暴露剂量；血尼古丁或可铁宁的含量作为香烟暴露的暴露剂量。内暴露剂量能真实地反映暴露水平，不仅能反映多种途径暴露的总水平，而且能避免由环境外暴露剂量估计暴露水平时吸收率的个体差异性的影响。因此，内暴露剂量与其产生的效应间的关系更好。

3. 生物有效剂量测量　生物有效剂量指经吸收、代谢活化、转运，最终达到器官、组

织、细胞、亚细胞或分子等靶部位或替代性靶部位的污染物量。如致癌物或其活化的产物与DNA或血红蛋白形成的加合物（adducts）的含量。生物有效剂量直接与产生的有害效应相关。不过在检测方法和样品采集上有更多的困难。

人乳中污染物的浓度既反映了母亲内暴露水平，又反映了婴儿外暴露水平。化学性质稳定、易蓄积于某些组织（如脂肪、毛发）的化学污染物，对其相应生物材料的监测，能说明这些污染物的“体内负荷”，同时也能代表人体暴露的水平。

（二）健康效应测量

环境流行病学调查应根据研究的目的和需要、各项健康效应的可持续时间、受影响的范围、人数以及危害性大小等，选取适当的调查对象和健康效应指标进行测量和评价。在暴露于环境污染物的人群中，常随暴露量、暴露时间及个人健康状况而不同，出现从污染物在体内负荷增加到出现组织器官病理损害及疾病、死亡的不同水平的效应。社区预防医学从保护人群健康目的出发，除了疾病率的测量以外，还应当选择在个体中仅产生体内负荷增加或出现轻微生理、生化代谢改变的指标作为健康效应调查、测量和评价的依据。

1. 健康效应测量的对象　在健康效应测量中，调查对象复杂，涉及面广，工作量大，为能达到更好的预期效果，对社区调查人群的选择可采用两种方法：

（1）如果能筛选出高危人群，可以用较小样本的特定人群来进行研究：高危人群（high risk group）即出现某一效应的风险较大的人群，多为高暴露人群或/和易感的人群。

（2）采用抽样调查，从研究总体中随机抽取部分研究单位所组成的样本进行调查研究，进而由样本调查结果来推论总体。抽样调查要求样本能代表总体，遵循随机抽样原则。

2. 健康效应测量的内容　健康效应测量的内容主要包括疾病率的测量及生化和生理功能测量。疾病频率测量常用的指标有：发病率、患病率、死亡率，或各种疾病的专率，各种症状或功能异常的发生率，以及各种人群的专率，例如年龄或性别专率、某职业人群某病专率等。生化和生理功能测量：反映各种功能的指标和方法很多，按其手段的类型可分为生理、生化、血液学、免疫学、影像学、遗传学、分子生物学等的检测指标和方法；按人体器官系统包括呼吸系统、消化系统、神经系统、造血系统、生殖系统等的功能检测。

人群的健康效应指标很多，尽可能选择敏感、特异、客观的指标，亦可选择非特异性间接影响健康的指标。还应该不断吸收和利用环境毒理学、基础和临床学科的研究成果，解决其健康效应的测量问题，作用机制的研究，建立有害健康效应的生物标志，提高检测的特异性和敏感性。生物标志（biomarker或biological marker）是生物体内发生的与发病机制有关联的关键事件的指示物，是机体由于接触各种环境因子所引起机体器官、细胞、亚细胞的生化、生理、免疫和遗传等任何可测定的改变。生物标志分为暴露生物标志（biomarkers of exposure）、效应生物标志（biomarkers of effect）和易感性生物标志（biomarkers of susceptibility）三大类。分子生物标志的研究更能准确地反映出暴露与反应两者的关系，对早期预测环境有害因素对机体的损害、评价其危险度、及时提出切实可行的预防措施有着重大意义。

（三）暴露与健康效应关系评价

在进行环境流行病学研究时，环境暴露测量和人群健康效应测量是最基本、也是最重要的研究内容。只有在获得两者科学、准确的数据或资料后，才能够将暴露与健康效应联系起来进行分析、判断并作出正确结论。其中特别值得注意的是混杂因素控制。当研究暴露于某一因素与疾病的关系时，由于受到一个或多个既与疾病有制约关系，又与暴露因素密切相关的外来因素的影响，掩盖或夸大了所研究的暴露因素与疾病的联系，这些影响因素称为混杂因素（confounding factor）。从研究的设计、资料收集和资料分析阶段均应注意控制混杂因素。在资料分析阶段，按可能的混杂因素的不同水平分层分析资料。

根据卫生统计学和流行病学的方法进行统计分析，找出环境污染程度与社区居民健康（各项指标和疾病）调查结果之间相关关系；区别和分清环境污染对居民健康影响的主因和辅因；初步估计是否有危害健康的可能性；为深入探索和提出防治措施打下基础。

六、法律措施

环境保护是我国的一项基本国策，立法是我国环境保护的基本手段。为保护和改善生活环境与生态环境，防治污染和其他公害，保障社区居民健康。从新中国成立到如今我国制订了有关的一系列法律、法规、条例和卫生标准，建立了卫生标准体系和卫生监督体系。如与社区有密切关系的《中华人民共和国水污染防治法》、《中华人民共和国大气污染防治法》、《城市区域噪声标准》、《农药安全使用规定》、《中华人民共和国传染病防治法》、《节约能源法》、《突发公共卫生事件应急条例》等。2005 年国务院发布了我国发展循环经济的纲领性文件——《关于加快发展循环经济的若干意见》。以科学发展观为指导，以降低资源消耗、减少废物排放和提高资源生产率为目标，以技术创新和制度创新为动力，加强法制建设，完善政策机制，树立生态文明观念，逐步建立促进循环经济发展的法律法规体系、政策支持体系、技术创新体系和有效的激励约束机制，形成政府推动、企业实施、全社会共同参与的工作机制。发展循环经济，是建设资源节约型、环境友好型社会和实现可持续发展的重要途径。法律措施是实现社区美好的生活环境的可靠保证。

七、卫生保健措施

21 世纪是以人为本、以健康为本的世纪。健康是人生的巨大财富，拥有健康，就拥有未来和希望。预防保健是预防疾病和增进健康，提高社区人群健康水平的综合性卫生服务。我国要实现预防保健战略目标，必须发扬我国卫生工作传统和优势，进一步贯彻预防为主的方针，以较小的投入，取得较大的效益。卫生部门与其他部门协调，开展社区预防和健康教育与健康促进，对不同社区人群采取不同的卫生保健措施。开展爱国卫生运动改变不良生活习惯，提倡运动、锻炼、合理营养、妇儿保健及优生优育，提高慢性病和保健知识的知晓率、合理用药知识及各种疾病的防护知识，提倡健康的生活方式，可减少危险因素。对社区高危人群早期干预，可降低慢性病的发病率，降低医疗费用，提高人民生活水平。社区卫生保健具体措施包括健康检查、疾病普查普治、计划生育与优生学服务、心理与健康咨询、计划免疫管理、社区传染病管理、社区卫生管理、健康教育、肿瘤与慢性疾病的防治等 9 个方面。（具体可见相关章节）

【思考题】

1. 社区规划及社区规划的原则是什么？
2. 居住区卫生质量评价指标有哪些？居住区规划布局原则是什么？
3. 居住区道路规划设计的基本要求是什么？
4. 绿化的卫生学意义是什么？居住区绿化设计的原则是什么？
5. 居住区环境噪声的控制措施有哪些？

6. 什么是清洁生产？防止社区生活环境污染的措施有哪些？

7. 如何进行社区生活环境质量的调查与监测？

8. 如何进行社区生活环境与居民健康关系的调查？

9. 社区卫生保健措施有哪些？

（汪耀珠　唐明德）

第二章　社区职业环境与健康

第一节　社区职业性有害因素与职业性损害

一、概　述

劳动是人类生存、发展和获得身心健康的必需条件之一，也是人类改造世界的基本方式。良好的职业环境有利于健康，不良的职业环境则可损害劳动者的健康，引起职业性损害，重者可导致死亡。

新中国成立以来，我国在“预防为主”卫生工作方针的指导下，为保护职业人群健康，颁布了一系列的有关职业卫生法律、法规和相关卫生规章，成立了各种职业病防治和劳动保护机构，建立和健全了职业病防治网络，并进行了职业卫生标准和职业病诊断标准等的研制，取得了丰硕的成果。

经济体制改革以来，我国的企业模式发生了大变革，小型企业迅速发展，县、镇（乡）、个体及外资等企业的职业性危害和新工种、新行业、新毒物的出现，职业性危害因素危机的转嫁等，尤其是一些生产能力低下的企业，职业性危害比较严重，从而导致社区内职业人群出现健康问题。据初步估计，全国的县、镇（乡）、个体企业数达 200 多万个，职工人数达 9000 多万。据卫生部对 15 个省、自治区、直辖市的 30 个县、镇（乡）企业职业危害的调查显示：83%的镇（乡）企业存在不同程度的职业性危害，其中 60%的企业没有任何防护设施，90%的粉尘作业场所粉尘浓度超过国家卫生标准；一些小煤窑井下粉尘浓度超过国家标准 130 多倍，接触粉尘作业的矿工尘肺患病率高达 35%。由于基层职业卫生监督力度薄弱，致使职业有害因素的种类和接触人群不断增加，某些职业病的发生率呈上升的趋势。因此，职业性有害因素对人群健康的不良影响是当前比较严重的公共卫生问题之一。为了防止社区生产环境中不利因素对劳动者健康的影响，就必须对生产环境中存在的各种有害因素进行识别、评价、预测和控制，充分认识社区生产环境和生产过程中存在的某些职业性危害因素对劳动者健康的不良影响，有效的控制和消除社区职业性有害因素，预防职业性损害的重要性。同时，对已受到职业性有害因素影响的受害者进行早期检查、诊断和处理，使其尽早康复。从而达到促进劳动者的健康，提高劳动能力的目的。

二、社区职业性有害因素

在社区的生产过程、劳动过程和生产环境中产生和/或存在的可直接危害劳动者健康的因素称为社区职业性有害因素（occupational hazards）。

（一）社区劳动条件

1. 生产过程　即生产技术、机器设备、使用材料和工艺流程等。

2. 劳动过程　生产工艺流程的劳动组织、劳动强度和生产定额、作业者操作体位和劳动方式以及生产设备布局，以及脑力劳动和体力劳动的比例等。

3. 生产环境　即作业场所环境，包括按工艺过程建立的室内作业环境、厂房建筑和周围大气环境，以及户外作业的大自然环境等。

（二）社区职业性有害因素的主要来源

1. 矿山的开采和冶炼。

2. 生产过程中原料的粉碎、配料、混合、搅拌、处理、加料和出料；成品的包装、搬运、储藏等。

3. 化学反应控制不当或加料失误而引起的冒锅和冲料；作业人员进入反应釜出料和清釜；输送管道或出料口堵塞；有机物堆积和通风不良的场所，如地窖、化粪池、腌菜池等。

4. 交通运输、电磁波通讯设备、医用和军用的原子能和放射性同位素的生产和使用等。

5. 高温作业、潜水、潜涵作业等异常的气象条件、气压、气流。

6. 畜牧业、兽医、屠宰、牲畜检疫、皮毛加工、森林作业等。

（三）社区职业性有害因素的分类

生产过程中存在的有害因素分类，按其性质可分为三类：

1. 化学因素

（1）生产性毒物　又称职业性毒物，各种生产性毒物在生产环境中可以固体、液体、气体、蒸气、粉尘、烟或雾的形式存在，但就对人体健康影响而言，主要是气体、蒸气、粉尘、烟或雾的危害。生产环境中常见的生产性毒物有：① 金属及类金属：如铅、汞、锰、磷、砷、硫等；②有机溶剂：如苯、甲苯、正己烷、三氯乙烯、二硫化碳、四氯化碳等；③刺激性气体和窒息性气体：前者常见的有氯、氨、氮氧化物、光气、氟化氢、二氧化硫；后者常见的有一氧化碳、氰化氢、硫化氢等；④苯的氨基和硝基化合物：如三硝基甲苯及苯胺等；⑤高分子化合物生产过程中的毒物，如正己烷、氯乙烯、氯丁二烯、丙烯腈等；⑥农药：如有机磷农药、有机氯农药、拟除虫菊酯类农药等。

（2）生产性粉尘：如游离二氧化硅粉尘、石棉尘、煤尘、水泥、有机粉尘等。

2. 物理因素

（1）异常气象条件　如高气温、高气湿、高气流、强热辐射、低气温等。

（2）高气压　如在高气压下进行的潜水和潜涵作业，空气中的氮气以物理溶解状态溶于体液和组织中，在转向正常气压时，如能正确执行减压操作规程，则体内溶解的氮可由组织中缓慢释放进入血液，经肺泡逐渐呼出，无不良影响。如果减压速度过快或降压幅度过大，则可使溶解在组织和血液中的氮迅速形成气泡，来不及从肺泡呼出而形成气体栓塞，导致血液循环障碍和组织损伤，引起减压病（decompression sickness）。

（3）低气压　在低气压环境下（高原作业，高空飞行）工作时，因氧分压低而导致机体缺氧，可引起高山病（mountain sickness）和航空病（aircraft disease）。

（4）噪声、振动　强烈的噪声长期作用于听觉器官，可引起职业性耳聋；长期接触强烈的局部振动可导致振动性疾病。

（5）非电离辐射　如紫外线、红外线、可见光、射频辐射、激光等。紫外线照射可引起电光性眼炎或雪盲；强红外线照射可引起白内障或视网膜灼伤等。

（6）电离辐射　如X射线、γ射线、β粒子等可引起放射性疾病。

3. 生物因素

（1）细菌　如屠宰、畜牧、兽医、皮毛加工等作业，可接触到炭疽杆菌、布氏杆菌等。

（2）病毒　如森林作业工人，可能受到带有远东型脑炎病毒的蜱叮咬而感染森林脑炎。

（3）真菌　如在粮食的收获、加工、储存的过程中，劳动者可接触到谷物上的曲霉菌、青霉菌等。

（四）劳动过程中存在的有害因素

1. 职业紧张因素　职业紧张是在某种职业条件下，工作需求超过个体应对能力而产生的生理和心理压力。随着经济的发展和现代技术的应用，工作节奏加快、竞争激烈，职业紧张已成为职业人群重要的健康问题之一。常见的职业紧张因素有：

（1）劳动组织不合理　如劳动作息制度不合理（轮班作业、加班加点）、工作任务（数量和质量）超重、任务冲突（同时接受多个任务）、工作进度（如流水作业）不合理、安排的作业与生理状况不相适应、工作属性与劳动者的能力不适应（知识和技能不足或大材小用）等。

（2）人际关系和组织关系　如员工之间的关系、上下级之间的关系、领导作风、员工适时培训、工作变动（如失业、解雇）、福利待遇等。

（3）不良的生活习惯　如在接触职业性毒物的同时又吸烟，而吸烟与金属、类金属有协同作用。

（4）与工效学有关的因素　工效学涉及劳动者、机器设备和工作环境三者之间彼此协调配合的关系。劳动工具与机器设备（如显示器、控制器）的设计和选用、劳动组织与布局、仪器操作等均应符合工效学以人为中心的原则，尽可能适合人体解剖和生理作用特点。如果劳动工具与机器设备不科学、工作中不能合理用力（如静力作业）、活动范围受限或者长时间处于某种不良体位等，均可导致个别器官或系统过度紧张，对机体造成损伤，如劳动过程中的强迫体位可能引起下背痛、扁平足、下肢静脉曲张、脊柱变形等；运动器官过度紧张可能引起肩周炎、滑囊炎、神经肌痛、肌肉痉挛；视觉器官过度紧张可能引起视力障碍等。

2. 生产环境中存在的有害因素

（1）厂房建筑、生产设备布局不合理　如将有害工序、工种和无害工序、工种安排在同一个车间内；工作场所缺乏卫生防护设施，如产生尘、毒的车间或岗位无除尘、排毒设施等。

（2）自然环境中的有害因素　如炎热季节的太阳辐射、冬季的低温和自然灾害等。

（3）不良的工作条件　如照明不足、工作空间拥挤、卫生状况差、噪声、空气污染等有害因素的存在。

在实际劳动生产过程和生产环境中，上述几方面职业性有害因素不是单一存在，往往是多种职业性有害因素同时存在，且相互作用和影响。因此，对劳动者健康的损害往往是多因素联合作用的结果。

三、社区职业性损害

社区职业性损害指社区的职业人群接触生产性有害因素引起的职业病（occupational disease）、工作有关的疾病（work-related disease）和职业性外伤（occupational injury）。

（一）职业性有害因素的致病条件及其影响因素

劳动者接触职业性有害因素不一定发生职业性损害，劳动者个体对职业性有害因素的反应，除取决于有害因素的性质外，还与作用条件及影响因素有着密切的关系。只有达到引起职业性损害的条件时，才会造成职业性损害。

1. 致病条件

（1）接触机会和方式　如在生产过程中，劳动者是否经常接触某些职业性有害因素，以什么方式接触职业性有害因素，因其可影响职业性有害因素进入人体的途径、剂量或强度以及损伤部位等。

（2）接触职业性有害因素的剂量或强度　包括每天、每周、每年，甚至一生中累积接触职业性有害因素的总时间，用接触时间粗略估计受到作用的强度或浓度，这是决定机体接触有害因素剂量（强度）的主要因素。剂量或强度越大，对人体的危害性越大。

（3）有害因素的性质　有害因素的理化性质和作用部位、进入途径与发生职业性损害密切相关，如汞可溶于类脂质，故对神经组织有亲和作用，因此，神经系统损害明显；有机磷、苯胺等既有水溶性，又有脂溶性，故可通过皮肤进入体内。

2. 影响因素　在同一工作场所从事同一种作业的劳动者中，由职业性有害因素所产生职业性损害的机会和程度可能有较大差别，产生这些差别的原因可能取决于以下四方面：

（1）环境因素　生产过程、劳动过程以及生产环境是否符合卫生要求。

（2）职业卫生服务　如对劳动者进行职业健康教育，在上岗前、岗中和离岗时的健康检查，是否建立健全了健康档案。

（3）行为生活方式　如是否有吸烟、酗酒、缺乏锻炼、过度紧张、不合理饮食及不注意个人防护等不良个人行为。后两种因素称为个体危险因素（host risk factor）。

（4）个体的易感性　人体的健康状况、年龄、性别、生理状况和遗传因素等均可影响人体对职业性有害因素的反应，如患有支气管炎的患者，对有害气体、粉尘特别敏感；肝、肾功能不良的患者，暴露在职业性有害因素环境下，由于其解毒、排泄功能受影响，易发生中毒；完全缺乏血清抗胰蛋白酶因子的人，对刺激性气体造成的肺损伤特别敏感。职业性有害因素的致病条件如图 2-2-1 所示。

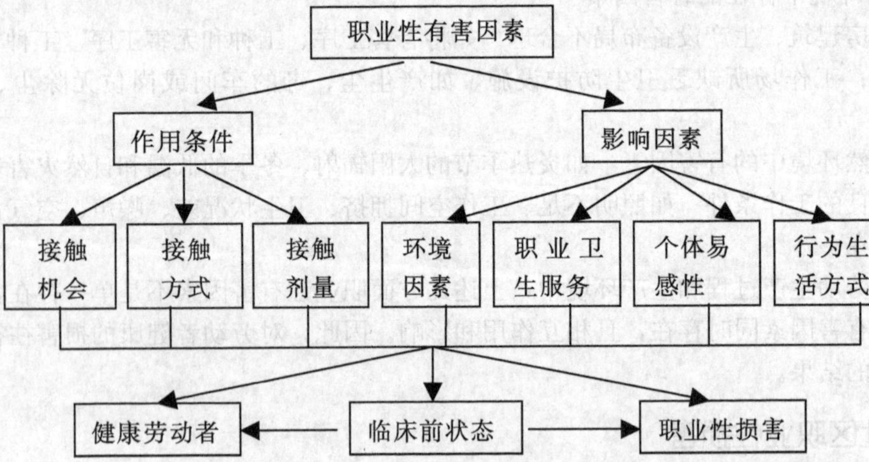

图 2-2-1　职业性有害因素的致病条件

（二）社区职业性有害因素对居民健康的影响

1. 职业病

（1）概念　职业性有害因素作用于人体的强度与时间超过一定限度时，人体不能代偿其所造成的功能性或器质性病理改变，出现相应的临床征象，并影响劳动能力，这类疾病统称为职业病。

（2）职业病范围　广义的职业病是泛指职业性有害因素所引起的特定疾病。它的发生率与患病率的高低，反映了一个国家医疗预防工作的水平。世界各国对职业病除医学涵义外，还赋予了立法意义，即国家规定的法定职业病，其有一定的范围，且各国法定的职业病范围都不一样。同一个国家不同的历史时期，法定的职业病范围也不一样。我国卫生部曾于1957年2月首次公布了《职业病范围和职业病患者处理办法的规定》，并将14种病因明确、危害较大的职业性疾患列为法定职业病。1987年对该规定进行了修订和增补，将职业病名单扩大为9类102种。2001年10月27日第九届全国人民代表大会常务委员会第24次会议通过了《中华人民共和国职业病防治法》；2002年3月，卫生部和劳动与社会保障部颁布了新的《职业病目录》，并将法定的职业病增为10大类115种。我国法定职业病的种类与名单见表2-2-1。

表2-2-1　我国法定职业病的种类与名单

	数量	名单
尘肺	13	矽肺、煤工尘肺、石墨尘肺、炭黑尘肺、石棉肺、滑石尘肺、水泥尘肺、云母尘肺、陶工尘肺、铝尘肺、电焊工尘肺、铸工尘肺、根据《尘肺病诊断标准》和《尘肺病理诊断标准》可以诊断的其他尘肺
职业中毒	56	铅及其化合物中毒（不包括四乙基铅）、汞及其化合物中毒、锰及其化合物中毒、镉及其化合物中毒、铍病、铊及其化合物中毒、钡及其化合物中毒、钒及其化合物中毒、磷及其化合物中毒、砷及其化合物中毒、铀中毒、砷化氢中毒、氯气中毒、二氧化硫中毒、光气中毒、氨中毒、偏二甲基肼中毒、氮氧化合物中毒、一氧化碳中毒、二硫化碳中毒、硫化氢中毒、磷化氢（含磷化锌、磷化铝）中毒、工业性氟病、氰及腈类化合物中毒、四乙基铅中毒、有机锡中毒、羰基镍中毒、苯中毒、甲苯中毒、二甲苯中毒、正已烷中毒、汽油中毒、一甲胺中毒、有机氟聚合物单体及其热裂解物中毒、二氯乙烷中毒、四氯化碳中毒、氯乙烯中毒、三氯乙烯中毒、氯丙烯中毒、氯丁二烯中毒、苯的氨基及硝基化合物（不包括三硝基甲苯）中毒、三硝基甲苯中毒、甲醇中毒、酚中毒、五氯酚（钠）中毒、甲醛中毒、硫酸二甲酯中毒、丙烯酰胺中毒、二甲基甲酰胺中毒、有机磷农药中毒、氨基甲酸酯类农药中毒、杀虫脒中毒、溴甲烷中毒、拟除虫菊酯类农药中毒、根据《职业性中毒性肝病诊断标准》可以诊断的职业性中毒性肝病、根据《职业性急性化学物中毒诊断标准（总则）》可以诊断的其他职业性急性中毒
职业性放射性疾病	11	外照射急性放射病、外照射亚急性放射病、外照射慢性放射病、内照射放射病、放射性皮肤疾病、放射性肿瘤、放射性骨损伤、放射性甲状腺疾病、放射性性腺疾病、放射复合伤、根据《职业性放射性疾病诊断标准（总则）》可以诊断的其他放射性损伤
职业性皮肤病	8	接触性皮炎、光敏性皮炎、电光性皮炎、黑变病、痤疮、溃疡、化学性皮肤灼伤、根据《职业性皮肤病诊断标准（总则）》可以诊断的其他职业性皮肤病
职业性眼病	3	化学性眼部灼伤、电光性眼炎、职业性白内障（含放射性白内障、三硝基甲苯白内障）
职业性耳鼻喉口腔疾病	3	噪声聋、铬鼻病、牙酸蚀病

续表

	数量	名单
物理因素所致职业病	5	中暑、减压病、高原病、航空病、手臂振动病
生物因素所致职业病	3	炭疽、森林脑炎、布氏杆菌病
职业性肿瘤	8	石棉所致肺癌及间皮瘤、联苯胺所致膀胱癌、苯所致白血病、氯甲醚所致肺癌、砷所致肺癌及皮肤癌、氯乙烯所致肝血管肉瘤、焦炉工人肺癌、铬酸盐制造业工人肺癌
其他职业病	5	金属烟热、职业性哮喘、职业性变态反应性肺泡炎、棉尘病、煤矿井下工人滑囊炎

(3) 职业病的特点　主要体现在：①病因明确，即为相应的职业性有害因素，控制这些致病因素或作用条件后，即可减少或消除职业病。②接触有害因素的水平与发病率及病损程度有明确的接触水平（剂量）-反应关系（exposure-response relationship），病因大多数可定量检测，有害因素的接触水平、接触时间常与发病率或机体受损程度间有明显的相关。③在接触同样的职业性有害因素的职业人群中，有一定发病率，很少只出现个别病例。在不同的时间、不同的地点接触同一种职业性有害因素的人群，可出现同一种职业病的流行。④如能早期发现并及时处理，预后较好，但如果只治疗患者，无助于保护仍在接触职业性有害因素的人群。⑤大多数职业病目前尚无特效治疗办法，发现愈晚，疗效愈差，如矽肺患者的肺组织纤维化是不可逆转的，所以，只有采取有效的防尘措施，实施卫生监督管理，加强个人防护和健康教育，才能预防矽肺的发生。

(4) 职业病的诊断和处理　职业病的诊断和处理是一项政策性和科学性很强的工作，它涉及职业人群的职业卫生保护及待遇的落实，与国家和患者的切身利益有关。因此，必须根据国家颁布的有关法规和标准诊断，力求诊断的准确，防止漏诊、误诊或冒诊。根据《职业病防治法》和《职业病诊断与鉴定管理办法》，职业病的诊断应当由省级卫生行政部门批准的医疗卫生机构承担，并由3名以上取得职业病诊断资格的执业医师进行集体诊断。对职业病诊断必须准确、及时；对诊断有意见分歧的，应按多数人的意见诊断；对不同意见应如实记录。

【职业病诊断】

(1) 职业史　认真详细地了解职业史是确定职业病极为重要的前提。职业史内容包括：①全面、系统的了解患者的工种和工龄；②接触职业性有害因素的情况，如接触的种类、生产工艺、操作方法、接触方式、时间和剂量等；③既往工作经历，如部队服役史、再就业史、打工史以及兼职史等，以便判断患者以往接触职业性有害因素的机会和程度，因有些职业病可能经过较长的潜伏期才发病，甚至在脱离接触某种有害因素很长时间以后还会发病（如晚发性矽肺）。同时还要了解非职业性接触和其他生活情况等。

(2) 职业卫生现场调查与评价情况　此是诊断职业病的重要参考依据。①深入工作场所进行调查，了解患者工作场所生产工艺流程、劳动过程中存在哪些职业性有害因素及其种类、特点；②同工种人群的发病情况；③工作岗位有害因素浓度或强度的测定及预防措施的调查等。

（3）症状与体征　职业病的临床表现非常复杂，同一职业性有害因素进入机体的途径不同，可导致性质和程度截然不同的临床表现；而不同职业性有害因素可引起同一症状或体征；因此，了解患者接触某职业性有害因素后出现的临床症状和体征及目前的状况，分析判断这些症状体征与职业病危害接触的关系。根据症状和体征分析判断符合哪种职业病，特别要了解症状出现的时间与接触的关系，同时要注意与非职业性疾病的鉴别。

（4）辅助检查　对职业病的诊断具有重要意义。①接触指标，测定生物材料中职业性有害因素或其代谢产物，如接触铅，测定尿铅、血铅，接触苯，测定尿酚，接触二甲苯，测定尿甲基马尿酸等；②效应指标包括：反映毒作用的指标，如铅中毒者检测尿δ-氨基-γ酮戊酸（ALA）、有机磷农药中毒者检测血液胆碱酯酶活性等；反映职业性有害因素所致组织器官病损的指标，如血、尿常规检测及肝、肾功能实验、X线、听力检查等。

上述各项诊断依据，要全面、综合分析，才能做出切合实际的诊断，对有些暂时不能明确诊断的患者，应先作对症处理、动态观察、逐步深化认识，再做出正确的诊断，否则可能引起误诊误治，如将铅中毒所致急性腹绞痛误诊为急性阑尾炎而行阑尾切除术等。导致误诊误治的原因很多，主要是供诊断分析用的资料不全，尤其是忽视职业史及现场调查资料的收集。

【职业病处理】　为了及时掌握职业病的发病情况，以便采取预防措施，我国在2002年5月正式开始实施《职业病防治法》。卫生部经修改重新颁发的《职业病诊断与鉴定管理办法》（2002年3月28日发布）及《职业病报告办法》（88卫防字第70号），主要要求有：①急性职业中毒和急性职业病应在诊断后24小时以内报告，卫生监督部门应会同有关单位下厂进行调查，提出报告，以便督促厂矿企业做好预防职业病工作，防止中毒事故再次发生；②慢性职业中毒和慢性职业病在15天内会同有关部门进行调查，提出报告并进行登记，以便及时掌握和研究职业中毒和职业病的动态，制定预防措施。

职业病确诊后，要出具诊断证明书，并认真贯彻执行《职业病防治法》，做好逐级上报的工作。对职业病患者的处理主要有两个方面的工作：①对患者及时有效的治疗；②要按照《职业病防治法》的要求，落实职业病患者应享有的各种待遇。

（5）职业病的待遇　罹患职业病的劳动者依法享受国家规定的职业病待遇。按照我国现行管理体制，职业病待遇纳入工伤社会保险，统一由劳动与社会保障部管理。职业病待遇主要包括：罹患职业病的劳动者、因职业病死亡的劳动者及其供养亲属的基本生活、经济补偿和医疗服务待遇。

罹患职业病的劳动者待遇包括：①职业病医疗待遇：职业病津贴，职业病护理费，辅助器具费，伤残抚恤金（包括定期抚恤金和一次性抚恤金）。②在职伤残补助金，易地安家补助费，一次性伤残就业补助金。

因职业病死亡的劳动者的待遇包括：①医疗费；②丧葬补助金；③供养亲属抚恤金；④因职业病死亡一次性补助金。

对从事存在职业病危害作业的劳动者，应当给予适当的岗位津贴，对其按规定接受职业健康检查所占用的生产、工作时间，应按正常出勤处理；对疑似职业病患者，职业病防治机构认为需要住院作进一步检查的，不论其最后是否诊断为职业病，在此期间可享受职业病待遇。

（6）用人单位的义务　劳动者被确诊患有职业病后，其用人单位应根据职业病诊断医疗机构的意见，安排其医治或康复疗养，在医治或康复疗养后被确认为不宜继续从事原有害作业或工作的，应将其调离原工作岗位，另行安排；留有残疾，影响劳动能力的，应进行劳动能力鉴定，并根据鉴定结果安排适合其本人职业技能的工作。职业病患者依法应当享受的职业病待遇，用人单位应当予以保障，职业病患者的诊疗、康复费用，伤残以及丧失劳动能力的职业病患者的社会保障，按照国家有关工伤社会保险的规定执行。用人单位必须依法参加工伤社会保险。各级政府劳动保障行政部门应当加强监督，保证劳动者依法享受保险。

职业病患者的诊疗、康复费用包括接受诊断、体检、实验室检查、药物治疗、手术治疗及住院治疗费用，以及在接受治疗期间必须享有的生活费用和康复费用。康复包括医学康复、教育康复、职业康复。医学康复，是康复首要和最重要的内容之一，也是使残疾者全面康复的基础；职业康复，是为残疾者考虑工作和职业问题的有关措施之一，它包括就业咨询、就业能力测定、就业前的职业教育与训练、就业安置等工作，最终使伤残者能回到从事某项适合本人能力的工作岗位。因此，职业康复是从体能上、心理上启发并训练残疾者对工作与就业岗位的积极心态和正确的自我价值认识；教育康复，包括对智力、能力、听力语言残疾者所进行的特殊教育等。

2. 工作有关疾病　又称职业性多发病，是由于生产过程、劳动过程和生产环境中某些不良因素，造成职业人群常见病、发病率增高、潜伏的疾病发作或现患疾病的病情加重等，这些疾病统称为与工作有关疾病。工作有关疾病的范围比职业病更加广泛，故在社区医疗工作中，应将此类疾病列为重点控制和防范的内容，以保护和促进工人的健康。

(1) 工作有关疾病的特点　①工作有关疾病的病因往往是多因素的，职业性有害因素是该病发病的诸多因素之一，但不是唯一因素。②由于职业性有害因素影响，促使潜在疾病暴露或病情加重。③通过控制职业性有害因素和改善工作环境，可减少工作有关疾病的发生。④工作有关疾病不属我国法定的职业病范围，不能按照劳动保险的有关法律、法规给予一定的补偿，但它影响劳动者健康和工农业生产发展却不可忽视。

(2) 常见的与工作有关疾病　①呼吸道疾病，如接触刺激性气体、粉尘等导致的慢性支气管炎、肺气肿和支气管哮喘等。②消化道疾患，如高温作业可导致消化系统的疾病增高等。③心血管疾病，如接触二硫化碳、一氧化碳等化学物质导致冠心病的发病率及病死率增高。④运动系统的疾病，如某些器官或组织过度紧张可能引起肩周炎、神经肌痛、肌肉痉挛；视觉器官过度紧张可能引起视力障碍等。⑤生殖功能紊乱，如接触铅、汞、二硫化碳和噪声可导致早产及流产发生率增高等。⑥行为（精神）和身心的疾病，如由于工作繁重、压力大而导致类神经综合征、焦虑或抑郁；对某一职业性有害因素的恐惧而导致精神紧张、脏器功能失调等。

此外，有些作用轻微的职业性有害因素，虽然有时不至于引起病理损害，但可引起一些体表改变，如胼胝、皮肤色素增加等，这些改变尚在生理范围之内，故可视为机体的一种代偿性或适应性变化，常称之为职业特征（occupational stigma）。

3. 职业性伤害　又称工伤，是指劳动者在劳动过程中，由于外部因素直接作用而引起机体组织的突发性意外损伤，如因职业性事故（occupational accidents）导致的伤亡和急性化学物中毒、矿难等。职业伤害轻者可引起职工缺勤，重者可导致残废和死亡，且涉及的大都是18～60岁的青壮年劳动力。职业伤害是劳动人群中重要的安全和健康问题，也是在发达国家和发展中国家都存在的重要公共卫生问题之一。

国际劳工组织（International Labor Organization，ILO）2002年5月发表的公告称：全球每年发生工伤事故2.7亿起，其中造成人员死亡的有36万起，大约有1.2万童工在这些事故中丧生。据报告，1994 年全球的致死性职业伤害的平均发生率约为 14.0/10 万工人，非致死性职业伤害（包括轻伤）的发生率则更高，达 10500/10 万工人。职业伤害给职工本人、家庭、企业和社会造成了巨大的经济损失。如果仅计算用于受伤职工本人的缺勤补偿、治疗费用、残疾的护理及康复费用、抚恤费用，这些就可占国内生产总值（GDP）的 0.56%。1994 年，我国企业职工伤亡事故的平均死亡率为 23.4/10 万工人，高于世界平均水平；1998 年，伤亡事故的平均死亡率则上升至 26.2/10 万工人。据统计，全国近 10 年各类伤亡事故死亡人数每年 10 万多人，其中企业伤亡事故每年 2 万起左右，死亡近 2 万人，事故严重的行业是煤炭、冶金、化工、建筑、建材、机械等；道路交通事故 28 万多起，死亡 7 万多人；火灾 3 万多起，死亡 2000 多人；铁路、航空、水运和农机事故等致死 1 万多人。当前，我国因职业伤害死亡和伤残所致经济损失和社会影响，已日益受到密切关注。

（1）职业伤害发生的主要原因　①机器设备：生产设备的质量差、维护不善、防护设施缺乏或不全等。②人为因素：如年龄、性别、文化程度等不适合岗位的工作；企业领导不重视安全生产；劳动者缺乏必须的安全生产知识等；不遵守安全操作规程；缺乏工作经验、不熟悉操作规程；个体防护用品缺乏或使用不当；劳动组织不合理，如疲劳操作、工作任务超重、安排的作业与生理状况不相适应和饮酒等。③作业环境：生产环境布局不合理，如厂房的大小、采光、通风、照明不良或不合理；有害和无害的工序混杂一起；自然环境中的有害因素，如炎热季节的太阳辐射、冬季的低温和自然灾害等。

（2）分类　职业伤害目前没有统一分类方法，按致伤因素分为三大类：①机械性损伤：如高处坠落伤、建筑物倒塌造成的挤压伤、钝器造成的挫伤、锐器造成的切割伤和刺伤、车辆事故伤害等。②物理性损伤：如冻伤、烧伤、烫伤、电击伤、电离辐射损伤和冲击波伤害等。③化学性损伤：如酸碱灼伤或烧伤、有害气体、农药中毒等。

（3）职业伤害的范围　我国原劳动部 1996 年发布的《企业职工工伤保险实施办法》对职业伤害的范围及其认定作了明确的规定。职工由于下列情形之一引起负伤、致残、死亡的，应认定为职业伤害，其范围为：①从事本单位日常生产、工作或者本单位负责人临时指定的工作的，在紧急情况下，虽未经本单位负责人指定但从事直接关系本单位重大利益的工作的。②经本单位负责人安排或者同意，从事与本单位有关的科学试验、发明创造和技术改进工作的。③在生产工作环境中接触职业性有害因素造成职业病的。④在生产工作时间和区域内，由于不安全因素造成意外伤害的，或者由于工作紧张，突发疾病造成死亡或经第一次抢救治疗后全部丧失劳动能力的。⑤因履行职责遭致人身伤害的。⑥从事抢险、救灾、救人等维护国家、社会和公众利益活动的。⑦因公、因战致残的军人复员转业到企业工作后旧伤复发的。⑧因公外出期间，由于工作原因，遭受交通事故或其他意外事故造成伤害或者失踪的，或因突发疾病造成死亡或者经第一次抢救治疗后全部丧失劳动能力的。⑨在上下班的规定时间和必经路线上，发生无本人责任或者非本人主要责任的道路交通机动车事故的。⑩法律、法规规定的其他情形。

（四）职业病危害事故调查处理办法

为规范职业病危害事故的调查处理，及时有效地控制职业病危害事故，减轻事故损害，依据《职业病防治法》，卫生部在 2002 年 3 月 28 日发布了该办法，并于 2002 年 5 月 1 日起施行。本办法分总则、事故报告、事故处理三章，共 23 条。

1. 事故的分类　按一次职业病危害事故所造成的危害严重程度，职业病危害事故分为三类：

（1）一般事故　发生急性职业病 10 人以下的。

（2）重大事故　发生急性职业病 10 人以上 50 人以下或者死亡 5 人以下的，或者发生职业性炭疽 5 人以下的。

（3）特大事故　发生急性职业病 50 人以上或者死亡 5 人以上，或者发生职业性炭疽 5 人以上的。

放射事故的分类及调查处理按照卫生部制定的《放射事故管理规定》执行。

2. 事故调查　职业病危害事故调查处理应遵循"迅速、有效、科学、公正"的原则，其主要内容有：

（1）依法采取临时控制和应急救援措施，及时组织抢救急性职业病病人。

（2）按照规定程序报告事故。

（3）组织事故调查。

（4）依法对事故责任人进行查处。

（5）结案存档。

3. 事故报告　发生职业病危害事故时，用人单位应当立即向所在地的县级卫生行政和其他有关部门报告。县级卫生行政部门接到职业病危害事故报告后，应当实施：

（1）特大和重大事故，应当立即向同级人民政府、省级卫生行政部门和卫生部报告。

（2）一般事故，应于 6h 内向同级人民政府和上级卫生行政部门报告。接收急性职业病危害劳动者的首诊医疗卫生机构，也应当及时向所在地的县级卫生行政部门报告。

职业病危害事故报告内容：事故发生的地点、时间、发病情况、死亡人数、可能发生原因、已采取措施和发展趋势等。

4. 事故处理　政府有关部门接到职业病危害事故报告后，根据情况可以采取以下措施：

（1）责令暂停导致职业病危害事故的作业。

（2）组织控制职业病危害事故现场。

（3）封存造成职业病危害事故的材料、设备和工具等。

（4）组织医疗卫生机构救治遭受或者可能遭受急性职业病危害的劳动者。

事故发生后，应当及时组织由卫生行政部门、用人单位主管部门、安全生产监管部门、公安、工会等有关部门组成职业病危害事故调查组，进行事故调查，并根据事故调查组提出的事故处理意见，决定和实施对发生事故的用人单位进行行政处罚，并责令用人单位及其主管部门负责落实有关整改措施。

（五）职业卫生服务

WHO 提出的"人人享有职业卫生"（occupational health for all）的全球策略中指出，到 1995 年至少应有 70％的国家制定职业卫生保健规划，在有适宜的技术和作业者的参与下，使作业者能在工作场所或附近的卫生机构方便地享受到卫生保健和医疗卫生服务。职业卫生服务（occupational health service，OHS）是整个卫生服务体系的一部分，是世界卫生组织"人人享有卫生保健"全人类卫生服务目标在职业人群中的具体体现，它是以职业人群和工作环境为对象的一种特殊形式的卫生服务。

国际劳工组织（ILO）于 1985 年对 OHS 的定义进行了修改："OHS 基本上是预防性服务，要求雇主、职工及其代表，建立和维持能保证工人安全和健康的工作环境，使工作适合于保持工人体格和精神健康。"该定义强调各种人员和部门协调工作的重要性。在 ILO 提出的 OHS 公约及补充建议中，将初级卫生保健和治疗工作列入 OHS 内容。

1. 职业卫生服务内容　OHS的核心是针对性地和有效地解决工作所致的作业者健康问题，其内容一般包括：

（1）了解生产工艺流程，以便掌握存在的职业危害的工种；收集企业领导和劳动者职业卫生知识的认识程度。

（2）工作环境卫生监测，以确定工作场所的暴露情况和工作条件，判定和评价工作环境和工作过程中影响工人健康的危害因素的存在、种类、性质，确定暴露工人；职业危害因素的浓度或强度是否在国家容许限值以下，评估不同班组和工种工人的暴露水平。

（3）作业者健康监护，包括就业前健康检查、定期检查、离岗时的健康检查、病伤休假后复工前检查和意外事故接触者检查等。

（4）高危和易感人群的随访观察。

（5）收集、发布、上报和传播有关职业危害的判别和评价资料，包括工作环境监测、作业者健康监护和意外事故的数据。

（6）工作场所急救设备的配置和应急救援组织的建立；职业病和工伤的抢救、治疗和康复服务。

（7）指导、监督合理选择、使用和评价个人防护用品。

（8）改进或指导、监督改进工作场所的安全卫生措施，包括工程技术控制和安全卫生操作规程。

（9）估测和评价因职业病和工伤造成的人力和经济损失，为调配劳动力资源提供依据。

（10）编制职业卫生与安全所需经费预算，并向有关管理部门提供。

（11）健康教育和健康促进。

（12）与作业者健康有关的其他初级卫生保健服务：在进行OHS服务时，应结合其他初级卫生保健服务如预防接种、常见病的诊断和治疗、公共卫生教育等。

（13）职业卫生标准的制订和修订，职业健康质量保证体系、职业卫生管理体系及检验和服务机构的资质认证和管理。

2. 职业卫生服务体系及职责　我国目前有国家级、省（市）级、县级和基层乡镇级4级职业卫生服务机构。各级职业卫生服务机构任务互相衔接、互相补充，形成完整的OHS体系。我国职业卫生服务与职业病预防控制机构在职业卫生服务方面的主要职责是：

（1）为国家职业卫生和职业病防治提供技术支撑。

（2）为国家职业卫生政策提供理论支持。

（3）在卫生部领导下，负责研究制定职业卫生有关技术和管理的法规、规章、标准等。

（4）根据国家职业卫生规划，在卫生部领导下组织实施职业病预防控制重大项目。

（5）承担国家级职业卫生培训教育工作，编写国家职业卫生培训教材，组织实施国家培训计划。

（6）组织实施职业卫生服务机构国家级资质认证工作。

（7）承担国家级职业卫生监测实验室质量管理工作。

（8）开展相应的职业卫生服务工作。

省（市）级职业卫生服务与职业病预防控制机构的职能为：

（1）承担本辖区范围内的职业卫生业务指导、咨询工作。

（2）开展相应的职业卫生服务工作。

（3）组织实施辖区内重大职业卫生项目。

(4) 负责辖区内职业卫生服务机构的资质认证和管理 工作。

县级职业卫生服务与职业病防治机构的职责是：

(1) 为本辖区企业和劳动者提供基础职业卫生服务。

(2) 为本辖区企业和劳动者提供职业卫生服务指导。

(3) 开展日常的职业卫生知识教育和宣传。

(4) 指导并监督用人单位执行职业病防治法。

镇（乡）和社区卫生服务机构　镇（乡）和社区一般只有卫生服务机构，没有专门的职业卫生和职业病预防机构，所以卫生服务机构行使 OHS 职能：

(1) 为企业和劳动者提供职业危害和防护知识咨询。

(2) 为企业和劳动者提供职业卫生服务咨询，督促企业执行《职业病防治法》。

(3) 对可能接触职业性有害作业的工人开展基本职业卫生知识宣传教育和职业病防治法知识教育。

【思考题】

1. 简述我国职业卫生的现况。
2. 什么叫职业性有害因素、职业性病、工作有关疾病和职业性伤害？
3. 职业性损害的作用条件和影响因素有哪些？
4. 职业病的特点有哪些？
5. 发生职业性危害事故时，职业卫生服务者应做的工作有哪些？
6. 职业卫生服务的内容有哪些？

（孔杏云）

第二节　社区的职业性危害

一、社区生产性毒物与职业中毒

（一）概述

在社区生产过程中产生的，存在于生产环境空气中的毒物称为社区生产性毒物(industrial toxicant)；劳动者在职业活动中接触生产性毒物而引起的中毒称为职业中毒(occupational poisoning)。生产性毒物可以原料、辅料、中间产品（中间体）、成品、副产品、夹杂物或废弃物等形式存在，通常以气态、粉尘、烟、雾或气溶胶状态污染生产环境。

1. 生产性毒物进入人体的途径　绝大多数生产性毒物主要经呼吸道吸收进入人体，亦可经皮肤和消化道进入。以气体、蒸气和气溶胶状态存在于工作环境空气中的毒物易经呼吸道进入人体。经呼吸道吸收的毒物，未经肝脏的生物转化解毒过程即直接进入大循环并分布于全身，故其毒作用发生较快。皮肤对外来化合物具有屏障作用，但脂/水分配系数（lipid/water partition coefficient）接近 1 的毒物易经皮肤吸收，如芳香族氨基和硝基化合物、有机磷酸酯类化合物、氨基甲酸酯类化合物、金属有机化合物（四乙基铅）等可经完整皮肤吸收。接触皮肤的部位和面积、毒物的浓度和黏稠度、生产环境的温度和湿度、皮肤的完整性等均可影响毒物经皮吸收。毒物经消化道吸收而引起职业中毒者虽少见，但可增加机体内毒物的负荷量。

2. 生产性毒物的体内代谢　吸收后的毒物随血液循环分布到全身，其分布状况主要取决于其进入细胞的能力及与组织的结合力。大多数毒物在体内呈不均匀分布，相对集中于某些组织器官，如铅、氟集中于骨骼，一氧化碳集中于红细胞。在组织器官内相对集中的毒物随时间推移而呈动态变化。进入机体的毒物，有的直接作用于靶部位产生毒效应，并可以原形排出，但多数毒物吸收后需经生物转化（biotransformation），即在体内代谢酶的作用下，其化学结构发生一系列改变，形成衍生物以及分解产物。毒物经生物转化后，多数毒物的毒性降低或解毒，但也有不少毒物经生物转化后其毒性反而增强，或由无毒转变为有毒。许多致癌物，如芳香胺、苯并（a）芘等，均是经代谢转化而被活化。毒物可以原形或其代谢物的形式从体内排出，排出的速率对其毒效应有较大影响，排出缓慢的，其潜在的毒效应相对较大。肾脏是毒物及其代谢物极为有效的和主要的排泄途径。尿中毒物或代谢物的浓度常与血液中的浓度密切相关，所以测定尿中毒物或其代谢物水平，可间接衡量毒物的体内负荷情况；结合临床征象和其他检查，有助于职业中毒的诊断。乙醚、苯蒸气等气态毒物可以原形经呼吸道排出。肝脏也是毒物排泄的重要器官，尤其对经胃肠道吸收的毒物更为重要。此外，汞可经唾液腺排出；铅、锰、苯等可经乳腺排入乳汁；铅、汞等还可通过胎盘屏障进入胎儿体内。头发和指甲虽不是排出器官，但有的毒物可富集于此，如铅、砷等。进入机体的毒物或其代谢产物在接触间隔期内，如不能完全排出而逐渐在体内积累或所造成的损害反复发生导致功能损伤积累的现象称为毒物的蓄积作用（accumulation），前者称为物质蓄积，后者称为功能蓄积。蓄积作用是引起慢性职业中毒的基础。

3. 职业中毒的临床类型　取决于生产性毒物的毒性、接触浓度和时间、个体差异等因素，通常分为急性中毒（acute poisoning）、亚急性中毒（subacute poisoning）和慢性中毒（chronic poisoning），它们之间无截然分明的发病时间界限。此外，体内毒物或其代谢产物超过正常范围，尚未出现中毒临床表现的亚临床状态，称毒物的吸收，如铅吸收等。

4. 职业中毒的急救和治疗原则

（1）急性职业中毒　①立即将患者移离至上风向或空气新鲜的场所，注意保持呼吸道通畅；②阻止毒物继续吸收，应立即脱去污染的衣物，用清水彻底冲洗皮肤。经口中毒者，应立即催吐、洗胃；③及早使用特效解毒剂，如铅、汞、锰等金属和类金属中毒可用依地酸二钠钙（$CaNa_2$-EDTA）、二巯基丁二酸钠等金属络合剂治疗；急性苯胺中毒可用高铁血红蛋白还原剂［小剂量亚甲蓝（美蓝）］治疗；氰化物、丙烯腈等含 CN^- 化合物急性中毒可用亚硝酸钠-硫代硫酸钠疗法；有机磷农药中毒常用阿托品、解磷定等；氟乙酰胺中毒常用乙酰胺（解氟灵）解毒等。④对症治疗，严密观察血压、脉搏、呼吸的变化，给予及时合理的对症处理，保护心、脑、肺等重要脏器，其治疗原则同内科。

（2）慢性职业中毒　一经确诊应尽早脱离毒物接触，及时使用特效解毒剂治疗。但目前特效解毒剂为数不多，因而对症治疗和支持疗法对于职业中毒极为重要。

5. 职业中毒的控制原则和措施　预防职业中毒应遵循“三级预防”原则，采取综合治理措施，重点做好“前期预防”。具体控制措施可概括为：

（1）根除毒物　从生产工艺流程中消除有毒物质，可用无毒或低毒物质代替有毒或高毒物质，例如用硅整流器代替汞整流器，用无汞仪表代替汞仪表；使用二甲苯代替苯作为溶剂或稀释剂等。但替代物需经毒理学评价，其实际危害性较小方可应用。

（2）降低毒物浓度　加强技术革新和通风排毒措施，将环境空气中毒物浓度控制在职业接触限值以内。

（3）工艺、建筑布局应符合职业卫生要求　有毒物逸散的作业，应根据毒物的毒性、浓度和接触人数等对作业区实行区分隔离，以免产生叠加影响。有害物质发生源，应布置在下风侧；如布置在同一建筑物内时，放散有毒气体的生产工艺过程应布置在建筑物的上层。有毒物质作业场所应设置盥洗、淋浴、皮肤和眼睛冲洗等必要的卫生设施。

（4）个体防护　是预防职业中毒的重要辅助措施。个体防护用品包括呼吸防护器、防护帽、防护眼镜、防护面罩、防护服和皮肤防护用品等。个体防护用品应根据防护目的正确选用，熟练使用，加强维护保养。

（5）职业卫生监测和职业健康监护　应对作业场所空气中毒物浓度进行定期或不定期监测和监督；对接触有毒物质的人群实施上岗前和定期健康检查，筛查职业禁忌证，发现早期健康损害，并及时采取有效的防制措施。

（6）职业技术培训和职业卫生教育　用人单位应依法制定有效职业卫生管理制度，力尽“危害告知”义务，加强对有毒作业人员进行职业技术培训和职业卫生知识的宣传教育，使其充分享有职业中毒危害防治“知情权”，共同参与职业中毒危害的控制和预防。

（二）几种常见的职业性中毒

1. 铅中毒　早在公元前 4000 年人类就使用铅（lead，Pb），公元前 370 年希波克拉底（Hippocrates）就曾描述过铅中毒症状。随着科技的发展，铅的应用范围更加广泛，铅对人类健康的危害问题仍未得到很好解决，职业性铅中毒仍占我国慢性职业中毒首位；社区生活性铅中毒、环境铅污染对儿童健康的影响也已引起人们的关注。

【病因】　金属铅呈蓝灰色，比重 11.3，熔点 327℃，沸点 1620℃；加热至 400～500℃时有大量铅蒸气逸出，在空气中迅速氧化为氧化亚铅（Pb_2O），并凝集成铅烟。铅的化合物水溶性各异，醋酸铅、氧化铅可溶于水，而硫化铅则难溶于水。铅及其各种化合物毒性的大小主要取决于其分散度的高低以及在组织中的溶解度大小。铅烟分散度较铅尘高，溶解度大，化学活性及生物学活性亦大，易经呼吸道吸收，故其危害性大于铅尘。硫化铅（PbS）、铬酸铅（$PbCrO_4$）溶解度甚小，故毒性较小；而三氧化二铅（Pb_2O_3）、氧化铅（PbO）、硝酸铅及醋酸铅较易溶于水，其毒性则较大。铅及其化合物用途很广，用量极大。在铅矿开采、冶炼；印刷业的熔铅、铸字、浇版；机械制造中的熔割、电焊；蓄电池制造、废旧蓄电池回收利用等生产劳动过程中均有机会接触到大量铅尘、铅烟或铅蒸气。铅对生活环境（空气、水、食物等）的污染，服用较大剂量的含铅药物（如用黑锡丹治疗癫痫和支气管哮喘，用轻槐散治疗银屑病等）、长期用“锡壶”盛酒、烫酒饮用等均可增加铅的接触机会而导致铅中毒。

【中毒机制】　生产环境中铅及其化合物主要以铅尘、铅烟或铅蒸气形态经呼吸道吸入，少量经消化道摄取。进入血液循环的铅约占体内总铅量的 2%，其中约 90%与红细胞结合，其余 10%以可溶性磷酸氢铅和与蛋白质结合的形态存在于血浆中。血液中的铅初期分布于脑、肝、肾、心及胎盘等软组织中，以肝、肾中含量最高，数周后 90%～95%的铅贮存骨内，且较稳定，骨铅的半减期长达 10 年以上。血液和软组织中的可溶性磷酸氢铅和结合铅半衰期为 20～60 天。铅在体内的代谢与钙相似，当血钙浓度降低或感染、发热、饥饿、酗酒、服用酸性药物等使血液 pH 降低时骨中的不溶性磷酸铅可转变为可溶性磷酸氢铅进入血液，有可能使血铅浓度陡然升高而诱发慢性铅中毒急性发作。铅主要随尿排出，尿铅量可代表铅吸收状况，是铅中毒诊断的重要依据之一。铅亦可随粪便、唾液、汗液等排出，但其临床意义较小。血铅可经乳腺分泌进入乳汁，对哺乳儿的健康构成威胁。

铅可作用于全身各器官系统，主要累及血液和造血系统、神经系统、消化系统、血管及肾脏；但有关铅中毒的机制不明之点尚多，目前研究最为深入的是有关铅对卟啉代谢，即血红素合成的影响。研究发现铅可抑制卟啉代谢和血红素合成过程中的多种酶，其中最主要是抑制δ-氨基-γ-酮戊酸脱水酶（δ-ALAD）和血红素合成酶的活性，干扰卟啉代谢和血红素合成。δ-ALAD受抑制后，δ-氨基-γ-酮戊酸（δ-ALA）形成卟胆原受阻，以至血、尿δ-ALA增加；血红素合成酶受抑制后，铁离子不能和原卟啉结合，血红素合成障碍；同时红细胞游离原卟啉（FEP）增加，体内的Zn离子被原卟啉Ⅸ络合而形成锌原卟啉（ZPP），血ZPP增高。尿δ-ALA、红细胞FEP、ZPP等的检测均有助于铅中毒的诊断。

【临床表现】 现代企业中，职业性急性铅中毒很少见，但镇（乡）、村办企业、个体作坊，尤其是铅冶炼、熔炼、蓄电池生产和废旧蓄电池回收等生产过程，作业环境铅浓度往往超过职业接触限值数倍至数千倍，接铅工龄仅数天或数十天即可出现急性或亚急性铅中毒者。过量服用含铅中成药或饮用被铅污染的酒类导致急性、亚急性铅中毒者更为多见。

职业性铅中毒多因长期吸入铅烟、铅尘所致，常以慢性中毒为主。

（1）神经系统 早期症状可有头痛、头昏、乏力、失眠、多梦、健忘等类神经症表现，但一般不明显，也无特异性。接触极高浓度铅可引起铅中毒性脑病，多见于严重铅污染的个体作坊操作工和非职业性铅中毒者。早期表现反应迟钝、注意力不集中、抑郁、孤僻、少语、易激动、定向力减退等。进而出现剧烈头痛、呕吐、视力模糊、狂躁或痴呆、幻觉、迫害妄想、谵妄或不同程度的意识障碍及癫痫样抽搐等。体查可见脑萎缩、脑水肿或颅压增高，视乳头水肿仅见于少数患者。脑脊液检查白细胞可轻度增加，蛋白增高。铅对周围神经的损害主要表现为伸肌无力，以使用最多的肌肉更明显；四肢关节肌肉疼痛，伴肢体远端手套、袜套样麻木、疼痛等感觉障碍。严重者可出现"铅麻痹"或"垂腕"现象。神经肌电图检查可见神经传导速度减慢、末端潜伏期时间延长等改变，符合神经源性损害。

（2）消化系统 一般表现为食欲不振、口内金属味、腹胀、便秘、恶心、腹隐痛等。中度以上中毒者可出现腹绞痛和肝脏损害。铅中毒所致腹绞痛，即铅绞痛（lead colic）。其特点：多在便秘数天后突起阵发性脐周剧烈绞痛，也可见于上腹和下腹部。每次发作持续数分钟至数小时不等。腹痛发作时常伴有面色苍白、焦虑不安、出冷汗，呈弯腰捧腹状，可伴有呕吐、血压升高与眼底动脉痉挛。腹部检查：腹软或有轻微紧张，无固定压痛点，无反跳痛。肠鸣音减弱或正常或阵发性增强。职业性慢性铅中毒可出现肝脏损害，据文献报道，长期接触铅的工人肝肿大检出率明显增高，而且与铅接触浓度有一定因果联系，但常规肝功能检查无明显异常。

（3）血液及造血系统 可有轻度贫血，常呈低色素正常细胞型贫血；卟啉代谢障碍，点彩红细胞、网织红细胞、碱粒红细胞增多等。白细胞与血小板一般无明显异常。铅中毒性贫血临床表现类似缺铁性贫血，但血铁不低，补铁治疗无效，可资鉴别。

（4）部分患者可见肾脏损害，表现为近曲小管损伤所致的Fanconi综合征，出现氨基酸尿、糖尿、低分子蛋白尿等。女性对铅的毒作用较敏感，接触大量铅的女工不孕、流产及畸胎、低体重儿发生率较高。

【诊断】 铅中毒的诊断应根据确切的职业性与非职业性铅接触史，与铅的毒作用特点相符合的临床表现，参考作业环境调查资料，进行综合分析，排除其他原因所致类似疾病后，方可按国家《职业性慢性铅中毒诊断及分级标准》（GBZ37-2002）进行诊断。

铅中毒的临床表现类似多种临床疾病，极易误诊为急性阑尾炎、急性胰腺炎、急性胃肠炎、卵巢囊肿蒂扭转、家族性血卟啉病等急腹症，也可能被误诊为病毒性肝炎、缺铁性贫血、多发性周围神经炎、病毒性脑炎、乙型脑炎、癫痫、低钙抽搐等内外妇儿科疾病。社区医生必须认识到铅是一种常见的职业毒物和环境污染物，铅中毒是乡镇企业铅作业工人的常见病，生活性铅中毒在社区居民中也常有发生，应努力学习和掌握铅中毒防治基本知识和诊疗方法，尽量减少或避免误诊误治。

【防治原则】

（1）驱铅治疗　常用驱铅药物有依地酸二钠钙（$CaNa_2$-EDTA）、二巯基丁二酸钠（Na-DMS）和二巯基丁二酸（DMSA）等。首选 $CaNa_2$-EDTA，每天 1.0 g，静脉滴注或分两次加普鲁卡因肌内注射，亦可加入 50%葡萄糖注射液 20～40 ml 内静脉注射，3～4d 为 1 疗程，间隔 3～4d 进行第 2 疗程。可根据病情连用 3～5 个疗程。儿童用量为 12.5～25 mg/kg体重，每天最大剂量不超过 1.0g。本药一般无明显副作用，少数人可出现头晕、乏力、关节酸痛、恶心、食欲减退等症状，停药后可恢复。大剂量（50mg/kg·d）或长期持续使用依地酸二钠钙可致肾脏损害；个别患者注射后数小时内可出现发冷、发热、恶心、呕吐、头痛、肌肉疼痛或打喷嚏等过敏反应，应注意观察。

（2）对症与支持疗法　铅绞痛者可静脉注射 10%葡萄糖酸钙 10～20 ml，也可注射阿托品，口服钙剂或维生素 C 等。便秘是铅绞痛的重要诱发因素，积极通便被认为是预防铅绞痛的重要手段。除一般通便方法外，中药番泻叶代茶饮有较好疗效。铅绞痛时，驱铅剂量应减小，一般可用 $CaNa_2$-EDTA 0.25～0.5 g，既能有效控制铅绞痛，又可预防肾损害。

（3）预防　改革生产工艺，尽可能用无毒或低毒物代替铅，如用锌钡白代替铅白造漆；电瓶以聚乙烯代替铅封口；减少手工操作；控制熔铅温度，减少铅蒸气产生；加强通风排毒和回收利用，控制铅对生产车间及周围环境的污染，使车间空气中铅浓度控制在卫生标准（PC-TWA：铅尘 0.05mg/m^3；铅烟 0.03mg/m^3）以内；加强对铅作业人员的职业安全卫生教育，提高自我保健意识，做好个体防护，严禁在车间内吸烟、进食、喂奶、饭前洗手，下班后更换工作服，不得将工作服带回家；加强健康监护，患有明显贫血、神经系统器质性疾病、肝肾疾病和心血管器质性疾病等禁忌从事铅作业，妊娠及哺乳期妇女应暂时脱离铅接触。

2. 汞中毒　早在公元 10 世纪宋朝孔平仲已发现“后苑银作镀金，为水银所熏，头手俱颤”，对汞的接触机会及汞中毒的临床表现等即有描述，但直至今天我国卫生部全国职业病统计的年度通报中，汞及其化合物中毒仍被列为我国常见的急、慢性职业中毒之一。

【病因】　汞（mercury，Hg）俗称水银，为银白色液态金属，具有下列重要理化特性：①熔点－38.9℃，常温下即可蒸发，环境温度愈高，空气中汞蒸气浓度随之增高；②汞蒸气比重为空气的 6.9 倍，易沉积于下层空气；③表面张力大，溅落地面四处流散，见缝就钻，从而易形成第二次污染源；④易与金银等贵重金属生成汞合金（汞齐）。汞及其化合物均具有毒性，人吸入浓度 1～3mg/m^3 的汞蒸气，数小时后可致急性汞中毒。一般认为，空气中汞蒸气浓度超过 0.01mg/m^3 接触半年即有可能出现汞吸收，接触 3～4 年后可引起慢性汞中毒。

人们在日常职业活动及生活中均有机会接触汞。如不注意防护，过量接触有可能引起汞中毒。社区接触汞的机会主要有：汞矿开采冶炼，尤其是土法炼金，制造、校验和维修温度计、血压计等含汞仪器仪表；汞齐法提炼金、银等贵重金属；汞合金的熔炼、鎏金；含汞化合物（医药、农药等）的生产和使用；废汞回收等。国有企业随劳动条件改善，汞中毒已基本控制，但某些企业，尤其乡镇、村办和个体作坊汞危害仍十分严重。国内174例职业性急性、亚急性汞中毒的工种分布发现，其中126例（72.3%）为乡镇和个体企业的矿场淘金、镏金、家庭土法炼金和金银首饰加工、医用毛细吸管生产者。文献报道，汞齐法炼金作业场所空气中汞浓度常在0.034～0.192mg/m³。因常以生活用房作车间、设备简陋、无任何防护设备，以致户外空气中汞浓度超过环境卫生标准0.0003 mg/m³达10～100倍，致使从业者及其亲属，尤其是小孩短期内即出现急性和亚急性汞中毒，乃至死亡。此外，因工业污染、汞容器或含汞仪器破损溢汞未能合理处置可导致生活和学习环境汞污染；因服用含汞单方、验方，如轻粉（甘汞，Hg_2Cl_2）、朱砂（HgS）、轻槐散（轻粉、槐米配制）、牛皮癣6号（由升汞、水杨酸、甲醛等配制而成）或金属汞治疗银屑病、癫痫、神经衰弱等疑难杂症；食用赛力散（氯化乙基汞）污染的大米、误服含汞药粉、静脉注射金属汞等所致汞中毒均有报道。

【中毒机制】　汞主要以蒸气形式经呼吸道进入人体。因汞蒸气具有较强脂溶性和弥散性，可迅速透过肺泡壁吸收入血，吸收率高达70%以上。金属汞一般难经皮肤和消化道吸收，但汞盐易经消化道吸收。进入体内的汞及其化合物大部分与血浆蛋白结合，随血流分布全身。进入体内的汞最初集中在肝，随后转移至肾脏，以近曲小管上皮组织内含量最多。汞可诱导金属硫蛋白（metallothionein）的合成，这是一种富含巯基的低分子蛋白质，主要蓄积于肾脏，是影响汞在体内的解毒和蓄积的重要因素之一。汞易透过血-脑屏障和血-胎盘屏障，并可经乳汁分泌，因而有可能损害中枢神经系统，影响胚胎、胎儿和乳幼儿的生长发育。汞主要经尿和粪排出，尿汞量可代表汞吸收状况，但因尿汞的排泄极不规律，应根据多次检测结果，结合汞接触状况和临床表现综合分析判定。少量随唾液、汗液、毛发等排出。汞在人体内的半衰期约60天。巯基是细胞代谢过程中许多重要酶和蛋白质的活性部分，汞与巯基（—SH）具有特殊亲和力，进入体内的汞与酶或蛋白质中的巯基结合后，可改变酶结构和功能，干扰其活性，从而出现一系列汞毒性效应，故一般认为，汞与巯基的反应是产生汞毒性效应的基础。但是，汞与巯基结合并不能完全解释汞毒性效应的特点，因此，汞毒性效应的确切机制仍有待进一步深入研究。

【临床表现】

(1) 急性中毒　短时间吸入高浓度汞蒸气或摄入可溶性汞盐可致急性中毒。一般起病较急，有多种类型的临床表现。常见头昏、头痛、咳嗽、呼吸困难、口腔炎和胃肠道症状；有的伴有发热、皮疹反应；严重者可见典型汞毒性易兴奋症（脑衰弱综合征）、汞毒性震颤和汞毒性口腔-牙龈炎、化学性肺炎、肺水肿等；肾损害者可见多尿，继之出现蛋白尿、少尿，甚至（或）肾衰竭表现。口服汞盐可引起胃肠道症状，恶心、呕吐、腹泻和腹痛，并可见肝、肾和神经损害表现。急性中毒恢复期可出现类神经症。

(2) 慢性中毒　较常见，早期常表现为易兴奋、激动、焦虑、记忆力减退和情绪波动等类神经症。震颤是神经毒性的早期症状，开始时为眼睑、舌尖、手指等局部的微细震颤，进一步可发展成四肢甚或全身性意向性粗大震颤，并可出现精神性格改变，部分患者还可出现幻觉和痴呆甚或精神障碍，中心视野缩小，明显肾脏损害等表现。口腔-牙龈炎不及急性中毒者明显和多见。

实验室检查可见尿汞增高。短时间内吸入高浓度汞蒸气可出现血氧过低、胸部X线呈弥漫性浸润性改变。尿β_2-微球蛋白（β_2-MG）和松香油结合蛋白等低分子蛋白排出量增加，提示可能存在肾损害。

【诊断】 根据接触史和临床表现，急性汞中毒诊断并不困难。慢性中毒主要依据接触史、症状、体征及尿汞和诊断性驱汞试验等，综合分析作出诊断。我国现行《汞中毒诊断分级标准》(GBZ89－2002)，在有肯定汞接触史的前提下，将职业性汞中毒分为汞吸收、急性汞中毒、慢性汞中毒三种临床类型。慢性汞中毒又分为轻度、中度和重度三级。

临床上急性和亚急性汞中毒常被误诊为感冒、风湿热、猩红热、流行性出血热、散发性脑炎、流脑、接触性皮炎等。慢性汞中毒以精神分裂症、多发性周围神经炎、格林巴利综合征、肾病综合征、糖尿增高等为首发临床表现时，如不仔细鉴别极易导致误诊误治。凡接触过较高浓度汞蒸气或过量服用轻粉、朱砂之类药方者，若出现头昏、头痛、多梦、乏力、四肢酸痛、腹痛、腹泻、恶心、呕吐、流涎或伴有发热、皮肤红斑丘疹、眼睑和手颤抖、性格和情绪改变等应考虑急性或亚急性汞中毒的可能性，应及时检测尿汞，以便确诊。

【防治原则】

(1) 驱汞治疗 疑似汞中毒应立即脱离汞接触，并进行驱汞治疗及对症治疗。口服汞盐中毒者不宜洗胃，需尽快服用蛋清、牛奶或豆浆等，保护被腐蚀的胃黏膜，也可用活性炭吸附汞。可视病情选用二巯基丙磺酸钠或二巯基丁二酸钠驱汞。用法：二巯基丙磺酸钠0.25g，肌内注射，每天1～2次，连用3d，间歇3～4d为一个疗程。二巯基丁二酸钠0.5～1.0 g，静脉注射，每天1～2次，疗程与二巯基丙磺酸钠相同。此外，2，3-二巯基-1-丙磺酸为口服驱汞新药，疗效肯定，且副作用小，剂量和用法：0.1 g，口服，每天3次，可连服数周。

(2) 预防 改革生产工艺，如用硅整流器代替汞整流器，电子仪表、气动仪表代替汞仪表等，从根本上消除汞的来源。汞的灌注、分装、配料等操作过程应尽可能在通风柜内进行，并配备下吸式或旁侧式吸风排汞净化装置；空气中汞蒸气可用碘化法或氯化法净化；车间地面、墙壁、天花板、操作台应使用不吸附汞的光滑材料制作，操作台和地面应有一定倾斜度，并在低处留有储水槽，以便于汞的回收，防止汞的二次污染，将空气中汞蒸气浓度控制在职业接触限值（PC－TWA 0.02mg/m^3；PC－STEL 0.04 mg/m^3）以内。汞作业人员应穿工作服，佩戴碘化活性炭防毒口罩，下班后应淋浴更衣，饭前要洗手、漱口，严禁在车间内进食、饮水和吸烟；对作业人员实施就业前和定期健康检查，凡患有明显口腔疾病，胃肠道和肝、肾器质性疾患，精神神经性疾病者禁忌从事汞作业。妊娠和哺乳期女工应暂时脱离汞接触。

3. 刺激性气体中毒

【病因】 刺激性气体（irritant gases）系指对眼、呼吸道和皮肤黏膜具有腐蚀刺激作用的一类有害气体，种类繁多，按其理化特性，可分为酸类（硫酸、盐酸、硝酸等）；成酸氧化物（二氧化硫、三氧化硫、二氧化氮、铬酐等）；成酸氢化物（氯化氢、氟化氢、溴化氢等）；卤族元素（氟、溴、碘）；无机氯化物（光气、三氯化磷等）；氨（胺）类（氨、乙胺、乙二胺、丙胺、丙烯胺、环乙胺）；卤烃类（溴甲烷、碘甲烷、二氟一氯甲烷、四氟乙烯及其聚合物、聚全氟乙丙烯等）；醛类（甲醛、乙醛、丙烯醛、三氯乙醛等）；酯类（硫酸二甲酯、二异氰酸甲苯酯、甲酸甲酯、氯甲酸甲酯、丙烯酸甲酯等）以及硒化氢、羰基镍、氧化镉、五氧化二钒等金属化合物和八氟异丁烯、氟光气、六氟丙烯、氟聚合物的裂解残液气和热解气等氟代烃类。刺激性气体种类繁多，但可致严重危害的常见刺激性气体仅有氯、氨、氮氧化物、光气、氟化氢和硫的氧化物等。常因不遵守操作规程或设备维修保养不当而被腐蚀，导致跑、冒、滴、漏污染作业环境而引起中毒。

【中毒机制】 刺激性气体对机体作用的共同特点是对眼、呼吸道和皮肤黏膜的腐蚀和刺激作用，通常以局部损害为主，但短时接触极高浓度时可引起喉头水肿窒息、肺水肿、ARDS和电击样死亡等全身反应。其作用机制绝大多数与酸有关，例如，氯气、氮氧化物、硫氧化物等与湿润的眼、呼吸道黏膜接触即可生成盐酸、硝酸、硫酸等从而引起腐蚀和刺激作用。作用的部位和程度主要取决于吸入刺激性气体的种类、浓度和持续接触时间。水溶性高的毒物，如氯气、氨气等易溶解附着于眼和上呼吸道黏膜，立即产生腐蚀刺激作用；水溶性较低的毒物，如二氧化氮、光气等在上呼吸道溶解较少，对上呼吸道刺激性较小，但易进入呼吸道深部，对肺组织产生刺激和腐蚀，相同浓度下，引发肺水肿的危险性相对较大。肺水肿是刺激性气体中毒最严重的临床类型，易引起肺水肿的常见刺激性气体有光气、氮氧化物、氨气、氯气、臭氧、硫酸二甲酯、溴甲烷和氯化苦等。其发病机制主要是：①高浓度刺激性气体可直接损伤肺泡上皮细胞，导致肺泡壁通透性增加，形成肺泡型肺水肿；肺泡Ⅱ型细胞受损，肺泡表面活性物合成减少，肺泡内压降低，肺泡塌陷，液体迅速进入肺泡。②直接损伤肺泡毛细血管内皮细胞，导致肺泡毛细血管通透性增加，形成间质性肺水肿。③刺激性气体所致呼吸道炎症及肺水肿导致通气不足和弥散功能障碍，致使机体缺氧和/或通过神经-体液反射，血管活性物质组胺、5-羟色胺、缓激肽、前列腺素等大量释放，刺激肺毛细血管和肺淋巴管，导致肺毛细血管和肺淋巴管痉挛，管内压力增加，渗出增多，加重肺水肿。

【临床表现】

（1）急性刺激反应　表现为眼和上呼吸道化学性炎症，出现流泪、畏光、结膜充血、流涕、喷嚏、咽痛、咽部充血、呛咳和胸闷等。吸入较高浓度的刺激性气体可引起化学性咽喉炎、气管炎、支气管炎和肺炎。吸入极高浓度的刺激性气体可因喉头痉挛、水肿和/或神经反射导致电击样死亡。

（2）化学性肺水肿　刺激性气体引起的肺水肿，临床过程可分为四期：①刺激期：短时间内出现呛咳、流涕、咽干、咽痛、胸闷和头痛、头晕、恶心、呕吐等刺激症状。②潜伏期：刺激期后，自觉症状减轻或消失，病情相对稳定，但肺部的潜在病理变化仍在继续发展，吸入水溶性较大的气体经过2～6h，水溶性小的36～48h，甚至72h发生肺水肿，故“潜伏期”实属“假象期”。潜伏期期末可出现轻度胸闷、气短、肺部可闻及少许干性啰音，胸部X片可见肺纹理增多、模糊不清，或点状渗出性改变等，提示有可能引发肺水肿，应采取有效措施，及早预防。③肺水肿期：潜伏期后，突然出现严重呼吸困难，烦躁不安、大汗淋漓、剧烈咳嗽、咳大量粉红色泡沫样痰。体检可见口唇明显发绀、两肺满布湿性啰音。胸部X线可见肺纹理增粗、紊乱或肺门影增浓模糊。随着肺水肿的形成和加重，两肺可见散在的1～10mm大小不等、密度均匀的点片状、斑片状阴影，边缘不清，有时出现由肺门向两侧肺野呈放射状的蝴蝶形阴影。④恢复期：经及时合理救治，如无严重并发症，肺水肿可在2～3d内得到控制，7～15d基本恢复，多无后遗症。

（3）急性呼吸窘迫综合征（ARDS）　重度刺激性气体中毒可并发ARDS，因由刺激性气体对肺部的直接损伤所致，如无其他原发疾病，预后较其他原因所致ARDS好。

（4）慢性影响　长期接触低浓度刺激性气体，可引起慢性结膜炎、鼻炎、咽炎、慢性支气管炎、支气管哮喘等。急性氯气、二异氰酸甲苯酯中毒后可出现哮喘或喘息性支气管炎等后遗症。

【诊断】　依据短时间高浓度刺激性气体接触史，与刺激性气体毒作用特征相符的症状和体征，胸部X线改变，排除其他原因所致类似疾病，即可作出诊断。我国先后颁布了职业性急性氯气中毒、职业性急性溴甲烷中毒、职业性急性氨中毒、职业性急性光气中毒等多种职业性急性刺激性气体中毒的诊断标准和处理原则，应按照这些诊断标准和处理原则进行诊断和处理。尚未制定诊断标准的刺激性气体中毒，可参照《职业性急性化学物中毒性呼吸系统疾病诊断标准》(GBZ73－2002) 进行诊断和处理。

【防治原则】　刺激性气体中毒防治的关键是积极预防和救治肺水肿，其基本原则是：

(1) 迅速脱离现场，脱去被污染的衣服，应用大量清水或中和剂（酸性气体用5%碳酸氢钠；碱性气体用2%硼酸或醋酸）彻底清洗被污染的皮肤。

(2) 医学监护，凡接触高浓度，尤其是水溶性较小的刺激性气体，如光气、氮氧化物者均应留院观察，卧床休息，及时对症处理。常规X线胸透，肺野若见点状渗出性改变，应警惕肺水肿的发生。

(3) 抗炎、利水、降低机体反应性，尽快吸氧，早期应用肾上腺皮质激素。

(4) 限制静脉补液量，对症处理。

一旦发生肺水肿应按内科救治原则和方法及时救治。

刺激性气体急性中毒多因意外事故引起。因此，加强设备防腐维修，防止跑、冒、滴、漏；加强作业场所通风排毒措施，将刺激性气体的浓度控制在职业接触限值以内。加强个人防护，做好就业前及定期体检，对患有明显呼吸系统慢性疾病和明显心血管系统疾病者应调离岗位。凡存在刺激性气体急性中毒的作业场所均应按照相关规定建立应急救援预案。常见刺激性气体中毒防治要点见表2－2－2。

表2－2－2　常见刺激性气体中毒防治要点

毒物名称	理化特性	接触机会	主要毒作用表现	防治要点
氯 (Cl_2)	比重2.49，遇水生成次氯酸和盐酸，再分解为新生态氧	电解食盐，含氯化学物生产，造纸和印染业等	眼及上呼吸道刺激症状，高浓度吸入可致喉头痉挛而窒息、肺水肿、ARDS等。长期接触可致慢性支气管炎、哮喘、氯痤疮	严格遵守操作规程，加强设备维修保养，严防跑、冒、滴、漏；加强通风排毒，将作业场所空气中氯气浓度控制1mg/m³以内；检修或现场抢救应戴防毒面具；积极防治肺水肿和ARDS
氮氧化物 (NO、NO_2、N_2O_2)	俗称硝烟，主要成分为一氧化氮和二氧化氮。较难溶于水	制造硝酸、硝基炸药、苦味酸；硝酸酸洗、硝基炸药爆破；苯胺染料重氮化，焊接、气割操作；存放谷物、青饲料的密闭场所等	极易引起肺水肿，潜伏期4～12或72小时；可并发ARDS、高铁血红蛋白血症和血压下降；长期接触可致类神经症和慢性呼吸道炎症。	酸洗及硝化反应设备应尽可能采取密闭、通风措施，将作业场所空气中氮氧化物浓度控制在接触限值以内；其他同氯

续表

毒物名称	理化特性	接触机会	主要毒作用表现	防治要点
氨(NH_3)	无色、强辛辣臭味气体，遇水形成氨水，具强碱性	冷冻剂、氮肥、石油精炼、合成纤维等生产过程	皮肤、黏膜刺激症状，角膜、皮肤灼伤；肺水肿和ARDS；中毒性肝损害	迅速用大量清水彻底清洗皮肤和眼睛，每天剥离结膜囊，预防睑球粘连。作业场所空气中氨浓度应控制在30mg/m³以内。其他同氯
光气($COCl_2$)	霉草气味无色气体，微溶于水，水解生成氯化氢和二氧化碳	光气制造、制药、合成橡胶、泡沫塑料、四氯化碳等生产过程。军用毒剂	极易引起肺水肿，潜伏期数小时～48或72小时，可并发ARDS、气胸、纵隔及皮下气肿，恢复较慢，一般宜观察1～2周	一切生产设备应保持密闭负压，将空气中光气浓度控制在0.5mg/m3以内；皮肤污染可涂擦75%酒精，再用清水洗净。其他同氯

4. 窒息性气体中毒　窒息性气体中毒，尤其是一氧化碳和硫化氢中毒仍是我国社区常见的急性职业中毒，须引起高度重视。

【病因】　影响机体氧的供给、运输和利用，导致组织细胞缺氧窒息的有害气体，统称为窒息性气体（asphyxiating gases)。按其中毒机制一般分为单纯窒息性气体和化学窒息性气体两大类。单纯窒息性气体多为惰性气体，如氮、甲烷、二氧化碳和水蒸气等，因其高浓度存在可降低空气氧含量和肺泡气氧分压，仅影响机体氧的供给，从而导致机体缺氧窒息。进入机体后可与血液或组织成分产生特殊化学作用，影响氧的运送和/或组织利用氧，从而引起缺氧窒息的气体即化学窒息性气体，如一氧化碳、硫化氢、氰化氢等。其中，主要影响血液对氧的运输功能，造成组织缺氧窒息的称为血液窒息性气体，如一氧化碳、苯胺、硝基苯等；主要影响组织细胞对氧的摄取和利用而造成组织缺氧窒息的称为细胞（组织）窒息性气体，如硫化氢、氰化氢等。

【中毒机制】　空气中的氧在肺泡扩散入血后与红细胞中的Hb结合为氧合血红蛋白(HbO_2)，随血液循环输送至全身各组织器官，在细胞内呼吸酶的作用下，参与生物氧化过程（细胞呼吸)。窒息性气体可影响机体氧的供给、运输和/或利用的一个或多个环节，从而导致缺氧窒息。单纯性窒息气体多为惰性气体，浓度过高时，可取代、排挤空气中的氧，致使空气氧分压和肺泡气氧分压降低，进而动脉血氧分压和血红蛋白氧饱和度下降，影响氧的供给导致组织缺氧窒息，空气中氧分压愈低，窒息危险性愈大。一氧化碳主要与红细胞的Hb结合，形成碳氧血红蛋白（HbCO)，影响Hb携氧能力，也可与细胞色素氧化酶的Fe^{3+}结合，抑制细胞呼吸，引起“内窒息”，可见一氧化碳既影响氧的运输，又影响氧的利用，既属血液窒息性气体，也属细胞（组织）窒息性气体。硫化氢主要是与细胞色素氧化酶的Fe^{3+}结合，抑制细胞呼吸，引起“内窒息”；还可抑制脑和肝中多种生物酶的活性，加重细胞的缺氧；高浓度硫化氢对嗅神经、呼吸道黏膜神经及颈动脉窦和主动脉体的化学感受器可产生强烈刺激，导致呼吸麻痹，甚至猝死（电击样死亡)，硫化氢可引起脑、心、肺、肝等多脏器损害。氰化氢进入机体后，氰离子直接作用于细胞色素氧化酶，使其失去传递电子能力，抑制细胞呼吸，引起“内窒息”。

【临床表现】　脑缺氧是窒息性气体急性中毒的共有的和突出的表现。轻度缺氧即可引起智力下降、注意力不集中、定向能力障碍等；较重时出现头痛、耳鸣、恶心、呕吐、乏力、嗜睡，甚至昏迷，进一步发展可出现脑水肿。脑水肿主要表现为颅内高压症，是窒息性气体中毒防治的关键。硫化氢中毒除上述脑缺氧表现外，常出现肺水肿、心肌损害和肝、肾损害等多脏器衰竭表现。接触极高浓度硫化氢和氰化氢可见电击样死亡。

慢性中毒尚无定论。长期反复接触低浓度一氧化碳，可有明显的神经功能和循环系统影响，但缺乏客观体征；长期接触氰化氢可出现眼及上呼吸道慢性炎症、类神经症、肌肉酸痛及甲状腺肥大等，因无特异指标，诊断尚有困难；长期接触低浓度硫化氢除引起眼及上呼吸道慢性炎症外，尚可见角膜糜烂或点状角膜炎。

【诊断】 应根据职业接触史，以缺氧和意识障碍为主的临床表现，参考现场调查资料综合分析，按照我国《职业性急性一氧化碳中毒、急性硫化氢中毒诊断标准》作出诊断。“急性氰化氢中毒诊断标准”目前尚未制定。

【防治原则】 关键是脑缺氧和脑水肿的防治，其基本原则为：

（1）迅速移离中毒现场，及时输氧 氧，尤其高压氧能提高血氧含量，加速 HbCO 解离和一氧化碳的排出，促进细胞色素氧化酶复活。因此，应迅速将患者移离至空气新鲜的场所，用鼻导管或面罩法给氧，并尽可能给予高压氧治疗，迅速纠正机体缺氧状态，有效防治脑水肿、肺水肿以及心肌损害。

（2）及早应用特效解毒剂 氰化物中毒时应尽快采用“亚硝酸钠-硫代硫酸钠疗法”进行现场救治。

（3）及时合理的对症与支持疗法 除氰化物中毒外，窒息性气体中毒目前尚无特效解毒剂。一般认为大剂量谷胱甘肽、半胱氨酸或胱氨酸、大剂量维生素 C 等非特效解毒剂可增强细胞氧化能力，加速解毒排毒。除应用 ATP、细胞色素 C、辅酶 A 或能量合剂等脑代谢赋活剂、脱水剂和肾上腺糖皮质激素等通用脑水肿防治疗法外，尼莫地平为选择性作用于脑血管平滑肌的钙拮抗剂，对窒息性气体中毒具有保护作用。钠洛酮被认为是目前较为理想的内啡肽拮抗剂，临床用于防治窒息性气体中毒性脑水肿有较好疗效。

（4）预防窒息性气体中毒 关键是要加强对广大劳动者的职业安全卫生教育，务必使接触者与救援者熟知什么地方、什么时候有可能接触到窒息性气体。凡进入有可能存在窒息性气体污染的场所工作时务必先通风，并正确选用、佩戴呼吸防护器，在有人监护时方可进入。一旦出现眼、呼吸道刺激症状，或感头晕、胸闷不适时应迅速脱离现场，反应剧烈或骤然昏倒者应立即送医院救治。凡存在窒息性气体急性中毒的作业场所均应按照相关规定建立应急救援预案。

几种常见的窒息性气体中毒防治要点见表 2-2-3。

表 2-2-3　几种常见的窒息性气体中毒防治要点

毒物名称	理化特性	接触机会	主要毒作用表现	防治要点
一氧化碳	无色无味无刺激，比重0.97，易燃易爆	冶炼炉、窑炉、焦炉、锻造等操作；燃气、燃料生产和使用；燃气用具调试、维修；光气、甲醇、甲酸等含碳化学物的生产等	急性轻度中毒：脑缺氧反应，轻度意识障碍，HbCO高于10% 急性中度中毒：全身乏力、面色潮红，面颊、前胸、口唇等皮肤黏膜呈樱桃红色，心率加快、中度意识障碍、HbCO高于30% 急性重度中毒：深度昏迷、二便失禁、循环呼吸功能障碍、HbCO高于50% 迟发性脑病：约10%重度中毒者可见本症	①速移离现场，立即吸氧或高压氧治疗；②尽早应用脱水剂和肾上腺皮质激素防治脑水肿；③积极防治并发症；④中度中毒者恢复后应暂时离岗，观察2个月，如无迟发性脑病，可从事原工作。重度中毒及迟发性脑病者应调离原工作。⑤作业场所空气中CO浓度必须控制在职业接触限值以内
硫化氢	无色，腐蛋臭味。比重1.19，易溶于水。多为硫化反应，水解反应和蛋白质自然水解产物	①清理腌渍池、下水道、化粪池等有机物腐败场所；②含硫物质遇酸或水；③生产人造纤维、含硫农药、鞣革等；④以动植物为原料造纸、生产糖、啤酒等；⑤含硫矿石、石油开采和冶炼	急性轻度中毒：眼和上呼吸道刺激症状，头痛、头昏、乏力；轻度至中度意识障碍；急性气管-支气管炎 急性中度中毒：头痛、头昏、乏力、恶心、呕吐，共济失调；浅至中度昏迷；支气管炎、间质性肺水肿、心肌损害等 急性重度中毒：中枢神经症状明显；昏迷或呈植物状态；多脏器损害；电击样死亡 慢性危害：眼和上呼吸道慢性炎症	①速移离现场，立即吸氧或高压氧治疗；②尽早应用脱水剂和肾上腺皮质激素防治脑水肿；③积极防治并发症；④作业场所空气中H_2S浓度必须控制在10mg/m^{3}以内。⑤未闻及腐蛋臭味不能判定是否安全。凡进入有机会接触本品的密闭环境作业必须先通风，佩戴防毒面具，有人监护
氰化氢	无色透明液体，易蒸发，有苦杏仁气味，易溶于水和乙醇	①电镀；②氰化法富集铅、锌等金属；③含氰化合物生产；④苦杏仁、木薯、白果等植物含氰	急性轻度中毒：眼和上呼吸道刺激症状，口内苦杏仁味，口唇、咽部麻木感，嗜睡或意识模糊，转氨酶增高，尿蛋白阳性 急性中度中毒：上述症状加重，呼吸急促，胸前区疼痛，血压下降，皮肤呈鲜红色 急性重度中毒：上述症状加重，经暂短前驱期后，迅速进入呼吸困难期、痉挛期和麻痹期而死亡。极高浓度（剂量）摄入可引起电击样死亡 慢性危害：眼和上呼吸道慢性炎症和皮肤损害	①速移离现场，用大量清水冲洗被污染的眼睛和皮肤；②立即吸氧或高压氧治疗；③尽快应用特效解毒剂“亚硝酸钠-硫代硫酸钠”；④及时合理对症和支持疗法。⑤加强作业环境通风，将空气中氰化氢浓度控制在0.3mg/m^{3}以内

5. 有机溶剂中毒

苯中毒

随着县、镇（乡）企业及三资企业的发展，使用苯及其混合溶剂的厂家遍布沿海和某些内地，多数生产场所狭小，设备简陋，以手工操作为主，无任何通风排毒设施和个体防护措施，作业场所及生活区内苯污染十分严重，苯中毒防治是我国广大社区较为突出的职业卫生问题之一。

【病因】　苯（benzene，C_6H_6）属芳香族烃类化合物，是一种优质溶剂，从煤焦油中提炼或经石油裂解而得。为无色透明、具有芳香气味的油状体液，分子量78，沸点80.1℃。常温下极易挥发，蒸气比重2.77，极易引起燃烧和爆炸。苯的主要用途：①作为有机化学合成的常用原料，如制造苯乙烯、苯酚、药物、农药，合成橡胶、塑料、洗涤剂、染料，炸药等；②作为溶剂、萃取剂和稀释剂，用于生药的浸渍、提取以及油墨、树脂、人造革、黏胶剂和油漆等的制造；常用黏胶剂，如309黏胶合剂、FN-氯丁黏合剂、红胶、快胶、818黏合剂、万能胶以及信纳水（即苯及其同系物的混合物）、香胶水（即天乃水，苯含量40%）、甲苯、二甲苯等其他有机溶剂中均含有一定量的苯。在上述苯及含苯化学物的生产和使用过程中均有机会接触到苯。尤其是使用苯和含苯化学物做溶剂和稀释剂的制鞋、喷漆、皮革制品和微电子等行业苯危害较严重。③用作燃料，如工业汽油中苯的含量可高达10%以上。

【中毒机制】　生产环境下，苯主要以蒸气形式经呼吸道进入人体，亦可经皮肤吸收。进入体内的苯主要分布在脂肪和含类脂质较多的组织器官中。短时间吸入高浓度苯蒸气以大脑、肾上腺和血液中含量最高，长期吸入较高浓度苯则主要贮存于骨髓、脂肪和脑组织。进入体内的苯，约50%以原形经呼吸道排出，约10%贮存于体内各组织器官，40%左右在肝脏内微粒体混合功能氧化酶系催化下，生成环氧化苯，再进一步代谢生成酚、邻苯二酚和氢醌等多羟基化合物，后者可能为苯的毒性中间代谢产物。苯的毒性中间代谢产物都可与硫酸盐或葡萄糖醛酸结合随尿排出。

短时间吸入大量苯蒸气可致急性苯中毒，主要表现为中枢神经系统的麻醉作用。若反复多次吸入，因苯在体内的蓄积作用可引起慢性苯中毒，主要表现为骨髓造血功能的抑制作用和致白血病作用，但慢性苯中毒的机制至今仍未完全阐明。目前所知，苯可能通过以下多种机制发挥其毒作用：①干扰细胞因子对骨髓造血干细胞的生长和分化的调节作用。苯的代谢物邻苯二酚和氢醌等以骨髓为靶，抑制白介素IL-1和IL-2等造血正调控因子的生成，活化骨髓成熟白细胞，使其产生高水平的造血负调控因子，如肿瘤坏死因子（TNF-α）。②氢醌与纺锤体纤维蛋白共价结合，抑制细胞增殖。③苯的活性代谢物与DNA共价结合形成加合物以及代谢产物氧化过程中产生的活性氧对DNA造成氧化性损伤从而诱发DNA突变或染色体畸变，引起再生障碍性贫血和急性髓性白血病等。④苯致急性髓性白血病还可能与*ras*、*c-fos*、*c-myc*等癌基因被激活有关。

【临床表现】

（1）急性中毒　多因意外事故或在通风不良场所作业，吸入高浓度（1600 mg/m^3以上）苯蒸气所致。轻度中毒主要表现为头晕、头痛、恶心、呕吐、眩晕、酒醉感、神志恍惚、步态不稳，有时可有嗜睡、手足麻木、视力模糊等，及时脱离现场，对症处理后，短期内即可逐渐好转，无任何后遗症。重度中毒者除以上表现外，还可出现震颤、谵妄、昏迷、强直性抽搐等症状，或因呼吸中枢麻痹而死亡。少数患者可出现心肌缺血或Ⅰ～Ⅱ度房室传导阻滞等心律失常表现。亦有急性苯中毒致多脏器损害的文献报道。轻度中毒者白细胞计数一般正常或轻度增高，但数日内即可恢复正常。重度中毒者急性期粒细胞可增高，并可见中毒性颗粒，血小板亦有减少趋势，经治疗后，短期内可逐渐恢复，持续性血常规异常者较少见。

（2）慢性中毒　长期接触较高浓度苯可引起慢性中毒。

1）神经系统：早期常见类神经症（神经衰弱综合征），多数表现为头晕、头痛、乏力、失眠或多梦、性格改变、记忆力减退等。少数病例可有四肢末端痛觉减退和麻木等，一般无运动功能障碍。极个别报道重度慢性苯中毒者可引起多发性神经病、脊髓炎、球后视神经炎、癫痫及精神失常等。

2）造血系统：慢性苯中毒的特征性临床表现是骨髓造血功能障碍，约有5%的轻度中毒者无自觉症状，但可见血象异常。造血系统最早和最常见的表现是持续性白细胞计数减少，主要为中性粒细胞减少，白细胞可见较多的毒性颗粒和空泡。随后出现血小板减少，可伴有皮肤黏膜出血，但出血倾向往往与血小板计数不一定平行。严重者可出现全血细胞减少，表现为再生障碍性贫血。骨髓象主要表现为：①生成降低，前期细胞明显减少。早期轻症限于粒细胞系列，重症则累及巨核细胞，或三个系列都减低，骨髓有核细胞计数明显减少，呈再生障碍性贫血表现。②形态异常，粒细胞出现毒性颗粒、空泡、核质疏松、核浆发育不平衡，中性粒细胞分叶过多、破碎细胞较多等；红细胞可见嗜碱性颗粒、嗜碱红细胞、核浆疏松、核浆发育不平衡等；巨核细胞减少或消失，成堆血小板稀少。近些年来，短期高浓度苯接触所致再生障碍性贫血屡见文献报道，患者多来自乡（镇）、个体企业。

3）致癌性：国际癌症研究中心（IARC）已确认苯为人类致癌物，可引起各种类型的白血病，最为多见的是急性粒细胞性白血病，少数为慢性早幼粒细胞白血病。苯所致白血病是我国法定职业性肿瘤之一。

4）其他损害：经常接触苯，可因其脱脂作用引起皮肤干燥、脱屑、皲裂或湿疹改变；苯可损害生殖功能，表现为苯作业女工月经血量增多、经期延长，自然流产和胎儿畸形率增高；实验研究提示苯具有对胚胎及胎盘双重毒性，苯不仅能引起生殖细胞染色体或基因突变导致遗传性损伤，还可通过胎盘屏障进入胎儿体内，影响胎儿的生长发育，甚至引起胎儿中毒死亡。曾见1例慢性苯中毒合并妊娠，致新生儿全血细胞减少合并硬肿症、肺及上消化道等脏器出血，最终导致弥散性血管内凝血、呼吸衰竭而死亡的文献报告。苯对免疫系统也有影响，苯作业工人血IgG、IgA明显降低，而IgM增高等。

【诊断】　急性苯中毒的诊断主要根据短期内吸入大量高浓度苯蒸气，有中枢神经麻醉作用表现，排除其他疾病引起的类似疾病，即可诊断。慢性苯中毒的诊断主要根据较长时期密切接触苯的职业史，以造血功能抑制为主的临床表现，参考作业环境调查资料，进行综合分析，并排除其他原因所致血象改变，即可按我国《苯中毒诊断标准》（GBZ68－2002）进行诊断和诊断分级。

急性苯中毒的诊断必须与汽油中毒等急性有机溶剂中毒以及脑血管意外、癫痫等疾病相鉴别。造血功能障碍是慢性苯中毒的特征性表现，如果肯定患者有过量的苯接触史，经多次复查（3个月内每1～2周复查1次血象）白细胞计数持续低于4×10^9/L（4000/mm^3）或中性粒细胞低于2×10^9/L（2000/mm^3）；常有头晕、头痛、乏力、失眠、记忆力减退等症状者，可考虑慢性苯中毒诊断。但因血象的变化受诸多因素的影响，无规律可循，尚缺乏特异性诊断指标。所以，周围血象有持续或进行性改变者，仍应作骨髓象检查，以排除其他职业性与非职业性原因所致造血系统疾病的可能性。

【防治原则】

（1）治疗　急性中毒者应立即转移到空气新鲜处，脱去被苯污染的衣服，清洗皮肤，防止继续吸收苯。对症处理，静脉注射大量维生素 C 和葡萄糖醛酸有辅助解毒功效。忌用肾上腺素。

慢性苯中毒一经确诊，即应调离苯及其他有毒作业，并给予及时合理治疗。本病目前尚无有效治疗药物，治疗的关键是设法恢复造血功能，具体原则和方法同内科。

苯中毒性再生障碍性贫血经及时合理治疗，一般可获得满意疗效，预后良好。国内某医院收治苯中毒急性再生障碍性贫血 33 例，其中 18 例应用大剂量甲泼尼龙治疗，有效率达 83.4%，高于单纯应用雄激素等治疗者（有效率为 60.0%），认为可能与甲泼尼龙能有效抑制多种具有免疫活性因子的表达有关。

（2）预防　苯是肯定的人类致癌物，发达国家对苯的应用均予以严格管理，中小企业不得制造苯和用苯做化学合成原料生产含苯化学物；限制作为溶剂和稀释剂的使用量。预防苯危害的基本措施有：①通过生产工艺改革和通风排毒等卫生技术措施将空气中苯浓度控制在职业接触限制（PC-TWA 6mg/m^3；PC-STEL 10mg/m^3）以内；②以无毒或低毒的物质取代苯，如在油漆及制鞋工业中，以汽油、二乙醇缩甲醛、环己烷、甲苯、二甲苯等作为稀薄剂或黏胶剂等；③加强作业环境监测和健康监护，定期监测空气中苯浓度的变化，发现问题，及时整改。对苯作业工人进行就业前体检和定期体检，尤其要注意动态观察苯作业人员外周血白细胞的变化。患有中枢神经系统疾病、血液系统疾病、肝肾器质性疾病、严重皮肤病及功能性子宫出血者禁忌苯作业。慢性苯中毒者对化学毒物较敏感，即使经治疗后血象恢复正常，再次接触苯，甚至其他具有造血毒性的化学物或药物均有可能导致复发，加重病情；因此，一经确诊为慢性苯中毒应及早调离苯作业，并积极疗养，防止病情加剧。孕期和哺乳期妇女必须暂时调离苯作业，以免对胎儿产生不良影响；④加强个体防护和健康教育。

其他有机溶剂中毒见表 2-2-4。

表 2-2-4　其他有机溶剂中毒防治要点

毒物名称	理化性质	主要接触机会	主要毒作用表现	防治要点
甲苯、二甲苯	易挥发性液体，比重较空气大，不溶于水，而溶于有机溶剂	作为溶剂或稀释剂用于油漆、喷漆、橡胶和皮革等工业	中枢神经系统麻醉作用和皮肤黏膜刺激作用较苯强，可引起类神经症、溶剂性皮炎；纯品对造血功能的影响不明显	对症处理；慢性重度中毒者应调离原岗位；职业接触限值均为 PC-TWA 50mg/m^3，PC-STEL 100mg/m^3
正己烷（白电油）	易挥发性液体，蒸气比重 2.97，几乎不溶于水而溶于氯仿、乙醚和乙醇	作为溶剂广泛用于石油加工、植物油提取、花香溶剂萃取；作为清洁剂用于印刷、五金电子；用于胶水、清漆和黏合剂的制造；粉胶、溶剂汽油等含有本品	急性：中枢神经系统麻醉和皮肤黏膜刺激作用 慢性：多发性周围神经病，发病隐匿进展缓慢。可致帕金森病。尿 2，5-二己酮增高，神经肌电图出现神经源性肌损害	急性中毒者应迅速移离现场，用肥皂水清洗皮肤，对症处理。慢性中毒者应尽早脱离接触，予以对症和支持疗法。加强作业场所通风，将空气中正己烷浓度控制在 PC-TWA 100mg/m^3；PC-STEL 180mg/m^3。严禁徒手操作和用本品洗手；接触后出现肢体乏力或麻木等症状应及时就医

6. 农药中毒

（1）农药及其分类　农药（pesticides）系指用于预防、消灭或者控制危害农、林、牧业的病、虫、草和其他有害生物以及调节植物、昆虫生长的化学药品。迄今全世界已登记的农药有效成分有千余种。我国目前使用的农药也有近千种，不同制剂产品约3000种，通常分为①杀虫剂，常用的如有机磷酸酯类、氨基甲酸酯类和拟除虫菊酯类等；②杀菌剂，如有机硫类、有机砷（胂）类等；③除草剂，包括季铵类、苯氧羧酸类、酰胺类等；④杀鼠剂，如毒鼠强等；以及杀螨剂、杀螺剂、杀卵剂、生长调节剂等。由两种或两种以上活性成分混合配制的称为混配农药。混配农药的使用在我国约占农药品种的60%以上。混配杀虫剂中，几乎都含有机磷，以有机磷与拟除虫菊酯混配者最多，其次为有机磷与氨基甲酸酯以及有机磷、氨基甲酸酯、拟除虫菊酯三元混配制剂。某些农药，如敌枯双、二溴氯丙烷、杀虫脒和氟乙酰胺等，因对动物和人类有致癌或潜在致癌危险性，或因毒性剧烈导致人畜中毒或二次中毒危险性极高，我国已经明确规定不予登记或禁止生产、销售和使用。但早已被国家明文禁止生产、销售和使用的某些农药，如杀虫脒、氟乙酰胺等至今仍在我国一些地区销售和使用，中毒事故时有发生。

（2）农药毒性　通常依据大鼠急性毒性将农药分为剧毒、高毒、中等毒、低毒四级（表2-2-5）。

表2-2-5　我国农药急性毒性分级标准（GB15670-1995）

毒性分级	经口 LD_{50}（mg/kg）	经皮 LD_{50}（mg/kg）	吸入 LC_{50}（mg/m^3）2h
剧毒	<5	<20	<20
高毒	5～50	20～200	20～200
中等毒	50～500	200～2000	200～2000
低毒	>500	>2000	>2000

由表2-2-5可见农药的毒性相差悬殊，可能与农药的有效成分、纯度、剂型、助剂和进入途径等多因素有关。但农药的毒性大小与其发生中毒的几率并不平行，中、低等毒性农药常因防护意识淡漠，超量超时接触而发生中毒的事件较常见。混配农药的毒性大多数呈相加作用，少数为协同作用。混配农药对人体的危害性较单剂农药大，毒作用表现复杂多样，且缺乏典型特异症状和体征，易导致误诊误治。

（3）农药接触　在农药的生产、运输、销售和使用过程中，因生产设备维修保养不当，违反安全操作规程造成跑、冒、滴、漏或因配制和使用农药时，包装或施药器械破损，药液溢漏等原因，导致作业场所空气污染，尤其是皮肤污染而中毒。在广大农村，因农药管理制度不健全，滥用农药等原因而导致生活性农药中毒者更为常见。

（4）农药预防的措施　农药的应用范围十分广泛，接触机会多，除职业性农药中毒外，生活性农药中毒在广大社区尤为常见，而且中毒程度严重，死亡率高。因此，预防农药中毒，必须严格贯彻执行《中华人民共和国农药管理条例》以及国家和相关主管部门颁布的《农药安全使用规则》和《农村农药中毒卫生管理办法》，加强领导，普及安全用药知识。具体的预防措施是：①努力开发高效低毒农药，农药开发、生产应向卫生行政部门提出建设项目职业病危害评价和环境卫生评价申请，获取生产许可证。②改革农药生产工艺，严格遵守安全生产规程，杜绝跑、冒、滴、漏，加强通风，将空气中农药浓度控制在职业接触限值内。③加强农药营销、运输、保管制度：应专仓或专柜分类存放，专人管理。空瓶和废旧包装应回收，集中去毒处理。严禁销售国家已明文禁止生产和使用的农药。④严格遵守安全用药规程：使用农药前，做好个体防护，严禁徒手操作；用专用容器、工具配药、拌种，按要求配制所需浓度；检查并用清水调试用药器械，以免喷药时发生药液泄漏、喷头堵塞等意外。使用农药中，施药人员应戴防护口罩，穿长衣长裤，使用塑料围裙。喷药时应站在上风侧或倒退行进，避免在炎热、大风时段喷药等，预防农药对呼吸道和皮肤的污染。用药过程中，如出现头晕、头痛、恶心、流涎、多汗或视物模糊等不适时，应立刻停止作业并就医。使用农药后，应及时脱去被污染的衣服，用肥皂水和清水彻底清洗皮肤；用过的空药瓶和所有用药容器、药械均应在指定的地点，用肥皂水、石灰水或草木灰水等碱性溶液消毒处理；在喷洒过农药的农田、菜园、果园和仓库等区域，要竖立明显的“警示标志”在一定期间内禁止放牧、采摘瓜果和蔬菜等；如出现身体不适时，应立刻就医。⑤健康监护：生产和经常接触农药者应进行就业前和定期体检，患有明显神经系统疾病、肝肾疾病以及不适宜接触某些农药的疾病者，妊娠期和哺乳期妇女应暂时脱离接触。

有机磷农药中毒

【病因】　有机磷农药品种较多，在我国，绝大多数为杀虫剂。其结构通式：

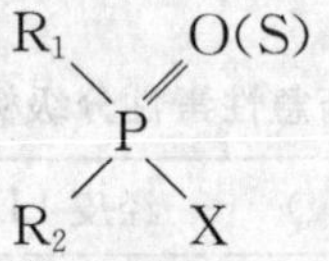

式中，R_1、R_2多为甲氧基（CH_3O—）或乙氧基（C_2H_5O—）；X 为 N 或 F 或 CN 或 OCN 或 SCN 等。因取代基团不同，即可生产许多品种的有机磷农药：①磷酸酯类，如敌敌畏（DDVP）、敌百虫、磷胺、百治磷等。②硫代磷酸酯类，如对硫磷、甲基对硫磷、杀螟松、内吸磷（demeton）、辛硫磷、二嗪农、稻瘟净、倍硫磷、乐果、马拉硫磷、甲拌磷等。③磷酰胺及硫代磷酰胺类，如甲胺磷、乙酰甲胺磷等。④焦磷酸酯、硫代焦磷酸酯和焦磷酰胺，如治螟磷、双硫磷等。

有机磷农药纯品多为白色结晶，工业品则为淡黄色或棕色油状液体，易挥发，大多有类似大蒜样特殊气味。大多微溶于水，易溶于乙醇等有机溶剂，对光、热、氧及在酸性溶液中较稳定，遇碱易分解去毒。值得注意的是，敌百虫则易溶于水，在碱性条件下可生成毒性更大的敌敌畏。

【中毒机制】　有机磷农药可经胃肠道、呼吸道及完好皮肤黏膜吸收。进入体内的有机磷随血液迅速分布到全身，以肝脏含量最高，肾、肺、脾次之，可经血脑屏障和血胎盘屏障进入脑组织和胎儿体内。有机磷农药在体内的代谢主要有氧化及水解两种方式，一般氧化产物毒性增强，水解产物毒性降低。例如，对硫磷在体内经肝细胞微粒体氧化酶的作用，被氧化为对氧磷，马拉硫磷被氧化为马拉氧磷，其毒性均增大，后者再被羧酸酯酶水解失去活性。哺乳动物体内含丰富的羧酸酯酶，对马拉硫磷的水解作用超过氧化作用，而昆虫则相反，因而马拉硫磷属高效、低毒（对人畜）杀虫剂。有机磷农药在生物体内一般都能迅速代谢转化，其代谢产物大部分数日内即经肾脏排出，故常不产生明显的物质蓄积。

有机磷农药中毒的主要机制是抑制胆碱酯酶（ChE）的活性，使其失去分解乙酰胆碱的能力，导致乙酰胆碱在体内的聚集，而引起胆碱能神经过度兴奋的临床表现。胆碱酯酶活性抑制是有机磷农药中毒的主要机制，但非唯一机制。如有机磷农药可直接作用于胆碱能受体、抑制其他酯酶的活性、直接损害心肌细胞等。某些有机磷农药，如敌百虫、敌敌畏、马拉硫磷、甲胺磷等，可引起迟发性神经病（OPIDN），可能与神经病靶酯酶（NTE）抑制以及靶神经轴索内的钙离子/钙调蛋白激酶B受干扰，使神经轴突内钙稳态失调，导致轴突变性有关。乐果、氧乐果、敌敌畏、甲胺磷、倍硫磷等中毒可出现中间期肌无力综合征（IMS），其发病机制迄今尚未阐明，可能与神经-肌接头传导阻滞、横纹肌坏死、乙酰胆碱酯酶持续抑制等有关。

【临床表现】 职业性急性有机磷农药中毒多因皮肤污染，经皮吸收所致，其潜伏期一般为2～6h，发病愈早，病情愈重。

（1）毒蕈碱样表现 出现较早，主要表现为恶心、呕吐、腹痛、腹泻、多汗、流涎、视物模糊、瞳孔缩小、呼吸道分泌物增多等。重症可见呼吸困难，肺水肿，大、小便失禁等。

（2）烟碱样表现 全身紧束感、动作不灵活、发音含糊和胸部压迫感，重症可出现肌束震颤、痉挛，进而可因呼吸肌麻痹而死亡。

（3）中枢神经系统表现 早期出现头晕、头痛、倦怠、乏力等，随后可出现烦躁不安、言语不清及不同程度的意识障碍。严重者可发生脑水肿、癫痫样抽搐，甚至呼吸中枢麻痹死亡。

（4）其他表现 严重者可出现中毒性肝病、急性坏死性胰腺炎、脑水肿、心肌损害等。少数患者在胆碱能危象消失后1～4天内，可能出现中间期肌无力综合征。部分患者在急性中毒症状消失后2～4周可能出现迟发性神经病。

长期接触有机磷农药的工人可出现慢性中毒，主要表现为类神经征，轻度毒蕈碱样症状，偶有肌束颤动、瞳孔变化、神经肌电图和脑电图变化。某些有机磷农药具有致敏作用，可引起支气管哮喘、过敏性皮炎等。

【诊断】 根据短时间接触大量有机磷农药的职业史，以自主神经、中枢神经和周围神经系统症状为主的临床表现，结合全血胆碱酯酶活性测定，参考作业环境职业卫生调查资料，综合分析，排除急性胃肠炎、中暑、乙型脑炎等其他类似疾病后，按《职业性急性有机磷杀虫剂中毒诊断标准》（GBZ8-2002）进行诊断，一般不难。尤应注意的是：①混配杀虫剂中毒，其临床表现更为复杂多样，易导致误诊误治。临床分析发现，多数农药中毒病例为含有机磷杀虫剂的混配杀虫剂中毒。因有机磷的毒性常高于混剂中的其他成分，混配农药中毒的临床表现也以有机磷中毒表现为主，提示这类混配农药中毒的诊断与治疗应按急性有机磷农药中毒处理。②在急性中毒后1～4d左右，胆碱能危象基本消失且意识清晰，若出现以肌无力为主的临床表现者，应考虑并发中间期肌无力综合征的可能性。③在急性重度和中度中毒后2～4周左右，胆碱能症状消失，全血或红细胞胆碱酯酶活性虽正常，若出现感觉、运动型多发性神经病表现，神经-肌电图检查显示神经源性损害者应考虑迟发性多发性神经病的可能性。④长时间接触有机磷农药后可出现职业性慢性有机磷杀虫剂中毒。

【防治原则】 防治原则有：①应立即脱离中毒现场，脱去被污染的衣服，用肥皂水和清水彻底清洗污染的皮肤、头发、指甲；眼部如受污染，应迅速用清水或2%碳酸氢钠溶液冲洗，口服中毒者应立即催吐，用温水或2%碳酸氢钠溶液冲洗，反复洗胃，直至洗出液无农药味。②特效解毒剂的应用：应在清洗皮肤等处理的同时，迅速给予特效解毒药物。其基本原则是，轻度中毒者单用足量阿托品；中度或重度中毒者，则需联合使用阿托品和胆碱酯酶复能剂（如氯磷定、解磷定），因联合用药有协同作用，故剂量应适当减小。敌敌畏、乐果等中毒时，使用胆碱酯酶复能剂的效果较差，治疗应以阿托品为主，既应注意阿托品化，又要防止阿托品过量而引起中毒。目前临床上对有机磷杀虫剂混配农药中毒尚缺少治疗经验，一般认为，急性轻度中毒时，单用阿托品即可，对急性中度或重度有机磷杀虫剂混配农药中毒，在出现肌束震颤等烟碱样症状时，可酌情应用肟类药物，此时，阿托品应适当减小剂量。③对症治疗：治疗过程中，要特别注意保持呼吸道通畅。出现呼吸衰竭或呼吸麻痹时，立即给予机械通气。必要时做气管插管或切开。呼吸暂停时，不要轻易放弃治疗。急性中毒患者临床表现消失后仍应继续观察 2～3d；乐果、马拉硫磷、久效磷中毒者，应延长治疗观察时间，重度中毒患者避免过早活动，防止病情突变。④预防：同前述。

急性中毒治愈后三个月内不宜接触有机磷农药。有迟发性神经病变者应调离有机磷作业。慢性中毒者经治疗恢复正常 1～3 个月后，可从事原工作，如反复发生或病情加重者，应调离接触有机磷农药岗位。

全血胆碱酯酶活性测定应作为有机磷农药作业人员常规健康监护指标。患有神经系统器质性疾病，明显肝、肾疾病，全身性皮肤病和全血胆碱酯酶活性明显低于正常值者禁忌从事有机磷杀虫剂作业。

7. 化学物所致职业性发热反应　许多职业性有害因素可引起发热反应，例如高温和热辐射所致热射病；吸入高浓度被真菌、细菌及其毒素或动物蛋白等污染的动植物粉尘所致的农民肺、甘蔗渣肺、蘑菇肺和鸟饲养工肺；吸入高浓度含革兰阴性细菌及其内毒素的有机粉尘所致的“枯草热”、“谷物热”、纺织热（星期一热）等，其临床表现均有发热反应；职业性布氏菌病更以典型的稽留热和波浪热为其临床特征。可引起发热反应的化学性有害因素很多，如五氯酚和氟乙酰胺等可干扰三羧循环，引起以高热为特征的临床表现，但在社区职业性发热反应最常见的主要是金属烟热和聚合物烟雾热。

（1）金属烟热　金属烟热是吸入新生的金属氧化物烟雾所致的骤起体温升高和白细胞数增多为主要表现的全身性疾病，又称铸造热。其临床表现易与疟疾、感冒、急性支气管炎等疾病相混淆。

【病因病机】　锌、锑、铍、镉、铜、铁、铅、镁、铊、锰、锡等加热过程中可产生氧化物烟雾。这类金属氧化物烟雾分散度极高，具有较强的生物学活性，进入呼吸道的金属氧化物也可直接穿透肺泡，在体内被白细胞吞噬，吞噬金属氧化物后的白细胞发生变性、崩解释放出内生性致热源，导致发热反应。熔铜时加热到 1200℃，超过锌的沸点 907℃，可逸出大量铜、锌蒸气，在空气中被氧化成细小的氧化铜和氧化锌微粒，故金属烟热多见于铸造黄铜的工人。有色金属冶炼、铸造、焊接、切割、碳弧气割等行业，镀锌、喷锌、锌焊等锌作业人员吸入金属氧化烟雾的机会较多，发病率也较高，其中发病率最高的是氧化锌烟雾所致的金属烟热。

【临床表现】　金属烟热常在接触高浓度金属氧化物烟雾后 4～12h 内发病。受凉、过劳、酗酒、焦虑、失眠等可诱发本病。起病时，全身无力、头痛、胸闷、咽喉干燥、口内有金属味，继而出现寒战，体温高达 38℃或更高，伴口渴、恶心、头晕、全身关节及肌肉酸痛，偶可伴有咳嗽、气短、呕吐和腹痛等症状。发热可持续 2～8h，随即出汗，体温开始下降。病程一般持续 1～2d，重者需 2～3d 痊愈。多无明显异常体征。实验室检查可见外周血白细胞计数轻度增高，偶可见一过性糖尿和蛋白尿。如发热等症状及白细胞增多持续，应作进一步检查，排出其他类似疾病。本病无后遗症，但反复发作者易继发慢性呼吸道炎症或其他慢性感染。

【诊断】　根据金属氧化物烟雾的职业接触史，特殊的体温变化及血白细胞数增多，参考作业环境，综合分析，排除类似疾病，方可按《金属烟热诊断标准》（GBZ48－2002）诊断及分级。金属烟热应与疟疾、感冒、急性气管炎、急性支气管炎等疾病相鉴别，其要点是：①发病前12h内，有金属氧化物烟雾密切接触史。②发病期间出现有典型的体温升高，并伴有血白细胞数增多。③不经特殊处理可自愈，整个病程不超过一日。④因发病机制为中性粒细胞吞噬金属氧化物烟雾颗粒后，释放内生性致热源所致免疫反应，一次发作后，可获得短暂免疫，所以假日后上班较持续工作者更容易发病，新工人也易患病。

临床工作中要特别注意的是，严重中毒者可出现昏迷，类似中枢神经系统感染，群体发病者较易诊断，散发病例则极易误诊；有些病例，起病初表现为金属烟热，随后可能出现该金属中毒的其他表现。例如，吸入大量氧化铊后，早期表现为金属烟热；体温下降3天后出现黄疸，肝脏肿大并有压痛，血清AST明显增高；继而出现周围神经炎等，最终可确诊为急性铊中毒。

【防治原则】 一般不需特殊药物治疗，病情较重者给予对症治疗，应卧床休息，饮用热茶、红糖生姜汤等，热水浴有一定防治效果。如发热持续一天以上应考虑是否合并继发感染或全身中毒。加强作业环境通风和个体防护可有效预防本病的发生。

（2）聚合物烟雾热　聚四氟乙烯、聚三氟氯乙烯、聚全氟异丙烯等有机氟聚合物在加热时产生热裂解反应，生成的多种无机和有机氟的混合气体，即聚合物烟雾。短时间内吸入大量有机氟聚合物烟雾所致的发热反应称为聚合物烟雾热（polymer fume fever）。

【病因病机】　聚四氟乙烯、聚三氟氯乙烯、聚全氟异丙烯等有机氟聚合物在加热时产生热裂解反应，可生成多种无机和有机氟的混合气体，如八氟异丁烯、氟光气和氟化氢等，其品种及数量与加热的温度有关。如聚四氟乙烯加热至200℃以下无明显热裂解现象；200℃～300℃时，其热裂解物仅引起呼吸道黏膜轻度刺激症状；加热至315℃～375℃时，产生的热裂解物可引起聚合物烟雾热。聚四氟乙烯等氟聚合物在烧结、热加工以及电焊、高温切割；焊接含氟塑料涂层的管道、阀门、垫圈等操作过程中可因接触到高浓度聚合物烟雾而发病。目前对有机氟化合物热解产物的致毒机制，尚未完全阐明，可能与其分子中的氧原子数目越多，化学活性不稳定，对亲核剂（nucleophilic agent）反应敏感以及脂质过氧化作用等有关。其致肺间质纤维化作用可能与免疫机制有关。

【临床表现】　吸入大量含氟塑料热裂解物后，常出现眼部刺激和异物感、咽痛、头昏、头痛及胸闷等；经数小时潜伏期后即出现畏寒，但无明显寒战，随后发热，体温一般在38℃～39℃左右，发热持续6～10h后，开始出汗，继而体温下降。发热时伴有头痛、全身乏力、肌肉、关节酸痛、咽痛、胸闷、咳嗽及心悸等，偶有恶心、呕吐及嗜睡出现。除咽部充血外，通常无其他阳性体征可见，个别病例可有暂时性血压升高，肺部偶可闻及干啰音；胸部X线检查一般正常。实验室检查：白细胞总数及中性白细胞增高。尿常规正常。症状一般在24h内减轻；但全身乏力、关节酸痛可持续2～3d。反复接触可反复发病。少数病例可出现轻度心肌损害，所以病程中及恢复期内应注意有无心脏受损。反复发作者可引起慢性扁桃腺炎、慢性咽炎。个别严重者，可能引起慢性支气管炎，甚至出现肺间质纤维化等。

【诊断】　根据职业史及典型症状，诊断常不困难。本病需与流行性感冒、上呼吸道感染、疟疾等病相鉴别。诊断要点是：吸入有机氟聚合物热解物后，出现畏寒、发热、寒战、肌肉酸痛等感冒样症状，可伴有咳嗽，胸部紧束感、头痛、恶心、呕吐等表现，一般在24～48h内消退。

【防治原则】　以对症和支持治疗为主，与金属烟热相似，可适当服用解热止痛的中西药物、休息及补充水分，一般在1～2d内可完全恢复。经常反复发病者应注意防治肺纤维化，并应调离原工作。

二、社区生产性粉尘与职业性肺部疾患

生产性粉尘是指能够较长时间漂浮于生产环境空气中的固体微粒。长期吸入某些生产性粉尘可引起多种职业性肺部疾患。其中，长期吸入生产性粉尘所致的以肺组织弥漫性纤维化为主的全身性疾病，即尘肺（pneumoconiosis）。尘肺是我国目前职业病防制工作的重点，尤其是我国乡镇企业、私有企业，粉尘危害异常严重，尘肺防治工作任重道远。

（一）生产性粉尘的来源、分类及特征

生产性粉尘主要来源于固体物质的粉碎，粉状物质的过筛、包装和配料，燃料不全燃烧和金属氧化，沉积粉尘因气流作用产生扬尘等。矿山开采、隧道开凿、筑路，冶金和机械制造工业，耐火材料、玻璃、水泥、陶瓷等工业以及皮毛、纺织工业等生产过程中有较多机会接触生产性粉尘。

生产性粉尘按其性质和化学组成一般分为：①无机粉尘，如石英、石棉、滑石、煤尘，铅、锰等金属性粉尘和金刚砂、水泥、玻璃纤维等人工无机粉尘。②有机粉尘，包括皮毛、丝、骨、棉、麻、谷物、甘蔗、烟草、木、茶粉尘等动植物性粉尘和橡胶、人造有机纤维粉尘等人工有机粉尘。③混合性粉尘，在生产环境中，大多数情况下为两种以上粉尘混合存在，如煤矽尘、金属烟尘、聚合物烟尘等。

（二）生产性粉尘对健康的影响

1. 尘肺　按粉尘的化学组成不同，一般将尘肺分为：①矽肺（silicosis），长期吸入含游离型二氧化硅粉尘所致。②硅酸盐肺（silicatosis），长期吸入含结合型二氧化硅（如石棉、滑石、水泥、云母等）粉尘所致。③炭尘肺（carbon pneumoconiosis），长期吸入煤、石墨、炭黑、活性炭等含碳粉尘所致。④混合性尘肺（mixed dust pneumoconiosis），长期吸入含游离型二氧化硅粉尘和其他粉尘（如煤矽尘、铁矽尘等）所致。⑤金属尘肺（metallic pneumoconiosis），长期吸入铝尘等金属粉尘所致。我国2002年公布的《职业病目录》共列入12种法定尘肺，即矽肺、石棉肺、滑石尘肺、水泥尘肺、云母尘肺、煤工尘肺、石墨尘肺、炭黑尘肺、陶工尘肺、铸工尘肺、电焊工尘肺和铝尘肺。

2. 粉尘沉着症　某些生产性粉尘，如锡、钡、铁、锑尘等沉积于肺部后，仅引起一般性异物反应，可继发轻微肺间质纤维增生，但脱离粉尘作业后，病变逐渐减轻，X线阴影消失。

3. 有机粉尘所致呼吸系统疾患　吸入棉、亚麻、大麻等粉尘可引起棉尘症；吸入被真菌、细菌或血清蛋白等污染的有机粉尘可引起职业性变态反应性肺泡炎（occupational allergic alveolitis）；吸入被细菌内毒素污染的有机粉尘可引起有机粉尘毒性综合征（organic dust toxic syndrome）；吸入聚氯乙烯、人造纤维粉尘可引起非特异性慢性阻塞性肺病（chronic obstructive pulmonary disease，COPD）等。

4. 中毒作用　吸入铅、砷、锰等毒物粉尘可引起全身中毒。

5. 致癌作用　吸入石棉、放射性矿物质、镍和铬酸盐等粉尘等可致肺部肿瘤或其他部位肿瘤。

此外，长期吸入粉尘可引起慢性支气管炎和支气管哮喘以及鼻炎、咽炎等局部损害；粉尘堵塞皮肤毛囊、汗腺可引起粉刺、毛囊炎、脓皮病等；沥青等粉尘可引起光感性皮炎。

（三）粉尘危害的控制措施

1. 组织管理措施　各级政府、企事业主管部门及用人单位必须十分重视尘肺防治工作，依据《中华人民共和国职业病防治法》明确分清政府行政管理部门、用人单位和劳动者在尘肺防治中的责任，贯彻落实《中华人民共和国尘肺防治条例》、《关于防止厂、矿企业中的矽尘危害的决定》、《工厂防止矽尘危害技术措施办法》、《矿山防止矽尘危害技术措施暂行办法》等一系列尘肺防治法律、法规，制订本社区尘肺病防治规划和制度，如技术培训、健康教育、环境监测、健康监护、健康档案等，加强对本社区尘肺防治的组织管理工作。

2. 技术措施　工艺技术措施和卫生技术措施是消除或降低粉尘危害，预防尘肺的最根本的措施。应努力通过改革生产工艺过程、革新生产设备、湿式作业、密闭抽风除尘等技术措施，将作业环境粉尘浓度控制在职业接触限值以内。

3. 卫生保健措施　对粉尘作业工人应实施就业前和定期健康检查，脱离粉尘作业时还应进行脱尘时的健康检查。不满 18 岁以及患有活动性肺结核、严重慢性呼吸道疾病、严重影响肺功能的胸部疾病以及严重心血管系统疾病者不得从事粉尘作业。

4. 加强个体防护　作业环境防尘措施难以使粉尘浓度降至职业接触限值时，应佩戴防尘口罩、防尘安全帽和送风头盔等。

（四）矽肺

矽肺（silicosis）是在生产过程中长期吸入游离型二氧化硅粉尘而引起的以肺组织弥漫性纤维化为主的全身性疾病。我国矽肺病例约占尘肺总病例的 50%，是尘肺中危害最严重的一种。

【病因】　游离型二氧化硅在自然界中分布很广，在 16km 以内的地壳内约占 25%，95%的矿石中均含有数量不等的游离型二氧化硅。通常将游离型二氧化硅含量为 10%或以上的粉尘，称作矽尘，石英粉尘中游离型二氧化硅含量高达 99%，故石英尘是一种典型的矽尘。游离型二氧化硅有结晶型、隐晶型和无定型三种晶体结构，晶体结构不同，其致纤维化能力各异，通常结晶型＞隐晶型＞无定型。石英为结晶型游离型二氧化硅，其致纤维化作用最强，主要存在于石英石、鳞石英、花岗岩或夹杂于其他矿物内的硅石中。因此，在职业活动中，接触游离型二氧化硅粉尘的作业非常广泛，接触矽尘机会较多的是：各类矿山开采过程的凿岩、掘进、爆破、运输；公路、铁路、水利电力工程建设；冶金、机械制造等生产过程中的铸型、清砂、原料破碎、研磨、筛分、配料等工序。

一般认为，矽肺的发生发展与粉尘中游离型二氧化硅的含量和晶型、矽尘浓度和分散度、接尘时间、个体敏感性以及防护措施等有关。粉尘中游离型二氧化硅的含量、矽尘浓度、分散度越高，接尘工龄越长，吸入并蓄积在肺内的粉尘量就越多，越易引起矽肺，病情越严重。接触较低浓度矽尘者多在 15～20 年后发病。持续吸入高浓度、高游离二氧化硅粉尘，经 1～2 年即可发病，即所谓“速发型矽肺”（acute silicosis）。曾接触过较高浓度矽尘，但在脱离矽尘作业时 X 线胸片未发现明显异常，而在脱离矽尘作业若干年后始见矽肺发生，此即“晚发型矽肺”（delayed silicosis）。既往患有肺结核、尤其是接尘期间患有活动性肺结核或其他慢性呼吸系统疾病者易罹患矽肺。

【病理】　矽肺病理改变可分为结节型、弥漫性肺间质纤维化型、矽性蛋白沉积和团块型。其基本病理改变为矽结节形成和弥漫性肺间质纤维化。矽结节（silicotic nodule）是矽肺特征性病理改变。典型矽结节横断面由多层紧密排列呈同心圆状的胶原纤维，中心或偏侧为一闭塞的小血管或小支气管，状如葱头。粉尘中游离二氧化硅含量越高，矽结节形成时间越长，典型矽结节越多。弥漫性肺间质纤维化型多见于长期吸入游离型二氧化硅含量较低，或游离型二氧化硅含量虽较高，但累积吸入量较少的病例，病变进展缓慢。随病理改变的进展，矽结节和弥漫性肺间质纤维化病灶不断增多、增大，相互融合扩展即形成团块型矽肺。

【发病机制】　矽尘致肺组织纤维化的机制十分复杂，国内外学者先后提出过机械刺激说、化学中毒说以及硅酸聚合说等多种假说，但均未能确切阐明矽尘导致巨噬细胞崩解、死亡，最终导致弥漫性肺组织纤维化病变的发生和发展，为采取有效防治措施提供科学依据。目前，较为公认的发病机制有：①巨噬细胞的崩解死亡可能与矽尘表面的硅烷醇基团与巨噬细胞膜构成氢键，导致巨噬细胞膜通透性增高；矽尘直接损害巨噬细胞膜，细胞膜通透性改变，促使细胞外 Ca^{++} 内流，细胞内钙离子浓度升高造成巨噬细胞的损伤；矽尘引起的生物膜脂质过氧化反应可能损害巨噬细胞膜等有关。②胶原纤维增生和矽结节形成可能与矽尘对肺泡Ⅰ型上皮细胞的损害，超出肺泡Ⅱ型细胞的及时修复能力时，肺间质裸露，成纤维细胞与矽尘直接接触，并在某生物活性物质的刺激下，产生大量胶原纤维；巨噬细胞受到矽尘损伤后，可释放出白细胞介素 IL－1、肿瘤坏死因子（TNF）、纤维粘连蛋白（FN）等多种活性细胞因子，并参与刺激成纤维细胞增生或网织纤维及胶原纤维的合成；受损的巨噬细胞释放的 IL－1 可激活 T 淋巴细胞增生，并诱导 IL－2、IL－4、IL－6 等的产生，从而激活 B 淋巴细胞、浆细胞及肥大细胞的增生，产生大量 IgA、IgG、IgM，形成抗原抗体复合物沉积于胶原纤维上使之产生透明性变有关。

【临床表现】　矽肺患者可在相当长时间内无明显自觉症状，但 X 线胸片上已呈现较显著的矽肺影像改变。随着病情的进展或出现并发症时，可见胸闷、气短、胸痛、咳嗽、咳痰等表现，无特异性，与 X 线胸片改变并不一定平行。

（1）X 线表现　在 X 线胸片上主要表现有小阴影和大阴影两种，阴影的类型、大小、密集度及其分布范围等是矽肺诊断的重要依据。①圆形小阴影：是矽肺最常见和最重要的 X 线表现，其病理基础为结节型矽肺。在 X 线胸片上，其影像呈圆形或类圆形，边缘整齐或不整齐，按直径大小分为 p（＜1.5mm）、q（1.5～3.0mm）、r（3.0～10mm）三种类型。早期多分布于两肺中、下叶，密集度较低。随病情进展，小阴影直径增大，密集度增加，并波及上肺区。②不规则形小阴影，其病理基础为弥漫性肺间质纤维化，多为接触游离型二氧化硅含量较低的粉尘所致。在 X 线胸片上表现为粗细、长短、形态不一的致密阴影，可互不相连，也可呈网状或蜂窝状。按其直径大小分为 s（＜1.5mm）、t（1.5～3.0mm）和 u（3.0～10mm）三种类型。早期也多见于两肺中下区，弥漫分布，随病情进展而逐渐波及肺上区。③大阴影多由小阴影增多、增粗、聚集融合而成，是三期矽肺的主要 X 线表现，其病理基础为团块型纤维化病变。在 X 线胸片上大阴影长径在 10mm 以上，边缘较清楚，常对称出现于两上肺区，呈“八字形”或“猫眼状”，也有先在一侧出现。

除上述主要 X 线表现外，常见肺门阴影扩大，密度增高，边缘模糊不清，肺门淋巴结增大或呈蛋壳样钙化；肺纹理增多或增粗变形；胸膜增厚、肋膈角变钝或消失，或因肺纤维组织收缩和膈胸膜粘连而出现“天幕状”粘连阴影以及弥漫性、局限性、灶周性和泡性肺气肿等次要 X 线表现。

（2）肺功能变化　矽肺早期即有肺功能损害，但由于肺脏的代偿功能很强，临床肺功能检查多属正常。随着病变进展，肺组织纤维化进一步加重，肺弹性下降，则可出现肺活量及肺总量降低；伴肺气肿和慢性炎症时，时间肺活量降低，最大通气量减少，所以矽肺患者的肺功能以混合性通气功能障碍多见。当肺泡大量损害、毛细血管壁增厚时，可出现弥散功能障碍。

(3) 并发症　矽肺常见的并发症为肺结核、肺及支气管感染、自发性气胸、肺心病等。其中最常见的是肺结核。矽肺和并发症互为促进因素，尤其是并发肺结核，可促使矽肺迅速恶化，结核难以控制，是影响患者生活质量，甚至导致死亡的重要因素。因此，应及早发现、及时有效防治肺结核等并发症。

【诊断】　根据可靠的生产性粉尘接触史、现场劳动卫生学调查资料，以技术质量合格的高仟伏X线后前位胸片表现作为主要依据，参考受检者的动态系列胸片及矽肺流行病学调查结果，结合临床表现和实验室检查，排除急性和亚急性血行播散型肺结核、浸润型肺结核、肺含铁血黄素沉着症、肺癌、特发性肺间质纤维化、变态反应性肺泡炎、肺真菌病、肺泡微石症等其他类似疾病后，方可按我国《尘肺病诊断标准》(GBZ70-2002) 进行诊断。

【防治原则】　目前尚无根治办法。现已有的治疗药物，如克矽平 (P_{204})、柠檬酸铝、汉防己甲素和磷酸哌喹等，仅具有一定的抑制胶原纤维增生，减轻症状、延缓病情进展的作用。大容量肺泡灌洗术虽可排出一定数量的沉积于呼吸道和肺泡中的粉尘，一定程度上缓解临床症状，延缓矽肺病变的进展，但因术中、术后并发症较多，存在一定风险，其远期疗效也有待进一步观察。因此，矽肺病防治的基本原则是：①一经确诊即应调离粉尘作业，鉴定致残程度，及时合理治疗。②对症治疗，积极预防和治疗肺结核等并发症。③支持疗法，进行适度文体活动，加强营养，纠正吸烟、酗酒等不良行为生活方式，提高机体抵抗力，减少并发症的发生频率；加强心理护理，解除患者对矽肺病的恐惧，积极配合治疗，促进康复。

(五) 有机粉尘所致肺部疾患

有机粉尘可分为植物性粉尘、动物性粉尘和人工合成有机粉尘。纺织工业的棉毛麻纺织和生丝生产；轻工业木材加工和木器制造，烟草、茶、皮毛加工处理；化学工业的塑料、合成橡胶、合成纤维、有机染料生产、贮存、运输及使用；农、牧业的粮食收获、加工、饲料制作、家禽饲养、蘑菇栽培等职业人群都有机会接触有机粉尘。有机粉尘种类繁多，成分复杂，常夹杂游离二氧化硅等无机物、微生物及其毒素、聚合物单体等，故其对健康的危害表现复杂多样，可引起支气管哮喘、棉尘病、职业性变态反应性肺泡炎、非特异性慢性阻塞性肺病、混合性肺病等多种肺部疾患。

1. 棉尘病 (byssinosis) 又称"星期一热"，是一种长期吸入棉、麻等植物性粉尘引起的，以胸部紧束感和/或胸闷、气短等症状，并伴有急性通气功能下降为特征性表现的呼吸道阻塞性疾病。长期反复发作可致慢性通气功能损害。本病多见于纺织、弹棉、制毡、制绒等职业人群。

【病因病机】　虽称之为"棉尘病"，但其病因和发病机制目前尚不完全清楚。棉、亚麻、软大麻等植物性粉尘，尤其是霉变、黄变等低质棉麻粉尘，除含有棉麻纤维外，还含有棉花托叶及其他植物碎片、革兰阴性细菌等微生物及其毒素，这些成分对棉尘病的发生都有影响。其发病机制主要有：①组胺释放说：棉尘提取液可使人体肺组织释放过量组胺，引起支气管平滑肌痉挛，可以解释棉尘病的急性期症状，但不能解释棉尘病进展和慢性期反应；②内毒素说：棉尘受革兰阴性细菌及其内毒素污染，内毒素激发的炎症反应是棉尘病发病的基础。内毒素可激活肺泡巨噬细胞并使之产生生物活性物质，引起中性粒细胞聚集等一系列生物学反应，出现棉尘病的急性和慢性炎症表现；③细胞反应说：棉尘浸出液可激活巨噬细胞，使其分泌各种活性介质引起支气管痉挛。

【临床表现】　早期典型症状是每当工休1天或数天后再工作的第一天下班前出现胸部

紧束感，气急、咳嗽、有的还有发热，多在工作的第二天以后症状减轻乃至消失，故又称为“星期一热”。接触这种粉尘10～20年以后，其发病频率逐年增高，甚至每天均有症状出现。晚期可出现慢性气道阻塞性症状、支气管炎、支气管扩张乃至肺气肿。此时，即使调离工作，不再接触，支气管痉挛症状、体征亦不缓解。肺通气功能明显受损，有的最终导致右心衰竭。肺部无特异性病理改变和X线征象。

【诊断】 根据长期接触棉、麻等植物性粉尘的职业史，具有特征性呼吸系统症状和急性或慢性肺通气功能损害，结合现场职业卫生调查资料，排除吸烟等其他原因引起的阻塞性呼吸系统疾病，方可按《棉尘病诊断标准》（GBZ56－2002）进行诊断。所谓“特征性呼吸系统症状”是指特定时间起病的、由呼吸道阻塞而致的胸部紧束感和/或胸闷、气短，可伴有咳嗽和少量咳痰。症状开始多发生于工休后第一个工作日工作数小时之后。但随着病情发展，除第一个工作日外其他工作日也可出现。所谓“典型的呼吸系统症状”系指胸部紧束感，但患者的表述方式可能为胸闷、胸部压迫感、气短、胸部不适或憋气等，均应视为典型的呼吸系统症状。

【防治原则】 同阻塞性呼吸系统疾病，以对症治疗为主。观察对象应定期做健康检查；棉尘病Ⅰ级患者应除对症治疗外，肺功能减退者应随访观察，重复测定，综合评价；必要时调离粉尘作业，早期脱离接触具有重要预防医学意义。棉尘病Ⅱ级患者应调离接触棉、麻等植物性粉尘的工作，并进行对症治疗。保障棉、麻的干燥和防霉处理，加强作业环境通风和个体防护是预防棉尘病的有效措施。

2. 职业性急性变态反应性肺泡炎 在职业活动中吸入含有真菌或细菌及其孢子体或被血清蛋白污染的具有抗原性的有机粉尘可引起急性变态反应肺泡炎。

本病的基本病理改变以肺间质细胞浸润和肉芽肿形成为特征，包括农民肺（farmer's lung）、蔗尘肺（bagassosis）、蘑菇肺（mushroom worker's lung）、鸟饲养工肺（bird breeder's lung）等，均具有相同的病理特征和临床表现，同属变态反应性肺泡炎。

【病因病机】 致病因子主要有嗜热性放线菌、干草小多孢菌、烟曲霉菌、蘑菇孢子、鸟或家禽类蛋白等。农、牧业的粮食收获、加工、饲料制作、家禽饲养、蘑菇栽培等职业人群有机会接触此类有机粉尘。短期内吸入大量此类粉尘可引起肺泡腔淋巴细胞聚集，浆细胞和巨噬细胞增多导致肺泡和肺间质急性淋巴细胞炎症，进而形成与结节病相似的非干酪化肉芽肿。反复发作可出现不同程度的肺间质纤维化。目前认为本病的发生发展是Ⅲ型、Ⅳ型变态反应共同作用的结果。其理由是：①患者体内存在抗原特异性沉淀素抗体；②肺组织中存在抗原抗体复合物及补体成分；③抗原皮试出现红斑、硬结反应；④抗原支气管激发试验呈现迟发反应；⑤患者肺组织单核细胞浸润，并形成肉芽肿等。

【临床表现】 接触反应 吸入变应原4～8h后，出现畏寒、发热、咳嗽、胸闷、气急，胸部X射线检查无明显肺实质改变，症状可在脱离接触后1周内消退。临床表现分为：①轻度：咳嗽较频，但不影响正常生活，常伴有胸闷、气促、畏寒、发热等症状。两下肺可闻及捻发音。胸部X射线可见双肺纹理增强，并有1～5mm大小的边缘模糊、密度较低的点状阴影，其病变范围不超过2个肺区。血清特异性沉淀抗体可呈阳性。②重度：上述临床表现加重，体重减轻、乏力，胸部捻发音增多。胸片可见斑片状阴影，分布范围超过2个肺区或融合成大片模糊阴影。血清特异性沉淀抗体可呈阳性。

【诊断】 根据明确的再次吸入变应原的职业史，经一定潜伏期后出现以呼吸系统损害为主的临床症状、体征和胸部X线表现，结合现场卫生学调查结果，参考肺功能、动脉血气分析和血清沉淀抗体测定结果，排除其他病因所致的类似病变后，方可按《职业性急性变应性肺泡炎诊断标准》（GBZ60－2002）进行诊断。

对有发绀或拟诊重度患者应作动脉血气分析。因职业性急性变应性肺泡炎与Ⅲ型变态反应有关，在患者或有关病原物接触者的血液中常可检出与病原体抗原相应的特异性抗体。因此，血清特异性沉淀抗体检测有助于病因学诊断，但阴性者也不能否定诊断，故血清特异性沉淀抗体检测结果的临床意义应结合职业接触史和临床表现等资料综合判定。

【防治原则】　对于接触反应者应暂时脱离接触，进行必要的检查及处理，并密切观察24～72h；轻者应暂时脱离职业环境，并给予止咳、平喘、吸氧等对症处理及适量糖皮质激素治疗；重者应卧床休息，早期足量使用糖皮质激素和对症治疗。轻度患者治愈后可恢复工作，重度患者及轻度患者恢复工作后复发者均应调离原工作岗位，安排适当工作。加强作业环境通风和个体防护是预防此类疾病的有效措施。有过敏史者禁忌接触此类有机粉尘。

（熊敏如）

三、社区物理因素对健康的危害

生产和工作环境中，存在着许多物理性因素。目前经常接触的物理因素有：①气象条件：包括气温、气湿、气流、气压；噪声和振动；②电磁辐射：包括X射线、γ-射线、紫外线、可见光、红外线、激光和射频辐射等。可引起中暑、手臂振动病、电光性眼炎等多种法定职业病。物理性有害因素与化学因素相比，具有以下四方面的特点：①自然存在：作业场所常见的物理因素中，除了激光是人工产生之外，其他常见的物理因素在自然界中均有存在。正常情况下，有些因素不但无害，反而是人体生理活动或从事生产劳动所必需的，如气温、可见光等。②参数特定：每一种物理因素都有特定的物理参数，如表示气温的温度，振动的频率、加速度、振幅，电磁辐射的能量和强度。③来源明确：作业场所每一物理因素一般都有明确的来源，当产生物理因素的装置处于工作状态时，其产生的因素可能造成危害。若装置停止工作，则相应的物理因素便消失。④强度不均：作业场所空间中的物理因素的强度一般是不均匀的，多以发生装置为中心，向四周传播。若没有阻挡，则随距离的增加呈指数关系衰减。

有些物理因素，如噪声、微波等，可有连续波和脉冲波两种形式，不同的传播形式使得这些因素对人体危害的程度会有较大差异，在制订卫生标准时需要分别考虑。

在许多情况下，物理因素对人体的损害效应与物理参数之间不呈直线的相关关系。而是常表现为在某一强度范围内对人体无害，高于或低于这一范围才对人体产生影响。如高温可引起中暑，低温可引起冻伤。

对物理性有害因素的预防措施，不是设法消除这些因素，也不是将其减少到越低越好，而是设法控制其在合理的范围内，条件允许时使其保持在适宜范围内则更好。

（一）高温

根据环境温度及人体和体热平衡之间的关系，通常把35℃以上的生活环境和32℃以上的生产环境作为高温环境。高温环境因其产生原因不同可分为自然高温环境（如阳光热源）和工业高温环境（如生产型热源）。自然高温环境系由日光辐射引起，主要出现于夏季（每年7—8月）。夏季高温的炎热程度和持续时间因地区的纬度、海拔高度和当地气候特点而异，这种自然高温的特点是作用面广，从工农业作业环境到一般居民住室均可受到影响，而其中受影响最大的是露天作业者。工业高温环境是生产环境中经常遇到的，如冶炼工业的炼焦、炼铁、炼钢；机械工业的铸造、锻造；陶瓷、玻璃、搪瓷、砖瓦等的制造；在纺织、缫丝、造纸等的蒸煮作业场所。所有的工业高温环境可因夏季的自然高温而加剧。

1. 高温作业　高温作业是指工作地点有生产性热源，以本地区夏季室外通风设计计算温度为参照基础，工作地点的气温高于室外 2℃或 2℃以上的作业。一般将热源散热量大于 23W/（m^3・h）的车间称为高温车间。

（1）高温作业类型　高温作业按气象条件的特点分为三种类型。①高温、强辐射作业：气象特点是：气温高、热辐射强度大，而相对湿度较低，形成干热环境。如冶炼工业的炼焦、炼铁、炼钢车间；机械工业的铸造、锻造、热处理车间；陶瓷、玻璃、搪瓷、砖瓦等工业的炉窑车间等。②高温、高湿作业：其气象特点是高气温、高气湿，而热辐射强度不大，形成湿热环境。主要接触职业：印染、造纸、缫丝等工业中液体加工或蒸煮车间或潮湿的深矿井，通风不良的作业场所。③夏季露天作业：如建筑、搬运、露天采矿以及各种农田劳动等，除受到太阳的直接辐射作用外，还受到加热的地面及周围物体二次辐射源的附加热作用。

（2）高温作业对机体健康的影响　高温作业对机体健康的影响表现在：①高温作业对机体生理功能的影响：高温作业时，人体可出现一系列生理功能改变。当生理功能的改变超过一定限度时，则可产生不良影响，主要表现在：体温调节障碍，由于散热受阻、体内蓄热，体温升高；大量出汗，水盐丢失，可引起水盐代谢紊乱，导致体内酸碱平衡失调；心率、脉搏加快，皮肤血管扩张及血管紧张度增加，加重心脏负担，血压下降。但重体力劳动时，血压也可增加；消化道缺血，胃液分泌减少，胃液酸度（游离酸和总酸）和消化酶活性减低，淀粉酶活性降低，造成消化不良和胃肠道疾患增多；高温环境下大量出汗，则尿量减少，若未及时补充水分，则可导致肾脏负担加重、可致肾功能不全。神经系统可出现中枢神经系统抑制，注意力和肌肉的工作能力、动作的准确性和协调性及反应速度下降等。②热适应：热适应（heat acclimatization）是指人在热环境工作一段时间后对热负荷产生适应或耐受的现象。热适应表现：从事同等强度的劳动，汗量增加，可增加 30%～1 倍；汗液中无机盐含量减少 1/10，皮温和中心体温先后下降，心率明显下降。此外，研究发现细胞在机体热适应后合成一组新的蛋白质即热应激蛋白（heat shock protein，HSP），可保护机体免受高温的致死性损伤。

2. 中暑　中暑（heatstroke）是高温环境下由于热平衡和/或水盐代谢紊乱等引起的一种以中枢神经系统和/或心血管系统障碍、汗腺功能衰竭为主要表现的急性热致疾病（acute heat illness）。

【致病因素】　环境温度过高，湿度大，风速小，劳动时间长，劳动强度高是主要致病原因。肥胖、疲劳、饥饿、脱水、失盐和有心血管病是其诱因。

【发病机制】　在高温环境下劳动时，人体产生热应激（heat strain），激发温觉感受器发放冲动，刺激体温调节中枢，反射性引起散热反应，出现皮肤血管扩张，血流重新分配，大量血流流向体表，皮肤温度升高，汗腺分泌增强，机体靠皮肤蒸发和对流散热。其散热量远远小于机体在高热环境中获得的对流与辐射热量，劳动时产生的热量和热环境中代谢亢进而增加的产热量这三者之和。从而使热平衡失调，体内蓄热大于散热，因而体温升高，热负荷（heat stress）加重。

【临床表现】

(1) 热射病 (heat stroke) 在高温环境下工作数小时后，散热小于产热，体温调节机制失调，出现先驱症状：无力、头晕、头痛、恶心、多汗，体温突然升高到40℃以上，出现嗜睡、昏迷、谵妄，皮肤干热、无汗、面色潮红变为苍白，脉搏加快、血压下降、心律失常、呼吸快而浅，严重者可出现休克、心力衰竭、肝肾功能衰竭或弥漫性血管内凝血，癫痫样抽搐，如不及时抢救可致死亡。

(2) 热痉挛 (heat cramp) 在干热型高温作业时，因大量出汗，钠和钾大量丧失，引起水盐平衡失调，电解质代谢紊乱，引起神经肌肉产生自发冲动，出现肌肉痉挛，伴有收缩痛，好发部位在四肢肌和腹肌等处，小腿腓肠肌痉挛开始最早。痉挛呈阵发强制性、对称性，时而发作，时而缓解。患者体温正常，神志清楚，血液检查血清钠、钾下降，血清肌酸磷酸肌酶增高，尿中钠含量下降，尿中蛋白升高。

(3) 热衰竭 (heat exhaustion) 亦称热晕厥、热虚脱，多发生于高气温，强热辐射的环境中。由于热引起外周血管扩张和失水，使体循环血容量减少，以致脑部供血不足。临床表现为头晕、头痛、多汗、恶心、呕吐、轻度脱水、脉搏细弱、血压下降、心律不齐，出现晕厥和手足抽搐。以上症状多以混合型较为常见。

【诊断】根据《职业性中暑诊断标准》(GBZ 41－2002) 诊断，分级标准如下：①中暑先兆：指在高温环境作业一段时间后出现头晕、头痛、口渴、多汗、全身疲乏、心悸、注意力不集中、动作不协调等症状，体温多正常或略升高。②轻症中暑：除中暑先兆加重外，出现面色潮红、大量出汗、脉搏快速等表现，体温升高至38.5℃以上。③重症中暑：重症中暑可分为热射病、热痉挛和热衰竭三型，也可出现三者的混合型。

【治疗】 中暑先兆：暂时脱离高温现场，并予以密切观察。轻症中暑：患者应立即离开高温作业环境，到通风凉爽处休息，服清凉含盐饮料。重症中暑：患者可静脉补给生理盐水加葡萄糖液和氯化钾，必要时可给升压药和中枢兴奋剂等以防止休克。治疗过程中可采用物理降温，用冰袋或酒精擦浴，并与药物降温同时进行。

【预防】

(1) 医疗预防工作 对高温作业工人应进行就业前和入暑前体格检查。凡有心血管系统器质性疾病，血管舒缩调节功能不全，持久性高血压，溃疡病，活动性肺结核，肺气肿，肝、肾疾病，明显的内分泌疾病（如甲状腺功能亢进）、中枢神经系统器质性疾病、过敏性皮肤疤痕患者、重病后恢复期及体弱者，均不宜从事高温作业。

(2) 组织措施 在我国防暑降温工作已有较成熟的经验，关键在于加强领导，改善管理，严格遵照有关高温作业卫生标准、《高温作业分级》和《防暑降温措施暂行办法》搞好厂矿防暑降温工作。还应根据地区气候特点，适当调整夏季高温作业劳动和休息制度。休息室或休息凉棚应尽可能设置在远离热源处，必须有足够的降温设施和饮料。大型厂矿可专门设立具有空气调节系统的工人休息公寓，保证高温作业工人在夏季有充分的睡眠与休息，这对预防中暑有重要意义。

(3) 技术措施

①合理设计工艺流程：改进生产设备和操作方法是改善高温作业劳动条件的根本措施。如钢水连铸，轧钢、铸造、搪瓷等的计算机化生产，可使工人远离热源，同时减轻劳动强度。热源的布置应符合下列要求：尽量布置在车间外面；采用热压为主的自然通风时，尽量布置在天窗下面；采用穿堂风为主的自然通风时，尽量布置在夏季主导风向的下风侧；对热

源采取隔热措施，使工作地点易于采用降温措施，热源之间可设置隔墙（板），让热空气沿着隔墙上升，经过天窗排除，以免扩散到整个车间；热成品和半成品应及时运出车间或堆放在下风侧。

②隔热：隔热是防暑降温的一项重要措施。可以利用水或导热系数小的材料进行隔热，其中尤以水的隔热效果最好，水的比热大，能最大限度地吸收辐射热。

③通风降温：自然通风（natural ventilation）：任何房屋均可通过门窗、缝隙进行自然通风换气；但热量大、热源分散的高温车间，每小时需换气 30～50 次以上，才能使余热及时排除，此时必须把进风口和排风口配置得十分合理，充分利用热压和风压的综合作用，使自然通风发挥最大的效能；机械通风（mechanical ventilation）：在自然通风不能满足降温需要或生产上要求车间内保持一定的温湿度时，可采用机械通风。

（4）保健措施　①供给饮料和补充营养：高温作业工人应补充与出汗量相等的水分和盐分。补充水分和盐分的最好办法是供给含盐饮料，一般每人每天供水 3L～5L，盐 20g 左右。在 8h 工作日内汗量少于 4L 时，每天从食物中摄取 15～18g 盐即可，不一定从饮料中补充。若出汗量超过此数时，除从食物摄取盐外，尚需从饮料适量补充盐分。饮料的含盐量以 0.15%～0.2%为宜。饮水方式以少量多次为宜。在高温环境劳动时，能量消耗增加，故膳食总热量应比普通工人为高，最好能达到 12600～13860kJ。蛋白质增加到总热量的 14%～15%为宜。此外，可补充维生素和钙等。②个人防护：高温作业工人的工作服，应以耐热、导热系数小而透气性能好的织物制成。防止辐射热，可用白帆布或铝箔制的工作服。高温工作服宜宽大又不妨碍操作。此外，按不同作业的需要，供给工作帽、防护眼镜、面罩、手套、鞋盖、护腿等个人防护用品。特殊高温作业工人，如炉衬热修、清理钢包等工种，为防止强烈热辐射的作用，须佩带隔热面罩和穿着隔热、阻燃、通风的防热服，如喷涂金属（铜、银）隔热面罩、铝膜隔热服等。

（三）噪声（noise）

是指频率和声强杂乱无章组合的复合音，或使人感到厌烦或不需要声音的统称，噪声会干扰工作、学习和正常生活，影响人的情绪和健康。生产性噪声是生产过程中产生的一切声音，其频率和强度变化无规律，听起来令人厌烦的声音，噪声是影响范围很广的一种有害因素，在许多生产劳动过程中都有接触机会。

1. 噪声的来源和职业接触　按生产性噪声来源，可以分为：

（1）机械性噪声　由于机械的撞击、摩擦、转动所产生的声音，如各种机床、球磨机、砂轮机、电锯、电钻、纺织机等产生的噪声。

（2）流体动力性噪声　气体压力或体积突然变化或流体流动所产生的声音，如各种风机、空气压缩机、风动工具、喷气发动机、汽笛等由于压力脉冲和气体排放发出的噪声

（3）电磁性噪声　由于电机中交变力相互作用所产生的声音，如变压器发出的嗡嗡声。

2. 噪声对健康的影响　噪声对人体影响是全身性的，除了听觉系统以外，也可对非听觉系统产生影响。

（1）噪声对听觉系统的影响　长期接触强烈的生产性噪声所引起的耳聋是法定职业病。噪声对人耳听力的影响用听阈位（噪声暴露前后的听阈差值）来描述，可分为暂时性听阈位移和永久性听阈位移。

①暂时性听阈位移：在脱离噪声环境一定时间后听力可逐渐恢复到原来水平称为暂时性听阈位移（temporary threshold shift，TTS），属于生理功能的改变。包括听觉适应和听觉

疲劳。如短时间接触强噪声，听阈提高10～15dB，离开噪声环境1分钟内听力即可恢复的现象称为听觉适应（auditory adaptation）。听觉适应是一种保护性生理反应。若较长时间接触强烈噪声，引起听力明显下降，脱离噪声环境后，听阈提高超过15～30dB，需数小时甚至数十小时听力才能恢复的现象称为听觉疲劳（auditory fatigue）。

②永久性听阈位移：若长期受到噪声刺激，可使听觉疲劳逐渐加重，脱离噪声环境以后，听力不能恢复，形成不可逆听阈移位，称为永久性听阈位移（permanent threshold shift PTS）。噪声引起的永久性听阈位移早期常表现为高频听力下降，主观上无耳聋感觉，听力曲线图表现为以3000～6000Hz（多在4000Hz处）出现高频听力损失。随病损程度加重，听力曲线图呈现典型的感音性耳聋的改变。听力测定可见气导听阈与骨导听阈升高，一般双耳同时受累，随病程进展，听力曲线图上除高频听力明显凹陷外，语言频段（500、1000、2000Hz）也出现下降。语言听力受损，社交活动受限。

③噪声性耳聋：长期接触强烈的生产性噪声，听觉感受器发生退行性病理改变，可导致以高频听力下降为主的永久性听阈位移，并发生语言听力障碍者称为噪声性耳聋（noise induced deafness）。

④爆震性耳聋：在某些生产劳动中，由于违规操作和爆破事故等原因，强烈爆炸所产生的振动造成急性听觉系统的严重外伤，引起听力丧失，称为爆震性耳聋（explosive deafness）。可出现鼓膜破裂，听骨损坏，内耳软组织出血。患者症状耳鸣、耳痛、恶心、眩晕，听力检查严重者完全丧失，可致永久性耳聋。

（2）噪声对非听觉系统的影响　噪声可引起听觉外系统的损害。主要表现为：易疲劳、头痛、头晕、睡眠障碍、注意力不集中、记忆力减退等一系列神经系统症状。高频噪声可引起血管痉挛、心率加快、血压增高等心血管系统的改变。长期接触噪声可引起食欲不振、胃液分泌减少、胃肠蠕动减慢等胃肠功能紊乱的症状。噪声还可致肾上腺皮质功能异常。女工可出现月经不调现象，表现为月经周期异常，经期延长、血量增多等。

3. 预防措施　控制和消除声源是噪声治理的根本措施。根据声音的传播特性，采用吸声、消声和隔声的办法，以降低噪声的能量。对于暂时还不可能将噪声控制在较低水平的场所，加强个体防护是保护工人免受噪声危害的重要措施之一。防声耳塞、耳罩或隔声头盔可不同程度降低噪声进入耳的强度，起到保护听力的作用。

（四）非电离辐射

非电离辐射与电离辐射均属于电磁辐射。非电离辐射是指量子能量<12eV，不足以引起生物体电离的电磁辐射，如紫外线、可见光、红外线、射频及激光等。

1. 射频辐射　射频辐射（radiofrequency radiation）是指频率在100kHz～300GHz的电磁辐射，也称无线电波。包括高频电磁场（high - frequency electromagnetic field）与微波（microwave）。是电磁辐射中量子能量最小，波长较长的频段。波长范围1mm～3km。其中微波波长范围1mm～1m，高频电磁场波长范围1m～3km。

（1）职业接触　①高频电磁波在工业中的应用主要分两类：一是高频感应加热：利用中长波波段的电磁场对导体及半导体进行感应加热，如钢制件的高频淬火、金属的高频熔炼及焊接等。使用频率一般为300kHz～3MHz。二是高频介质加热：利用短波及接近短波的超短波段对非导体进行介质加热，如塑料制品的热黏合、棉纱及木材等的干燥、橡胶硫化等。使用频率在1～100MHz。此外，其中多种波段广泛应用于无线电通讯和理疗。②微波广泛应用于导航、测距、卫星通讯和雷达探测等。在工农业上主要应用微波加热干燥粮食、木材、药物、纸张等。医疗上应用微波理疗，家用微波炉的普及，使一般人群接触微波的机会增加，但由于功率小，只要屏蔽质量合格，通常不会引起损害。

(2) 对健康的影响　①高频电磁场对健康的影响：主要表现为轻重不一的类神经症。通常症状有全身无力、易疲劳、头晕、头痛、胸闷、心悸、睡眠不佳、多梦、记忆力减退、多汗、脱发和肢体酸痛等。女工有月经功能紊乱，以年轻女性为主；少数男工性功能减退。个别接触场强较大的工作人员，心电图检查显示窦性心动过缓或心律不齐。大多为非器质性损害，一般脱离接触 2～3 后，症状可减轻或消失。②微波对健康影响：除与上述高频电磁场产生的症状相同外，微波可导致眼损伤和造血系统损害。微波的生物学作用主要为致热效应。可损伤眼晶体，严重者引起白内障。根据发病的缓急可分为急性、亚急性及迟发性三种类型的微波白内障。急性者是在多次重复接触大剂量微波辐射，数星期至数月后发生的白内障；亚急性者是反复接触亚临床剂量数月后发生的白内障；而接触微波辐射 5～30 年内缓慢发生的白内障称为迟发性白内障。微波白内障病变开始于晶体后极部后囊下皮质，最早为细小点状混浊，进一步发展成为圈形和线状混浊，相互套叠，继续发展，于后囊下皮质内形成蜂窝状，或称“锅巴底状”混浊，间有彩色发光点，同时前囊下皮质可出现薄片状混浊。最后整个晶体完全混浊。

另外，造血系统损害表现为可逆性外周血白细胞计数减少、少数人伴有血小板减少，但未出现出血体征。这种外周血象的改变，有人认为是在微波作业场所常常同时存在有低能量的 X 射线所致。脱离一段时间，外周血象的变化会恢复到正常状态。部分男工精子数量明显减少，并表现为暂时性不育，一般脱离照射后 3 个月，多数人可恢复。

(3) 预防　高频电磁场的主要防护措施有场源屏蔽、距离防护、合理布局。微波防护基本原则是：屏蔽辐射源、加大辐射源与作业点的距离、合理的个人防护。微波作业应使用镀有金属薄膜的防护眼镜，需要时可使用镀有金属的防护服、防护帽。

2. 红外辐射（Infrared radiation）　红外辐射即红外线，也称热射线。可分为长波红外线（远红外线）、中波红外线及短波红外线（近红外线）。凡温度高于绝对零度（－273℃）的物体，都能发射红外线。物体温度越高，辐射强度越大，其辐射波长越短（即近红外成分越多）。

(1) 职业接触　自然界的红外辐射源以太阳为最强。生产环境中，主要红外辐射源包括：熔炉、熔融态金属和玻璃、强红外线光源、开放火焰等。职业损伤多发生于使用弧光灯、电焊、氧乙炔焊的操作工。

(2) 对健康的影响　红外辐射对机体的影响主要是皮肤和眼。较大强度短时间照射，使皮肤温度升高，出现红斑。反复照射，局部可出现色素沉着，过量照射近红外线，可产生皮肤灼伤，并加热血液及深部组织。

红外辐射对眼的损伤主要表现在晶状体和视网膜黄斑部。白内障多见于工龄长的工人。目前认为致白内障的波长为 0.8～1.2μm 和 1.4～1.6μm。这部分的红外线可穿透角膜，被晶体吸收，产生热效应，造成晶状体蛋白质变性、晶状体变混浊；也有人认为系葡萄膜吸收红外线的热量，使房水温度增高，从而引起晶状体酶系统代谢紊乱，致使晶体变混浊。患者早期除自觉视力逐渐减退外，无其他主诉。晶状体后皮质外层可出现边界清晰的混浊区，呈小泡状、点状、线状混浊，逐渐发展为边界清晰而不规则的盘状混浊，然后循晶状体轴线方向深入皮质，或形成板状混浊，最终导致晶体全部混浊，与老年白内障相似。上述改变一般两眼同时发生，进展缓慢。波长$<1\mu$m 的红外线可到达视网膜，主要损伤黄斑区。

（3）防护　反射性铝制遮盖物和铝箔制衣服用于减少红外线暴露和降低熔炼工、热金属操作工的热负荷。严禁裸眼观看强光源。热操作工应戴能有效过滤红外线的防护眼镜。

3. 紫外辐射　波长范围在 100～400nm 的电磁波称为紫外辐射（ultraviolet radiation，UV），又称紫外线。凡物体温度达 1200℃以上时，辐射光谱中即可出现紫外线，随温度的升高，紫外线的波长变短，强度增大。

（1）职业接触　主要为冶炼炉、电焊、电炉炼钢等工作，此外，从事碳弧灯和水银灯制版或摄影，以及紫外线的消毒工作均可接触紫外线。

（2）对健康的影响　与红外辐射相似，紫外辐射对机体的影响主要也是皮肤和眼。在太阳光辐射中，适量紫外线对人的健康有益，如产生人体必须的维生素 D_3，但过强的紫外线辐射则对人体有害。强烈的紫外线照射可引起皮炎，表现为红斑，有时伴有水泡和红肿。停止照射后，一般在 24h 后消退，可有色素沉着。接触 300nm 波段，可引起皮肤灼伤；波长为 297nm 的紫外线对皮肤作用最强，可引起皮肤红斑和残留色素沉着。长期接触，由于结缔组织损害和弹性丧失而致皮肤皱缩、老化；更严重的是可诱发皮肤癌。

波长在 250～320nm 的紫外辐射，可被角膜和结膜上皮大量吸收，引起急性角膜结膜炎，常因电弧光引起，故称为电光性眼炎（electro - ophthalmitis）。多见于电焊辅助工。在阳光照射的冰雪环境下作业，会受到大量反射的紫外线照射，引起对急性角膜、结膜损伤，称为雪盲症。作用最强的波长为 288nm。一般在受照后 6～8h 发病。潜伏期的长短主要取决于照射剂量，最短为 30min 左右，最长不超过 24h，故常在夜间或清晨发病。电光性眼炎的临床表现，早期、轻症仅有双眼异物感和轻度不适；重症患者有眼部烧灼感或剧痛，并伴有高度畏光、流泪和睑痉挛。检查时，可见眼球充血，球结膜水肿，瞳孔痉挛性缩小，眼睑及皮肤潮红。严重时，可有水疱形成，角膜上皮有点状甚至片状剥脱，荧光素染色阳性。及时处理，一般 1～2d 内即可痊愈，不影响视力。症状轻者无需处理，症状较重者，可用 0.5%丁卡因滴眼，有镇静、止痛作用。新鲜人奶、牛奶滴眼，效果明显。

（3）预防　防护措施方面，以屏蔽和增大与辐射源的距离为原则。电焊工和其辅助工必须佩戴专门的面罩和防护眼镜，以及适宜的防护服和手套。

4. 激光　激光（laser）是物质受激辐射所产生的光放大，它是一种人造的、特殊类型的非电离辐射。

（1）职业接触　工业上应用激光进行打孔、切割、焊接等作业；军事和航天事业用于激光雷达、激光通讯、激光制导等；医学上用于眼科、外科、皮肤科、肿瘤科等。

（2）对健康的影响　激光与生物组织的相互作用主要表现为热效应、光化学效应和机械压力效应及电磁场效应。激光伤害人体的靶器官主要为眼和皮肤。

激光对眼睛的伤害，与激光的波长、光束的能量或功率密度、入射角度、受照组织特性等因素有关。激光对视网膜的损害主要以波长 500nm 以下可见光波段危害最大，损伤典型表现为水肿、充血、出血，以致视网膜移位、穿孔，最后导致中心盲点和瘢痕形成，视力急剧下降。对视网膜边缘部灼伤是无痛性的，易被人们忽略。460nm 的蓝光可使视网膜的视锥细胞永久性消失，即“蓝光损害”，主要症状为眩目。如出现色觉缺失，说明一个或多个视锥细胞群受损。

晶体损伤主要为热效应损伤。激光辐照生物组织，可使温度升高，为碰撞热。激光照射后其能量可直接转变成生物分子的振动能和转动能，增强生物分子间的碰撞，产生热运动。被照射部位表面温度升高，此为吸收生热，生物分子吸收光能后，可使光能转变为热能，使生物组织温度升高。生热的快慢和高低，取决于生物组织的照射面积，受照部位的血流分布以及激光束的光量子能量、密度和作用时间。激光的热效应使晶体前后囊及皮质混浊，形成白内障。

激光对皮肤损伤，主要是由热效应所致。轻度损伤表现为红斑、色素沉着。随照射量增加，可出现水疱、皮肤褪色、焦化和溃疡形成。

受照射后除迅速脱离外，应保持安静、充分休息，避光保护眼睛。对于出血和渗出，采取措施，促进吸收。可用维生素、能量制剂，必要时应用糖皮质激素。也可用活血化瘀、消肿的中药治疗。

（3）防护　对激光防护应包括激光器、工作室环境和个体防护三方面。穿防护工作服、配戴防护眼镜。严禁裸眼观看激光束、严防激光反射入眼。

（五）电离辐射

凡作用于物质能使其发生电离现象的辐射，称电离辐射（ionizing radiation），它是由不带电荷的光子组成，具有波的特性和穿透能力，如X射线、γ射线和宇宙射线；而α射线、β射线、中子、质子等属于能引起物质电离的粒子型电离辐射。

1. 接触机会　电离辐射来自自然界的宇宙射线及地壳岩石层的铀、钍、镭等，也可来自各种人工辐射源。如放射性矿物的开采、冶炼和加工，以及核反应堆、核电站的建立和运转；射线发生器的生产和使用：加速器、X射线、γ射线的医用和工农业生产用辐射源；放射性核素的加工生产和使用：核素化合物、药物的合成，及其在实验研究及诊疗上的应用；天然放射性核素伴生或共生矿生产：如磷肥、稀土矿、钨矿等开采和加工。

2. 常用电离辐射单位　过去常用的一些电离辐射专用单位，已逐步为国际制单位（SI单位）所代替，但目前新旧单位仍在同时并用。

（1）放射性活度（radioactivity）　放射性活度的SI单位为“贝可”，符号为Bq，沿用的单位为居里（Ci）。$1Bq=2.703\times10^{-11}Ci$。

（2）照射量（exposure，X）　照射量仅用于X射线或γ射线，SI单位为库仑/千克（C/kg），原有使用单位名称为伦琴（R）。

（3）吸收剂量（absorbed dose，D）　表示被照射介质吸收的辐射能量的多少。吸收剂量的SI单位为“戈瑞”（gray），符号为Gy，原使用单位为“拉德”，符号rad。1Gy=100rad。

（4）剂量当量（dose equivalent，H）　为衡量不同类型的电离辐射的生物效应，将吸收剂量乘以若干修正系数，即为剂量当量（H），$H=DQN$。式中，D为吸收剂量；Q为不同辐射的品质因子，Q值越大，相对生物效应越强；N暂定为1。剂量当量的SI单位为“希沃特”（sievert），符号Sv，原使用单位名称为“雷姆”（rem）。1Sv=100rem。

3. 辐射的作用方式和影响因素　电离辐射以外照射和内照射两种方式作用于人体。外照射是指辐射源由体外照射人体而产生的作用。内照射是指放射性核素进入人体后，从体内对机体照射而产生的作用。其作用直至放射性核素排出体外，或经10个半衰期以上的蜕变，才可忽略不计。电离辐射对机体的损伤，受辐射和机体两方面因素影响。

（1）辐射有关因素　①辐射的物理特性：辐射的电离密度和穿透力，是影响损伤的重要因素。例如，α粒子的电离密度虽较大，但穿透力很弱，其主要危害是进入人体内的内照射，而外照射的危险性很小；β粒子的电离能力较为α粒子小，但高能β粒子具有穿透皮肤表层的能力；X射线和γ射线的穿透能力远较β粒子强，尤其是高能X射线或γ射线，可穿透至组织深部或整个人体组织，具有强大的贯穿辐射作用。②剂量与剂量率：电离辐射的剂量效应普遍规律是剂量愈大，生物效应愈强，但并不完全呈直线关系。剂量率是单位时间内机体所接受的照射剂量，常以 Gy/d、Gy/h 或 Gy/min 表示。剂量率大，效应也大。③照射部位：照射的几何条件不同，使机体各部位接受不均匀照射，而影响吸收剂量。以腹部照射的反应最强，其次为盆腔、头颈、胸部和四肢。④照射面积：受照面积愈大，作用愈明显。

（2）机体因素　种系演化程度愈高，机体组织结构愈复杂，辐射易感性愈强。组织对辐射的易感性与细胞的分裂活动成正比，与分化程度成反比。淋巴组织、胸腺、骨髓、性腺和胚胎，辐射敏感性高；而肌肉、结缔组织的辐射敏感性低。

4. 电离辐射的生物效应　辐射的损伤效应分为随机效应（stochastic effects）和非随机效应（non - stochastic effects）。随机效应指辐射损伤效应发生的概率与剂量的大小有关，但损伤的程度与剂量无关，且不存在损伤效应的阈值水平，如致癌效应、遗传效应等。非随机效应又称为确定性效应，指当接受剂量超过一定水平（阈值）时，损伤效应发生的概率将急剧增高，且损伤的严重程度也随剂量的加大而增高，如放射病、放射性白内障和放射性皮肤损伤。

5. 放射病（radiation sickness）　指由一定剂量的电离辐射作用于人体引起的全身性或局部性放射性损伤，临床上分为急性、亚急性和慢性放射病。

（1）外照射急性放射病（acute radiation sickness from external exposure）　指人体一次或短时期内多次受到全身照射，剂量达到 1Gy 以上所引起的全身性病变，多见于事故性照射和核爆炸。病程具有明显的时相性，有初期、假愈期、极期和恢复期四个阶段。根据临床表现可分为三种类型。①骨髓型：最为多见，主要引起骨髓等造血系统损伤。临床表现为造血功能障碍、感染和出血。时相性特征多见于此型。②胃肠型：表现为频繁呕吐、腹泻，水样便或血水便，可导致失水，并常发生肠麻痹、肠套叠、肠梗阻等。③脑型：受照后患者短时出现精神萎靡，很快转为意识障碍、共济失调、抽搐、躁动和休克。

急性放射病主要根据明确的照射史、初期表现、血象检查结果和估算受照剂量，按《外照射急性放射病诊断标准及处理原则》（GB8280 - 87）标准进行早期分类诊断。治疗上视损伤程度，采取综合性治疗措施，主要包括消毒隔离、周密护理、应用抗放射性药物、改善微循环、防感染、防治出血、造血干细胞移植和应用细胞因子。

（2）外照射亚急性放射病（subacute radiation sickness from external exposure）是指人体在较长时间（数周到数月）内受到电离辐射连续或间断较大剂量外照射，累积剂量大于 1Gy 时所引起的一组全身性疾病。

造血功能障碍是外照射亚急性放射病的基本病变，主要病理变化为造血组织破坏、萎缩、再生障碍，骨髓细胞异常增生，骨髓纤维化。

临床起病隐袭，病程较长，多在 1 年以上。无明显外照射急性放射病初期反应表现，临床分期不明显。

治疗原则是保护和促进造血功能恢复，改善全身状况，预防感染和出血等并发症。

（3）外照射慢性放射病（chronic radiation sickness from external exposure）　是指放射工作人员在较长时期内连续或间断受到超当量剂量限值 0.05Sv 的外照射而发生的全身性疾病。在累积当量剂量达到 1.5 Sv 以上时，出现以造血组织损伤为主，伴有其他系统症状的表现。多发生在防护条件差的外照射工作场所，或不重视核素操作卫生防护的人员。临床表现早期以自主神经系统功能紊乱为主，表现为头痛、头昏、睡眠障碍，疲乏无力，记忆力下降等，伴有消化系统障碍和性功能减退。早期可无明显体征，后期可见腱反射、腹壁反射减退等神经反射异常。妇女可表现有月经紊乱，经量减少或闭经。外周血检查见白细胞总数先增加，后降低至 $4.0\times10^9/L$（$4000/mm^3$）以下，中性粒细胞减少，淋巴细胞、单核细胞和嗜酸性粒细胞增加。骨髓的早期变化不明显，稍晚呈粒细胞增生低下和成熟不良状态，晚期为各系血细胞再生低下。除全身性放射病外，还可表现为局部的放射性皮肤损伤和放射性白内障。

慢性放射病的诊断须查明射线接触史和个人受照水平，在全面分析体检结果基础上，除外其他疾患，根据《外照射慢性放射诊断标准原则》（GB8281－87），由放射病鉴定小组做出诊断。治疗原则是脱离放射性工作岗位，采用中西医结合治疗。每 2 年定期随访。

（4）内照射放射病（internal radiation sickness） 是指大量放射性核素进入人体内，作为放射源对机体照射而引起的全身性疾病。内照射放射病比较少见，临床工作中见到的多为放射性核素内污染，即指体内放射性核素累积超过其自然存量。放射性核素可主要通过消化道、呼吸道和皮肤伤口进入人体。放射性核素在体内作用特点是病程较长、分期不明显；靶器官的损伤明显，如骨骼、内皮网状系统、肝、肾、甲状腺等。

放射性核素内污染的临床处理原则，除了一般治疗与外照射急性放射病基本相同外，先进行核素的阻抑吸收，然后给予促排药物，以加速放射性核素的排出，及时治疗“沉积器官”的损伤，并注意保护肝、肾功能及改善全身状况。

6. 电离辐射的远后效应

（1）电离辐射诱发恶性肿瘤 已知电离辐射可诱发人类的肿瘤，包括：白血病、甲状腺癌、支气管肺癌、乳腺癌和皮肤癌。在辐射诱发恶性肿瘤中，白血病发病率较高，潜伏期短，且诱发剂量低。乳腺对辐射致癌有很高的敏感性，特别是对青年妇女。

（2）其他电离辐射远后效应 是指受照后几个月、几年、几十年才发生的慢性效应。这种效应可发生于受照者本人，也可出现在后代，前者称为躯体效应，后者称为遗传效应。

除了前述的恶性肿瘤之外，常见的电离辐射远后效应有寿命缩短、胚胎效应和遗传效应。

7. 放射卫生防护

（1）放射防护三原则 ①实践的正当化（justification of practice）：为了防止不必要的照射，在引进伴有电离辐射的任何实践之前，都必须经过论证，进行代价—利益分析，判断其所致的电离辐射危害同社会和个人从中获得的利益相比，是否是可以接受的。只有在确认某实践可以带来净利益时才能导入。②防护的最优化（optimization of radiation protection）：尽量减少辐射照射所致的健康危害，在考虑社会和经济因素之后，保证个人的受照剂量、受照人数、受照机会全部保持在可以合理做到的尽量低的水平。③个人剂量限值（dose limits）：对个人受到的辐射照射剂量利用个人剂量限值加以限制。

（2）外照射防护

1）外照射防护三原则：时间、距离和屏蔽防护。①时间防护：缩短工作时间，减少受照剂量。②距离防护：受照剂量高低与离源距离的平方成反比。③屏蔽防护：依物质可吸收或减弱辐射原理，在放射源与人之间设置屏蔽来减少射线照射。β 射线的屏蔽采用低原子序数的物质，如铝或有机玻璃；(和 X 射线的屏蔽用高原子序数的物质，如铅、混凝土等材料；中子常用的屏蔽材料为加有适量硼元素的含氢较多的材料如石蜡、水以及混凝土，再配合使用一些铁、铅等重元素。

2）医用诊断X线卫生防护：①对X线机的X线质和X线量的控制方法，如我国推行的“高电压、低电流、厚滤过及小照射”透视技术，对降低受检者受照剂量非常有效。②采用受检者使用的防护用品，如保护性腺、甲状腺及胸腹部的铅胶皮制品等。新近研制并获得国家专利的高防护性能幼儿摄影台，不但能在摄影时保护婴幼儿性腺、眼晶体等重要器官，使照射剂量下降99.9%，而且能固定小儿体位，用呼吸控制曝光，提高了摄片质量，减少了重复拍片。③广泛开展放射诊断质量保证与质量控制工作。

3）加速器防护：加速器感生放射性的防护上，对部件感生放射性进行定期测量，及时更换放射性很强的部件。产生的气载放射性应停机衰变一段时间后再排放，而且应注意对臭氧和氮氧化物的排放。医用加速器的应用必须保证工作人员及患者的安全，配备两套独立剂量的监测系统，出现异常时能立即自动终止照射。

4）密封源防护：使用密封源主要应防止人员受到过量外照射，防止放射源丢失或密封破坏。放射性厚度计、料位计和密度计在防护上采用足够厚的屏蔽层，保护工作人员和无关人员；采取措施防止放射源在使用中泄漏；避免人体与放射源接触。移动式γ射线探伤机在防护上应加强管理，防止现场作业时放射源失控，管理好辐射现场，严防无关人员误入受照。固定式探伤应着重屏蔽墙防护，尤其应考虑建在大车间内的探伤室的屋顶防护。注意加强防护知识培训。在γ射线远距治疗的防护上，采取治疗室与控制室分开，治疗室应门-机连锁，迷路应保证辐照室门外安全；为保护患者安全采用监视、对讲装置。γ射线外照射是主要危险，装源量愈大危险性愈高。防护上采取辐照室屏蔽墙一次浇铸成形技术；设计上采用多重安全保护连锁系统，并且各系统独立工作，如门-源连锁、红外感应保护装置、放射源过位保护装置、紧急迫降装置等，确保安全。

8. 放射防护　目的是防止放射性物质侵入人体，造成超过容许剂量当量的内照射。内照射防护三原则是围封隔离、除污保洁、个人防护。①围封隔离：控制扩散。对开放源及其工作场所，采取层层“封锁隔离”的原则，将其控制在有限空间内。一、二类放射单位不得设在市区。②除污保洁：对作业场所空气保洁，采取通风、过滤等方法，及时局部清除放射性污染。③个人防护：根据开放源不同工作性质，配用不同的个人防护用具，如口罩、手套、工作服等；个人防护规则的总原则，就是在开放型放射工作场所，应禁止一切能使放射性核素进入机体的行为。例如：饮水、进食、吸烟、用口吸放射性药物等。

（金焕荣）

四、社区生物性有害因素所致职业性危害

（一）概述

生产过程和生产环境中产生或存在的危害职业人群健康的致病微生物、寄生虫及动植物、昆虫等及其所产生的生物活性物质统称为生物性有害因素。如：附着于动物皮毛上的炭疽杆菌、布氏杆菌、蜱媒森林脑炎病毒等；草尘上的真菌或真菌孢子之类致病微生物及其毒性产物；某些动植物产生的刺激性、毒性或变态反应性生物活性物质；血吸虫尾蚴、钩蚴、松毛虫等。它们对职业人群健康的损害，除引起炭疽、布氏菌病、森林脑炎等法定职业性传染病外，也是职业性哮喘、外源性过敏性肺泡炎和皮肤病等法定职业病的致病因素之一。此外，鼠疫、土拉菌病、鸟疫、狂犬病、钩端螺旋体病、寄生虫病等危害众多职业人群的健康。尤其是近年流行的人感染高致病性禽流感和猪链球菌病等新的传染性疾病对禽、畜类相

关职业人群和医务工作者的健康造成了较大影响。因此，生物性有害因素所致职业性危害的防治工作也将成为社区职业卫生工作的重点内容之一。

(二) 人禽流行性感冒

人禽流行性感冒，简称人禽流感（avian influenza，AI）是由禽甲型流感病毒的某些亚型毒株引起的急性呼吸道传染病。WHO认为该病可能是对人类存在潜在威胁最大的疾病之一。

【病因】 人禽流感病毒均属正粘病毒科甲型流感病毒属，呈多形性，有囊膜。基因组为分节段单股负链RNA。依据其外膜血凝素（H）和神经氨酸酶（N）蛋白抗原性的不同，目前可分为H1～H16等16个H亚型和N1～N9等9个N亚型。禽甲型流感病毒除感染禽类外，还可感染人、猪、马、水貂和海洋哺乳动物。目前已证实感染人的禽流感病毒为H5N1、H9N2、H7N7等亚型，其中感染H5N1的患者病情重，病死率高。禽流感病毒对乙醚、氯仿、丙酮等有机溶剂均敏感。常用消毒剂，如氧化剂、稀酸、卤素化合物（含氯石灰和碘剂）等都能迅速破坏其活性。该病毒不耐热，65℃加热30min或100℃ 1～2min即可灭活。但对低温抵抗力较强，在较低温度的粪便中可存活1周，在4℃水中可存活1个月，裸露的病毒阳光直射40～48h即可灭活，如用紫外线直接照射，可迅速破坏其活性。

【发病机制】 禽流感病毒的受体特异性是限制禽流感病毒直接感染人类的首要因素。尽管禽流感病毒对人呼吸道上皮细胞的亲和性和人流感病毒相似，但两者所识别受体糖蛋白的唾液酸类型不同。人流感病毒可识别α-2，6交联唾液酸，而禽流感病毒则识别α-2，3交联唾液酸。在人呼吸道上皮中α-2，6交联唾液酸糖蛋白表达量明显多于α-2，3交联唾液酸糖蛋白。这样，低密度的禽流感受体分布使禽流感病毒难以感染人呼吸道上皮。即使能够感染，最先感染的往往是α-2，3交联的唾液酸定位的纤毛细胞。它们的复制往往会受到这种并非最理想的细胞亲和性的限制。与人流感病毒相比，禽流感病毒在人呼吸道上皮内复制和传播能力明显低下。但是，禽流感病毒的受体特异性并不是限制禽流感病毒跨种传播的唯一决定因素。对人和鸡的H5N1亚型分离株以及野生水禽的H5N3亚型和H5N1亚型的受体结合特性的比较研究发现，所有的H5N1亚型病毒，包括人的分离株，其特异结合受体均为α-2，3交联唾液酸，而不是人流感病毒所识别的α-2，6交联唾液酸。越来越多的证据表明，禽流感病毒正在冲破种间屏障，逐渐获得感染人类的能力。禽流感病毒通过不断变异获得更高的感染力和致病力是其跨宿主感染人群的前提条件。禽流感病毒在人体内复制不仅能够对人体细胞组织直接产生形态结构和功能的损伤，还可以削弱或逃逸机体抗病毒免疫防御机制而形成感染或诱导免疫功能紊乱，引起病理性免疫反应，从而进一步加重禽流感病毒感染，并造成组织器官病理损伤。

【流行病学】 早在1981年，美国即有禽流感病毒H7N7亚型感染人类引起结膜炎的报道。近年来，荷兰、越南、泰国、柬埔寨、印度尼西亚及我国相继出现了人感染禽流感病例，引起全球广泛关注。高发季节为冬春季。患禽流感或携带禽流感病毒的鸡、鸭、鹅等禽类是本病的主要传染源。主要传播途径为呼吸道、消化道或密切接触感染了禽流感病毒的家禽的分泌物和排泄物、受病毒污染的物品和水等。野禽在其自然传播中亦扮演了重要角色，目前尚无人与人之间传播的确切证据。任何年龄人群均可被感染。从事家禽养殖业者及其同地居住的家属，在发病前1周内到过家禽饲养、销售及宰杀等场所的人员，接触禽流感病毒感染材料的实验室工作人员，与禽流感患者有密切接触的人员均为高危人群。

【临床表现】 H5N1亚型感染病例潜伏期一般为1～7d，通常为2～4d。临床表现因感染病原类型不同而异，H9N2 亚型感染者通常仅有轻微上呼吸道感染症状，甚至无任何症状。H7N7 亚型感染者主要表现为结膜炎。重症患者一般均为 H5N1 亚型病毒感染，起病急，早期表现类似普通型流感，主要为发热，体温大多持续在 39℃以上，可伴有流涕、鼻塞、咳嗽、咽痛、头痛、肌肉酸痛和全身不适；部分患者可有恶心、腹痛、腹泻、稀水样便等消化道症状。重症患者可出现高热不退，病情发展迅速，几乎都有明显肺炎表现，可出现急性肺损伤、急性呼吸窘迫综合征（ARDS）、肺出血、多器官功能衰竭、休克及瑞氏（Reye）综合征等多种并发症或继发细菌感染和败血症。胸部影像学检查：H5N1 亚型病毒感染者可出现肺部浸润性片状阴影，肺内病变进展迅速，呈大片状毛玻璃样及肺实变影像或合并胸腔积液。实验室检查：白细胞总数一般不高甚或降低，重症则多见白细胞总数、淋巴细胞和血小板降低。呼吸道标本检测可见甲型流感病毒核蛋白抗原（NP）或 M1 蛋白抗原、禽流感病毒 H 亚型抗原、禽流感病毒亚型特异性 H 抗原基因异常。鼻咽分泌物、口腔含漱液、气管吸出物或呼吸道上皮细胞中可分离出禽流感病毒。发病初期和恢复期双份血清禽流感病毒亚型毒株抗体滴度升高。

【诊断】 依据流行病学接触史、临床表现及实验室检查（尤其是病原学检查）结果，排除流感、普通感冒、细菌性肺炎、严重急性呼吸综合征（SARS）等疾病后可做出人禽流感的诊断。按照我国卫生部《人禽流行性感冒诊疗方案（2005 修订版）》可分为医学观察病例、疑似病例和临床诊断病例三级。

【防治原则】 我国卫生部依据相关法律、法规制定了《人禽流感疫情预防控制技术指南（试行）》以及《人禽流行性感冒诊疗方案（2005 修订版）》以指导各地采取积极有效的预防措施控制人禽流感疫情。其基本原则是：①出现疑似或确认禽类高致病性禽流感疫情时，卫生行政部门应立即组织疾病预防控制及相关医疗卫生人员按照《禽流感密切接触者判定标准和处理原则》，对病死禽密切接触者进行医学观察，并填写相应报表。从事捕杀、处理病死禽的人员、医疗和疾病预防控制人员等职业暴露人员应严格按照《禽流感职业暴露人员防护指导原则》做好个人防护，并预防性服用神经胺酸酶抑制剂类药物。②出现疑似或确诊人禽流感病例时，医务人员及所在医疗机构应根据“人禽流感诊疗方案”进行诊断和及时合理救治，并按照《人禽流感疫情报告管理方案》规定进行网络直报，同时填报《传染病报告卡》。③对疑似病例、临床诊断病例和确诊病例应进行隔离治疗。通常采用综合疗法，包括对症治疗、抗病毒治疗、中医治疗和支持治疗等。发病 48h 内应试用抗流感病毒药物。研究表明神经氨酸酶抑制剂奥司他韦（达菲）对禽流感病毒 H5N1 和 H9N2 有抑制作用。离子通道 M_2 阻滞剂金刚烷胺和金刚乙胺可抑制禽流感病毒株的复制，早期应用可能有助于阻止病情发展，减轻病情，改善预后，但某些毒株可能对金刚烷胺和金刚乙胺有耐药性，应用中应根据具体情况选择。④广泛开展面向公众的健康教育活动和爱国卫生运动，提高大众，尤其是家禽饲养、销售及宰杀等人员，接触禽流感病毒感染材料的实验室工作人员，与禽流感患者有密切接触的人员的健康意识和自我防护能力。

（三）炭疽

炭疽（anthrax）是炭疽芽孢杆菌所致的一种人畜共患的急性传染病，也是我国法定职业病之一。我国工业型炭疽已较少见，农业型炭疽则仍有地方性流行。

【病因】 炭疽芽孢杆菌简称炭疽杆菌，为革兰染色阳性，呈竹节状排列的粗大杆菌，有荚膜无鞭毛。炭疽芽孢杆菌以繁殖体和芽孢体两种形式存在于自然界。繁殖体存在于人、畜体内，芽孢体则是在体外干、热等不良环境中形成的休眠体。炭疽芽孢杆菌在人和动物体内或含有血清的培养基上有荚膜形成。荚膜由D-谷氨酸多肽组成，与细菌的毒力有关。炭疽芽孢杆菌在人工培养基或外界环境中易形成芽孢。芽孢自内至外依次由核心、内膜、芽孢壁、皮质层、外膜和芽孢壳等6层结构共同将芽孢核心层层包裹成坚实的球形体，它对外界环境具有极强的抵抗力。在自然条件下能存活数十年，在清水或粪尿、腐败的血液和泥土中均能长期生存，芽孢在皮、毛制品中可存活90年。因此，炭疽芽孢一旦形成则极难清除。但煮沸10～15min、110℃高压蒸气5～10min、10%甲醛15min可将芽孢杀灭。芽孢对碘敏感，在1∶2500碘液中10min即可杀灭。新配制的20%石灰乳、20%含氯石灰浸泡48h亦可将芽孢杀灭。本菌的繁殖体抵抗力弱，60℃加热30min或一般消毒剂即有较好杀灭效果。

【发病机制】 炭疽芽孢杆菌含有荚膜抗原、菌体抗原、保护性抗原和芽孢抗原等多种抗原，其中保护性抗原为一种蛋白质，有很强的免疫原性，注射动物可产生免疫力。炭疽芽孢杆菌繁殖体可分泌炭疽外毒素。炭疽芽孢杆菌的主要致病物质是其荚膜和外毒素。荚膜能抵抗吞噬细胞的吞噬作用，有利于该菌在机体内的生存、繁殖和扩散。因此，有荚膜形成的其致病性较强。炭疽芽孢杆菌产生的强毒性炭疽外毒素由水肿因子（EF）、保护性抗原（PA）和致死因子（LF）组成，其中任一成分单独存在均不引起毒性反应。例如，EF与PA同时作用可产生皮肤坏死及水肿反应，PA与LF同时作用则可使动物致死，只有三者同时存在方可引起典型炭疽病。炭疽外毒素主要损害微血管内皮细胞，增强血管壁的通透性，减小有效血容量和微循环灌注量，增高血液黏滞度，从而导致弥漫性血管内凝血（DIC）和感染性休克。

【流行病学】 动物炭疽流行全球，多见于牧区，呈地方性流行。由于畜牧业及毛皮加工业的发展，炭疽暴发亦见于城市。20世纪60年代，我国建立了严格的皮毛检疫制度，加强了消毒措施，对易感人群实施疫苗接种等，目前我国工业型炭疽已大大减少，但农业型炭疽仍有流行。全年均有发病，以7—9月为流行高峰。

1. 传染源 炭疽主要侵犯食草动物，其传染源主要是病人、病畜及其尸体、携带炭疽芽孢杆菌的食草动物（马、牛、羊等）。被炭疽芽孢污染的各种物品和环境也应视为传染源。

2. 传播途径 炭疽芽孢及其细菌可经皮肤、呼吸道和消化道三种途径进入人体：①完整的皮肤黏膜直接接触炭疽芽孢或其繁殖体，如皮肤直接接触病畜及其皮毛最易受到感染；②经口摄入被炭疽芽孢或其细菌污染的食物（病畜肉类、奶类等）和饮水；③吸入含炭疽芽孢或其细菌的飞沫和气溶胶。如皮毛加工时吸入含炭疽芽孢的气溶胶可引起本病传播。此外，使用未消毒的毛刷或被带菌昆虫叮咬偶可致病。

3. 易感人群 炭疽的传染性不太强，人患肺炭疽或肠炭疽的感染剂量≥1万个炭疽芽孢。农牧民、猎人、食草类家畜和野生动物饲养管理人员、屠宰及皮毛加工人员、兽医及畜牧产品检疫人员等接触机会较多，其发病率也较高。人患炭疽病后免疫力一般不超过1年。

【临床表现】 潜伏期1～5天，短至12h，长至12天不等。可分为五型。

1. 皮肤型 最常见，占95%以上。病变多见于面、颈、肩、手和脚等裸露部位皮肤。发病过程：起初皮肤出现丘疹或斑疹。次日形成水泡，周围组织水肿（非凹陷性）。至第3日丘疹或斑疹的病灶中心出血坏死，周围可见成群小水泡，水肿范围不断扩展。第5～7天坏死灶形成小溃疡，血性分泌物干固结成黑痂，痂下有肉芽组织形成。黑痂坏死区直径1～2cm或5～6cm不等。水肿区直径则可达5～20cm。皮肤炭疽最显著的特点是病灶坚实、无明显疼痛、不化脓。大约在水肿消退后1～2周内，黑痂自行脱落，再经1～2周愈合形成瘢痕。起病1～2天后体温升高，伴有头痛、局部淋巴结及脾脏肿大。少数病例眼睑、颈、大腿等组织较疏松的部位可出现大面积水肿而无黑痂形成（即恶性水肿型）。患处透明而坚韧，水肿迅速向周围组织扩展，全身毒血症明显，病情危重，治疗不及时可因循环衰竭而死亡。

2. 肺型　吸入炭疽杆菌芽孢所致。多为原发性，也可继发于皮肤炭疽。经 2～4 天类感冒先兆表现，但症状缓解后突起寒战、高热、气急、呼吸困难、咳血样痰、胸痛。体检可见喘鸣、发绀或颈、胸部皮下水肿、肺内散在湿啰音或胸膜炎体征。胸部 X 线检查可见纵隔增宽、胸水形成或肺炎改变。

3. 肠型　潜伏期 12～18 天不等。又分急性胃肠炎型和急腹症型。前者表现为剧烈呕吐、腹痛、水样腹泻。数日内速愈，预后较好。后者起病急骤，持续性呕吐、腹痛，伴有血水样腹泻和严重的毒血症状。腹部有压痛或呈腹膜炎体征。救治不及时，往往因并发败血症于数日内死亡。

4. 脑膜型　大多继发于伴有败血症的各型炭疽，偶可原发。临床表现与其他原因所致的急性化脓性脑膜炎类似，但脑脊液常呈血性，涂片易找到竹节状大杆菌。

5. 败血型　多继发于肺型、肠型。皮肤型较少并发败血症。临床表现为原发型炭疽症状体征，伴有高热、头痛、出血、呕吐、毒血症、感染性休克或DIC等。

【诊断】　主要依据职业接触史、临床表现、职业流行病学调查资料以及病原学和特殊实验室检查结果，综合分析，排除其他原因所致类似疾病方可确诊。皮肤型炭疽因其特有的发病过程和特点，结合职业史及病原学检测一般不难确定。但其他各型炭疽的诊断，除上述依据外，还必须依赖各项实验室检测结果。其中主要的是从病灶分泌物、痰液、脑脊液、呕吐物或粪便的涂片中发现典型竹节状革兰阳性大杆菌。必要时还需用免疫荧光法检测病原菌、细胞培养或用酶联免疫吸附法检测特异性抗原等方可确诊。依据我国《炭疽诊断标准及处理原则》（GB17015－1997），炭疽的诊断可分为疑似炭疽、临床炭疽和确定炭疽。

【防治原则】

1. 隔离治疗，控制传染源　原则上炭疽患者从疑似诊断时起，即在诊断地点或家中就地隔离治疗，避免长距离转移患者。隔离治疗时间应至痂皮脱落或症状消失，分泌物及排泄物相隔 5 日培养一次，连续两次阴性为止。从做出疑似炭疽的诊断开始就应当按照炭疽进行治疗，治疗开始时首先应采取标本，以备确定诊断；同时建立并保持通畅的静脉进路以备采取有效的抢救措施。治疗基本原则是早期抗生素治疗，同时采取以抗休克、抗 DIC 为主的疗法。治疗药物首选青霉素 G，成人一般剂量为 160 万 U～320 万 U/d，分 2～4 次肌内注射或静滴。肺炭疽、败血型炭疽或脑膜型炭疽病人，剂量增至每日 1000 万 U 以上，静脉滴注。不能使用青霉素的患者，或万一出现耐青霉素菌株，首先考虑采用氯霉素或大环内酯类抗生素，然后根据抗生素敏感试验的结果，选取有效抗生素进行治疗。值得注意的是抗生素只能杀死人体组织内的部分热孢子和细菌，不能消除孢子和细菌在体内产生的大量毒素。毒血症严重者可肌内注射或静注抗炭疽血清，或静滴氢化可的松。尤其恶性水肿型炭疽静滴氢化可的松可有效控制局部水肿蔓延扩展。皮肤型炭疽患部可用 1∶2000 高锰酸钾液冲洗，涂以无刺激性抗生素软膏或 5%磺胺软膏，切忌挤压或切开病灶以免病灶扩散。

2. 确定感染来源，切断传播途径　患者被确诊后，应尽力确定其感染来源，并加以适当处理，以避免继续发生感染。接诊疑似炭疽的患者时，须尽可能地询问其发病前的接触史，从而发现可疑的感染来源；对已确定的感染来源应做及时处理，切断传播途径：①处死或隔离治疗病畜，严禁销售病畜肉、乳品和皮毛。②炭疽患者和牲畜的排出物宜使用新配制的含氯消毒剂乳液消毒，可使用 2 倍量的 20%含氯石灰或 6%次氯酸钙（漂粉精）与排出物混合，作用12h后再行处理。③污染物体的坚固表面，如墙面、地面，家具等，可用5%～10%二氯异氰尿酸钠（优氯净）或2%过氧乙酸（每平方米表面8ml）喷雾或擦洗消毒。④污染毛皮、衣物或纺织品应尽可能焚毁。⑤被炭疽芽孢污染的水源应停止使用，可用氯消毒剂（有效氯浓度达200mg/L）消毒，经检测不再存在炭疽芽孢杆菌后方可恢复使用。⑥病房处理，紧闭门窗后，按0.8kg/m³甲醛加热蒸发，次日经通风处理后才能恢复使用。消毒效果必须通过取样进行细菌分离培养确定，连续3次取样，不能检出具有完整毒力的炭疽芽孢杆菌时，方可认为已消除了炭疽芽孢杆菌的污染。

3. 保护易感者　高危人群接种无毒活菌苗。对在污染地区内或其周围活动的所有牲畜实施免疫接种，每年早春进行一次。

（四）布氏菌病

布氏菌病（brucellosis）是布氏杆菌（brucella）所致的一种人畜共患的急性传染病，也是我国法定职业病之一。

【病因】　布氏杆菌属革兰阴性短小杆菌，无鞭毛，不形成芽孢，但光滑型菌株有荚膜。因同一菌株可在不同宿主体内繁殖，发生遗传变异较多，因而其生物型可分为6种19型。如羊种（1～3型）、牛种（1～7、9型）、猪种（1～5型）、森林鼠种、绵羊附睾种和犬种。其中以羊种布氏杆菌致病力最强，猪种其次，牛种最弱，其余各种对人的危害性不大。

该菌在自然条件下易于繁殖生长，37℃，pH 6.6～7.4生长最佳。在土壤、皮毛和乳制品中可生存数周至数月。但对日光、热、常用消毒剂很敏感。直射日光10～20min，湿热60℃ 10～20min，一般浓度的来苏和石炭酸溶液消毒数分钟即被杀灭。

病畜或死胎以及羊水、胎盘、产后阴道分泌物、病畜肌肉、内脏、乳汁中均含有大量病菌，处理不当对作业环境可造成严重污染。

【发病机制】　布氏杆菌有荚膜可产生透明质酸酶和过氧化氢酶，侵袭力强，能通过完整皮肤和黏膜进入宿主体内。本菌产生内毒素，是布氏杆菌的重要致病物质。因荚膜能抵抗吞噬细胞裂解，内毒素可毒害吞噬细胞，因而本菌能在宿主细胞内增殖成为胞内寄生菌，并经淋巴管到达局部淋巴结生长繁殖形成感染灶。当布氏杆菌在淋巴结中繁殖达到一定数量后即可突破淋巴结屏障侵入血液，引起发热等菌血症表现。布氏杆菌可随血液侵入肝、脾、骨髓、淋巴结等组织器官生长繁殖，并形成新的感染灶。当血液中的布氏杆菌逐渐消失，体温逐渐正常后，新感染灶内的细菌再次侵入血液时，体温再次升高。因细菌间断释放入血，反复引发菌血症，临床表现为不规则性波状热型，故布氏菌病亦称为波浪热。

【流行病学】　布氏菌病流行于世界许多国家和地区。在我国某些牧区和农区曾广泛流行，新中国成立后其发病率已有明显降低。但随着畜牧业的发展，本病仍是危害职业人群健康的职业病之一。布氏菌病全年均可发病，但有明显季节性，发病高峰期为春夏两季。其原因可能与家畜的繁殖、授乳及接触病畜的机会等有关。病畜是本病的主要传染源，我国以羊为主，牛次之。人和其他家畜及野生动物虽可受感染，但作为传染源无重要意义。病畜流产或死胎以及羊水、胎盘、产后阴道分泌物中含大量布氏杆菌，极易经皮肤感染本病。含菌污物污染皮毛、土壤及水源可间接感染人畜。食入病畜肉、乳，吸入含菌气溶胶均可传播本病。人群对本病普遍易感。牧民、饲养工、挤奶工、屠宰工、肉品包装工、卫生检疫人员、兽医、家畜助产员等职业人群有较多机会接触或感染布氏杆菌而发病。调查发现，30%的布氏菌病患者属养羊专业户或屠宰户，并且每户有多人发病，呈现家庭聚集趋势。

【临床表现】　本病可侵犯各种组织器官，故临床表现复杂多样。病程可分为急性期和慢性期。

1. 急性期　潜伏期10天左右，短至1周，长达数月，甚至年余。主要表现为发热、多汗和关节肌肉疼痛。发热常呈弛张热或波状热（5%～20%），亦可见不规则热或持续低热。多汗是本病的突出表现之一，热退时大汗淋漓，部分患者有盗汗，不发热时也大汗不止。关节疼痛较明显，多发生于大关节，呈游走性。大腿内侧、臀及臂部可出现痉挛性肌肉疼痛。20%～40%男性患者可出现睾丸及附睾炎。女性患者可见卵巢炎、输卵管炎，可引发早产、流产等。心肌、血管、神经、呼吸等各器官系统损害也较常见。

2. 慢性期　有继发于急性期者，也有起病即呈慢性者。以疲乏、关节肌肉疼痛、低热、失眠、全身不适为主要表现。亦可见慢性关节炎、神经炎及泌尿生殖系统等的慢性损害表现。

【诊断】　有确切职业接触史，弛张热或波浪型发热、关节肌肉疼痛等临床表现，实验室细菌学及血清学检查结果阳性等综合分析，排除流行性感冒、风湿热、伤寒、副伤寒、肺结核、淋巴结核和疟疾等疾病后可确诊。依据我国《布氏菌病诊断标准及处理原则》(GB15998-1995）可分为疑似布氏菌病和确诊布氏菌病。

【防治原则】

1. 控制传染源　①隔离治疗：对疫区内接触家畜及畜产品的人员进行血清学及皮肤过敏试验，查明人群感染情况，凡确诊的患者应进行系统治疗。急性期应住院隔离治疗至症状消失，血培养阴性为止。急性期和慢性期均可使用四环素、链霉素、利福平等抗生素治疗。为提高疗效、防止耐药和复发，应以长疗程联合用药疗法为原则。如利福平15mg/（kg·d）联合多西环素100mg bid，疗程6周；或链霉素联合多西环素或四环素，其疗效均较满意。严重中毒者则可短期应用肾上腺皮质激素。慢性期抗生素治疗仍有效，为提高疗效同时可静脉注射布氏杆菌菌苗。②畜间检疫，宰杀病畜：用血清学方法对疫区内全部羊、牛和猪进行检疫，1个月后复检一次。凡检出阳性的家畜应立即屠宰或隔离饲养。至少在1年内停止向外调运牛、羊、猪。引进的家畜亦应进行检疫，以防输入型布氏菌病的发生。

2. 切断传播途径　被病畜及其排泄物、分泌物等污染的场地、用具、圈舍及尚未食用的奶制品均应进行消毒处理。严防含菌污水粪便污染食物、水源。禁止销售及食用病畜肉、乳。疫区皮毛需检疫合格方可出售。

3. 保护易感者　给疫区人群、畜群接种菌苗。经两次检疫呈阴性反应的家畜，以及疫区周围受危害的畜群，应连续3年以畜用菌苗进行免疫，每年免疫覆盖率不应低于90%。

4. 加强卫生宣传，提高自我预防保健意识　尤其牧民、饲养工、挤奶工、屠宰工、皮毛处理工等易感职业人群应加强个体防护，尽可能避免皮肤直接接触病畜及其污染物，严防赤手接羔助产；使用过的个体防护用品应严格消毒处理；与家畜或畜产品或布氏菌培养物有密切接触后，如出现持续数日发热（包括低热）、多汗、肌肉和关节酸疼等类似感冒症状者应及时就医。由于我国多年来加强了防治工作，本病的发病率已很低，人群免疫力的提高又使其临床表现轻微而不典型，影响社区医务人员对本病的及时诊治，因此，医务人员应加强自身的学习，不断更新相关防治理论和技术，避免误诊误治。

（熊敏如）

【思考题】

1. 根据职业病诊断原则和依据，试述铅中毒、汞中毒和矽肺的诊断。

2. 根据职业中毒的病因病机，试述氯气中毒和硫化氢中毒的急救措施。

3. 根据职业中毒的救治原则，试述慢性铅中毒、汞中毒、苯中毒的治疗方法。

4. 根据职业病三级预防原则，试述铅中毒、汞中毒和尘肺的预防措施。

5. 试述社区常见职业性生物因素及其所致职业病危害。

6. 试根据炭疽杆菌和布鲁杆菌的生物学特性及其流行病学特征，简述职业性炭疽和职业性布鲁病的预防原则。

7. 简述中暑的发病机制、主要临床表现、治疗的原则及预防措施。

8. 何谓噪声？叙述生产性噪声的来源、健康的影响及主要的预防措施。

9. 何谓放射病？叙述放射病的类型及防护措施。

（熊敏如　金焕荣）

案例

【案例一】　患者×××，男，40 岁，从部队退役后转业到某化工厂洗衣粉车间任主任，近年来，常感觉有胸闷、气促、心悸等，感觉上坡有困难，接着走平路也感困难，伴有咳嗽、咳痰。近一年来上述症状加重，到医院就诊，X 线胸片检查发现右中肺野有一 11mm 大阴影，其他部位未见典型的病灶，诊断为肺癌，住进省肿瘤医院准备手术切除。一实习医师在写完全病历的时候，问到过去工作史时，患者自诉在部队服役时是隧道开拓工，负责打风钻，工作时基本无防护措施，工作了 6 年后转业到该化工厂洗衣粉车间。该实习医师建议其到省或市职业病院检查。到职业病院就诊时，患者中度呼吸困难，口唇明显发绀、杵状指，呼吸音低。经职业病院医师仔细阅片，再结合其职业史，确诊为矽肺$Ⅱ^{+}$。

【案例二】　肖××，男性，35 岁，系某乡镇企业蓄电池厂工人，于 1990 年以来常感头痛、头晕、失眠、记忆力减退、全身乏力、关节酸痛、食欲不振，近两年来上述症状加重，并出现经常性的脐周、下腹部无固定的绞痛，痛时面色苍白，大汗淋漓，在地上打滚。第一次到医院就诊时，诊断为急性阑尾炎行阑尾切除术，并给予抗炎、止痛等对症治疗，终未改善，经详细的询问病史和职业史，疑为职业病，遂于 1993 年转入职业病院。经查：尿铅 12.5μmol/L，尿 ALA 80.5μmol/L，血红细胞游离原卟啉3.5μmol/L，诊断为慢性中度铅中毒。

职业病院组织了一个调查组到患者所在工厂进行调查，发现工人工作场所无任何防护措施，工人工作时也不戴口罩。调查同车间其他工人，大多数反映有头痛、头昏、记忆力减退、四肢无力、肌肉酸痛等症状，少数人有腹痛。组织该车间工人体检，发现 6 人中有 3 人的尿铅、尿 ALA 高于正常值，其中 4 人有肢端麻木，1 人有中毒性周围神经病。

【案例三】　某造纸厂因生产需要，必须修复已停产 1 个多月（正常生产时，纸浆只停放 1～2 天）的贮浆池，该池深度 3m，直径 3m，内存纸浆约 2m 深。工人检修抽浆泵、马达和管道完毕，即开泵抽取贮浆池的纸浆，几分钟后，泵的橡皮管道破裂，纸浆从管内喷出，立即停泵。工人李××马上顺着铁梯子下到池内修理，突然摔倒在池内。张××认为李××是触电摔倒，即刻切断电源，下去抢救，也昏倒在池内。经分析认为有毒气，随即用送风机送风，与此同时，黄××又下去抢救，突然感到鼻子发酸，咽部发苦发辣，当伸手去抓张××时，已感两手不由自主，即憋了一口气，到池口时也失去知觉，昏倒在池内。此后又连续有4位工人前赴后继昏倒在池内。

检查发现送风机送进的风量很小，随即在风机上接了管子通入池底，继续送风。以后下去的4人均带三层用水浸湿的口罩，腰间系了绳子，经20多分钟的抢救，池下7人全部拉了上来。前三人因中毒时间较长，虽经多方抢救，终因呼吸心跳停止而死亡。1人深度昏迷，抢救12h时后苏醒，3人昏迷5～10min后苏醒，后面下池的4人均未昏迷。

据事后调查，工人在昏迷前，均感到鼻子发酸、咽部辣苦、眼发胀、流泪、头痛、恶心、四肢无力、全身发麻，随后昏倒。调查人员了解到生产纸的原料为麦草，再加上一定量的硫化碱和水。麦草为碳氢化物，与硫化碱生成硫化氢气体，加之纸浆在贮浆池放了1个多月，故高度怀疑为急性硫化氢中毒。某部防化部队带着防毒面具下到池底部，测定现场环境空气中H_2S的浓度，在池底部不同部位进行了4次测定，其结果：硫化氢浓度在865～1500mg/m^3。用筐子先后将两只健康的鸡用绳子悬于池底部，发现鸡在20s内昏倒。确认这是一起急性硫化氢中毒事件。

【案例四】　患者×××，男性，20岁，某镇化工厂酯化操作工。某年1月15日晚11时患者在硫酸二甲酯试生产过程中检修离心循环泵时（未戴防毒面具，现场抢修10min）感咽部不适、流泪、呛咳，修理毕，骑车十几公里回家。次日出现畏光、眼痛、咽痛，阵发性咳嗽，轻度胸闷，在当地医院诊为“上呼吸道感染”，服用复方大青叶合剂、川贝枇杷膏及复方新诺明3天，病情加重，出现明显胸闷、气急，颈部压迫感，手触颈部有异常声响，初诊医院再次就诊，因诊断困难而转某职业病医院。体检见面红烦躁，双眼结膜及咽部明显充血，颈部及前胸皮下组织胀满，捻发感明显，双肺散在哮鸣音；白细胞12.1×10^9/L，中性粒细胞0.703，X线胸片示两锁骨上下皮下气肿，肺纹理增强、边缘模糊。诊断：急性硫酸二甲酯中毒，继发皮下气肿。给予激素、抗生素，同时配合其他对症、支持治疗。8天后颈部及前胸皮下捻发感消失。X线胸片示皮下气肿完全吸收，肺纹理清晰，血象正常。但咽部不适、轻度咳嗽3个月后随访依然存在。

【案例五】　患者×××，男，52岁，因言行紊乱反复4年，加重1周入院。患者4年前因患“黄疸型肝炎”住院1个月痊愈出院，出院2个月后开始出现胡言乱语，行为反常，终日躁动不宁，就诊于本单位职工医院，按“精神分裂症”治疗未见好转，再转上级精神病院诊治。4年中先后有4位精神病专家均诊断为“精神分裂症”，长期、大量使用抗精神病药物治疗，症状时轻时重，头晕、头痛持续。查体：体温37℃，血压17/12kPa。皮肤巩膜轻度黄疸，心、肺（－），ALT 1 667nmol/L，尿常规：蛋白（＋），尿胆原66μmol/L。肝脏B超：肝弥漫性病变。精神检查：神清、可引出幻觉。定时、定向力差。自知力缺损。仍按“精神分裂症”治疗；但精神症状日加严重，终日谵妄。至此方考虑诊断有误。追问病史及工作环境，方知该患者为汞作业工人，接触金属汞达7年之久，其师傅及同事中亦有类似“精神病”症状。实验室检测：尿汞0.08mg/L。遂确诊为“慢性汞中毒”，全部停用抗精神病药，给予驱汞治疗及20%甘露醇、胞磷胆碱，纳洛酮等保护脑组织，清除自由基，并给予强力新及能量合剂护肝，谵妄症状逐渐减轻，停用抗精神病药2日后完全清醒。自知力正常。继续治疗1个月，黄疸消失，尿汞正常。精神症状全部消失，痊愈出院。

【案例六】 杨××，男性，19岁。因持续性腹胀痛，阵发性绞痛2天就诊于当地医院。患者系某个体企业铅尘作业工人，作业环境铅烟浓度波动在0.12～2.02mg/m^3（铅烟PC-TWA 0.03 mg/m^3），铅作业工龄1个月。因同工种另一青年2个月前因腹痛在该院诊为“铅绞痛”，驱铅治疗1个月痊愈，据此诊断为“铅绞痛”，并给予依地酸二钠钙驱铅治疗，15d后病情仍无改善，遂转某职业病医院诊治。

进一步检查发现：T 37.2℃，P72次/min，R18次/min，Bp15/10kPa。痛苦面容。心肺无异常。腹平软，肝脾肋下未触及，脐周压痛明显。神经系统检查无异常。实验室检查：血红蛋白140g/L，红细胞计数4.94×10^{12}/L，白细胞计数10.3×10^{9}/L，中性粒细胞0.85，淋巴细胞0.15；丙氨酸氨基转移酶（ALT）13 U/L，天冬氨酸氨基转移酶（AST）11 U/L，δ-ALA 57.2/μmol/L，尿卟啉（+++），尿卟胆原（+++），空白尿铅未检出，FEP 0.90μmol/L。留置部分尿液暴晒呈暗红色。诊断性驱铅试验：尿铅值0.09/μmol/24h（正常≤1.44μmol/L）。

追问病史：3年前即有间歇性上腹或脐周疼痛，与饮食和季节无关，可自行缓解。杨某之兄，23岁，与杨某同一作业环境，有类似临床表现，被同一医院诊断为“铅绞痛”。该家族3代共9人的家族史：父亲健康，无腹痛史；母亲自幼至今常有腹痛，可自行缓解；姐姐3年前曾有1次剧烈的腹痛，原因不明，3天后自愈；弟弟、外甥、侄儿均无腹痛等病史；侄女每年夏天下肢皮肤自发水疱可自愈。杨母及姐姐、侄女既往腹痛或有皮肤损害，UCP阳性，诊断为急性间歇型卟啉病。而杨父及弟弟、侄儿、外甥虽无腹痛，但UCP（±），诊断为急性间歇型潜隐型患者。综合分析考虑为家族性血卟啉病。

未再驱铅治疗，给10%葡萄糖酸钙10ml+50%葡萄糖10ml，静推，2次/天，同时每日维生素C 3.0g、维生素B_6 0.2g，配合电解质溶液及对症、支持治疗4天后腹痛消失，感觉尚可，无阳性体征，尿卟胆原（+++），尿卟啉（+++），尿δ-ALA 35.3μmol/L。

【案例七】 患者×××，女，46岁，装配工，接触信纳水、汽油等含苯化学物5年，1975年因白细胞及血小板减少就诊。体检发现：肝脾肋下未触及；白细胞波动于2.7×10^{9}～5.9×10^{9}/L之间，多数在3.0×10^{9}～4.0×10^{9}/L之间；血小板波动于82×10^{9}～126×10^{9}/L之间。根据含苯化学物接触史及血象改变，诊断为慢性轻度苯中毒。但脱离苯作业岗位后，白细胞及血小板继续下降。1991年住院期间白细胞波动于2.05×10^{9}/L～4.45×10^{9}/L之间（多数低于3.0×10^{9}/L），血小板波动于44×10^{9}/L～88×10^{9}/L之间（多数低于60×10^{9}/L）；骨髓穿刺显示增生性骨髓象；B超显示脾大，诊断为慢性中度苯中毒。以后反复感染，并有明显出血倾向，1996年住院时白细胞及血小板仍低；行脾切除术后血小板及白细胞均恢复正常。

特别提示：本例患者血细胞均呈进行性下降、增生性骨髓象，脾切除后血象恢复正常，应诊断为脾功能亢进。

苯中毒的诊断，职业接触史固然重要，但更重要的是排除其他疾病，尤其是排除脾机能亢进。应注意单纯脾脏增厚时触诊不一定能发现；脾肿大与血细胞减少程度也不一定成正比，轻度脾肿大有可能引起严重的血细胞减少。因此，诊断苯中毒时，一定要先做脾脏超声检查，排除脾功能亢进。由于接诊的职业病医生重专科疾病，忽视所患疾病与他科疾病的联系，未做认真的鉴别诊断。这 2 例患者初诊时因均未行脾脏 B 超检查，也就未考虑到血象的改变是否与脾功能亢进有关，仅根据患者有肯定的职业性苯接触史和血象、骨髓象改变，其诊断思维就定格在本专科常见病上，将脾功能亢进误诊为慢性职业性苯中毒。

【病例八】　患者××，男性，41 岁，村办石矿凿岩工，接触粉尘 25 年。因咳嗽、咯血痰 10 余天入院。10 天前无明显诱因突然咯血，随后痰中带血，自觉头昏。无发热、盗汗、乏力、胸痛等，亦无其他特殊病史。神志清楚，T 36.5℃，P 86/min，R 22/min，BP 17/10 kPa。皮肤无红斑，外周浅表淋巴结不大。心肺听诊正常，腹软，肝、脾未扪及，两下肢无浮肿。X 线胸片可见双肺散在斑点状致密阴影，边界较清。双肺纹理增多，两下肺区肺气肿改变。心、膈无特殊改变。诊断为Ⅱ型肺结核。颅脑 CT 报告未见异常。胸部 CT：双肺满布小结节状病灶，直径约 3mm，境界尚清。考虑为血行播散型肺结核。1∶2000 PPD 试验、血结核抗体均阴性。痰菌检查 6 次均为阴性。入院未再咯血，体温一直正常。抗结核治疗 1 个月后复查 X 线胸片仍可见密集度 2 级的类圆形小阴影，达 5 个肺区。出院诊断为Ⅱ期矽肺。

（孔杏云　熊敏如）

第三节　社区职业性损害的防制措施

一、社区职业性损害防制基本原则

职业病是一类人为的疾病，只要严格遵循“预防为主”的方针是完全可以控制的。社区职业性损害防制工作应遵循医学的三级预防原则。

第一级预防是从根本上杜绝或最大可能减少对职业性有害因素的接触，使劳动者不接触或者安全地接触有害因素。通过对新建、扩建、改建建设项目及技术改造、技术引进项目达到职业病危害的控制，对现有存在职业病危害的各种有害因素，进行治理和控制，减少危害和污染，改善劳动条件，保护工作环境，使工作场所职业病危害因素的浓度或强度符合国家职业卫生标准。加强个体防护，以减少工人接触的机会和接触程度。

职业性疾病和其他疾病一样，除与直接病因有关外还受到相关潜在因素的影响。个体的健康状况、生活和行为方式、遗传特征等，都可作为相关潜在因素而影响职业性疾病的发生。例如，高血脂增加机体对二硫化碳诱发心血管病损的易感性；吸烟极大地提高石棉接触诱发肺癌的危险性。因此，除三级预防原则外，WHO 又提出了旨在控制相关潜在因素的“初始级预防”或称“原生级预防”（primordial prevention）。对职业性损害的预防，应以贯彻落实《职业病防治法》为主进行预防。

第二级预防是当职业性有害因素开始损及作业者健康时，应尽早发现，采取补救措施；

其主要手段是定期进行环境中职业危害因素的监测和对接触者的定期体格检查，以早期发现病损及时诊断、治疗，及早脱离职业有害因素，并及时对环境中职业危害因素进行整治。

第三级预防是针对已发展成职业性疾患或工伤的患者。是对职业病患者的保障，对疑似职业病患者进行诊断，保障职业病患者享受职业病待遇，安排职业病患者进行合理治疗、促进其康复、延缓病程，延长生命，提高生命质量和定期复查。对不适宜继续从事原工作的职业病患者，应当调离原岗位，并妥善安置。

第一级预防是针对整个的或选择的人群，第二和第三级预防是针对个体的。第一级预防是对职业性有害因素的根本性预防措施，但在现阶段，第二和第三级预防的及时补救，仍然重要，所以三级预防的三个水平需要相互补充。

社区职业性损害防制基本策略，在于全面执行三级预防措施，做到早期检测、及时预防、早期处理、合理补救。

二、社区职业性损害防制措施

为了有效地预防、控制或消除职业性有害因素，改善不良劳动条件，防止或减少职业性损害的发生，必须采取切实可行的措施。由于职业卫生工作涉及多个方面，所以职业性损害的防制需要多学科、多部门的通力合作，需要从法律措施、规划措施、组织措施、技术措施和卫生保健措施等各个方面进行，是一项系统工程。

（一）法律措施

职业性损害的防制首先要靠立法和行之有效的执法的保证。其他的措施才能顺利实施。职业性损害防制的法律措施包括制定执行职业卫生法规和制定执行职业卫生标准两方面内容。

1. 职业卫生法规与职业卫生监督　根据我国宪法和有关法律的基本原则制订的职业卫生法规（occupational health laws and regulations），是国家用法律形式管理具体职业卫生问题的直接依据。职业卫生立法是用来调整国家、用人单位和劳动者三者之间的行政法律关系，以保证劳动者的健康权利和切身利益。职业卫生标准是保障劳动者在安全卫生条件下进行生产劳动的技术尺度。职业卫生监督是国家行政监督的一部分，是保证职业卫生和职业病法规、标准贯彻实施的重要手段。

（1）职业卫生法规　当前全球经济一体化已经成为世界经济发展的主旋律，国际标准化组织（ISO）已将环境管理系统（ISO 14000）和职业卫生质量管理系统（ISO 18000）纳入产品质量认证体系中。因此，职业卫生立法对于保护劳动者的健康，促进我国经济与对外贸易发展和社会文明进步均有重要意义。美国、日本、前苏联等国家都颁布了职业卫生法或有关的法律，但由于各国的社会制度、经济基础、技术水平和法律体系不同，其立法的宗旨、依据和规定的条款内容也不尽相同。例如，美国的《职业安全与卫生法》（1970），旨在保证绝大多数劳动者的工作条件尽可能的安全和卫生，为劳动者提供全面的福利设施，保护人力资源。日本的《职业安全卫生法》（1996）规定了企业主的职责，即改善劳动条件，创造愉快舒适的作业环境，确保劳动的安全与健康。

我国的劳动卫生立法是分散在宪法、全国人大常委会指定的法律、国务院及各部委（或省级政府）制定的法规、决定、规章或其他规范性文件中，这些是结合我国近 60 年的经济建设实际而制定的，对于保护劳动者的健康，促进生产力的发展发挥了或还在发挥重要作用。然而我国范围内的经济技术发展水平还不平衡，作业环境尘毒治理的任务还相当艰巨，在伴随经济技术发展的同时又不断涌现新的劳动卫生问题。为贯彻党的预防为主的卫生工作方针，适应我国社会主义市场经济和可持续发展战略的需要，加强对职业病的防治，控制职业危害，保护劳动者的健康，我国制订了《中华人民共和国职业病防治法》这一专项法律，并于2002年5月1日起施行。这是我国职业病防治方面的第一部法律，标志着我国劳动卫生事业正进入全面的法制管理新阶段，也将为劳动者创造安全舒适的劳动条件，提高工作生命质量，维护劳动者的健康权利提供了法律保障。

我国的职业卫生法规大体有三种类型：

第一种是专项法律、法规，又分4个层次。①由全国人民代表大会常务委员会（简称全国人大常委会）制订通过的职业卫生法律。目前有《中华人民共和国职业病防治法》(2002)，《中华人民共和国安全生产法》(2002)。②由国务院制定的职业卫生行政法规。如《中华人民共和国尘肺病防治条例》(1987)。③由卫生部制定的职业卫生行政规章，如《全国职业病防治院所工作实行条例》(1980)；《职业卫生工作规范》(1989)。④由地方人大常委会或政府制定的法规，如广东省人大常委会颁布的《广东省劳动安全卫生条例》(1988)，上海市人民政府颁布的《上海市工业企业有毒有害作业卫生监督办法》(1983)。

第二种为非专项法律、法规，但其中含有相关的条款。如全国人大常委会颁布的《中华人民共和国劳动法》中列有“劳动安全卫生”有关的条款；《中华人民共和国乡镇企业法》(1996) 中含有乡镇企业必须遵循的法规和采取的劳动卫生技术措施和管理措施的条款。

第三种是国务院及有关部委发布的各种规范性文件，可作为卫生法律、法规和行政规章的重要补充。这些规范性文件常以决定、办法、规定、意见、通知等形式出现，如《国务院关于加强防尘防毒工作的决定》(1984)、卫生部《关于建立劳动卫生职业病防治中心的通知》(1983)、原劳动部颁布的《粉尘危害分级检查规定》(1991) 等。

(2) 职业卫生监督　职业卫生监督是卫生行政部门依据国家有关法律、法规、运用行政管理手段和医学技术方法，对企（事）业单位的职业卫生和职业病防治工作进行的监督检查。职业卫生监督按其性质分为预防性卫生监督和经常性卫生监督。二者关系密切，但各有独立的工作内容、程序和方法。

预防性职业卫生监督：详细内容见第二篇第五章“社区预防性卫生监督”。

经常性劳动卫生监督：是指对现有厂矿企业贯彻执行卫生法规和卫生标准的情况定期或随时进行的卫生监督，根据监督检查结果，对检查出的劳动卫生问题做出相应的处理，目的在于及时发现并消除职业性有害因素的影响，保证作业者的健康，促进生产力的发展。经常性劳动卫生监督的内容可归纳如下：①劳动卫生法规与制度：检查企事业单位对国家的各项政策性文件、劳动卫生法规的执行情况，此外各企（事）业单位需根据有关法规的规定制订各项劳动卫生制度，如劳动卫生档案管理制度、生产和使用新工业化学品的毒性鉴定和卫生审核制度、劳动环境卫生监测制度、健康检查制度、职业卫生教育制度、职业病报告制度、劳动卫生管理制度等，对这些制度的执行情况也实行监督。②劳动环境：检查劳动环境有无职业性有害因素存在，及其种类和程度；对主要的职业性有害因素是否进行定期监测，结果是否符合卫生标准。③防护措施：检查有职业性有害因素的地点是否均采取相应的防护措施及其效果；是否按规定为接触有害因素的作业人员提供卫生防护用具；对各种防护措施或用具是否定期检查、维修以及存在的问题。④健康检查：检查对接触有害因素的作业人员是否按规定进行了就业前和定期健康检查，职业病和职业禁忌证的发生情况，对检查出的职业禁忌证和职业病患者是否按规定进行了调离和治疗等。

2. 职业卫生标准　职业卫生标准是以保护劳动者健康为目的，对劳动条件各种卫生要求所作出的技术规定。职业卫生标准是贯彻、实施职业卫生法规的技术规范，是执行职业卫生监督和管理的法定依据。劳动条件达到什么程度才算符合安全卫生要求，需要运用卫生标准来衡量。标准是具体尺度，属技术法规规范。卫生标准一经发布，各级生产、建设、设计和企业单位必须贯彻执行。

我国现行的主要职业卫生标准有：用于工业企业设计、接触限值、放射防护等卫生标准63个。最主要的是《工业企业设计卫生标准》（GBZ1-2002）和《工作场所有害因素职业接触限值》，共有329种毒物、47种粉尘以及高温、噪声、振动、微波、X射线、γ射线、激光、紫外辐射等常见物理因素有职业接触限值；职业病诊断标准110个；生物样品中有害物质及其相关化合物的检测标准63个；工作场所空气中有毒物质监测标准85个。职业性有害物质的接触限值是职业性损害控制工作中经常使用的标准，主要包括作业场所空气中有害物质的接触限值和生物接触限值。

作业场所空气中有害因素职业接触限值是为保护作业人员健康而规定的作业环境空气中有害物质浓度的允许值。目前，我国工作场所空气中有毒物质卫生标准中规定的允许浓度有三种类型：

（1）最高允许浓度（maximum allowable concentration，MAC）　是指工作地点的化学物质在一个工作日内任何时间均不得超过的浓度。属于瞬时浓度，限用于少数毒性高或危害大的化学物质。

（2）时间加权平均允许浓度（permissible exposure concentration - time - weighted average，PEC-TWA）　按8h工作日的时间加权平均浓度规定的允许浓度。

（3）短时间接触允许浓度（permissible exposure concentration - short - term exposure limit，PEC-STEL）　在遵守PC-TWA前提下允许短时间（15min）接触的浓度。现阶段我国工作场所空气中粉尘卫生标准中规定的允许浓度仅有PEC-TWA。

生物接触限值（biological exposure limit，BEL）：是对接触者生物材料中有毒物质或其代谢、效应产物等规定的最高允许量。也是衡量工人接触有毒物质程度的一个尺度，当属卫生标准范畴。目前为止，我国已对铅、镉、苯等11种有毒物质制定了生物接触限值。

（二）规划措施

在工业企业建设项目设计、施工阶段进行合理规划，合理选择厂址，合理车间整体布局，是控制生产过程产生的各类职业危害因素，改善劳动条件以保障职工的身体健康，促进生产发展，以及控制“工业三废”污染环境的重要措施。工业企业建设项目设计、施工应严格执行我国《工业企业设计卫生标准》（GB1-2002）。

（三）组织措施

职业性损害的防制涉及行政执法部门监督执法行为和用人单位的职业卫生自律管理，以及从业人员的安全卫生意识和自觉行动，需要卫生行政部门、用人单位的领导、工程技术人员、工人等的共同努力参与。地方领导及用人单位（企业）负责人在追求经济增长的过程中应“以人为本”，树立“经济发展与职工安全卫生同步发展”的观念，保障职工的合法权益。并自觉接受和配合相关部门的职业卫生监督工作。

用人单位应依法参加工伤社会保险，为劳动者创造符合国家职业卫生标准和卫生要求的工作环境与条件，并采取措施保障劳动者获得职业卫生保护。用人单位在组织生产劳动时，应建立健全安全合理的职业卫生管理管理机构和管理制度。建立以生产主管领导为首，行政部、生产部、设备部、安保部、人事部、医务室、总工会等相关部门负责人组成的职业卫生管理机构，负责本单位的职业卫生工作；建立突发性事故应急救援预案，成立应急救援队伍，配备必要的应急救援药品、器具，落实职责；同时应有设备的定期维修制度，各种有毒有害因素操作岗位的安全操作规程，化学危险品、放射性安全管理制度等。

积极做好管理部门和作业者职业卫生知识的宣传教育，对接触职业病危害因素的劳动者要进行适时培训，尤其是新上岗的工人（包括临时工、合同工），培训内容应包括安全操作技能培训、职业有害因素防护知识的培训以及劳动安全有关规章制度的培训。例如劳保器材的正确使用以及突发事故的应对等，强化劳动安全及职业卫生的意识。使有毒有害作业人员充分享有职业危害的"知情权"，企业及安全卫生管理者应力尽"危害告知"义务，让大家知道有关职业性有害因素可能对健康产生的影响和应采取的相应防护对策，以增强自我防护意识，积极有效地参与职业危害的控制。使用人单位、从业人员双方共同参与职业危害的控制和预防。

合理组织和安排劳动过程：根据有关的法律、法规和单位的实际情况，建立合理的劳动制度。如为了预防在高温作业环境发生中暑，用人单位应根据当地气候特点，适当调整夏季高温作业劳动和休息制度，尽可能缩短劳动持续时间，增加工作中休息的次数，延长工休，特别是午休时间等。

加强职业健康促进：从企业管理策略、健康教育、卫生服务、职工参与等方面，采取综合性干预措施，以期改善作业条件、改变职工不健康生活方式、控制健康危险因素、降低病伤及缺勤率，从而促进职工健康、提高职业生命质量和推动经济可持续发展的目的。

（四）技术措施

技术措施是通过改革工艺流程和/或生产设备、安装卫生防护设施等措施减少或完全消除生产过程中的有害因素，将作业环境中有毒有害因素控制在国家职业卫生标准允许范围之内，从根本上改善劳动条件。这是控制职业性有害因素的第一道防线。主要包括：

1. 改革生产工艺过程　以无职业性危害因素产生的新工艺、新材料代替有职业性危害因素产生的工艺过程和原材料是最根本的预防措施。如采用无毒或低毒的物质代替有毒或高毒的物质，限制化学原料中有毒杂质的含量；喷漆作业采用无苯稀料；箱包、皮鞋生产中采用无苯胶、静电喷漆等新工艺；在铸造工艺中用石灰石代替石英砂；在机械制造业模型铸造时，采用无声的液压代替噪声高的锻压等；尽可能地提高生产过程的自动化程度，以机械化生产代替手工或半机械化生产，以减少有毒有害因素的产生和减少工人近距离接触毒物、粉尘及各种有害物理因素的机会。采用隔离操作（将有害物质和操作者分离）、仪表控制（自动化控制），对于受生产条件限制，有害物质强度无法降低到国家卫生标准以下的作业场所是很好的措施，如炼钢、轧钢、陶瓷、搪瓷等生产的进出料工艺实行自动化生产等。

2. 通风排毒除尘　采用卫生工程防护技术，防止逸散的尘毒扩散，并可经净化达标后排出，以降低作业场所空气中的尘毒浓度，是预防职业中毒和尘肺的一项重要辅助措施。常采用的通风方式有局部排风和全面通风换气。局部排风是在不能密闭的有害物质发生源近旁设置吸风罩，将有害物质从发生源处直接抽走，以保持作业场所的清洁。全面通风换气是利用新鲜空气置换作业场所内含有害物质的空气，以保持作业场所空气中有害物质浓度低于国家卫生标准的一种方法。尘毒车间常采用局部抽出式机械通风系统及除尘、排毒装置排除粉尘和毒物，以降低工作场所空气中的毒物、粉尘浓度。局部抽出式机械通风排毒、除尘系统一般由排气罩（排毒罩、吸尘罩）、通风管、通风机和净化回收装置组成。

3. 密闭、隔离、屏蔽

(1) 密闭尘、毒源　对尘毒发生源要尽可能密闭，以防止粉尘、毒物的逸散。同时要加强生产设备的管理和检查维修，防止毒物和粉尘的跑、冒、滴、漏及防止发生意外事故。

(2) 隔热（heat isolation）　隔热是防暑降温的一项重要措施，是降低热辐射的有效方法，分热绝缘和热屏挡两类。热绝缘是采用石棉、草木灰、硅藻土、玻璃纤维等导热系数小的阻燃材料，将热源体外包裹，使热源通过对流和热辐射散发的热量减少。热屏挡是利用水或导水屏挡、石棉屏挡进行隔热，可有效地降低热辐射强度，如瀑布水幕、循环水炉门等。

(3) 隔声　对于噪声污染严重的作业场所，采取措施将噪声源与操作者隔离。

(4) 屏蔽辐射源　使用吸收电磁辐射的材料屏蔽辐射源，减少辐射源的直接辐射作用，是放射性防护中的基本方法。

4. 厂房建筑和生产过程的合理设置　有生产性毒物逸出的车间、工段或设备，应尽量与其他车间、工段隔开，合理配置以减少影响范围。厂房的墙壁、地面应以不吸收毒物、吸附粉尘和不易被腐蚀的材料制成，表面力求平滑和易于清刷，以便经常保持清洁卫生。高温车间应将热源尽可能地设置在车间外，利用热压为主的自然通风车间，热源尽可能地布置在天窗下面，采用穿堂风为主的自然通风车间，热源应尽量布置在夏季主导风向的下风侧，工人操作岗位的设置应便于采取降温措施。

5. 其他技术措施　生产性粉尘发生源的湿式作业对于预防尘肺的发生是一种非常有效的措施，如矿山的掘进采用水风钻，石英粉厂的水磨、水筛，铸造厂的水爆清砂等。生产性噪声的控制中吸声、消声设备的使用，如在风道、排气管口等部位安排各种消声器，以降低噪声传播；用多孔材料装饰车间内表面，或在工作场所内悬挂吸声物体，吸收辐射和反射声，以降低工作环境噪声强度等。高温车间为加强自然通风、防止气流出现逆风倒灌，科学合理地设置车间的进、出风口，以充分利用热压和风压，使自然通风发挥最大效能的有组织自然通风等通风降温措施等。合理照明能保证操作者视力，有利于产品质量的提高和减少工伤事故等。

（五）卫生保健措施

职业健康监护、个体防护和个人卫生是卫生保健措施的重要内容。

1. 职业健康监护（occupational health surveillance）　职业健康监护是以预防为目的，根据劳动者的职业接触史，通过定期或不定期的医学健康检查，收集健康相关资料，连续性地监测劳动者健康状况的变化，分析劳动者健康状况变化与所接触的职业病危害因素的关系，并及时地将健康检查和资料分析结果报告给用人单位和劳动者本人，以便及时采取干预措施，保护劳动者健康。

职业健康监护的目的是早期发现职业病、职业健康损害和职业禁忌证；跟踪观察职业病及职业健康损害的发生、发展规律及分布情况；评价职业健康损害与作业环境中职业病危害因素的关系及危害程度；识别新的职业病危害因素和高危人群；进行目标干预，包括改善作业环境条件，改革生产工艺，采用有效的防护设施和个人防护用品，对职业病患者及疑似职业病和有职业禁忌人员的处理与安置等；评价预防和干预措施的效果；为制定或修订卫生政策和职业病防治对策服务。

职业健康监护的内容主要包括职业健康检查和职业健康监护档案管理

(1) 职业健康检查　包括就业前健康检查和定期健康检查、离岗时和离岗后医学随访以及应急健康检查。

1）就业前健康检查：就业前健康检查又称上岗前健康检查，是指对即将从事某种职业的人员进行的一种劳动前健康检查。目的是了解劳动者的基础健康状况，以获取各项健康指标的基础数据建立健康档案，筛查并排除职业禁忌证（occupational contraindication）。职业禁忌证是指劳动者从事特定职业或接触特定职业病危害因素时，比一般人群更易于遭受职业病的危害和罹患职业病，或者可能导致自身疾病病情加重，或者在从事作业过程中诱发可能对他人生命健康构成危险的疾病的个人特殊生理或病理状态。例如，从事铅、苯作业的劳动者进行神经系统和血象检查，粉尘作业人员进行X线胸片检查，以确定该劳动者的健康状况能否从事该种作业。因为就业前健康检查的基础数据对就业后可能发生的职业病的诊断具有重要意义，关系到劳资双方的切身利益，因此随着我国《劳动法》和《职业病防治法》的陆续颁布，今后该项工作将会受到越来越多的重视。我国《职业健康监护技术规范》(GBZ188-2007）规定，拟从事接触职业病危害因素作业的新录用人员，包括转岗到该种作业岗位的人员及拟从事有特殊健康要求作业的人员，如高处作业、电工作业、职业机动车驾驶作业等。必须进行强制性上岗前健康检查。

2）定期健康检查：定期健康检查又称在岗期间健康检查，是指按一定时间间隔，对已经接触某种职业性有害因素的职业人群进行常规及某些特殊项目的检查。定期健康检查的目的主要是早期发现职业病患者或疑似职业病患者或劳动者的其他健康异常改变；及时发现有职业禁忌证的劳动者；通过动态观察劳动者群体健康变化，评价工作场所职业病危害因素的控制效果。定期健康检查的周期根据不同职业病危害因素的性质、工作场所有害因素的浓度或强度、劳动者接触的有毒有害因素可能引起的疾病（目标疾病）的潜伏期和防护措施等因素决定。健康检查的项目主要依据职业人群所接触的有害因素的性质决定。

3）离岗时健康检查：离岗时健康检查是用人单位与劳动者解除劳动合同时，或用人单位发生分立、合并、解散、破产等情况，劳动者在准备调离或脱离所从事的职业病危害的作业或岗位时，应进行离岗时健康检查。目的是确定即将离岗的劳动者在本单位工作期间，其健康是否受到职业有害因素的影响，确定其在停止接触职业病危害因素时的健康状况。以便及时发现和处理，并未劳动者健康状况的连续观察提供资料。

4）离岗后医学随访检查：如接触的职业病危害因素具有慢性健康影响，或发病有较长的潜伏期，在脱离接触后仍有可能发生职业病，需进行医学随访检查。尘肺病患者在离岗后需进行医学随访检查。随访时间的长短应根据有害因素致病的流行病学及临床特点、劳动者从事该作业的时间长短、工作场所有害因素的浓度等因素综合考虑确定。

5）应急检查：当发生急性职业病危害事故时，对遭受或可能遭受急性职业病危害的劳动者，应及时组织健康检查。依据检查结果和现场劳动卫生学调查，确定危害因素，为急救和治疗提供依据，控制职业病危害的继续蔓延和发展。应急健康检查应在事故发生后立即开始。从事可能产生职业性传染病作业的劳动者，在疫情流行期或近期密切接触传染源者，也应及时开展应急健康检查，随时监测疫情动态。

我国现行的《职业健康监护管理办法》（卫生部令第23号，2002）对各种常见有毒有害因素接触者健康检查的项目、体检间隔时间及就业禁忌证均做出了明确规定。

（2）职业健康监护档案和档案管理　健康监护档案是健康监护全过程的客观记录资料，是系统地观察劳动者健康状况的变化，评价个体和群体健康损害，为劳动者的健康追踪、职业病诊断、有关健康损害责任划分的依据，其特征是资料的完整性、连续性。用人单位应建立劳动者职业健康监护档案和用人单位职业健康监护管理档案。劳动者职业健康监护档案内容包括：劳动者职业史、既往史和职业病危害接触史；相应工作场所职业病危害因素监测结果；职业健康检查结果及处理情况；职业病诊疗等健康资料。用人单位职业健康监护管理档案包括：职业健康监护委托书；职业健康检查结果报告和评价报告；职业病报告卡；用人单位对职业病患者、患有职业禁忌证者和已出现职业相关健康损害劳动者的处理和安置记录；用人单位在职业健康监护中提供的其他资料和职业健康检查机构记录整理的相关资料；卫生行政部门要求的其他资料。

用人单位建立的劳动者职业健康监护档案和职业健康监护管理档案，应有专人严格管理，并按规定妥善保存。劳动者或其近亲属、劳动者委托代理人、相关的卫生监督检查人员有权查阅、复印劳动者的职业健康监护档案。用人单位不得拒绝或提供虚假档案材料。劳动者离开用人单位时，有权索取本人职业健康监护档案复印件，用人单位应当如实、无偿提供，并在所提供的复印件上签章。

2. 个体防护　个体防护虽然不是预防职业病的根本性措施，但在许多情况下是预防职业性损害的重要辅助措施。个人防护措施包括防护面罩、防护口罩、防护服、防护眼镜、皮肤防护油膏等。选择个人防护用品应注意其防护特性和效能。在使用时，应对使用者加以培训；平时经常保持良好的维护，才能很好发挥效用。用人单位应按规定给劳动者提供足够有效的个人防护用品。在有毒物质作业场所，还应设置必要的卫生设施，如盥洗设备、淋浴室、更衣室和个人专用衣箱。对能经皮吸收或局部作用危害大的毒物还应配备皮肤和眼睛的冲洗设施。

3. 普及卫生知识　　要使劳动者了解职业性有害物质的产生、发散特点和对人体的危害及紧急情况的急救措施，养成良好的卫生习惯，如饭前洗手、车间内不吃东西、工作服定点存放、定期清洗等，防止有害物质从口腔、皮肤等处进入人体。对于接触有毒有害物质的劳动者要督促其改变抽烟、酗酒等不良生活方式。此外，合理安排休息，注意营养，增强机体对有害物质的抵抗能力等。

【思考题】

1. 叙述社区职业性损害防制的基本原则。

2. 简述社区职业性损害防制的主要措施。

3. 何谓职业卫生标准？试问职业卫生标准中规定的允许浓度有哪些？

4. 何谓职业健康监护？叙述职业健康检查包括的主要内容。

（周桂凤）

第三章 社会环境与健康

第一节 社会因素与健康

社会是人们交互作用的产物，是各种社会关系的总和。社会因素（social factors）是指社会的各项构成要素，包括环境、人口和文明程度（政治、经济、文化）三个方面。19世纪后半期，当细菌学的成就使医学家们只重视生物病原体的致病作用而忽视了社会因素对疾病和健康的作用时，即有不少医学家不同意过分夸大细菌的致病作用。德国医学家诺尔曼和病理学家魏尔啸都强调社会经济条件对健康和疾病的重要作用，提出“医学科学的核心是社会科学”，“医学是一门社会科学，任何社会都应对居民的健康负责”等观点。近150年来，社会医学思想在欧美先后普及。1977年WHO总干事马勒提出“人人享有卫生保健”，把社会因素对健康的影响提到全球高度。

一、社会发展与健康

社会发展是以经济为基础的，但片面强调经济的发展容易忽视社会的其他方面，引发社会问题。如对资源的无节制开采造成对环境的污染、生态系统的破坏，最终影响到人类的生存和发展。社会发展是以人为中心的，人是社会发展的动力和最终目标。社会的现代化、社会的巨大进步，首先应体现在人的现代化。社会发展涉及的内容非常广泛，与健康关系密切的社会发展要素主要体现在社会经济发展、人口发展、卫生事业发展等方面。

（一）经济发展与健康

社会经济的发展与人群健康的关系是辩证统一的关系，二者互相影响、互相促进。经济发展能够提供更好的营养、更易取得清洁用水、更好的卫生设施、更佳的卫生保健、更好的心理社会资源。人群健康水平的提高，意味着劳动力质量的提高，因此又能促进经济的发展。

1. 经济发展对健康的影响　经济发展对健康的促进作用首先体现在对卫生发展的支持。经济水平的提高直接导致卫生经费投入的增加。就中国而言，1995—2004年，卫生总费用由2155亿元增长到7553亿元，增加了5398亿元，增长了2.5倍，年均增长15%；人均卫生总费用由178元增长到581元，增长了2.3倍，年均增长14.1%。卫生总费用占国内生产总值的比重由1995年的3.5%上升到2004年的4.7%。经济发展促进医学科学、医学教育的发展，保证物质技术设备的供应，并促进卫生管理的现代化。其次，经济发展对健康起到物质保证作用。世界经济迅速发展，人们的工作、生活条件得到改善，营养水平提高，用于医疗保健的投资增加，人类健康状况有了很大改善，平均期望寿命显著增长。1955年，世界人口的平均期望寿命为48岁，1995年为65岁，到2025年将会增加到73岁。而中国现在的平均期望寿命为72岁。到2025年，全世界将没有任何一个国家的人均期望寿命低于50岁。第三，经济的发展改变了人类疾病谱。在发达国家或西方国家中，慢性非传染性疾病在总发病或死亡中占大部分甚至绝大部分比例。一些先进的发展中国家，随着经济的迅速发展与人民生活、卫生水平的提高，传染病的发病、死亡比重正在迅速下降，而慢性非传染性疾病上升很快。但在一些落后的国家，传染病、寄生虫病与自然疫源性疾病仍为疾病负担的主要部分或重要部分。这其中的主要原因是经济发展水平不同。

但在经济发展过程中也会产生一些负面的效应，带来一些新的健康问题。经济发展过程中，由于对资源不合理的开采和利用，人类生存环境遭到严重破坏，包括滥伐森林造成水土流失，土地沙漠化，二氧化碳排放过多导致全球气温上升，工业“三废”污染大气、水及食物等。这一系列环境变化对人类健康产生巨大威胁，尤其老人、儿童及病人等弱势群体。营养条件、劳动条件、卫生设施改善，人类生活方式发生了变化，吸烟、酗酒、吸毒、不良的饮食习惯、缺乏运动等已成为影响健康的重要因素。高血压、糖尿病、冠心病、肥胖症、恶性肿瘤等“富裕病”发病率增加。物质生活的丰富，电子、电器产品的广泛应用，产生了如空调综合征、电脑综合征、电子游戏机癫痫症等机体功能的失调反应，医学上称之为“文明病”。从社会关系看，生产力的提高、经济的发展、现代人的生活节奏加快、竞争加剧、心理压力增大，使得心理健康和精神性疾病成为日益严重的社会问题。另外，经济的发展必然伴随人口的流动，大批的农村人口流向大中城市，增加了城市生活设施的负担，给健康带来了许多负面影响。

2. 健康水平对经济发展的影响　居民健康对经济增长影响关系的问题，最早是由美国经济学家 Irving Fisher 在 1909 年提出的。他指出美国当时的健康存量为 2500 亿美元，在规模收益不变的假设条件下，如果死亡率在 20 世纪 60～70 年代下降 10 个百分点，经济增长率可以提高 0.02 个百分点。Mushkin 在 1962 年计算出美国从 1900 年到 1962 年期间由于人口死亡率下降带来的收益为 8200 亿美元。现代经济学认为：健康是一种基本的人力投资，是促进一切智力投资和经济投资得以有效转化的基础。健康投资不仅是经济发展所必需的生产性投资，而且也是促进经济发展富有经济效益和人道的投资。人群健康水平的提高可延长人的平均寿命，延长劳动时间，创造更多的财富。据调查，我国居民的平均期望寿命从 1950 年的 35 岁增加到现在的 72 岁，由于延长寿命所创造的经济价值每年约 773 亿美元，相当于我国 20 世纪 80 年代国民生产总值的 24%左右。人群健康水平提高还可以减少疾病，增加出勤，节约卫生资源，提高劳动效率。但是人群健康状况不佳，又会制约经济发展，增加卫生事业负担。时任中国卫生部副部长的王陇德表示，2003 年，中国疾病经济负担达到了 1.2 万亿元，占 GDP 的 10.3%，增长速度高于国民生产总值的增长速度。因而实现国民健康与经济的可持续发展任重道远。

(二) 人口发展与健康

在人口发展过程中，不论发展中国家，还是发达国家，都出现过人口问题。所谓人口问题，是指人口发展与社会经济发展不相适应，与环境和资源不相协调，人口与自然、人口与社会矛盾激化而产生的影响人口生存、健康和发展的各种问题的总称。在人口发展过程中，各种人口问题接踵而至，当这些人口现象的发展偏离正常状态，出现较大偏离时，就会带来一些社会问题，对社会经济发展造成障碍，不利于人类自身健康水平的提高。

首先是人口规模急剧膨胀。世界人口的第一个 10 亿用了近 100 万年的时间，从 19 世纪至 1930 年的 100 余年时间里经历了第二个 10 亿的增长过程，第三个 10 亿只用了 30 年，第四、五个 10 亿分别只用了 15 年和 12 年，从 1987 年到 1999 年，世界人口达到 60 亿。人口迅速增长是当代人类面临的重大挑战之一，将产生一系列深远影响。人口总量膨胀加大了对自然资源与生态环境的压力，资源环境容量接近承载容量；大量的过剩人口，使就业压力进一步加大，失业率居高不下；由于粮食和资源的人均占有量受到制约，一些发展中国家陷入“马尔萨斯新困境”，经济成长的成果被人口增长所吞没，贫困人口有增无减；教育和医疗保健投入减少等，这些因素最终必然会对人口素质及人类健康造成影响。

第二，人口迅速老年化。国际上规定当一个国家60岁及以上老年人口占总人口的比例达到10%，或65岁及以上老年人口占总人口中的比例达到7%，便进入老年社会，称为老年型国家，这样的社会成为老龄化社会。人口老龄化已成为一个全球性现象。2002年，全球60岁以上老年人口达到6.06亿，在全世界186个国家和地区中，有68个已进入“老年型”。目前，世界上每10个人中有1个老年人，预计到2050年，每5个人中就有1个老年人。人口老龄化是社会生产力和科学技术发展的必然结果，人口老龄化趋势本质上是一种进步现象。但是人口过度老化使老年性疾病如癌症、老年性痴呆等的患病率增加，老年疾病的照料成本将日益提高，会对国家的医疗服务体系带来很大压力；人口老化影响社会再生产需要的劳动力，导致劳动力的老化，不能适应现代企业和先进科学技术的要求，也不利于进行职业上和地域上的转移，影响劳动生产率和经济效益的提高。其次，老年人口增多，由于收入相对较低，提供积累率不高，也会使消费结构变化不大，经济停滞。

第三，世界人口城市化问题。城市化是生产力发展的必然结果，但由于过多的人口向大城市、特大城市聚集，导致城市人口迅速膨胀，特别是发展中国家的城市化水平和经济发展水平不能适应，使世界城市人口畸形发展，产生了很多社会经济问题。如就业困难，失业队伍扩大；房屋紧张，居住困难；交通拥挤，车祸频繁；社会治安问题严重，犯罪率高等。有不少研究表明，资本主义国家犯罪率和城市大小、人口密度的高低呈正相关。此外，城市环境质量下降，工厂林立，企业拥挤，与人争地盘、争空间、争水面，污染大气与水源；城市规模不断扩大，占用了大片质量好的耕地，破坏了生态平衡。

（三）卫生事业发展与健康

卫生资源投入主要指卫生人力、物力、财力的投入。卫生资源投入量及其分布对人群健康影响极大。改革开放30年来，我国积极推进农村卫生、社区卫生和公共卫生事业健康发展，取得了显著成就。2007年末全国共有卫生机构31.5万个，卫生技术人员468万人，医院和卫生院床位327.9万张。人均期望寿命由68岁增至72岁，婴儿死亡率和孕产妇死亡率分别下降至15.3‰和36.6/10万；我国居民主要健康指标已达到发展中国家先进水平。农村改水改厕工作取得实效，农村自来水普及率为60%，卫生厕所普及率为53%，新型农村合作医疗制度试点工作进展顺利，全国已有671个新型农村合作医疗试点县，覆盖人口2.33亿，共有1.77亿农民参加了合作医疗，参合率为75.8%。但中国卫生事业发展却滞后于经济社会和其他社会事业发展。卫生总费用占GDP的比重不低于5%是世界卫生组织的基本要求，发达国家如英国为8%、德国为11%、美国则超过了15%。2007年中国卫生总费用达10966亿元，卫生总费用占GDP比重为4.81%。中国有13亿以上人口，占世界总人口的22%，但卫生总费用仅占世界卫生总费用2%。医疗卫生资源配置不合理，农村和城市社区缺医少药的状况没有完全改变。医疗保障体系不健全，覆盖面太小，城市下岗职工、失业和低保人员没有医疗保障，农村合作医疗一般每人每年仅50元人民币，保障力度不大。

二、社会文化因素与健康

社会文化因素包括思想意识、文学艺术、科学技术、宗教信仰、风俗习惯、教育、法律、道德规范等。社会文化因素对健康也有着重要的作用。文化可以通过改善生活环境和生活条件、支配人们的行为或者干扰人们的心理过程和精神生活来影响人群健康。

（一）教育对健康的影响

教育是人们社会化的过程和手段，因而教育属于一种规范文化。教育具有两种职能：一是按社会需要传授知识，即对人智能的规范。二是传播社会准则，即对人行为的规范。成功的教育是使人能承担一定的社会角色，并有能力执行角色功能，失败的教育将导致人的角色承担障碍及角色功能障碍，使人的社会功能不全，是不健康的重要表现。每个人都必须依据客观社会生活的变化而不断培养和造就新的生产、工作、生活技能，以适应社会需要。一般来说，受过良好教育的人，有较良好的社会适应能力和文明的生活方式，他们往往具有高雅的兴趣、爱好和追求，消费结构和闲暇时间的支配较为合理，在处理人际关系方面表现出良好的修养，身心较为健康，并且自我保健意识强，懂得较多的卫生保健知识，对医学知识有科学的认识观，善于学会和利用社会提供的卫生保健服务，从而有效地预防和控制疾病，促进健康。

（二）风俗习惯对健康的影响

风俗习惯是指由于历代沿袭而在人们生活中程式化的行为方式，是历代相传的规范文化，与人们的日常生活联系极为密切，约束着人们的行为，影响着人们的衣、食、住、行、娱乐、卫生等各方面。好的风俗习惯对健康有积极作用，而不好的风俗习惯则对健康有不良的影响，甚至直接危害人群的健康。如中国民间用“刮痧”治疗疾病，用橘皮化积食；西方人分餐进食比围坐在一桌共享菜肴的合餐制更符合卫生要求，这些都是有益的习惯，应加以弘扬。但不好的风俗习惯就应该革除，如我国古代的妇女缠足损害健康；广东、福建一带生食鱼肉，造成肝吸虫病流行；缅甸巴洞地区女子颈部戴铜环，造成颈部肌肉萎缩，声带变形，颈骨、胸骨下压，影响呼吸功能等。

（三）宗教对健康的影响

宗教是支配人们日常生活的自然力量和社会力量在人们头脑中虚幻的反应，是以神的崇拜和神的旨意为核心的信仰和行为准则的总和，包括佛教、伊斯兰教、基督教、各民族宗教（如印度教、道教）等。宗教可通过伦理及教义的灌输，影响人的心理过程、行为及健康。除邪教外，世界上绝大多数宗教对精神健康是具有积极作用的。其许多说理能为人们的困惑、冤屈、不幸、沮丧和忧愁起到疏导、解郁作用，如宗教信仰能够为人们提供一种精神上的寄托；满足信徒对慰藉（同情与共鸣）的客观心理需求；对某些不适合在其他场所表达的烦恼和心理痛苦、净化等心理活动，可以为信徒提供相对安全的情绪发泄途径，有利于心理健康，如基督教徒在神父面前进行的忏悔；许多教规、禁忌对健康是有益的，例如佛教的戒杀、戒淫、戒酒的戒条，有利于修身养性。犹太人由于宗教的割礼仪式，使阴茎癌和宫颈癌的发病率极低。伊斯兰教禁食猪肉，所以不发生旋毛虫病等。但是，宗教教徒的一些盲目信仰也会对健康带来危害，如印度的恒河在印度教徒心目中是一条“圣河”，生前饮其水，死后用其水洗丧会去除一切罪孽，因此教徒们常会千里迢迢聚集于恒河饮水，把死人送到恒河洗浴，然后将尸体就地火化或扔于水中任其漂流，使得河水终年污染严重。世界上 6 次霍乱大流行均起源于印度，至今印度仍然是威胁世界的霍乱疫源地。

三、家庭与健康

家庭是社会的基本单位，是以婚姻和血缘关系为基础的。家庭的类型主要有：①核心家庭，指一对夫妻及其未成年或未婚配的子女组成的家庭；②主干家庭，指由两代夫妻和第三代的未婚子女组成的家庭；③联合家庭，由父辈同几对后代、甚至孙代配偶组成的家庭；④异常家庭，是指鳏、寡、孤、独等一个人的家庭。不同类型的家庭对人产生不同的影响，同一家庭在不同的发展阶段存在不同的家庭问题。人一出生首先接触的社会关系是家庭，家庭的状况对人的健康影响至关重要。家庭结构的完整与否、家庭关系的和谐与否、家庭成员的健康状况、家庭的社会经济地位等都对家庭中每个成员的身心健康起着决定性的作用。家庭对个人健康的影响可经由许多方式进行，如遗传、学习行为或家庭成员互动等。譬如家庭功能失衡会造成儿童生理及行为异常。而血友病和地中海型贫血就是常见的遗传疾病。另外有些疾病的发生也受到家庭疾病史或生活饮食习惯的影响，如高血压、糖尿病、缺血性心脏病等。研究发现感染性疾病，如链球菌的感染和急性或慢性家庭压力有关。家庭功能健全对慢性疾病和残疾的康复最为明显。其他重大的家庭生活事件对个人健康的影响也不容忽视，如破碎家庭、家庭成员的冲突、父母离异、家庭成员的生病、丧失亲人、家庭经济障碍、失业或迁徙等，都会对个人健康造成重大的冲击。相对地，当家庭成员生病时，尤其是重大疾病，也会瓦解家庭生活方式和家庭功能。糖尿病小孩的母亲比一般人较易产生情绪方面的问题；小孩癌症会对双亲及兄弟姐妹造成重大打击；双亲有慢性疾病时，小孩常会有情绪及行为上的问题。

四、社区与健康

社区对于人的社会化及身心健康有着显著的作用和影响。社区通过举办主题演讲比赛、家庭文艺演唱会、中老年健身操展演、读书会、书画作品展等多种文体活动和展览，以此为联系、沟通纽带，吸引社区居民群众参与，进一步在社区内沟通信息，密切联系，增进了人与人之间的友谊；宽松的社区氛围能及时缓和与化解当前城市化进程中产生的诸多社会问题和社会矛盾，如下岗工人重新就业问题、戒毒问题、失足青年教育、就业问题、邻里纠纷问题、环境的质量问题等，这些对社区居民的身心健康将起到重要作用。社区中的健康问题也常常涉及社区人群的方方面面。社区常见的健康问题，在不同的社区由于不同的经济发展水平和生活条件以及社区人群的不同健康观念和对医疗服务利用条件的差异，其范围和内容不尽相同。但是社区健康问题通常有一些共同的特点，如大部分健康问题都处于早期未分化阶段和未经组织的原始阶段、伴随大量的心理和社会问题、疾患分科不明确、急性或慢性疾患出现的比例较高、慢性疾患出现的频率较高、问题具有变异性和隐蔽性、问题的原因和影响因素通常是错综复杂的。在维护社区人群健康时，应以家庭为单位、社区为范围、需求为导向，以妇女、儿童、老年人、慢性病人、残疾人等为重点，以解决社区主要卫生问题、满足基本卫生服务需求为目的，包涵预防、医疗、保健、康复、健康教育、计划生育技术服务等内容，为社区居民提供连续性、综合性的卫生服务。

第二节　心理行为因素与健康

随着时代的发展和社会的变迁，在人们生活质量得到了明显改善的同时，生活节奏日益加快，人们相互之间的竞争也日趋激烈，于是种种心理社会因素导致了各种疾病的发生。有研究资料表明，在当前引起各种疾病的原因中有 80％与心理因素有关。因个性心理特征原因而导致的心身疾病；因生活事件和行为方式所产生的应激、因情绪困扰而导致健康受损更为常见。

一、心理因素的概念及作用机制

心理因素是指影响人类健康和疾病过程的认知、情绪、个性特征、价值观念以及行为生活方式等。当心理和行为刺激产生时，引起中枢神经系统兴奋，使内分泌系统和免疫系统功能变化，引起生理因素改变，随后产生身体的病理变化，最后导致疾病的产生。心理因素中的个体的认知、情绪及个性特征与生物遗传有较密切的联系，并具有相对稳定的特点，影响人们生活的各个领域，决定人们待人处事的行为模式，在个体的健康与疾病中有决定性意义，故又称之为内在的心理品质；而个体的处理各种外界刺激的应对方式和日常活动中的生活方式则更多与后天通过学习，吸取教训、积累经验获得有关，使之在复杂的生活中应付自如，或者更好地满足自身的需要，故又称之为外在的心理品质。一般认为，心理因素使个体赋予某些易病倾向，在社会文化等环境因素作用下易于表现出某些心理障碍和躯体疾病。

二、几种心理行为因素与健康

（一）个性心理特征与健康

1. 个性心理特征的含义及分类　个性心理特征是一个人身上经常表现出来的本质的、稳定的心理特点，它是多种心理特征的一种独特组合，集中反映了一个人的精神面貌的稳定的类型差异，包括能力、气质和性格三个方面，这些特征影响着个人的言行举止，反映个人的基本精神面貌和意识倾向，集中地体现了个人心理活动的独特性。比如，有的人善于观察事物的细节，有的人却易忽略细节；有人思考问题细致，有人却粗心大意，这是能力在认识上的差异体现。此外，每个人都能产生情绪活动，但情绪产生的速度和强度却因人而异，有人脾气暴躁，一触即发；有人却性格温顺，不易发脾气，这是气质上的不同所致。再者，不同的人在活动中做什么、怎么做也表现出各不相同的心理特性。有人好公忘私、助人为乐，有人损公肥私，以个人利益为重；有人勤劳、勇敢，有人懒惰、怯懦，这是性格上的差异。个性心理特征作为个性结构中比较稳定的成分，反映着个人展开的心理活动和行为。但是，它并非孤立存在的，它和个性的其他组成部分相互联系着，受其他方面的制约，特别是受动机、理想、信念、世界观等个性倾向的制约。个性心理特征是在心理过程中形成的，它又反过来影响心理过程的进行。个性心理特征是以一定的素质为前提，在后天生活实践中形成和发展起来的。

2. 个性心理特征对健康的影响　每个人都有其独特的人格特征，并以外在行为表现出来，根据反映个人内在的人格特征的外在行为表现，可以把人格分为许多类型，这种理论称之为人格类型理论（personality style theory）。8 种人格类型的行为特征见表 2-3-1。

表 2-3-1　人格类型的行为特征

人格类型	认知行为特征	情绪行为特征	人际关系特征
1. 分裂型	缺乏与人沟通的能力与兴趣	情感平淡、淡漠、冷淡	缺乏朋友，与人隔离
2. 回避型	希望别人接受自己，害怕被拒绝	担心、紧张，焦虑、神经质	缺乏朋友，易被别人冷淡
3. 依赖型	自惭形秽，自觉能力和价值不如人	不一定	合作的、服从的或依赖的，尽量取悦别人

续表

人格类型	认知行为特征	情绪行为特征	人际关系特征
4. 癔病型	没有经常性刺激，生活就变得乏味	戏剧性的、情感丰富的	寻求注意，不能建立持久和深厚的人际关系
5. 自恋型	自以为是，自觉能力和价值超过别人	骄傲、潇洒	武断，好支配别人，要求别人服从自己领导
6. 反社会型	视生命如儿戏，害怕别人得到好处	冷漠、平淡	自负、不相信别人、利用别人
7. 强迫型	追求完善，害怕出错	控制的，拘谨、刻板	对上级屈从，对下级控制严格
8. 被动攻击型（冲动型）	自认为需要别人，但又不重视别人	情绪随心境变化而波动	先合作和友好，随后怨恨和敌对

个性心理特征除了与心理健康有关之外，还与生理健康和躯体疾病有密切关系。许多研究结果表明，某些躯体疾病在发病前具有一些独特的人格心理特征。在20世纪50年代，美国学者 Friedman 和 Ray Rosenman 发现具有“A型行为类型”（type A behavior pattern，TABP）特征的男性成年人高发冠心病。所谓“A型行为类型”是指包括极端好胜、富有攻击性、缺乏耐心、有时间紧迫感和怀有敌意以及急于求成这样一组行为特征；而具有“B型行为类型”（TBBP）特征者则平日悠然自得，得过且过，从容不迫，不计较事业有无成就。进一步研究发现，TABP者血液中胆固醇、三酰甘油（甘油三酯）、去甲肾上腺素、促肾上腺皮质激素等水平高于TBBP者，因而容易引起冠状动脉粥样硬化，导致冠心病的发生，其发病率是B型行为类型的2倍。我国的研究表明，在冠心病患者中A型行为占75.7%。支气管哮喘、恶性肿瘤等心身疾病的发病率与个性心理特征因素存在很大的相关。

（二）情绪与健康

1. 情绪的定义　情绪（emotion）是人对客观事物态度的体验，是人脑对客观外界事物与主体需要之间关系的反映，伴随特定生理反应与外部表现的一种心理过程。人生活在社会中，必然要和周围的客观事物发生各种各样的联系，并且产生一定的情绪体验，高兴、愉快、欢乐、喜悦、轻松、欣慰、悲伤、害怕、恐惧、不安、紧张、苦恼、忧郁等都属于情绪活动。

情绪是由客观事物引起的，但并不是事物本身决定着人们的情绪和感受，它是以人的愿望和需要为中介。一般来讲，符合我们需要的客观事物，就会引起积极、肯定的情绪体验，如考试取得好成绩，做某件事情得到领导认可等；不符合我们需要的或妨碍需要满足就会引起消极、否定的情绪，如考试成绩不理想，因为某事被人误解等；而那些与我们的需要没有直接联系的客观事物，则属于中性刺激。由于人们的观念和标准不一样，而产生不同的情绪体验，如高考上了本科第二批分数线，有些学生因为平时成绩一般，对这个结果会比较满意，而对于成绩优秀的学生则会感到很不满意。

2. 情绪与健康　一个人情绪状态的好坏，可以在很大的程度上影响人们的身体健康和心理健康。我国古代医学名著《黄帝内经》早就指出：“喜伤心、怒伤肝、思伤脾、忧伤肺、恐伤肾。”这就是说人们的情绪变化会引起生理变化，情绪表化过于激烈就会对我们的健康产生影响。过度的消极情绪，长期不愉快、恐惧、失望，会抑制胃肠运动，从而影响消化机能。情绪消极、低落或过于紧张的人，往往容易患各种疾病。现代医学心理学研究表明，情绪的产生是丘脑、网状结构、边缘系统和大脑皮层共同活动的结果，因此，它必然影响神经调节、内分泌和免疫系统的功能，进而对全身机能发生影响。积极的情绪体验可使神经调节和内分泌平衡，免疫力增强，各器官的活动适度、协调，增强健康水平，保持乐观的情绪，是有利与健康的，而消极情绪则使神经调节和内分泌紊乱，免疫力下降，引起某些器官活动过度、失衡，导致疾病发生。

地震作为突发性灾难事件，对心理健康将产生严重的影响。2008 年 5 月 12 日 14 时 28 分，四川省汶川县（北纬 31°，东经 103.4°）发生 8.0 级的地震，这场灾难令国人震惊，同时也让世界震惊。这次特大地震不仅会给人们带来了严重的躯体伤害甚至死亡，同时也给经历过地震的人带来了心理创伤。

地震引起的社会心理冲击包括外伤和内伤。外伤是一种硬冲击，客观上破坏严重，构成客观原因。内伤是一种软冲击，主观上的心理创伤，包括恐惧感、孤独感、失落感等。它的特征分为心理特征和行为特征。心理特征包括需求层次的降低、需要内容的一致化、潜在要求的明显化、自我意识的双向变异和离轨意念的萌动。其中离轨意念的萌动又分为弱化表现（依赖性增强、自信心减弱、自控能力降低）和强化表现（责任感升华、离轨欲望萌动）；行为特征包括亲和力增强（亲和联系的选择性降低、亲和目的单极化、亲和需求的相互性）、行为的趋同性倾向（行为目的趋同、行为动力的趋同、行为表现特征的趋同，例如盲目避震）、从众行为和异常行为（即离轨行为，包括超级越轨、违规离轨如谣传、情绪性离轨如丧失生活信心）等。地震引起的社会心理冲击，具有冲击强度大，冲击时间长，冲击范围广的特点。它不仅在地震发生时，在震中区对地震灾害起了放大作用，而且这种冲击造成的人们心理创伤将在相当范围、相当长时间内保存下来，其衰减有明显的迟缓现象，只要外界一有某种刺激，这种冲击形成的心理创伤就有可能造成新的甚至是“无震”的地震灾害，极大地影响了人们心理健康。为了能更好地预防和杜绝心理疾病的发生，这就需要心理学工作者对灾区人民进行心理危机干预。

（三）生活事件与健康

1. 生活事件的概念及分类　生活事件（life event）也可称作生活变化，主要是指可以造成个人的生活风格和行为方式改变，并要求个体去适应或应对的社会生活情景和事件，是生活中面临的各种问题。生活事件包括了生物、心理、社会和文化等方面的刺激。按照现象学分类，生活事件包括人们的生活和工作环境问题、社会人际关系问题、恋爱问题、婚姻和家庭状况问题、个人健康问题、自我实现和尊重问题、角色适应和变换问题、社会制度、经济条件问题、风俗习惯问题等；按事件对个体的影响又可分为正性生活事件和负性生活事件，正性生活事件是指个人认为对自已的心身健康有积极意义的事件，而负性生活事件是个人认为对自己有消极作用的事件。

2. 生活事件对健康的影响　生活事件是最早被人注意的影响健康的应激因素。大量研究资料证明，负性生活事件可以引起个体发生疾病甚至死亡，正性生活事件可以促进个体提高健康水平。因此，我们要正确看待生活事件对健康的影响。正常的生活变化是可以激励人们随时投入新的行动之中，以适应变化了的情况，磨炼人的斗志，提高社会适应的能力，使个体的心理健康水平得到提高，生活变化有利于维护人们的心理平衡。但生活变化不能过剧烈、过于突然，或过多，不能超过人们心理、生理上所能承受的程度。如果生活变化在心理、行动上难以适应，就会出现心理应激，对机体构成危害，进而发生疾病甚至导致死亡。国内学者通过对上海、湖南两地的研究和参考国外经验，并结合我国文化背景制定了生活事件量表（表 2-3-2）。将生活事件归纳为学习问题、婚姻恋爱问题、家庭问题、人际关系问题、健康问题、工作与经济问题、环境问题、法律与政治问题等八类，共包括65项生活事件以生活变化单位（LCU）表示应激量的强度。经研究发现对中国正常人最严重的刺激是丧偶和家庭成员死亡，最轻微的刺激是生活琐碎的小事。

表2-3-2 正常中国人生活事件心理应激量表

等级	生活事件	LCU	等级	生活事件	LCU
1	丧偶	110	34	性生活障碍	37
2	子女死亡	102	35	家属受行政处分	36
3	父母死亡	96	36	名誉受损	36
4	离婚	65	37	中额借贷	36
5	父母离婚	62	38	财产损失	36
6	夫妻感情破裂	60	39	退学	35
7	子女出生	58	40	好友去世	34
8	开除	57	41	法律纠纷	34
9	刑事处罚	57	42	收入显著增减	34
10	家属亡故	53	43	遗失贵重物品	33
11	家属重病	52	44	留级	32
12	政治性冲击	51	45	夫妻严重争执	32
13	子女行为不端	50	46	搬家	31
14	结婚	50	47	领养子女	31
15	家属刑事处罚	50	48	好友决裂	30
16	失恋	48	49	工作显著增加	30
17	婚外的两性关系	48	50	小量借贷	27
18	大量借贷	48	51	退休	26
19	突出成就荣誉	47	52	工作变动	26
20	恢复政治名誉	45	53	学习困难	25
21	重病外伤	43	54	流产	25
22	严重差错事故	42	55	家庭成员纠纷	25
23	开始恋爱	41	56	和上级冲突	24
24	行政纪律处分	40	57	入学或就业	24
25	复婚	40	58	参军复员	23
26	子女学习困难	40	59	受惊	20
27	子女就业	40	60	业余培训	20
28	怀孕	39	61	家庭成员外迁	19
29	升学就业受挫	39	62	邻居纠纷	18
30	和上级冲突	39	63	同事纠纷	18
31	入党入团	39	64	睡眠重大改变	17
32	子女结婚	38	65	暂去外地	16
33	免去职务	37			

（四）行为生活方式与健康

1. 行为与生活方式的概念　生活方式是指人们长期受一定风俗习惯、规范以及家庭影响所形成的一系列生活意识和习惯。“生活方式”这个词，不同的人有不同的理解方式，一般认为，它是人们在日常生活中展现出的关于自身活动、兴趣和看法的模式。现实生活中，有的人喜欢安逸、无拘无束的生活，有的人喜欢挑战与冒险等。人们的生活可以分为物质生活和精神生活两个方面。物质生活是基础，也是人们存在于社会中的一个最根本的生活条件。虽然物质生活对于每个人来说都有自己不同的层次，但只有在物质生活达到一定的水平后，才有可能提升到精神生活。精神生活包括了情感生活、文化生活等各个领域。随着人们生活水平的提高，消费者关注精神享受的因素也越来越多。

行为（behavior）是指人在主客观因素影响下产生的外部活动。人类对自己的行为有明显的目的性与意志性。个人的生活方式类型包括许多行为，有健康行为与健康相关行为等。健康行为是指人体在身体、心理、社会各方面都处于良好状态时的行为表现。健康相关行为是指个体或群体的与健康和疾病有关的行为。一般将健康相关行分为促进健康的行为和危害健康的行为两类，其中危害健康行为是个体或群体在偏离个人、他人、社会期望的方向上表现的行为。

2. 不良的行为与生活方式对健康的危害　不良的行为主要有吸烟、酗酒、赌博、吸毒、性乱等。如吸烟是导致心、脑血管病，慢性呼吸系统疾病、恶性肿瘤等多种疾病和死亡的重要危险因子。医学研究表明，吸烟与肺癌有一定的剂量反应关系。吸烟者的卵巢癌、膀胱癌、口腔癌发病率也很高。吸烟也与慢性支气管炎、肺气肿、支气管扩张、肺功能损害、心血管病等的发生及死亡有关。酗酒所致的健康损害和社会问题可分急、慢性两大类。急性的包括急性酒精中毒、车祸、犯罪、斗殴、家庭不和等。慢性对健康的损害主要有酒瘾综合征、酒精性肝硬化、心脑血管疾患、性功能减退、免疫力下降、营养不良、影响生育及后代的健康等。

（1）致病行为模式　常见的有A型和C型行为这两种类型。A型行为又称冠心病易发性行为，此类型的人冠心病发病率、复发率、致死率比正常人高出2～4倍。C型行为又称癌症易发性行为，此类型行为的人胃癌、食管癌、肝癌的发病率比正常人高3倍左右。

（2）不良生活习惯　长期的不良饮食（饮食过度、不良进食等）刺激机体，导致各种成年期慢性退行性病变的发生，如肥胖病、心血管疾病等。

（3）不良病感行为　病感行为是指个体感知自身有病到疾病康复所表现出来的行为。病感行为主要表现为对自己的病情采取隐瞒或产生恐惧或自暴自弃的行为。有些人把各种身体不适错当成疾病而产生焦虑不安的情绪，形成悲观消极的心态，进而影响健康。

【思考题】

1. 简述心理行为因素对健康的作用机制。
2. 结合实际情况谈谈情绪对健康的影响。
3. 据你了解，影响人类健康的不良生活方式有哪些？
4. 地震作为灾难性突发事件对人类的心理健康有何影响？

（彭喜春　伍露阳　周桂凤）

第四章　社区幼儿园、学校的环境与健康

第一节　社区幼儿、童年期、少年期的心理特点及卫生问题

心理健康是当今世界人群健康的重要组成部分。据世界卫生组织的资料表明：精神障碍在我国疾病总负担的排名中居首位，已超过心脑血管、呼吸系统及恶性肿瘤等疾患。进入21世纪后我国各类精神卫生问题更为突出。我国儿童、青少年的心理或行为问题的发生有明显上升的趋势。据统计，我国17岁以下青少年中心理和行为问题的检出率为12.9%，大学生中有焦虑、恐惧和抑郁的人高达16%以上。因此，社区精神卫生和心理健康问题是一个需要十分关注的重要问题。

人的一生是发展变化的，后天环境（包括生活环境、家庭环境、学习环境与社会环境）是儿童个体生理、心理发展的重要条件。由于心理是脑对客观事物的反映，儿童个体的心理与其生理的发展尤其是与脑的发展密切相关。所以，儿童个体心理卫生的实质是根据儿童个体不同发展阶段的心理特点，循序渐进地通过创造良好的后天环境，使儿童个体的心理朝着健康的方向发展。由于儿童缺乏识别能力、抵御能力及调节能力，极易受到外界影响。所以，儿童心理卫生不仅有助于儿童期的心身健康，也对以后的人格健全与一生的心理健康有至关重要的作用。

一、社区幼儿的心理特点及卫生问题

（一）幼儿的心理特点

幼儿的各种心理过程都带有具体形象和不随意的特点，抽象概括的和随意的思维只是刚刚开始发展。3～6岁幼儿是个性倾向开始萌芽的时期。

1. 感知觉逐渐完善　对生动、形象的事物和现象容易认识，对较复杂的空间、时间的认识较差。婴幼儿期是神经精神发育的“黄金时期”，动作、语言、感知觉、认知能力和社会适应能力发展都非常迅速。这一阶段的心理、行为的正常发展将奠定人一生的基础。

2. 注意力及神经活动　注意力很不稳定，神经活动不易集中，容易泛化，对感兴趣的事物注意力较易集中，但时间不长。由于大脑功能的兴奋与抑制尚不协调，容易兴奋也容易抑制产生疲劳，因此一种活动的持续时间不能过久。在进行教育与训练时要注意动静结合，变换内容和游戏方式，以免过度疲劳。

3. 记忆的不随意和直观形象的特点　此期儿童的记忆基本上是无意识的、散漫的，其特点是在不知不觉中记住他们感兴趣的东西；相反，家长花费很大气力去教的东西不一定能记住。到5岁时开始有意识记忆，可学习认字、算术，为进入小学打下基础。因此，对幼儿记忆和思维的训练要结合日常生活进行，利用图画、橡皮泥、积木等游戏进行训练，以提高兴趣。

4. 幼儿的想象力丰富　想象是以再造想象为主，创造想象正在发展，想象主题易变化，并常常有夸张性。幼儿想象的有意性水平的提高，需要更大的表达与创造的空间。

5. 思维的发展　3 岁左右幼儿的思维是在直接感知和具体行动中进行的，以后逐渐向具体思维过渡，并成为幼儿期思维的主要形式。需要类似活动形式为其提供具体而丰富的思维活动材料和活动空间，以保证幼儿具体形象性思维的充分发挥。5 岁左右的幼儿抽象逻辑思维开始发展。这一思维特点不仅表现在幼儿解决问题、判断事物时，而且表现在幼儿的各种活动中。

6. 语言方面　3～4 岁的幼儿已能够掌握全部基本语音，词汇量增多。幼儿到了 5～6 岁时，连贯性口头语言的表达能力大大提高。语言发展已相当成熟，能复诵故事情节，并逐步形成自我个性特点，可通过讲故事、游戏、体育活动等形式，培养儿童求知、独立和坚强的性格以及互助、谦让、讲礼貌的良好品德。

7. 情感方面　幼儿的情感常受外界情境所支配，常为周围人的情绪所影响。情感容易激动、变化、外露并且很不稳定。

8. 在个性方面　由于环境、教育条件和遗传因素不同，致使幼儿身心发展存在着差异，逐渐表现出性格、兴趣、能力等方面的个体特征，这些都会在人的一生中保留它的痕迹。

（二）幼儿期心理卫生问题

良好的幼儿教育对儿童今后的发展和健全人格具有非常重要的意义。由于受到社会变革、家庭结构、养育方式的影响以及生活节奏的加快，儿童成长过程中不同程度地增加了紧张的因素，导致儿童的心理问题较以前明显增多。据上海市精神卫生中心等对全国 22 个城市 4～16 岁 24000 名儿童进行的调查，现今中国儿童心理问题的发生率为 10.2%～14.5%。当前我国幼儿心理健康问题主要表现是：小儿多动症；社会行为问题，包括爱发脾气、好打架、争吵、说谎、嫉妒、坏行为、偷窃等；性格和情绪问题，包括任性、自私、固执、娇气、胆怯、退缩、过分敏感、过度幻想；神经功能障碍，包括排泄功能障碍、言语障碍、强迫行为、神经紧张等；不良习惯，包括吸吮指、咬指甲、玩弄生殖器等；学习问题，包括注力不集中、反应迟钝等。其中，幼儿心理健康问题多属发育障碍和行为障碍，真正属于心理疾病范畴的只占极少数，大多数属于儿童发育过程中出现的幼儿心理问题，通过良好教育和生活环境熏陶，随着儿童身心发育成长逐渐消失。

（三）幼儿期心理卫生

1. 通过游戏发展感知觉能力　游戏是幼儿认识周围环境、认识事物的主要途径。幼儿在游戏过程中增长了知识，发展了语言能力，而幼儿的言语发展水平，将会影响孩子将来从事的职业和社会交往的基本能力；游戏可以发展幼儿的感知觉、注意、思维和解决问题的意志等心理活动；游戏可以发展幼儿的想象力、创造能力，在游戏中实现自我；游戏，尤其是结伴的、合作性的游戏可以培养孩子的纪律性与协作精神，在游戏中学会如何坚持自己的意志，如何谦让、接纳别人的意见，如何按游戏规则控制自己。此外，有些游戏还可以增强体质等。但是对孩子的游戏要进行科学合理的选择，充分发挥游戏的积极作用。

2. 对幼儿求学意识的教育　社会的发展要求儿童将来要有较强的学习能力。应充分利用幼儿的好奇心和探索欲，耐心准确地回答他们提出的各种问题，不要敷衍和应付。尤其是在幼儿后期，应采用各种方法激发幼儿的求学欲望，为将来上学读书奠定思想基础。针对幼儿个体的智力、性格特征等进行测试、追踪，并邀请专家分析讨论，可作为幼儿个体教育依据的参考材料，促进幼儿心理健康的发展。

（1）将社会规范引进幼儿生活　处于“自我中心”时期的幼儿自控能力差，有易冲动的情绪特点，攻击行为较为普遍，尤其是受到溺爱的幼儿，极容易导致入学后甚至长期的社会适应不良。因此，有必要将一些基本的社会规范引进幼儿的生活。例如，引导幼儿摆正自己的位置，认识自己的角色地位，尊敬长辈；爱护公共财物；爱护环境，不乱扔脏物；在幼儿的生活、游戏、学习等过程中，努力让孩子学会关心他人，学会同情老弱病残，互相帮助等初步的亲社会行为，并予以各种适当的鼓励、奖励方式加以强化；对幼儿各种独占、任性、违拗、攻击等行为进行教育。

（2）幼儿早期教育　5～6 岁时儿童在心理和行为发展方面常出现偏离或异常，影响健康和正常生长发育。5～6 岁时的幼儿活动范围扩大，语言发展迅速，已能掌握 2000～3000 个词汇，能够使用形容词和连接词联成完整的句子。但由于急于表达自己的意思，说话过快，句子中又有许多新的、不熟练的词汇，所以常变得结结巴巴，久之容易发生习惯口吃。因此应耐心地听他们讲话，鼓励他们说慢些、清楚些。随着大脑语言中枢逐步发育成熟，语言使用会逐渐流畅。

家庭是孩子心理发展过程的主要环境，通过向家长宣传心理健康教育知识，开设有关幼儿心理的讲座，开展亲子活动等。使家长了解幼儿的心理特点，了解他们的兴趣、能力，尊重理解孩子，彼此沟通意见，不娇宠幼儿，多进行正面教育，减少严厉的惩罚措施，提高幼儿的心理健康水平。

总之，幼儿期是儿童心理发展和实施早期教育的一个十分重要的时期。尊重幼儿的独立性，又坚持对幼儿的合理要求，采用关爱、引导、鼓励等积极的民主方式，利于幼儿形成自信、活泼、礼貌、爱探索、自控力强、富有创造性和建设性的健全心理。

二、童年期的心理特点及心理卫生问题

（一）童年期的心理特点

童年期是指 6～7 岁至 11～12 岁的儿童时期。此期是个体心理发展的重要转折期，其主要的心理特点是：

1. 认知能力发展迅速　童年期大脑的发育，从 7 岁时的 1250～1300g 增长到 12 岁时的 1350g，已接近成人，智力达到 17 岁时的 80%以上。此期儿童精力旺盛，其标志为活泼好动，天真烂漫，体现出“童心”的特点。此期儿童求知欲旺盛，感知力增强；注意的稳定性逐渐增强并向有意注意发展；记忆也从无意记忆向有意记忆发展；思维虽以具体形象思维为主，但 10 岁左右时逐步向逻辑思维过渡。此期是儿童认知能力迅速发展的时期，若能受到良好的学校教育与家庭教育，儿童可表现出较强的学习能力和创新能力。

2. 情感外露，兴趣易变　随着活动与交往对象的增多，儿童情感活动的类型增加。喜、怒、哀、乐溢于言表，细小的成绩可使其得意忘形，微小的挫折又可使其垂头丧气；对很多事都感兴趣，但兴趣都难以持久。儿童往往以兴趣左右自己的行为，对较为直观和易于成功、带来快乐的事物保持兴趣，“电视迷”、“游戏机迷”就是典型的例子。因此，关注和引导儿童的兴趣应当引起家长和教师的充分重视。

3. 模仿能力强，是非辨别能力差　此期儿童模仿能力很强，不少儿童在小学阶段就能习得良好的书法、美术、体育、器乐、声乐、表演等方面的能力与技巧。但由于是非辨别能力差，社会上的不良习气如粗话、斗殴、抽烟、奇装异服、拉帮结伙、恃强凌弱等也可成为儿童尤其是小学高年级儿童模仿的对象。

4. 自控力发展，但对挫折的耐受力差　此期儿童一般能按学校和家庭的要求做到按时作息、完成作业、遵守纪律和行为规范。由于考试、评比等评价的出现，儿童的自我意识随

之变化。尤其是学习上的挫折，如果得不到正确引导与安慰、鼓励，会导致儿童痛苦的自我体验（羞辱感）和低下的自我评价（愚蠢、无能），极易使儿童自卑、自暴自弃而走上厌学、恐学、逃学的歧途，甚至发生"学校恐怖症"而难以坚持上学。

5. 学会交往的转折期　进入学校后，儿童的社会交往从依从家长逐渐转化为依从作为权威人物的教师。此时，教师的言行比家长更有举足轻重的作用。到小学 3～4 年级时，儿童之间活跃的学习生活与集体活动使不同个体在班集体中的地位、作用发生分化，儿童的交往开始向"伙伴"方向发展，至 5～6 年级时，"伙伴交往"倾向更加突出并继续发展，对父母、教师的依从关系明显下降。伙伴交往是儿童社会性发展的非常重要的途径，对儿童的人格发展和社会性发展具有不可忽视的作用。

(二) 童年期心理卫生问题

童年期心理卫生要解决的主要问题是学与玩的矛盾。

1. 培养对学习和学校的兴趣　丰富多彩的校园活动有助于激发学生的学习兴趣，只要充分利用儿童的好奇心、探索欲，充分重视教育教学的直观性、启发性和趣味性，就能持续地吸引学生的学习兴趣。同时也有利于增强儿童注意力的稳定性，进而培养良好的学习动机、积极的学习态度，养成良好的学习习惯。

2. 正确处理学与玩的关系　爱玩是儿童的天性，只宜引导，不宜压制。要开展多种业余文体娱乐活动。由于知识的激增与社会对人才的渴求迫使教育不得不提高了对儿童的要求；几乎所有的家长都对儿童的学习抱有很大的期望和督促的积极性。来自学校和家长的双重压力不可避免地落在了天真无邪、心理脆弱的儿童身上，从而使学与玩的矛盾变得十分突出。学校与家长如果不能认真协调二者的关系，将严重影响儿童的身心健康。解决学与玩，应努力做好以下几点：

(1) 端正对学与玩的认识

1) 学与玩可以相得益彰：学，不仅仅是学科学知识，还包括学技能、学家务、学道德、学做人、学生活；玩，不仅仅是娱乐，也有利于智育、德育、体育、美育。

2) 学与玩可以相互调节心理。学习，尤其是考试会给人带来一定的精神紧张；玩耍，则可以使人获得相对的精神松弛。玩耍、娱乐有利于儿童以良好的心情和体力去从事学习活动，提高学习效率。

3) 理智对待学业成绩。对儿童的学业成绩尤其是考试分数不宜过于期待、过于敏感。理智地与儿童一起查找失败的原因，总结成功的经验会更加有利于儿童的学习。

(2) 处理学与玩的策略　把握好学与玩的"度"并选择好玩的内容。

1) 减轻课业负担：儿童的心理特征与承受能力决定了过重的课业负担会泯灭儿童对学习的兴趣与动力，使儿童逃避学习，并可能与家长、学校发生冲突。

2) 量力选择课余特长项目：根据儿童的能力、爱好与身体条件，适当选择英语、音乐等课余特长项目对提高儿童综合素质是必要的，但切忌强制。

3) 引导儿童的健康娱乐：如选择有利德、智、体、美发展的游戏，观看适合儿童理解能力的知识性、趣味性电视栏目等；阅读生动的科普类的课外读物，开展可以激发创新能力的制作活动等。

4) 建立时间概念的意识：帮助孩子制定计划，合理安排学习、玩耍、活动的时间，利于儿童学会合理地利用时间，养成有条理的学习习惯和有利于儿童发展自我控制能力。

5) 家长对孩子玩耍的承诺不要失信，否则很容易导致孩子的报复：对学习的失信，并影响儿童“诚实守信”品德的培养。

6）家长和老师不要过多干涉儿童，要让儿童有一定的独立性，有自己的思维，有自己的主见。否则，一旦没有大人的指点，就会茫然不知所措，缺乏适应环境的应变能力。

3. 注重智力因素与非智力因素的协同发展　小学阶段是打基础的阶段，不仅是智力因素发展的重要时期，也是非智力因素（即“情商”）发展的重要时期。智力因素主要包括记忆力、理解力、联想力、分析力、学习方法与策略等。童年期的非智力因素主要体现在以下几方面：

1）从小立志，引导儿童从各种媒体了解科学家、艺术家等成长的故事，激发儿童以他们为楷模，从小立志成为对国家、对人类有贡献的人才。

2）良好的各种习惯，如自觉守时的作息习惯；勤俭节约，生活自理，爱劳动、爱整洁的生活习惯；独立完成作业，刻苦、认真、勤学好问的学习习惯；细观察、爱探索、勤分析的思维习惯；礼貌谦虚、尊老爱幼、诚实守信，助人合作的人际交往习惯等。

3）坚强的毅力，包括克服困难的勇气和坚持不懈，始终如一的精神。

4）责任意识，包括关心他人、关心家庭、关心集体的意识。

童年期儿童性格的可塑性大，必须长期注重非智力因素与智力因素的发展，方能使儿童顺利完成学业，形成健全的人格，适应飞速发展的社会。否则，可造成儿童懒惰、依赖、孤僻、任性、自我中心、霸道、放纵等不良性格而难以成才，甚至为社会所淘汰。

三、青少年期的心理特点及心理卫生问题

（一）青少年期的心理特点

青少年期是指 11～12 岁至 14～15 岁从儿童向成人的过渡时期，也称为青春期。是个体心理卫生的困难期、危机期。其主要心理特点是：由于身心发展不平衡，心理矛盾冲突增多，青少年自我调节能力不足却又常常不服从父母、师长的教育指导，成为心理发展的第二反抗期。

1. 不平衡性与动荡性　青春期是个体的生物属性和社会属性日趋走向成熟的时期。在青春期，生理发育迅速成熟，他们突然感到自己长大“成人”了！能自己作主干很多事情了，对自然、社会、人际交往等问题有了自己的观念与看法。但他们的心理发育则相对迟缓，从而导致心理年龄与生理年龄相脱离的现象和盲目的成熟感。

青春期常常出现许多心理矛盾：个人要求与依赖关系，理想目标与现实可能，个人消费与经济能力，性爱意识与社会行为，这种主观上欲求与客观上可能的心理矛盾，引起了他们内心的烦恼与不安。青春期的这种生理、心理发展的不平衡性，同道德或其他社会意识发展之间的不平衡性，致使青春期心理表现出成熟前的动荡性。心理发展的动荡性表现在知、情、意、行等各个方面：如青春期虽思维敏锐，但片面性较大，容易偏激。青春期虽热情，但容易冲动，有极大的波动性。青春期虽意志在发展，但在克服困难中毅力还不够，往往把坚定与执拗，勇敢与蛮干、冒险混同起来。在行为上表现出明显的冲动性。青春期在对他人与自我之间的关系上，常易出现困惑、苦闷和焦虑，对家长、教师表现出较普遍的逆反心理和行为。例如父母偶尔的误解或过激的言行常使他们突然情绪发作——反控制、反干涉。如果父母退让了，他们便更加确信自己的“成人感”；如果没能“战胜”父母，他们便愤愤不平地把自己反锁在房间里或者干脆离家出走，充分表现出他们心理能力明显滞后于自我意识的特点。

2. 自主性与进取性　青春期正处在心理上脱离父母的时期，即心理上的断乳期。随着身体的迅速发育，自我意识的明显加强，独立思考和处理事物能力的发展，在心理和行为上表现出强烈的自主性，希望从父母的束缚中解放出来，开始尝试脱离父母的保护和管理，此时青春期的青少年正经历着剧烈的有关自我价值的冲击。青少年极力需要显示他们独立的自我。他们要竭力显示他的独立性，要证明自己已经长大成人，可以按自己的意愿来处理他的事情，以证明自己的价值。此时，他们尤其不愿意被人当着小孩子对待。所以，他们穿奇装异服、留古怪的长发、愤世嫉俗，甚至酗酒、吸毒以显示与父母的不一样。在这种心态的支配下，我们会发现青少年往往对父母或长辈的指导特别反感，哪怕是在父母看来最基本、最正常的关心与提醒，他们都嫌多余。另一方面，处于青春期的青少年在精神上又特别地依赖父母，他们特别希望父母能赞成他们的所作所为，否则，他们会感到非常的失落。实际上，处于青春期的青少年是非常脆弱的，十分在意成年人对他们行为的评价。

青少年渴望得到别人的接纳与尊重，非常注重自己在同学、朋友、同龄人中的地位，他们与同龄朋友的关系日趋密切，常出现“同龄人集群”现象，形成小团体。这种小团体的发展方向应当引起家长和学校、社会的关注与重视。青春期青少年不论是在个人生活的安排上，还是在对人生与社会的看法上，开始有了自己的见解、自己的主张。已不满足于父母、老师的讲解，或书本上的现成结论，对成年人的意见不轻信、不盲从，要求有事实的证明和逻辑的说服力，对许多事物都敢于发表个人意见，并为坚持自己的观点而争论不休。

3. 自我发展的社会性　虽然社会性早在儿童时期就已开始出现了，但是更深刻的社会化则是在青春后期完成的。小学生心理的发展主要是接受家庭和学校的影响，中学生尤其是高中生心理的发展就愈来愈多地接受社会大环境的影响。青春后期对社会现实生活中的很多现象都很感兴趣，喜欢探听新鲜事，很想像大人一样对周围的问题做出评论，对社会活动的参与日益活跃。对自治、自理、自立、自行创办协会、刊物等的要求，充分表明他们思考问题已远远超出学校的范围，做集体、国家主人翁的思想开始萌发并日益强烈。尤其对未来生活道路的选择，成为他们意识中的重要问题。他们在考虑未来的志愿及抉择时，比小学生和初中生更具现实性和严肃性。

4. 闭锁性与前瞻性　青少年内心世界变得更加丰富多彩，但不轻易表露出来，心理的发展呈现出闭锁性的特点。随着年龄的增长，开始产生了独立意向想摆脱父母管束，追求平等和理解，在同龄人之间去探索共同认可的行为标准，所以会导致与长辈的矛盾。青少年非常希望有单独的住宿房间，并喜欢把个人的抽屉锁起来，好像有什么秘密的东西不愿让别人知道，其实里面并无什么要紧的东西。青少年不大爱对长辈讲话了，在长辈面前显得寡言。爱写日记，就是这种闭锁性的表现。记日记既可倾吐心声，又可保守秘密。心理发展的闭锁性使青少年容易感到孤独，因此又产生了希望被人理解的强烈愿望。青少年热衷于寻求理解自己的人，找“志同道合”的知心朋友，对知心朋友能坦率地说出内心的秘密。

5. 求学意识的动摇性　青少年期学生随着学习内容的增加，竞争性更强，学习压力更大。由于家长望子成龙，要求严格，学校的关注也多集中在少数优秀学生身上，成绩差甚至成绩一般的学生难以找到自尊。由于学生对自制力脆弱，对电视、电脑等娱乐活动的诱惑力难以控制；有些不良伙伴之间负性情绪的相互强化；加之父母往往缺乏对孩子耐心和有效的心理疏导。因此，极易动摇青少年的求学意识。另外，由于少年期情绪不易自控的特点，常常凭兴趣对待学习，不容易做到持之以恒，所以，学业成绩的两极分化也多在初中阶段渐趋明显，学习问题成为少年期主要的心理问题之一。

6. 性心理困扰　生殖器官的发育和第二性征的出现对少年的心理、行为带来较大而持久的冲击。生理上的剧烈变化会带来所谓“青春期骚动”，出现强烈的情绪反应和剧烈的“性困扰”。他们迫切需要科学的性知识，尤其是性心理知识与应对策略，简单的《生理卫生》介绍，不能满足他们性认知上的要求；他们在奥秘的生理感受和心理体验中独自猜测、探索，往往陷入“青春期烦躁”中，这些烦躁又常常和他们在学习上、交友上、与家长关系上的烦心事交织在一起，使他们的情绪反应变得十分敏感、强烈、冲动而不稳定，以至有的青少年染上种种苦不堪言的心理疾病，甚至走上犯罪道路。

(二) 青少年期心理卫生主要的问题

人的心理与行为问题实际上是他的内在人格结构与心理冲突，对一定的现实环境与人际关系的反应。青春期的心理与行为问题与他们所处的生理、心理发展阶段所面临的各种生理、心理特征以及他们所处的现实社会环境与人际关系密切相关的。最常见的问题可归纳为以下几个方面：

1. 心身发展不平衡与社会规范的矛盾　反抗期矛盾的焦点是：青少年对自身发展的认识超前，忽略自己心理不成熟的一面；而父母忽略其“成熟感”的事实。在反抗期，亲子关系的处理尤其重要。如果处理得不好，一碰到孩子顶嘴、反抗，父母就非要治孩子的“犟劲”，会使矛盾激化，使孩子长期陷入压抑感中难以自拔，或者使他们患上心理疾病，或者把他们赶上歧途。父母也会因此而失去应有的教育权，失去子女对自己的尊敬、爱戴，家庭也失去欢乐。父母要充分认识到：孩子有了独立要求、独立思维，是孩子成长中的正常现象，有利于孩子独立人格的形成。合理利用孩子尚不能独立生活，还需要依赖父母的一面来发挥自己的教育力和影响力。要和孩子建立朋友似的友谊关系，尊重他们的自主权与隐私权，耐心倾听他们的意见和要求，利用自己的知识、经验和能力加以引导，促进孩子形成积极而不鲁莽、热情而不冲动、顽强而不执拗的独立意识，平稳地渡过“心理断乳期”，以便顺利地进入成人社会。利于少年渡过反抗期。

2. 关注少年的“伙伴关系”　从小学高年级开始，儿童的伙伴关系依从性进入高峰期，孩子更注重朋友间共有的价值观，更重视同伴对自己的评价。家长和教师因忙于工作与生活很难进入孩子的“伙伴世界”。如何填补这个心理卫生的空白点，应当引起家长、学校与社会的高度重视！良好的伙伴关系有助于满足学生独立、尊重、归属的心理需要，促进亲社会价值观的形成和社会化的发展。不良的伙伴关系轻则使孩子的人际关系出现实用主义的倾斜，重则可能使孩子走上歧途。

3. 学习问题“学会学习”是对所有人整个一生的要求，但在青少年阶段强调学习很有必要。强调学习没有捷径，勤奋永远是第一要诀的前提，充分利用少年迅速发展的智力与独立意识，教会学生多种学习方法。有助于少年学业的进步与优良，对青少年将来的学业成就影响极大；有助于培养学生尊重规律的科学精神和科学思维的发展；既能使学生获得成就感、自豪感，增强自信心，促进自我意识的发展，又有利于缓解第二反抗期中父母与孩子的矛盾冲突；有助于增强学习兴趣，防止少年因自卑、厌学而疏离学校的倾向。也可以通过智力测量孩子的优势与擅长，对文、理科成绩的差别给予分析与理解，不要过分强求“文理科全面发展”。

4. 科学的性知识教育　少年朦胧地产生了性意识并渴望探究其中的奥秘。少年面对因性发育、性成熟而出现的性敏感、性冲动，由于缺乏必要的性知识及道德法制观念，往往不能控制自己的性冲动，容易发生不正当的性行为，甚至触犯法律导致性罪错。仅仅进行性生理的“纯性知识教育”会导致少年性认知的偏差，甚至促使其早恋与性犯罪；但仅仅以法代教又不利于消除少年因性无知而导致的性迷惑、性幻想和性紧张等心理问题。坚持性知识教育与性道德、性法制教育的统一，是开展性知识教育的一个重要原则。

四、青春期后期的心理特点及心理卫生问题

青春期后期是指14～15岁至25岁左右的一段时期。是人生中生命力最旺盛，最富有朝气，最美好的“黄金时代”，也是少儿的认知方式向成人过渡的质变期。生理成熟快、心理成熟慢与社会要求高成为主要矛盾。因而青春期后期是个体一生中心理变化最为剧烈和复杂，也容易发生各种心理行为问题乃至精神疾病的高峰期。

（一）青春期后期主要心理特点

1. 智力发展的高峰期　随着生理发育的成熟，青春期后期的青少年逐渐获得敏锐的观察力，良好的记忆力、理解力和概括力，注意力稳定。到高中二年级前后，逻辑思维能力基本完成。对新事物极为敏感，容易接受，表现出认知旺盛的特点，分析问题、解决问题的能力得到充分发展，智力的发展达到高峰。

2. 自我意识的形成期　随着智力的迅速发展、知识的全面增加，青少年开始憧憬着自己的未来，审视着自己的现在，促使青少年自我意识的发展。例如，常常思考：我的知识能力怎样，我的品行习惯、容貌身体、爱好特长有哪些优势，我该以谁为自己效法的榜样，我该向什么方向发展，我能适应将来的社会吗，我选择的事业是否有前途等。在此期间，当客观现实与个人的期待、判断相一致时，青年便产生自我认同感，否则就会出现心理冲突，甚至发展为自我拒绝。大多数青春期后期的青少年在此过程中自我意识逐步走向成熟，也认识到自己对他人、家庭、社会的责任与义务，逐渐形成自己的世界观、价值观和个性，为将来的事业做好准备。

3. 情绪的冲动期　青春期后期有旺盛的精力，他们面对一切竞争与挑战，敢想、敢说、敢干。此时，如果能获得成年人的理解、信任，正确地引导，抓住机遇，他们可取得令人瞩目的成就。但青少年的这种情绪更多的是一种好胜，一旦为坏人所左右，他们也可能干出危害社会的事情。大多数情况下，由于青春期后期的青少年要面对就学、就业、恋爱、婚姻、人际交往、环境变迁、社会适应等多方面的不确定因素和选择，他们的经历有限，没有足够的思想准备与应对措施。当困难、挫折、批评或成功、机会向他们袭来的时候，心理尚未成熟的他们很难理智地对待，便会很快体现出情绪反应。他们情绪活动的主要特点是敏感、强烈、冲动、不稳定、难持久，有时热情似火，有时会冷若冰霜，容易受环境变化的影响。遇事容易激动、偏激。

4. 社会的磨合期　青春期后期常常自我感觉良好。他们或不愿受集体的约束，过分地强调自我，对他人、家庭、集体、社会的责任意识淡薄。他们对父母、师长的忠告看作是对他们自由的干预。但他们却急于融入社会，当他们融入社会时，才发现自己涉世不深，对复杂的社会没有深刻的体验。他们才会感到社会的强大和自己的弱小，才会发现高速发展的当代社会对个体的要求越来越高。此时才醒悟到：只有个人适应社会，才是唯一出路，只有全方位达到社会要求的标准，才能被社会挑选和接纳，才有可能实现自己的理想和人生价值。

（二）青春期后期心理卫生

青春期后期心理卫生问题主要是：心身发展不平衡和社会要求高的矛盾。

1. 自我观念的评价与调节　青春期后期是人的自我意识苏醒的时期。而人的自我意识

的核心涉及个体要去理解自己是谁、有何价值、与周围人的关系如何等内容。虽然人的自我意识是在出生后很短的时间里就已经有了初步的核心，然后，围绕这个核心继续发育。正确的自我观念是心理健康的重要条件。学校和家长首先要教育孩子学会正确地自我分析与自我评价。自我估计过高，心中只有自己，没有他人，最终必然会造成对己不利的人际环境；自我估计过低也会导致个性的萎缩，缺乏克服困难、挫折的勇气和应对竞争的信心，最终难以独立生存。在现实生活中，我们会看到许多青少年对自己的外貌、衣着不同寻常地在意，对他人的评价也非常过敏，对自己和与他有关的人的所作所为有着特别的要求与讲究，对自己的学习成绩及在学校或班级的排名就更是在意了。这一切都是围绕“自我价值”这个问题而产生的。

青少年从学生时代起就要在学好科学文化知识、参加社会实践活动的同时，学会把自我放在与社会、集体、他人的对比中来认识和评价，充分了解自己的长处与不足，在获得客观而清晰的自我评价后，主动地进行自我调节、自我控制和自我教育，从而以良好的心态融入社会，并赢得自尊。

2. 建立和谐的人际关系　不少青春期后期的青少年，性格孤僻、自恃清高，不愿参加集体活动，没有同情心，好嫉妒、爱猜疑、任性，当他进入社会后就会出现交往困难。有的青年人常常只限于几个伙伴，不愿与成人和长辈沟通交往。结果导致思维局限、狭隘、与集体疏离，最终导致与同龄和其他年龄段及不同社会阶层的人交往困难，严重影响个性的发展。这样的人是无法建立和谐的人际关系的。如果在学校期间能接受学校教育，正确处理自己、他人与集体关系，乐于助人，乐于为集体承担义务，既有知心伙伴，又能获得大家的好感，并经常得到学校老师的指点，进入社会后，个人的发展就会顺利得多。

3. 学习和创业精神　现代化社会快速的发展给青少年提供了很多机会，但竞争性也很强，没有人不努力便可取得成绩。青少年要有克服困难、勇于创业的意识。要有承受挫折和失败的意识和心理准备，克服经历少、好胜而缺乏韧性的弱点，要脚踏实地，坚持不懈地去努力学习和奋斗。不要见困难就退让，朝三暮四，轻易改变自己看准了的方向。否则不仅一事无成，还可能在挫折失败面前产生强烈、久的心理应激反应，甚至导致心理障碍与疾病。

4. 友谊观和婚恋观　结交朋友、恋爱是青春期后期重要的行为特征之一，良好的友谊与恋爱会给人的情感生活带来美好幸福；不良的友谊和恋爱轻则给人带来心灵的创伤，重则甚至会毁掉人的一生，并给其他人和社会带来危害。

正确的友谊观包括：①择友的原则：应选择有积极的人生态度、人生理想、爱生活、爱学习、爱劳动、有道德、有进取心、有责任心的人交朋友。②交友的原则：能同甘苦、共患难，重义轻利，能求大同、存小异，但应保持各自的独立性。

正确的恋爱观包括：①应以双方的爱情为基础，爱情以双方的利他精神而建立。②恋爱意味着自己对对方的责任，应理智对待。③应在道德和法制的框架内恋爱。青年人体内变化不定的性激素有时会使人出现性冲动，应当克制。而且恋爱应以不影响他人幸福与社会安宁为前提。④正确权衡恋爱对学业、事业的影响，不可感情用事。⑤青春期把精力放在德、智、体诸方面的全面发展上更易获得良好的恋爱。

【思考题】

1. 简述社区儿童各年龄段的心理特点。

2. 社区儿童各年龄段的心理问题有哪些？

3. 如何在社区开展儿童各年龄段的心理卫生工作?

（赵淑英）

第二节 社区学校环境

学校的环境和设备是学生学习和生活的必要条件。适宜的校址和场地，布局合理、功能完善的建筑物，符合卫生要求的教室及设备，符合儿童身材的课桌椅，能看清字体的黑板以及良好的卫生制度等，是学生养成良好卫生习惯、促进生长发育、增强身心健康的重要条件。

一、社区学校外环境的卫生学要求

（一）校址的选择

在新建和改建学校的校舍时，必须考虑各种环境因素对正在发育的儿童青少年的身体影响，在注意经济、适用的前提下，既满足教学、体育活动、劳动和生活需要，又要遵守国家有关部门规定的卫生标准和卫生要求，同时充分考虑不同地区的气候特点。

在选择校址时应注意满足以下卫生要求：

1. 学校应选在阳光充足、空气流通、场地干燥、排水通畅、地势平坦的地段。

2. 学校宜设在科学、教育、文化、体育等设施附近，或邻近公园、公共绿地，有利于陶冶学生的情操。

3. 校址位置适中，周围交通方便。城市学校服务半径可按小学生上学走路控制在10min左右，走读小学生不宜跨过城市干道、公路及铁路；中学生走读上学时间控制在15～20min左右计算。中小城镇的上学距离为小学≤500m，中学≤1000m。农村居民居住较分散，服务半径可适当加大，推荐参考数为走读的小学生≤1500m，中学生≤2500m。

4. 学校要有足够的面积，保证能合理布置建筑物、绿化带和活动场地，以满足学习和生活需要，要有清洁充足的水源供学校使用。

5. 能保证学校有良好的内部环境。为避免外环境噪声的干扰，学校主要教学用房的外墙与铁路的距离不应小于300m；与城市主要干道同侧路边距离不应少于80m，否则应采取有效的隔音措施。校址还应该远离污染源，如化学、生物、物理等污染源；学校不应与易燃、易爆等危险品仓库相毗邻；不得将校址选在架空高压线影响范围内；禁止在校园内架设过境架空高压线；避开自然灾害易发地段，如地震断裂带、滑坡体、悬崖边及洪水沟口。

（二）学校用地

学校用地包括建筑用地、运动场地和绿化用地三部分。学校建筑用地包括建筑物及其周围通道、自行车棚、锅炉房及燃料堆放地等，学校建筑用地与建筑面积的关系可采用建筑容积率（每公顷建筑用地上的总建筑面积）来衡量。我国对建筑容积率的规定是：城市小学宜为0.8，中学宜为0.9；农村小学不宜小于0.7，中学不宜小于0.8。

运动场应设在校园深处，尽可能远离教室。其长轴宜南北向布置，场地应为弹性地面。学校运动场面积应能容纳全校学生同时做课间操，小学平均每个学生不宜小于2.3m^2，中学平均每个学生不宜小于3.3m^3。

绿化可改变局部小气候，如降低气温、增加气湿、降低风速、减少尘埃、降低噪声、美化校园；同时可兼做自然科学园地。《中小学建筑设计规范》规定：绿化用地小学平均每个学生不应小于0.5m^2，中学平均每个学生不应小于1m^2，中师、幼师平均每个学生2m^2，高等学校平均每个学生4～6m^2。

（三）校园总平面布局

建校时应做出切实可行的总体布局规划，使校园总体布局合理。校园总平面布局要遵循以下原则：

1. 教学用房、教学辅助用房、行政管理用房、服务用房、运动场地及生活区应分区明确，布局合理、联系方便、互不干扰。

2. 风雨操场应离开教学用房，靠近室外运动场地。

3. 音乐教室、琴房、舞蹈教室应设在不干扰教学用房的位置。

4. 为保证学生出入安全，校门不宜直接开向机动车流量超过300辆/小时的道路，门前留有一定缓冲距离。

5. 建筑物的间距要求是南向教室冬至日时底层满窗日照不应小于2小时（可根据不同地理纬度因地制宜）；两排教室的长边相对间距不小于25m；教室长边与运动场地的间距不小于25m。

6. 学校建筑基底面积约占校地面积的25%～27%（楼房）和33%（平房），学生校园占地面积中学为11～15平方米/人，小学为10～13平方米/人。

7. 城市小学教学用房以两层为宜，不超过3～4层；中学不应超过4～5层；农村学校宜采用平房或两层。

8. 校园内道路系统应直接、顺畅，紧急时可保证人流的安全疏散。

二、社区学校室内环境的卫生学要求

（一）学校设施的卫生要求

1. 教室　为促进儿童少年的发育和健康，提高学习效率，教室应符合以下卫生要求：足够的室内面积；良好的通风、采光、照明和室内的微小气候；防潮湿和噪声的干扰；便于学生就座、通行和清扫卫生等。

（1）教室基本布局　教室的朝向以南向或东南向为宜。美术教室应以北向开窗为好，以保持光源柔和稳定，避免阳光的直射。

教室的大小由容纳学生的人数决定。根据目前各地学校设计暂行定额，教室面积不小于50～54 m^2。为了使教室内的日照、采光、通风换气能达到相应的卫生标准，采光教室应设计成矩形，长宽之比4∶3或3∶2，教室进深以小学6.6m、中学7.2m较为理想。

为使学生能够看清黑板上的字，要求前排桌距黑板有2m以上的距离。为便于学生和教师行走，各列课桌间应有不小于0.6m的纵行走道，教室后应设置不小于0.6m的横行走道。为避免因黑板的反光而影响学生的视力和学习效果，课桌与内墙间应有大于0.12m的距离。

黑板的长度小学不宜小于3.6m，中学不宜小于4m；黑板上下宽度中小学均不应小于1m。黑板下缘与讲台面的垂直距离，小学宜为0.8～0.9m，中学宜为1～1.1m。讲台面距地面的高度一般为1.2m。

《中小学校建筑设计规范》规定，普通教室除设黑板、讲台外，还应设置清洁柜、窗帘杆、银幕挂钩、广播喇叭箱、“学习园地”栏、雨具存放处和挂衣钩等辅助设施。

表 2-4-1 不同用途教室人均使用面积

教室名称	人均使用面积（m^2）			
	小学	普通中学	中等师范	幼儿师范
普通教室	1.1	1.12	1.37	1.37
实验室	—	1.8	2	2
自然教室	1.57	—	—	—
史地教室	—	1.8	2	2
美术教室	1.57	1.8	2.84	1.84
书法教室	1.57	1.5	1.94	1.94
音乐教室	1.57	1.5	1.94	1.94
舞蹈教室	—	—	—	6
语言教室	—	—	2	2
计算机教室	1.57	1.8	2	2
计算机教室附属用房	0.75	0.87	0.95	0.95
演示教室	—	1.22	1.37	1.37
合班教室	1	1	1	1

（引自：叶广俊．儿童少年卫生学．人民卫生出版社，1999）

注：①按小学每班 45 人，中学每班 50 人，中师、幼师每班 40 人计算；②不包括实验室、自然教室、史地教室、美术教室、音乐教室、舞蹈教室等；③表内普通教室面积按中小学校课桌最小值（中小学课桌长度分别为 1m 和 1.1m）测算。教室用房的净高：小学 3.1m，中学、师范、幼师（包括教室和实验室）3.4m，教学辅助用房 3.1m，办公服务用房 2.8m；合班教室不应低于 3.6m，设双层床学生宿舍不应低于 3.0m。

（2）课桌椅　课桌椅是培养学生良好坐位姿势的重要外界环境，它与脊柱弯曲异常及近视眼的发生有一定的关系，也是影响学习作业能力及身体功能状态的一个重要因素。教室内课桌椅的基本卫生要求是：课桌椅要满足写字、听课、看书等学习上的需要；在满足学习需要的基础上，应满足适合就座儿童的身材、提供良好的坐姿、少产生疲劳、不妨碍儿童的正常生长发育和保护视力的卫生要求；坚固、安全、美观、造价低廉、不妨碍教室的彻底清扫。

课桌椅的尺寸包括椅高（即椅前缘最高点距离地面的高度）、桌椅高差与桌高（桌近缘高与椅高之差）、桌下空隙、桌面、椅面（即椅前后方向的有效尺寸）、椅靠背等。2002 年 5 月由国家质量监督检验检疫总局正式颁布的《学校课桌椅卫生标准》（GB/T3976-2002）对课桌椅型号规定了 10 种，各型号使用者的身高范围及尺寸规定见表 2-4-2。

（3）书籍　书籍必须符合以下几个方面的卫生要求：书籍上的文字及插图、符号等要清晰够大，文字的排版要考虑便于阅读；质地结实、装订合理，文字与质地间要有明显的对比；防止传播某些传染病，过分破旧的书籍应废止使用。

表 2-4-2 中小学课桌椅尺寸表（GB/T3976-2002）(cm)

型号	标准	学生身高范围（cm）	桌高	桌下净空高	椅高	椅面有效深度	椅宽	靠背上缘距椅面高	颜色标志
1号	180.0	173.0～	76	≥63	44	38	≥36	34	蓝
2号	172.5	165～179	73	≥60	42	38	≥36	33	白
3号	165.0	158～172	70	≥57	40	38	≥36	32	绿
4号	157.5	150～164	67	≥55	38	34	≥32	31	白
5号	150.5	143～157	64	≥52	36	34	≥32	29	红
6号	142.5	135～149	61	≥49	34	34	≥32	28	白
7号	135.0	128～142	58	≥46	32	29	≥28	27	黄
8号	127.5	120～134	55	≥43	30	29	≥28	26	白
9号	120.0	113～127	52	≥40	29	29	≥27	24	紫
10号	112.5	～119	49	≥37	27	26	≥27	23	白

（引自：季成叶．儿童少年卫生学．人民卫生出版社，2006）

对中小学教科书的具体卫生要求是：印刷纸张应选凸版纸，重量不应低于 52g/m²，其白度应达到 70 度；或选用胶版纸，重量不低于 80g/m²，其白度达到 80 度。两种纸张的厚度均不应低于 0.07mm。不得出现透印、重影和油墨断线。文字、符号应横排。小学一二年级应使用二、三号字，空行不低于 5mm；三四年级应使用三、四号字，空行不低于 4mm；其他中小学各年级应使用四、五号字，空行不低于 3mm。版面的空白区天头不应低于 15mm，地脚不应低于 20mm，订口不应低于 20mm；小学一二年级使用的书口不应低于 20mm，其他中小学各年级不低于 15mm。教科书插图的纸张应采用胶版纸，应简洁、清晰、无污点。教科书的重量小学课本单本不应超过 200g，中学不应超过 300g。

（4）教具　教室的黑板表面应为耐磨材料制成，书写时要尽量少用彩色粉笔。学生所用的各类文具应大小合适，造型美观、轻便，避免发生外伤的危险。

（5）教室的采光和照明　教室内的光源分为自然光源和人工光源。

教室自然采光的卫生要求是：课桌面和黑板面上有足够的照度；照度分布比较均匀；避免发生较强的眩光作用，形成愉快、舒适的学习环境。

为了提高室内照度，教室的采光窗下缘应在距离地面 0.8～1m。光线尽量来自左侧，避免造成手部阴影。除北向窗户外，其余窗户均应备有半透明窗帘。窗玻璃的清洁程度、墙壁、天棚以及室内设备的色调要协调。教室房间各表面应采用浅色的装修，要经常保持门窗玻璃的清洁，天棚和墙壁要定期清扫和粉刷。

为了能综合评价教室的采光状况，常用采光系数来表示。采光系数是指室内工作面某一点的照度与同时室外空旷无遮光物地方接受整个天空散射光的水平面上照度的百分比。教室课桌面上的采光系数最低值不应低于 1.5%，多雾地区教室课桌面上的采光系数最低值不应低于 2%。

采光条件好的教室，白天一般不需要人工照明，但在冬季以及在阴雨天或者上早、晚自习时，必须开照明灯。教室人工照明的主要卫生要求与自然采光要求基本一致，但要注意应避免人工照明使室内气温过度增高或使空气受到污染。

相关的研究表明，工作面的照度越大，眼辨认细小对象物的能力越强。《中小学教室采光和照明卫生标准》规定，教室课桌面的平均照度不低于150lx，根据黑板面照度应高于课桌面照度的原则，规定黑板面的平均照度不应低于200lx。同时又规定了照度均匀度（即均匀系数，指照度与平均照度之比）不低于0.7，教室内平均照度和采光系数最低值标准见表2-4-3。

表2-4-3　各类型教室平均照度和采光系数最低值要求

类型	房间名称	采光系数最低值（%）	平均照度（lx）	规定照度的平面
1	普通教室、书法教室、语言教室、音乐教室、史地教室、合班教室	1.5	150	课桌面
2	实验室、自然教室	1.5	150	实验桌面
3	微型电子计算机教室	1.5	200	机台面
4	琴房	1.5	150	谱架面
5	舞蹈教室	1.5	150	地面
6	美术教室、阅览室	1.5	200	课桌面
7	办公室、保健室	1.5	150	桌面

（引自：叶广俊．儿童少年卫生学．人民卫生出版社，1999）

（6）教室通风和采暖　为了排出室内的污浊空气，送进室外的新鲜空气，教室内必须保持良好的通风。通风的形式可以分为自然通风和人工通风两种。《中小学学校建筑设计规范》规定的各主要房间的换气次数见表2-4-4。

表2-4-4　学校主要功能房间的换气次数

房间名称	换气次数（次/小时）
教室、物理、生物实验室	3
风雨操场、厕所	10
保健室	2
学生宿舍	2.5

（引自：叶广俊．儿童少年卫生学．人民卫生出版社，1999）

教室内以集中的热水式采暖为宜。《中小学校建筑设计规范》规定，教室的适宜温度为16～18℃，室内水平和垂直各点温度不应相差2～3℃，风雨操场12～15℃，图书阅览室为18℃。人体写生教室温度宜为26～28℃。

2. 实验室　实验室应根据需要设防晒、防腐及给水、排水等装置。实验室应配有准备室和贮藏室。按国家建设委员会规定，中学实验室面积为73m²，准备室为16m²，长度可达10m，在两面开窗的情况下宽度可达8m。

3. 图书阅览室　阅览室的面积大小与学校规模的大小和阅览的方式有关。中等规模学校一般按 50 个座位设计，每座面积 1.4～1.5m^2，小学为 0.8～0.9m^2，宽度尺寸和教室一致。

4. 体育活动室（健身房） 健身房一般以容纳 1～2 个班为宜，中学每个学生 4m^2，小学每个学生 3m^2。健身房一般要求能满足进行体操、武术、举重、网球、羽毛球、篮球、乒乓球、鞍马、单双杠、爬杆等运动项目的教学要求。

5. 教师办公室 教师办公室面积除教师工作需要之外，还应有适当余地存放教具及书报等，要求每人占地面积不小于 4m^2。

6. 楼梯 楼梯内应直接天然采光，不应采用螺旋式楼梯；梯段间不应设置遮挡视线的隔墙。每段楼梯踏步不得多于 18 级，也不应少于 3 级。楼梯栏杆高度不应小于 1.1m，楼梯坡度不应大于 30°，楼梯井的宽度不应大于 20cm。

7. 厕所 《中小学校建筑设计规范》规定：小学教学楼学生厕所，女生应按每 20 人设一个大便器计算；男生应按每 40 人设一个大便器和 1m 长小便槽计算。中学、中师、幼师教学楼学生厕所，女生按每 25 人设一个大便器计算；男生按每 50 人设一个大便器和 1m 长小便槽计算。此外，教学楼内厕所，应按每 90 人设一个洗手盆（或 0.6m 长盥洗槽）计算。要求厕所内均应设污水池和地漏。室内厕所应设在楼的一端，并向外开窗，不应对向教室、教师办公室。

室外厕所应设在游戏或运动场所的边角处，同时也不宜距教室过远。同时要考虑设置在通风和光照条件良好，在教室、宿舍的下风侧方向。厕所要经常进行消毒和清扫，并应有防蝇设备。

8. 食堂 学校应按用膳人数规定食堂和厨房面积，一般以每人占地 1m^2 左右计算。厨房应设置在教学楼的下风侧，食堂内应配备洗手和放餐具的设备。

9. 医务室 医务室的位置应以能与运动场、教室、宿舍等处方便联系为宜，为便于学生检查身体，最好有 5m 以上长的房间。除常备内外科药品外，应有一般身体检查仪器和器材。

（二）教育过程卫生

儿童少年在生长发育的同时，经历着受教育的过程。这一过程既有脑力活动又有体力活动，这些活动若能得到正确组织，将成为发育和健康的促进因素，若组织得不合理，则会对发育和健康产生不良影响。

1. 学习的脑力劳动卫生 儿童和青少年的学习能力在很大程度上取决于脑力工作能力。根据脑力工作能力在学日、学周、学年中的变化规律，可合理安排学习、生活。学日中，脑力工作能力的变化规律是：学日开始后逐渐升高，约 2h 后达到高峰，以后逐渐下降；午间休息后回升，然后又逐渐下降；学日末时，下降到略低于学日开始前水平。也有些时候，由于对即将到来的休息性活动引起前驱性兴奋，工作能力最终反略有回升，称“终末激发”。学周中，学生经过星期天休息后脑力工作能力大体恢复，但由于始动调节需要一个过程，所以一般在星期一工作能力并不太高，星期二才升高，高峰维持到星期三或四，以后下降或在周五出现终末激发。学年中，学生工作能力在第一、第二学期分别出现一次高峰，其中尤其以第一高峰比较明显；第一学期后半段工作能力显著高于前半段，寒假前也会出现终末激发现象，第二学期末（暑假前）的工作能力为全学年最低。

为了保持和提高儿童的脑力工作效率，我们应按照儿童高级神经活动的特点和规律，合理组织安排学习和各项活动，尽量避免学生负担过重引起疲劳，以保护学生的身心健康。

2. 作息制度卫生 作息制度一般是指一日生活制度，即对一昼夜内的学习、劳动、课外活动、进餐、休息和睡眠等，合理规定其时间分配和交替顺序。从教育过程卫生的角度出发，学校作息制度还包括学周和学年的安排。

（1）一日生活制度　合理安排学生一日生活制度是教育过程卫生的重要措施，也是评价教学过程卫生的主要指标之一。

1）课业学习：课业学习负担的大小主要与上课和自习时数有关。课程负担过重可导致睡眠和户外活动不足，进一步可能造成儿童少年身心发育不良。《学校卫生标准》（GB/T17224-1998）规定，中小学生每天包括上课和课外自习在内的学习总时数最高限额为：小学1～2年级4h，3～4年级5h，5～6年级6h，初中7h，高中8h；早读时间小学5年级以上不超过15min，中学不超过40min；最高上课时数小学为5学时（上午4节，下午1节），初中为6学时（上午4节，下午2节），高中为7学时（上午4节，下午2～3节）；中学课外自习每天不宜超过2节课。

2）课外活动：课外活动如体育锻炼、文艺、科技、社团活动和社会公益劳动等的合理安排可促进儿童少年身心发育和大脑皮层不同区域的机能轮换作用。《学校卫生标准》（GB/T17224-1998）要求：中学生除体育课、早操和课间操外，每周参加课外体育活动不宜少于3次，每次45min。

3）睡眠：充分的睡眠是消除疲劳的最佳方法。睡眠时间随年龄和健康状况而异。小学生每天需睡10h，中学生9h，大学生8h。要尽量创造良好的睡眠环境，提高睡眠深度，养成定时睡眠、按时起床的习惯，睡前不要吃得太饱，避免各种兴奋刺激。

4）休息：休息是消除疲劳的重要措施。我国学校目前实行每节课间休息10min，第2、3节课间休息20～30min的制度。午休应以静息性休息为主。

5）自由活动：学生每日应有一定的自由支配时间，小学4年级以下每日应有1～1.5h，4年级以上到高中应有1.5～2.5h。

6）进餐：进餐制度应在综合考虑不同年龄的营养素需要量、胃容量、胃肠排空时间、学校生活制度和社会条件等因素后制定。学生一般可以实行三餐制，各餐相隔时间为4～6h。每次进餐时间应有20～30min，饭后休息0.5h到1.5h。体力活动后至少要休息10～20min才能进餐，晚餐距睡前至少隔1.5～2h。

（2）学周安排和课程表的编制　根据一周内的脑力工作能力变化规律，周一的学习任务不宜过重；周五应安排较轻的学习；周末布置的作业不宜太多。

在编制课程表时不仅要考虑学周安排的原则，同时还要充分考虑学生在学日内的脑力活动规律。最难的课如数学、物理、化学等一般排在上午第2、3节，最容易的课如音乐、体育、图画、手工等可排在上午第4节和下午最后一节。早晨第1节课前安排短时间的早读可帮助学生适应大脑皮层的始动调节。课程表的编制还应该充分考虑到大脑皮层镶嵌式活动的特点，除作文、实验等特殊需要外，一般不要连排两节相同课程。否则学生容易提前出现疲劳，降低学习效率。

（3）学期和学年的安排　学期和学年的安排应根据学生的年龄特点、学习能力变化的规律和教育的要求来决定。小学生身体发育还不很成熟，工作能力有限，因此小学生的学期应短些，假期应长些。我国目前实行的《全日制中小学工作条例》规定：全日制小学应有两个月、小学两个半月的寒暑假；劳动时间中学最多一个月，小学四年级以上每年最多半个月。在农村全日制学校，可以根据当地农事季节，将部分时间改放农忙假，但要保证农村学生每年至少有一个月的休整时间；寒暑假和农忙假每年不得超过3次。

表 2-4-5 《全日制十年制中小学教学计划试行草案》关于作息日期的规定（周）

	小学		中学	
	1～3 年级	4～5 年级	初中	高中
主学（政治、文化课）	42	38	36	34
兼学（全年可安排一周左右时间学习）	适当	4	6	8
寒暑假	8	8	8	8
机动（为社会政治活动等用）	2	2	2	2
全年周数	52	52	52	52

（引自：李林静．学校卫生学．修订版．西南师范大学出版社，2006）

教学大纲所规定的教学任务必须在学期内完成，不应占用假期授课或补课。教学内容应循序渐进，难度逐渐加重，进度均匀。学年、学期末应少安排新课，多安排复习。

3. 劳动教育卫生　学生参加生产劳动不但树立劳动观念、掌握劳动技能、丰富文化课的内容，而且对他们的思想品质、健康发育都会有良好的影响。但是，学生正处在生长发育期，参加劳动时在工种选择、劳动负荷、劳动场所和劳动设备等方面，都应与成人要求不同。

（1）工种的选择　选择工种时应充分考虑儿童少年的年龄特点、性别差异及其健康状况等条件和因素。

（2）劳动负荷　劳动负荷取决于劳动时间、劳动定额和劳动强度三个要素。

合理的一日劳动时间是：小学 4 年级以上不超过 2～3 节课；初中不超过 3～4h；高中不超过 6h，可安排在一天内进行。

劳动定额在轻中度工农业劳动中，小学 5～6 年级应为成人的 40%，初中 60%，高中生 70%～75%。较繁重的农业劳动中，15 岁以下不能参加，16～17 岁学生应为男性成人的 60%（男）和 25%（女）。18 岁以下学生一般不应参加重度工业劳动。

根据儿童少年心血管的发育状况制定劳动强度的卫生标准，年龄分组如下：男生分为 15 岁、16 岁～17 岁、18～19 岁三组；女生分为 15 岁、16 岁～19 岁两组；15 岁以前不宜参加较大负重劳动，必须参加时必须将负重量按同性别成人负重量减半。

（3）劳动制度　劳动制度含劳动时间、工作休息次数与时间、劳动效率、工种轮换等因素。

劳动课如果安排在学日内，最好在上午 3～4 节或下午。劳动日和学习日在学周内交替时最好均匀穿插。如果在学周内仅劳动一天，最好安排在星期三或星期四。不应在学期内连续几周完全安排劳动。

工间休息的安排应视劳动强度和时间而定。小学 4 年级以下的学生每次劳动时间不应超过 30min，因此不安排工间休息。小学 4 年级以上的劳动课可两节连排，课间应有 10～15min 的休息时间。一日安排 6h 劳动时，则 3h 后应至少有 1h 的进餐和午休。

学生劳动节律不宜太单调也不能波动太大。应尽可能在劳动中安排工种轮换；同时积极组织工前操、工间操、开展工余体育活动。

（4）劳动姿势、场所、设备和安全防护　劳动时应尽量减低肌肉紧张和能量消耗；避免神经、血管、内脏受挤压；防止脊柱异常弯曲；保护视力。劳动设备应适合儿童青少年特定标准。工作台、机床、工具应尽量符合身材和体力。设备布局应安全，劳动场所应设在干燥、开阔、通风、光线条件好、远离易爆易燃物品的地方，环境卫生和安全技术装备应尽量齐备，预防电击、溺水等意外事故的发生，农业劳动地点应无传染病、地方病、寄生虫病流行。

第三节　社区学校环境对学生健康的影响

一、自然环境对学生健康的影响

自然环境是人类生存的必要条件。在人类的自然环境中存在着大量对健康有益的因素，如合理的日照、正常的化学成分、清洁的空气，适宜的气候等；但自然环境中也存在对健康不利的因素，如各种地质和气象灾害、不良的气候等。

我国儿童约占全国总人口的1/3，近4亿人，他们的身心健康直接关系到人口的素质和国家的前途。正处在生长发育期的儿童少年由于各系统功能尚未成熟，在气候骤变和自然灾害中，无论是身体上还是心理受到的影响最大，并且可能会对其成年后的健康造成影响。

（一）气候变化

由于地球不停地自转和以一定的倾角绕太阳公转，地球表面的日照不断变化，同时气流和水流也随之发生偏转，加之地表的地形、地貌、水汽蒸发等原因，使地球表面气象变化万千。我国地域辽阔，地理条件复杂，处于一个气候脆弱区。

1. 气象灾害　常见的气象灾害有台风、龙卷风、飓风、洪涝灾害、干旱、暴风雪、冰灾、沙尘暴等。据统计，我国发生的各类自然灾害中约有70%是气象灾害。许多气象灾害可直接造成重大的人员伤亡和严重的财产损失，极大地破坏了人类的生活环境，使生存的条件恶化，导致饥荒或疾病流行。

气象灾害中的洪涝灾害在所有自然灾害中占50%。随着工业迅猛发展，城市化进程加快，不合理或过量地开发自然资源，致使人类赖以生存的环境日益恶化，洪涝灾害发生的频度、广度和强度越来越大，对人类造成的危害也越来越严重。洪涝灾害对人类健康造成最直接的危害是引起伤亡和各种传染病的暴发流行，间接危害是导致财产损失生态环境的破坏。灾区的儿童少年免疫力较低，特别容易发生各种传染病，尤以肠道传染病多见。据《世界气象组织公报》报道，1976—1985年期间，有110多个国家和地区发生了800次以上的洪灾，分布于五大洲的大部分地区，死亡人数至少在20000人以上。1998年夏天，我国的长江、松花江和嫩江流域发生特大洪灾，有包括儿童在内的1.8亿人不同程度受到影响。

2. 极端天气　极端天气主要指超常的高温、寒冷等天气。人在某种气候条件下生活和工作一段时间后，产生对气候的生理和行为等的适应性表现称为气候适应。对气候的适应性依年龄而不同，1岁以下的婴儿适应性较差，从10岁开始适应性增强，40岁以后适应性下降。儿童少年的气候适应能力相对较弱，对于气温的骤然变化更加敏感。

（1）高温天气　在气象上一般以最高气温≥35℃作为高温天气。我国长江流域的夏季经常出现≥35℃的高温天气。儿童少年中枢神经系统发育不全，汗腺功能不足，出汗少，不易散热，加上活动偏多，产热过多，在高温酷热天气容易体温调节失效，发生与暑热相关的疾病。我国各地近年来多次发生高温天气，儿童暑热相关疾病均明显增加。

（2）寒冷天气　凡是当地24h降温10℃以上或48h降温12℃以上，且最低气温降至

5℃以下的强冷空气称为寒潮。寒潮造成大范围的剧烈降温，并常伴有大风、雨雪等现象，严寒可造成冻疮或冻伤，由于儿童抵抗力较低，可引发各种以呼吸系统为主的感染性疾病。2004年底大雪和严寒袭击了阿富汗部分省区，3周内仅3个地区就有128名儿童死于各种因严寒引起的肺炎、风疹、百日咳等疾病。

（二）灾害

灾害是自然界中物质运动的突变现象。灾害是迄今为止人类还不能控制的。灾害主要有泥石流、地震、干旱、风暴、火山暴发、雪崩、滑坡等。我国的灾害类型多，灾情在地域上变化大，危害相当严重。严重的自然灾害不但造成包括儿童少年在内的人员伤亡，同时还留下长期的精神创伤。

1. 地震　是指地面的强烈震动引起的地面断裂、变形、建筑损坏和倒塌直接造成人畜的伤亡、财产损失的现象。1976年我国唐山大地震导致242769人死亡，164851人重伤，其中有相当一部分是儿童少年。地震还会给灾难的经历者或家人造成持久的心理创伤。2008年5月12日，我国四川省汶川地区发生里氏8.0级地震，造成失去亲人、房屋倒塌、食物缺乏、学校被毁和包括儿童少年在内的受灾人群出现严重的心理问题。

2. 火山暴发　火山喷发是在地下深处呈熔岩状态的岩浆物质，在高温高压条件下，岩浆从地壳岩层断裂处涌向地表的一种自然现象。据统计，全球每年约有50～60座火山喷发。火山喷发的有害气体和有害化学物质可对人群健康造成危害。1986年8月21日，非洲西部喀麦隆的尼奥斯湖火山暴发产生的火山性气体导致居住在附近的1700个村民死亡，其中包括部分儿童。

二、社区环境污染对学生健康的影响

社区在开发和利用自然环境资源，创建新的生存环境的同时，又将生产、生活活动中产生的废弃物排入环境，造成了环境质量的恶化，从而直接或间接影响到人群的健康。社区环境污染可造成学生多种危害。

（一）室外环境污染

1. 急性危害　历史上发生过多次烟雾事件的环境污染，在污染中均有儿童少年发生急性中毒。如在伦敦烟雾事件期间，年龄在4周和1岁的婴儿死亡数增长幅度达116%，而年龄在14岁以下的儿童的死亡人数增长幅度达76%。

2. 慢性危害

（1）对儿童呼吸系统的影响　社区大气中的SO_2、NO_x、烟尘等污染物可降低儿童的呼吸功能。流行病学资料表明，大气污染严重的社区小学生的用力肺活量（FVC）、1秒用力呼气容积（FEV_1）、最大呼气流速（PEF）等肺功能指标的异常率显著高于对照组，儿童肺组织发生病理改变，儿童胸部X线表现为肺门密度不匀和结构紊乱的检出率和肺纹理增多、紊乱的检出率比清洁地区的儿童高。因此，在进行大气污染对人群健康影响的研究中，常常选用中小学生的肺功能作为当地人群的健康效应指标之一。

大气中的污染物，可引起儿童慢性呼吸系统疾病。如对眼结膜、呼吸道黏膜产生急性刺激，长期反复刺激导致这些感受部位组织充血、产生炎症。空气中PM_{10}、$PM_{2.5}$与儿童呼吸系统患病率呈线性正相关关系。国外有报道儿童长期暴露于较低水平空气污染的环境中会增加上呼吸道感染的危险。1993—1997年间在兰州、重庆、广州和武汉4个城市的8所小学调查结果表明，随室外空气污染加重，儿童患呼吸系统疾病的危险性增大。

大气污染还是诱发儿童哮喘发生的常见因素。在纽约、芝加哥、洛杉矶、亚特兰大和其他主要大城市，哮喘已成为儿童住院的首要原因。最近的流行病学资料表明臭氧、氮氧化物和可吸入颗粒物与儿童哮喘有直接的联系。

（2）对儿童神经系统的影响　社区环境中四乙基铅、汞和有机汞、有机锡、锰、铊、砷、汽油、二硫化碳、溴甲烷、三氯乙烯以及有机磷、有机氯农药可造成儿童神经系统的损害。Needleman 于 1979 年首次报道了低浓度铅暴露下的儿童神经行为障碍，提出了既往认为是安全的铅浓度水平对儿童智力仍存在一定影响。研究表明，在控制混杂因素后，高铅组儿童在用韦氏儿童智力量表（Wechsler Intelligence Scales for Children - Revised，WISC-R）测出的总智商（Intelligence Quotient，IQ），特别是言语 IQ 以及其他试验的注意力、听觉语言功能、反应时间和课堂表现等方面的测定值均明显差于低铅组。1987 年对爱丁堡的小学生的研究表明，血铅的对数与英国能力测试量表（British Ability Scale，BAS）的数字技能、阅读能力及结合分呈负相关关系，其中与阅读能力的关系最强，血铅与 BAS 得分之间存在无阈值的剂量-反应关系，提示低浓度铅可引起较轻微的智能损伤。

20 世纪 80 年代早期报道了暴露于低浓度铅的儿童，其神经行为功能在发育早期就有一定的损害作用。

铅与儿童的多动行为有关。国外学者发现凡是血铅浓度大于 1.93μmol/L 的儿童，神经功能发生紊乱，逐渐变得散漫、组织能力差、上课注意力不集中、多动行为、学习成绩不良。引起儿童多动行为发育影响的机制可能是 δ-ALAD（δ-氨基-γ-酮戊酸脱水酶）受到铅的抑制，造成 δ-ALAD 在体内积聚，进入脑组织的 δ-ALAD 可阻断 γ 氨基丁酸介导的突触前抑制过程，使乙酰胆碱和儿茶酚胺分泌平衡状态破坏，使大脑呈现兴奋状态。

铅还可损伤儿童的听力。美国《第二次全国健康和营养调查》的 4～19 岁儿童及青少年血铅和听阈测查，发现儿童对 500Hz、2000Hz、4000Hz 的听阈与血铅浓度呈正相关，血铅浓度由 70μg/L 升高到 180μg/L 时，听阈升高 2dB；其中低频和高频听阈值升高较大，中频听阈值升高较小，说明血铅水平对儿童低频和高频听阈影响较大。儿童对单音节词的听懂率随血铅水平的升高而下降。

此外，有学者报道，长期摄入低浓度甲基汞可能引起儿童出现精神反应迟钝、感觉障碍、说话及动作迟笨等症状的发生率明显增加。我国 20 世纪 70 年代发现松花江及邻近江河水体汞污染，母亲摄鱼量多的渔村组儿童神经功能指标明显低于对照组儿童。

（3）对儿童免疫系统的影响　大量的调查研究证明，在大气污染严重地区，儿童唾液溶菌酶和分泌型免疫球蛋白 A（sIgA）的含量均可明显下降，血清中的免疫指标也可下降，说明机体的免疫力已降低。大气污染严重的城区儿童植物血凝素皮肤试验（PHA）反应强度比污染轻的郊区小。追踪调查表明，随着接触污染物的时间增加，儿童 PHA 皮试试验逐年减弱。大气污染区学校儿童的血清免疫球蛋白水平低于非污染对照区学校的儿童，而且儿童唾液中的 IgA 和 IgG 含量也低于该对照区。

（4）对儿童生长发育的影响　环境污染对儿童青少年的骨骼生长发育和肌肉力量的增长有明显影响。研究发现：大气污染严重地区儿童骨骼年龄落后于实足年龄的平均水平，且儿童骨骼落后程度随污染事件的增加而增加；肌肉力量增长速度大大下降，特别是年龄较大的学生，肌肉力量的增长几乎处于停滞状态。经调查发现接触环境铅的儿童不但身材较矮，而且体格发育状况也较差。在对炼钢厂周边儿童生长状况的调查中发现，污染区儿童的身体发育较对照区显著落后，尤以女孩更加明显，其青春期生长突增现象不明显，身体发育的匀称度也受到影响。

此外，由于大气污染使紫外线含量降低9.3%～32.2%，造成污染区的儿童佝偻病发病率比对照区高。

(5) 对儿童生殖系统发育的影响　环境污染物，尤其是环境内分泌干扰物(environmental endocrine disruptors，EEDs)，在人体内可通过破坏雌激素功能和其他信号功能而对人体健康产生不良作用。生命早期接触环境内分泌干扰物质可影响生殖系统的发育。近20年睾丸癌发病率上升、尿道下裂发病率增加以及女孩越来越早的性早熟与环境中的内分泌干扰物有关联。

(6) 引起变态反应　大量的研究证据表明，大气中的花粉和一些污染物如二氧化硫、氮氧化物等还会引起机体的变态反应。在荷兰进行的一项出生幼童的队列研究发现：交通污染与出生后2年内幼儿的哮喘、喘鸣发生的相对危险度增加有关。美国南加州的一项研究也显示，在O_3污染较严重时从事体育活动可增加儿童哮喘发生的危险性。空气中的颗粒物，特别是柴油车尾气中的颗粒物可加重变应性鼻炎的症状。

3. 远期效应　癌症已经成为美国1岁以上儿童的第二位死因。据估计，美国每年约有8000名儿童被诊断患有癌症，其中白血病和脑肿瘤是最常见的儿童恶性肿瘤。儿童癌症发病率的增长与环境因素的改变有关，与宫内以及产后接触环境毒物有关。其中比较关注的是电离辐射、挥发性有机物和饮水中的致癌物。

高剂量辐射会引起白血病。1986年前苏联切尔诺贝利核事故的4年后，高辐射地区儿童甲状腺癌发病率急剧上升。相关研究也显示，高本底辐射地区社区居民（包括儿童）外周血淋巴细胞染色体畸变率增加。此外，儿童期暴露射线与乳腺癌、脑癌和二次原发癌也有关。

4. 致畸危害　社区环境中的致畸因素可导致对生殖细胞遗传物质的损伤、对胚胎发育过程的干扰和对胚胎的直接损害，其后果是造成胎儿的畸形。20世纪60年代发生的“反应停”事件中，受影响的儿童近1万人，除肢体畸形外，还见到心血管、肠及泌尿系统畸形。

(二) 室内环境污染

室内环境污染是继煤烟型污染、光化学烟雾型污染之后的第三污染时期。社区幼儿园、学校等相对封闭的室内环境是学生学习和生活的主要场所，学生每天至少有6h（小学生）甚至更多的时间在这样的环境中度过，因此，室内环境质量的好坏，直接影响学生的身心健康和学习效率。

社区幼儿园、学校教室内主要的卫生问题是人体的各种代谢产物和病原微生物、建筑材料和装饰装修材料所释放出来的有机污染物，在通风不畅的情况下造成室内空气的严重污染。在幼儿园、学校的室内环境中常见的污染物有CO_2、微生物、甲醛等。

1. 二氧化碳（carbon dioxide，CO_2）　在寒冷的季节，门窗紧闭导致幼儿园、学校教室空气中因学生呼吸与皮肤分泌等产生的有害物质积聚，O_2体积分数下降、CO_2体积分数增高，使学生产生胸闷、头晕、注意力分散、嗜睡、记忆力减退、鼻咽黏膜充血等症状，不仅影响学生的学习效果，还可引发各种呼吸道疾病（如流感、麻疹等）的传播。目前我国社区内的一些学校，尤其是重点中小学校，普遍存在教室内实际学生人数大大超过教室额定人数，特别是到了冬季，开窗通风的次数减少，使得教室内CO_2浓度显著升高。有调查表明，北京市冬季采暖季节教室内CO_2合格率仅为49%，高中教室的CO_2超标问题最为严重。在上海市奉贤区8所学校进行空气监测结果表明，课前教室内的CO_2浓度为0.081%，随着上课时间的延长，教室内CO_2浓度逐渐增高，第1节课后上升至0.133%，第2节课后上升至0.148%，第3节课后上升至0.178%，至第4节课后达到0.197%。我国《室内空气质量标准》(GB/T18883-2002)中，室内CO_2的日平均浓度不得超过0.10%。

此外，人的呼出气中还有一些氨类化合物、CO、甲醇、乙醇、氯仿、硫化氢、砷化氢等数十种有害气体。这些有害气体随着室内CO_2浓度的增加而增加，教室内的空气性状逐渐恶化，出现显著的不良气味，人们普遍感觉不适，影响学生学习和精神状态。长期室内空气污浊还可能阻止体内血红蛋白合成，造成大脑皮质兴奋和抑制过程紊乱，影响学生的后天发育，并使青少年的智力发育受到不良影响。

2. 微生物　人在室内的生活活动是教室内空气中微生物（病毒、细菌等）的主要来源。特别是有溶血性链球菌、结核杆菌、白喉杆菌、肺炎双球菌、金黄色葡萄球菌、流感病毒的感染者时，这些致病微生物随飞沫和悬浮颗粒物飞扬于空气中。飞扬的致病微生物在室内空气湿度大、通风不良、阳光不充足的情况下，可在空气中保持较长的生存时间和致病性。上海市教室内空气质量调查结果显示，中小学教室空气中的细菌总数在课前是最少的，随着上课时间的延长，细菌总数显著增高。

教室内的致病微生物的浓度增高，增加了学生感染各种传染病特别是呼吸道传染病的机会。2005年5月，无锡市某小学暴发麻疹，一周内出现8名患者。无锡市疾病预防控制中心调查发现，该事件是由于首发麻疹病例未愈继续带病上课，麻疹病毒污染教室空气而导致的。

《室内空气质量标准》(GB/T18883-2002)规定，室内细菌总数不得超过2500CFU/m^3。

3. 可吸入颗粒物（inhalable particle，IP）　教室内可吸入颗粒物的主要来源是人的活动以及清扫教室等。可吸入颗粒物进入呼吸道甚至肺部，除可对局部组织产生堵塞作用外，还可作为微生物或其他有毒物质的载体，引起传染病或发生慢性中毒，甚至产生远期影响。

4. 甲醛（formaldehyde）和其他挥发性有机物（volatile organic compounds，VOCs）　甲醛是一种挥发性有机化合物，主要存在于建筑材料、装饰材料和生活用品中。教室内的甲醛主要来自不合格的装修材料和课桌椅。甲醛有刺激性，可引起眼红、眼痒、流泪、咽喉干燥发痒、喷嚏、咳嗽、气喘、声音嘶哑、胸闷、皮肤干燥发痒、皮炎等。甲醛还可引起变态反应，主要是过敏性哮喘，严重时可引起过敏性紫癜。长期低剂量接触甲醛能出现神经衰弱症状，有的还出现肝细胞损伤，肝功能异常，出现肝脏中毒性病变，也可出现呼气性肺功能障碍。遗传毒性研究发现，甲醛能引起基因突变和染色体损伤。甲醛已确定为人类的致癌和致畸物质。

VOCs是一类重要的室内空气污染物，主要有苯、甲苯、二甲苯、苯乙烯、二氯乙烷、三氯乙烯、四氯乙烯、甲苯二异氰酸酯（TDI）等。它们主要来自各种溶剂、黏合剂等化工产品。VOCs有嗅味，有一定的刺激作用，能引起机体免疫水平失调，影响中枢神经系统功能，出现头晕、头痛、嗜睡、无力、胸闷、食欲不振、恶心等。

由装修引起的教室空气中VOCs的污染问题越来越严重。中国室内环境监测工作委员会对北京14所新装修学校26处教室和其他教学场所的检测调查结果显示，这些学校教室甲醛超标的占69.2%，甲醛超标1倍以上的占55%，最高的超过《国家民用建筑工程室内环境污染控制标准》的4.5倍。苯超标最高3.2倍，VOCs最高超标5.5倍。2007年4月，辽宁省盘锦市盘山县沙岭学校部分学生新近身体出现异常反应，有300多名学生在当地就诊，经调查检测鉴定，学校新建教室内空气甲醛和VOCs超标，其中最高超过国家室内空气质量标准 7.2 倍。

5. 氡（radon，Rn）及其子体　氡是无色、无味的放射性气体，由镭衰变而来。教室内的氡主要来自地基土壤和建筑材料中。氡及其短寿命子体对人体健康的危害主要是引起肺癌。

6. 噪声（noise）　教室噪声一方面受到校园环境噪声的影响，另一方面有些学生自律性差，在教室大声喧哗，加重了室内噪声污染。教室内的噪声可降低学习效率，分散学生的注意力，干扰工作和学习。严重时可对学生的听觉器官产生影响。

三、社区饮用水对学生健康的影响

（一）学校饮用水的供水方式

社区学校饮用水的供水方式有两种，即集中式供水和分散式供水。我国城镇社区学校绝大多数采取的是集中式供水方式；而农村村镇的部分学校主要采取的是分散式供水的方式。对广西陆川县 52 所学校的饮用水卫生状况进行的调查显示，20 所集中供水的学校水源全部消毒，26 所自备井水学校的水源只有 7 所学校消毒，6 所使用山泉水的学校均未采取消毒措施；水样水质检测结果显示：集中供水学校水质检测合格占 80.0%，自备井水学校水质检测合格仅为 3 所，使用山泉水学校的水质检测均不合格。

目前我国也有学校使用桶装水。但近年来有关桶装水存在卫生问题的报道甚多，十分令人担忧。广东省抽取某学校使用的 5 份桶装水中，其中 4 份细菌总数不符合生活饮用水卫生标准。为了保证饮用水流行病学安全，我国《饮用水卫生规范》（GB5749-2006）规定，生活饮用水中细菌总数不得超过 100CFU/ml。

（二）饮用水对学生健康的影响

饮用水的水质质量直接关系到学生的健康。当学校的饮用水受到生物性污染时，可发生学生的介水传染病（water-borne communicable disease）；当学校的饮用水受到化学性污染时，可导致学生的急、慢性中毒和远期危害；当学校的饮用水中含某种微量元素过高或过低时，可产生生物地球化学性疾病。为此要确保社区中小学校的饮用水安全，严防经饮水对学生造成健康的损害。（详细内容见本篇第一章第三节“社区生活环境与居民健康”）

【思考题】

1. 选择校址时应满足哪些卫生要求？
2. 校园总平面布局要遵循哪些原则？
3. 社区学校教室有哪些卫生要求？
4. 社区环境污染可对学生健康产生哪些影响？
5. 社区室内环境常见的污染物有哪些？对学生健康可能产生哪些危害？
6. 社区饮用水对学生健康有什么影响？

案 例

2005年3月19日～26日陕西省榆林市师范学校先后有238名师生出现恶心、呕吐、腹痛、腹泻等全身不适症状。榆林市疾病预防控制中心随即对该校进行了调查。该校为榆林市政府所属的一所中等专业学校，学校的生活饮用水来源于两个自备深水井，将井水抽入六楼顶部的蓄水池与水塔储备，供全校师生及家属生活饮用。相关卫生人员在检查供水系统时发现该校女生公寓楼排污管道堵塞破裂，污水流入地沟，通过暗通道流入1号水井。在供水过程中1号与2号水井的蓄水箱是联网的。在调查过程中还发现水塔与水箱内有泥沙沉积和悬浮物，特别是2号水井的蓄水箱是用钢板焊接，内涂防锈漆，由于长时间浸泡和腐蚀，油漆脱落、钢板已生锈。

榆林市疾控中心分别对两个水井、蓄水池、水塔、各个灶和宿舍末梢供水进行采样化验，检验结果显示2号水井蓄水箱受到有机物的严重污染。主要污染指标铵盐超过国家生活饮用水卫生标准42倍、亚硝酸盐超过国家生活饮用水卫生标准19倍、耗氧量超过国家生活饮用水卫生标准19倍、铅超过国家生活饮用水卫生标准4倍、细菌总数超过国家生活饮用水卫生标准102倍、大肠菌群超过国家生活饮用水卫生标准533倍，肠道致病菌检出沙门菌属和福氏痢疾杆菌。

问题：

1. 根据以上调查检验结果，你认为这次事件是如何发生的？
2. 为了保护师生的健康，应如何加强对饮用水的卫生防护和管理工作？

（王丽）

第五章　社区预防性卫生监督

第一节　概　述

一、预防性卫生监督的概念及意义

卫生监督是政府卫生行政部门依据公共卫生法规的授权，对公民、法人和其他组织遵守公共卫生法规的情况进行督促检查，对违反公共卫生法规的行为追究法律责任的一种卫生行政活动（公共卫生管理活动）。

卫生监督按公共卫生专业划分为：食品卫生监督、药品监督、公共场所卫生监督、化妆品卫生监督、学校卫生监督、劳动卫生监督、放射性卫生监督、传染病防治监督、国境卫生监督等。卫生监督按过程划分为预防性卫生监督和经常性卫生监督。

（一）社区预防性卫生监督的概念

预防性卫生监督是指卫生行政机关依据公共卫生法规对城市规划和基本建设项目（新建、扩建、改建、续建等）所开展的设计卫生审查和竣工验收的监督活动。通过城市规划的卫生审查，可以全面、客观地评价区域性环境卫生质量、局部环境污染、卫生防护效益等，并提出措施，以防止、克服、避免自然灾害和工程灾害，从而创造出清洁舒适，有利于身心健康，有利于生产、工作、学习和生活等良好的环境和场所。城市规划卫生的主要内容包括：合理确定各种建设用地、规划功能分区与布局、居住区规划卫生、公共场所规划卫生、工业区规划卫生、给水和排水规划卫生、居民健康保护等。通过建设项目的设计卫生审查则可以对建设项目的规划、选址、布局、设施等进行全面审查，看其是否符合有关法规和标准的要求；再经竣工验收时审查是否实际达到了卫生要求和卫生标准，从而使之在建成投入使用后不致发生局部不良环境危害或污染外界环境，达到减少或杜绝危害人群健康现象的发生。社区预防性卫生监督是指卫生行政机关依据公共卫生法规对社区规划和基本建设项目所开展的设计卫生审查和竣工验收的监督活动。

近年来，很多建设项目由于不经卫生部门审查，而出现了很多卫生问题，既威胁到人体健康，又给人们的生产、生活带来了不良影响。如某小区新建幼儿园，其中的幼儿活动场所却选址在公寓的化粪池之上；某地区一重点中学一墙之隔就是散发有害气体的化工厂；广东特区 675 家涉外工业企业，引进设备有防尘防毒设施的只占 26%；北方某地区一新兴经济开发区 122 家企业未经当地卫生部门审查、验收，占所开办企业的 79%等。要想改变这一现状就必须重视和发挥建设设计的预防性卫生监督的作用，并以立法的形式加以规范，如执行《建设项目预防性卫生监督管理办法》。建筑设计的卫生审查，主要针对工业、交通、农林、商业、卫生、文教、科研、旅游、市政、机场等对环境有影响的新建、扩建、改建和技术改造项目而进行的卫生审查。

（二）社区预防性卫生监督目的及意义

随着我国经济建设的不断发展和人民生活水平的提高，社区将有企业、住宅和公共建筑建设项目的新建、扩建、改建的规划设计和工程的实施。在具体开展这些项目时，除应本着建成的企业、房屋建筑的工程项目能适应生产的需要，符合经济原则外，还必须充分考虑到社区人群健康这一重大的问题。因此，对上述工程项目在规划与设计过程中，都必须根据国家有关卫生标准和要求进行规划设计，进行预防性卫生监督。各级卫生行政机关负责对工业企业及食品、化妆品、公共场所、水以及放射性场所或物品等进行预防性卫生监督。以达到保护社区环境，保障社区居民的健康，造福子孙后代的目的。开展预防性卫生监督的实质就是积极贯彻执行预防为主的方针。

第二节　社区预防性卫生监督的依据及程序

一、卫生监督的依据

（一）公共卫生法的概念

卫生监督依据是指卫生监督活动借以成立的法律依据。因此，法律必须具有由国家制定或认可的和以国家强制力保证实施的两个基本特征。公共卫生法是国家法律体系中的重要组成部分，也同样具有上述法律特征。

公共卫生法可以分为两部分：

第一部分是指通过国家权力机关以及被授权的其他国家机关，依据立法程序制定或认可的卫生法律、法令、条例、细则、规章等规范性文件。例如，《传染病防治法》、《食品卫生法》、《国境卫生检疫法》、《放射卫生法》、《劳动卫生法》和《学校卫生法》等。这类卫生法规一般都同广大人民群众，以及企事业单位的生产、经营等活动有着直接或间接的权利义务关系。

第二部分为派生性的规范即技术规范文件。在此，技术规范主要是指卫生标准。我国《标准化基本术语》（GB3935，1～83）第一部分对于标准所下的定义是：“标准是对重复性事物和概念所作的统一规定，它以科学、技术和实践经验的综合成果为基础，经有关方面协商一致后，由主管机构批准，以特殊的形式发布，作为共同遵守的准则和依据。”而制定、发布和贯彻标准的全过程，就是标准化。根据1988年全国人大常委会通过的《中华人民共和国标准化法》的规定，标准按其发布结构的主管范围和标准发生作用的有效范围为四级，即国家标准（代号GB）、行业标准（代号ZB）、地方标准和企业标准。对于同一项标准，在较高级的标准公布后，较低级的标准即行废止。《标准化法》还规定，国家标准、行业标准和地方标准都可分为强制性标准和推荐性标准。凡是涉及人体的健康和人身、财产安全的标准，以及由法律、行政法规规定在相应的有效范围内强制执行的标准，是强制性标准，必须执行。不符合强制性标准的产品，禁止生产、销售和进口。其余标准是推荐性标准，国家鼓励自愿采用。同时，国家鼓励积极采用国际标准和国外先进标准，一般分为等同采用、等效采用和参照采用三类。

卫生标准是由卫生标准技术委员会制定，由卫生部批准（经国家标准主管部门编号）发布的。卫生部于1981年2月成立全国卫生标准技术委员会，下属7个分委会，1991年新增加了传染病诊断标准与消毒标准分委会及地方病标准分委会。1996年，又增加保健用品标准分委会。我国现行的卫生标准可分为：《工业企业设计卫生标准》、《生活饮用水卫生标准》、《食品卫生标准》、《放射卫生标准》、《职业病诊断标准》等12大类。由于卫生标准涉及人体的卫生与健康，一般都是强制性标准。所以，卫生标准一经国家行政机关或其职能部门加以确定并予以颁布，就成为卫生法规的一个组成部分，便具有法律效力，各有关部门、企事业单位和个人都必须严格遵照执行。凡对违反卫生标准所造成的危害，都要负法律责任。卫生行政机关有权依照标准进行监督，任何单位和个人都不得擅自更改或降低标准，更无权拒绝执行标准。

（二）公共卫生法表现形式

公共卫生法的表现形式有：

1．宪法　宪法是国家的根本大法。它是由我国最高立法机关——全国人民代表大会制定与颁布的，是我国其他各项立法的依据。宪法中关于保护人民健康的有关条文，都是公共卫生法的渊源。宪法所确定的公共卫生法律规范是原则性的，有待于一般性公共卫生法律法规加以具体化。

2．公共卫生法律及有关法律　公共卫生法律有基本法律与一般法律之分。我国现在已发布的公共卫生法律，如《中华人民共和国食品卫生法》、《中华人民共和国药品管理法》、《中华人民共和国国境卫生检疫法》、《中华人民共和国传染病防治法》、《中华人民共和国母婴保健法》，皆是由全国人民代表大会常务委员会制定与发布的，属于一般法律范畴。目前，由于我国尚没有卫生基本法，因此这几部卫生法律就成为我国公共卫生法的渊源的核心部分。

有关法律是指非卫生法律中的卫生法律规范或相关法律规范，它们属于卫生法律在其他部门的延伸。如《中华人民共和国婚姻法》、《中华人民共和国刑法》、《中华人民共和国环境保护法》、《中华人民共和国民法通则》等法律中有关条文是卫生法的渊源之一。其中《中华人民共和国民法通则》第98条明文规定："公民享有生命健康权。"

3．公共卫生行政法规和公共卫生行政规章　公共卫生行政规章是国务院根据宪法和卫生法律制定或批准的规范性法律文件的总称。目前，我国已拥有《中华人民共和国尘肺病防治条例》（1987年国务院发布）、《学校卫生工作条例》（国务院1990年批准、卫生部和国家教委联合发布）等多部公共卫生行政法规。

国务院所属各部委根据法律、法规制定的适用于特定领域的规范性文件，称为行政规章。公共卫生行政规章的规定和发布有两种情况：第一种，是由中央有关行政部门制定与发布的，一是中央卫生行政部门为贯彻执行有关法律、法规而制定和发布的，这类规章的数量在已发布的公共卫生行政规章中所占比例最大，如1984年卫生部发布的《全国结核病防治工作条例（试行）》；1990年卫生部颁布的《新资源食品卫生管理办法》等；二是中央卫生行政部门与有关行政部门联合制定与发布的，如《乡镇企业劳动卫生管理办法》由卫生部、农牧渔业部于1987年联合颁发的。另一种，是由法律、法规授权中央卫生行政部门制定和发布的，如《公共场所卫生管理条例》第18条规定："本条例的实施细则由卫生部负责制定。"

公共卫生行政法规和公共卫生行政规章调整的范围极为广泛，因此，数量很多，是公共卫生法最主要的表现形式。

4．地方性公共卫生法规和公共卫生规章　地方性公共卫生法规包括两个部分：一是各省、自治区、直辖市，以及省、自治区人民政府所在地的市和经国务院批准的较大市的人民代表大会及其常务委员会，根据本行政区域的具体情况和实际需要，在不与宪法、法律、行政法规相抵触的前提下，制定和发布的公共卫生法规，如1989年黑龙江省第八届人大常委会通过的《黑龙江省工业劳动卫生管理条例》、1985 年上海市人大常委会通过的《上海市集市贸易食品卫生管理规定》等；二是民族自治区的人民代表大会，依照当地民族的政治、经济和文化特点，制定和发布的公共卫生方面的单行规范性条例。

地方性公共卫生规章是指省、自治区、直辖市及省、自治区的人民政府所在地的市和经国务院批准的较大市人民政府，根据法律、法规制定和发布的有关公共卫生方面的规范性文件，如长沙市人民政府制定的《长沙市居民二次供水办法》、湖南省人民政府制定的《湖南省食品卫生监督行政处罚实施办法（试行）》等。

二、卫生监督审查程序

（一）建筑设计卫生审查程序

建筑设计卫生审查程序概括地说，由六大环节组成：

1. 审查计划任务书　是确定新建、改建、扩建工程建设项目编制的主要依据。卫生行政机关主要是审查其是否按照国家有关规定或要求，将卫生防护措施等内容列入了计划之中。

2. 审查项目的可行性研究报告　对可行性研究报告中的卫生专篇进行审查，审查专篇中对危害因素的治理、防治措施是否可行。并根据建设工程的性质，从卫生学角度对社区的自然环境、社会环境，如水、大气、土壤、植物、噪声、家禽、家畜等环境质量，以及人体健康状况进行现状调查与评价，提出卫生评价意见。

3. 扩大初步设计会审　计划任务书和可行性研究报告批准后，建设单位可根据卫生行政机关提出的应予以进一步改进或完善的具体意见，委托设计单位进行扩大初步设计。之后，建设单位要将设计说明书、扩大初步设计的卫生专篇和有关图纸等技术资料报送卫生行政机关审查，卫生行政机关依此提出设计卫生审核意见。

4. 施工设计审批　设计单位根据扩大初步设计会审意见及上级机关批准的要求，进行修改设计，最后完成施工设计。建设单位依据设计，把对有害因素的治理、防治措施和预期达到的卫生效果，填写在审批表中，经其主管部门审查同意，再报送卫生行政机关审查批准，与此同时，还要报送施工设计图纸及有关说明。卫生行政机关核实审查同意后，核发施工技术设计卫生许可证。

5. 施工监督　工程建设过程中，卫生监督员有权深入施工现场对卫生防护设施的施工情况进行监督。若发现施工中有违背原审定设计方案的行为，有权责令按原审定设计方案进行施工，必要时有权要求停止施工，且要追查责任。

6. 竣工验收　是工程建设项目预防性卫生监督的关键阶段。对于大型项目正式竣工验收之前，还应根据建设工程性质及卫生标准进行预验收。建设单位应提出工程项目卫生防护设施卫生评价申请，由有关卫生机构提出卫生评价报告书卫生行政机关以报告为依据，参加竣工验收。履行竣工验收手续。

至此，建筑设计预防性卫生审查程序全部结束，开始转入经常性的卫生监督程序。

在上述六大环节中，前四个环节可以合称为设计审查阶段，它与后两个环节共同构成建筑设计卫生审查程序的三个阶段：设计审查→施工监督→施工验收。如图 2-5-1 所示。从而由这三阶段，最终形成预防性卫生监督的全过程。

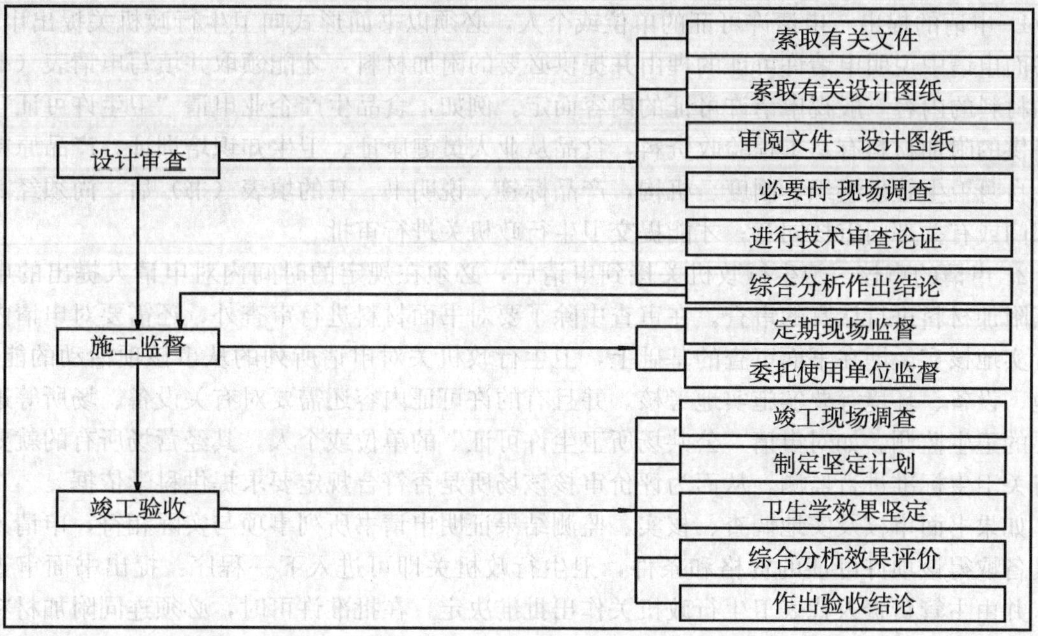

图 2-5-1　预防性卫生监督程序

（二）审发卫生许可证程序

许可是一种要式行为，相对人要求取得许可，就必须履行一定的程序，这样才有可能获得卫生行政机关的认可，即发放许可证。许可证的发放，一般都是通过发布规范性文件的形式，将许可证的发放程序加以法律化，并设有一个统一的发放程序。通常自申请到取得许可证要经过的程序，如图 2-5-2 所示。

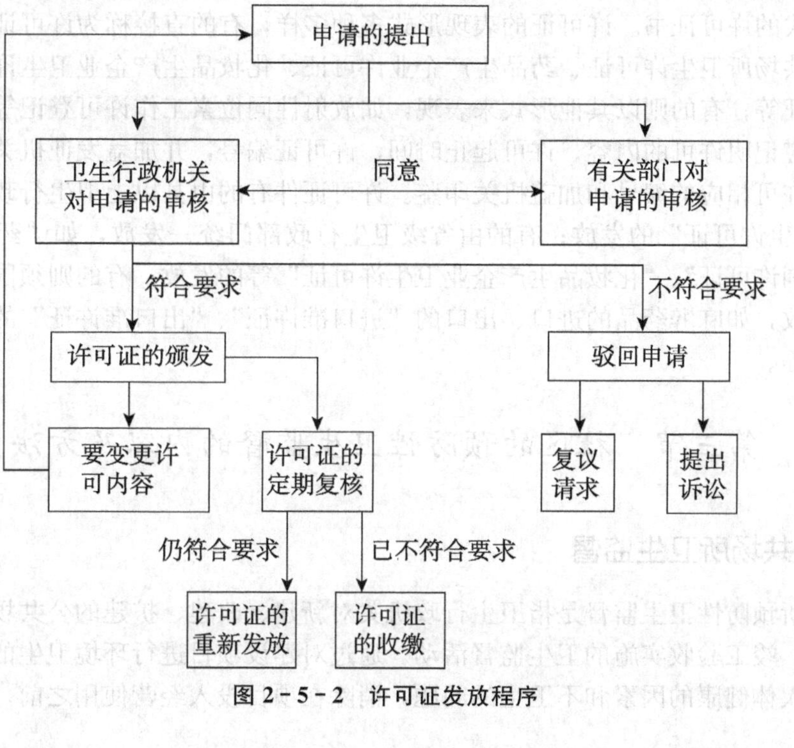

图 2-5-2　许可证发放程序

1. 申请的提出　申请许可证的单位或个人，必须以书面形式向卫生行政机关提出申请，在书面申请中说明申请许可证的理由并提供必要的附加材料，才能领取并填写申请表（书）。附加材料的内容一般视申请许可证的内容而定。例如，食品生产企业申请“卫生许可证”时应提供的附加材料有：工程验收资料，食品从业人员健康证、卫生知识培训证，产品原料配方，自身卫生管理组织、制度、机构，产品标签、说明书。有的填表（书）后，尚须经其主管部门或有关部门审核同意；才能提交卫生行政机关进行审批。

2. 申请的审核　卫生行政机关接到申请后，必须在规定的时间内对申请人提出的申请及其附加材料进行认真的审查。在审查中除了要对书面材料进行审查外，还需要对申请内容进行实地核实。即在书面审查的基础上，卫生行政机关对申请所列的从事该项活动的能力、场地、设备、环境等要实施实地考核。并且有的许可证内容还需要对有关设备、场所等进行必要的卫生监测。如对申请“公共场所卫生许可证”的单位或个人，其经营场所有的就要按照有关卫生标准进行监测，从而为评价审核该场所是否符合规定要求提供科学依据。

如果书面审核及实地调查、核实、监测结果证明申请书所列事项与实际相符，申请人确实具备取得该项许可证的资格和条件，卫生行政机关即可进入下一程序：提出书面审查意见，并由主管负责人代表卫生行政机关作出批准决定，在批准许可时，必须连同附加材料一起批准，不能对附件的内容部分予以否定。相反，申请书所列事项与实际不符，或不符合规定的条件要求，卫生行政机关应以书面形式提出整改意见。如认为申请书内容不全的，可以要求申请人对材料加以补充；对申请书局部不满意的，可以要求申请人对附件进行必要的补充或修改。然而值得指出的是，卫生行政机关对需要补充或修改的附加材料的内容无权直接进行变更。这一点必须引起重视。申请人根据提出的问题进行整改后，再行申请卫生行政机关审查验收、作出决定。已采取相应补救措施仍不符合规定条件和要求的申请，将被卫生行政机关依法驳回。

3. 许可证的颁发　卫生行政机关经审核符合规定条件或要求，批准申请人申请的，要颁发书面形式的许可证书。许可证的表现形式多种多样，有的直接称为许可证，如食品卫生许可证、公共场所卫生许可证、药品生产企业许可证、化妆品生产企业卫生许可证、射线装置工作许可证等；有的则以其他形式来表现，如放射性同位素工作许可登记等。

许可证应记明许可的内容、许可起止时间、许可证编号，并加盖发证机关印鉴。附加材料应记明与许可相应的编号和加盖机关印鉴。许可证件有的由县以上卫生行政部门签发，如“公共场所卫生许可证”的发放；有的由省级卫生行政部门统一发放，如“药品生产企业许可证”、“制剂许可证”、“化妆品生产企业卫生许可证”等的发放；有的则须国务院卫生行政部门直接发放，如麻醉药品的进口、出口的“进口准许证”、“出口准许证”的发放，保健食品批准证书等。

第三节　社区的预防性卫生监督的内容及方法

一、公共场所卫生监督

公共场所预防性卫生监督是指卫生行政机关对新建、改建、扩建的公共场所建设项目的选址、设计、竣工验收实施的卫生监督活动。通过对建设项目进行环境卫生的预防性卫生监督，把影响人体健康的因素和不卫生的问题，消除在项目投入经营使用之前。

（一）公共场所预防性卫生监督的三大环节

在进行公共场所预防性卫生监督时，必须强调建设项目的卫生防护措施“三同时”，即同时设计、同时施工和同时验收投产使用。

1. 设计阶段　设计阶段包括可行性研究、初步设计（及扩大初步设计）、施工设计三个前期阶段。设计阶段的公共场所预防性卫生监督工作形式是审阅卫生篇章（建设项目卫生评价报告书或有关卫生防护措施说明文字）、审阅设计图纸（布局、流程、卫生防护措施和设施等）、核算设计参数是否满足卫生要求、综合分析、提出审核评价意见（对设计不合理之处提出修改意见）。

2. 施工阶段　施工阶段的预防性卫生监督主要是监督“同时施工”和“按图施工”的贯彻落实。其工作形式是施工现场检查。在实际工作中，会出现建设单位因资金紧缺暂缓卫生防护设施施工建设的情况，更经常会出现擅自变更业经审批的设计图纸进行施工的情况。因此，要求卫生监督部门应加强监管力度，以保证同时、按图施工。

3. 竣工验收阶段　竣工验收是预防性卫生监督工作的最后一步，验收合格后，卫生监督工作即转入经常性卫生监督。

建设项目设计施工和安装完毕进行试营业，卫生防护措施须同时投入运行使用。在此阶段卫生监督的任务是进行卫生审查与监测，对工程设计的卫生质量作出全面评价，写出卫生评价报告书，对合格者签发《建设项目竣工卫生验收认可书》。对于尚存在的遗留问题，提出限期改进等建议，以便进一步落实，帮助建设项目单位进一步完善各项卫生设施和防护措施，充分发挥预防性卫生监督工作的社会效益。

（二）公共场所预防性卫生监督的重点

公共场所预防性卫生监督的内容很多，涉及许多专业技术和技术规范。在实际工作中通风排气系统和消毒间（消毒设施）是公共场所预防性卫生监督的两个主要内容，其卫生学意义具有相当的重要性和普遍性。

我国11项公共场所的国家卫生标准中对公共场所的预防性卫生监督内容作了有关技术性规定。面对各类公共场所复杂繁多的设计资料，日常工作中应注意抓住卫生篇章和表2-5-1所列的公共场所预防性卫生监督重点进行卫生监督审查。

表2-5-1　部分公共场所预防性卫生监督重点

宾馆、饭店	新风机房、送风管道、新风量参数及实际数、新风量分配、回风量、卫生间排风系统、茶具清洗消毒间及专用清洗消毒设施、洗衣流程布局、干净卧具存放间及存放柜、二次供水设施、茶具拖鞋清洗消毒间及各自专用清洗消毒设施、卧具清洗消毒间及设施、干净卧具存放间、客房净面积（≥4平方米/床）
地下旅店、影剧院、音乐厅、录像厅	旅店的监督重点加上机械总通风量、风量分配机械通风系统、新风量、空调制冷量、防噪声措施、座位设计、地面坡度、厕所设计及其排气系统
舞厅、游艺厅、音乐茶座、酒吧、咖啡厅	噪声控制措施、声强均匀分布、通风排气系统、新风量、消毒设施
理发店、美容店	毛巾、刀具、胡须刷消毒设施、烫染发间排气设备、采光照明、工作间面积（尤其个体发廊）
公共浴室	淋浴装置茶具及公共用品消毒设施、地面坡度、通风换气装置
游泳场（馆）	淋浴装置、强制式浸脚消毒池、池水净化消毒设备、游泳池四边防污水回流措施
体育馆	选址（防噪声扰民和人流疏散）、通风系统、净高、厕所设计及其排气系统
商场（店）、书店	柜台平面布局、通风系统、新风量

二、职业性卫生监督

职业卫生监督是卫生行政部门依据国家的相关法律、法规、条例、标准等，运用行政管理手段和医学技术方法，对企（事）业单位的职业卫生和职业病防治工作进行的监督检查。我国的职业卫生监督工作是由各级卫生监督机构负责完成。

预防性职业卫生监督实质就是以职业卫生法规为依据，运用预防医学和相关学科的技术，对企业事业单位的新建、改建、扩建、技术改造项目中的职业卫生防护设施，是否与主体工程同时设计、同时施工、同时投产所进行的卫生监督。从而使可能产生的职业性有害因素，控制在项目设计和生产试验阶段，以防止职业性有害因素在企业事业单位正式投产后，造成生产作业场所的污染和有害于生产作业职工的身体健康。为此，1984 年国务院发布的《国务院关于加强防尘防毒工作的决定》中明确：今后各地区、各个部门的基本建设项目和全厂性技术改造，其尘毒治理和安全设施必须与主体工程同时设计、审核，同时施工，同时验收投产使用；有关主管部门应将初步设计送同级劳动、卫生部门和工会组织，认真进行监督检查，凡不符合要求的，不予验收，不得投产。劳动卫生防护设施必须与主体工程同时设计、同时施工、同时投产，简称“三同时”。审查工作主要依据《工业企业设计卫生标准》（GBZ1－2002）和卫生部颁布的《建设项目职业病危害评价规范》（卫法监［2002］63 号文，2005 年 6 月修订征求意见稿）的要求进行，并贯穿在建设项目的可行性研究、设计、施工至竣工的全过程中。

对新建、改建、扩建和全面性技术改造的项目实施的预防性劳动卫生监督的内容，根据卫生部 1991 年发布的《卫生防疫工作规范》（劳动卫生分册）的规定，包括以下几个方面：

（一）厂址选择

1. 基本要求

（1）厂址选择必须符合城市规划功能分区的原则，根据工业企业的性质及其生产规模，应把厂址选在当地常年主导风向的下风侧和主要河道的下游地点。

（2）建设单位应依据有关部门提供的气象、水文、地质、环境资料和总平面图，按《工业企业设计卫生标准》（TJ36－79）的规定进行厂址选择。

（3）产生有害气体、恶臭、烟、雾、粉尘以及噪声、震动、微波辐射等工业企业，不得在居住区内和居住区边缘建厂。

（4）属于第一、二类开放型放射性同位素工业企业不得设在市区内。

（5）排放工业废水的工业企业不应在饮用水源上游建厂，防止工业废水的排放污染水源，保证下游最近取水点的水质符合地面水质卫生要求。

（6）固体废弃物堆放和填埋场应避免造成废弃物易渗漏、扬散、流失以及饮用水源的近旁，防止污染水源和土壤。

（7）工业企业和居住区之间应设置足够宽度的卫生防护距离，按国家标准 GB－11654～11666 及与此相关的国家标准实施。

（二）设计审查

主要审查《基本建设工程计划任务书》设计编制说明、工业卫生专篇、工艺流程、卫生防护设施和辅助卫生设施，对初步设计签发《建设项目设计卫生审查认可书》。

1. 工业卫生专篇的主要内容

（1）设计中所遵循的国家及地方的卫生法规、标准、规范和规程。

（2）建设项目的用途、生产性质、设计能力、使用的原材料、中间产品、产品，工艺流程，生产设备机械化或自动化程度。

（3）生产过程中可能产生的职业危害因素的种类、部位、存在的形态、主要的理化性质和毒性及危害的范围和程度。

（4）生产过程中产生的职业危害因素所采用的建筑设计和劳动卫生防护措施及预期效果。但对于因工艺或设备本身存在的难以克服的困难或尚不能解决的技术问题，要进行说明并采取必要的个人防护措施。

（5）根据生产特点和卫生级别、职工人数及构成，设置生活设施，包括浴室、更衣室、休息室、女工卫生室、厕所、医疗室和工业卫生室以及设备。

（6）写明用于工业卫生防护措施的经费的概算及在工程投资中总量的比例。

（7）存在问题。

2. 审查总平面布置和厂房布局　厂区总平面布置应做到功能分区明确，生活办公区应设在厂区上风向。生产车间应设在下风向，生产过程中能产生粉尘、毒气、烟、雾等的车间，应尽可能设在整个厂区长年主导风向，特别是采暖季主导风向的下风侧。高温、噪声的车间应尽可能远离其他车间。在同一厂房内同时存在尘、毒、物理等多种职业危害因素时，应根据不同职业危害的种类和程度分别布置，产生尘毒危害的设备应布置在车间的下风侧。多层建筑的厂房内，产生振动、噪声的设备应布置在低层，而产生高温或有害气体的设备则应布置在高层。

3. 卫生防护措施的要求　产生粉尘、毒物、物理因素及生物因素的生产设备必须采取有效的防护措施。使用和生产新化学物质，必须提供完整的工艺流程和毒理学资料，以及相应的卫生防护设施资料。

（三）竣工验收

1. 企业在建设项目全工艺试生产正常状态下，在验收前两个月，必须向卫生行政部门提出验收申请。

2. 卫生行政部门在接到企业申请后，应派人到现场进行卫生学调查、职业危害因素的测试和评价。

3. 根据现场卫生学调查和测试数据，作出建设项目竣工验收卫生学评价，并填写《建设项目竣工卫生验收认可书》，同时将调查和测试小结以及存在问题附于认可书上。

三、社区学校建设项目的预防性卫生监督

学校建筑和设备是学生在校内进行学习和各项活动的主要环境条件。合乎卫生要求的校舍和设备是保证学生健康成长、完成学习任务的基本物质要素。因此，各级卫生行政部门应根据国家规定和卫生学要求，对新建、改建、扩建的学校校址、建筑物和设备进行施工前的审查，实行预防性卫生监督，促使其卫生设施与主体工程同时设计、同时施工、同时验收投产，使之符合国家的有关规定和标准。

按照《学校卫生工作条例》的规定，学校实施新建、改建、扩建项目前，必须取得卫生行政部门的许可，竣工验收应有当地卫生行政部门参加，如违反此项目规定的，未经卫生行政部门许可新建、改建、扩建校舍的，给予相应的处罚。

（一）校址的审查与要求

1. 校址应阳光充足、空气流通、地势较高、场地干燥、排水通畅。校内有足够的布置

的平坦运动场地。有良好的水源和电源。无高压输电线穿过。

2. 校址不应选在向大气排放有害物质的工矿、企事业单位和夏季最小频率风向的下风侧。

3. 校址周围无物理、化学、生物污染源和精神干扰源，如废水、废气、噪声、异臭、病原微生物以及市场、公共娱乐场所、医院太平间等。

4. 学校分布应符合城镇总体规划，布局合理，小学生上学不跨过城市交通干道和铁路。小学服务半径不大于500m，中学服务半径不宜大于1000m。

（二）学校用地的审查与要求

1. 社区学校用地　包括建筑用地、运动场地、绿化与自然科学园地等，总面积达到：小学每个学生10～11m²，中学每个学生13～16m²，中师每个学生40～50m²。

2. 建筑用地　指教学、教学辅助、生活服务用房等建筑用地，以及房前房后的绿地和通道。

（1）楼房层数的审查：小学一般不宜高于3～4层，中学、中幼师为一般不宜高于4～5层。

（2）建筑容积率的审查与计算：建筑容积率，小学不宜大于0.8；中学不宜大于0.9；中师、幼师不宜大于0.7。计算可按下列公式：

$$建筑容积率=\frac{总建筑面积（平方米）}{总用地面积（平方米）}$$

（3）运动场地：包括田径场地、运动器械场地、球类场地、游戏场地、游泳池等。中师、幼师学校应设置300m环形跑道，及100m直跑道。中学应设置100m直跑道和不同距离的环形跑道（18个班200m，24个班250m，30个班300m）。小学应有200m环形跑道和60m直跑道。中学课间操用地为3.3m²/学生，小学课间操用地为2.3m²/学生。

运动场地应高于周围路面并有排水设施，场地长轴宜为南北向，不得铺设无弹性地面，健身房宜采用木制地板或土地面。

（4）绿化场地：包括成片绿地、果园、温室及生物实验园及气象观测园地。

绿化用地面积：中师、幼师不应小于每个学生2m²，中学不应小于每个学生1m²，小学不应小于每个学生0.5m²。

（三）总平面布局的审查与要求

在审查学校布局时，应要求教学用房、教学辅助用房，行政管理用房、服务用房、运动场地、自然科学园地及生活区等分区明确、布局合理、联系合理、联系方便、互不干扰。教室、琴房、舞蹈教室应设在不干扰其他教学用房的位置。学校的校门不宜开向城镇干道或机动车流量较大的道路，校门处应留出一定缓冲距离。

（四）学校其他建筑项目的审查与要求

学校教学及辅助用房，学校行政和生活服务用房，学校各类用房面积指标、层数、净高和建筑构造，学校交通与疏散，教室内环境以及学校建筑设备等建设项目的预防性卫生监督，均按照国家颁布的有关学校建筑设计标准及要求进行逐个项目的审查，以确保学校建筑设计和设备符合国家标准的质量要求，保证及促进学生的身心健康。

四、化妆品行业预防性卫生监督

化妆品生产环境条件包括生产设备、设施、布局、检验手段、工厂周围环境等。企业具备哪些条件才能获得卫生许可证呢?《条例》规定，企业必须符合下列卫生要求：

1. 生产企业应当建在清洁区域内，与有毒、有害场所保持符合卫生要求的间距。

2. 生产企业厂房的建筑应当坚固、清洁。车间内天花板、墙壁、地面应采用光洁建筑材料，应当具有良好的采光（或照明)、并应当具有防止和消除鼠害和其他有害昆虫及其孳生条件的设施和措施。

3. 生产企业应当设有与产品品种、数量相适应的化妆品原料、加工、包装、贮存等厂房或场所。

4. 生产车间应当有适合产品特点的相应的生产设施，工艺规程应当符合卫生要求。

5. 生产企业必须具有能对所生产的化妆品进行微生物检验的仪器设备和检验人员。

新建化妆品生产企业，以及改建或扩建化妆品生产企业，为了保证建筑的选址、设计符合卫生要求，在建设前企业应主动请负责化妆品卫生监督的当地卫生行政部门对建筑的选址、设计进行审查，在竣工时，参加验收。

【思考题】

1. 试阐述社区预防性卫生监督的目的意义及审查程序。
2. 社区公共场所预防性卫生监督的重点是什么?
3. 社区预防性劳动卫生监督的内容有哪些?
4. 社区学校选址的审查和要求有哪些?

（罗大华）

第三篇 社区食物与健康

食物是外环境的重要因素之一，是提供生物体能量和营养素的载体，是维持机体一系列生命活动极为重要的物质基础。若社区的食物供应不足，将造成居民所需营养物质的匮乏，最终会导致因营养素摄入不足而发生一系列的疾病。又若社区的食物受到生物性、化学性、物理性等有害有毒物质的污染，则将造成居民健康的严重损害，如食物中毒的急性危害、心血管疾病的慢性危害和致癌的潜在性危害等。因此，社区食物与居民的健康非常密切。

第一章 社区的营养与健康

第一节 营养素

一、营养素的基本概念

营养是指人体摄入、消化、吸收和利用食物中营养物质以满足机体生理需要的生物学过程。营养学就是研究膳食、营养与人体健康的科学。

人类为了维持正常的生理功能和满足学习及工作的需要，必须每日从食物中获得各种营养物质，以满足机体的正常生长发育、新陈代谢和工作、学习的需要，这些营养物质即营养素。人体所必需的营养素主要包括蛋白质、脂肪、糖类、矿物质、维生素和水六大类。蛋白质、脂肪和糖类摄入量及需要量较大，称为宏量营养素，也称为产热营养素；维生素和矿物质摄入量和需要量较小，称为微量营养素。

二、营养素的主要来源

（一）蛋白质

蛋白质是自然界中一大类有机物质，它是一切生命的物质基础。蛋白质主要由碳、氢、氧、氮四种元素组成，有些蛋白质还含硫、磷等其他元素。蛋白质是人体氮的唯一来源。

正常成人体内有16%～19%是蛋白质。蛋白质是构成机体组织器官的基本成分，人体内的蛋白质始终处于不断地分解又不断地合成。这种合成、分解的对立统一过程，推动生命活动，调节机体正常生理功能，保证机体的生长、发育、繁殖、遗传及修补损伤的组织。肠和骨髓内蛋白质更新速度较快。但总体来说，人体内每天约更新3%的蛋白质。

1. 蛋白质的生理功能

（1）构成人体组织成分　蛋白质是构成组织和细胞的重要成分，人体的任何组织和器官都以蛋白质作为重要的组成成分。

（2）构成体内各种重要的生理活性物质　蛋白质构成机体差不多所有的生理活性物质，如酶类、激素类、抗体及免疫物质类；细胞膜和血液中的蛋白质担负着各类物质的交换和运输；体液内可以分为阴、阳离子的蛋白质维持体液的渗透压和酸碱平衡等。

（3）供给能量　虽然蛋白质的主要功能不是供给能量，但在特殊情况下，当糖类和脂肪供给能量不足或蛋白质摄入过多时，体内蛋白质可被代谢分解，释放出能量，1g 食物蛋白质在体内约产生 16.7 kJ（4.0kcal）的能量。

2. 氨基酸的种类和氨基酸模式　氨基酸是组成蛋白质的基本单位，食物中的蛋白质是由许多氨基酸以肽键连接在一起，并形成一定空间结构的大分子。绝大多数蛋白质是由 20 种氨基酸组成。

在组成人体蛋白质的这些氨基酸中，只有一部分可以在人体内合成，而其余的则不能在人体内合成或合成速度不能满足人体生长发育的需要。在人体不能合成或合成速度不能满足机体需要，必须从食物中直接获得的氨基酸，称为必需氨基酸。构成人体蛋白质的氨基酸中有 8 种为必需氨基酸，它们分别是异亮氨酸、亮氨酸、赖氨酸、蛋氨酸、苯丙氨酸、苏氨酸、色氨酸、缬氨酸。此外，组氨酸在婴幼儿体内也不能合成，对婴幼儿也是必需氨基酸。

组成人体内各种蛋白质的氨基酸中各种必需氨基酸间的比例，即必需氨基酸间的构成或相对比例，称为氨基酸模式。一般将该种蛋白质中的色氨酸含量定为 1，分别计算出其他必需氨基酸的相应比值，这一系列的比值就是这种蛋白质的氨基酸模式。当食物蛋白质氨基酸模式与人体蛋白质氨基酸模式越接近时，必需氨基酸被机体利用的程度就越高，食物蛋白质的营养价值也相对越高。例如，动物食品中蛋、奶、肉、鱼等的蛋白质及植物中大豆蛋白质的氨基酸模式与人体蛋白质氨基酸模式比较接近，从而所含必需氨基酸在体内的利用率就较高，因此被称为优质蛋白质。其中鸡蛋蛋白质中的氨基酸模式与人体最接近，被称为参考蛋白质。当某种蛋白质中的一种或几种必需氨基酸缺乏或不足时，会导致其他必需氨基酸在体内不能被充分利用而使蛋白质的营养价值降低，这些含量相对较低的氨基酸称为限制氨基酸。按缺乏严重程度依次为第一、第二和第三限制氨基酸等。例如，谷类中的赖氨酸含量较低从而影响了其他氨基酸被机体的利用，因此，赖氨酸为谷物的第一限制氨基酸。为了提高植物性蛋白质的营养价值，往往将两种或两种以上的食物混合食用，以相互补充其必需氨基酸不足，从而提高混合食物蛋白质的营养价值，这种作用称为蛋白质互补作用。

3. 氮平衡与蛋白质的需要量　在一定时间（24h）内，若摄入与排出的氮量一致，就表示机体处于氮平衡状态称为氮平衡。氮平衡表示为：

$$I=U+F+S$$

式中，I 表示摄入氮，U 表示尿氮，F 表示粪氮，S 表示通过皮肤及其他途径排出的氮。

对于正在生长发育的婴幼儿和青少年，为了满足新增组织细胞合成的需要，有一部分蛋白质将在体内储留，即摄入蛋白质的数量大于排出量。摄入氮量大于排出氮量，称为正氮平衡，在某些疾病状态下，可能由于大量组织细胞破坏分解，机体排出氮量大于摄入氮量，称为负氮平衡。经实验证明，当膳食中完全不含蛋白质时，60kg 体重成年男子每日仍然从体内排出约 3.2g 氮．相当于 20g 蛋白质。这种氮排出是机体不可避免的消耗氮，称为必要的氮损失。因此为维持成年人的氮平衡，每日至少应从膳食中补充 3.2g 氮（即 20g 蛋白质），才能维持生命和健康。

4. 食物蛋白质的营养学评价　主要是从蛋白质含量、蛋白质消化率和蛋白质利用率三方面来进行评价。

（1）食物中蛋白质的含量　食物中蛋白质含量的多少，固然不能决定该食物蛋白质营养价值的优劣，但评价食物蛋白质营养价值时，应以该食物蛋白质的含量为基础。如果某种食物蛋白质生物利用率较高，但在食物中含量很低，那么这种食物蛋白质的营养价值也不高。食物中蛋白质含量的测定一般采用微量凯氏定氮法，先测定食物中的氮含量，再乘以由氮换算成蛋白质的换算系数即得出食物中蛋白质的含量。不同食物的换算系数不同，一般食物中蛋白质的含氮量为16%，故蛋白质的换算系数为6.25。

（2）蛋白质消化率　指食物蛋白质在机体内消化酶的作用下被分解的程度，它不仅反映了蛋白质在消化道内被分解的程度，同时还反映了消化后的氨基酸和肽被吸收的程度。不同食物或同一种食物不同加工方式，其蛋白质消化率不同，一般来说动物性食物中蛋白质消化率高于植物性食物。

$$\text{蛋白质真消化率（\%）}=\frac{\text{摄入氮量}-\text{（粪氮}-\text{粪代谢氮）}}{\text{摄入氮量}}\times 100\%$$

$$\text{蛋白质消化率（\%）}=\frac{\text{吸收氮量}}{\text{摄入氮量}}\times 100\%$$

粪代谢氮是在试验对象完全不摄入蛋白质时粪中的含氮量。成人24小时内粪代谢氮一般为0.9～1.2g。以上计算结果是食物蛋白质的真消化率。在实际应用中往往不考虑粪代谢氮，这样不仅实验方法简便，而且因所测得的结果比真消化率要低，对人具有一定安全性，这种消化率叫做表观消化率。

$$\text{蛋白质表观消化率（\%）}=\frac{\text{摄入氮量}-\text{粪氮}}{\text{摄入氮量}}\times 100\%$$

（3）蛋白质利用率　是指食物蛋白质被消化吸收后在体内被利用的程度。常用的指标有：

1）蛋白质生物价：蛋白质生物价是反映食物蛋白质消化吸收后，被机体利用程度的指标，生物价的值越高，表明其被机体利用程度越高。计算公式如下：

$$\text{蛋白质生物学价值（\%）}=\frac{\text{氮储留量}}{\text{氮吸收量}}\times 100\%$$

$$\text{吸收氮}=\text{食物氮}-\text{（粪氮}-\text{粪代谢氮）}$$

$$\text{储留氮}=\text{吸收氮}-\text{（尿氮}-\text{尿内源性氮）}$$

2）蛋白质功效比值（PER）：表示蛋白质使动物生长的效率，即在实验期内处于生长阶段中的幼年动物每摄入1g蛋白质体重所增加的克数。由于所测蛋白质主要被用来提供生长发育之需要，所以该指标被广泛用来作为对婴幼儿食品中蛋白质的评价指标。

$$\text{蛋白质功效比值}=\frac{\text{动物增加体重（g）}}{\text{摄入蛋白质（g）}}$$

同一种食物在不同的实验条件下，所测的功效比值往往有明显差异。为了使实验结果具有一致性和可比性，实验期间用标化酪蛋白设为对照，无论酪蛋白组的功效比值为多少，均换算为2.5，所以被测蛋白质的功效比值计算公式为：

$$\text{校正 PER}=\frac{\text{实验组 PER}}{\text{对照组 PER}}\times 2.5$$

除上述指标外，还有蛋白质净利用率、相对蛋白质值、净蛋白质比值、氨基酸评分、氮平衡指数等。

5. 蛋白质的食物来源及参考摄入量　膳食蛋白质的良好来源是动物性食物，如肉类：

畜、禽、鱼等，奶类、蛋类，动物性蛋白质质量好，但同时富含饱和脂肪酸和胆固醇。植物性食物，如豆类也是膳食蛋白质的良好来源。由于我国居民是以谷类为主食，因此，目前我国居民膳食蛋白质的主要来源是谷类蛋白质。

我国建议的蛋白质供给能量占膳食总能量的百分比，成人为：10%～12%，儿童、青少年为：12%～14%。中国居民膳食蛋白质推荐摄入量见表3-1-1。

表3-1-1 中国居民膳食蛋白质推荐摄入量（RNI）

年龄（岁）	RNI（g/d）	年龄（岁）	RNI（g/d）	
0～	1.5～3g/（kg·d）		男	女
1～	35	10～	70	65
2～	40	11～	75	75
3～	45	14～	85	80
4～	50	18～		
5～	55	轻劳动	75	65
7～	60	中劳动	80	70
8～	65	重劳动	90	80

（引自：《中国居民膳食营养素参考摄入量 Chinese DRIs 2001》）

（二）糖类

糖类是由碳、氢、氧三种元素组成的一大类有机化合物，是机体能量的重要来源。

1. 糖类的分类　根据其化学结构，营养学上一般将其分为四类：单糖、双糖、寡糖和多糖。

（1）单糖　单糖含3～7个碳原子，是糖类不能再分解的最简单结构单位。食物单糖主要有葡萄糖、果糖和半乳糖。

（2）双糖　双糖是由2分子单糖缩合而成。天然存在于食品中的双糖，常见有蔗糖、乳糖和麦芽糖等。

（3）寡糖　寡糖是指由3～10个单糖构成的小分子多糖。比较重要的寡糖是豆类食品的棉子糖和水苏糖。前者由葡萄糖、果糖和半乳糖构成的三糖，后者是在前者的基础上再加上半乳糖的四糖。这两种糖都不能被肠内消化酶分解而消化吸收，但在大肠内可被肠内细菌代谢，产生气体和其他产物，造成胀气。但也有些不被人体利用的寡糖，可被肠内益生菌如双歧杆菌所利用，以促进这类菌群增加而达到保健作用。

（4）多糖　由10个及以上单糖组成的大分子糖为多糖。营养学上具有重要作用的多糖有三种，即糖原、淀粉和膳食纤维。

2. 糖类功能

（1）提供能量　糖类的生理功能主要是提供能量，由于它在人体内的消化、吸收和利用比蛋白质、脂肪都迅速而完全，因此是最经济、最迅速的能量来源。每克糖类在人体内可产生16.72kJ（4.0kcal）的能量。

（2）构成机体的重要成分　糖类也是机体重要的构成成分之一。如结缔组织中的黏蛋白、神经组织中的糖脂、细胞膜表面具有信息传递功能的糖蛋白等，通常都是寡糖复合物。

此外，DNA和RNA也含有大量核糖，在遗传中起重要作用。

（3）节约蛋白质作用　如果碳水化合物的供给充足，机体会首先利用它供给能量，从而减少蛋白质单纯作为供给能量的分解代谢，有利于改善和提高蛋白质的利用，并增强人体内氮的贮存量，使蛋白质的生理功能更有效地发挥。

（4）辅助脂肪氧化和抗生酮作用　脂肪在人体内氧化产生能量的过程中首先生成酮，酮在糖类的辅助作用下继续氧化产生热量。若缺少糖类辅助，则脂肪氧化不能彻底，只产生酮。酮在人体内积蓄，可发生酮血症、酮尿症。

（5）护肝、解毒作用　肝脏中的葡萄糖醛酸具有解毒作用，供给足够的糖类，保持肝脏储备足量的糖原，既可保护肝脏免受有害因素损害，又能保持其正常的解毒功能。

3. 膳食纤维的功能　存在于食物中的各类纤维统称为膳食纤维。根据其水溶性不同，一般分为可溶性的和不溶性的两类。

（1）不溶性纤维　包括纤维素、半纤维素和木质素。

（2）可溶性纤维　包括果胶、树胶和粘胶，有些半纤维素也是可溶的。膳食纤维的功能包括降低血浆胆固醇、降低餐后血糖水平、改善大肠功能、有饱腹感和减肥作用等。但膳食纤维也有不利影响，可影响蛋白质、脂肪和糖类的吸收，也可影响钙、铁、锌、铜等矿物质元素的吸收。

4. 糖类的食物来源及参考摄入量　糖类主要来自植物性食物，在我国主要是谷类、薯类、根茎类蔬菜（如萝卜、藕、芋头等）、豆类、含淀粉多的坚果类（板栗、花生、莲子、白果、核桃等）。动物性食物也提供少量的糖原、乳糖（奶类食品）。蔬菜和水果是膳食纤维的主要来源。

中国营养学会推荐我国居民膳食糖类的每天适宜摄入量（AI）为：糖类提供的能量占总能量的55%～65%。

（三）脂类

脂类是一大类有机化合物，是脂肪和类脂的总称。

1. 脂类的组成与分类　脂类由碳、氢、氧三种元素组成。有的类脂质还含有磷。脂肪由一个分子甘油和三个分子脂肪酸构成，故称为三酰甘油（甘油三酯）。类脂质是一些能溶于脂肪或脂肪溶剂的物质，在营养学上特别重要的有磷脂（卵磷脂、脑磷脂和神经磷脂）和固醇（胆固醇等）两类化合物。

脂肪酸种类很多，按其分子结构可分为饱和脂肪酸与不饱和脂肪酸两类。不饱和脂肪酸又可分为单不饱和脂肪酸与多不饱和脂肪酸。在多不饱和脂肪酸中，有一些机体不能合成，但是人体又不可缺少，必须通过食物来供给的脂肪酸，叫做必需脂肪酸。n－6系列中的亚油酸和n－3系列中的α-亚麻酸都属于必需脂肪酸。

2. 脂类的功能

（1）贮存和提供机体所需的能量　1g脂肪可供能量37.7kJ（9.0kcal）。

（2）构成机体成分　三酰甘油（甘油三酯）构成皮下脂肪、脏器的包膜等，磷脂、糖脂、胆固醇是生物膜的重要组成成分。

（3）供给必需脂肪酸　必需脂肪酸在体内有重要的生理功能，是细胞膜和线粒体的成分，是合成某些激素的原料，有促进生长发育的作用。它还与类脂质代谢有密切关系，对胆固醇的代谢也很重要。胆固醇与必需脂肪酸结合后，才能在体内运转进行正常代谢。

（4）溶解和促进脂溶性维生素吸收　脂肪是膳食中脂溶性维生素的溶剂，脂肪刺激胆汁分泌，有助于脂溶性维生素的吸收利用。

（5）延长胃的排空，增加饱腹感　其机制是脂肪进入十二指肠，刺激产生肠抑胃素，使胃肠道蠕动减慢，延长胃的排空，增加饱腹感。

3. 脂类的食物来源及参考摄入量　人类饮食中脂肪主要来源于动物脂肪、肉类及植物种子。动物脂肪相对含饱和脂肪酸和单不饱和脂肪酸较多，而多不饱和脂肪酸含量较少。植物油主要含多不饱和脂肪酸。供给人体脂肪的动物性食品主要有猪油、牛脂、羊脂、奶脂、蛋类及其制品；植物性食物主要有菜油、大豆油、麻油、花生油等植物油及坚果类食品。鱼类、贝类食物含二十碳五烯酸（EPA）和二十二碳六烯酸（DHA）相对较多。

含磷脂较多的食物为蛋黄、肝、大豆、麦胚和花生等。含胆固醇丰富的食物是动物脑、肝、肾、肠等内脏和皮，鱼子、蟹籽和蛋类，其次为蛤贝类；肉类和奶类也含一定量胆固醇。

2000 年，中国营养学会结合我国饮食结构实际，并参考各国不同人群脂肪 DRI，提出了中国居民每天膳食脂肪参考摄入量（表 3-1-2）。

表 3-1-2　中国居民每天膳食脂肪参考摄入量（AI）

年龄（岁）	脂肪（%）	SFA	MUFA	PUFA	（n－6）：（n－3）	胆固醇量（mg）
0～	45～50				4：1	
0.5～	35～40				4：1	
2～	30～35				（4～6）：1	
7～	25～30				（4～6）：1	
13～	25～30	＜10	8	10	（4～6）：1	
18～	20～30	＜10	10	10	（4～6）：1	＜300

（引自：《中国居民膳食营养素参考摄入量 Chinese DRIs 2001》）

（四）维生素

1. 概述　维生素是一大类天然存在于食物中，人体几乎不能合成，需要量甚微，化学结构和生理功能各不相同，既不参与机体组成也不提供热能的人体所必需的低分子有机化合物。

虽然各类维生素的化学结构不同，生理功能各异，但都具有以下共同特点：①都是以其本体形式或可被机体利用的前体形式，存在于天然食物中；②大多数维生素不能在体内合成，也不能大量贮存于组织中，故必须经常由食物供给；③不是构成各种组织的原料，也不提供能量；④虽每天生理需要量很少，但在调节物质代谢过程中，有十分重要的作用；⑤维生素常以辅酶或辅基形式参与酶的功能；⑥许多维生素具有几种结构相近、生物活性相同的化合物，如吡哆醇、吡哆醛、吡哆胺等。

（1）命名　维生素的命名分为三个系统。一是按发现的历史顺序，以英文字母顺序命名，如维生素 A、B、C、D 等；二是按其生理功能命名，如抗坏血酸、抗干眼病因子等；三是按其化学结构命名，如视黄醇、硫胺素、核黄素等。

（2）分类　根据维生素的溶解性可将其分为两大类，即脂溶性维生素和水溶性维生素。

1）脂溶性维生素：包括维生素 A、维生素 D、维生素 E、维生素 K，不溶于水而溶于脂肪及有机溶剂如苯、乙醚及氯仿等溶液中；在食物中常与脂类共存，在酸败的脂肪中容易破坏；其吸收与肠内的脂类密切相关；主要贮存于肝内。如摄取过多，可引起中毒，如摄入过少，可缓慢地出现缺乏症状。

2）水溶性维生素：是指可以溶于水的维生素，包括B族维生素（维生素B_1、维生素B_2、维生素PP、维生素B_6、叶酸、维生素B_{12}、泛酸、生物素等）和维生素C。与脂溶性维生素不同，水溶性维生素及其代谢产物较易自尿中排出，体内无非功能性的单纯贮存形式。当机体饱和后，摄入的维生素会从尿中排出；反之，若组织中维生素耗竭，则给予的维生素将大量被组织取用，故从尿中排出减少。因此，可利用负荷试验对水溶性维生素营养水平进行鉴定。水溶性维生素通常无毒性，但极大量摄入时，也可出现毒性；如摄入过少，则较快即出现缺乏症状。

2. 脂溶性维生素

(1) 维生素A

1）理化性质：维生素A类是指含有视黄醇结构，并具有其生物活性的一大类物质。狭义的维生素A指视黄醇，广义上应包括已形成的维生素A和维生素A原。

在植物中不含已形成的维生素A，在黄、绿、红色植物中含有类胡萝卜素，其中有一部分可在小肠和肝细胞内转变成视黄醇和视黄醛，这些类胡萝卜素称为维生素A原，如α-胡萝卜素、β-胡萝卜素、γ-胡萝卜素等。

维生素A为淡黄色晶体，不溶于水，对热、酸、碱比较稳定。在一般的的烹调和罐头制品中不易被破坏，当食物中含有磷脂、维生素E、维生素C和其他抗氧化剂时，视黄醇和胡萝卜素较为稳定，但易被空气中的氧所氧化破坏，尤其在高温条件下更易被氧化。

植物体内存在的类胡萝卜素色素呈红、黄颜色。通常食物中的色素越深，胡萝卜素的含量就越高，绿色蔬菜、新鲜的水果中都含有丰富的胡萝卜素。胡萝卜素的溶解度和稳定性等理化性质与维生素A相似。

2）生理功能：①维持正常视觉：维生素A能促进视觉细胞内感光物质合成与再生，以维持正常视觉。②维持上皮正常生长与分化：维生素A在维持上皮正常生长与分化中，起着十分重要的作用，其中9-顺式视黄酸和全反式视黄酸，在细胞分化中的作用尤为重要。③促进生长发育：视黄醇和视黄酸对于胚胎发育也是必需的，视黄酸可维持动物正常生长和健康，但对生殖及视觉功能无作用。儿童如果缺乏维生素A会生长停滞，发育迟缓，骨骼发育不良；孕妇如果缺乏维生素A，则所生的新生儿的体重较轻。④抗氧化作用：类胡萝卜素能捕捉自由基，猝灭单线态氧，提高抗氧化能力。⑤抑癌作用：动物实验研究揭示天然合成的类维生素A具有抑制肿瘤的作用，这可能与其调节细胞的分化、增殖和凋亡有关，也可能与抗氧化功能有关。⑥维持机体正常免疫功能：有研究结果表明，维生素A缺乏可影响抗体生成，从而使机体抵抗力下降。

3）缺乏与过量：维生素A缺乏已成为许多发展中国家的主要公共卫生问题。维生素A缺乏的症状主要表现为眼睛和皮肤症状。最早的症状是暗适应能力下降，即在黑夜或暗光下看不清物体，在弱光下视力减退，暗适应时间延长，严重者可致夜盲症；维生素A缺乏最明显的结果是干眼病，患者眼结膜和角膜上皮组织变性，泪腺分泌减少，可发生结膜皱纹、失去正常光泽、混浊、变厚、变硬，角膜基质水肿、表面粗糙混浊、软化、溃疡、糜烂、穿孔；患者常感眼睛干燥，怕光、流泪，发炎、疼痛，发展下去可致失明。儿童维生素A缺乏最重要的临床诊断体征是眼结膜毕脱斑。

维生素A缺乏除眼部症状外，还会引起机体不同组织上皮干燥、增生及角化，以至出现各种症状。如皮脂腺及汗腺角化，出现皮肤干燥，在毛囊周围角化过度，发生毛囊丘疹与毛发脱落，多见于上、下肢伸侧面，以后向臂部、腹部、背部、颈部蔓延；呼吸、消化、泌尿、生殖上皮细胞角化变性，完整性被破坏，容易遭受细菌侵入，引起感染。特别是儿童、老人容易引起呼吸系统炎症，严重时可引起死亡。此外，维生素A缺乏时，血红蛋白合成代谢障碍，免疫功能低下，儿童生长发育迟缓。

过量摄入维生素A可引起急性中毒、慢性中毒及致畸毒性。急性毒性产生于1次或多次连续摄入大量的维生素A，其早期症状为恶心、呕吐、头痛、眩晕、视觉模糊、婴儿囟门突起。当剂量极大时，可有嗜睡、厌食、少动、反复呕吐，甚至可以危及生命。

慢性中毒比急性中毒常见，维生素A使用剂量为其RDA 10倍以上时可发生，常见症状是头痛、脱发、肝大、长骨末端外局部疼痛、肌肉僵硬、皮肤瘙痒等。动物试验证明，维生素A摄入过量可导致胚胎吸收、流产、出生缺陷。摄入普通食物通常不会引起维生素A过多，绝大多数系过多摄入维生素A浓缩制剂引起；但一次性食入较多的食肉动物的肝脏，也可引起维生素A中毒。

4）参考摄入量及食物来源：维生素A的含量和参考摄入量用视黄醇当量（μg RE）表示，包括已形成的维生素A和维生素A原的总量（μg）。

食物中总视黄醇当量（μg RE）＝视黄醇（μg）＋β胡萝卜素（μg）×0.167＋其他维生素A原（μg）×0.084

中国居民膳食维生素A推荐摄入量（RNI）：成人男性800μg RE/d，女性700μg RE/d。

维生素A最好的来源是各种动物肝脏、鱼肝油、鱼卵、全奶、奶油、禽蛋等；植物性食物只能提供维生素A原类胡萝卜素，胡萝卜素主要存在于深绿色或红黄色的蔬菜和水果中，如菠菜、苜蓿、空心菜、莴笋叶、芹菜叶、胡萝卜、豌豆苗、红心红薯、辣椒及芒果、杏子及柿子等。

（2）维生素D

1）理化性质：维生素D类是指含环戊氢烯菲环结构、并具有钙化醇生物活性的一大类物质，以维生素D_2（麦角钙化醇）及维生素D_3（胆钙化醇）最为常见。

维生素D_2和D_3皆为白色晶体，溶于脂肪和脂溶剂，其化学性质比较稳定，在中性和碱性溶液中耐热，不易被氧化，但在酸性溶液中则逐渐分解，故通常的烹调加工不会引起维生素D的损失，但脂肪酸败可引起维生素D破坏。

2）生理功能：①促进小肠钙吸收：转运至小肠组织的$1,25-(OH)_2D_3$先进入黏膜上皮细胞，并在该处诱发特异的钙结合蛋白质合成。一分子钙结合蛋白质可与四个钙离子结合，因此它可被视为参与钙运输的载体。这种结合蛋白还可增加肠黏膜对钙的通透性，将钙主动转运透过黏膜细胞进入血液循环。②促进肾小管对钙、磷重吸收：$1,25-(OH)_2D_3$对肾有直接作用，能促进肾小管对钙、磷的重吸收，减少丢失。③对骨细胞呈现多种作用：在血液中钙浓度降低时，$1,25-(OH)_2D_3$能动员骨组织中的钙和磷释放入血液，以维持正常的血钙浓度。这一作用可能与$1,25-(OH)_2D_3$通过核受体诱导干细胞分化为成熟的破骨细胞，增加破骨细胞的活性有关，继而破骨细胞发挥调节骨的重吸收作用，释放钙入血液，一旦破骨细胞成熟，核受体失去，即不再对$1,25-(OH)_2D_3$产生反应。成骨细胞也有$1,25-(OH)_2D_3$核受体，体外试验提示$1,25-(OH)_2D_3$能增加碱性磷酸酶的活性及骨钙化基因表达。④调节基因转录作用：$1,25-(OH)_2D_3$通过调节基因转录和独立的信息传导途径来启动生物学效应，已证明有30个有调节基因转录作用的维生素D核受体靶器官。⑤通过维生素D内分泌系统调节血钙平衡：目前已确认存在维生素D内分泌系统，其主要调节因子是1,25-$(OH)_2D_3$、甲状旁腺激素、降钙素及血清钙和磷的浓度。当血钙降低时，PTH升高，1,25-$(OH)_2D_3$增多，通过对小肠、肾、骨等靶器官作用，以增高血钙水平；当血钙过高时，PTH下降，降钙素产生增加，尿中钙、磷排出量增加。

3）缺乏与过量：维生素D缺乏导致肠吸收钙和磷减少，肾小管对钙和磷的重吸收减少，影响骨钙化，造成骨骼和牙齿的矿物化异常；婴儿缺乏维生素D将引起佝偻病；而成人，尤其是孕妇、乳母和老人缺乏维生素D可使已成熟骨骼脱钙，而发生骨质软化症和骨质疏松症。

过量摄入维生素D也可引起维生素D过多症。维生素D的中毒剂量虽然尚未确定，但摄入过量的维生素D可能会产生副作用。主要表现为食欲不振、体重减轻、恶心、呕吐、腹泻、头痛、多尿、烦渴、发热；血清钙磷增高，以至发展成动脉、心肌、肺、肾、气管等软组织转移性钙化和肾结石，严重的维生素D中毒可导致死亡。

4）参考摄入量及食物来源：中国居民膳食维生素D推荐摄入量（RNI）为：成人5μg/d；孕妇、乳母、儿童、老年人10μg/d。

食物来源主要为海鱼、动物肝、蛋黄等动物性食品及鱼肝油制剂。而在蔬菜、水果和谷物中含量则较少。经常晒太阳是人体廉价获得充足有效的维生素D的最好来源，在阳光不足或空气污染严重地区，可用紫外线灯作预防性照射。成年人只要经常接触阳光，在日常饮食条件下，不会发生维生素D缺乏病。

3. 水溶性维生素

（1）维生素C

1）理化性质：维生素C又名抗坏血酸，是一个含有六个碳原子的α-酮基内酯的酸性多烃化合物。维生素C是一种白色结晶粉末，有明显酸味，熔点为192℃，在水中溶解度极大，微溶于乙醇，几乎不溶于有机溶剂。

维生素C具有酸性和强还原性。它对氧很敏感，温度、pH、氧化酶、金属离子（特别是Cu^{2+}）、紫外线等都会使它受到严重破坏。

2）生理功能：①抗氧化作用：维生素C是机体内一种很强的抗氧化剂，它可直接与氧化剂作用，以保护其他物质免受氧化破坏。它也可以还原超氧化物、羟基、次氯酸以及其他活性氧化剂，这类氧化剂可能影响DNA的转录或损伤DNA、蛋白质或膜结构；维生素C还可以使双硫键（—S—S—）还原为巯基（—SH），在体内与其他抗氧化剂一起清除自由基。②作为羟化过程底物和酶的辅因子：维生素C作为底物和辅因子参与体内许多重要生物合成的羟化反应。维生素C的一个重要功能是促进组织中胶原的形成，它可使脯氨酸转变成羟脯氨酸和羟赖氨酸，后两者是胶原蛋白的重要成分。因此维生素C在维护骨、牙的正常发育和血管壁的正常通透性方面起着重要作用。③抗癌防癌作用：维生素C可以与胺竞争，和亚硝酸盐反应，从而阻断亚硝胺的形成。④保护心血管系统：组织及血中的胆固醇可在维生素C的作用下形成水溶性的硫酸盐或羟化为胆酸排出，从而降低血胆固醇浓度，可以预防心血管疾病的发生。⑤与铁的代谢密切相关：维生素C促进铁的吸收，缺铁性贫血时，补充维生素C，可作适当的纠正。⑥解毒作用：维生素C可缓解砷、铅等重金属对肝脏的损害。

3）缺乏与过量：维生素C严重摄入不足可致维生素C缺乏症即坏血病。临床症状早期表现为疲劳、倦怠、皮肤出现淤点或瘀斑、毛囊过度角化，其中毛囊周围轮状出血具有特异性，常出现在臀部和下肢。继而出现牙龈肿胀出血，球结膜出血，机体抵抗力下降，伤口愈合迟缓，关节疼痛及关节腔积液，同时也可伴轻度贫血及多疑、抑郁等神经系统症状。

维生素C在体内分解的最终的重要产物是草酸。长期服用过量的维生素C可出现草酸尿甚至形成尿路结石。有报道每日摄入维生素C 2～8g时可出现恶心、腹部痉挛、腹泻、铁吸收过度、红细胞破坏等，并可造成对大剂量维生素C的依赖性。

4）参考摄入量及食物来源：中国居民膳食维生素C推荐摄入量（RNI）为成人100mg/d，孕妇、乳母1300mg/d。

维生素C主要存在于蔬菜和水果中，深色蔬菜，如豌豆苗、韭菜、辣椒、油菜苔、花菜、苦瓜等含丰富的维生素C。水果中以柑、橘、橙、柚、柿、枣和草莓中含量丰富，而苹果、梨中含量很少；猕猴桃、刺梨、醋柳、酸枣等不仅维生素C含量丰富，而且含有保护维生素C的生物类黄酮，是维生素C的很好来源。

（2）维生素B_1

1）理化性质：维生素B_1又称硫胺素，略带酵母气味，易溶于水，微溶于乙醇。以盐酸盐和硝酸盐形式，在干燥和酸性溶液中均稳定；在碱性环境，特别在加热时加速分解破坏。维生素B_1对亚硫酸盐极为敏感，因此在保存含维生素B_1较多的食物时，不宜用亚硫酸盐作为防腐剂或以二氧化硫熏蒸食物。

2）生理功能：①参与糖类的中间代谢：维生素B_1在肝脏被磷酸化为焦磷酸酯（TPP），参与体内α-丙酮酸的脱羧反应。②对神经系统的影响：维生素B_1不足时，糖代谢发生障碍，使能量不能充分供给神经系统，同时糖代谢的中间产物（丙酮酸、乳酸）在神经组织中堆积，出现健忘、不安、易怒或忧郁等症状。维生素B_1能使丙酮酸氧化为二氧化碳和水，从而使症状消失。③对心脏功能和水盐代谢的影响：维生素B_1不足时，心率增加，脉压改变，还可出现心力衰弱。同时发生水肿、小腿浮肿并向上发展。

3）缺乏与过量：维生素B_1缺乏症又称脚气病，主要损害神经血管系统。维生素B_1摄入不足和酒精中毒是其主要病因。发病早期可有疲倦、烦躁、头痛、食欲不振、便秘和工作能力下降等。根据典型症状临床上分为三型。①湿型脚气病：主要表现为心界扩大，以右心室肥大为主，心动过速、呼吸窘迫和下肢水肿。②干型脚气病：表现为腱反射异常、上行性多发性神经炎、肌肉乏力和疼痛、腓肠肌压痛等。③混合型脚气病：严重缺乏者，可同时出现神经和心血管系统症状。

维生素B_1中毒很少见，超过RNI 100倍以上的剂量有可能出现头痛、惊厥、心律失常等。

4）参考摄入量及食物来源：中国居民膳食维生素B_1推荐摄入量（RNI）成人 男1.4mg/d，女1.3mg/d，孕妇1.5mg/d，乳母1.8mg/d。

维生素B_1广泛存在于各类食物中，其良好食物来源是动物内脏，如肝、肾、心和瘦肉及全谷类、豆类和坚果类。过度碾磨的精白米、精白面会造成维生素B_1大量丢失。

（3）维生素B_2

1）理化性质：维生素B_2又称核黄素，为橙黄色针状结晶，溶于水中呈黄绿色，具荧光，带有微苦味。在中性或酸性溶液中比较稳定，对热也稳定；在碱性环境和受光照射，尤其是紫外光照射下极易被分解破坏。

2）生理功能：维生素B_2是机体许多重要辅酶的组成成分。这些辅酶与特定的蛋白质结合，形成黄素蛋白，它是机体生物组织氧化呼吸过程中不可缺少的物质，其次还有维护皮肤健康及防止末梢神经炎作用。

3）缺乏与过量：摄入不足和酗酒是维生素 B_2 缺乏的最主要的原因。核黄素缺乏出现的临床症状无特异性，主要表现在面部及皮肤，如唇、舌、口腔黏膜和会阴皮肤处，临床称为口腔-生殖综合征。口部症状有口角裂纹、口腔黏膜溃疡及地图舌等；皮肤症状为丘疹或湿疹性阴囊炎、阴唇炎，鼻唇沟、眉间、眼睑和耳后脂溢性皮炎。眼部症状有睑缘炎、角膜毛细血管增生和畏光等。长期缺乏还可导致儿童生长迟缓，轻、中度缺铁性贫血。一般来说，维生素 B_2 不会引起中毒。

4）参考摄入量与食物来源：中国居民膳食维生素 B_2 推荐摄入量（RNI）成人男性 1.4mg/d，女性 1.2mg/d，孕妇、乳母 1.7mg/d。

维生素 B_2 存在于动物与植物性食物中，不同食物含量差异较大，动物肝、肾、心、蛋黄、乳类尤为丰富。植物性食物中以绿色蔬菜、豆类中含量较高，而谷类含量较少，尤其是谷类加工对维生素 B_2 存留有较大的影响。

(4) 维生素 PP

1）理化性质：维生素 PP 又叫烟酸或尼克酸。包括烟酸和其胺基化合物烟酰胺，两者皆溶于水和乙醇，烟酰胺的溶解性明显好于烟酸，但它们都不溶于乙醚。烟酸对酸、碱、光、热稳定，一般烹调对其破坏较少。

2）生理功能：维生素 PP 在体内以辅酶Ⅰ（NAD）和辅酶Ⅱ（NADP）的形式作为辅基参与脱氢酶的组成，在生物氧化还原过程中作为氢受体和电子的供体。而 NADP 在维生素 B_6、泛酸和生物素存在下参与脂肪、类固醇激素、胆固醇等的生物合成。NAD 参与蛋白质糖基化过程，与 DNA 复制、修复和细胞分化有关。烟酸还是葡萄糖耐糖因子（GTF）的重要组分，具有增强胰岛素效能的作用。大量的烟酸还能降低血三酰甘油（甘油三酯）、总胆固醇、LDL 和升高 HDL，有利于改善心血管功能。

3）缺乏与过量：维生素 PP 缺乏症又称癞皮病，主要损害皮肤，口、舌、胃肠黏膜及神经系统。其典型症状是皮炎、腹泻和痴呆。过量摄入有皮肤发红、眼部感觉异常、恶心、呕吐、高尿酸血症，偶见高血糖等。

4）参考摄入量及食物来源：色氨酸在体内可以转化成烟酸，因此膳食中的烟酸的参考摄入量采用烟酸当量（mg NE）为单位，即

烟酸当量（mgNE）＝烟酸（mg）＋1/60 色氨酸（mg）

烟酸的 RNI 成年男性为 14mg NE/d，女性为 13 mg NE/d，上限为 35 mgNE/d。

维生素 PP 广泛存在于动植物性食物中，良好的来源为肝、肾、瘦肉、全谷、豆类等，乳类、绿叶蔬菜也含相当数量。但某些植物中维生素 PP 可能与大分子结合，而不能被哺乳动物吸收。玉米是典型的例子，玉米维生素 PP 含量并不低，但以玉米为主食人群，易于发生癞皮病，其原因是玉米中维生素 PP 主要为结合型，不能被人体直接吸收。

(5) 叶酸

1）理化性质：叶酸是含有蝶酰谷氨酸结构的一类化合物的通称。叶酸为鲜黄色粉末状结晶，微溶于水，不溶于乙醇、乙醚及其他有机溶剂。叶酸钠盐易溶于水，在水溶液中易被光解破坏，产生蝶啶和氨基苯甲酰谷氨酸盐。在酸性溶液中对热不稳定，而在中性和碱性环境很稳定。食物中的叶酸经烹调加工后损失率可高达 50%～90%。

2）生理功能：叶酸在体内活性形式为四氢叶酸，在体内许多重要的生物合成中作为一

碳单位载体发挥重要功能。叶酸在嘌呤核苷酸、胸腺嘧啶和肌酐-5磷酸合成及同型半胱氨酸转化为甲硫氨酸过程中，作为一碳单位供体，而在甘氨酸和丝氨酸可逆互变中，既作为供体，又可作为受体。因此叶酸不仅可以通过腺嘌呤、胸苷酸影响DNA和RNA的合成，而且还可以通过蛋氨酸代谢影响磷脂、肌酸、神经介质以及血红蛋白的合成。

3）缺乏与过量：叶酸缺乏影响核酸代谢，尤其是胸腺嘧啶核苷酸的合成，以致红细胞成熟受阻，而引起巨幼红细胞贫血。孕妇孕早期缺乏叶酸是导致胎儿神经管畸形的主要原因。叶酸缺乏还可形成高同型半胱氨酸血症。高浓度同型半胱氨酸被认为是动脉粥样硬化及心血管疾病的重要致病因素。

叶酸虽为水溶性B族维生素，但大剂量服用也会产生毒副作用，可干扰抗惊厥药物的作用、影响锌的吸收、干扰维生素 B_{12} 缺乏的诊断等。

4）参考摄入量及食物来源：中国居民膳食叶酸推荐摄入量RNI为：成人400μg/d，孕妇600μg/d，乳母500μg/d。

叶酸广泛存在于动植物性食物中，其良好来源为动物的肝、肾、鸡蛋、绿叶蔬菜、土豆、豆类、麦胚及坚果等。

（五）矿物质

在人体生命活动所必需的20余种元素中，除碳、氢、氧和氮主要以有机化合物形式存在外，其余的统称为矿物质，也称无机盐或灰分。在机体中含量大于体重的0.01%为常量元素，已知的有钙、镁、硫、磷、钾、钠和氯7种。含量小于体重的0.01%为微量元素，1995年FAO/WHO将微量元素中的铜、铬、铁、氟、碘、钴、锰、钼、硒、锌10种元素列为维持正常人生命活动不可缺少的必需微量元素，将硅、镍、硼和钒列为可能必需微量元素，而将铅、镉、汞、铝、锡和锂列为具有潜在毒性，但低剂量可能具有功能作用的微量元素。

矿物质生理功能主要有：①构成人体组织的重要成分，如骨骼和牙齿中的钙、磷和镁；②在细胞内外液中，与蛋白质共同调节细胞膜通透性、控制水分，维持正常渗透压、酸碱平衡，维持神经肌肉兴奋性；③构成酶的辅基、激素、维生素、蛋白质和核酸成分，或参与酶的激活。

1. 钙　钙是人体内含量最多的一种常量元素。相当于人体重的1.5%～2.0%。人体内99%左右的钙分布于骨骼和牙齿中，其余1%的钙有一半与枸橼酸螯合或与蛋白质结合，另一半则以离子状态存在于软组织、细胞外液和血液中。这部分钙称为混溶钙池，它与骨骼、牙齿中的钙维持着动态平衡。

（1）生理功能　①构成骨骼和牙齿：骨骼和牙齿是人体中含钙最多的组织。②维持神经、肌肉的兴奋性活动：主要是混溶钙池中的钙参与这种活动。只有当体内钙、镁、钾、钠等离子相互间保持一定浓度比例时，组织器官才能有适当的感应性，从而维持心脏的正常搏动，神经、肌肉兴奋性的传导等。若血清钙下降，可使神经和肌肉兴奋性增高，从而引起抽搐；反之血清钙量过高，则抑制神经和肌肉的兴奋性。③促进体内某些酶的活性：钙能使许多参与细胞代谢的大分子物质合成，并使转变的酶如三磷酸腺苷酶、琥珀酸脱氢酶、脂肪酶及一些蛋白质水解酶等都有激活作用。④钙参与血凝过程和激素的分泌，维持体液酸碱平衡，并维持细胞内胶体的稳定性。

（2）钙的吸收　钙主要在十二指肠和空肠上段通过主动转运和被动扩散吸收。主动转运受膳食成分、体内钙、维生素D营养状况和生理状况如生长、妊娠、哺乳、年龄及性别等因素的影响，被动转运则与肠腔中钙浓度有关。钙的吸收率一般为20%～60%不等。

1）降低钙吸收的因素：膳食中的草酸盐、植酸盐、膳食纤维可降低钙的吸收；脂肪消化不良时，未被吸收的脂肪酸与钙形成钙皂，从而影响钙的吸收；年龄越大，钙的吸收率越低。

2）促进钙吸收的因素：乳糖可与钙螯合，形成低分子可溶性络合物，当进入肠道时，被肠道菌分解发酵形成乳酸，从而使肠道的pH降低，利于钙的吸收。维生素D可以促进钙的吸收；机体钙需要量增加，钙吸收增加；某些氨基酸（含硫氨基酸）可与钙结合成可溶性络合物，有利于钙吸收。

（3）缺乏与过量　缺乏钙主要影响骨和牙的发育及其结构，临床上主要表现为婴幼儿的佝偻病，成年人的骨质软化，老年人的骨质疏松症等。过量钙的摄入可能增加肾结石的危险性；持续摄入大量的钙可使降钙素分泌增多，以及发生骨硬化。

（4）参考摄入量及食物来源　2000年中国营养学会推荐的每日膳食钙的适宜摄入量（AI）成人为800mg/d。奶及奶制品是钙的最好食物来源。奶及奶制品不仅是婴幼儿最理想的钙来源，也是儿童、青少年、中老年人的最理想的钙来源。它不仅含钙量丰富，而且吸收率也高。水产品中虾、蟹、蛤蜊含钙均较丰富，其次海带、紫菜含钙量也较高。豆类及其制品及油料种子和蔬菜含钙也不少，特别是黄豆及其制品，黑豆、赤小豆、各种瓜子、芝麻酱等钙含量均丰富。有些蔬菜含钙量多，如菠菜，但同时又含过多的草酸，这样就会形成草酸钙，不能被身体吸收利用。

2. 铁　铁是人体必需微量元素中含量最多的，总量为4～5g，体内铁可分为功能性铁和贮存铁。70%的铁贮存在于血红蛋白、肌红蛋白以及含铁酶类中，称为功能性铁。其余30%以铁蛋白和含铁血黄素形式存在于肝、脾与骨髓中，称为贮存铁。铁在体内含量随年龄、性别、营养和健康状况变化，有很大个体差异。

（1）生理功能　铁为血红蛋白与肌红蛋白、细胞色素及某些呼吸酶的成分，参与体内氧与二氧化碳的转运、交换和组织呼吸过程。铁与红细胞的形成和成熟有关。细胞色素是系列血红素的化合物，对呼吸和能量代谢有重要作用。其他含铁酶中铁可为非血红素铁。铁还可促进胶原合成。铁还参与许多重要功能，如催化促进β-胡萝卜素转化为维生素A、嘌呤与胶原合成、抗体产生、脂类从血液中转运及药物在肝解毒等。

（2）铁的吸收　膳食中的铁有两种存在形式，血红素铁和非血红素铁。①血红素铁：是指与血红蛋白、肌红蛋白中的卟啉结合的铁。为二价铁，直接被肠黏膜上皮细胞吸收，不受膳食成分的影响，吸收率较高，为10%～20%，但受体内铁需要量和储存量的影响。②非血红素铁：主要以三价铁的络合物形式存在于植物性食物和乳制品中。占膳食铁的绝大部分，一般大于85%。由于三价铁在吸收前必须还原成二价铁，因此，受很多因素的影响，其吸收率比较低，为1%～7%。

影响膳食中铁吸收的因素有：①体内铁的需要量和储存量：体内铁的需要量和储存量对血红素铁和非血红素铁的吸收均有影响，需要量增加；铁吸收增加，铁储存量多，铁吸收减少。②促进非血红素铁吸收的因素：维生素C、维生素B_2、某些单糖、有机酸和内因子。③抑制非血红素铁吸收的因素：草酸盐、植酸盐、磷酸、糠麸以及存在于茶叶、咖啡中的多酚类物质。

（3）缺乏与过量　铁缺乏可引起缺铁性贫血，特别是婴幼儿、孕妇、乳母及老年人更易发生。此外，长期铁缺乏可导致工作、学习能力下降，损害儿童的认知能力，降低抗感染能力，并有易烦躁、易疲劳、头晕、冷漠呆板、恶心、便秘或腹泻及神经精神功能紊乱等症状。

口服铁剂和输血可致铁摄入过多。急性铁中毒的局部影响为胃肠出血性坏死，全身性影响包括凝血不良、代谢性酸中毒和休克。机体内铁贮存过多可引起慢性铁中毒，如损伤多器官的血红蛋白沉着症，常表现为器官纤维化，组织中含有极高浓度的铁，大部分为血铁黄素。

（4）参考摄入量及食物来源　中国营养学会建议铁的每天适宜摄入量（AI）为成年男子15mg，成年女子为20mg。

膳食中铁的良好来源是动物肝脏、全血和肉类（包括畜、鱼、禽），这些食物不仅含有较多的血红素铁，吸收率较高，而且还能促进膳食中非血红素铁的吸收。植物性食物虽然有的含铁比较多，如木耳、蘑菇、芝麻等，但是由于大部分是非血红素铁，因此，铁的吸收利用率较低。

3. 碘　人体内含碘20～50mg，相当于0.5mg/kg体重，甲状腺组织内含碘最多。

（1）生理功能　碘的生理功能是参与甲状腺素的形成，因此其生理功能也通过甲状腺激素的作用来完成。甲状腺利用碘和酪氨酸合成甲状腺激素，包括T_3和T_4，主要是促进和调节代谢及生长发育。①促进生物氧化，协调氧化磷酸化过程，调节能量转化；②促进蛋白质合成，调节蛋白质代谢；③促进碳水化合物和脂肪代谢；④调节组织水、电解质代谢；⑤促进维生素吸收和利用；⑥活化酶，包括细胞色素酶系、琥珀酸氧化酶系等100多种酶，对生物氧化和代谢都有促进作用；⑦促进神经系统发育、组织的发育和分化。

（2）碘的吸收　从食物中摄入的碘，以无机形式的碘化物在胃及小肠上段迅速而几乎完全被吸收。吸收率比较高，且影响因素较少。

（3）缺乏与过量　饮食中长期碘摄入不足或生理需要量增加，可造成机体碘的缺乏，碘缺乏在成人可引起甲状腺代偿性增生、肥大，出现甲状腺肿大。胎儿期和新生儿期严重缺碘可引起克汀病（呆小病）。

较长时间高碘摄入可导致高碘甲状腺肿。碘过量通常发生于摄入含碘量高的食物及在治疗甲状腺肿等疾病中使用了过量碘剂。

（4）参考摄入量及食物来源　人体对碘的需要量受年龄、性别、体重、发育及营养状况等因素影响。中国营养学会建议RNI为成人150μg/d，孕妇为175μg/d，乳母为200μg/d。

人体所需的碘，一般都从饮用水、食物和食盐中获得。含碘高的食物主要为海产的动植物食品，如海带、紫菜、海蜇、海虾、海蟹、海鱼等。

4. 锌　人体含锌2.0～2.5g，主要存在于肌肉、骨骼和皮肤中。

（1）生理功能　①组成酶成分或酶激活剂：锌是人体许多重要酶组成成分，已知含锌酶有200多种，如乳酸脱氢酶、羧肽酶、胸腺嘧啶苷激酶等，而RNA聚合酶、DNA聚合酶呈现活性形式时也需锌参与。②促进生长发育与组织再生：锌与蛋白质及核酸的合成，细胞生长、分裂和分化等过程都有关，与生长发育有密切关系。锌是促进性器官和性功能正常发育的必需成分。③维持生物膜结构和功能：锌可维持细胞膜稳定，减少毒素吸收和组织损伤；对生物膜的屏障功能、转运功能及与受体的结合也有重要作用。④促进食欲：锌可能通过参加构成含锌蛋白，即唾液蛋白而对味觉与食欲发生作用。⑤促进维生素A代谢：锌在体内有促进视黄醛合成和构型转化；参与肝中维生素A动员，维持血浆维生素A浓度恒定，对于维持正常暗适应能力有重要作用，锌对于维持皮肤健康也是必需的因素。⑥参与免疫功能：锌对于保证免疫系统完整性是必需的。锌能直接影响胸腺细胞增殖，使胸腺素分泌正常，以维持细胞免疫完整性。

(2) 锌的吸收　锌由小肠吸收，主要在十二指肠和空肠。吸收后的锌与血浆中白蛋白或运铁蛋白结合，随血流进入门脉循环，分布于各器官组织。膳食中的膳食纤维、植酸以及某些微量元素（如铜、铁）可降低锌的吸收，而维生素 D 和某些氨基酸（如蛋氨酸、组氨酸）能促进锌的吸收。

(3) 缺乏与过量　锌缺乏表现为生长迟缓、认知行为改变等症状。常表现为生长迟缓、垂体调节功能障碍，食欲不振、味觉迟钝甚至丧失、皮肤创伤不易愈合、易感染、第二性征发育障碍、性功能减退、精子产生过少等症状。

成人一次性摄入 2g 以上的锌可导致锌中毒，表现为上腹疼痛、腹泻、恶心、呕吐。长期补充大量锌可导致贫血、免疫功能下降、高密度脂蛋白胆固醇降低等。锌过量常引起继发性铜缺乏，损害免疫器官和免疫功能，降低巨噬细胞活力，抑制其趋化性和吞噬作用及细胞杀伤能力。

(4) 参考摄入量及食物来源　中国营养学会建议锌的推荐摄入量（RNI）为成人男性 15.5mg/d，女性 11.5mg/d，孕妇 16.5mg/d，乳母 21.5mg/d。

锌来源广泛，但动植性食物锌含量与吸收率有很大差异。动物性食物含锌量较多，而且吸收率较高，是锌的良好食物来源，特别是贝壳类是锌的最好食物来源，如牡蛎等贝壳类，其次为畜禽肉及肝脏，蛋奶鱼含有一定量的锌。一般情况下，只要摄入一定量的动物性食物就不会发生缺锌。除谷类的胚芽外，植物性食物含锌较低，而且还有影响锌吸收的因素，如植酸、膳食纤维等。

5. 硒　硒在人体内总量为 14～20mg，广泛分布于所有组织和器官中，在肝、胰、肾、心、脾、牙釉质及指甲中硒浓度较高，脂肪组织最低。

(1) 生理功能　①构成谷胱甘肽过氧化物酶：硒是许多抗氧化酶的必需组分，特别是谷胱甘肽过氧化物酶的重要组成成分，后者在体内能特异地催化还原型谷胱甘肽与过氧化物（如过氧化氢、超氧阴离子、羟游离基等）起氧化还原反应，从而保护生物膜免受损害，维持细胞正常功能。②增强免疫作用：硒几乎存在于所有免疫细胞中，补硒可明显提高机体免疫力。其机制可能是通过谷胱甘肽过氧化物酶和硫氧蛋白还原酶调节免疫细胞的杀伤和保护作用。③保护心血管，维护心肌健康：硒可以防止血压升高和血栓形成，许多调查发现，血硒高的地区居民心血管病发病率低。在我国，以心肌损害为特征的克山病，缺硒是重要的发病因素。④促进生长、保护视觉器官及抗肿瘤：已有实验表明，硒是生长与繁殖所必需的营养素，缺硒可致生长迟缓。白内障者及糖尿病性失明者补充硒后，视觉功能有明显改善。流行病学调查发现，硒缺乏地区肿瘤发病率明显较高。

(2) 硒的吸收　硒主要在小肠被吸收，吸收率与其存在的形式、化学结构、化合物的溶解度有关。溶解度大的硒化合物比溶解度小的容易吸收；蛋氨酸硒比无机形式的硒吸收率高。

(3) 缺乏与过量　硒缺乏易导致克山病和大骨节病。硒缺乏已经被证实是发生克山病的重要原因。克山病主要表现为心脏扩大，心功能失代偿，心源性休克或心力衰竭，心律失常，心电图可见 ST-T 波改变，严重时可发生房室传导阻滞、期前收缩等。

大骨节病是地方性、多发性、变形性骨关节病，主要发生于青少年，严重影响骨发育。

硒摄入过多可致中毒，主要表现为毛发变干、变脆、易断裂及脱落，并有指甲变形、肢端麻木、抽搐，甚至偏瘫，严重者可致死亡。硒摄入过多可致癌。

（4）参考摄入量及食物来源　中国营养学会2000年制定的推荐摄入量（RNI）为成人50μg/d。

硒的良好食物来源是动物性食物，如动物肝、肾，肉类、鱼类以及海产品（如海参、鱿鱼、鱼子酱等）。植物性食物含硒量很少。食物中硒含量受当地水、土中硒含量的影响很大。

（六）能量

人体维持各种生命活动和从事体力活动都需要消耗能量。人体每日所需的能量来源于食物中的糖类、脂肪和蛋白质。此外，乙醇也能提供较高的能量。

1. 能量单位与能量系数　能量单位有两种表示方法：

（1）常用单位　以卡或千卡表示。1千卡相当于1L 15℃纯水升高到16℃时所吸收的热能。

（2）国际单位　以焦耳、千焦、兆焦表示，1焦耳相当于1牛顿的力使1千克的物体移动1米所消耗的能量。这两种单位之间的换算关系为：

$$1kcal=4.184kJ$$

$$1kJ=0.239\ kcal$$

每克糖类、脂肪、蛋白质在体内氧化产生的能量值称为能量系数。根据这三种营养素在体内的消化、吸收、利用情况，蛋白质、脂肪、糖类的净能量系数分别为16.7kJ（4.0kcal）、36.7 kJ（9.0kcal）、16.7kJ（4.0kcal）。乙醇的能量系数为29.3kJ（7.0kcal）。

2. 人体能量需要与消耗　人体能量需要量与能量消耗是一致的。在理想的平衡状态下，个体的能量需要等于其能量消耗。成年人的能量需要主要用于维持基础代谢、体力活动和食物特殊动力作用三方面的消耗。孕妇和乳母包括胎儿生长、母体组织储备和授乳所需的能量。婴幼儿、儿童、青少年应包括生长发育的能量需要。

（1）基础代谢　基础代谢是指维持生命的最低能量消耗。即人体在安静和恒温条件（18～25℃）下禁食12h后，静卧、放松、且清醒时的能量消耗。此时能量仅用于维持体温和呼吸、血液循环及其他器官生理需要。为确定基础代谢能量消耗，必须首先确定基础代谢率。基础代谢率（BMR）是指人体处于基础代谢状态下，单位时间内每平方米体表面积（或每千克体重）的能量消耗。

我国1984年提出的相对适合中国人体表面积的计算公式如下：

体表面积（m^2）＝0.00659×身高（cm）＋0.0126×体重（kg）－0.1603

人体24h基础代谢耗能为：BMR×体表面积（m^2）×24

影响基础代谢的因素：① 体型和体表面积：体表面积大者，散发能量也多，所以同等体重者，瘦高者基础代谢高于矮胖者。②不同生理、病理状况影响：包括性别、年龄等因素。儿童和孕妇基础代谢相对较高。成年后随年龄增长，基础代谢水平不断下降；甲状腺、肾上腺分泌异常，可以影响基础代谢。③环境影响：严寒地区＞温带地区＞热带地区；炎热或寒冷、过多摄食、精神紧张时都可以使基础代谢水平升高；而禁食、饥饿或少食以及睡眠时，基础代谢水平也相应降低。

由于基础代谢率测定比较困难，WHO于1985年提出用静息代谢率（RMR）代替BMR。测定时，全身处于休息状态，禁食仅需4h。因此，RMR的值常略高于BMR。

（2）食物特殊动力作用　又称食物热效应，是指人体由于摄入食物而引起能量代谢额外增高的现象。它是由于食物在消化、转运、代谢及储存的过程需要消耗能量。

各种营养素的特殊动力作用强弱不同，蛋白质最强，它的食物热效应约消耗本身产生能量的30%；其次是糖类，占6%；脂肪最小，占4%。

(3) 体力活动　代表高于基础代谢水平的体力活动所产生的能量消耗。通常由各种体力活动所消耗的能量占人体总能量消耗的15%～30%。这是人体能量消耗变化最大，也是人体控制能量消耗、保持能量平衡、维持健康最重要的部分。影响体力活动所消耗能量的因素有：①肌肉越发达者，活动时消耗能量越多。②体重超重者，做相同运动所消耗能量也越多。③活动时间越长、强度越大、消耗能量越多。

(4) 生长发育　处于正常发育过程的婴幼儿、儿童及青少年每天能量消耗还包括生长发育所需要的能量。

3. 能量的推荐摄入量　中国居民膳食能量推荐摄入量（RNI）见表3-1-3。

表3-1-3　中国居民膳食能量推荐摄入量（kcal/d）

年龄（岁）	男	女	年龄（岁）	男	女
0～	95kcal/（kg·d）	（AI）	6～	1700	1600
0.5～	95kcal/（kg·d）	（AI）	7～	1800	1700
1～	1100	1050	18～		
2～	1200	1150	轻体力活动	2400	2100
3～	1350	1300	中体力活动	2700	2300
4～	1450	1400	重体力活动	3200	2700
5～	1600	1500			

（引自：《中国居民膳食营养素参考摄入量 Chinese DRIs 2001》）

第二节　食物的营养价值

食物是指各种供人食用或饮用的成品和原料，以及按照传统既是食品又是药品的物品，但不包括以治疗为目的的物品。食物的种类繁多，按其来源和性质可分为三大类：①动物性食品：如畜禽肉类、动物内脏类、奶类、蛋类、水产品等；②植物性食品：如粮谷类、豆类、薯类、坚果类、蔬菜和水果等；③各类食物的制品：指以动物性、植物性天然食物为原料，通过加工制作的食品，如糖果、食用油、酒、罐头、糕点等。

食品的营养价值是指某种食品所含营养素和能量能满足人体营养需要的程度。食品营养价值的高低，取决于食品中营养素的种类是否齐全、数量的多少、相互比例是否适宜以及是否容易被人体消化吸收和利用。

一、谷类

谷类食品包括大米、小麦，以及称作杂粮的玉米、高粱、小米、燕麦、荞麦、大麦等。谷类是我国居民的主食，是蛋白质和能量的主要来源，也是一些矿物质和B族维生素的重要来源。

（一）谷类的结构和营养素分布

各种谷粒都有相似的结构，都是由谷皮、糊粉层、胚乳、胚芽组成。

1. 谷皮　谷皮是谷物种子的最外层，主要由纤维素、半纤维素等组成，含有一定量的蛋白质、脂肪、维生素和无机盐，不含淀粉。

2. 糊粉层　含有较多的蛋白质、脂肪、丰富的B族维生素及无机盐，此层营养素含量相对较高。但米、面加工精度太高时，易与谷皮同时混入米糠或麦麸中而损失掉。

3. 胚乳　胚乳是谷类的主要部分，含大量淀粉和一定量的蛋白质。脂肪、无机盐、维生素含量很少。

4. 胚芽　位于谷粒的一端，含有丰富的蛋白质、脂肪、纤维素、无机盐和维生素，尤其维生素 B_1 和维生素 E 含量较多。

（二）谷类的营养特点

1. 蛋白质　谷类食物所含的蛋白质在 7.5%～15%左右，主要为醇溶蛋白和谷蛋白，还有少量的白蛋白和球蛋白。谷类蛋白质所含的必需氨基酸不平衡，多数缺乏赖氨酸及苏氨酸，玉米还缺乏色氨酸，亮氨酸的含量较高。因此谷类蛋白质的营养价值较低。赖氨酸通常为谷类蛋白质的第一限制氨基酸。

2. 糖类　谷类中糖类含量为 70%～80%，其主要成分为淀粉，有少量纤维素、半纤维及可溶性糖。淀粉经烹调加工后，在人体内的消化吸收率很高，是人类最理想、最经济的能量来源。

3. 脂肪　谷类脂肪含量一般很低，多低于 2%，但玉米和小米可达 4%，主要存在于糊粉层和胚芽中，其中不饱和脂肪酸占 80%以上，主要为油酸和亚油酸。

4. 矿物质　谷类中矿物质含量为 1.5%～3%，大部分存在于谷皮和糊粉层中。主要矿物质是磷和钙，谷类食物含铁较少。

5. 维生素　谷类是膳食 B 族维生素，尤其是维生素 B_1、维生素 B_2、维生素 PP、维生素 B_6 的重要来源，谷类一般不含维生素 C。

（三）谷类加工对营养价值的影响

谷类加工一般是经过碾磨除去部分谷皮成为米或面，以利于食用和消化吸收。谷粒所含的无机盐、维生素、蛋白质及脂肪大部分都在谷粒的胚芽和表皮层中，过分提高加工精度，会使胚芽、谷皮连同各种营养物质转移到其副产品米糠、麸皮当中去，造成营养素的丢失；反之，如果出粉率或出米率太高，虽然保留了较多的营养素，但产品中带有大量的谷皮，而使纤维素和植酸含量过高，妨碍蛋白质的吸收。

在我国，从最大限度地保留各种营养成分，以及产品的良好感官性状和消化吸收出发，将米面加工成精度为“九五米”和“八五粉”的标准米和标准粉。从营养素的含量来说，虽然有一定的营养损失，但提高了较好的感官性质和一定的消化吸收率，与精白米面相比又保留了相当量的营养素和膳食纤维。这在预防某些营养素缺乏病和节约粮食方面起到了积极作用。

二、豆类及其制品

豆类的品种很多，一般分为大豆类和其他豆类。大豆类包括黄豆、黑豆、青豆等；其他豆类包括豌豆、蚕豆、绿豆、小豆、芸豆等；豆制品是由大豆或其他豆类作为原料制作的食品，如豆浆、豆腐、豆腐干等，是我国居民膳食中优质蛋白质的重要来源。

（一）大豆的营养价值

1. 蛋白质　大豆蛋白质含量较高，一般为35%～40%，是植物性食品中蛋白质含量最多的食品。大豆蛋白质由球蛋白、清蛋白、谷蛋白和醇溶蛋白组成，其中球蛋白含量最多。

2. 脂肪　大豆脂肪含量约为15%～20%，以不饱和脂肪酸居多，约占总脂量的85%。此外，大豆油中还含有1.64%的磷脂和抗氧化能力较强的维生素E。

3. 糖类　大豆中糖类含量为25%～30%，其中只有一半是可供人体利用的可溶性糖，如阿拉伯糖、半乳聚糖和蔗糖，淀粉含量很少；而另一半是人体不能消化吸收和利用的棉籽糖和水苏糖，存在于大豆细胞壁，在肠道细菌作用下发酵产气，可引起肠胀气。

4. 维生素　B族维生素在豆类中普遍含量较高，另外，大豆中还含有维生素E、维生素K和胡萝卜素等，但干豆类几乎不含维生素C。

5. 矿物质　豆类食物富含钙、铁、镁、磷、钾等，是膳食钙的良好食物来源。

大豆中含有一些抗营养因子，可影响人体对某些营养素的消化吸收，合理处理这些抗营养因子，能有效地利用大豆的营养作用。抗营养因子包括蛋白酶抑制剂、胀气因子、植酸、植物红细胞凝集素、皂苷和异黄酮等。近年来研究发现其中某些抗营养因子具有降低血脂、抗氧化、抗衰老、抗肿瘤、免疫调节等作用。

（二）其他豆类的营养价值

其他豆类主要有豌豆、蚕豆、绿豆、红豆、豇豆、小豆、芸豆等。其蛋白质含量低于大豆，一般为20%左右，脂肪含量极少，为1%～2%，糖类占50%～60%，主要以淀粉形式存在。其他营养素与大豆近似，也是一类营养价值较高的食物。

（三）豆制品的营养价值

豆制品所包括的范围，不仅是以大豆为原料的豆制品，还包括其他豆类原料生产的豆制品。我国传统的豆制品是以大豆为原料制作而成，有非发酵性豆制品，如豆浆、豆芽、豆腐、豆腐干等；发酵豆制品，如腐乳、豆豉、臭豆腐等。

豆制品在加工过程中一般要经过浸泡、细磨、加热等一系列处理，去除了大豆所含的抗营养因子和大部分纤维素，使其消化吸收率明显提高。豆制品的营养素种类在加工前后变化不大，但因水分增多，营养素含量相对减少。

豆腐的蛋白质含量约为8%，由其制成的豆腐干或其他制品的蛋白质含量可达17%～45%，且是生物价值较高的优质蛋白质。将大豆制成豆腐后，蛋白质消化率由65%提高到92%～96%，从而提高了大豆的营养价值。豆腐也是钙和维生素B_1的良好来源。

豆浆蛋白质含量近似牛奶，其中必需氨基酸种类齐全，铁的含量是牛奶的4倍，也是多种营养素含量丰富的传统食品。

豆芽一般是以大豆和绿豆发芽制成，除含原有营养成分外，还可产生维生素C，是维生素C的良好来源。

三、蔬菜和水果类

蔬菜和水果种类繁多，是我国社区居民膳食的重要组成部分。蔬菜、水果富含人体所必需的维生素、矿物质和膳食纤维，含水分和酶类较多，含有一定量的糖类，蛋白质、脂肪含量很少。由于蔬菜、水果中含有多种有机酸、芳香物质和色素等成分，使它们具有良好的感官性质，对增进食欲、促进消化、丰富食品多样化具有重要意义。此外，许多蔬菜水果含有植物化学物质，具有营养保健作用和药用价值。

（一）蔬菜的营养价值

蔬菜可为叶菜类、根茎类、瓜茄类、豆荚类和花芽类，所含营养素因其种类不同，差异较大。

1. 蔬菜的营养素种类与特点

（1）蛋白质　大部分蔬菜蛋白质含量很低，一般为1%～2%，鲜豆类平均可达4%。必需氨基酸中赖氨酸、蛋氨酸含量较低。

（2）脂肪　蔬菜脂肪含量极低，大多数蔬菜脂肪含量不超过1%。

（3）糖类　大部分蔬菜含水分较多，产生的能量相对较低。糖类含量一般为4%左右，根茎类蔬菜可达20%以上。蔬菜所含糖类包括单糖、双糖和淀粉以及不能被人体消化吸收的膳食纤维。

（4）矿物质　蔬菜中含有丰富的矿物质，如钙、磷、铁、钾、钠、镁、铜等，其中以钾最多。钙、镁含量也较丰富，是我国居民膳食中矿物质的重要来源。由于其最终代谢产物为碱性，对维持体内的酸碱平衡起重要作用。

（5）维生素　新鲜蔬菜是维生素C、胡萝卜素、维生素B_2和叶酸的重要来源。维生素C一般在蔬菜代谢旺盛的叶、花、茎内含量丰富，与叶绿素的分布平行。一般深绿颜色蔬菜维生素C含量较浅色蔬菜高，叶菜中的含量较瓜菜中高。

2. 蔬菜的营养保健作用　蔬菜中含有一些具有特殊功能的生理活性物质，如萝卜中含有淀粉酶，生食时有助于消化；大蒜中含有植物杀菌素和含硫化合物，具有抗菌消炎、降低血清胆固醇作用；洋葱、甘蓝、西红柿等含有的类黄酮物质为天然抗氧化剂，具有清除自由基、抗衰老、抗肿瘤、保护心脑血管等作用，还可保护维生素C、维生素A、维生素E等不被氧化破坏。

（二）水果的营养价值

水果种类很多，根据果实的形态和生理特征分为仁果类、核果类、浆果类、柑橘类和瓜果类等。

1. 水果的营养素种类与特点　新鲜水果含水分多，营养素含量相对较低，蛋白质、脂肪含量均不超过1%。

（1）糖类　水果中所含糖类在6%～28%之间，主要是果糖、葡萄糖和蔗糖。水果还富含纤维素、半纤维素和果胶。水果含糖较蔬菜多，但因其种类和品种不同，含糖的种类和数量有较大差异。

（2）矿物质　水果和蔬菜一样含有人体所需的各种矿物质如钾、钠、钙、镁、磷、铁、锌、铜等，以钾、钙、镁、磷含量较多。除个别水果外，矿物质含量相差不大。

（3）维生素　新鲜水果中含维生素C和胡萝卜素较多，但维生素B_1、B_2含量不高。水果中以鲜枣、草莓、橘、猕猴桃中维生素C含量较多，芒果、柑橘、杏等含胡萝卜素较多。

2. 水果的营养保健作用　许多水果常含有各种芳香物质、有机酸和色素，使水果具有特殊的香味和颜色，可赋予水果良好的感官性状。此外，水果中还含有一些生物活性物质如类黄酮物质、白藜芦醇等，具有抗氧化、抗炎、抗衰老、抗肿瘤、免疫调节、降低血脂、保护心脑血管等作用。

（二）加工烹调对蔬菜和水果营养价值影响

根据蔬菜水果的营养特点，在加工烹调中应注意水溶性维生素及矿物质的损失和破坏，特别是维生素C。

蔬菜清洗不合理，如先切后洗或泡在水中，会使维生素C严重丢失，合理做法是先洗后切，或现炒现切。维生素C在80℃以上温度时，快速烹调损失较少；凉拌加醋可减少维生素C损失。烹调后的蔬菜，放置时间过长，不仅感官状况有改变，维生素也会有损失。使用合理加工烹调方法，是保存蔬菜维生素的有效措施。水果大都以生食为主，不受烹调加热影响，但在加工成制品时，如果脯、干果、罐头食品等，维生素将有不同程度损失。

四、肉、禽、鱼、蛋、奶类

（一）畜肉类的营养价值

畜肉类是指猪、牛、羊等牲畜的肌肉、内脏、头、蹄、骨、血及其制品。主要提供蛋白质、脂肪、矿物质和维生素。营养素的分布，因动物的种类、年龄、肥瘦程度及部位不同而异。

1. 蛋白质　主要分布在肌肉组织中，含量为10％～20％。畜肉蛋白质含有充足的必需氨基酸，且与人体氨基酸模式很接近，属于优质蛋白。此外，畜肉中含有的含氮浸出物（包括肌凝蛋白原、肌肽、肌酸、肌苷、嘌呤碱和氨基酸），使肉汤具有鲜味。

2. 脂肪　畜肉脂肪含量因牲畜肥瘦程度及部位不同有较大差异。如猪肥肉脂肪达90％，猪里脊肉为7.9％。

畜肉类脂肪以饱和脂肪酸为主，熔点较高，其主要成分是三酰甘油（甘油三酯），少量卵磷脂、胆固醇和游离脂肪酸。胆固醇多存在于动物内脏。

3. 糖类　畜肉中糖类含量很低，一般为0.3％～0.9％，以糖原形式存在，主要分布在肌肉和肝中。

4. 矿物质　畜肉矿物质含量为0.8％～1.2％，主要有铁、磷等，钙含量低，其中铁以血红素形式存在，生物利用率高，是膳食铁的良好来源

5. 维生素　畜肉肌肉组织和内脏中的维生素种类和含量差异较大，肌肉组织中B族维生素较高，内脏中脂溶性维生素较高，如维生素A、维生素D等。

（二）禽肉类的营养价值

禽肉包括鸡、鸭、鹅、鸽、鹌鹑等的肌肉、内脏及其制品。禽肉营养价值与畜肉相似，其氨基酸组成也与人体氨基酸模式很接近。且禽肉的脂肪含量较畜肉少，熔点较低，为23～40℃，含20％亚油酸，易于消化吸收。此外禽肉质地较畜肉细嫩，含氮浸出物多，故禽肉炖汤味道较畜肉鲜美。

（三）鱼类的营养价值

1. 蛋白质　鱼类中蛋白质含量为15％～25％。赖氨酸、苏氨酸、蛋氨酸含量较高，色氨酸含量较低。其营养价值与畜、禽肉近似。存在于鱼类结缔组织和软骨中含氮浸出物主要是胶原和黏蛋白，是鱼汤冷却后形成凝胶的主要物质。

2. 脂肪　鱼类的脂肪含量随鱼的种类不同差别很大，通常为1％～3％。鱼类脂肪在肌肉组织中含量很少，主要分布在皮下和内脏周围。鱼类脂肪多由不饱和脂肪酸组成，占80％，熔点低，常温下为液态，消化吸收率达95％。鱼类脂肪中含长链多不饱和脂肪酸，如二十碳五烯酸（EPA）和二十二碳六烯酸（DHA），具有降低血脂、防治动脉粥样硬化的作用。鱼类胆固醇含量约为100mg/100g，但鱼子含量较高。

3. 矿物质　鱼类矿物质含量比畜肉高，为1％～2％，尤其是钙、锌、镁、硒含量丰富，如虾皮中钙含量高达1000mg/100g。海产鱼类还含有丰富的碘。

4. 维生素　鱼肝中含有丰富的维生素A和维生素D，鱼类肌肉中含有较高的维生素B_1和维生素B_2，但某些生鱼中含有维生素B_1酶，可破坏维生素B_1，所以应避免生食并彻底加热破坏此酶。

（四）蛋类的营养价值

蛋主要指鸡、鸭、鹅、鹌鹑、鸽、火鸡等禽类的蛋。各种蛋的结构和营养价值基本相似，其中鸡蛋食用最普遍、销量最大。蛋类制成的蛋制品有皮蛋、咸蛋、糟蛋、冰蛋、干全蛋粉、干蛋白粉、干蛋黄粉等。

1. 蛋的结构　蛋类的结构基本相似，主要由蛋壳、蛋清和蛋黄三部分构成。其中蛋壳占11%，蛋清占57%，蛋黄占32%。

2. 蛋的营养价值

（1）蛋白质　蛋类含蛋白质约12.8%，鸡蛋蛋白含有人体所需各种氨基酸，且氨基酸模式与合成人体组织蛋白所需模式相近，易消化吸收，其生物学价值达95，是最理想的天然优质蛋白质。

（2）糖类　蛋类含糖类较少，蛋清中主要是甘露糖和半乳糖，与蛋白质结合；蛋黄主要是葡萄糖，大部分以与磷酸质、磷蛋白结合的形式存在。

（3）脂肪　蛋类脂肪含量占11%～15%，主要集中在蛋黄内，大部分为中性脂肪，还有一定量卵磷脂和胆固醇。

（4）矿物质　蛋类的矿物质主要存在于蛋黄内，蛋清中含量极低。其中以磷、钙、钾、钠含量较多。

（5）维生素　蛋类维生素含量较为丰富，而且种类较为齐全。绝大部分的维生素都集中在蛋黄内。蛋类的维生素含量受到品种、季节和饲料的影响。

（五）奶及奶制品的营养价值

奶类食品包括牛奶、羊奶和马奶及其制品，其中人们食用最多的是牛奶。奶类是一种营养素种类齐全、组成比例适宜、容易消化吸收、营养价值较高的优质天然食品。

1. 奶类的营养价值　奶主要是由水、脂肪、蛋白质、乳糖、矿物质、维生素等组成的一种复杂乳胶体，水分含量占86%～90%。

（1）蛋白质　牛奶中蛋白质含量为3.0%，以酪蛋白为主（占79.6%），另外还有11.5%的乳清蛋白和3.3%的乳球蛋白（乳球蛋白与机体免疫有关）。牛奶蛋白质的消化吸收率为87%～89%，生物价85，属优质蛋白。

（2）脂肪　乳脂肪含量为3.0%，均匀分散在牛奶中，易于消化，吸收率高达97%。

（3）糖类　牛奶中糖类主要是乳糖，其含量为4.6%～5.1%，比人乳（7.0%～7.86%）少，有调节胃酸、促进胃肠蠕动和消化液分泌作用；还能促进钙的吸收和助长肠内乳酸杆菌繁殖，抑制腐败菌生长。

（4）矿物质　牛奶中矿物质含量为0.7%～0.75%，尤其是钙、磷、钾含量很高，且吸收率高，是钙的良好来源；铁含量低，用牛奶喂养婴儿时，应注意补充铁。

（5）维生素　牛奶中含有人体所需的各种维生素，牛奶中维生素含量与饲养方式和季节有关。

2. 奶制品的营养价值　奶制品是指将原料奶根据不同的需要加工而成的各种奶类食品，主要包括消毒牛奶、奶粉、炼乳、酸奶、复合奶、奶油、奶酪等。因加工工艺的不同，奶制品的营养素含量有很大差异。

第三节　改善社区人群营养的措施

一、合理营养

（一）合理营养的基本概念

合理营养也称平衡营养，是指通过合理的膳食和科学的烹调加工，能向机体提供足够数量的热能和各种营养素，并保持各营养素之间的数量平衡，以满足人体的正常生理需要，保持人体健康。

（二）合理营养的基本要求

1. 摄取的食物应供给足量的营养素与热能，以保证机体活动和劳动所需要的能量；保证机体生长发育、修复组织、维持和调节体内的各种生理活动；提高机体的抵抗力和免疫能力，适应各种环境和条件下的机体需要。

2. 摄取的食物应保持各种营养素的平衡，包括各种营养素摄入量和消耗量以及营养素之间的平衡。

3. 食物通过合理的加工烹调，以减少营养素的损失、提高消化吸收率，并具有良好的色、香、味，引起食欲。

4. 食物应对人体无毒害，不应有微生物污染及腐败变质，无农药或其他化学物质污染，加入的食品添加剂应符合规定要求。

二、营养调查

社区居民营养状况调查简称营养调查。营养调查是指为了掌握社区居民营养状况，运用各种手段准确了解某一人群（以至个体）各种营养指标的水平，用来判定其当前营养状况。营养调查包括膳食调查、体格检查和生化测定。

营养调查的目的：①了解社区居民膳食营养素摄取情况；②了解与营养状况有密切关系的社区居民体质与健康状态；③发现营养不平衡人群，为进一步营养监测，研究营养政策提供基础资料；④作为某些综合性或专题性科学研究；⑤为制定或修订营养素参考摄入量提供参考资料。

（一）膳食调查

1. 调查目的　了解调查期间内被调查对象通过膳食所摄入的能量和各种营养素的数量和质量，对照 DRIs，评定其营养需要得到满足的程度。同时膳食调查的结果也可作为对被调查对象的膳食构成作出指导的依据。

2. 调查方法

（1）称重法　是指对调查对象所消耗的食物全部分别称重的方法。分别称量食物的生重、熟重、剩重。计算出食物的生熟比例及平均每人每餐进食各种食物的生重。根据食物成分表计算出能量和营养素的摄入量。时间：4～7 天，避开节假日。优点：准确、细致。缺点：费时、费力。

（2）记账法　对一些建有伙食账目的集体食堂，可查阅过去一定时间内食堂的食品消费总量，并根据同一时间的进餐人数，粗略计算出每人每日各种食品的摄入量，根据食物成分表计算出能量和营养素的摄入量。时间：一个月以上。优点：简便、快速。缺点：不够精确。

(3) 24小时回顾法（询问法） 是通过询问调查对象提供的每一个24小时内所摄入的所有食物的种类和数量，据此计算出能量和各种营养素摄入量的一种方法。优点：非常简便。缺点：不精确、结果出入大。

(4) 化学分析法：将调查对象一日内所摄入的各种食物分别备两份，一份调查对象食用，一份送实验室分析，测定其中能量和各种营养素含量。优点：精确、可靠。缺点：手续复杂、费力费时费钱。一般不用。

3. 膳食调查结果评价 膳食营养评价是把膳食调查所得到的资料用合理营养的原则来判断分析事物的搭配是否合理，摄入的营养素能否满足机体的需要，营养素之间是否平衡等。

(1) 平均每人每日能量及营养素摄入量 依据膳食调查计算的平均每人每日能量及营养素摄入量，对照中国营养学会制定的中国居民膳食营养素的推荐摄入量（RNI），计算出各种营养素的实际摄入量占RNI的百分比，以了解每日摄入的营养素量是否合适，从而评价营养是否合理。

(2) 能量营养素来源及能量分配 计算能量营养素主要来源以及三大产热营养素提供能量的百分比。

(3) 蛋白质来源 计算蛋白质来源的百分比，在蛋白质摄入量满足的情况下，蛋白质来源中的优质蛋白应不少于总摄入量的1/3以上，婴幼儿占50%左右。

(4) 一日三餐能量分配 一日三餐能量分配应为早餐占25%～30%，中餐占30%～40%，晚餐占30%～40%。

(二) 体格检查

包括营养不足或缺乏的临床体格检查和人体测量。

1. 营养不足或缺乏的临床体格检查 目的是根据症状和体征检查营养不足、营养缺乏症和营养过剩。

2. 人体测量 人体测量包括身高、体重、胸围、腰围、臀围、肢体的围度和皮褶厚度。常用的指标有：体质指数（BMI）、身高别体重、年龄别身高、上臂肌围、皮褶厚度等。

3. 生化测定 生化测定是指借助生化、生理等实验手段，检测人体生物材料（如血、尿、毛发等）中各种营养素水平，来评价人体营养状况。

三、膳食结构与平衡膳食

(一) 膳食结构

膳食结构是指社区居民消费的食物种类及其数量的相对构成。不同的生产、经济、文化和科学发展水平的社会和人群的膳食结构不同，主要取决于人体对营养的生理需求和生产供应条件决定的提供食物资源的可能。由于影响膳食结构的这些因素是在逐渐变化的，所以膳食结构不是一成不变的，通过适当的干预可以促使其向更利于健康的方向发展。

膳食结构的类型按动、植物性食物来源可分为三大类型。

1. 动物性食物为主 以欧美等发达国家为代表。此类膳食结构以动物性食物为主，通常动物性食品年人均消费量达270kg，而粮食的直接消费量不过60～70kg。此类膳食的优点是膳食质量好，即蛋白质的数量和质量好，某些矿物质和维生素，如钙、维生素A等较丰富；但最大的问题是存在着高热能、高脂肪、高蛋白、低纤维（“三高一低”）的缺陷。易诱发肥胖症、高脂血症、冠心病、糖尿病、脂肪肝等所谓“富贵病”。

2. 植物性食物为主　以大部分发展中国家的膳食为代表。主要以植物性食物为主，一些经济不发达国家年人均消费谷类与薯类达 200kg，肉、蛋、鱼不足 5kg，奶类也不多。此类膳食虽然没有欧美发达国家“三高一低”膳食的缺陷，但膳食质量较差，如蛋白质和脂肪的数量均较低，蛋白质质量也较差。某些矿物质和维生素常显不足，易患营养缺乏病。

3. 动、植物性食物比例合适　以日本的膳食为代表。此类膳食既保持了以植物性食物为主的东方人膳食的优点，又避免了西方“三高一低”膳食的缺陷，加上经济发达，动物性食物资源充裕，是比较合理的膳食结构类型。

(二) 中国居民膳食指南

膳食指南又称膳食指导方针。它是根据营养学原则，结合本国国情提出的一组以食物为基础的，指导人们合理选择与搭配食物，以达到合理营养促进健康为目的的指导性意见。

我国的第一个膳食指南是 1989 年制定的，根据全国营养调查和卫生统计资料，针对我国居民存在的一些营养问题，1997 年中国营养学会对其进行了修订，制定了《中国居民膳食指南》及其说明，并于 1997 年 4 月正式公布，同时提出了《特定人群膳食指南》作为其补充。2007 年，中国营养学会根据我国居民的膳食特点，又对《中国居民膳食指南》做了修订，制订了《中国居民膳食指南》(2007)，该《指南》以先进的科学证据为基础，密切联系我国居民膳食营养的实际，对各年龄段的居民摄取合理营养，避免了由不合理的膳食带来疾病，具有普遍的指导意义。《中国居民膳食指南》(2007) 针对一般人群（6 岁以上人群）和特殊人群（包括孕妇、乳母、婴幼儿、学龄前儿童、青少年以及老年人）制定了一般人群膳食指南和特定人群膳食指南。

1. 一般人群膳食指南的主要内容　①食物多样，谷类为主，粗细搭配；②多吃蔬菜、水果和薯类；③每天吃奶类、大豆或其制品；④常吃适量的鱼、禽、蛋和瘦肉；⑤减少烹调油用量，吃清淡少盐膳食；⑥食不过量，天天运动，保持健康体重；⑦三餐分配要合理，零食要适当；⑧每天足量饮水，合理选择饮料；⑨如饮酒应限量；⑩吃新鲜卫生的食物。

2. 特定人群膳食指南（略）。

(三) 平衡膳食

1. 平衡膳食　又称合理膳食或健康膳食，是指全面符合营养与卫生要求的膳食。既保证摄食者能量和各种营养素全面达到营养生理需要量，又在各种营养素之间建立起一种生理上的平衡。

2. 中国居民平衡膳食宝塔　是根据《中国居民膳食指南》的核心内容，结合中国居民膳食的实际状况，把平衡膳食的原则转化成各类食物的质量，便于人们在日常生活中实行（图 3-1-1）。

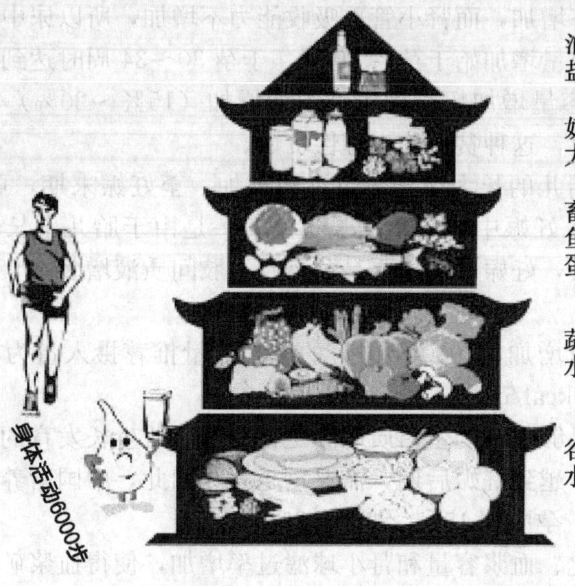
油25~30克
盐6克
奶类及奶制品300克
大豆类及坚果30~50克
畜禽肉类50~75克
鱼虾类50~100克
蛋类25~50克
蔬菜类300~500克
水果类200~400克
谷类薯类及杂豆250~400克
水1200毫升
身体活动6000步

图 3-1-1　中国居民平衡膳食宝塔（2007）

第四节　社区特殊人群的营养与膳食

一、孕妇、乳母的营养与膳食

（一）孕妇营养与膳食

妇女自妊娠期开始直到产后哺乳期，均为需要加强营养的特殊生理过程。因胎儿生长发育所需的各种营养素均来自母体，孕妇本身也需为分娩和分泌乳汁贮备营养素。因此，孕妇营养状况，对于妊娠过程、胎儿及婴儿生长发育，均很重要。

1. 孕期营养生理特点　受精卵在母体内发育成为一个成熟胎儿的过程称为孕期，亦称为妊娠期。一般将妊娠期分为三个阶段：妊娠早期（第 1 至第 3 个月）、妊娠中期（第 4 至第 6 个月）和妊娠后期（第 7 至第 9 个月）。不同的妊娠期阶段，孕妇的生理变化、营养需要及膳食要求各不相同。

（1）代谢改变　①基础代谢率的变化：在妊娠早期稍有下降，于妊娠中期逐渐增高，至妊娠后期可增高 15%～20%。②糖代谢改变：孕期由于胰岛功能旺盛，胰岛素分泌增多，血中胰岛素增加，因此孕妇空腹血糖值与非孕妇女相似或稍低。③脂肪代谢改变：孕期肠道吸收脂肪能力增强，血脂增加，脂肪存积也较多。④蛋白质代谢改变：蛋白质合成增加，分解代谢减少，保持正氮平衡。

（2）功能改变　①消化系统功能改变：妊娠早期孕妇常有恶心、呕吐等妊娠反应，到孕中后期消失。由于胃肠道平滑肌张力降低，肠蠕动减弱，胃酸分泌减少，常出现胃肠胀气和便秘。由于胃酸分泌减少，故在孕早期钙、铁的吸收下降，但到孕后期对钙、铁、维生素 B_{12}、叶酸的吸收增强。②肾功能改变：孕妇不仅要排出自身的代谢废物，还要排出胎儿的代谢废物，因此肾脏负担加重，肾小球滤过率和肾血浆流量在孕早期增加，在整个孕期维持高水平，肾小球滤过率比非孕期增加 50%，肾血流量增加 35%，尿中代谢产物如尿素、肌酐等排泄增多，由于肾小球滤过率增加，而肾小管重吸收能力不增加，所以尿中可出现葡萄糖和氨基酸。③血容量改变：血容量增加始于孕后10周，于孕30～34周时达到最高峰，比非孕时增加35%～40%，由于血容量增加幅度大于红细胞增加（15%～20%）的幅度，血中血红蛋白相对下降，可出现贫血，这种贫血称生理性贫血。

（3）体重增长　妊娠期随着胎儿的长大孕妇体重逐渐增加，至妊娠末期，可增加10～12.5kg。妊娠早期体重增加较慢，妊娠中期体重增长迅速，一是由于胎儿生长快，二是由于母体开始储存脂肪及部分蛋白质，妊娠后期主要是盆腔及下肢间质液增多。

2. 孕期的营养需要

（1）能量　孕期总能量需要量增加，2000年修订的孕妇能量推荐摄入量为在相同体力活动非孕妇女基础上额外增加200kcal/d。

（2）蛋白质　孕妇必须摄入足够数量的蛋白质以满足自身及胎儿生长发育的需要。不同的妊娠阶段对蛋白质的需要不同，越到妊娠后期，需要量越大。因此，中国营养学会建议的RNI：孕早期每日增加蛋白质5g，孕中期15g，孕晚期25g。

（3）矿物质　因孕期生理变化、血浆容量和肾小球滤过率增加，使得血浆矿物质含量随妊娠进展逐渐降低。孕期饮食可能缺乏的矿物质为钙、铁、锌、碘等，应注意补充。

（4）维生素　孕妇对维生素的需要量增加，母体的维生素可通过胎盘进入胎儿，母体的脂溶性维生素可储存在肝内，需要时可自肝释放出供给胎儿。但母体摄入过量脂溶性维生素，也可致胎儿中毒。水溶性维生素在体内不能储存，必须及时供给。孕妇应注意补充维生素A、维生素D、B族维生素、维生素C、叶酸等。

3. 孕期营养不良对孕妇及胎儿的影响

（1）孕期营养不良对孕妇健康的影响：①孕期营养不良导致营养缺乏症（如营养性贫血、骨质软化症、营养不良性水肿等）；②与妊娠高血压综合征有关；③孕妇营养不良与感染和产伤发生率增加有关。

（2）孕期营养不良对胎儿的影响：①低出生体重；②早产儿及小于胎龄儿；③围产期新生儿死亡率增高；④脑发育受损；⑤先天畸形。

4. 孕妇合理膳食

（1）孕早期膳食要求　①保证优质蛋白质的供给并增加5g蛋白质；②确保无机盐和维生素的供给；③食物可口能促进食欲；④食物容易消化，少食多餐。

（2）孕中期膳食要求　①增加热能：在孕前的基础上每日增加200kcal，主食摄入量应达400g或大于400g。②保证优质足量的蛋白质：每日增加蛋白质15g，且一半以上应为优质蛋白质。③增加维生素的摄入量：主食中加粗、杂粮，经常选用动物内脏，多食新蔬菜、水果。④多吃无机盐丰富的食物：多选用富含钙、铁、锌的食物，如：奶、动物肝脏、海产品、豆制品和绿叶蔬菜等。

（3）孕后期膳食要求　①增加蛋白质的摄入：每日增加25g，应多吃动物性食物和大豆类食物。②供给充足的必需脂肪酸：孕后期是胎儿大脑细胞增殖的高峰。神经髓鞘化迅速，需要充足的亚油酸，以满足大脑发育所需。③增加钙和铁的摄入：经常食用奶类、鱼和豆制品，以补充钙。多食用动物肝脏和血液，以补充铁。④补充足够的维生素：孕后期维生素B_1摄入不足，易引起呕吐、倦怠，分娩时子宫收缩无力。⑤适当限制热能：热能供给同孕中期，在孕后期最后1个月，要适当限制脂肪和糖类的摄入，以免胎儿过大，影响顺利分娩。

（二）乳母的营养与膳食

孕妇在分娩后就变成了乳母。其主要营养特点是：一方面乳母要逐步补偿由于妊娠、分娩所损耗的营养素，另一方面要满足分泌乳汁，哺育婴儿的营养需要，因此乳母对各种营养素的需要量是增加的，有些营养素比孕期增加还要多。

1. 乳母的营养需要

（1）热能　比孕期需要还多，每日增加 500kcal，增加的热能一是满足分泌乳汁所消耗的热能，二是提供乳汁本身的热能。乳母基础代谢增高，较普通妇女高 20%。

（2）蛋白质　需要量与孕后期相同，每日增加 25g 蛋白质，其中一部分应为优质蛋白质。乳母膳食中蛋白质的质和量都不足时，虽然乳汁中蛋白质组成变化不大，但乳汁分泌量却大为减少；同时还将动用乳母组织蛋白以维持乳汁中成分的恒定。

（3）无机盐　钙的适宜摄入量与孕后期相同，每日为 1200mg，不论乳母膳食中钙含是否充足，乳汁中钙含量总是比较稳定，如果乳母膳食中钙供应不足，就会动用母体骨骼组织中的钙以维持乳汁中钙含量的稳定。乳母每日膳食铁的适宜摄入量为 25mg，与孕中期相同。锌的推荐摄入量为 21.5mg，与孕期多 5mg。碘的适宜摄入量为 200mg，与孕期相同。

（4）维生素　维生素 A 每日推荐摄入量为 1200μg RE，比孕期多 300μg RE。维生素 D 与孕期相同，每日推荐摄入量为 10μg。维生素 B_1 推荐摄入量比孕期多 0.3mg，每日为 1.8mg，维生素 B_2 与孕期相同。维生素 C 推荐摄入量与孕期一样为 130mg/d。叶酸推荐摄入量比孕早、中期少，为 500μg /d。

2. 乳母的合理膳食原则　乳母由于分泌乳汁，喂养婴儿，所消耗的热能和各种营养素较多。所以在整个哺乳期要注意合理安排乳母的膳食，应注意以下几点：

（1）必须多选用营养价值较高的食物。

（2）每天应多餐（5~6 餐）。

（3）除采用一些动物性食品外，还应多吃豆类及豆制品、奶类、各种新鲜蔬菜和水果。

（4）产后多吃鸡蛋、红糖、芝麻以及各种汤类，对乳汁分泌有好处。

（5）在哺乳期间，乳母饮食起居要有规律，要有足够的休息，并保持精神愉快对母婴健康有益。

二、婴幼儿的营养与膳食

婴儿期指从出生到满 1 周岁前，幼儿期为 1～3 周岁。婴幼儿正处于生长发育阶段，特别是出生后的第一年是人类生长发育的第一个高峰期，12 月龄时，体重是出生时的 3 倍，身长为出生时的 1.5 倍；6 个月时脑重为出生时的 2 倍，1 岁时脑重达 900～1000g，达成人脑重的 2/3，脑细胞的增大和细胞功能的进一步完善一直持续到 2 岁。此期的生长发育虽然旺盛，但是消化和免疫系统发育不成熟，易发生消化与营养代谢紊乱，抗病能力弱，易患传染病。

（一）婴幼儿的营养需要

婴幼儿生长迅速，对营养素的需要量按每千克体重计，高于人类其他任何时期。婴幼儿生长发育需要正氮平衡。故需要的蛋白质比成人相对多，除 8 种必需氨基酸外还需一种组氨酸。此外，牛磺酸对儿童的智力发育也非常重要。必需脂肪酸对婴幼儿的发育有极其重要的作用，与婴幼儿的大脑组织发育密切相关。婴幼儿对钙、磷、铁、碘等矿物质和维生素 A、维生素 D 和 B 族维生素等的需求相对多，应满足供给，以免发生相应的营养素缺乏症，影响儿童的健康和智力。

(二) 婴儿的喂养

婴儿喂养方法有母乳喂养、人工喂养和混合喂养。其中以母乳喂养为最好，其次为混合喂养。母乳是婴儿最好的天然食品，为此，我们要大力提倡母乳喂养。母乳喂养有许多优点：

1. *母乳营养素齐全，能全面满足婴儿生长发育需要* 按正常乳母每天分泌800ml乳汁计算，其提供能量、各种营养素种类、数量及质量均优于任何代乳食物，并能完全满足4月龄或6月龄以内婴儿生长发育需要。

2. *母乳容易消化、吸收* 由于母乳中含有多种酶和激素，如淀粉酶、蛋白酶、脂肪酶等，可助婴儿消化吸收各种营养素；此外，母乳中的营养成分比其他奶类容易消化、吸收。

3. *母乳能增强婴儿的抗病能力* 母乳中含有免疫因子可增强婴儿的抗病能力，特别是初乳含有较多的分泌型免疫球蛋白（sIgA）、乳铁蛋白、较多的吞噬细胞、溶菌酶及抗菌因子，这些物质对婴儿防御感染十分重要。

4. *母乳喂养既方便、卫生、经济，又不致因加工消毒而破坏某些营养素* 牛奶喂养既不方便、不卫生也不经济，如夏天天气炎热，牛奶容易变质，冬天要加热，可破坏营养素等。

5. *母乳喂养，可增进母子情感的交流，促进婴儿的智能发育，有利于母亲身体的复原* 由于在哺乳过程中婴儿对乳房的不断吸吮，可刺激缩宫素（催产素）的分泌而引起子宫收缩，可促进产后子宫较快地恢复到孕前状态；由于分泌乳汁消耗大量热能，使孕期所贮存的脂肪被消耗以补充母体的能量需要，有利于乳母的体重尽快复原。

(三) 幼儿膳食

断奶后的幼儿，牙齿尚没有长全，咀嚼能力差，胃肠消化能力弱，因此，幼儿的膳食应特别注意。

(1) 食物应注意碎、软、细、烂、新鲜、清洁。

(2) 食物要富含蛋白质、无机盐和维生素；主食以谷类为主，如稠粥、软饭、面包等，副食要保证一定量的鱼、肉、蛋、奶及豆制品，以及蔬菜、瓜果类食物。

(3) 食物要多样化。

(4) 除一日三餐外，可有1～2次加餐或点心。

(5) 注意培养良好的饮食习惯。

三、儿童及青少年的营养与膳食

儿童少年营养特点是各种营养素需要量，以千克体重计算高于成人；生长发育高峰期各种营养素需求量更大。个体差异较大，年龄越小，营养缺乏病发病率越高。因此，应特别重视儿童少年的营养问题。

(一) 学龄前儿童营养与膳食

1. 生理及营养特点

学龄前儿童（3～6岁）的膳食不仅要保证儿童的营养需要，还应注意与营养膳食有关的生理特点。营养素的供给要满足儿童对完全蛋白质的需要，保证钙、磷、铁、碘、锌、铜、硒等矿物质的供给，增加维生素A、D、C和B族维生素的供给，减少和防止各种营养素缺乏症。对与儿童智力发育和身体健康密切相关的一些营养成分，在正常膳食中不能满足儿童需求时，要采取适当的措施进行营养素的强化或补充。合理营养是维持儿童生命和保证健康发育成长的物质基础。

(1) 身长、体重稳步增长　3～6 岁儿童体格发育速度相对减慢，但仍保持稳步增长。此期身长增长约 21cm，体重增加约 5.5kg，神经细胞分化已基本完成，但脑细胞体积增大及神经纤维髓鞘化仍继续进行。

(2) 咀嚼及消化能力有限　3～6 岁儿童咀嚼及消化功能不及成人，其饮食应特别烹制，如家长或托幼机构不能适宜地供给质地柔软、营养素含量丰富的食物，会导致营养素摄入不足。

(3) 尚未形成良好饮食和卫生习惯　此期儿童进餐时常表现注意力分散，进餐时间延长，并由此引起食物摄入不足而致营养素缺乏，并可因卫生习惯不好而引起肠寄生虫或肠道传染病，进而导致营养不良。

2. 学龄前儿童的膳食

鉴于学龄前儿童营养需要，建议每天供给 200～300ml 牛奶，1 只鸡蛋，100g 无骨鱼肉或禽肉、瘦肉及适量豆制品，150g 蔬菜和适量水果；谷类已取代乳类成为主食，每天需 150～200g。烹调以软饭逐渐转变为普通米饭、面条及糕点。建议每周进食 1 次富含铁的猪肝或猪血，每周进食 1 次富含碘、锌的海产品。为调整其营养需要和消化能力有限的矛盾，建议每天食物通过 3 餐 2 点制供给。在较贫困的农村，要充分利用大豆资源，以解决儿童蛋白质营养问题。每天至少供给 25～50g 大豆制品，以提供约 20g 优质蛋白质。

此外还要培养良好的饮食及卫生习惯，当孩子挑食、偏食时，不要着急，因为纠正不良习惯需要长期、持久的努力。在处理孩子挑食、偏食时，要有耐心，不能操之过急。

(二) 学龄儿童营养与膳食

1. 生理及营养特点　学龄儿童的生长发育不如婴幼儿旺盛，也不如学龄前儿童发育快，但仍处于生长发育的过程，包括体格发育和智力发育。除生殖系统外，其他器官、系统，包括大脑形态发育已逐渐接近成人。因此，各种营养素的需要相对较多。

2. 学龄儿童的合理膳食

(1) 食物多样化，补充足够的营养。

(2) 避免暴饮暴食、偏食挑食及盲目节食，少吃零食。

(3) 重视早餐的供给及早餐的质量，必要时课间加一杯牛奶或豆奶。

(4) 合理膳食制度，以一日三餐为好，烹调时注意食物 的色、香、味、形。

(5) 提倡学校营养午餐。

(6) 注意学习紧张期间的营养与饮食。

(7) 增加体力活动，加强体育锻炼，合理控制饮食，少吃高热能的食物，保持适宜体重。

(8) 培养良好的饮食习惯，注意饮食卫生。

(三) 青少年营养与膳食

1. 生理及营养特点　12～13 岁青春期开始，随之出现人体生长发育的第二个高峰，身高每年可增加 5～7cm，个别的可达 10～12cm，体重年增长 4～5kg，个别的可达 8～10kg。青少年不但生长快，而且第二性征逐渐出现，加之活动量大，学习负担重，对热能和各种营养素的需求都超过成年人。儿童青少年个体间的发育速度差别较大。生长的速度、进入青春期的早晚及持续时间，都有很大的个体差异。性别的差异也很突出，女性因性成熟和生长加速都在男性之前，青春期时体重、身高常超过同龄男孩，待男孩进入青春期后，体重、身高又可再次超过女孩。另外，男性肌肉发育和骨骼发育均较女性显著，女性脂肪组织的积累则大于男性，还因月经失血增加了铁的损失。因此在营养学上也不宜按年龄一视同仁，而应根据具体情况作必要的调整。

2. 青少年的合理膳食

（1）吃好早餐。

（2）摄入充足的食物。

（3）保证优质蛋白质的摄入。

（4）每天食用新鲜蔬菜和水果。

（5）注意食物的色、香、味、形，搭配合理。

（6）注意食品卫生问题。

（7）创造一个轻松、愉快的就餐环境。

（8）不可迷信和依赖“健脑品”、“益智品”。

四、老年人的营养与膳食

衰老是生命的自然进程，是无法改变的，但是合理的营养与膳食则有助于延缓衰老，防止疾病，增强体质，达到延年益寿的目的。

（一）老年人的生理及营养特点

随着年龄的增长，人体各种器官生理功能都会有不同程度的减退，尤其是消化和代谢功能，直接影响人体的营养状况，如牙齿脱落、消化液分泌减少、胃肠蠕动缓慢，使机体对营养素吸收利用下降。故老年人必须从饮食中获得足够的各种营养素，尤其是微量营养素。

老年人胃肠功能减退，应选择易消化的食物，以利于吸收利用。但食物不宜过精，应强调粗细搭配。饮食中应有粗粮和细粮搭配，粗粮如燕麦、玉米所含食物纤维较大米、小麦为多；此外食物加工不宜过精，谷类加工过精会使大量食物纤维丢失，并使谷粒胚乳中的维生素和矿物质丢失。

膳食纤维能增加肠蠕动，起到预防老年性便秘的作用。膳食纤维还能改善肠内菌群，使食物容易消化吸收。近年的研究还说明膳食纤维，尤其是可溶性纤维对血糖、血脂的代谢都起改善作用，这些功能对老年人特别有益。随着年龄的增长，慢性非传染性疾病如心脑血管疾病、糖尿病、癌症等发病率明显增加，膳食纤维在一定程度上有利于这些疾病的预防。故老年人应注意适量摄入膳食纤维。

谷物胚乳中含有的维生素 E 是抗氧化维生素，在人体抗氧化功能中起着重要的作用。老年人抗氧化能力下降，使慢性非传染性疾病的危险增加，故从饮食中摄入足够量抗氧化营养素十分必要。另外某些微量元素，如锌、铬对维持正常糖代谢有重要作用。

老年人基础代谢下降，从老年前期开始就容易发生超重或肥胖。肥胖将会增加慢性非传染性疾病的危险，故老年人要积极参加适宜的体力活动，如走路、太极拳等，以改善各种生理功能。但因老年人血管弹性减低，血流阻力增加，心脑血管功能减退，故活动不宜过量，否则超过心脑血管承受能力，反使功能受损，增加该类疾病的危险。因此，老年人应特别重视合理调整进食量和体力活动的平衡关系，把体重维持在适宜范围内。

（二）老年人的合理膳食

1. 平衡膳食　为使老年人获得合理营养，达到平衡饮食，应提供符合老年人供给量标准的饮食，满足营养需要。要注意老年人体重变化，防止能量过剩引起肥胖。

2. 食物多样化　为使主食与副食来源多样化，并保持各种营养素的比例，对老年人饮食应保证有粮谷类，蔬菜、水果类，肉、鱼、禽、蛋类，大豆、奶类以及油盐5类食物组成，以提供完善、全面的营养。

3. 符合老人消化生理特点　根据老年人消化生理特点，提供符合老年人营养需要饮食。应少吃或不吃荤油、肥肉、油炸食物、肉汤、甜点心及胆固醇较高食物。

4. 少量多餐　因老年人对一时性低血糖或高血糖耐受能力降低，所以进餐时间不宜间隔过长，防止过饥过饱。应提倡少量多餐，每天食物可分4～5次进食，要注意早餐质量。

5. 良好感官性状　注意食物的色、香、味、形状，食物硬度适中，既应适合老年人咀嚼与吞咽功能，又能保持食物风味。

6. 就餐环境舒适　为老人提供安静、良好进餐环境，使其充分享受进食的乐趣。

7. 不能盲目节食　有些食物对某些老年人会引起不舒服，但不能任意取消某类食物，以免减少对食物选择的余地。

【思考题】

1. 什么是营养、营养素？营养素分为几大类？产热的营养素、不能产热的营养素分别是哪些？

2. 必需氨基酸、氨基酸模式、限制氨基酸、氮平衡、蛋白质互补作用的概念是什么？

3. 食物蛋白质的营养学评价主要从哪些方面进行？

4. 什么是膳食纤维？膳食纤维的营养作用有哪些？

5. 必需脂肪酸的概念和种类是什么？

6. 维生素A、维生素D、维生素B_1、维生素B_2、维生素C、维生素PP、叶酸的缺乏症分别有哪些表现？

7. 钙、铁、锌、碘、硒的营养缺乏症分别是什么？

8. 什么是食物的营养价值？食物的营养价值高低取决于哪些？

9. 谷类、豆类、蔬菜和水果、肉类、鱼类、蛋类、奶类的营养价值特点各是什么？

10. 合理营养的概念和基本要求是什么？

11. 营养调查包括哪些内容？膳食调查常用的方法有哪些？

12. 什么是膳食结构、平衡膳食？

13.《中国居民膳食指南》(2007) 中一般人群膳食指南的主要内容是什么？

14. 孕期营养不良对孕妇及胎儿的影响各有哪些？

15. 母乳喂养婴儿的优点有哪些？

16. 儿童及青少年的合理膳食原则是什么？

17. 老年人的生理及营养特点是什么？

（朱明元）

第二章　社区食品的安全

第一节　常见食品污染及其预防

食品污染（food contamination）是指食品受到有害物质的侵袭，造成食品安全性、营养性或感官性状发生改变，导致对健康危害的现象。食物中一般不含有害物质或含量极少，但在下述情况下可因混入或产生有毒有害物质，致使食品卫生质量及营养价值下降并对人体造成不同程度的健康损害：其一是人类活动可导致其生存的环境介质（水、空气、土壤）受到不同程度的污染，某些对人体有害的污染物可被动植物吸收与富集，最终造成食品污染；其二是食物在生产、加工、运输、储存、销售和烹调过程中受到污染。

食品污染的种类繁多，按污染物的性质一般分为生物性污染、化学性污染和物理性污染三类。

（1）生物性污染尤其是微生物污染是污染范围最广泛、危害最大的一种污染类型，主要由细菌及其毒素、真菌及其毒素导致；除微生物污染外，寄生虫如蛔虫、囊虫、绦虫及其虫卵以及昆虫如甲虫、螨、蛾、蝇、蛆等均可造成食品污染。

（2）化学性污染最为复杂，受到食品在种植、生产和加工过程中人为使用的各种化学物质，常见原因是农药使用不当、工业三废（废水、废气、废渣）未经处理的排放以及在生产中滥用食品添加剂或违规使用劣质材料包装食品等。

（3）物理性污染最常见的是无意或故意造成的杂物污染以及放射性污染。生活中常见的杂物污染如粮食收割、晾晒时混入草籽、沙石，在肉中注水以及在奶粉中掺入大量的淀粉等；食品放射性污染则主要来自放射性物质的开采、冶炼、应用及意外事故造成的污染。

一、生物性污染及其预防

（一）食品腐败变质

食品腐败变质（food spoilage）是指食品在特定环境下，受到以微生物为主的多种因素作用引起的食品成分和感官形状改变，从而使食品的食用价值降低或完全丧失的各种变化。如鱼、肉、禽、蛋腐臭，蔬菜、水果腐烂，粮食霉变以及油脂酸败等。

1. 食品腐败变质的原因　食品是否会发生腐败变质受到食品本身的组成、性质和以微生物为主的环境因素的共同作用，是微生物、环境因素和食物本身三方面相互影响和综合作用的结果。

（1）食品本身的组成和性质　包括食品本身含有的营养成分、水分、pH 值和渗透压等，它在决定食品是否会发生以及发生何种腐败变质的过程中占据基础地位。通常意义上讲，食品水分含量越高越有利于细菌繁殖，而 pH 较低的酸性食品则可抑制多种微生物的生长。

（2）微生物的作用　微生物是引起食品腐败变质的重要原因，其含有分解食品中特定成分的酶，胞外酶可将食物中的多糖、蛋白质水解为简单的物质；胞内酶能分解细胞内的简单物质，且分解产物可使食品具有不良气味。导致食品腐败变质常见的微生物是细菌、霉菌和酵母。一般情况下细菌的作用常比酵母和霉菌占优势，且引起食品腐败变质的强度大于酵母和霉菌。

（3）环境因素　包括环境温度、湿度、紫外线和氧等。通常情况下，环境温度越高、湿度越大越有利于细菌繁殖，氧和紫外线均可加速食品组成成分氧化分解。

2. 食品腐败变质的过程、产物与鉴定指标

（1）食品中蛋白质的分解　肉、鱼、禽、蛋、奶及豆类等富含蛋白质的食品，常以蛋白质分解为腐败变质的特征。蛋白质在微生物酶的作用下首先分解为氨基酸，氨基酸再经过脱氨、脱羧、脱硫作用形成多种腐败产物。我们可从感官指标、物理指标、化学指标和微生物指标四个方面对其进行鉴定：①感官指标是判断以含蛋白质为主的食品是否腐败变质最为常用且较敏感可靠的一类指标，如通过嗅觉就可以判定肉类食品极轻微的腐败变质。②物理指标是针对蛋白质分解时小分子物质增多的现象，通过检测食品浸出物量、浸出液电导率、折光率、冰点下降、黏度上升及 pH 改变等对食品是否腐败变质以及腐败变质的程度进行判定。③化学指标是目前认为与食品腐败变质程度关联性较好的一类指标，常用化学指标是挥发性盐基总氮、二甲胺与三甲胺的含量以及 K 值的测定。

（2）食品中脂肪的酸败　富含油脂的食品腐败变质主要以脂肪酸败为特征。脂肪酸败的程度受脂肪本身的饱和程度、紫外线、氧、水分、天然抗氧化成分以及是否存在铜、铁、镍等金属离子和食品中微生物的解脂酶的影响。其化学过程主要是氧化与水解后产生过氧化物、羟基化合物、醛、酮、醇、酯和低分子脂肪酸等。判断脂肪酸败常用的鉴定指标是：①过氧化值（peroxide value，POV）：过氧化值升高是脂肪酸败的早期指标。②酸价：酸价升高提示已出现酸败。③羰基价、碘价、比重和熔点、折光系数等在脂肪酸败时都会出现不同程度的改变。④感官指标：酸败时发生的脂肪变黄、有“哈喇味”是较敏感且最为实用的指标。

（3）糖类的分解　糖类的分解通常称为发酵或酵解。富含糖类的食物如粮食、蔬菜、水果等经酵解后，可生成各种低级分解产物如醇、醛、酮、酸、二氧化碳和水等。其鉴定指标主要是产气和酸度、甜度、酒精度的升高等。

3. 防止食品腐败变质的措施

（1）低温保藏　低温可以抑制微生物的生长繁殖和酶的活动，使食品发生组织自溶和营养素分解的速度减慢，但并不能杀灭微生物或破坏酶，因而不能终止食品的质量变化，只能说是延长食品的保存期限。通常情况下，肉类在普通家用冰箱冷藏下可存放 5～7 天，冷冻情况下可存放 1 个月。

冷冻可对食品质量产生不同程度的影响，当环境温度逐渐降低达到冰晶生成带时，食品中的水分可形成冰晶体，过大的冰晶压迫细胞导致机械性损伤甚至溃破。而急速升温解冻食品时，由于食品体积发生突然变化，融解水若来不及被食品细胞吸收回到原处，会出现自由水增多、液汁外泄。因此，利用冷冻保存食品应做到“急速冻结、缓慢化解”。此外，为尽可能减少冻藏对食品质量的影响还应做到：①食品冷冻前，应尽量保持新鲜，减少污染。②用水或冰制冷时，要保证水和冰的卫生质量符合饮用水的要求；采用天然冰时，更应注意冻冰水源及其周围污染情况。③防止制冷剂（冷媒）外溢。④冷藏车船要注意防鼠和出现异味。⑤防止冻藏食品的干缩。

（2）高温保藏　食品经高温处理后可破坏其中的酶类并杀灭大多数微生物。若同时配合

真空、密闭等处理可更好的延长食品保存期限，常用的高温防腐方法主要有巴氏消毒法和高温灭菌法。

巴氏消毒法可杀灭一般致病性微生物，但对芽孢无效，其突出优点是能最大限度地保持食品原有的性质，常用于牛奶、果汁、酱油、啤酒及各种饮料类。巴氏消毒法可由多种温度-时间组合方式来实现，如60～65℃加热30min或80～90℃加热30s～1min都是常用的巴氏消毒法。

高温灭菌法通常是在115℃左右加热20min，可同时破坏酶类和杀灭繁殖型、芽孢型的微生物，常用于某些罐头食品的加工过程中。过高的温度可导致食品中蛋白质发生变性，油脂产生过氧化物、低分子分解产物和聚合物（如二聚体、三聚体）以及羰基、环氧基等，不仅降低食品质量，而且带有一定的毒性以及导致淀粉糊化、老化、褐变和焦糖化等。

(3) 脱水与干燥保藏　是一种常用的保藏食品的方法，原理是将食品中的水分降至微生物繁殖所必需的水分以下，当水分活性（a_w）在0.7以下，一般微生物均不易生长。

(4) 腌渍和烟熏保藏　常见的腌渍方法有提高酸度、盐腌、糖渍保藏。

(5) 辐照保藏　主要是用放射线对食品灭菌、杀虫、抑制发芽等，以延长食品的保藏期限，受照射处理的食品称为辐照食品。

目前加工和实验用的辐照源有^{60}Co和^{137}Cs产生的γ射线以及电子加速器产生的低于10兆电子伏（MeV）的电子束。

辐照食品常用戈瑞（Gy）作为射线单位，1 Gy相当于被1kg辐照物吸收1J的能量。因剂量不同，辐照保藏可分为：辐照灭菌、辐照消毒、辐照防腐。

（二）食品细菌污染及其预防

食品中的细菌以假单胞菌属、微球菌属、芽孢杆菌属、肠杆菌属、弧菌属与黄杆菌属、嗜盐杆菌属与嗜盐球菌属、乳杆菌属最为常见。它们大多数是非致病菌，通过其对食品的污染程度可间接估测食品腐败变质的可能性及评价食品卫生质量。

1. 评价食品卫生质量的细菌学指标

(1) 菌落总数　食品中的细菌数量并不考虑细菌的种类，常用菌落总数来表示，是指单位质量（g）、容积（ml）或表面积（cm^2）内所含有的，在严格规定的条件下（培养基及其pH值、培养温度与时间、计数方法等）培养所生成的细菌菌落总数，以菌落形成单位（colony forming unit，cfu）表示。检测菌落总数的意义在于可判断食品的清洁状态和预测食品的保藏期限。

(2) 大肠菌群　包括肠杆菌科的埃希菌属、枸橼酸杆菌属、肠杆菌属和克雷伯菌属，其中埃希菌属所占比例最大，是典型大肠杆菌。其他3属除直接来自粪便外，也可由埃希菌属排出体外7～10天后变异而来，称为非典型大肠杆菌。常采用相当于100g或100ml食品中大肠菌群的可能数来表示，也称大肠菌群最近似数（maximum probable number，MPN）。食品中检出大肠菌群，说明食品曾受到人和/或温血动物粪便的污染。由于大肠菌群与肠道致病菌来源相同，在环境中生存的条件相似，因此大肠菌群可作为肠道致病菌污染食品的指示菌。此外，根据典型或非典型大肠杆菌的检出情况还可大体判断是新近的污染还是陈旧的污染。

2. 细菌污染的预防措施

(1) 加强防止食品污染的宣传教育，在食品生产、加工、储存、销售及食用的各个环节应保持清洁卫生，防止细菌污染食品。

（2）选择合理的食品储存方式，抑制细菌生长繁殖。

（3）采用合理的烹调方法，彻底杀灭细菌。

（4）对食品进行菌落总数、大肠菌群以及致病菌的监测。

（三）霉菌及其毒素对食品的污染及预防

霉菌是真菌的一类。它有细胞壁，不含叶绿素，无根、茎、叶，以寄生或腐生方式生存，能进行有性或无性繁殖的一类生物，霉菌是菌丝体发达而没有子实体的一部分真菌。与食品卫生关系密切的霉菌主要有曲霉菌属、青霉菌属和镰刀霉菌属。

1. 影响霉菌生长和产毒的条件　霉菌产毒需要一定的条件，影响霉菌产毒的条件主要是作为基质的食品中水分含量、环境中的温度和湿度及氧分的含量。

（1）水分和湿度　霉菌的繁殖需要一定的活性水分。因此，食品中的水分含量少，自由运动的水分子以及能提供给霉菌利用的水分也少，则 a_w 越小，不利于霉菌的生长与繁殖，有利于防止食品的腐败变质。

（2）温度　大部分霉菌在 28～30℃都能生长。10℃以下和 30℃以上时生长明显减弱，在 0℃几乎不生长，但个别的可耐受低温。

（3）基质　霉菌繁殖的主要营养来源是糖和少量氮、矿物质。因此，极易在含糖的饼干、面包、粮食等食品上生长。

2. 霉菌污染食品的评定指标　食品受到霉菌污染的程度主要从两个方面进行评定：

（1）霉菌污染度　即单位重量或容积的食品污染霉菌的量，一般以 cfu/g 计。我国已对某些食品制定了霉菌菌落总数的国家限定标准。

（2）食品中霉菌菌相的构成　所谓霉菌菌相是指食品中污染霉菌的种类。一般食品中有较多的曲霉和青霉，则预示食品即将霉变。根据霉和毛霉的出现，常表示食品已经霉变。

3. 黄曲霉毒素（aspergillus flavus toxin，AF）

（1）化学结构和理化性质　黄曲霉毒素是一类结构类似的化合物。目前已经分离鉴定出主要为 B 和 G 两大系列的 20 多种。各种黄曲霉毒素在结构上相似，均含 C、H、O 三种元素，且为二氢呋喃氧杂萘邻酮的衍生物，在结构中含一个双呋喃环和一个氧杂萘邻酮（又叫香豆素）。其结构与毒性和致癌性有关，在二氢呋喃环末端有双键者毒性较强，并有致癌性。因黄曲霉毒素 B_1 的毒性最强、含量最大，在食品检测中通常以 AFB_1 为污染指标。

黄曲霉毒素在紫外光照射下可发出荧光，耐热，一般的烹调加工难以破坏。在加热到280℃才缓慢发生裂解，在中性和酸性环境中稳定，在强碱性环境中能迅速分解，形成香豆素钠盐，能溶于氯仿和甲烷，而不溶于水、正己烷、石油醚及乙醚中。

（2）黄曲霉毒素对食品的污染　由于黄曲霉产毒要求湿度 80%～90%，温度 25～30℃，含氧量 1%，故我国长江以南地区黄曲霉毒素污染要比北方地区严重。主要污染的粮食作物为花生、花生油和玉米，其次是大米、小麦，豆类很少受到污染。

（3）危害　黄曲霉毒素有很强的急性毒性，也有明显的慢性毒性和致癌性。

黄曲霉毒素属于剧毒物质，其毒性为氰化钾的 10 倍。黄曲霉毒素对鱼、鸡、鸭、大鼠、豚鼠、兔、猫、狗、猪、牛、猴及人均有强烈毒性作用，经口一次大量摄入后，可导致肝实质细胞坏死、胆管上皮增生、肝脏脂肪浸润、脂质消失延迟以及肝脏出血等。国内外曾有黄曲霉毒素引起人急性中毒的报道。

长期小剂量摄入黄曲霉毒素可造成慢性损害。从实际意义来看，慢性损害比急性中毒更值得重视。黄曲霉毒素导致慢性中毒的表现主要是动物生长障碍，肝脏出现亚急性或慢性损伤，食物利用率下降、体重减轻、生长发育迟缓、雌性不育或产仔少等。

黄曲霉毒素可诱使多种动物发生癌症。肝癌流行病学调查研究表明，凡食物中黄曲霉毒素污染严重和人类实际摄入量比较高的地区，原发性肝癌发病率高。

(4) 黄曲霉毒素危害的预防措施　预防黄曲霉毒素对人类健康危害的主要措施是加强对食品的防霉、去毒，并进行经常性食品卫生检测且严格执行食品卫生标准。

食品防霉是预防黄曲霉毒素污染的根本措施。采用的方法主要有农作物在种植时做好防虫和抗倒伏以及收割时尽可能保持外壳的完整性，控制粮食的水分含量在安全水分以下，以及在储存时充入惰性气体代替空气等方法。

使用物理、化学和生物方法均可不同程度地去除部分黄曲霉毒素。常用的方法有挑选霉粒法、碾压加工法、加水搓洗法、植物油加碱去毒法、白陶土吸附、紫外线破坏以及利用某些细菌、霉菌将其分解等方法。

我国结合现有毒理学研究资料和实际情况制订的食品中黄曲霉毒素含量限定标准规定，玉米、花生及其制品中黄曲霉毒素含量应低于 20μg/kg，大米及除花生油外其他植物油应低于 10μg/kg，其他粮食、豆类和发酵食品应低于 5μg/kg，婴儿食品中不得检出。

4. 镰刀菌毒素　镰刀菌毒素种类较多，与食品卫生关系密切的主要是单端孢霉烯族化合物、玉米赤霉烯酮、丁烯酸内酯、伏马菌素等毒素。

(1) 单端孢霉烯族化合物是一组主要由镰刀菌的某些菌种所产生的生物活性和化学结构相似的有毒代谢产物，其基本化学结构是倍半萜烯。该化合物化学性能非常稳定，一般能溶于有机溶剂，微溶于水，它们具有较强的细胞毒性、免疫抑制和致畸作用，有的有弱致癌性，0.1～10mg/kg 单端孢霉烯族化合物即可诱发人和动物呕吐。

(2) 玉米赤霉烯酮主要由禾谷镰刀菌、黄色镰刀菌、木贼镰刀菌等产生，是一类具有二羟基苯酸内酯结构的化合物。它具有类雌激素作用，且主要作用于生殖系统，猪对该毒素最敏感。玉米赤霉烯酮主要污染玉米，也可污染小麦、大麦、燕麦和大米等粮食作物。

(3) 伏马菌素是最近受到发达国家极大关注的一种霉菌毒素，由串珠镰刀菌产生，有两类结构相似的有毒物质，分别被命名为伏马菌素 B_1（FB_1）和伏马菌素 B_2（FB_2），食品以 FB_1 污染为主。伏马菌素可引起马的脑白质软化症，羊的肾病变，狒狒心脏血栓，抑制鸡的免疫系统，猪和猴的肝脏毒性，猪的肺水肿，还可以引起动物实验性的肝癌。FB_1 主要污染玉米及玉米制品，FB_1 为水溶性霉菌毒素，对热稳定，不易被蒸煮破坏，所以同黄曲霉毒素一样，控制农作物在生长、收获和储存过程中的霉菌污染仍然是至关重要。

二、化学性污染及其预防

(一) 农药污染及其预防

农药是指用于预防、消灭或控制危害农业、林业的病、虫、草和其他有害生物以及有目的地调节植物、昆虫生长的化学合成或者来源于生物、其他天然物质的一种或几种物质的混合物制剂。

按用途可将农药分为杀虫剂、杀菌剂、除草剂、落叶剂和植物生长调节剂等。其中使用最多的是杀虫剂、杀菌剂和除草剂三大类。按化学组成及结构可将农药分为有机磷、氨基甲酸酯、拟除虫菊酯、有机氯、有机砷、有机汞等类型。

农药可以提高农作物产量，提高农业的经济效益，增加粮食供应。但农药的大量使用，不仅可通过食物、水、空气和皮肤接触等途径对人体造成多方面的危害，如急、慢性中毒和致癌、致畸、致突变作用。此外，农药还可对环境造成严重污染，使环境质量恶化，生物种类减少，生态平衡破坏等。

1. 农药污染食品的途径　进入环境中的农药，可通过多种途径污染食品，约90%进入人体的农药是通过食物链的食物摄入。食品中残留的农药主要来源有：

（1）施用农药对农作物的直接污染　其污染程度主要取决于：①农药性质；②剂型及施用方法；③施药浓度和时间及次数；④气象条件。

（2）农作物从污染的环境中吸收农药　由于施用农药和工业三废的污染，大量农药进入空气、水和土壤，成为环境污染物，农作物便可长期从污染的环境尤其是土壤和灌溉水中吸收农药。

（3）通过食物链污染食品　如饲料被农药污染则可导致肉、奶、蛋的污染，含农药的水可污染江、河、湖、海进而污染水产品等。

（4）其他来源的污染　①粮食使用熏蒸剂。②在禽畜饲养场所中施用农药。③粮食储存、加工、运输、销售过程中的污染：如混装、混放、容器及车船污染等。④事故性污染，如将拌过农药的种子误当粮食吃，误将农药加入或掺入食品中，施用时用错品种或剂量而致农药高残留等。

2. 食品储藏、加工对农药残留量的影响　谷物在仓储过程中残留农药可缓慢降解，但部分农药可逐渐渗入内部而致谷粒内部残留量增高。常用的食品加工过程一般可不同程度降低农药残留量，但特殊情况下亦可使农药浓缩、重新分布或生成毒性更大的物质。

3. 农药污染的预防措施　预防农药污染的措施主要有：加强对农药生产和经营管理，安全合理使用农药，制定和严格执行食品中农药残留限量标准和制定适合我国的农药政策。

（二）有害金属对食品的污染

环境中约有80余种金属元素可以通过食物和饮水、呼吸道及皮肤接触等途径进入人体，其中某些元素在较低剂量下即可对人体产生明显的毒作用，如铅、镉、汞等，常被称为有毒金属。即使是某些必需元素如铬、锰、锌、铜等，如摄入过量也可对人体产生较大的毒作用或潜在危害。

1. 有害金属污染食品的途径　食品中的有害金属主要来源于：①某些地区的自然环境中本底含量过高；②人为环境污染造成有毒有害金属元素对食品的污染；③食品加工、储存、运输和销售过程中接触的机械、管道、容器以及添加剂中含有有毒有害金属元素导致食品污染。

摄入被有害金属元素污染的食品可对人体产生多方面的危害，危害具有强蓄积性、生物富集作用明显，且常以慢性中毒和远期危害为共同特征。

2. 有害金属污染的预防措施

（1）消除污染源。

（2）制定各类食品中有毒有害金属的最高允许限量标准，加强经常性的监督检测工作。

（3）妥善保管有毒有害金属及其化合物，防止误食、误用或意外以及人为污染食品。

（4）在确保使用安全性的基础上尽可能减少损失的原则下，对已污染的食品应根据污染物种类、来源、毒性大小、污染方式、程度和范围、受污染食品的种类和数量等不同情况作科学的处理。

（三）*N*-亚硝基化合物污染及其预防

N-亚硝基化合物是对动物具有较强致癌作用的一类化学物质，在已研究的300多种亚

硝基化合物中，有 90%具有致癌性。

1. N-亚硝基化合物的结构特点及理化性质　根据分子结构不同 N-亚硝基化合物可分为亚硝胺和亚硝酰胺两类。低分子量的亚硝胺（如二甲基亚硝胺）在常温下为黄色油状液体，高分子量的亚硝胺多为固体；溶于有机溶剂，特别是三氯甲烷。亚硝胺在中性和碱性环境中较稳定，在酸性环境中易破坏。亚硝酰胺的化学性质活泼，在酸性和碱性条件中均不稳定。

2. N-亚硝基化合物的前体物　天然食品中 N-亚硝基化合物的含量甚微，但很多食品中含有的硝酸盐、亚硝酸盐以及胺类的前体物可在人体内合成 N-亚硝基化合物。

硝酸盐和亚硝酸盐广泛存在于人类环境中，是自然界中最普遍的含氮化合物，一般蔬菜中的硝酸盐含量较高，而亚硝酸盐含量较低，但腌制不充分和不新鲜的蔬菜、泡菜中含有较多的亚硝酸盐，在硝酸盐还原菌的作用下，可转变成亚硝酸盐。

含氮的有机胺类化合物也是 N-亚硝基化合物的前体物，它广泛存在于环境和食物中，食品中天然含有的成分如蛋白质、氨基酸、磷脂等在一定条件下均可生成胺类物质。

前体物质可在机体内合成亚硝基化合物，胃是合成亚硝胺的主要场所，其 pH 为 1～4，适合亚硝胺的合成。此外，口腔和感染的膀胱也可以合成一定量的亚硝胺。

3. N-亚硝基化合物的危害　N-亚硝基化合物可通过呼吸道、消化道、皮下肌肉注射、皮肤接触等途径诱发动物肿瘤，且表现剂量-效应关系。迄今为止，还未发现一种动物对 N-亚硝基化合物的致癌作用具有抵抗力。N-亚硝基化合物可通过胎盘和乳汁使子代动物发生肿瘤，甚至影响到第三代和第四代。除诱发肿瘤外，N-亚硝基化合物还有致畸作用和致突变作用。实验表明，亚硝酰胺不仅是一类直接致突变物，而且对动物有很强的致畸作用，并存在剂量-效应关系。但亚硝胺的致畸作用很弱，且需经哺乳动物的混合功能氧化酶系统代谢活化后才具有致突变性。

4. N-亚硝基化合物污染的预防措施

(1) 减少其前体物的摄入量，如限制食品加工过程中的硝酸盐和亚硝酸盐的添加量，尽量食用新鲜蔬菜等。

(2) 阻断 N-亚硝基化合物的体内合成，多食用富含能阻断 N-亚硝基化合物合成的成分或食品，如维生素 C、维生素 E、大蒜素及某些多酚类的物质均可阻断 N-亚硝基化合物的合成。

(3) 制定食品中的最高限量标准，并进行经常性卫生监督。

(四) 多环芳烃和杂环胺类化合物污染及其预防

1. 苯并 (a) 芘　苯并 (a) 芘 (BaP) 常温下为浅黄色针状结晶，其性质稳定。溶于苯、甲苯、二甲苯及环己烷中，稍溶于甲醇和乙醇，在水中溶解度仅为 0.5～0.6μg/L，阳光、荧光及臭氧均可使其氧化，可与 NO 或 NO_2 作用发生硝基化，在苯中呈蓝色或紫色荧光。

(1) BaP 污染食品的途径　食品中的多环芳烃主要有以下几个来源：①食品在烘烤或熏制时直接受到污染；②食品成分在烹调加工时经高温裂解或热聚形成，这是食品中多环芳烃的主要来源；③植物性食物可吸收土壤、水中污染的多环芳烃，并可受大气飘尘直接污染；④食品加工过程中，受机油污染，或食品包装材料的污染，以及在柏油马路上晾晒粮食可使粮食受到污染；⑤污染的水体可使水产品受到污染；⑥植物和微生物体内可合成微量的多环芳烃。

（2）BaP的危害　BaP对动物的致癌性是肯定的，它能成功诱发大鼠、小鼠、地鼠、豚鼠、蝾螈、兔、鸭及猴等动物肿瘤，在小鼠可经胎盘使子代发生肿瘤，在大鼠可致胚胎死亡、仔鼠免疫功能下降。流行病学调查表明人类摄入多环芳烃化合物与肺癌、胃癌发生率呈正相关。

（3）BaP污染的预防措施　主要包括防止污染、去毒和制定食品中最高允许限量标准。

2. 杂环胺　在烹饪肉和鱼类过程中，若食物与火焰接触或燃烧，其中的某些成分在高温下可裂解生成杂环胺类。杂环胺为带杂环的伯胺，可诱发小鼠肝脏肿瘤，也可诱发出肺、前胃和造血系统的肿瘤，大鼠可发生肝、肠道、乳腺等器官的肿瘤。防止杂环胺的危害主要应做到以下方面：

（1）改进烹调方法，尽量不要采用油煎和油炸的烹调方法，避免过高温度，不要烧焦食物。

（2）增加蔬菜、水果的摄入量，膳食纤维可以吸附杂环胺，且其中的一些活性成分又可抑制杂环胺的致突变作用。

（3）建立完善的杂环胺的检测方法，开展食物杂环胺含量检测，研究其生成条件和抑制条件，以及在体内的代谢情况，毒害作用的阈剂量等方面的研究，尽早制定食品中的最高允许限量标准。

（五）食品容器、包装材料和设备的污染及其预防

1. 塑料及其添加剂

（1）常用塑料及卫生问题

1）聚乙烯（PE）和聚丙烯（PP）：由于这两种塑料都是氢饱和的聚烯烃，它们和其他元素的相容性很差，故能够加入其中的添加剂包括色料的种类很少，因而薄膜的固体成形品都很难印刷上鲜艳的图案。毒性也较低，属于低毒物质。高压聚乙烯质地柔软，多制成薄膜，其特点是具透气性、不耐高温、耐油性亦差。低压聚乙烯坚硬、耐高温，可以煮沸消毒。聚丙烯透明度好，耐热，具有防潮性（其透气性差），常用于制成薄膜、编织袋和食品周转箱等。两种单体沸点较低而易于挥发，一般无残留。

2）聚苯乙烯（PS）：也属于聚烯烃，但由于在每个乙烯单元中含有一个苯环，因而比重较大，C∶H比例为1∶1，燃烧时冒黑烟。聚苯乙烯塑料有透明聚苯乙烯和泡沫聚苯乙烯两个品种（后者在加工中加入发泡剂制成，如快餐饭盒）。由于属于氢饱和烃，因而相容性差，可使用的添加剂种类很少，其主要卫生问题是存在一定量的单体苯乙烯及甲苯、乙苯和异丙苯等时，则具毒性。如每天接触苯乙烯达400mg/kg体重可抑制动物的繁殖能力并致肝肾重量下降。以聚苯乙烯容器储存牛奶、肉汁、糖液及酱油等可产生异味；储放发酵奶饮料后，可能有极少量苯乙烯移入饮料，其移入量与储存温度、时间成正比。

3）聚氯乙烯（PVC）是氯乙烯的聚合物，其相容性比较广泛，可以加入多种塑料添加剂。聚氯乙烯存在的主要安全性问题是：①可能存在未聚合的氯乙烯单体，氯乙烯可在体内与DNA结合而引起毒性作用，主要作用于神经系统、骨髓和肝脏，现已证实其是一种致癌物，许多国家有聚氯乙烯及其制品中氯乙烯含量控制标准；②含多种塑料添加剂；③热解产物。

4）聚氯乙烯透明度较高，但易老化和分解，一般用于制作工业用薄膜、盛装液体用瓶，硬聚氯乙烯可制作管道。

聚碳酸酯塑料（PC）有无毒、耐油脂的特点，广泛用于食品包装，可用于制造食品的模具、婴儿奶瓶等。

5）三聚氰胺甲醛塑料与脲醛塑料：前者又名密胺塑料，为三聚氰胺与甲醛缩合热固而成。后者为尿素与甲醛缩合热固而成，称为电玉，两者均可制成食具，且可耐120℃高温。未充分参与聚合反应的游离甲醛是此类塑料制品的卫生问题，甲醛含量则往往与模压时间有关，时间愈短则含量愈高。

6）聚对苯二甲酸乙二醇酯塑料：可制成直接或间接接触食品的容器和薄膜，特别适合于制复合薄膜。在聚合中使用的含锑、锗、钴和锰催化剂残留是其主要卫生问题。

7）不饱和聚脂树脂及玻璃钢制品：以不饱和聚脂树脂加入过氧甲乙酮为引发剂，环烷酸钴为催化剂，玻璃纤维为增强材料制成的玻璃钢主要用于盛装肉类、水产、蔬菜、饮料以及酒类等食品的储槽，也大量用作饮用水的水箱。

（2）塑料添加剂　为保证塑料制品的质量，在加工时可能添加多种添加剂，有些添加剂可能对人体有毒害作用，因此选用时应加以注意。

1）增塑剂：为增加塑料制品的可塑性，使其能在较低温度下加工的物质，在加工时一般会添加化学性质稳定、在常温下为液态并易与树脂混合的有机化合物，邻苯二甲酸酯类是应用最广泛且毒性较低的一种，此外二丁酯，二辛酯在许多国家也都允许使用。

2）稳定剂：是防止塑料制品在空气中长期受光的作用，或长期在较高温度下降解的一类物质。稳定剂多为金属盐类，如三盐基硫酸铝、二盐基硫酸铝或硬脂酸铅盐、钡盐、锌盐及镉盐，其中铅盐耐热性强，但铅盐、钡盐和镉盐对人体危害较大，一般这类稳定剂不用于食品加工、用具和容器的塑料中。锌盐稳定剂在许多国家均允许使用，其用量规定为1%～3%。除二丁基锡外，有机锡稳定剂工艺性能好且毒性较低，二辛基锡更被认为经口摄入是无毒的物质。

其他塑料添加剂还有抗氧化剂如丁基羟基茴香醚（BHA）、二丁基羟基甲苯（BHT），抗静电剂，润滑剂，着色剂等。

2. 橡胶　橡胶也是高分子化合物，有天然和合成两种，其中的毒性物质主要表现在橡胶胶乳及其单体和橡胶添加剂两个方面。

（1）橡胶胶乳及其单体　合成橡胶单体因橡胶种类不同而异，大多是由二烯类单体聚合而成的。丁橡胶和丁二橡胶的单体为异丁二烯、异戊二烯，有麻醉作用，但尚未发现有慢性毒作用；苯乙烯丁二橡胶，其蒸汽有刺激性，但小剂量未发现有慢性毒性作用；丁腈（丁二烯丙烯腈）耐热性和耐油性较好，但其单体丙烯腈有较强毒性，也可引起出血并有致畸作用，美国已将其溶出限量由0.3mg/kg降至0.05mg/kg；氯丁二烯橡胶的单体1，3-二氯丁二烯，有报告可致肺癌和皮肤癌，但有争论；硅橡胶的毒性较小，可用于食品工业，也可作为人体假体使用。

（2）添加剂　主要的添加剂有硫化促进剂、防老剂和填充剂。

1）硫化促进剂：可促进橡胶硫化作用，以提高其硬度、耐热度和耐浸泡性。无机促进剂有氧化锌、氧化镁、氧化钙等均较安全，氧化铅由于对人体的毒性作用应禁止用于食具；有机促进剂多属于醛胺类，一般对人体有害，不宜用作食品工业橡胶。

2）防老化剂：是为增强橡胶的热稳定性、耐酸性、耐臭氧性以及耐曲折龟裂性等而使用，防老化剂不宜采用芳香胺类而宜用酚类，因前者衍生物及其化合物具有明显的毒性。

3）充填剂：主要有两种，即炭黑和氧化锌。炭黑提取物在Ames试验中，被证实有明显的致突变作用，故要求其应具备高纯度，并限制其苯并（a）芘含量。

3. 涂料　溶剂挥干成膜涂料如过氧乙烯漆、虫胶漆等，是将固体涂料树脂（成膜物质）溶于溶剂中，涂覆并溶剂挥干后树脂则析出成膜。由于此种树脂涂料要求其聚合度不能太高，分子量也需较小，才能溶于溶剂中。因此与食品接触，常可溶出造成食品污染。而且在溶化时，需加入增塑剂以防龟裂，后者可污染食品。

加固化剂交联成膜树脂的主要代表为环氧树脂和聚酯树脂，常用固化剂为胺类化合物。此类成膜后分子非常大，除未完全聚合的单体及添加剂外，涂料本身不易向食品移行，其毒性主要在于树脂中存在的单体环氧丙烷与未参与反应的固化剂等。

环氧成膜树脂，以干性油为主的油漆属于这一类，干性油在加入的催干剂（多为金属盐类）作用下形成漆膜，此类漆膜不耐浸泡，不宜盛装液态食品。

高分子乳液涂料如聚四氟乙烯树脂，可耐热280℃，属于防粘的高分子颗粒型，多涂于煎锅或烘干盘表面，以防止烹调食品黏附于容器上，其主要卫生问题是聚合不充分时，可能会有含氟低聚物溶于油脂中，在使用时，加热不能超过其耐受温度280℃，否则会使其分解产生挥发性很强的有毒害的氟化物。

4. 陶瓷、搪瓷及其他包装材料

（1）陶瓷和搪瓷都是以釉彩涂于素烧胎（陶瓷）或金属坯（搪瓷）上经800～900℃高温炉烧结而成。其主要卫生问题是由釉彩引起，釉的彩色大多数为无机金属颜料，如硫镉、氧化铬、硝酸锰。上釉彩工艺不同，其危害大小有别，其中釉上彩的彩粉中的有害金属易于移入食品中，而釉下彩则不宜移入。由于不同彩料中所含有的重金属不同，所以溶出的金属也不一定相同。

（2）铝制品的主要卫生问题在于回收铝的制品，由于回收铝中含有较多的杂质，因此我国1990年规定，回收铝不得用来制作食具，如必须使用则仅供制作铲、瓢、勺，且应符合《铝制食具容器卫生标准》（GB11333）。

（3）不锈钢制品应重点控制其中铅、铬、镍、镉和砷的含量，要求在4%乙酸浸泡液中分别不高于1.0mg/L、0.5mg/L、3.0mg/L、0.02mg/L及0.04mg/L。

（4）玻璃制品的主要成分为二氧化硅，毒性小，但制作时应注意原料的纯度，其中可能含有以铅为主的有毒金属，尤其是高脚酒杯等高档玻璃器皿的制作，常加入铅化合物，其数量可达玻璃重量的30%，这是玻璃制品较为突出的卫生问题。

（5）包装纸主要存在四个卫生问题　①荧光增白剂；②废品纸的化学污染和微生物污染；③浸蜡包装纸中多环芳烃；④彩色或印刷图案中油墨的污染等，都必须加以严格控制管理。

我国1990年规定：①食品包装用原纸不得采用社会回收废纸做原料，禁止添加荧光增白剂等有害助剂；②食品包装用原纸的印刷油墨、颜料应符合食品卫生要求，油墨、颜料不得印刷在接触食品面；③食品包装用石蜡应采用食品级石蜡，不得使用工业级石蜡。

5. 复合包装材料　复合包装材料的主要卫生问题是黏合剂，黏合剂除可采用改聚丙烯直接黏合外，有的是采用聚氨酯型黏合剂，它常含有甲苯、二异氰酸酯，蒸煮食物时，二异氰酸酯可以移入食品，水解后可以产生具有致癌作用的2，4-二氨基甲苯。

三、物理性污染及其预防

（一）电离辐射的单位和天然放射性本底

电离辐射包括α射线、β射线、γ射线和X射线等。20世纪70年代以后，国际辐射单位测量委员会（ICRU）推荐使用国际制单位（SI）取代先前使用的厘米-克-秒制（CGS）单位（表3-2-1）。

表3-2-1　电离辐射单位

	SI单位	符号	CGS单位	符号
吸收剂量	戈瑞	Gy	拉德	rad
剂量当量	希（沃特）	Sv	雷姆	rem
放射性活度	贝可（勒尔）	Bq	居里	Ci
照射量	库仑	C	伦琴	R

天然放射性本底是指自然界本身固有的，未受人类活动影响的电离辐射水平。它主要来源于宇宙线和环境中的放射性核素。

（二）食品中的放射性核素的来源

1. 天然放射性核素　由于生物体和其所处的外环境之间固有的物质交换过程，在绝大多数动植物性食品中都不同程度的含有天然放射性物质，亦即食品的放射性本底。

2. 环境中人为的放射性核素向食品中的转移　人为因素如核爆炸、核废物的排放及意外事故等均可导致放射性核素污染环境，环境中的放射性核素可通过以下主要途径向食品中转移：

（1）向水生生物体内转移。

（2）向植物转移。

（3）向动物转移。

（三）食品放射性污染对人体的危害

食品放射性污染对人体的危害是由于摄入污染食品后放射性物质对人体内各种组织、器官和细胞产生的低剂量长期内照射效应导致，主要表现为对免疫系统、生殖系统的损伤和致癌、致畸、致突变作用。

（四）放射性污染的预防措施

预防食品放射性污染及其对人体危害的主要措施是加强对污染源的卫生防护和经常性的卫生监督，定期进行食品卫生监测，严格执行国家卫生标准，使食品中放射性物质的含量控制在允许的范围之内。

第二节　食品添加剂

一、食品添加剂的定义及分类

食品添加剂（food additives）是为改善食品品质和色、香、味，以及防腐和加工工艺需要而加入食品中的化学合成或天然物质。《中华人民共和国食品卫生法》明确规定，营养强化剂也属于食品添加剂的范围。

食品添加剂按其来源分为天然食品添加剂和人工化学合成食品添加剂两类。一般认为，天然食品添加剂的毒性比化学合成食品添加剂低，随着人们健康意识的提高，对天然食品添加剂的需求量越来越大，因而天然食品添加剂已成为食品工业领域的研究热点之一。

1990 年我国颁布的“食品添加剂分类和代码”，按其主要功能作用分为：酸度调节剂、抗结剂、消泡剂、抗氧化剂、漂白剂、膨松剂、胶姆糖基础剂、着色剂、护色剂、乳化剂、酶制剂、增味剂、面粉处理剂、被膜剂、水分保持剂、营养强化剂、防腐剂、稳定和凝固剂、甜味剂、增稠剂、其他共 21 类，另有食用香料、加工助剂。常用的食品添加剂主要有：

（一）抗氧化剂

抗氧化剂的作用机理比较复杂，有的抗氧化剂如维生素 E 由于本身极易被氧化，首先与氧反应，从而保护了食品；有的抗氧化剂可以放出氢离子将油脂在自动氧化过程中所产生的过氧化物分解破坏；有些可与其所产生的过氧化物结合，形成氢过氧化物，使油脂氧化过程中断，从而阻止氧化过程的进行，而本身形成抗氧化剂自由基，可形成稳定的二聚体。常用的抗氧化剂有 BHA、BHT、特丁基对苯二酚（TBHQ）、没食酸丙酯（PG）、茶多酚等。

1. BHA　因其加热后效果保持性好，是目前国际上广泛使用的抗氧化剂之一，和其他抗氧化剂有协同作用，并与增效剂如枸橼酸等使用，其抗氧化效果更为显著，一般认为 BHA 毒性很小，较为安全。

2. BHT　与其他抗氧化剂相比，稳定性较高，耐热性好，在普通烹调温度下影响不大，抗氧化效果也好，用于长期保存的食品与焙烤食品很有效。是目前国际上特别是在水产加工方面广泛应用的廉价抗氧化剂。一般与 BHA 并用，并以枸橼酸或其他有机酸为增效剂，相对 BHA 来说，毒性稍高一些。

3. PG　对热比较稳定，尤其对猪油的抗氧化作用较 BHA 和 BHT 强，毒性较低。

4. TBHQ　是较新的一类酚类抗氧化剂，其抗氧化效果较好。

（二）漂白剂

漂白剂是一类能产生二氧化硫的物质，二氧化硫遇水则形成亚硫酸。除具有漂白作用外，还具有防腐作用。此外，由于亚硫酸的强还原性，能消耗果蔬组织中的氧，抑制氧化酶的活性，可防止果蔬中的维生素 C 氧化破坏。

亚硫酸盐在人体内可被代谢成为硫酸盐，通过解毒过程从尿中排出。亚硫酸盐类化合物不适用于动物性食品，以免产生不愉快的气味，亚硫酸盐对维生素 B_1 有破坏作用，故维生素 B_1 含量较多的食品如肉类、谷物、乳制品及坚果类食品也不适合使用，此外因其能导致过敏反应而在美国的使用受到严格限制。

（三）着色剂

着色剂又称色素，是使食品着色后提高其感官性状的一类物质。食用色素按其性质和来源，可分为食用天然色素和食用合成色素两大类。

1. 食用合成色素　属于人工合成色素，合成色素的特点是色彩鲜艳、性质稳定、着色力强、牢固度大、可取得任意色彩，加上成本低廉，使用方便，但大多数对人体有害。合成色素的毒性有的为本身的化学性能对人体有直接毒性，有的是在代谢过程中产生有害物质或在生产过程被砷、铅或其他有害化合物污染。

在我国目前允许使用的合成色素有苋菜红、胭脂红、赤鲜红（樱桃红）、新红、诱惑红、柠檬黄、日落黄、亮蓝、靛蓝以及合成的 β-胡萝卜素、叶绿素铜钠和二氧化钛等。

2. 食用天然色素　天然色素主要是由动植物组织中提取的色素，其成分复杂，经过纯化后的天然色素，其作用也有可能和原来的不同，且在精制的过程中，其化学结构也可能发生变化；此外在加工的过程中，还有被污染的可能，故不能认为天然色素就一定是纯净无害的。

(四) 护色剂

护色剂又称发色剂，在食品的加工过程中，为了改善或保护食品的色泽，除了使用色素直接对食品进行着色外，有时还需要添加适量的发色剂，如肉制品中添加的亚硝酸盐在酸性条件下会生成亚硝酸，在常温下，也可分解产生亚硝基，此时生成的亚硝基会很快与肌红蛋白反应生成稳定的、鲜艳的、亮红色的亚硝化肌红蛋白，使制品呈现良好的色泽。但过量使用亚硝酸盐，可使正常的血红蛋白变成高铁血红蛋白，失去携带氧的能力，导致组织缺氧。其次亚硝酸盐为亚硝基化合物的前体物，其致癌性引起了国际上的注意，因此各方面要求把硝酸盐和亚硝酸盐的添加量，在保证发色的情况下，限制在最低水平。

(五) 酶制剂

酶制剂指从生物（包括动物、植物、微生物）中提取具有生物催化能力酶特性的物质，主要用于加速食品加工过程和提高食品产品质量。

我国允许使用的酶制剂有：木瓜蛋白酶——自未成熟的木瓜的胶乳中提取以及由米曲霉、枯草芽孢杆菌等所制得的蛋白酶；α-淀粉酶——多来自枯草杆菌；糖化型淀粉酶——我国用于生产本酶制剂的菌种有黑曲霉、根酶、红曲酶、拟内孢酶；由黑曲霉、米曲霉、黄曲霉生产的果胶酶等。

(六) 增味剂

增味剂是指为补充、增强、改进食品中的原有口味或滋味的物质。有的称为鲜味剂或品味剂。我国目前最常用的增味剂是谷氨酸钠，谷氨酸钠为含有一分子结晶水的L-谷氨酸一钠，易溶于水，在150℃时失去结晶水，210℃时发生吡咯烷酮化，生成焦谷氨酸，270℃左右时则分解。对光稳定，在碱性条件下加热发生消旋作用，呈味力降低。在pH5以下的酸性条件下加热时易发生吡咯烷酮化，变成焦谷氨酸，呈味力降低。在中性时加热则很少发生变化。

谷氨酸钠属于低毒物质，一般用量下不存在毒性问题，而核苷酸系列的增味剂均广泛的存在于各种食品中，更无需特殊规定。

(七) 防腐剂

防腐剂是指能抑制食品中微生物的繁殖，防止食品腐败变质，延长食品保存期的物质，一般分为酸型防腐剂、酯型防腐剂和生物型防腐剂。

1. 酸型防腐剂　常用的有苯甲酸、山梨酸和丙酸（及其盐类），此类防腐剂的抑菌效果主要取决于它们未解离的酸分子，其效力随pH而定，酸性越大，效果越好，在碱性条件下几乎无效。以苯甲酸及其钠盐、山梨酸及其盐类、丙酸及其盐类和脱氢醋酸及其钠盐较为常用。

2. 酯型防腐剂　包括8种对羟基苯甲酸酯类，生产成本较高，对霉菌和酵母的作用较强，但对细菌特别是革兰阴性杆菌及乳酸菌的作用较差。作用机制为抑制微生物细胞呼吸酶和电子传递酶系的活性，以及破坏微生物的细胞膜结构，其水解产物对羟基苯甲酸易从尿中排出，不在体内蓄积。我国目前仅限于应用丙酯和乙酯。

3. 生物型防腐剂　主要是乳酸链球菌素，乳酸链球菌素是乳酸链球菌属微生物的代谢产物，其优点是在人体的消化道内可为蛋白水解酶所降解，因而不以原有的形式被吸收入体内，是一种比较安全的防腐剂。

（八）甜味剂

是指赋予食品甜味的食品添加剂。按来源可分为天然甜味剂和人工合成甜味剂，前者包括糖醇类（木糖醇、山梨醇、甘露醇、乳糖醇、麦芽糖醇、异麦芽糖醇、赤藓糖醇）和非糖类（甜菊糖苷、甘草、奇异果素、罗汉果素、索马甜）；人工合成甜味剂常用的是糖精、阿斯巴甜、阿力甜及蔗糖的衍生物等。

甜味剂按营养价值可分为营养性和非营养性甜味剂，如蔗糖、葡萄糖、果糖等既是甜味剂，能赋予食品甜味，也是重要的营养素，供给人体以热能，通常被视作食品原料，一般不作为食品添加剂加以控制。

1. 糖精　学名为邻-磺酰苯甲酰，是世界各国广泛使用的一种人工合成甜味剂，价格低廉，甜度大，甜度相当于蔗糖的 300～500 倍，由于糖精在水中的溶解度低，故我国食品添加剂标准中规定使用其钠盐（糖精钠），量大时呈现苦味。一般认为糖精钠在体内不被分解，不被利用，大部分从尿排出而不损害肾功能。不改变体内酶系统的活性。数十年来全世界广泛使用糖精，尚未发现对人体的毒害作用。

2. 甜蜜素　学名环己基胺基磺酸钠，关于其致癌作用目前存在争议，故在美国至今仍属于禁用于食品的物质。

3. 阿斯巴甜　学名天门冬酰苯丙氨酸甲酯，其甜度相当于蔗糖的 100～200 倍，味感接近于蔗糖，是一种二肽衍生物，食用后在体内分解成相应的氨基酸。我国规定可用于罐头食品外的其他食品，其用量按生产需要适量使用。

此外，也发现了许多含有天门冬氨酸的二肽衍生物，如阿力甜，亦属于氨基酸甜味剂，属于天然原料合成，甜度高。

4. 乙酰磺胺酸钾　本品对光及加热在 225℃以内均稳定，甜感持续时间长，吸收后迅速从尿中排出，不在体内蓄积，与天门冬氨酰甲酯 1∶1 合用，有明显的增效作用。

5. 糖醇类甜味剂　糖醇类甜味剂属于一类天然甜味剂，其甜味与蔗糖近似，多系低热能的甜味剂。品种很多，如山梨醇、木糖醇、甘露醇和麦芽糖醇等，有的存在于天然食品中，多数通过将相应的糖氢化所得。而其前体物则来自天然食品。由于糖醇类甜味剂升血糖指数低，也不产酸，故多用作糖尿病、肥胖病患者的甜味剂并具有防止龋齿的作用。该类物质多数具有一定的吸水性，对改善脱水食品复水性、控制结晶、降低水分活性均有一定的作用。但由于糖醇的吸收率较低，尤其是木糖醇，在大量食用时可能导致腹泻。

6. 甜叶菊苷　为甜叶菊中含的一种强甜味成分，甜度约为蔗糖的 300 倍，但其口感差，有甘草味，浓度高时有苦味，因此往往与蔗糖、果糖、葡萄糖等混用，并与枸橼酸、苹果酸等合用以减弱苦味或通过果糖基转移酶改变结构而矫正其缺点。大量毒性实验结果均未显示毒性作用。

此外，由甘草、罗汉果、索马甜等中可提取天然甜味剂。

二、食品添加剂的使用原则

随着食品添加剂在食品工业中日益广泛的使用，同时也伴随食品毒理学的深入发展，许多原本认为是无毒害的物质被证实可能存在致癌、致畸及致突变作用，因此目前国际、国内均对食品添加剂的安全性问题给予高度重视。一般说来，食品添加剂的使用应符合以下要求：

（1）经过安全性毒理学评价证明在使用限量内长期使用对人体安全无害。

（2）不影响食品感官理化性质，对食品营养成分不应有破坏作用。

(3) 食品添加剂应有严格的卫生标准和质量标准，并经中华人民共和国卫生部正式批准、公布。

(4) 食品添加剂在应用中有明确的检验方法。

(5) 食品添加剂在达到一定使用目的后，经加工、烹调或储存时，能被破坏或排除。

(6) 不得使用食品添加剂掩盖食品的缺陷或作为伪造的手段。不得使用非定点生产厂、无生产许可证及污染或变质的食品添加剂。

三、食品添加剂的卫生管理

如前所述，随着我们对食品添加剂功能和危害认识的深入，我国政府对其生产、使用采取了系统、规范的管理，主要体现在三个方面：

（一）制订和执行食品添加剂使用标准和法规

在我国范围内使用的食品添加剂必须符合卫生部颁布的《食品添加剂使用标准》以及《中华人民共和国食品卫生法》中的相关规定。在原有的《食品添加剂使用标准》（GB 2760－1996）的基础上，由卫生部与国家标准化委员会组织专家进行了修订，已于 2008 年 6 月 1 日颁布执行新修订的《食品添加剂使用卫生标准》（GB2760－2007）。随着食品工业的迅速发展，食品添加剂的数量每年在不断增加，且种类也不断更新，该标准还将进一步补充与更新。

（二）颁布和执行食品添加剂审批程序

一种新的物质若需得到卫生部批准并列入《食品添加剂使用标准》需遵循以下审批程序：

(1) 研制、生产或使用单位向省级卫生监督机构提供包括添加剂品名、化学结构及理化性质、生产工艺、质量标准、毒理学试验结果、使用范围及使用量、使用效果、残留量及检验方法及国外使用现状等内容的申请资料。

(2) 省级卫生监督机构进行初审

(3) 卫生部食品添加剂卫生标准科研协作组组织预审并由全国食品添加剂标准化技术委员会审定。

(4) 审定通过后，产品列入《食品添加剂使用标准》并由卫生部批准颁发。

（三）生产经营和使用管理

我国 1992 年颁布了《食品添加剂生产管理办法》，1993 年卫生部颁布了《食品添加剂卫生管理办法》，并于 2002 年 7 月 1 日起施行修订后的新的《食品添加剂卫生管理办法》，且同时实行许可证管理制度。生产食品添加剂的工厂必须同时拥有化工部、卫生部和轻工业部颁发的“定点生产许可证”或“临时生产许可证”，缺乏三部门中任一许可证明均属于无证经营。此外，食品添加剂出厂时必须有产品说明书和包括品名及卫生许可证号、生产日期及质量标准、规格、使用方法、厂名、保质期限并明确标注“食品添加剂”字样的包装标识。使用食品添加剂必须符合《食品添加剂使用卫生标准》，若要扩大某种食品添加剂的使用范围或用量，需报卫生部批准，并接受卫生监督机构的经常性卫生监督。

随着 2004 年曝出阜阳“大头娃娃”劣质奶粉事件，继后的“苏丹红”事件，PVC 保鲜膜致癌事件，猪肉瘦肉精超标等一系列食品安全事故，2007 年对“食品卫生法修订草案”作了进一步的修改，根据修订的内容，将“食品卫生法修订草案”名称改为“食品安全法草案”。2009 年 2 月 28 日获得十一届全国人大常委会第 7 次会议通过的《中华人民共和国食品安全法》于 6 月 1 日正式实施。

第三节　转基因食品

一、转基因食品的概念

转基因技术（recombined DNA technology）是通过基因重组有针对性地对生物体进行改造，使生物体表现出预期的生物学性状，以满足生产生活需要的一种方法，通过基因重组技术得到的含有外源基因的受体生物称为转基因生物（genetically modified organism）。随着转基因技术的发展与日益成熟，转基因生物的种类也越来越多，但在所有的转基因生物中，转基因植物占了绝大多数。

美国是转基因技术应用最多的国家，我国每年从美国和阿根廷进口的大豆，其中很大部分实际上是转基因大豆。因此，尽管我国自己的转基因食品很少，但随着科技的发展，转基因食品也必将逐步增多。

中华人民共和国卫生部《转基因食品卫生管理办法》第二条对转基因食品给出了范围非常广泛的界定：转基因食品（genetically modified food，GMF）是指利用基因工程技术改变基因组构成的动物、植物和微生物生产的食品和食品添加剂。此包括转基因动植物、微生物产品，转基因动植物、微生物直接加工品和以转基因动植物、微生物或其直接加工品为原料生产的食品和食品添加剂等三大类。

二、转基因食品的安全性评价

从某种意义上讲，转基因食品是一种新的生物物种，其食用安全性受到各国政府的高度重视。不同国家就如何对转基因食品进行安全性评价存在不同意见。目前国际上仍普遍认同以下原则和方法：

（一）评价原则

1. 实质等同原则　现今被全球 67 个国家和地区广泛应用为转基因食品安全性评价基本原则的“实质等同性”是由经济合作与发展组织（OECD）1993 年提出的。所谓“实质等同性”是指通过对转基因作物的农艺性状和食品中各主要营养成分、抗营养因子、毒性物质及过敏性物质等成分的种类和数量进行分析，若与相应的传统食品比较没有明显差异，则认为该转基因食品与传统食品在食用安全上具有实质等同性，不存在安全性问题。

2. 危险性分析原则　危险性分析（risk analysis）是由国际食品法典委员会 1997 年提出的用于评价食品、饮料、饲料中的添加剂、污染物、毒素和致病菌对人体或动物潜在副作用的科学程序。它包括危险性评估、危险性管理和危险性信息交流三个部分，其中危险性评估是最核心的部分。

危险性评估是由危害识别、危害特征描述、暴露评估和危险性特征描述四个部分组成。危害识别是对被评价对象中可能存在的危害因素进行识别和分析，通过分析试验或流行病学调查资料，确定人体在暴露该种危害因素后是否会产生健康损害。危害特征描述是对食品中危害健康的因素进行定性和定量评价，并尽量做出剂量-反应关系评估。暴露评估是对人体通过食物或其他来源摄入危害因素的量进行评估。危险性特征描述是根据危害特征描述和暴露评估的结果对危害事件发生的概率和危险性进行评估。

3. 个案处理原则　个案处理就是针对转基因食品个体，根据生产原料、工艺、用途等特点，借鉴已通过评价的案例，通过科学分析，推测其可能发生的特殊效应，以确定其潜在的安全性，为安全性评价工作提供目标和线索。工作程序可概括为：①根据特点与既往案例比较，提出潜在安全性问题假设。②制订验证方案，科学论证潜在安全性问题。③对验证的个案总结。

（二）评价程序

根据上述原则，对转基因食品进行安全性评价的步骤见图 3－2－1。

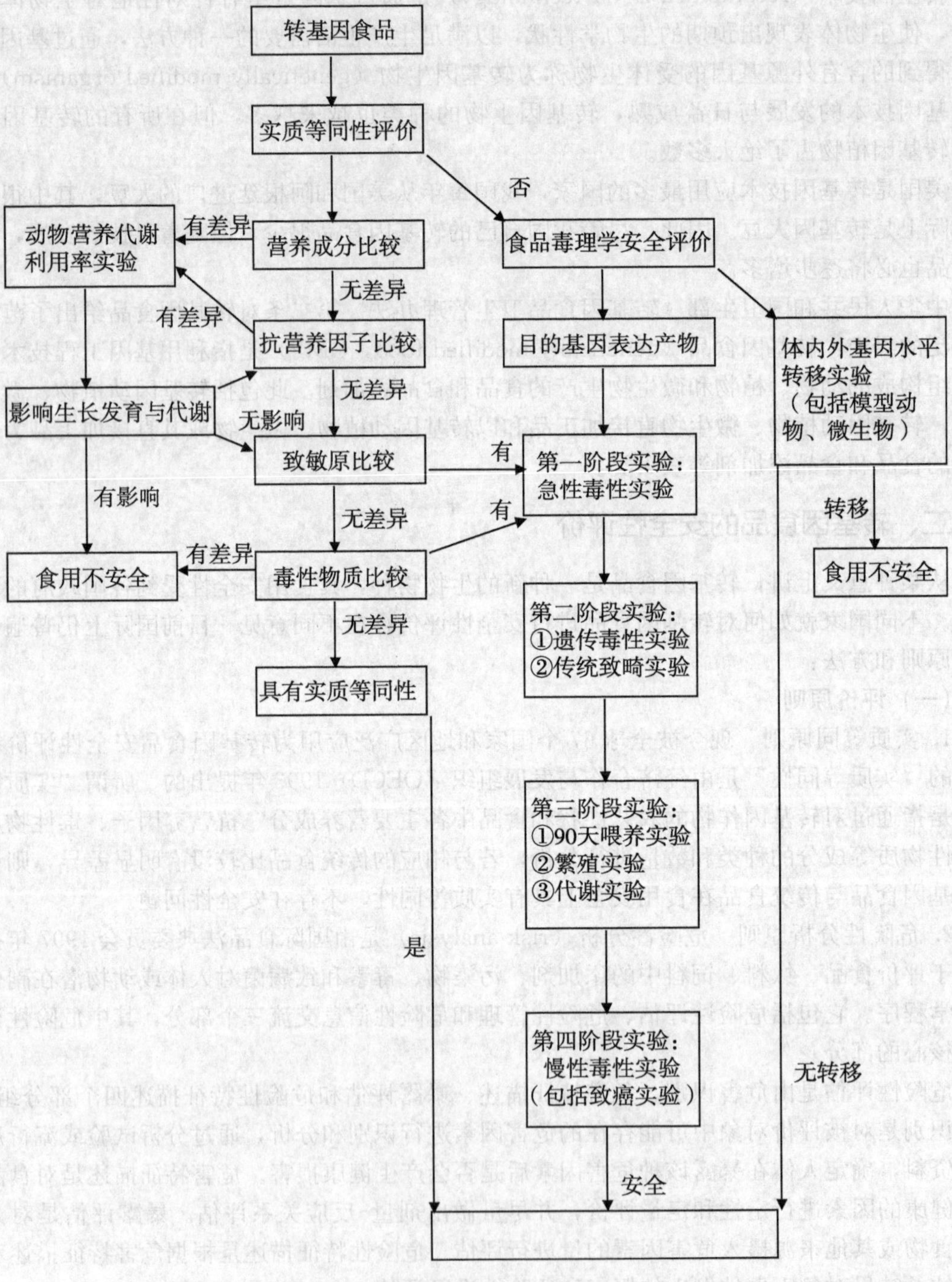

图 3－2－1 转基因食品安全评价步骤

三、转基因食品的安全管理

转基因食品蕴涵着巨大的商机，且与人类健康密切相关。因此，各国政府对转基因食品的管理均非常重视。许多国家已把其纳入“新食品”的范畴进行立法管理，如我国颁布的《新资源食品管理办法》。

目前国际上以美国和欧盟为代表就转基因食品的食用安全性和标签管理存在两种分歧。美国认为若没有证据表明转基因食品可导致健康损害，那么它是安全的，因而在食品标签上无须强制标识“转基因食品”。欧盟则恰恰相反，认为若不能证明转基因食品是安全的，那么就是不安全，转基因食品上市时必须在产品上标识下列内容：转基因食品的来源、过敏性、伦理学考虑和不同于传统食品的部分等全部内容。

我国对转基因食品安全管理的指导思想是积极、稳妥、引导和扶持。受上述观点的影响，我们采取了折中的办法，对转基因食品只要求在标签上标明该产品含有转基因成分，但同时也立法进行严格管理。目前我国与转基因食品有关的法规主要有《中华人民共和国食品卫生法》、《农业转基因生物安全管理条例》和2002年卫生部依照上述两法颁布的《转基因食品卫生管理办法》。随着我国转基因食品相关法律的颁布和不断完善，我国转基因食品将得到不断完善和发展，最终为人类作出巨大的贡献。

【思考题】

1. 名词解释：腐败变质、酸败、过氧化值、菌落总数、大肠菌群、黄曲霉毒素、食品添加剂、天然食品添加剂、人工食品添加剂、着色剂、发色剂、转基因技术、转基因食品、危险性分析、实质等同原则。
2. 请结合日常生活中的某些现象如“大米可以存放数月，而做成米饭后容易变馊”等，阐述食品腐败变质的影响因素以及可以采用的预防措施。
3. 简述应如何预防黄曲霉毒素危害人体健康。
4. 简述生活中常用的塑料、纸、不锈钢等包装材料的主要卫生问题。
5. 观察我们日常生活购买的食品中含有哪些食品添加剂，它们起着何种作用?
6. 简述食品添加剂的卫生管理要求。
7. 简述食品添加剂的使用原则。
8. 简述转基因食品的安全性评价原则。
9. 简述转基因食品的安全性评价程序。

案例

【案例一】　某日，一社区以“如何防止蔬菜中的残留农药导致中毒”为主题开展讨论，在讨论中涌现了各种观点，部分摘录如下：

甲：我认为应购买有虫眼的蔬菜，因为有虫子啃过，故认为其中的农药含量不会高……

乙：我认为应购买没有虫眼的蔬菜，因为蔬菜上既然有虫眼，那么种植者肯定会大量使用农药……

丙：我认为有无虫眼都无所谓，但是买的时候一定要闻一下，而且在食用前应用水浸泡半天左右……

丁：我认为蔬菜不应用水长时间浸泡，以防营养素流失，最好是用合格的食品清洁用洗洁精清洗……

若你是该社区的卫生工作者，也是本次讨论的组织者，请就本次主题作出科学的总结发言。

【案例二】　某日，社区卫生工作者小王听见一对邻居——张大妈和李大姐在争论两种饮料的优劣，李大姐认为甲饮料好，因为电视中关于甲的广告以及甲饮料的食品标签上明确标识了“本品不含防腐剂”的字样，而张大妈主张的乙饮料则没有明确标识，若你是小王，应如何在社区中开展一次关于食品添加剂知识的健康教育。

【案例三】　小李在逛超市路过食用油柜台时，恰好碰到两位妇女针对国内某知名品牌的食用调和油在争论，其中一个妇女指着该标签上的“生产本产品食用了转基因大豆”的字样说，该植物油属于转基因食品，可能对人体有害，最好不要购买；另一妇女却认为，那么多人在使用这种油，而且其本人也用了几年并未发现有什么不好。若你是小李，请从转基因食品的角度尝试说服上述两位妇女都赞成选用或不选用该种植物油。

（贺栋梁）

第三章　社区食物中毒与预防

食源性疾病是当今世界上最常见、最突出、分布最广泛的卫生问题之一。世界卫生组织（WHO）指出，“凡是通过摄食进入机体内的各种致病因子引起的、通常具有感染性质或中毒性质的一类疾病，统称为食源性疾病。”食源性疾病主要包括食物中毒、食源性肠道传染病、食源性寄生虫病、食源性变态反应性疾病、食物营养不平衡慢性退行性疾病（心脑血管疾病、肿瘤、糖尿病等）、暴饮暴食引起的急性胃肠炎等。其中食物中毒是一类典型的、最常见的食源性疾病。社区的食物中毒时有发生，较为严重地危害居民的心身健康，应值得高度重视。

第一节　概　述

一、食物中毒的概念

食物中毒是指摄入了含有生物性、化学性有毒有害物质或者把有毒有害物质当作食品摄入后出现的非传染性（不含传染病）的急性、亚急性疾病。

二、食物中毒的特征

食物中毒的原因不同，症状各异，但一般具有以下共同特点：

（一）暴发性

食物中毒的潜伏期短，发病突然，呈暴发性。潜伏期短，一般由几分钟到几小时，食入“有毒食物”后于短时间内几乎同时出现大量患者，来势凶猛，很快形成高峰，呈暴发流行。

（二）临床症状类似

食物中毒患者具有类似临床症状，大多为急性胃肠炎症状。以恶心、呕吐、腹痛、腹泻为主。因为这些病人进食的是同一种食物，病原相同，因此中毒症状相似。

（三）与食物有关

发病与某种食物有关，未食用者不发病。患者在近期同一段时间内都食用过同一种“有毒食物”，发病范围与食物分布呈一致性，不食者不发病。

（四）无传染性

食物中毒患者虽有类似的临床症状，但人与人之间一般无传染性，停止食用该种食物后很快不再有新病例，发病曲线呈骤升骤降的趋势，没有传染病流行时发病曲线的余波。

三、食物中毒的分类

根据病源物不同一般将食物中毒分为以下四类：

（一）细菌性食物中毒

摄入了含有致病菌或其毒素污染的食物而引起的急性或亚急性疾病，是食物中毒中最常见的一类，一般发病率较高，病死率较低，具有明显的季节性，多发在气候炎热的夏秋季。

常见的致病菌有：沙门菌、副溶血性弧菌、变形杆菌、蜡样芽胞杆菌、葡萄球菌、肉毒梭菌等。

（二）真菌及其毒素食物中毒

摄入了含有产毒真菌及其毒素污染的食物而引起的食物中毒，如赤霉病麦、霉变甘蔗、黄曲霉素等。发病率、病死率均较高，且发病具有明显季节性、地区性。

（三）有毒动植物食物中毒

误食有毒动植物或摄入因加工、烹调不当未除去有毒成分的动植物而引起的中毒，如河豚、有毒贝类、毒蕈、木薯、未煮熟的四季豆、发芽马铃薯等引起的食物中毒。发病率较高，病死率因动植物种类而异。

（四）化学性食物中毒

误食有毒化学物质或食用被其污染的食物而引起的中毒，如金属及其化合物、亚硝酸盐、农药等污染。发病率近年来呈增高之势，死亡率亦较高。

第二节　社区食物中毒

一、细菌性食物中毒

细菌性食物中毒是食物中毒中最为多见的一类，一般发病率高而病死率低。近年来卫生部办公厅全国食物中毒的通报资料表明，细菌性食物中毒主要以沙门菌、变形杆菌和葡萄球菌食物中毒较为常见，其次为副溶血弧菌和蜡样芽胞杆菌等。

（一）细菌性食物中毒的流行病学特点

1. 发生季节　全年皆可发生，多见于暖湿的夏秋季 5～10 月，与细菌在较高温度下易于生长繁殖或产生毒素的习性一致。

2. 中毒食品　主要是动物性食品，常以肉、鱼为主要致病食物，蛋类次之。

3. 发生原因　一是由于食品运输、贮藏、销售等过程中被致病性微生物污染；二是被污染的食物在适宜的温度、水分、酸碱度及营养条件下使致病菌大量繁殖或产生毒素；三是被污染的食物食用前未经烧熟煮透、煮熟后的食物受食品加工工具的再污染以及从业人员的污染等。

（二）细菌性食物中毒的发病机制

1. 感染型食物中毒　食品中致病菌进入机体后大量繁殖、入侵肠黏膜（包括上皮细胞和黏膜下固有层），引起肠黏膜充血、水肿、渗出等以炎症为主要特征的病变；侵入固有层的病菌尚可经淋巴系统进入血流，引起菌血症或全身感染，当被巨噬细胞杀灭时释放内毒素引起机体体温升高。沙门菌属、变形杆菌属、副溶血性弧菌、致病性大肠菌属、韦氏梭状芽胞杆菌等引起的食物中毒主要为此型。

2. 毒素型食物中毒　致病菌产生的肠毒素被小肠黏膜吸收后激活腺苷酸环化酶，抑制黏膜细胞吸收钠离子，同时使氯离子分泌亢进，导致小肠内钠、氯、水潴留引起患者腹痛、腹泻等临床症状。肉毒梭菌毒素、葡萄球菌肠毒素等引起的食物中毒主要为此型。

3. 混合型　以上两种发病机制同时存在。

（三）细菌性食物中毒的诊断原则

1. 临床诊断　根据食物中毒特征（发病突然、胃肠道症状、发病与食物有关、不具传染性）、流行特点（发生季节、好发食品、发病情况）和临床表现（主要的特征性临床表现）进行综合判断。

2. 病因诊断　包括细菌学检查、血清学检验和毒素检验等。

3. 细菌性食物中毒预防原则

（1）防止污染　注意食品生产加工各个环节，避免各种微生物污染食品。

（2）防止病菌繁殖及毒素产生　注意食品的储存和保藏，避免细菌产毒的条件。

（3）杀灭细菌及破坏毒素　食物食用前要彻底加热，采取破坏毒素的各种物理化学方法。

【沙门菌食物中毒】

1. 病原体　沙门菌（*Salmonella*）属肠杆菌科，是一大群寄生在人和动物肠道的革兰阴性杆菌，是发达国家和发展中国家食物中毒的主要致病菌之一。沙门菌属种类繁多，有2500多个血清型，最常见的引起食物中毒的沙门菌有：鼠伤寒沙门菌、猪霍乱沙门菌、肠炎沙门菌等。

沙门菌在自然环境中生存力较强，在水中可生存2～3周，在粪便和冰水中存活1～2个月，可在冻土中过冬，在含盐12%～19%的咸肉中可存活75天。沙门菌无芽胞，对热抵抗力不强，在100℃时立即死亡，60℃保持30min、70℃保持5min可被杀死。水经氯化消毒或5%石炭酸5min可杀灭其中的沙门菌。沙门菌不分解蛋白质，被污染的食品无感官性状的变化，应予以注意。

2. 流行病学特点　沙门菌在自然界分布广泛，健康家畜、家禽肠道沙门菌检出率为2%～15%。引起沙门菌食物中毒的食品主要是畜肉类食品，其次为禽、蛋、奶类。沙门菌食物中毒全年皆可发生，但多见于夏季发生，是最常见的细菌性食物中毒。

肉类食品中沙门菌的主要来源有两方面：一是生前感染：家畜家禽在宰杀前已感染沙门菌；或动物宰杀前由于过度疲劳、消瘦或患其他疾病，使肠内原有沙门菌通过血液循环进入肌肉和内脏，使之含大量活菌；二是宰后污染：健康家畜、家禽在宰杀后被带菌的粪便、污水等污染。

3. 中毒机制　沙门菌食物中毒大多数是活菌对肠黏膜侵袭导致的感染型。大量的沙门菌进入机体后，在肠道内繁殖，通过淋巴系统进入血液，引起菌血症。同时沙门菌在肠系膜淋巴结和网状内皮系统中被破坏释放出类毒素，大量的沙门菌及毒素作用于胃肠道，造成胃肠黏膜发炎、充血、水肿和出血，引起全身发热。

4. 临床表现　潜伏期数小时至3天，一般为12～36h，潜伏期短者，病情较重。中毒表现多为急性胃肠炎型，初期症状为头晕、头痛、恶心、食欲不振，随后出现呕吐、腹痛、腹泻，腹泻一日可数次至十余次，主要为黄绿色水样便，少数带有黏液或血。多数患者体温升高，可达38～40℃以上，一般发病2～4d后恢复，重者可出现烦躁不安、惊厥、抽搐、昏迷等中枢神经系统症状，严重者还可出现面色苍白、四肢发凉、口唇青紫、血压下降等周围循环衰竭症状，甚至休克，救治不及时可导致死亡。病程长短取决于病情的轻重，多为3～7d。除老人、儿童、体弱、患其他慢性病者外，一般预后良好。

除上述胃肠炎型外，沙门氏菌食物中毒还可表现为类伤寒型、类感冒型、类霍乱型、败血症型。

【副溶血性弧菌食物中毒】

1. 病原体　副溶血性弧菌（*Vibrio parahaemolyticus*）是一种分布极广的近海嗜盐性细

菌，为有鞭毛的革兰阴性弧菌，在近海水、海底沉积物、海产品中普遍存在。

副溶血性弧菌在含盐3%～3.5%的环境中生长良好，在无盐情况下不能生长，最适生长温度30～37℃，在海水中存活时间可超过47天，在自来水、井水等淡水中存活不超过2天。本菌不耐热，56℃10min、75℃5min、90℃1min可被杀灭；不耐酸，1%食醋处理5min即死亡。

2. 流行病学特点　多发生于沿海地区，夏季常见，高峰期为8～9月。引起中毒的食品主要是海产品，其中以墨鱼、带鱼、螃蟹、虾、贝等居多，其次为受到该菌污染的咸菜、熟肉类等腌制品。

副溶血性弧菌食物中毒的原因主要是食品的污染及加工不当。如海水及带菌者污染，海产品墨鱼带菌率可达93%，带鱼为41.2%，渔民、沿海居民带菌率可达11.7%；生熟交叉污染，熟制品受带菌生食品污染、切菜工具生熟不分，食用前加热不充分等情况可引起中毒。

3. 中毒机制　副溶血性弧菌食物中毒主要是大量活菌侵袭肠黏膜引起的感染型。细菌在胃肠道繁殖，侵入肠上皮细胞，引起细胞和黏膜下的组织病变。同时可产生肠毒素和耐热性溶血素。

4. 临床表现　潜伏期一般为11～18h，短者4～6h，长者32h。食物中毒初期多以上腹部阵发性剧烈疼痛开始，继而出现腹泻、恶心、呕吐、发热等表现。腹泻开始是水样便，部分患者出现洗肉水样血水便，后转为脓血便、黏液血便或脓黏液便，腹泻每日几次或十几次。40%～60%的病人有发热，体温多在37～38℃，少数患者超过39℃。病程3～4天，预后一般良好。

【变形杆菌食物中毒】

1. 病原体　变形杆菌（*Proteus*）是一种革兰阴性杆菌，根据生化反应的不同，可分为普通、奇异、摩根和雷氏变形杆菌四群，均为腐败菌，一般不致病，该菌在自然界分别较广，在粪便、污水、器具等均可检出该菌。据调查，有10%的健康人肠道带有这些菌，肠道病患者带菌率更高。该菌属于低温菌，在4～7℃即可繁殖，因此可在低温贮存的食物上繁殖并引起食物中毒。

2. 流行病学特点　变形杆菌食物中毒全年皆可发生，以5～10月常见。引起中毒的食品主要是动物性食品，特别是熟肉类、病死的家禽肉等。受变形杆菌污染的食物可发生腐败变质，发生感官性状的改变，经加热可杀灭其中的腐败菌。

变形杆菌引起食物中毒发生主要与食物的污染及污染程度有关。如加工过程中的生熟交叉污染，操作人员通过手接触食物而造成污染等。

3. 中毒机制　变形杆菌在食品中产生肠毒素，使蛋白质中的组氨酸脱羧而形成组胺，从而引起胃肠炎或过敏性反应。同时，大量变形杆菌在人体内生长繁殖也是构成食物中毒的主要因素。

4. 临床表现　潜伏期一般为12～16h，短者1～3h，长者达60小时。主要临床表现为恶心、呕吐、腹痛、腹泻、头晕、头痛及发热等。腹痛多在脐周，呈剧烈绞痛或刀割样疼痛。腹泻每日数次至十余次，多为水样便，有恶臭，少数带黏液，无脓血。体温一般在38～39℃之间，重者可达40℃。病程较短，一般为1～3d，多数在24h恢复，预后较好。

【蜡样芽胞杆菌食物中毒】

1. 病原体　蜡样芽胞杆菌（Bacillus cereus）为革兰阳性、需氧的芽胞杆菌，且能在厌氧的条件下生长，形成芽胞。蜡样芽胞杆菌广泛分布于土壤、尘埃、植物和空气中，是细菌性食物中毒中比较常见的致病菌。

蜡样芽胞杆菌最适生长温度 28～35℃，10℃以下不能繁殖，该菌的繁殖体较耐热，100℃ 20min 可杀死，而芽胞能耐受 100℃ 30min，干热 120℃ 60min 方被破坏。蜡样芽胞杆菌在发芽末期可产生两种肠毒素，致呕吐性综合征的肠毒素多在米饭中形成，耐热，100℃经 5min 毒性仍存在，而致腹泻型综合征的肠毒素可在各种食物中产生，不耐热，56℃30min 或 60℃5min 即可破坏。

2. 流行病学特点　蜡样芽胞杆菌食物中毒夏、秋季多发，通常以 6～9 月为多。引起中毒的食物范围较广。在国外，以乳及乳制品、畜禽肉类制品多见，其次为甜点心、色拉、调味剂等。在国内，剩饭、剩菜是引起中毒的主要食品，往往是食品在食用前保存温度不当，放置时间过长，使污染在食品中的蜡样芽胞杆菌或残存的芽胞得以生长繁殖，或是由于含有蜡杆芽胞杆菌产生的耐热肠毒素，而导致食物中毒的发生。

食物中蜡样芽胞杆菌的来源主要是泥土、灰尘，经昆虫接触带入，或是食物在加工、运输、销售等环节中使用不洁餐具和食品从业人员的接触污染，使该菌在食物中大量繁殖并产生肠毒素。

3. 中毒机制　蜡样芽胞杆菌产生致吐肠毒素和致腹泻肠毒素，主要作用于胃肠道，引起胃肠功能紊乱。

4. 临床表现　蜡样芽胞杆菌食物中毒在临床上可分为呕吐型和腹泻型两类。

（1）呕吐型　主要由蜡样芽胞杆菌在米饭中产生的耐热肠毒素引起。

潜伏期一般 0.5～5h，中毒症状以恶心、呕吐为主，偶尔有腹痉挛或腹泻等症状，无体温升高，部分患者出现头晕、四肢无力、口干、寒战等症状，病程一般 8～10h。国内的蜡样芽胞杆菌食物中毒多为此型。

（2）腹泻型　主要由蜡样芽胞杆菌在各种食物中产生的不耐热肠毒素引起。

潜伏期一般为 6～16h，中毒症状以水样腹泻、腹痉挛、腹痛为主，偶有呕吐、发热。病程一般 16～36h，预后良好。

【葡萄球菌食物中毒】

1. 病原体　葡萄球菌（*Staphylococcus aureus*）为革兰阳性兼性厌氧球菌，在自然界分布广泛，抵抗力较强，在干燥的环境下可生存数月，对热抵抗力较一般无芽胞的细菌强，80℃30min 才能被杀死，耐盐，能在含盐 10%～15%的食物中繁殖。食品受污染的机会多，在适宜条件（温度 31～37℃、pH6～7、水分较多、含蛋白质和淀粉较丰富、通风不良时）下容易产生肠毒素。葡萄球菌中引起食物中毒最常见的是金黄色葡萄球菌，其 50%以上的菌株能产生肠毒素。肠毒素为一种耐热性单纯蛋白质，根据其血清型，分为 A、B、C、D、E5 型，其中 A 型肠毒素毒力较强，引起的食物中毒亦较多见，约占半数以上，其次为 D 型。食物中肠毒素的耐热性强，218～248℃油中 30min 才能破坏，故一般的烹调方法不能破坏。

2. 流行病学特点　葡萄球菌食物中毒全年皆可发生，但多见于夏、秋季。引起食物中毒的食物主要为奶类及其制品、含奶糕点、冷饮、肉类、剩饭等。

葡萄球菌广泛分布于空气、水、土壤、食具，在健康人及动物的鼻咽部、消化道、皮肤、毛发等处亦有寄生，因此食品污染主要来源于带菌者或畜禽自身的化脓性感染，尤其是患化脓性皮肤疾患、上呼吸道感染者和患乳腺炎的乳牛。

3. 中毒机制　葡萄球菌肠毒素引起食物中毒机制尚未完全阐明。目前研究表明，葡萄球菌肠毒素在肠黏膜可直接吸收入血，从而刺激内脏迷走神经和交感神经腹腔丛，传至呕吐中枢引起剧烈呕吐为其主要致病机制。

4. 临床表现　葡萄球菌食物中毒潜伏期短，一般为2～4h，发病急，主要表现为明显的胃肠道症状，患者突然恶心，剧烈频繁呕吐，同时伴上腹部（心窝部）痉挛性疼痛、腹泻等，体温一般正常或有微热。呕吐较沙门菌食物中毒剧烈，可呈喷射状，呕吐物带有胆汁、黏液和血。腹泻次数不多，一般每日3～4次，呈水样便或黏液便。严重者因频繁呕吐和腹泻，常导致虚脱、严重脱水甚至休克。儿童对肠毒素较成年人更为敏感，故发病率较高，病情也更严重。病程短，一般1～2天，很少死亡，预后良好。

【肉毒梭菌食物中毒】

肉毒梭菌（*Clostridium botulinum*）食物中毒是由肉毒梭菌在食品中产生的外毒素引起的食物中毒。

1. 病原体　肉毒梭菌为革兰阳性厌氧菌，具有芽胞，繁殖产毒最适温度20～37℃，环境温度低于15℃或高于55℃不能繁殖和形成毒素，但可形成芽胞，芽胞具有很强抵抗力，干热180℃ 5～10min、湿热100℃5h、高压蒸气121℃ 30min才能将其杀死，芽胞可在外界生存多年，在适宜条件（一定温度、厌氧）下，芽孢可转变成繁殖体，大量繁殖并产毒。

肉毒梭菌食物中毒是由肉毒梭菌产生的外毒素即肉毒毒素引起的。肉毒毒素是一种强烈的神经毒素，是目前已知的毒物中毒性最强的一种，比氰化钾毒性强1万倍，不耐热，100℃ 10～20 min即被破坏。根据肉毒毒素抗原性不同，将其分为A、B、C_α、C_β、D、E、F、G共8型，其中A、B、E、F4型毒素对人有不同程度的致病性而引起食物中毒，我国肉毒梭菌食物中毒大多数是A型引起。

2. 流行病学特点　肉毒梭菌食物中毒一年四季皆可发生，多见于冬春季，肉毒梭菌引起的食物中毒与人们的饮食习惯密切相关，多以家庭或个体形式出现，较少集体暴发。中毒食品在我国多为家庭自制的发酵食品，如豆酱、臭豆腐、肉类等。国外多为火腿、香肠、罐头食品。

肉毒梭菌广泛分布于外界土壤、空气、尘埃及粪便，尤其带菌的土壤污染原料食品，原料食物污染后，在适宜的温湿度、酸度以及厌氧的条件下，病菌大量繁殖产毒，并在食用前未加热或加热不彻底而引起。

3. 中毒机制　肉毒毒素是强烈的神经毒素，在肠道中被胰蛋白酶活化释放出神经毒素，在小肠黏膜细胞吸收入血，主要作用于中枢神经系统的颅神经核、神经肌肉接点及自主神经末梢等处，尤其是对运动神经与副交感神经有选择性作用，能阻止胆碱能神经末梢释放乙酰胆碱，导致神经冲动传导受阻，而引起肌肉麻痹和神经功能不全。

4. 临床表现　肉毒毒素食物中毒的潜伏期比其他细菌型食物中毒潜伏期长，一般12～48h，长者达8～10天。潜伏期越短，病死率越高。中毒的前驱症状为全身疲乏无力、头晕、头痛，随即出现恶心、呕吐、腹泻等胃肠道症状，随着症状进展出现对称性脑神经受损的症状，以运动性神经麻痹为主，如视力模糊、复视、眼睑下垂、眼球固定、斜视、瞳孔散大，咽喉肌麻痹症状，咀嚼无力、吞咽困难、言语障碍、声音嘶哑等。继续发展出现呼吸肌麻痹症状，胸部有压迫感、呼吸困难，最后因呼吸功能衰竭而死亡。患者一般体温正常或稍低，意识清楚，在无肉毒抗毒素治疗的情况下，病死率较高。及时治疗、早期使用多价抗肉毒毒素血清，病程4～10天，一般无后遗症。

二、真菌毒素和霉变食物中毒

(一) 赤霉病麦食物中毒

1. 病原体　镰刀菌产生的赤霉病麦毒素可引起人畜中毒。赤霉病麦毒素较耐热，在60℃经 2 天，在 110℃经 1h 才能被破坏。感染赤霉病的麦粒细小皱缩，外皮无光泽，粉白或红色，稃沟有时充满粉红色霉状物。玉米果穗染病端变为紫红色，有时籽粒间出现粉红色或灰白色的菌丝，病粒失去光泽。赤霉病麦毒素能使人、猪、狗、猫、马等中毒，但牛、羊不易中毒。

2. 流行病学特点　麦类赤霉病每年都会发生，我国每 3～4 年有一次麦类赤霉病的大流行，每次流行都会发生人畜食物中毒。中毒原因主要是麦收以后吃了受病害的新麦，或是由于因误食库存的赤霉病麦或霉玉米所致。

3. 临床表现　潜伏期一般在食后数分钟至两小时内，多为 10～30min。患者的主要症状有恶心、呕吐、腹痛、腹泻、眩晕、全身乏力，其中以呕吐最为明显，少数患者出现流涎、发热、颜面潮红及头痛等症状。症状除乏力外，其他一般在 1 天左右可自行恢复正常，慢者 1 周左右。症状特别严重者，常有呼吸、脉搏、体温及血压等波动，四肢酸软、步态不稳、形似酒醉，因此有些地方赤霉病麦中毒又称“醉谷病”。一般无需治疗可自愈，呕吐严重者可补液。

(二) 霉变甘蔗中毒

1. 病原体　秋天甘蔗收割后，在不良条件下经过冬季长时间贮存，由于微生物大量繁殖引起霉变。尤其是未完全成熟的甘蔗，因含糖量低，更有利于真菌生长繁殖。霉变的甘蔗易于鉴别，常表现为蔗体无光泽，呈灰暗色，剖面呈淡黄、橘红、棕褐、灰黑色斑，结构疏松质地较软，闻之有霉味，吃起来呈酒糟及酸辣味。发霉变质的甘蔗中，含有大量的有毒霉菌及毒素，1986 年证明节菱孢霉菌产生的 3-硝基丙酸毒素是主要的致病物质，它是一种神经毒，中毒后临床症状以中枢神经系统损伤为主。

2. 流行病学特点　霉变甘蔗中毒常发生于我国北方地区的初春季节，每年 2～3 月为高峰，多见于儿童和青少年，食用 100g 霉变甘蔗即可引起中毒。霉变甘蔗中毒后病情一般较严重，甚至危及生命。

3. 临床表现　潜伏期短，一般为十几分钟至数小时，多在进食甘蔗后 5h 发病，潜伏期越短，症状越严重。轻度中毒主要症状为恶心、呕吐、腹痛、腹泻，大便呈黑色；部分患者伴有头痛、头晕、眼前发黑、复视，不能坐、立等；病程一般为 24h，无需治疗可自愈，不留下后遗症。重度中毒患者先出现消化功能紊乱等症状，经约 1h 剧烈呕吐后，出现眼球偏侧凝视、复视、阵发性抽搐，四肢强直、颤抖，手呈鸡爪状，大小便失禁。严重者出现昏迷、呼吸衰竭，甚至死亡。目前霉变甘蔗中毒尚无特效治疗，只能对症处理。幸存者往往会留下严重的后遗症，丧失独立生活能力。

三、有毒动植物食物中毒

引起有毒动植物食物中毒的原因主要有 3 种：一是食用含有天然毒素，但形状与可食食品相似的动植物，如河豚、毒蘑菇等。二是某些动植物加工不当，没有去除毒素或破坏有毒成分，如苦杏仁、棉籽油、四季豆等引起的食物中毒。三是保存不当产生毒素，如食用发芽马铃薯引起的食物中毒等。有毒动植物食物中毒一般发病快，无发热等感染症状。不同中毒食品有明显不同的特征性表现。

(一) 河豚中毒

河豚又名河鲀，是一种味道鲜美但含剧毒物质的鱼类，我国沿海地区及长江中下游均有出产，在淡水、海水中均能生存。河豚外形特殊，头部呈菱形，腮小不明显，肚腹为黄白色，背部皮肤光滑无鳞呈黑黄色。河豚中毒多发生在日本、东南亚及我国沿海、长江中下游一带，绝大多数系误食引起。

1. 有毒成分　河豚的有毒成分为河豚毒素（tetrodontoxin，TTX），是一种剧烈的非蛋白质类神经毒素，性质稳定（对热稳定，220℃以上方可被破坏），日晒、盐腌均不破坏。河豚毒素主要分布于河豚鱼的内脏、皮肤和血液中，其中以卵巢最高、肝脏次之，新鲜洗净的鱼肉一般不含毒素，但鱼死后不久，毒素可从内脏浸入肌肉。有的河豚品种鱼肉也具有毒性。每年春季 2～5 月，为生殖产卵期，毒性最强。

2. 中毒机制　河豚毒素主要作用于神经系统，可阻断神经间的传导，使末梢神经和中枢神经发生麻痹。最初为感觉神经麻痹，继而运动神经麻痹，最后影响到内脏迷走神经，从而引起外周血管扩张，血压下降，最后出现呼吸中枢和血管运动中枢麻痹。中毒机制主要为阻碍钠离子对细胞膜的通透性，使神经兴奋传导受阻。

3. 临床表现　潜伏期很短，一般在 10min 至 3h，病情发展迅速且剧烈，起初感觉口唇、指尖麻木，感觉消失，然后出现恶心、呕吐、腹泻、腹痛等胃肠道症状，同时出现四肢无力、发冷伴眩晕。重者出现四肢肌肉麻痹，以致身体摇摆、共济失调，甚至全身瘫痪，最后出现语言不清、瞳孔散大、体温和血压下降、呼吸困难。一般预后不好，死亡率较高，常死于呼吸、循环衰竭。

4. 防治措施　河豚中毒目前尚无特效解毒药，一般以排除毒物和给予对症处理为主。排除毒物的方法主要是催吐、洗胃和导泻。对症可用番木鳖碱 2～3mg 肌肉或皮下注射治疗肌肉麻痹，可试用亚硫酸钠和半胱氨酸解毒。预防中毒要大力加强宣传教育以防误食，新鲜河豚应经有关部门集中处理，去除头、内脏、皮、充分放血，肌肉经反复冲洗，加 2% $NaHCO_3$处理 24h，经鉴定合格后方准出售，禁止零售。

(二) 毒蕈中毒

蕈，即蘑菇，属真菌类植物，包括可食用蕈和毒蕈。毒蕈指食后引起中毒的蕈类，在我国已鉴定的约 180 多种，但多数种类的毒性轻微或尚不能确定，能引起人严重中毒的有 30 多种。毒蕈中毒在高温，多雨季节高发，多为个人采集野生蘑菇引起的家庭散发。

1. 有毒成分及临床表现　毒蕈毒素种类多，常有一种毒素分布于几种毒蕈中，或一种毒蕈含有多种毒素，不同毒蕈毒素作用机制及临床表现也各不相同。根据毒素作用一般可分为以下 4 型

(1) 胃肠炎型　潜伏期一般在 10min～6h。主要症状为剧烈恶心、呕吐、腹痛、腹泻等胃肠道症状，腹痛以上腹部疼痛为主，腹泻多为水样便，体温一般不高，病程较短，对症治疗可在 2～3 天恢复，死亡率低，预后好。有毒成分可能为类树脂物质或酚类化合物。产生此类症状的蘑菇很多，如红菇、乳菇、橙红毒伞、牛肝菌等。

(2) 神经精神型　潜伏期 10min～6h，中毒症状除有胃肠炎外，主要表现为副交感神经兴奋症状，如多汗、唾液增多、流泪、瞳孔缩小、缓脉等，重症患者出现谵妄、幻视、呼吸抑制等表现。毒素包括毒蝇碱、腊子树酸及其衍生物、光盖伞素及脱磷酸光盖伞素和幻觉原四类。此型多由毒蝇伞、豹斑毒伞等引起，用阿托品类药物及时治疗，可迅速缓解症状。病

程短，1～2d可恢复，无后遗症，死亡率低。

(3) 溶血型　潜伏期6～12h，以胃肠症状表现外，还有溶血表现、肝脾肿大、血红蛋白尿等症状，严重者可致死亡。有毒成分为鹿花蕈素，具有强烈溶血作用。此型多因误食鹿花蕈、马鞍毒蕈所致，给予肾上腺皮质激素治疗，可很快控制症状，一般死亡率不高。

(4) 脏器损害型　潜伏期6小时至数天，一般10～24h。此型病死率高，症状严重，依病情发展可分为潜伏期、胃肠炎期、假愈期、内脏损害期、精神症状期及恢复期。中毒患者最初症状为胃肠炎表现，恶心、呕吐、脐周疼痛、腹泻，胃肠炎症状1～2天缓解后，经1～3天假愈期，患者出现肝、肾、脑、心脏等实质器官损害，其中以肝损害最严重，可有黄疸、肝肿大、转氨酶升高、出血倾向等，严重者出现肝坏死和肝昏迷。侵犯肾脏时可出现少尿、无尿或血尿，出现尿毒症、肾功能衰竭。部分患者出现精神症状如烦躁不安或淡漠、嗜睡、抽搐、惊厥、昏迷，可因呼吸、循环中枢抑制或肝昏迷而死亡。经及时治疗的病例在2～3周后进入恢复期，各项症状体征逐渐消失至痊愈。有毒成分主要为毒肽类和毒伞肽类。此型多为误食白毒伞、毒伞十肽、毒伞七肽等所引起。该型中毒症状严重，如不及时治疗，病死率高达60%～80%。

2. 防治措施　加强教育，防止误采和误服，提高对毒蕈的鉴别能力，切勿采摘自己不认识的蕈类食用，对毫无毒蕈识别经验者，禁止自采蘑菇。对进食可疑有毒蘑菇的患者，临床上应及时采取催吐、洗胃、导泻和灌肠等方法迅速排除尚未吸收的毒素；并及时给予特效治疗和对症处理，如神经精神型中毒患者可注射阿托品及镇静剂，溶血型毒蕈中毒及其他重症中毒病例可用肾上腺皮质激素，脏器损害型可应用二巯基丁二酸钠或二巯基丙磺酸钠等巯基类解毒药。

四、化学性食物中毒

化学性食物中毒是由于食用被化学物质污染的食物或误食化学物质引起。近几年全国食物中毒调查资料显示，化学性食物中毒在全部食物中毒中所占比例有所上升。造成化学性食物中毒的有毒物质种类繁多，如有毒金属及其化合物、农药、食品添加剂、非金属及其化合物等。目前由亚硝酸盐及剧毒农药引起的化学性食物中毒最为多见。

(一) 亚硝酸盐食物中毒

1. 中毒原因　亚硝酸盐食物中毒近年来时有报道，是由于食用硝酸盐、亚硝酸盐含量较高的食物，或误将亚硝酸盐当作食盐食用后而引起的急性中毒。常见原因如下

(1) 蔬菜中亚硝酸盐含量过高　蔬菜中的硝酸盐在还原菌的作用下，会转变成亚硝酸盐。储存不当、腐烂变质、煮后放置过久的蔬菜及腌制不够充分的咸菜中往往含有大量的亚硝酸盐。

(2) 有些儿童胃酸浓度下降时，胃肠道内还原菌大量繁殖，将食物中的硝酸盐还原为亚硝酸盐。

(3) 误食　亚硝酸盐外形与食盐很相似，无色无味，易与食盐、面碱等混淆，误食导致中毒。

(4) 亚硝酸盐作为食品添加剂使用过量　亚硝酸盐作为发色剂，在安全剂量范围内使用不会对人体造成危害，但使用过量对人体有害。

(5) 苦井水作为饮用水　长期饮用含有硝酸盐、亚硝酸盐的苦井水。

2. 中毒机制　亚硝酸盐是强氧化剂，进入血液后，可使血红蛋白中二价铁离子氧化为三价铁离子，血红蛋白转变为高铁血红蛋白，从而失去携带氧的能力，引起组织缺氧。

3. 临床表现　亚硝酸盐毒性较强，潜伏期长短随摄入量的多少而定，如误食纯亚硝酸盐引起的中毒，10min左右发病；大量食用蔬菜所致中毒，潜伏期为1～3h。临床特点为组织缺氧引起的发绀现象。首先出现的症状是口唇、指甲及面部出现发绀等缺氧表现，继而出现四肢发冷、心率加快、头晕、头痛、乏力、嗜睡、烦躁不安、大量出汗等症状。偶有腹痛、腹泻、呕吐等消化道症状。重者如未及时抢救，可因呼吸困难、昏迷、惊厥缺氧窒息或呼吸麻痹、循环衰竭而死亡。

4. 防治措施　亚硝酸盐食物中毒的主要预防措施是不吃腐败变质的蔬菜，不吃腌制时间短或变质的腌菜，不用苦井水烹调食物；加工食品用亚硝酸盐作发色剂时应严格遵守用量标准，加强亚硝酸盐的保存、使用、管理，防止误食；限制食品中亚硝酸盐的添加量。治疗时应早期、快速排出毒物：及时洗胃、催吐和导泻，促使未吸收的毒物排出；并及时应用特效解毒剂：1%亚甲蓝（美蓝）小剂量口服或静脉注射，口服量为每次3～5mg/kg体重，注射量为每次1～2mg/kg体重。应注意亚甲蓝的用量一定要准确，不能过多，否则不但起不到解毒的作用，反而会加重中毒。

（二）毒鼠强食物中毒

毒鼠强是一种剧毒杀鼠剂，由于毒性大、不能降解，对生态环境易造成严重污染，对人的身体健康和生命安全有致命的威胁，国家已于1991年明令禁止生产和销售毒鼠强。但由于制作工艺简单、原料易得、成本低廉，在农村和城乡结合部有一定市场需求，一些不法厂家仍继续生产和销售，导致毒鼠强中毒事件时有发生。

1. 中毒原因　毒鼠强化学名为四亚甲基二砜四胺，是一种神经毒性杀鼠剂，对一切温血动物都有剧毒，毒性是氰化钾的100倍，砒霜的300倍，5mg即可致人死亡。引起中毒的原因主要有：误服灭鼠毒饵或被污染的食物、投毒、因毒鼠强滥用引起的环境污染造成的饮水及粮食污染等。

2. 中毒机制　毒鼠强经消化道和呼吸道均可吸收，通过血液可进入中枢神经系统引起毒性作用，主要表现为兴奋中枢神经，引起强烈的致惊厥作用，但对周围神经、骨骼肌及神经-肌肉接头没有明显作用。毒鼠强中毒患者如治疗不及时，可因剧烈的强直性惊厥导致呼吸衰竭而死亡。

3. 临床表现　潜伏期较短，多在进食后0.5～1h内发病，最短的为数分钟，最长的达13h。中毒症状的轻重与摄入量密切相关。神经系统的首发症状有头痛、头晕、无力，部分患者出现口唇麻木、醉酒感；严重者迅速出现神志模糊、躁动不安、四肢抽搐，继而出现阵发性强直性抽搐，每次持续1～6min，大多自行停止，间隔数分钟后再次发作，发作时可伴有口吐白沫、小便失禁等。毒鼠强食物中毒患者均有恶心、呕吐、上腹部烧灼感及腹痛等消化系统症状。

4. 防治措施　加强对杀鼠药生产、流通和使用过程中的监管和执法力度，严格查处不法行为。目前毒鼠强食物中毒无特效解毒药，只能对症处理，首先采取催吐、洗胃、导泻等方法促进毒物排泄；以苯巴比妥钠抗惊厥治疗；尽快使用活性炭等进行血液灌流，降低血中毒鼠强浓度。

第三节 社区食物中毒的调查与处理

一、食物中毒的调查

及时组织流行病学专家调查是食物中毒发生后应采取的重要措施。调查的目的是为了及时查清中毒食物和中毒原因，以便阻断中毒食源，预防同类食物中毒的再次发生，同时为明确临床诊断，及时处理患者提供科学依据。其主要步骤如下：

（一）现场调查、初步确定中毒原因

1. 了解中毒发生的时间及经过情况、迅速掌握中毒人数及中毒者的严重程度，听取对中毒原因的初步反映，判断中毒与食物的关系。

2. 了解餐具、炊具、用具、设备是否符合卫生要求，炊事人员个人卫生习惯和健康状况，分析可能引起中毒的原因和条件。详细询问中毒患者在发病当天与前两天进食的各餐食谱，筛出全部患者均吃过而未发病者未吃过的食物，确定可疑食品，在初步确定可疑食品的基础上应立即查封一切剩余的可疑食品，禁止出售或食用。

3. 查明患者的发病时间及主要临床症状，积极抢救、治疗患者，促使毒物尽快排出，同时采取对症处理和相应的特效治疗。

（二）采样送检

食物中毒发生后实验室是否能快速准确做出诊断对迅速控制中毒蔓延、查清病原以及对临床治疗等都有非常重要的意义。通过现场调查，根据初步的病因假设对可疑食品的剩余部分、餐具及用具涂抹物、患者呕吐物、排泄物等可疑物品进行采样并进行实验室检查以查明病原及中毒原因。采集的样本应具有代表性，并尽可能早。采集样品的数量应能满足实验室检测项目的需要量，以及必要复检的量。样品采集后，应尽快送实验室进行检测，一般从采样到检测不应超过4小时，不能及时送检的样品应在现场进行冷藏。

二、食物中毒的诊断及技术处理

（一）食物中毒的诊断

食物中毒的诊断标准主要以流行病学调查资料及患者的潜伏期及主要临床症状为依据，实验室检查即是为了明确中毒原因而进行的。

（1）中毒患者在邻近的时间内均食用过某种相同的中毒食品，未食用者不发病。停止食用中毒食物后，发病很快停止。

（2）潜伏期一般较短，发病急剧，病程亦较短。

（3）中毒患者临床症状基本相似。

（4）人与人之间一般无传染性。

（5）食物中毒的确诊应尽可能有实验室检查资料，如由于某些特殊原因未能取得实验室资料时，可诊断为“原因不明食物中毒”，必要时可由三名副主任医师以上的食品卫生专家进行综合鉴定。

（二）食物中毒的技术处理

1. 对患者采取急救处理，并及时将中毒情况向卫生监督机构报告

（1）医生通过询问病史和体检，初步确定是否为食物中毒，通知有关食堂、餐馆等暂时

封存可疑食物，停止食用可疑中毒食物。

（2）采集患者呕吐物、排泄物等标本，以便进行实验室检查。

（3）对患者进行急救治疗，重点是老人、儿童和重症患者。①采取催吐、洗胃、导泻等急救措施；②采取对症处理措施；③采取特效治疗措施。

2. 对中毒食品控制处理

（1）保护现场，封存可疑中毒食物。

（2）追回已售出的可疑中毒食物。

（3）对可疑中毒食物进行销毁或无害化处理。

（4）对中毒现场进行消毒处理。

三、食物中毒的行政处理

1. 总结评价　总结整个食物中毒调查、处理的经验教训。内容包括中毒时间、地点、人数、发病经过和主要临床表现，波及范围、发展趋势；引起中毒的食品，采取的措施，控制的情况；处理结果及效果评价等。建立食物中毒处理资料档案，撰写食物中毒调查报告，及时向当地卫生行政部门报告、反馈和交流。

2. 行政处罚与宣传教育　根据《中华人民共和国食品卫生法》的相关规定，追究引起食物中毒的单位或个人的法律责任之外，对重大食物中毒事故责任人，触犯《刑法》的，依法追究其刑事责任。此外，应重视卫生宣传与指导工作，并针对本次中毒原因提出具体改进意见和措施。

【思考题】

1. 简述食物中毒的特征。
2. 食物中毒分为哪几类？
3. 简述细菌性食物中毒的流行病学特点及预防原则。
4. 比较沙门菌与副溶血性弧菌食物中毒的异同。
5. 葡萄球菌食物中毒的主要临床表现有哪些？
6. 赤霉病麦食物中毒的临床表现有哪些？
7. 简述毒蕈中毒类型及临床表现。
8. 试述亚硝酸盐食物中毒的病因及中毒机制。
9. 试述食物中毒的现场调查与处理过程。

案例

【案例一】　2003年9月17日某市某国际学校，学生统一在学校食堂进餐，晚餐菜谱为青椒茭白肚丝、芋头炒肉片、炒白菜和香菇木耳茭白汤，其中肚丝为中午剩余且未冷藏的熟食。9月18日凌晨1时许出现首例患者，8点至10点陆续有学生发病，主要症状为腹痛、腹泻、呕吐，少数伴轻度发热，于是有72名学生送医院观察并当日出院，3例病情较重学生，5天后痊愈。事故发生后，有关部门采集17日晚餐供应的半成品芋头及肉炒茭白、加工使用的抹布，均检验出副溶血性弧菌。该校食堂自启用至案发一直未领取食品卫生许可证，厨房工作人员均无健康证。

【案例二】 2005年11月4日，某市某区某镇某村吴某家分别于中餐设丧宴，有120人赴宴，宴席所用熟肉食品购自一家卤味店，送货上门，并在消费者家中改刀。下午14时出现首例病例，随后有26人出现腹痛、腹泻症状，其中部分患者有恶心、发热及轻度脱水症状。某卫生监督所接到报告赴现场进行流行病学和卫生学调查。经发病情况与菜肴相关性分析发现，发病者和未发病者与进食白切鸡、卤鸭肉、卤鸡爪的暴露率差异有显著性。采集4日加工的卤牛肉1份，5日加工的卤味8份，丧宴剩余食物7份，患者、店主及厨师肛拭子22份、手拭子4份、加工用水1份进行实验室检测。结果在剩余卤鸭肉、卤鸡翅中检出变形杆菌，卤鸡爪中检出蜡样芽胞杆菌，中毒事件判定为细菌性食物中毒。现场调查发现农村食品销售市场无证现象普遍，从业人员未经健康检查上岗，熟肉食品常无专用销售间或销售间名不符实，无空调、洗手消毒设施。

（李 军）

第四篇　社区人群健康研究的统计学方法

统计学是一门收集、整理和分析统计数据的方法，是探索数据的内在数量规律性，以达到对客观事物的科学认识，是与统计数据有着密不可分的关系的一门学科，在医学研究中的应用已十分广泛和深入。如在医学研究报告、中标项目的申报和医学期刊中，许多研究结果都直接用统计指标和图表来描述等。“statistics”一词有两个含义：当它以复数名词出现时，表示作为一门学科的统计学；当它以单数名词出现时，表示统计量。统计学是由一套收集和处理统计数据的方法所组成的，其方法来源于对统计数据的研究。如果统计数据不用统计方法去分析，也就无法得出任何有意义的结论。因此，只有经过对同一事物进行多次观察或计量得到大量数据，才能利用统计方法探索出内在的规律性。

医学的研究对象主要是人体以及与人体健康有关的各种因素。由于生物现象的变异较大，各种影响因素错综复杂，故医学也需要运用统计学方法，来探讨其规律性。医学统计学是把统计理论方法应用于居民健康状况研究、医疗卫生实践和医学科研的一门应用性学科。学习医学统计学的目的是用统计学的思维方法解决医学研究中的实际问题。因此，医学统计学广泛地应用于基础医学、预防医学、临床医学和卫生事业管理等各个方面。

医学统计学的研究内容主要有三个方面：其一是医学统计学的基本理论和方法，包括医学科研的设计及其数据处理的统计理论和方法。如医学科研中的现场调查设计、实验设计和临床试验设计，科学、准确、及时地搜集与整理统计资料的方法，以及科学地进行统计描述、估计、比较和预测等的方法。其二是居民健康统计，如出生、疾病及死亡统计等。其三是卫生资源分布和卫生业务统计，如反映卫生机构、人员与床位等；反映医院工作质量的医院统计和防疫统计等。

随着计算机科学的飞速发展和统计软件如 SAS、SPSS 的出现，使得大量信息的储存与检索、复杂的数据处理（特别是多因素分析）以及抽样模拟成为可能，极大地促进了医学统计学的发展和广泛应用，也极大地促进了医学科研的进步。

社区的医务人员，在从事医学卫生实践工作时，常常需要注意卫生资源的占有和利用情况，工作数量、质量和效果，还需要开展一定的科学研究工作，而所有这些都必须具备一定的医学统计知识和技能。1996 年，某机构对申报科技成果的 4586 篇科研论文进行分析，统计方法使用率为 76%。在医学论文中，若统计运用错误，除了影响论文的科学性外，更为严重的是导致结论的错误。20 世纪 60 年代到 80 年代，国外医学杂志调查表明：72%的论文有统计错误。国内 1996 年对 4586 篇论文统计（中华医学会系列杂志占 6.9%），数据分析方法的误用高达 55.7%。因此，学习一些与社区人群健康研究的统计学方法是十分必要的。

第一章　统计学的基本概念与步骤

第一节　基本概念

一、同质和变异

同质（homogeneity）是根据研究目的给研究单位确定的相同性质。然而在生物界即使同质的事物，各个体（也即观察单位）也不是完全相同的。各个体之间的差异，称为变异（variation）。例如同年龄同性别儿童的身高，有高有低，不完全相同，这就是个体变异。同质观察单位之间的个体变异，尽管是偶然性（观察单位内外环境的各种因素）的表现，但是在同质的基础上，通过对个体变异的研究，透过偶然现象，可以发现同质事物的本质特征和必然规律。如果事物的各个观察单位之间没有了变异，各个观察单位变成完全一样了，那么统计学就没有存在的必要了。因此，变异正是统计学存在的基础，统计学就是研究同质基础上是否存在变异或差别的学科。

二、总体和样本

总体（population）是指客观存在的、在同质基础上许多个体单位的集合。构成总体的这些个体单位称为观察单位。例如，所有的医院就是一个总体，这是因为在性质上每个医院的职能是相同的，这就是说，它们是同性质的。这些医院的集合就构成了统计总体。对于该总体来说，每一个医院就是一个观察单位。因此，观察单位的界定取决于专业层面与研究目的。观察单位的同义词有观测单位、测量单位、调查单位等，可以指一个正常人或患者、一个社区或行政单位等，是被研究的最小单元。

总体可以分为有限总体（finite population）和无限总体（infinite population）。总体所包含的单位数是有限的，称为有限总体，如人口数、企业数、商店数等。总体所包含的单位数是无限的，称为无限总体，如连续生产的某种产品的生产数量、大海里的鱼资源数等。对有限总体可以进行全面调查，也可以进行非全面调查。但对无限总体只能抽取一部分单位进行非全面调查，据以推断总体特征。

确定总体与观察单位，必须注意两个方面：第一是构成总体的单位必须是同质的，不能把不同质的单位混在总体之中。例如，研究湖南省 7 岁正常男童的身高，就不能将 9 岁男童的身高列入总体的范围。第二是总体与观察单位具有相对性，随着研究目的的改变而改变。

在实际工作中，研究总体经常是非常大的。因此，对所有研究对象进行研究是不可能的。一是因为可能无法找到所有研究对象；二是因为对全体研究对象进行研究，需要花费无法承担的人力、物力、财力和时间消耗；三是有些研究具有破坏性．如对某种注射剂的检验，检验之后就失去了使用价值，故欲了解该注射剂的质量，不可能对所有该注射剂进行检查，只能检查一部分，所以一般不对总体进行研究，而常常从总体中随机抽取部分研究对象进行研究，这种从总体中随机抽取的有代表性的一部分，称为样本（sample）。样本中研究对象或某变量实测值的个数称为样本含量或样本大小。样本对其相应的总体应具有代表性，因此，第一，从总体中抽取样本必须随机；第二，样本含量要保证足够大。

三、统计量与参数

参数（parameter）是根据总体的分布特征计算出来的描述总体的指标。一般用希腊字母表示，如总体均数 μ、总体标准差 σ 和总体率 π。

统计量（statistic）是根据样本中个体值统计计算出来的描述样本的指标。一般用拉丁字母表示，如样本均数 $\overline{X}$、样本标准差 S、样本率 p 等。

四、随机

随机（random）就是总体中每一个观察单位都有相等的机会被抽取到样本中来的原则。

随机抽样方法就是使总体中每一个个体都有一个已知不为零的被选机会进入样本的方法。常用的概率抽样方法有：

（一）简单随机抽样

简单随机抽样（simple random sampling）是最基本的抽样方法，它是完全随机地选择样本。此法要求有一个完美的抽样框，或者总体中有每个个体的详尽名单。简单随机抽取的方法有如下三种：

（1）随机数字表法。

（2）抽签法。

（3）直接抽选法。

本法简单易行，适用于研究对象不多且单纯的调查研究。

（二）分层抽样

分层抽样（stratified sampling）分两个步骤：首先根据总体中观察对象不同的特征分成不同的“层”，然后在每一层内进行抽样。分层抽样可防止简单随机抽样造成的样本构成与总体构成不成比例的现象。分层抽样适用于总体中存在不同的层次时。

（三）整群抽样

整群抽样（cluster sampling）首先将全部总体分为若干部分，每一部分称为一个群，把每一群作为一个抽样单位，按群进行抽样；然后，在被抽中的群中做全面调查。例如，在社区健康调查的入户调查中，可以对被选作抽样单位的某个居民楼的每家每户进行调查。整群抽样的分群原则与分层抽样不同，它要求群间差异小，群内差异大，能反映总体的变异。整群抽样的样本单位相对集中，即样本分布比较集中，便于组织调查，节省人力与费用。整群抽样的最大缺点是样本分布不均匀，样本的代表性较差。优点是实施起来比较方便，而且可以节约人力、财力和物力，因此，在大规模、大范围的调查中，仍常常采用这种抽样方法。

（四）等距抽样

等距抽样又称系统抽样（systematic sampling），它是在样本框中每隔一定距离抽取一个被调查对象。系统抽样是简单随机抽样的一个变种，其具体做法是：

1. 将总体的所有个体按顺序排列起来。研究对象多的时候不适用。

2. 计算抽样间隔 K。抽样间隔是由总体大小和样本大小决定的。

3. 在头 x 个个体中，用完全随机的方法抽取一个个体，设其所在位置的序号为 A。

4. 自 A 开始，每隔 K 个个体抽取一个个体，组成样本。系统抽样简单易行，样本分布更均匀，但不适用于总体排列有规律或有周期性的情况。

五、变量的分类

变量（variable）就是数量标志的名称或指标的名称，变量的具体数值则称为变量值。例如，医院职工人数是一个变量，因为各个医院的职工人数不同。某医院有134人，另一医院有386人，第三个医院有264人等，都是职工人数这个变量的具体数值，也就是变量值。要注意区分变量和变量值。如上例，134人、386人、264人三个变量值的平均数，不能说是三个“变量”的平均数，因为这里只有“职工人数”这一个变量，并没有三个变量。以整数值变化的变量，称为离散型变量；例如人数、医院数等，都只能按整数计算。也可以有连续数值变化的变量，即可以用小数值表示的变量，称为连续型变量。连续型变量的数值是接连不断的，相邻的两数值之间可作无限分割，如身高、体重、年龄等。

变量按其性质可以分为三种：①数值变量（numerical variable）：变量值是定量的，表现为数值大小，一般有度量衡单位。如身高（cm）、体重（kg）、血压（Pa）。②无序分类变量（unordered categories variable）：变量值是定性的，有类别之分。其特点：类别是客观存在的，各类无秩序，可任意排列；类与类之间界限清楚，理论上不会错判。如：性别只能男、女两类。ABO血型系统只能分为O、A、B、AB四类。③有序分类变量（ordinal categories variable）：变量值是定类别的、分等级的。特点：等级是人为划分的，各类排列按秩序，必须从低到高或由高到低；类和类之间界限模糊，可能错判。如疗效可分为无效、好转、显效、治愈。血清反应可分为－、±、＋、＋＋等。

根据变量的性质可将资料分为三种类型：①计量资料（measurement data）：对每个观察单位用定量的方法测定某项指标量的大小，所得的资料称为计量资料。计量资料亦称定量资料、测量资料。其变量值是数值变量。②计数资料（enumeration data）：将观察单位按某种属性或类别分组，所得的观察单位数称为计数资料。计数资料亦称定性资料或分类资料。其观察值是无序分类变量，表现为互不相容的类别或属性。如调查某地某时的男、女性人口数；治疗一批患者，其治疗效果为有效、无效的人数；调查一批少数民族居民的A、B、AB、O四种血型的人数等。③等级资料（ranked data）：将观察单位按测量结果的某种属性的不同程度分组，所得各组的观察单位数，称为等级资料。等级资料又称有序分类变量。等级资料与计数资料不同：属性分组有程度差别，各组按大小顺序排列。等级资料与计量资料不同：每个观察单位未确切定量，故亦称为半计量资料。

资料类型的性质是由研究目的确定的，并且可以相互转换。例如：测得5人的WBC计数分别是$3\times10^9/L$、$6\times10^9/L$、$5\times10^9/L$、$8\times10^9/L$、$12\times10^9/L$构成计量资料，按照WBC计数正常值$4\times10^9\sim10\times10^9/L$，则正常3人，异常2人，构成分类资料，若按过低1人，正常3人，过高1人分组，构成等级资料。

六、误差

误差（error）指实测值与真值之差。误差可分为系统误差（systematic error）和随机误差（random error）。系统误差是由于仪器未校准、测量者感官的某种偏差、医生掌握疗效标准偏高或偏低等原因所造成，系统误差使观察值不是分散在真值的两侧，而是有方向性、系统性或周期性地偏离真值。系统误差可以通过实验设计的完善和技术措施的改进来消除或减少。随机误差是由于排除系统误差后，其他的多种不确定因素所造成，随机误差使观察值不按方向性、系统性而随机的变化，使观测值往往分散在真值的两侧。随机误差可通过统计处理减少，但是无法消除。

抽样误差（sampling error）是随机误差的一种，是指样本指标与总体指标之间的差别以及来自同一总体的不同样本的某个统计量的差别。只要是抽样研究，就必然存在抽样误差，这有两方面的原因：①研究对象之间存在个体差异即变异，这是抽样误差存在的根本原因。如果没有变异，各个个体值都一样，就不可能有抽样误差。②抽样研究只研究总体中一部分研究对象，而没有研究全部研究对象，部分不可能等同于全部，也即抽样是抽样误差的直接原因。没有抽样，无论变异存在与否，都不可能产生抽样误差。

抽样误差不能完全消除，只能被控制。控制抽样误差的方法有：①改进抽样方法，使样本更具代表性；②增加样本含量，使样本含量达到一定水平（本法有一定的局限性。样本并不是越多越好，存在成本-效益问题。此外增加样本，可能同时增加非抽样误差）；③选择变异程度小的研究指标。

七、频率与概率

在一定条件下，一定会发生或一定不会发生的现象，其表现结果为两种事件：肯定发生某种结果的叫必然事件；肯定不发生某种结果的叫不可能事件，但是某事件究竟会发生哪种结果，事先不能确定。这种事件称为随机事件。随机事件的特征有随机性和规律性。

概率（probability）是描述随机事件发生的可能性大小的数值，其值介于 0～1 之间，标为 P（A）。频率（relative frequency）反映了某事件在样本中出现的机会的大小；随着试验次数无限增加，某事件出现的频率在某一确定值附近摆动，最后无限趋近于这个确定值，则称该确定值为某事件出现的概率。由此可知，频率是对样本而言，概率则是总体的属性。统计分析中的很多结论都基于一定的概率推断，习惯上将 P（A）$\leqslant 0.05$ 或 0.01 称为小概率事件，一般认为小概率事件在一次试验中不可能发生。

第二节　统计工作的基本步骤

对于复杂的客观世界，人们需要用统计学方法，透过现象揭示本质。

统计工作和一般科研工作类似，可分为四大步骤，即先要有一个涉及全过程的设计，然后按照设计的要求和规定，搜集资料、整理资料和分析资料。这四大步骤是互相联系的，不可分割的，任何步骤的不足，都会给统计分析结果带来不可挽回的损失。

一、设计

设计是统计工作的关键步骤，设计内容包括资料收集、整理和分析全过程总的设想和安排。设计是整个研究中最关键的一环，是今后工作应遵循的依据。一个优良的设计方案的意义就在于它能用比较经济的人力、物力和时间，得到较为可靠的结果，准确地控制和估计误差的大小。设计分为专业设计和统计设计，专业设计是研究者根据自己的专业知识进行选题、建立假说、确定研究对象和技术方法等。统计设计的内容要包括资料的收集、整理和分析全过程的设想和安排。例如：研究目的和假说是什么，研究对象和研究单位是什么，确定多少研究对象，研究因素是什么，确定哪些可靠的效应变量，收集哪些原始资料，用什么方式和方法取得这些原始资料，怎样整理汇总和计算统计指标，如何控制误差，预期会得到什么结果，需要多少经费等。

医学科研设计的种类有实验设计、调查设计和临床试验设计，各自针对医学中不同专业的设计方法。如实验设计常用于实验室医学课题的研究设计；临床试验设计则侧重于临床医学项目的设计；调查设计常用于社会人群的卫生、健康、疾病、环境等调查研究项目的设计，其调查工具有调查表与问卷等。

设计要遵循随机、重复、对照和均衡的原则：

（一）随机化原则

所谓随机化原则就是必须做到使总体中任何一个个体都有同等的机会被抽取进入样本、被分配到任何一个组中去、接受不同处理顺序的原则。实现随机化的方法有多种，如抽签、查随机数字表或随机排列表、利用计算机产生的随机数字。通过随机化，减少非研究因素的影响，而样本含量的大小取决于相关的条件（详见研究设计书籍）。

（二）重复的原则

由于个体差异等影响因素的存在，不同的研究对象的某项指标的取值必然有高低之分，只有在大量重复的条件下，规律才会比较确定地显露出来，因此，在设计中，往往需要遵循重复的原则。

（三）对照的原则

进行设计时，往往需要设立对照组。因为有比较才能鉴别，没有对照的研究是没有说服力的。通过对照来鉴别处理因素与非处理因素之间的差异，用来抵消或减少误差。

（四）均衡的原则

所谓均衡，就是使对照组与试验组中的非处理因素尽量达到近似，使研究因素的效应能更真实地反映出来。

二、搜集资料

在医学科研工作中，必须收集科学的、真实的研究数据。

（一）研究数据的来源

研究数据主要来源于两种渠道：

1. 来源于直接的调查研究和科学实验　对研究者来说，这是数据的直接来源，称为第一手资料或直接的研究数据；如统计报表（死亡登记、疫情报告等），工作记录（病历、化验结果）；专题调查、实验或临床试验。

2. 来源于别人调查或实验的数据　这是科研数据的间接来源，称为第二手资料或间接的研究数据。如数据库资料、全国、全省的卫生统计资料。

（二）搜集资料的要求

1. 完整　观察单位及观察项目完整。

2. 准确　即观察单位及观察项目的真实可靠。真实是统计学的灵魂。

3. 及时　即时限性。如人口普查规定调查开始日期和截止日期、疾病的发生与发展的时限性。

三、整理资料

按研究设计的规定，使原始数据系统化、条理化的过程，为统计分析做准备工作，以便计算指标。整理数据的过程可分成三步：

1. 核对校正原始数据。

2. 根据依据分组　根据专业知识和研究数据的特征分组，一般按事物的性质分组或按数据的大小分组。

3. 原始数据归组　根据分组情况，将原始数据分别归入相应的组，并做简单的总结。

四、分析资料

按研究设计的规定，计算有关指标，进而阐明事物的内在联系和规律。分析资料可分为：

1. 统计描述　即用统计指标、统计图表对资料的数量特征及分布规律进行描述。

2. 统计推断　即通过参数估计或假设检验，用样本信息来推断总体特征及比较不同总体之间的差别和联系等。

【思考题】

1. 总体与样本的区别是什么?
2. 统计资料的类型有哪些?
3. 参数与统计量的区别是什么?
4. 概率与频率的区别是什么?
5. 某年级甲班、乙班各有男生 50 人。从两个班各抽取 10 人测量身高，并求其平均身高。如果甲班的平均身高大于乙班，能否推论甲班所有同学的平均身高大于乙班？为什么?

（熊国强）

第二章　统计资料的类型及分析

不同统计资料所使用的统计方法不同，因此分析资料时，首先要判断资料的类型，然后进行不同类型资料的统计分析。

第一节　数值变量资料

数值变量资料是测量每个观察单位某项指标值的大小所得的资料，一般均有计量单位。数值变量资料常用的统计描述指标有平均指标和离散指标。数值变量资料常用的统计推断有 t 检验、u 检验等。

一、频数表

通过调查或实验收集到的计量资料，是一群大大小小的变量值。为将这群变量值的特点描述出来，可先编制成频数表，了解变量值的分布情况，然后计算统计指标来描述其集中位置和离散程度。

（一）频数表

频数表（frequency table）用来表示样本数据各观察值在不同取值区间的出现的频繁程度（频数）。对于离散型数据，每一个观察值即对应一个频数，如某社区某年度一日内死亡0，1，2，…20个患者的天数。如描述某社区人口性别分布情况，男、女生的人数即为各自的频数。而对于连续型数据，数据分布区间由若干组段组成，每个组段对应于多个频数。宜制作连续型数据频数表，其一般步骤如下：

1. 求数据的全距（range，R），也称为极差，就是最大值与最小值之差。

$$R = X_{\max} - X_{\min}$$

2. 根据极差选定适当“组段”数。“组段”数的多少取决于变量值个数，如变量值个数较少时（$n<100$），组段数通常定为8～10个；变量值个数较多时（$n>100$），组段数通常定为10～15个。

3. 确定组距和组段。组距＝全距/预计的组段数。

每个组段都有下限L和上限U，组下限（L）是每个组段的起点，组上限（U）是每个组段的终点。变量值 x 归组统一定在 $L \leqslant x < U$ 之间，两端的组段应分别包含最小值或最大值。

4. 写出组段，逐一划记。

【例题4－2－1】　表4－2－1是从某社区1999年的居民体检资料中获得101名正常成年女子的血清总胆固醇（mmol/L）数据，请绘制频数表。

表 4-2-1 101 名正常成年女子的血清总胆固醇（mmol/L）

2.35	4.21	3.32	5.35	4.17	4.13	2.78	4.26	3.58	4.34	4.84	4.41
4.78	3.95	3.92	3.58	3.66	4.28	3.26	3.50	2.70	4.61	4.75	2.91
3.91	4.59	4.19	2.68	4.52	4.91	3.18	3.68	4.83	3.87	3.95	3.91
4.15	4.55	4.80	3.41	4.12	3.95	5.08	4.53	3.92	3.58	5.35	3.84
3.60	3.51	4.06	3.07	3.55	4.23	3.57	4.83	3.52	3.84	4.50	3.96
4.50	3.27	4.52	3.19	4.59	3.75	3.98	4.13	4.26	3.63	3.87	**5.71**
3.30	4.73	4.17	5.13	3.78	4.57	3.80	3.93	3.78	3.99	4.48	4.28
4.06	5.26	5.25	3.98	5.03	3.51	3.86	3.02	3.70	4.33	3.29	3.25
4.15	4.36	4.95	3.00	3.26							

（1）计算全距　R＝最大值－最小值 ＝ 5.71－2.35＝3.36（mmol/L）。

（2）确定组段数与组距　本例如果预计取 10 个组段，则组距长度为 3.36/10＝0.336，为了简便运算，取近似值 0.3。

（3）确定组段　第一组段的组下限应略小于资料中的最小值，因此在本例中将第一组段的组下限定为 2.30，组上限＝组下限＋组距，因此第一组段组上限为 2.30＋0.3＝2.60。第二组段的组下限为第一组段的组上限，以此类推，写出所有组段，最后的组段应包含计量资料中的最大值。因为数据 x 归组统一定为 $L \leqslant x < U$，所以写组段时，按组距依次写出各组段的组下限及短横，见表 4-2-2 组段栏，注意短横“-”不能略去。

（4）分组段划记并统计频数　像选举开票那样划记，将变量值逐个归入相应的组段，如将 2.35 归入“2.30-”组。每归入一个变量值，在相应的组段内划一竖线，每逢第五线则作一横线跨在已划出的四条竖线上，这样五线连在一起最后计数时就很方便了。划完后将每个组段内的线条数写出，再将各组频数合计，最后编制的频数表见表 4-2-2。表中第（3）栏为累计频数，即从第一组段到最后组段对应的频数的累加值。

表 4-2-2 101 名正常成年女子的血清总胆固醇值（mmol/L）频数表

组段 （1）	频数 （2）	累计频数 （3）
2.30-	1	1
2.60-	3	4
2.90-	6	10
3.20-	8	18
3.50-	17	35
3.80-	20	55
4.10-	17	72
4.40-	12	84
4.70-	9	93
5.00-	5	98
5.30-	2	100
5.60-5.90	1	101
合计	101	

根据绘制的频数表，能够发现计量资料的分布规律，比如根据表 4-2-2 可以发现这 101 名正常成年女子的血清总胆固醇值大多在 3.50mmol/L 和 4.40mmol/L 之间。

还可以根据频数表来绘制频数分布图，可以更加直观地反映计量资料的分布规律。以表 4-2-2 的各组段值为横轴，以频数表各组段所对应的频数为纵轴，可以绘制出频数分布（图 4-2-1）。

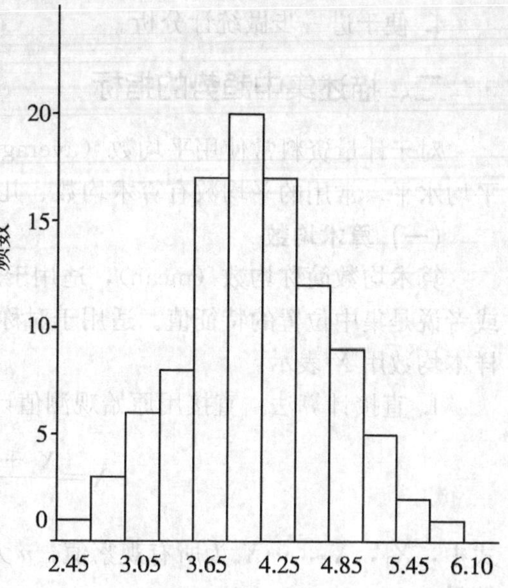

图 4-2-1　101 名正常成年女子血清总胆固醇的频数分布图

（二）频数表和频数分布图的用途

1. 描述频数分布的类型　根据频数表和频数分布图，可以判断计量资料的分布类型，常见的分布类型有下列几种：

（1）对称分布　若各组段的频数以频数最多组段为中心左右两侧大致对称，可认为该资料是对称分布。

（2）偏态分布　①右偏态分布（skewed to the right distribution）也称正偏态分布（positive skewness distribution）：右侧的组段数多于左侧的组段数，而右侧的累积频数反而少于左侧的累积频数，频数分布向右侧拖尾，如图 4-2-2。②左偏态分布（skewed to the left distribution）也称负偏态分布（negative skewness distribution）：左侧的组段数多于右侧的组段数，而左侧的累积频数反而少于右侧的累积频数，频数分布向左侧拖尾，如图 4-2-3。

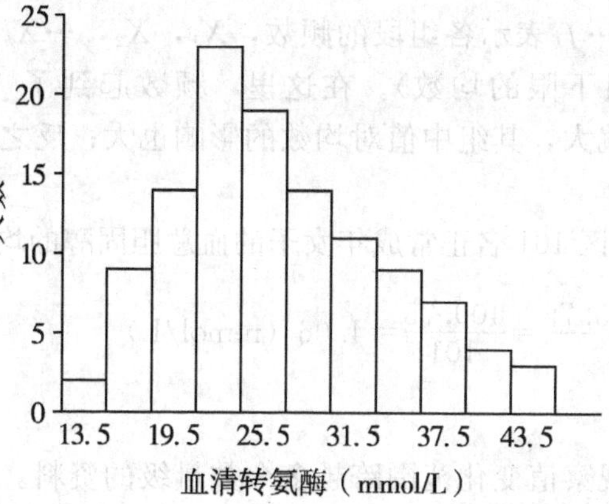

图 4-2-2　115 名正常成年女子血清转氨酶频数分布图

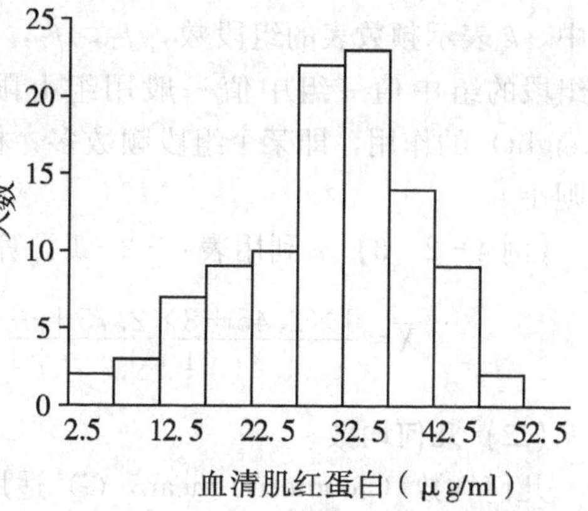

图 4-2-3　101 名正常人血清肌红蛋白的频数分布图

2. 描述频数分布的特征　例如根据表 4-2-1 和图 4-2-1，不难发现：①101 名正常成年女子的血清总胆固醇值的变异范围在 2.30mmol/L 和 5.90 mmol/L 之间。②101 名正常成年女子的血清总胆固醇值数据主要集中在 3.50mmol/L 和 4.70mmol/L 之间，尤其在

3.80mmol/L 和 4.10mmol/L 之间人数最多，且上下组段数的频数分布基本对称。

3. 便于发现一些特大或特小的可疑值。

4. 便于进一步做统计分析。

二、描述集中趋势的指标

对于计量资料常使用平均数（average）这一指标体系来描述一组变量值的集中位置或平均水平。常用的平均数有算术均数、几何均数和中位数。

（一）算术均数

算术均数简称均数（mean），适用于反映一组呈对称分布的变量值在数量上的平均水平或者说是集中位置的特征值。适用于对称分布，特别是正态分布资料。总体均数用 μ 表示，样本均数用 $\overline{X}$ 表示。

1. 直接计算法　直接用原始观测值计算。计算公式如下：

$$\overline{X}=\frac{X_1+X_2+\cdots+X_n}{n}=\frac{\sum X}{n} \qquad (4-2-1)$$

式中，X_1，X_2，$\cdots X_n$为所有观察值，n 为样本含量，$\sum$（希腊字母，读作 sigma）为求和的符号。

【例 4-2-2】　测得 8 只正常大鼠血清总酸性磷酸酶（TACP）含量（U/L）为 4.20，6.43，2.08，3.45，2.26，4.04，5.42，3.38。试求其算术均数。

算术均数＝（4.20＋6.43＋2.08＋3.45＋2.26＋4.04＋5.42＋3.38）/8＝3.9075（U/L）

2. 加权法　也称频数表法，就是利用频数表得到的数据来计算均数。计算公式如下：

$$\overline{X}=\frac{f_1X_1+f_2X_2+f_3X_3+\cdots f_kX_k}{f_1+f_2+f_3+\cdots+f_k}=\frac{\sum f_X}{\sum f} \qquad (4-2-2)$$

式中，k 表示频数表的组段数，f_1，f_2，f_3，$\cdots f_k$表示各组段的频数，X_1，X_2，$\cdots X_k$表示各组段的组中值（组中值一般用组上限和组下限的均数）。在这里，频数起到了“权”（weight）的作用，即某个组段频数多，权数就大，其组中值对均数的影响也大；反之，影响则小。

【例 4-2-3】　利用表 4-2-1 计算某社区 101 名正常成年女子的血总胆固醇的均数。

$$\overline{X}=\frac{1\times2.45+3\times2.75+\cdots+1\times5.75}{1+3+\cdots+1}=\frac{409.75}{101}=4.06\ (\text{mmol/L})$$

（二）几何均数

几何均数（geometric mean，G）适用于观察值变化范围跨越多个数量级的资料。其频数分布图一般呈偏峰分布。人们常用几何均数描述这类资料的集中位置。几何均数适用于成等比级数的资料，特别是对数正态分布资料。在医学研究中常适用于免疫学的指标，如平均抗体效价、滴度等。

1. 直接计算法　计算公式为

$$G=\lg^{-1}\left(\frac{\sum \lg X}{n}\right) \qquad (4-2-3)$$

【例 4-2-4】 某社区有 7 名慢性迁延性肝炎患者的 HBsAg 滴度资料为 1∶16，1∶32，1∶32，1∶64，1∶64，1∶128，1∶512。试计算其倒数的几何均数。

$$G=\lg^{-1}\left(\frac{\sum \lg X}{n}\right)$$
$$=\lg^{-1}\left[\frac{\lg16+\lg32+\lg32+\lg64+\lg64+\lg128+\lg512}{7}\right]$$
$$=\lg^{-1}1.8062=64$$

因此 7 名慢性迁延性肝炎患者的 HBsAg 滴度的几何均数为 1∶64。

2. 加权法　计算公式为

$$G=\lg^{-1}\left[\frac{\sum f\lg X}{\sum f}\right]=\lg^{-1}\left[\frac{\sum f\lg X}{n}\right] \quad (4-2-4)$$

【例 4-2-5】 2004 年某社区 52 例慢性肝炎患者的 HBsAg 滴度数据如表 4-2-3。试计算滴度倒数的几何均数。

表 4-2-3　52 例慢性肝炎患者的 HBsAg 滴度资料

抗体滴度	频数（f）	滴度倒数（X）	$\lg X$	f（$\lg X$）
1∶16	2	16	1.20412	2.40824
1∶32	7	32	1.50515	10.53605
1∶64	11	64	1.80618	19.86798
1∶128	13	128	2.10721	27.39373
1∶256	12	256	2.40824	28.89888
1∶512	7	512	2.70927	18.96489
合计	52			108.06977

$$G=\lg^{-1}\left[\frac{\sum f\lg X}{\sum f}\right]=\lg^{-1}\left[\frac{\sum f\lg X}{n}\right]$$
$$=\lg^{-1}\left[108.06977/52\right]=119.74705$$

因此 52 例慢性肝炎患者的 HBsAg 滴度倒数的几何均数为 1∶120。

（三）中位数

中位数（median，M）是将变量值从小到大排列，位置居于中间的那个变量值，称为中位数。可用于各种分布的定量资料，特别是偏态分布资料和开口资料（一端或两端无确切数值的资料）。中位数的原意是指在总体中有一半个体的数值低于这个数，一半个体的数值高于这个数。

变量值个数 n 是奇数时，中位数的计算公式为

$$M=X_{\left(\frac{n+1}{2}\right)} \quad (4-2-5)$$

变量值个数 n 是偶数时，中位数的计算公式为

$$M=\frac{1}{2}\left[X_{\left(\frac{n}{2}\right)}+X_{\left(\frac{n}{2}+1\right)}\right] \quad (4-2-6)$$

【例 4-2-6】　某社区医院有 7 名患者患某病的潜伏期分别为 2，3，4，5，6，9，16 天，求其中位数。本例 $n=7$，为奇数。

$$M=X_{(\frac{7+1}{2})}=X_4=5\ (\text{天})$$

【例 4-2-7】　某社区中学 8 名学生食物中毒的潜伏期分别为 1，2，2，3，5，8，15，24h，求其中位数。本例 $n=8$，为偶数。

$$M=\frac{1}{2}\left[X_{(\frac{8}{2})}+X_{(\frac{8}{2}+1)}\right]=\frac{1}{2}(X_4+X_5)=\frac{1}{2}(3+5)=4\ (\text{h})$$

（四）百分位数

中位数将频数等分为二，亦称二分位数。若将频数等分为四，则称四分位数，共有 3 个四分位数，即第一、第二、第三四分位数。第二四分位数即中位数。同理，将频数等分为十或一百的分位数称十分位数或百分位数（percentile）。其实上述各种分位数都可用百分位数表示。百分位数的符号为 P_X，X 代表第 X 百分位。例如第一四分位数、中位数可分别以 P_{25}、P_{50} 表示。一个百分位数 P_X 将全部变量值分为两部分，在不包含 P_X 的全部变量值中有 $X\%$ 的变量值比它小，$(100-X)\%$ 变量值比它大。

1. 直接计算法　设有 X 个原始数据从小到大排列，第 X 百分位数的计算公式为：

当 $nX\%$ 的值带有小数位时：

$$P_X=X_{[\text{trunc}(nX\%)+1]} \tag{4-2-7}$$

trunc（$nX\%$）是和 $nX\%$ 的值最近似的整数（trunc 为取整函数）。

当 $nX\%$ 的值为整数时：

$$P_X=\frac{1}{2}\left[X_{(nX\%)}+X_{(nX\%+1)}\right] \tag{4-2-8}$$

【例 4-2-8】　对某社区医院细菌性痢疾治愈者的住院天数统计，120 名患者的住院天数从小到大的排列如表 4-2-4，试求第 5 百分位数和第 99 百分位数。

表 4-2-4　120 名患者的住院天数

患者编号	1	2	3	4	5	6	7	8	9…117	118	119	120
住院天数	1	2	2	2	3	3	4	4	5…40	40	42	45

$n=120$，$120\times5\%=6$，为整数，则

$$P_5=\frac{1}{2}\left[X_{(6)}+X_{(7)}\right]=\frac{1}{2}(3+4)=3.5\ (\text{天})$$

$120\times99\%=118.8$，带有小数，取近似整数 118，因此

$$P_{99}=X_{[\text{trunc}(118.8)+1]}=X_{(119)}=42\ (\text{天})$$

2. 频数表法　计算公式如下：

$$P_X=L_X+\frac{i_X}{f_X}(nX\%-\sum f_L) \tag{4-2-9}$$

其中，L_X、i_X和f_X分别为第X百分位数所在组段的下限、组距和频数，$\sum f_L$为小于某组段的累计频数，n为总例数。

【例4-2-9】 某社区118名链球菌咽喉炎患者的潜伏期频数表见表4-2-5第（1）、（2）栏，表中第（4）栏是第（3）栏的累积频数分别除以总例数所得到的累积频率，试分别求中位数及第25、第75百分位数。

表4-2-5 118名链球菌咽喉炎患者的潜伏期

天数（1）	人数（2）	累计频数（3）	累计频率（%）（4）
12～	4	4	3.4
24～	17	21	17.8
36～	32	53	44.9
48～	24	77	65.3
60～	18	95	80.5
72～	12	107	90.7
84～	5	112	94.9
96～	4	116	98.3
108～	2	118	100.0

$$M=P_{50}=48+\frac{12}{24}\left(\frac{118}{2}-53\right)=51\text{（天）}$$

$$P_{25}=36+\frac{12}{32}\left(118\times25\%-21\right)=39.2\text{（天）}$$

$$P_{75}=60+\frac{12}{18}\left(118\times75\%-77\right)=67.7\text{（天）}$$

（五）运用平均数的注意事项

平均数是描述一群同质变量值集中位置的特征值，用来说明某现象或事物数量的中等水平。通常用平均数作为算术均数、几何均数、中位数等的统称，而以均数作为算术均数的简称。

1. 同质的事物或现象才能求平均数　假设检查200名正常人的红细胞数计算平均数，定出正常值范围，作为诊断贫血的依据之一。如果正常人中混有贫血患者，那么求出的平均数既不能说明正常人也不能说明贫血患者，有人把它称为虚构的平均数，因为它模糊了数量特征，不能提供分析的依据。因此计算平均数以前必须考虑资料的同质性。有人研究某药物的利尿作用，观察了3名儿童、4名成人用药前后的排尿量，曾将儿童与成人的排尿量加在一起求平均数。由于成人排尿量较儿童的多，得到的平均数对成人来说似嫌少，而对儿童来说又显得太多。

像儿童与成人，贫血患者与正常人的不同质是显而易见的。但即使是正常人，性别、年龄、地区不同，红细胞数的均数也有差异。是否同质，要根据研究目的而定。例如研究痢疾患者的平均治愈日数时，要考虑不同病原菌、不同型别（急性、慢性等）的患者是不同质的。但当研究传染病的住院日数时，则不同疾病（痢疾、伤寒……）是不同质的，而所有痢疾患者，不论由何种病原菌引起，或是何种型别都认为是同质的了。若研究各医院的平均住院天数时，医院类型（传染病院、儿童医院、综合医院……）以及同类医院中，科室（内、外、传染……）设置及床位分配不同等就是不同质的了。不同质的事物就要分组求平均数，以便分析比较。因此科学的平均数是建立在同质的基础上的。

2. 用分组平均数补充总平均数　某社区医院 2005 年的治愈者平均住院天数，总均数为 18 天。但是不同疾病中，变态反应及中毒、小儿科疾病住院天数最短为 9 天，而结核病的住院天数却长达 60 天。若医疗质量基本不变，多收结核病人，住院天数的总均数无疑会延长；而多收小儿患者，总均数就会缩短。因此如没有收治病种的分析，仅从总均数的延长或缩短来看医疗质量是不科学的。而对各时期同种疾病的住院天数进行分析，比较适宜。

3. 根据资料的分布选用适当的平均数　计量资料如是单峰对称分布，宜用均数，亦可用中位数。若是偏态分布则中位数的代表性常较均数为好。某些传染病的潜伏期、抗体滴度、细菌计数、率或比的变化速度及某些物质浓度等，其频数分布明显偏态，但经对数变换后近于正态分布的，应计算几何均数以描述其平均水平。

三、描述离散趋势的指标

描述计量资料的离散趋势的常用指标有极差、四分位数间距、方差、标准差和变异系数等。各种指标有一定的适用条件。

设有甲乙两人，对同一名患者采耳垂血，检查红细胞数（10^{12}/L），每人数 5 个计数盘，所得结果为：

						合计	均数
甲	4.8	4.9	5.0	5.1	5.2	25.0	5.0
乙	4.4	4.6	5.0	5.4	5.6	25.0	5.0

两人计数的均数都是 5×10^{12}/L，能说两人的检验技术相同吗？不能，因为甲的计数结果比较密集，而乙的分散，因此甲的检验精度显然比乙的高。从上可以看出：描述一群变量值，除用平均数等表示其集中位置外，还要说明其离散趋势。说明离散趋势的特征值称变异指标。

变异指标的种类较多，下面分别介绍极差、四分位数间距、方差、标准差及变异系数。

（一）极差

计量资料中最大值与最小值之差称极差（range，R）或全距，是变异指标中最简单的一种。如上例甲计数的极差为 5.2－4.8＝0.4，乙的为 5.6－4.4＝1.2。可见乙的计数较甲的波动大。一般把最小值与最大值写在括号里，附在极差的后面。如上例写成 4.0（4.8～5.2）与 1.2（4.4～5.6）。其单位与变量值的相同。

极差计算简便，但只考虑了最小、最大值，因此易受个别极端值的影响，且随例数的多少而变动，不稳定。仅用于粗略地说明变量值的变动范围。

（二）四分位数间距

极差的不稳定主要是受两极端数值的影响，可以将两端数据按比例去掉一定例数，这样所得数据就比较稳定了。例如两端各去掉 25%，取中间 50%数据的数值范围，那么只要计

算 P_{25} 与 P_{75}，求 P_{75} 与 P_{25} 之差即得四分位数间距（inter-quartile range，Q）。四分位数间距常用于描述偏态分布资料的变异程度。

$$Q=P_{75}-P_{25}$$

（三）方差

极差、四分位数间距都不能反映一组资料中所有观测值之间的差异，因此需要引入方差（variance）来表示一组数据的平均离散情况，总体方差用 σ^2 表示，样本方差用 S^2 表示，其计算公式分别为：

$$\sigma^2=\frac{\sum(X-\mu)^2}{N} \quad (4-2-10)$$

式中，μ 是总体均数，N 是总体中观察单位的个数。

$$S^2=\frac{\sum(X-\bar{X})^2}{n-1} \quad (4-2-11)$$

式中，$\bar{X}$ 是样本均数，n 是样本含量，n 代替 N 后，计算出的样本方差对总体方差的估计偏小。对于样本资料，对离均差平方和取平均值时分母用 $n-1$ 代替 n。分母 $n-1$，也称为自由度，也用 ν 表示，即一组变量值的均数确定以后，能自由取值的变量值个数。

（四）标准差

标准差（standard deviation）是方差的平方根，使用的单位与原来资料中变量的单位相同，适用于正态分布及近似正态分布的资料，是计量资料中反映离散趋势的最为常用指标，总体标准差用 σ 表示，样本标准差用 S 表示，其计算公式分别为：

$$\sigma=\sqrt{\frac{\sum(X-\mu)^2}{N}} \quad (4-2-12)$$

$$S=\sqrt{\frac{\sum(X-\bar{X})^2}{n-1}} \quad 或 \quad S=\sqrt{\frac{\sum X^2-\frac{(\sum X)^2}{n}}{n-1}} \quad (4-2-13)$$

当利用频数表计算样本标准差时，计算公式为：

$$S=\sqrt{\frac{\sum fX^2-\frac{(\sum fX)^2}{\sum f}}{\sum f-1}} \quad (4-2-14)$$

【例 4-2-10】 计算表 4-2-1 资料中某社区 101 名正常成年女子血清总胆固（mmol/L）的标准差。

根据表 4-2-1 可以得到

$$\sum f=101，\sum fX=409.75，\sum fX^2=1705.09$$

将上述数值代入式 4-2-14，可以得到

$$S=\sqrt{\frac{1705.09-\frac{(409.75)^2}{101}}{101-1}}=0.654\ (\text{mmol/L})$$

因此 101 名正常成年女子血清总胆固醇的标准差是 0.654 mmol/L。

（五）变异系数

变异系数（coefficient of variation，CV）多用于观察指标单位不同时及当观察指标单位相同而均数相差较大时的变异程度的比较，如身高与体重的变异程度的比较，如儿童身高与成人身高变异程度的比较时，也常使用变异系数。其计算公式为：

$$CV=\frac{S}{\overline{X}}\times 100\% \qquad (4-2-15)$$

式中，S 为标准差，$\overline{X}$ 为均数。

【例 4-2-11】　某社区小学 7 岁男童身高均数为 123.10cm，标准差为 4.71cm；体重的均数为 22.29kg，标准差为 2.26kg，比较该地 7 岁男童身高和体重的变异程度。上述 7 岁男童身高、体重的变异系数分别为：

$$身高\ CV=4.17/123.10\times 100\%=3.83\%$$

$$体重\ CV=2.26/22.29\times 100\%=10.14\%$$

可见同一批儿童的体重变异度比身高要大。

运用变异系数时应注意三点：其一是有关的事物间才能作比较，不要将无关的东西硬拉在一起作比较。其二是均数小于标准差时应考虑其实际运用价值。因为在这种情况下，可怀疑其总体是否符合正态分布，故不宜使用。其三是变异系数仅表示样本资料的相对变异程度，欲了解样本所代表总体的变异程度有无差异，还需要作假设检验。

（六）运用变异指标的注意事项

1. 变异指标表示变量值的变异程度或离散趋势，常与集中指标平均数结合运用，说明变量值集中的位置与离散程度。

2. 变异指标种类虽多，但任一变异指标，其值大表示变异大，数值参差不齐；值小表示变异小，数值比较集中在平均数周围。比较两个或几个同类事物的变异，要用同一变异指标。

3. 正态分布资料宜用均数与标准差描述集中与离散趋势。有了均数与标准差就可根据正态分布理论将频数分布描绘出来。偏态分布资料宜用中位数及四分位数间距、极差等描述其集中趋势和变异程度。

4. 比较几组资料的变异程度，若各组资料的单位不全相同，或均数相差悬殊时，宜用变异系数描述其变异程度。

【思考题】

1. 常见平均数有哪些？各自的适用范围是什么？

2. 常见的变异指标有哪些？各自的适用范围是什么？

3. 频数表和频数分布图的用途有哪些？

第二节 正态分布

一、正态分布的概念

正态分布（normal distribution），由德国数学家和天文学家 Moivre 于 1733 年首次提出，但由于德国数学家 Carl Friedrich Gauss（1777—1855）率先将其应用于天文学研究，故正态分布又叫高斯分布（Gaussian distribution）。根据图 4-2-4，设想将各个临近的频数分布图的观察人数逐渐增加且组段不断分细时，图 4-2-1 中的直条由（1）到（2）就不断变窄，其顶端则逐渐接近于一条光滑的曲线，见图 4-2-4 的（3）。这条曲线形态呈钟形，两头低、中间高，左右对称，近似于数学上的正态分布。在分析资料时，就把它看成是正态分布。

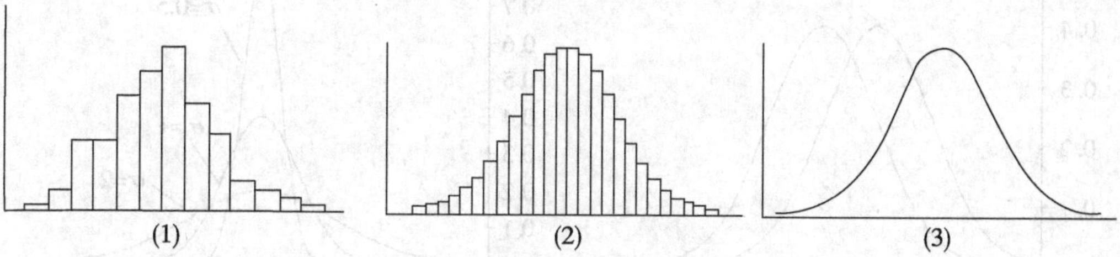

图 4-2-4 形成正态分布的示意图

二、正态分布图形

如果随机变量 X 的分布服从以下的概率密度函数，则变量 X 符合正态分布。

$$f(X)=\frac{1}{\sigma\sqrt{2\pi}}e^{\frac{-(X-\mu)^2}{2\sigma^2}} \tag{4-2-16}$$

由此可见，正态分布是由它的平均数 μ 和标准差 σ 两个参数决定的，常把它记为 $N(\mu, \sigma^2)$。从形态上看，正态分布是一条单峰、对称呈钟形的曲线，其对称轴为 $X=\mu$，其概率密度函数在 $X=\mu$ 时取最大值，从 $X=\mu$ 点开始，曲线向左右两个方向递减延伸，不断逼近 X 轴，但永不与 X 轴相交，因此说曲线在左右两个方向都是以 X 轴为渐近线的。正态曲线具有两头低、中间高、左右对称的基本特征。

如果对正态分布函数进行变量变换，令

$$u=\frac{X-\mu}{\sigma} \tag{4-2-17}$$

u 变换后，$\mu=0$，$\sigma=1$，可以把正态分布函数转变为标准正态分布函数（standard normal distribution）亦称 u 分布，其分布函数为：

$$\varphi(u)=\frac{1}{\sqrt{2\pi}}e^{-\frac{u^2}{2}}, \quad -\infty<u<+\infty \tag{4-2-18}$$

其相应的曲线称为标准正态曲线。标准正态总体 N（0，1）在统计学分析中占有重要的地位。任何正态分布的概率问题均可转化成标准正态分布的概率问题。

三、正态分布的特点

当 $X<\mu$ 时，曲线上升（增函数）；当 $X>\mu$ 时，曲线下降（减函数）。并且当曲线向左、右两边无限延伸时，以 X 轴为渐近线，向它无限靠近。

当 $X=\mu$ 时，曲线位于最高点，而且曲线在 $X=\mu$ 处左右对称。

正态分布有两个参数，即位置参数 μ 和形态参数 σ。如果 σ 固定，曲线形状不变，此时 μ 值变小，曲线则沿 X 轴向左平移，μ 值变大，曲线则沿 X 轴向右平移（图 4-2-5）。如果 μ 固定，曲线位置不变，此时 σ 值变小，曲线变得陡峭，σ 值变大，曲线变得扁平（图 4-2-6）。

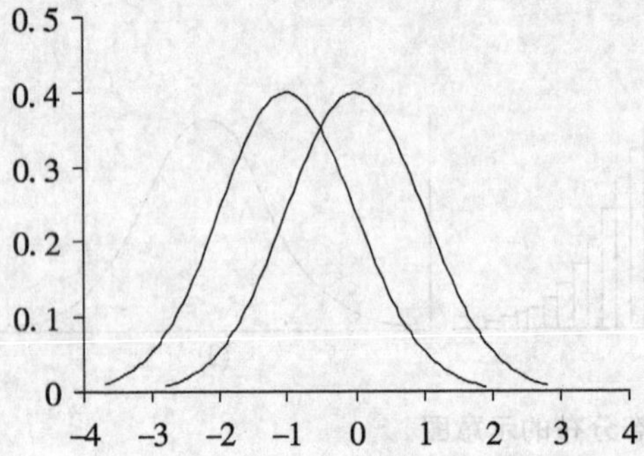

图 4-2-5　正态分布位置变换示意图

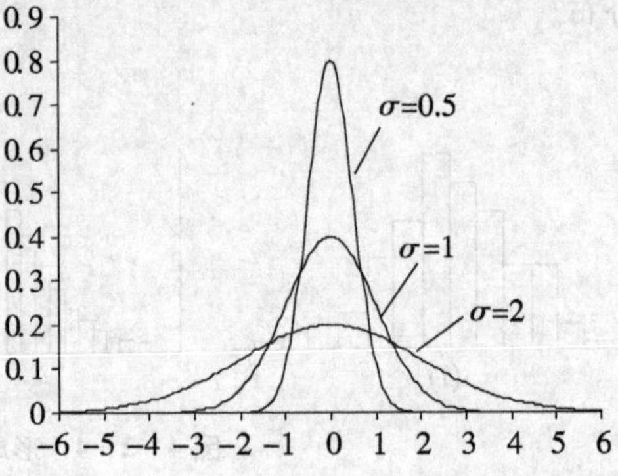

图 4-2-6　正态分布形态变换示意图

四、正态曲线下面积的分布规律

正态曲线下的面积分布有一定的规律，如果需要计算正态分布下一定区间内的面积，可以利用正态分布函数进行积分来实现，即

$$F(X)=\frac{1}{\sigma\sqrt{2\pi}}\int_{-\infty}^{X} e^{-\frac{(x-\mu)^2}{2\sigma^2}}\,dx \tag{4-2-19}$$

X 轴与正态曲线之间的面积等于 1 或 100%。通过计算可以发现正态曲线下面积的分布规律。正态曲线下，横轴区间 $\mu\pm\sigma$ 内的面积为 68.27%，横轴区间 $\mu\pm1.64\sigma$ 内的面积为 90.00%，横轴区间 $\mu\pm1.96\sigma$ 内的面积为 95.00%，横轴区间 $\mu\pm2.58\sigma$ 内的面积为 99.00%。

五、正态分布的应用

（一）估计频数分布

一个服从正态分布的变量只要知道其均数与标准差就可以估计任意取值（X_1，X_2）范围内频数比例，其原理是根据正态分布函数方程用积分求得，但若每次应用时都要用积分计算，那是很麻烦的。前人已将标准正态曲线下 0 至各 u 值的面积计算出来了，附表 1 就是标准正态曲线下面积表。该表左侧及上端为 u 值，表中数字为横轴自 0 至 u 曲线下的面积。实际使用时直接查附表1就可以确定某区间内的面积即频率。

【例4-2-12】 长沙市某社区随机抽取102名7岁男童的平均坐高为66.72cm，标准差2.08cm，试估计总体中坐高在：66.72～68.80cm间的人数各占总人数的百分比；66～68cm间的人数各占总人数的百分比；68～70cm间的人数各占总人数的百分比。

(1) 求坐高在66.72～68.80cm之间曲线下面积。①求u，$u=(X-\mu)/\sigma$，这里分别以$\overline{X}$、S作为μ与σ的估计值，$(66.72-66.72)/2.08=0$，$(68.80-66.72)/2.08=1$；②查附表1，u自0至1的面积，即查$u=1.00$，得$\alpha/2=0.3413$。坐高在此区间内的人数占总人数的34.13%。

(2) 求坐高在66～68cm之间曲线下面积。①求u，$(66-66.72)/2.08=-0.346$，$(68-66.72)/2.08=0.615$；②查附表1，$u=0.346$，得$\alpha/2=0.1353$（经内插法求得，下同）$u=0.615$，得$\alpha/2=0.2308$；$0.1353+0.2308=0.3661$；坐高在此区间内的人数占总人数的36.61%，即$102\times0.3661=37.3$人。

(3) 求坐高在68～70cm之间的人数占总人数的百分比。①求u，$(68-66.72)/2.08=0.615$，$(70-66.72)/2.08=1.577$；②查附表1，$u=1.577$，得$\alpha/2=0.4426$，$u=0.615$，得$\alpha/2=0.2308$，$0.4426-0.2308=0.2118$，坐高在此区间内的人数占总人数的21.18%，即有$102\times0.2118=21.6$人。

(二) 参考值范围的估计

在医学科研中有时需要根据样本数据推论总体中个体值范围，其中最常用的是估计参考值范围。

1. 参考值范围的意义 医学参考值（reference value）是指包括绝大多数正常人的人体形态、机能和代谢产物等各种生理及生化指标常数，也称正常值。由于存在个体差异，生物医学数据并非常数而是在一定范围内波动，故采用医学参考值范围（medical reference range）作为判定正常和异常的参考标准。如成人白细胞总数的参考值为$4\times10^9\sim10\times10^9$/L。

抽取具有代表性的正常个体为样本，观察某个或几个变量，根据所得样本数据，推论总体的相应变量的范围，称参考值范围估计。一些与人体有关的外界环境如噪声强度、粉尘浓度、昆虫密度、水中微量元素的含量等，在某一地域、某段时期内亦在一定范围内波动；某病患者在病程的某段时期内，某种检验结果亦常在一定范围内波动。虽然这些范围不一定是正常的，有的超过了卫生标准或正常值，但若从样本数据估计总体中变量值的范围来说，那么得出的波动范围可称为个体值范围。

2. 确定参考值范围的一般原则和步骤

(1) 确定研究总体 即对研究总体的同质性作出规定。以“正常人”为例，所谓正常人不是指任何组织与器官的形态及机能都无异常的人，而是指排除了影响被研究指标的疾病和有关因素的人。例如某医师研究血清谷丙转氨酶活性的正常值，选取“正常人”的条件为无肝、肾、心、脑、肌肉等器质性疾患，近期无特殊用药史（如氯丙嗪、异烟肼等），测定前未作剧烈运动等。上述条件就是保证研究对象同质性作出的规定。但不允许以所研究指标值的大小来划分是否“正常人”。对研究总体，如“正常人”的规定要根据研究目的、技术力量与水平以及人力物力等条件来考虑，往往牵涉到多方面的专业知识。但一般可从地区、民族、性别、年龄、劳动条件（如是否与有害物质接触）、时间（季节与昼夜）、月经、妊娠、饮食、药物、生活习惯等来考虑。例如红细胞数及血红蛋白量，高原居民与平原不同，男女各异；人体血清胆固醇含量随年龄的增长而增加，妊娠期高于非妊娠期，冬季高于夏季，且受饮食影响；服用某些药物可直接增加检测的有关成分或干扰检测结果的准确性。

（2）确定观察例数　参考值范围的影响因素复杂，要使样本特征能正确估计总体分布，例数不能太少，一般认为应在200例左右。数据变异不大，观测比较精确的，例数可相应少些；影响因素复杂、数据变异大，观测方法不够稳定的，例数相应要多一些。但要防止片面追求例数、不按规定抽取样本，这些都会影响原始数据的可靠性。

（3）统一测定方法，控制实验误差，保证数据的可靠性　为达到上述要求应注意对检测人员（医生、检验人员等）的培训，以统一认识、统一方法和操作，标准化仪器和试剂，建立质量控制防止记录差错等。但也要尽量与应用参考值范围时的实际情况相一致。

（4）确定取单侧还是双侧界值　某些指标如血清总胆固醇、白细胞总数，无论过低或过高都不正常，因此需要确定下限和上限两个界值，称双侧界值。有的指标如肺活量一般只认为过低是不正常，所以只需定下侧界值，即下限；但血铅只是过高不正常，因此仅需定上限。只需定下限或上限的，称单侧界值。确定取单侧还是双侧界值，应根据业务知识与指标用途。

（5）确定适当的百分范围　调查一定数量的正常人若以某指标的最小、最大值作为正常值范围，常因调查例数的增加等遇到少数极端值，使正常值范围不稳定。因此统计上常采用一些方法，删去一定比例的极端值，使得出的正常值能较稳定地反映绝大多数正常人该指标的数值。绝大多数一般包括正常人的80%、90%、95%或99%等。这样，若按单侧计算，相应地，将有20%、10%、5%或1%的正常人某指标值在正常值范围以外；若按双侧计算，相应地，正常人中某指标值过高、过低者各有10%、5%、2.5%或0.5%。这些指标值在正常值范围以外的正常人，将被错判为不正常。将正常错判为不正常，称为Ⅰ型错误，或假阳性，其假阳性率或误诊率用α表示。但亦有些患者的指标值，可能落在正常值范围以内，这时就会将患者错判为正常人，这种错判称为Ⅱ型错误，或假阴性，假阴性率即漏诊率用β表示。确定合适的百分范围应根据研究目的，结合正常人和患者的数值分布，同时考虑α及β，若欲减少α，界值向右移，那么β将加大；若欲减少β，界值向左移，那么α将加大。通常兼顾α及β。但实用时还要考虑该正常值范围的主要用途，若用以普查初筛患者，则要减少假阴性，取80%或90%参考值范围；若用以确诊患者，则要避免假阳性，以取95%或99%参考值范围为宜。

（6）确定计算方法　计算参考值范围的方法有几种，主要根据频数的分布类型和样本含量选用。常用的有百分位数法和正态分布法。百分位数法主要适用于样本含量大的偏态分布资料，正态分布法适用于资料服从正态分布或经过转换后服从正态分布。此外还有曲线拟合法等。

3. 确定参考值范围的方法

（1）百分位数法：本法根据正常人样本数据，按照选定的百分范围计算相应的百分位数作为参考值范围的界值。可根据原始数据直接计算，亦可根据频数表进行计算。计算步骤为：首先，按已确定的百分范围从表4-2-6查得应计算的百分位数；然后计算出各百分位数的所在位置；最后代入公式计算界限 P_X。

表 4-2-6　估计正常值范围的计算项目

百分范围（%）	百分位数法		正态分布法	
	双侧	单侧下（或上）限	双侧	单侧下（或上）限
80	P_{10} 及 P_{90}	P_{20}（或 P_{80}）	$\overline{X}\pm 1.282S$	$\overline{X}-$（或$+$）$0.842S$
90	P_{5} 及 P_{95}	P10（或 P_{90}）	$\overline{X}\pm 1.645S$	$\overline{X}-$（或$+$）$1.282S$
95	$P_{2.5}$ 及 $P_{97.5}$	P_{5}（或 P_{95}）	$\overline{X}\pm 1.960S$	$\overline{X}-$（或$+$）$1.645S$
98	P_{1} 及 P_{99}	P_{2}（或 P_{98}）	$\overline{X}\pm 2.326S$	$\overline{X}-$（或$+$）$2.054S$
99	$P_{0.5}$ 及 $P_{99.5}$	P_{1}（或 P_{99}）	$\overline{X}\pm 2.576S$	$\overline{X}-$（或$+$）$2.326S$

【例 4-2-13】　某社区医院测得 200 例健康成人的血铅值（μg/100g）得频数分布如表 4-2-7，试估计健康成人的血铅值 95%的参考值范围。

表 4-2-7　200 例健康成人的血铅值

血铅值（μg/100g）	频数	累计频数
0-	6	6
5-	48	54
10-	43	97
15-	36	133
20-	28	161
25-	13	174
30-	14	188
35-	4	192
40-	4	196
45-	1	197
50-	2	199
55-	0	199
60-	1	200
合计	200	-

①查表 4-2-6，百分范围 95%，百分位数法，因为血铅只有过高异常，所以取单侧上限，即应求 P_{95}。

②求 P_{95} 的位置 200×0.95=190 即为第 190 个数据处，因此知 $\sum f_L=188$，$L_X=35$，$f_X=4$，$i_X=5$。

代入公式 4-2-9 得：

$$P_X=L_X+\frac{i_X}{f_X}\ (nX\%-\sum f_L)$$

得到 $P_{95}=37.5$，因此健康成人血铅值的95%参考值范围为低于37.5μg/100g。

此法的优点是不拘资料的分布类型，计算简便，样本含量较大，分布较稳定时结果稳定。但估计结果受样本极差的限制，即受两侧尾部数据的影响较大，尤其是百分范围较大（如大于95%）。样本含量不够大时，结果不够稳定。

(2) 正态分布法　许多生物医学数据服从或近似服从正态分布，如同年龄同性别儿童的身高值、体重值，同性别健康成人的红细胞数等，对于这些正常值可以采用正态分布法制定正常值范围。有些医学资料虽然呈偏态分布，但能通过适当的变量变换转换为正态分布，也可采用正态分布法制定正常值范围。

正态分布法运用正态曲线下面积与 $\mu\pm u_\alpha\sigma$ 的关系来估计数值范围。因为 $\mu\pm1.96\sigma$ 的范围内包含了正态曲线下总面积的95%，所以在 $\mu\pm1.96\sigma$ 的范围内包含总体中个体值的95%。在此范围外则有2.5%的例数其数据值大于 $\mu+1.96\sigma$，另2.5%小于 $\mu-1.96\sigma$。因此，就可用 $\mu\pm1.96\sigma$ 来估计双侧95%的正常值范围。同理可用 μ 与相应的 $u_\alpha\sigma$ 估计所需百分范围，u 可从附表1查得。但在实际中 μ 与 σ 常常是不知道的，只能用它们的样本估计值 $\overline{X}$ 与 S 来代替。估计正常值范围时常用的百分范围与相应的 $\overline{X}\pm uS$ 见表4-2-6。用正态分布法估计正常值范围的公式为：

$$\overline{X}\pm u_\alpha S \tag{4-2-20}$$

【例4-2-14】　测得长沙市某社区7岁男童102人坐高，$\overline{X}=66.72$，$S=2.08$，试用正态分布法估计95%正常值范围。

查表4-2-6，百分范围95，因为坐高频数分布近似正态分布，所以选用正态分布法；因为坐高过高过低都属异常，所以应求双侧正常值范围，即求 $\overline{X}\pm1.96S$。

$66.72\pm1.96\times2.08=(62.6432,\ 70.7968)$

长沙市7岁男童坐高的95%正常值范围为62.64～70.80cm。

此法适用于正态分布资料，样本均数和标准差比较稳定者，其优点是结果稳定，受两端尾部数据影响较小，缺点是仅适用于正态分布资料和近似正态分布资料。

（三）质量控制

为了控制实验中的测量（或实验）误差，常以 $\overline{X}\pm2S$ 作为上、下警戒值，以 $\overline{X}\pm3S$ 作为上、下控制值。这样做的依据是：正常情况下测量（或实验）误差服从正态分布。

（四）正态分布是许多统计方法的理论基础

t 检验、方差分析、相关和回归分析等多种统计方法均要求分析的资料服从正态分布。许多统计方法虽然不要求分析资料服从正态分布，但相应的变量值在大样本时近似正态分布，因而大样本时这些统计推断方法也是以正态分布为理论基础的。

【思考题】

1. 正态分布的特征有哪些？
2. 简述医学中参考值范围的涵义及制定参考值范围的一般步骤。
3. 简述正态分布、标准正态分布与对数正态分布的联系与区别。

第三节　均数的抽样误差和总体均数估计

一、抽样误差与标准误

（一）抽样误差的意义

在以上内容中提到过样本与总体以及抽样误差的概念，由于生物界存在个体差异，即使从同一总体用同样方法随机抽取例数相同的一些样本，各样本算得的某种指标，如平均数，通常也参差不齐存在一定的差异。样本指标与相应的总体指标之间有或多或少的相差，这一点是不难理解的。如某医生从某地抽查了120名12岁男孩，测量其身高，计算出均数为143.10cm，若再从该地抽查120名12岁男孩，其平均身高未必仍等于143.10cm，也不一定恰好等于某市12岁男孩身高的总体均数，这种差异，即由于抽样而带来的样本统计量之间以及样本统计量与相应的总体参数间的差异，统计学上叫抽样误差或抽样波动。

抽样误差和系统误差不一样，对于系统误差，当人们一旦发现它之后，是可能找到产生原因而采取一定措施加以控制的，抽样误差则无法避免。因为客观上既然存在个体差异，那么凑巧这一样本中多抽到几例数值大些的，所求样本均数就会稍大，另一样本多抽到几例数值小些，该样本均数就会稍小，这是不言而喻的。

抽样误差既然是样本指标与总体指标之间的误差，那么抽样误差小就表示从样本算得的样本统计量与总体参数较接近，用样本代表总体说明其特征的可靠性亦大。但是，通常总体参数并不知道，所以抽样误差的数量大小，不能直观地加以说明，只能通过抽样实验来了解抽样误差的规律性。

（二）标准误及其计算

为了表示个体差异的大小，或者说表示某一变量的个体值变异程度的大小，可计算标准差来说明。从同一总体抽取类似的许多样本，各样本均数之间的变异程度，也可用样本均数的标准差来说明。因为各样本均数之间的变异是由抽样误差引起的，所以将样本均数的“标准差”定义为样本均数的标准误，简称标准误（standard error，SE），以区别于通常所说的标准差。标准差表示个体值的分布特征，而标准误则说明样本均数的分布特征，两者不能混淆。下面用抽样实验进一步说明其含义。

将100名正常人的红细胞数（10^{12}/L）写在100颗大小均匀的豌豆上。这些红细胞数见表4－2－8，其均数为5.00，标准差为0.43。把这些豌豆放在一个口袋里，彻底混匀后取出一颗，记下红细胞数，放回袋内，混匀后再取出一颗，记下数字后再放回去，如此继续下去，这是一个取不完的总体，这样每取10个数字作为一个样本，共抽取了100个样本，并计算每一样本的均数与标准差，例见表4－2－8。

表 4-2-8 红细胞数抽样实验用的正态总体

$\mu=5.00$ $\sigma=0.43$（单位：10^{12}/L）

3.83	4.10	4.22	4.29	4.30	4.31	4.35	4.42	4.42	4.44
4.45	4.49	4.50	4.52	4.55	4.56	4.59	4.61	4.62	4.63
4.65	4.66	4.68	4.69	4.70	4.71	4.72	4.73	4.76	4.77
4.78	4.79	4.80	4.81	4.82	4.84	4.85	4.86	4.87	4.88
4.89	4.91	4.92	4.93	4.94	4.95	4.96	4.97	4.98	4.99
5.00	5.01	5.02	5.03	5.04	5.05	5.06	5.07	5.08	5.09
5.11	5.12	5.13	5.14	5.15	5.16	5.18	5.19	5.20	5.21
5.22	5.23	5.24	5.27	5.28	5.29	5.30	5.31	5.32	5.34
5.35	5.37	5.38	5.39	5.41	5.44	5.45	5.48	5.50	5.51
5.55	5.56	5.58	5.65	5.69	5.78	5.90	5.99	6.00	6.17

表 4-2-9 红细胞数抽样实验中的样本举例

样本号	红细胞数（10^{12}/L），X										$\overline{X}$	S
1	3.83	5.99	3.40	4.42	4.35	4.86	4.78	4.76	5.09	5.44	4.89	0.62
2	5.03	5.06	5.20	5.03	4.89	4.10	5.28	4.88	5.09	5.27	4.98	0.34
3	4.78	4.63	6.17	5.44	4.98	4.85	4.96	4.62	4.82	5.69	5.09	0.51
4	5.29	4.65	5.35	4.73	5.31	5.32	5.56	5.21	4.59	3.83	4.98	0.53
5	4.42	4.93	4.62	5.27	5.20	5.19	5.21	5.12	4.82	4.71	4.94	0.30
⋮	⋮	⋮	⋮	⋮	⋮	⋮	⋮	⋮	⋮	⋮	⋮	⋮

当总体标准差已知时，可计算理论的样本均数的标准误，计算公式为：

$$\sigma_{\overline{X}}=\frac{\sigma}{\sqrt{n}} \tag{4-2-21}$$

表 4-2-9 抽样实验用的总体标准差是 0.43，每个样本的例数是 10，代入式 4-2-21 得：

$$\sigma_{\overline{X}}=0.136\ (10^{12}/\mathrm{L})$$

在实际工作中，总体标准差往往并不知道，也不像抽样实验那样从同一总体随机抽取 n 相等的许多样本，而是只有手头一个样本。在此情况下，只能以样本标准差 S 作为总体标准差 σ 的估计值。这样，σ 就要用 S 代替，样本均数的标准误的计算公式变为：

$$S_{\overline{X}}=\frac{S}{\sqrt{n}} \tag{4-2-22}$$

将第 1 号样本的标准差及例数代入式 4－2－22 得：

$$S_{\overline{X}}=\frac{S}{\sqrt{n}}=19.5$$

若再将第 2 号样本的数字代入，$S_{\overline{X}}$将成为 10.74，其余类推。由于不同样本的标准差并不相等，可见 $S_{\overline{X}}$也有抽样波动，这一点是值得注意的，但它仍不失为 $\sigma_{\overline{X}}$ 的较好估计值。

样本均数的标准误是描述样本均数变异程度的一个指标，它的大小与总体标准差 σ（一般只能用 S 估计）成正比，而与样本含量 n 的平方根成反比，因此若标准差小或样本含量大时，求出的标准误就小（标准误小表示样本均数与总体均数较接近），$\overline{X}$ 代表 μ 较可靠，所以假若手头资料中观察值的变异程度较大（S 大）时，为了保证样本均数代表总体均数比较可靠，就得适当增大样本含量（n）。

（三）t 分布

从数理统计的理论上讲，并且上节的实例也已说明，在总体均数为 μ，总体标准差为 σ 的正态总体中随机抽取样本含量相等的许多样本，分别算出样本均数，这些样本均数呈正态分布。而当样本含量 n 不太小时，即使总体不呈正态分布，样本均数的分布也接近正态。但实际上总体标准差往往是不知道的，当样本含量较小时，用样本标准差代替总体标准差来计算，上述正态分布就变为 t 分布。英国统计学家 W. S. Gosset 于 1908 年以“Student”笔名发表论文，提出了 t 分布。

$$t=\frac{\overline{X}-\mu}{S_{\overline{X}}}=\frac{\overline{X}-\mu}{S/\sqrt{n}},\ \nu=n-1 \qquad (4-2-23)$$

式中，ν 为自由度（degree of freedom）。

t 分布也是左右对称，但在总体均数附近的面积较正态分布的少些，两端尾部的面积则比正态分布的多些。t 分布曲线随自由度而变化（图 4－2－7）。随着自由度的增大，t 分布逐渐接近标准正态分布，当自由度为无限大时，t 分布成为标准正态分布。

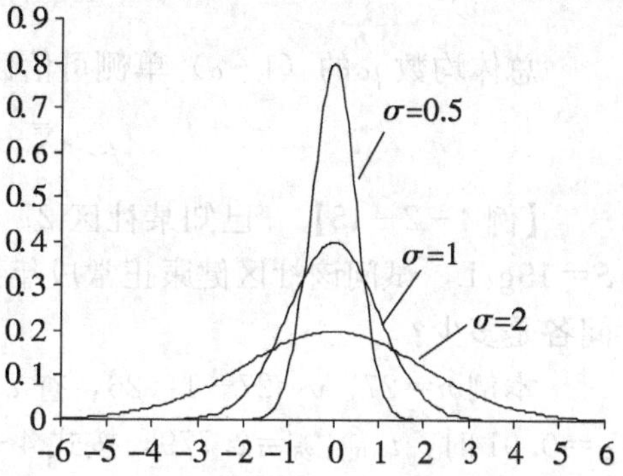

图 4－2－7　不同自由度下的 t 分布

t 分布的图形有三大特征：一是单峰分布，以 0 为中心，左右对称。二是自由度 ν 越小，t 值越分散，曲线的峰部越矮，尾部翘得越高。三是随着自由度 ν 逐渐增大，t 分布逐渐逼近标准正态分布；当 ν 趋于∞时，t 分布就完全成为标准正态分布。

t 统计学家将 t 分布曲线下的尾部面积（即概率 P）与横轴 t 值间的关系编制了不同自由度 ν 下的 t 界值表（附表 2）。

t 界值表的横标目为自由度 ν，纵标目为概率 P，表中数字表示当 ν 和 P 确定时，对应的 t 值，称 t 临界值。单侧概率（one－tailed probability）用 $t_{\alpha,\nu}$ 表示，双侧概率（two－tailed probability）用 $t_{\alpha/2,\nu}$ 表示。

例如，当 $v=16$，单侧概率 $P=0.05$ 时，由表中查得单侧 $t_{0.05,16}=1.746$；而当 $\nu=16$，双侧概率 $P=0.05$ 时，由表中查得双侧 $t_{0.05/2,16}=2.120$。按 t 分布的规律，理论上有单侧：$P(t\leqslant t_{0.05,16})=0.05$ 或 $P(t\geqslant t_{0.05,16})=0.05$；双侧：$P(t\leqslant t_{0.05/2,16})+P(t\geqslant t_{0.05/2,16})=0.05$；从 t 界值表中或表的右上角图例亦可看出：在自由度一定时，$|t|$ 值越大，概率

P 越小；而在相同 t 值时，双侧概率 P 为单侧概率 P 的两倍，即 $t_{0.10/2,16}=t_{0.05,16}=1.746$。

二、总体均数可信区间的估计

（一）参数估计的意义

在进行科研所要探索的是总体参数，而得到的却是样本统计量，用样本统计量估计或推论总体中相应参数的过程叫参数估计。

本章例 4－2－1 通过检查 101 名正常成年女子血清总胆固醇得到的样本均数是 4.06mmol/L，可用它来估计总体均数，说明健康成年女性的血清总胆固醇水平，这样的估计叫“点估计”（point estimation）。但由于存在抽样误差，不同样本（如再检查 101 人）可能得到不同的估计值。因此，点估计没有考虑抽样误差，无法评价其估计值与真值之间的差距。因此需要用“区间估计”（interval estimation）来判断总体均数大概在哪一个范围内，这个范围就叫可信区间（confidence interval，CI）。区间小的一端叫下限，大的一端叫上限。常用的有 95％可信区间与 99％可信区间。根据同一资料所作 95％可信区间比 99％可信区间窄些（上、下限较靠近），但估计错误的概率后者为 1％，前者为 5％，进行总体参数的区间估计时可根据研究目的与标准误的大小选用 95％、或 99％。

（二）总体均数的区间估计

根据总体标准差 σ 是否已知及样本含量 n 的大小，总体均数可信区间的计算有 t 分布和 u 分布（标准正态分布）两种方法。

1. t 分布方法　当样本取自正态总体而总体标准差 σ 未知时，使用 t 分布方法来计算总体均数的可信区间，总体均数 μ 的（1－α）双侧可信区间的一般计算式为：

$$\overline{X}-t_{\alpha/2,\nu}S_{\overline{X}}<\mu<\overline{X}+t_{\alpha/2,\nu}S_{\overline{X}} \quad (4-2-24)$$

总体均数 μ 的（1－α）单侧可信区间为

$$\mu>\overline{X}-t_{\alpha,\nu} \quad \text{或} \quad \mu<\overline{X}+t_{\alpha,\nu}S_{\overline{X}} \quad (4-2-25)$$

【例 4－2－15】　已知某社区 27 名健康成年男子的血红蛋白量均数＝125g/L，标准差 $S=15$g/L。试问该社区健康正常成年男子血红蛋白平均含量的 95％可信区间和 99％可信区间各是多少？

本例 $n=27$，$\nu=27-1=26$，查 t 界值表（附表 2），$\alpha=0.05$ 时，双侧 $t_{0.05/2,26}=2.056$，$\alpha=0.01$ 时，$t_{0.01/2,26}=2.779$，按式 4－2－24

95％可信区间：$125\pm 2.056\times\frac{15}{\sqrt{27}}=$（119.06，130.94）g/L

99％可信区间：$125\pm 2.779\times\frac{15}{\sqrt{27}}=$（116.98，133.02）g/L

因此该社区健康成年男子血红蛋白平均含量：

95％可信区间为（119.06，130.94）g /L，99％可信区间为（116.98，133.02）g/L。

2. 正态分布近似方法

（1）当总体标准差 σ 已知时，使用正态分布近似方法来计算总体均数的可信区间。总体均数 μ 的（1－α）双侧可信区间的一般计算式为：

$$\overline{X}-u_{\alpha/2}\sigma_{\overline{X}}<\mu<\overline{X}+u_{\alpha/2}\sigma_{\overline{X}} \quad (4-2-26)$$

(2) 当 σ 未知但 n 足够大时（$n>50$），t 分布的极限分布是标准正态分布，可用 $u_{\alpha/2}$ 代替公式 4-2-24 中的 $t_{\alpha/2,\nu}$，则总体均数 μ 的（1-α）的双侧可信区间为：

$$\overline{X}-u_{\alpha/2}S_{\overline{X}}<\mu<\overline{X}+u_{\alpha/2}S_{\overline{X}} \tag{4-2-27}$$

同理，按正态分布近似方法来计算总体均数 μ 的（1-α）的单侧可信区间为：

$$\mu>\overline{X}-u_{\alpha}\sigma_{\overline{X}} \quad 或 \quad \overline{X}-u_{\alpha}S_{\overline{X}} \tag{4-2-28}$$

$$\mu<\overline{X}-u_{\alpha}\sigma_{\overline{X}} \quad 或 \quad \overline{X}-u_{\alpha}S_{\overline{X}} \tag{4-2-27}$$

【例 4-2-16】 长沙市 2006 年随机测量了 90 名 19 岁健康男大学生的身高，均数为 172.2cm，标准差为 4.5cm，试估计该市 2006 年 19 岁健康男大学生平均身高的 95%可信区间。

$$\overline{X}\pm1.96\ S_{\overline{X}}=172.2\pm1.96\times\frac{4.5}{\sqrt{90}}=(171.3,\ 173.1)\ \text{cm}$$

该市 2006 年 19 岁健康男大学生平均身高的 95%可信区间为（171.3，173.1）cm。

（三）使用可信区间的注意事项

1. 可信区间的两个要素　可信区间有两个要素，一个是准确度，用可信度（1-α）表示，即区间包含总体均数 μ 的理论概率大小，当然它愈接近 1 愈好，如 99%的可信区间比 95%的可信区间要好；另一个是精密度，即区间的宽度，区间愈窄愈好，如 95%的可信区间比 99%的可信区间要好。当样本含量 n 确定时，上述两者互相矛盾，提高准确度（可信度），则精密度降低，（可信区间会变宽），势必降低可信区间的实际应用价值，故不能笼统认为 99%可信区间比 95%可信区间要好。在可信度确定的情况下，增加样本含量可减小区间宽度，提高精密度。

2. 95%可信区间的理解　95%可信区间表明所要估计的总体参数有 95%的可能在所估计的可信区间内，但其估计错误为 5%。如果从正态总体中随机抽取 100 个样本，可算得 100 个样本均数和标准差，也可算得 100 个均数的可信区间，平均约有 95 个可信区间包含了总体均数。但在实际工作中，只能根据一次试验结果估计可信区间，可以认为该区间包含了总体均数 μ 的可能性有 95%。

3. 总体均数的可信区间与参考值范围的区别　总体均数可信区间的估计是按预先给定的概率 α，确定未知参数 μ 的可能范围。实际上一次抽样算得的可信区间要么包含了总体均数，要么不包含。但可以说：当 $\alpha=0.05$ 时，95%CI 估计正确的概率为 0.95，估计错误的概率为 0.05，即有 95%的可能性包含了总体均数。参考值范围是“所谓正常人构成的总体”的解剖、生理、生化某项指标的波动范围。95%参考值范围是指总体中有 95%的个体值在此范围内，有 5%的个体值在此范围外，这 5%的个体值作为异常值来看待。

三、均数的假设检验

（一）假设检验的基本原理

假设检验（hypothesis test）过去称显著性检验。它是利用概率理论和反证法，从问题的对立面（H_0）出发间接判断要解决的问题（H_1）是否成立。然后在 H_0 成立的条件下计算检验统计量，最后获得 P 值来判断。

例如购买某种产品 5 台，此种产品故障率经检验为 1%，那么可以对这种产品的质量做出判断，在故障率为1%的前提下，5台产品中出现故障产品的机会是很小的，因为小概率事件在一次随机试验中不（大）可能发生。

（二）假设检验的基本步骤

如通过以往大规模调查，已知某地一般新生儿的头围均数为 34.50cm，标准差为 1.99cm。为研究某矿区新生儿的发育状况，现从该地某矿区随机抽取新生儿55人，测得其头围均数为 33.89cm，问该矿区新生儿的头围总体均数与一般新生儿头围总体均数是否不同？

本例 $\mu_0=34.50$cm，$\overline{X}=33.89$cm，两者不相等，可能的原因是：①由于抽样误差造成的；②除了抽样误差之外，两者之间存在本质差异造成的。假设检验的目的就是判断差别是由哪种原因造成的。因此建立两个假设，一种假设 H_0 假定该矿区新生儿头围均数等于 34.50cm，另一种假设 H_1 假定该矿区新生儿头围均数不等于 34.50cm，如果通过统计计算，说明 H_0 成立的可能性很小，例如小于 0.05，根据小概率事件在一次随机试验中不（大）可能发生的原理，就可以认为该矿区新生儿的头围总体均数与一般新生儿头围总体均数不同。

各种假设检验的步骤基本相同，下面结合例题介绍假设检验的基本步骤：

已知北方农村儿童前囟门闭合月龄为 14.1 个月。某研究人员从东北某县抽取 36 名儿童，得囟门闭合月龄均值为 14.3 个月，标准差为 5.08 个月。问该县儿童前囟门闭合月龄的均数是否大于一般儿童？

1. 建立检验假设并确定检验水准　检验假设有两个：①无效假设又称零假设（null hypothesis），记为 H_0；②备择假设又称对立假设（alternative hypothesis），记为 H_1。对于检验假设，须注意：检验假设是针对总体而言，而不是针对样本；H_0 和 H_1 是相互联系，又是对立的假设，后面的结论是根据 H_0 和 H_1 作出的，因此两者不是可有可无，而是缺一不可；H_1 的内容直接反映了检验单双侧。若 H_1 中只是关心 $\mu>\mu_0$ 或 $\mu<\mu_0$，则此检验为单侧检验。它不仅考虑有无差异，而且还考虑差异的方向；单双侧检验的确定，首先根据专业知识，其次根据所要解决的问题来确定。若从专业上看一种方法结果不可能低于或高于另一种方法结果，此时应该用单侧检验。一般认为双侧检验较稳妥。

本例中假设：

H_0：$\mu=14.1$（月），即该县儿童前囟门闭合月龄的平均水平与一般儿童的平均水平相同。

H_1：$\mu>14.1$（月），即该县儿童前囟门闭合月龄的平均水平高于一般儿童的平均水平。

检验水准 α（size of α test）过去称显著性水准，是预先规定的概率值，它确定了小概率事件的标准。在实际工作中常取 $\alpha=0.05$。可根据不同研究目的给予不同的 α。

本例中确定 $\alpha=0.05$。

2. 计算检验统计量　根据变量类型和资料类型、设计方法、统计推断的目的、是否满足特定条件等（如数据的分布类型）选择适当的检验方法并计算相应的检验统计量。

本例中选用 t 检验的统计量 t，根据公式 4-2-23：

$$t=\frac{\overline{X}-\mu_0}{S/\sqrt{n}}=\frac{14.3-14.1}{5.08/\sqrt{36}}=0.236$$

自由度：$\nu=n-1=36-1=35$

3. 确定 P 值　P 值的意义是指从 H_0 规定的总体随机抽样，抽得等于及大于（和/或等于及小于）现有样本获得的检验统计量（如 t、u 等）值的概率。

自由度为 35，查 t 界值（附表 2），得到单侧 $t_{0.5,35}=0.682$。

因为计算得到的 t 值小于 $t_{0.5,35}$，得知 $P>0.5$。

4. 作出推断结论　假设检验的推断结论是对"H_0 是否成立"作出判断。如果 P 值小于或等于检验水准 α，意味着在 H_0 成立的前提下发生了小概率事件，根据"小概率事件在一次随机试验中不（大）可能发生"的推断原理，怀疑 H_0 的真实性，从而作出拒绝（reject）H_0 的决策。因为 H_0 与 H_1 是对立的，既然拒绝 H_0，就只能接受 H_1。如果 P 值大于 α，在 H_0 成立的假设下发生较为可能的事件，没有充足的理由对 H_0 提出怀疑。于是作出不拒绝 H_0 的决策，但是这种情况下并不是 H_0 一定成立，不能下无差别或相等的结论，因为在 H_1 成立的条件下，如果试验样本含量少，也同样可以得到 P 值大于 α 的检验结果，不知道下"无差别"或"相等"的结论犯错误的概率有多大，也就是说，假设检验方法不能提供相信"无差别"结论正确的概率保证。

本例中由于 $P>0.5$，自然有 $P>0.05$（即 α）。这意味着，如果该县儿童前囟门闭合的平均月龄为 14.1 个月，观察到囟门闭合月龄均值为 14.3 个月的样本（以及均值更大的样本）的可能性还是比较大的（概率大于 0.5）；没有理由对 H_0 提出怀疑，于是做出不拒绝 H_0 的推断结论。

（三）均数的 t 检验与 u 检验

1. t 检验　亦称 Student t 检验，主要用于两个均数的比较。其方法有下述几种：①样本均数与已知某总体均数比较，目的在于推断一个未知总体均数与已知总体均数是否相同。②两个样本均数比较，目的在于推断两个未知总体均数是否相同。③配对设计资料均数比较，目的在于推断两个未知总体均数是否相同。下面分别举例进行说明。

（1）样本均数与总体均数的比较　下面通过例题介绍样本均数与总体均数的比较。

【例 4-2-17】　某医生测量了 36 名从事铅作业男性工人的血红蛋白含量，算得其均数为 130.83g/L，标准差为 25.74g/L。问从事铅作业工人的血红蛋白是否不同于正常成年男性平均值 140g/L?

检验步骤如下：①建立检验假设，确定检验水准 H_0：$\mu=\mu_0=140$g/L，即铅作业男性工人平均血红蛋白含量与正常成年男性平均值相等；H_1：$\mu\neq\mu_0=140$g/L，即铅作业男性工人平均血红蛋白含量与正常成年男性平均值不等，$\alpha=0.05$；②选择检验方法，计算检验统计量：本例 $n=36$，$\overline{X}=130.83$g/L，$S=25.74$g/L，$\mu_0=140$g/L。按式 4-2-23，计算得 $t=\dfrac{130.83-140}{25.74/\sqrt{36}}=-2.138$，$\nu=36-1=35$；③确定 P 值，作出推断结论：以 $\nu=35$、$|t|=|-2.138|=2.138$，查附表 2 的 t 界值表，因 $t_{0.05/2,35}<2.138<t_{0.02/2,35}$，故双尾概率 $0.02<P<0.05$。按 $\alpha=0.05$ 水准，拒绝 H_0，接受 H_1，差别有统计学意义。结合本题可认为从事铅作业的男性工人平均血红蛋白含量低于正常成年男性。

（2）配对 t 检验（paired / matched t-test）　配对 t 检验适用于配对设计的计量资料。配对设计类型有：①两同质受试对象分别接受两种不同的处理；②同一受试对象分别接受两种不同处理；③同一受试对象（一种）处理前后。配对 t 检验的统计量计算公式是：

$$t=\frac{\overline{d}-\mu_d}{S_{\overline{d}}}=\frac{\overline{d}-0}{S_d/\sqrt{n}}=\frac{\overline{d}}{S_d/\sqrt{n}},\ \nu=n-1 \qquad (4-2-30)$$

式中，d 为每对数据的差值，$\bar{d}$ 为差值的样本均数，S_d为差值的标准差，$S_{\bar{d}}$为差值样本均数的标准误，n 为样本含量，此处为对子数。

【例 4-2-18】 为比较两种方法对乳酸饮料中脂肪含量测定结果是否不同，某人随机抽取了 10 份乳酸饮料制品，分别用脂肪酸水解法和哥特里－罗紫法测定，其结果如表 4-2-10第（1）～（3）栏。问两法测定结果是否不同？

表 4-2-10 两种方法对乳酸饮料中脂肪含量的测定结果（%）

编号 (1)	哥特里－罗紫法 (2)	脂肪酸水解法 (3)	差值 d (4) ＝ (2) － (3)
1	0.840	0.580	0.260
2	0.591	0.509	0.082
3	0.674	0.500	0.174
4	0.632	0.316	0.316
5	0.687	0.337	0.350
6	0.978	0.517	0.461
7	0.750	0.454	0.296
8	0.730	0.512	0.218
9	1.200	0.997	0.203
10	0.870	0.506	0.364
			2.724

检验步骤如下：①建立检验假设，确定检验水准 H_0：$\mu_d=0$，即两种方法的测定结果相同，即差值的总体均数为零。H_1：$\mu_d\neq0$，即两种方法的测定结果不同，即差值的总体均数不等于零。$\alpha=0.05$；②计算检验统计量 t 值：

本例 $n=10$，$\sum d=2.724$，$\sum d^2=0.8483$，$\bar{d}=\sum d/n=2.724/10=0.2724$

$$S_d=\sqrt{\frac{\sum d^2-\frac{(\sum d)^2}{n}}{n-1}}=\sqrt{\frac{0.8483-\frac{(2.724)^2}{10}}{10-1}}=0.1087$$

$$t=\frac{0.2724}{0.1087/\sqrt{10}}=7.925，\nu=10-1=9$$

③确定 P 值，作出推断结论：查附表 2 的 t 界值表得 $P<0.001$。按 $\alpha=0.05$ 水准，拒绝 H_0，接受 H_1，差别有统计学意义。可认为两种方法对脂肪含量的测定结果不同，哥特里－罗紫法测定结果较高。

（3）两独立样本 t 检验（two-sample / group t-test） 又称成组 t 检验，适用于完全随机设计两样本均数的比较，此时人们关心的是两样本均数所代表的两总体均数是否不等。两组完全随机设计是将受试对象完全随机分配到两个不同处理组。常用于样本含量较小（如 $n_1<60$ 或 $n_2<60$）完全随机设计两样本均数的比较。

检验统计量的计算公式是：

$$t=\frac{(\overline{X}_1-\overline{X}_2)-(\mu_1-\mu_2)}{S_{\overline{X}_1-\overline{X}_2}}=\frac{\overline{X}_1-\overline{X}_2}{S_{\overline{X}_1-\overline{X}_2}},\ \nu=n_1+n_2-2 \qquad (4-2-31)$$

$$S_{\overline{X}_1-\overline{X}_2}=\sqrt{S_C^2\left(\frac{1}{n_1}+\frac{1}{n_2}\right)}=\sqrt{\frac{(n_1-1)S_1^2+(n_2-1)S_2^2}{n_1+n_2-2}\times\left(\frac{1}{n_1}+\frac{1}{n_2}\right)} \qquad (4-2-32)$$

式中，S_C^2为两样本的合并方差，S_1^2 与 S_2^2 分别是两个样本的方差。

【例 4-2-19】 为研究国产四类新药阿卡波糖胶囊的降血糖效果，某医院用 40 名Ⅱ型糖尿病患者进行同期随机对照试验。试验者将这些患者随机等分到试验组（用阿卡波糖胶囊）和对照组（用拜糖平胶囊），分别测得试验开始前和服药 8 周后的空腹血糖，算得空腹血糖下降值见表 4-2-11，能否认为该国产四类新药阿卡波糖胶囊与拜糖平胶囊对空腹血糖的降糖效果相同？

表 4-2-11 试验组和对照组空腹血糖下降值（mmol/L）

试验组	−0.70	−5.60	2.00	2.80	0.70	3.50	4.00	5.80	7.10	−0.50
X_1 ($n_1=20$)	2.50	−1.60	1.70	3.00	0.40	4.50	4.60	2.50	6.00	−1.40
对照组	3.70	6.50	5.00	5.20	0.80	0.20	0.60	3.40	6.60	−1.10
X_2 ($n_2=20$)	6.00	3.80	2.00	1.60	2.00	2.20	1.20	3.10	1.70	−2.00

检验步骤如下：①建立检验假设，确定检验水准 H_0：$\mu_1=\mu_2$，H_1：$\mu_1\neq\mu_2$，$\alpha=0.05$。②计算检验统计量：$\overline{X}_1=2.0650$mmol/L，标准差 $S_1=3.0601$mmol/L；$\overline{X}_2=2.6250$mmol/L，标准差 $S_2=2.4205$mmol/L。将数据代入公式 4-2-31 得：

$$t=\frac{\overline{X}_1-\overline{X}_2}{\sqrt{\frac{(n_1-1)S_1^2+(n_2-1)S_2^2}{n_1+n_2-2}\left(\frac{1}{n_1}+\frac{1}{n_2}\right)}}=\frac{\overline{X}_1-\overline{X}_2}{\sqrt{\frac{S_1^2+S_2^2}{n}}}=\frac{2.0650-2.6250}{\sqrt{\frac{3.0601^2+2.4205^2}{20}}}=-0.642$$

$$\nu=n_1+n_2-2=2(n-1)=2(20-1)=38$$

③确定 P 值，作出推断结论：以 $\nu=38$，$|t|=|-0.642|=0.642$，查附表 2 的 t 界值表得 $P>0.50$。按 $\alpha=0.05$ 水准，不拒绝 H_0，差别无统计学意义。还不能认为阿卡波糖胶囊与拜糖平胶囊对空腹血糖的降糖效果不同。

（4）两独立样本的方差齐性检验 使用上述两个独立样本均数 t 检验的适用条件是：两个总体的方差应相等即 $\sigma_1^2=\sigma_2^2$，才可以使用两个独立样本均数的 t 检验。如果资料呈明显偏态，或两组方差相差悬殊，就要考虑用非参数统计方法分析，或者通过变量代换，使上述条件得到满足。那么，怎样知道手头的样本资料所代表的两个总体方差是否相等呢？因此要对资料作方差齐性检验。下面用实例介绍方差齐性检验的方法。

方差齐性检验的方法是以两样本方差中较大的方差为分子，较小的方差为分母求一比值（称为 F 值）。数理统计理论证明：当 $\sigma_1^2=\sigma_2^2$ 成立时，S_1^2/S_2^2 服从 F 分布。F 分布曲线的形状由两个参数 $\nu_1=n_1-1$ 和 $\nu_2=n_2-1$ 决定，F 的取值范围为 0～∞。统计学家为应用方便编制了附表 3 的 F 界值表，表中单尾或单侧的界值用 $F_{\alpha,(\nu_1,\nu_2)}$ 表示，双尾或双侧的界值则用 $F_{\alpha/2,(\nu_1,\nu_2)}$ 表示。因此将求得的 F 值与附表 3 的 F 界值表比较，就可以分析其总体方差是否相等，现举一例说明。

【例 4-2-20】 某单位测定了 32 名蓄电池厂工人的尿氨基乙酰丙酸（mg/L）的平均含量为 7.06，方差为 42.3072，又测定了 6 名化工厂工人的平均含量为 3.48，方差为 0.9047，试比较两方差的相差是否有统计学意义？

检验步骤如下：

建立检验假设 H_0：$\sigma_1^2=\sigma_2^2$，H_1：$\sigma_1^2\neq\sigma_2^2$，$\alpha=0.05$；认定方差较大的一组为第 1 组，较小者为第 2 组，求出 F 值，公式为：

$$F=S_1^2/S_2^2,\ S_1\geqslant S_2 \tag{4-2-33}$$

本例 $F=42.3072/0.9047=46.76$

现将 F 值与方差齐性检验界值表（附表 3）中的 $F_{0.05,(\nu_1,\nu_2)}$ 比较。该表左侧的数值是较小均方的自由度，用 ν_1 表示，上端数值是较大均方（即方差）的自由度，用 ν_2 表示。本例 $\nu_1=n_1-1=32-1=31$（表内 ν_1 纵行没有 31，可查邻近的数值 30），$\nu_2=n_2-1=6-1=5$，查得 $F_{0.05,(30,5)}=6.23$，本例 $F=46.76>F_{0.05,(30,5)}$，$P<0.05$，故在 $\alpha=0.05$ 水准处拒绝 H_0，接受 H_1，可认为两个总体方差不等。

（5）方差不齐时两样本均数比较的 t' 检验　经检验方差不齐时不能直接使用 t 检验，变量变换后如果总体方差齐性，就可以采用 t 检验（如两样本几何均数的 t 检验，就是将原始数据取对数后进行 t 检验）。但是若变量变换后总体方差仍然不齐，就要采用 t' 检验。

1）Cochran & Cox 近似 t 检验（t' 检验）计算公式是：

$$t'=\frac{\overline{X}_1-\overline{X}_2}{\sqrt{\dfrac{S_1^2}{n_1}+\dfrac{S_2^2}{n_2}}}\quad \nu_1=n_1-1,\ \nu_2=n_2-1 \tag{4-2-34}$$

$$t'_\alpha=\frac{S_{\overline{X}_1}^2\cdot t_{\alpha,\nu_1}+S_{\overline{X}_2}^2\cdot t_{\alpha,\nu_2}}{S_{\overline{X}_1}^2+S_{\overline{X}_2}^2} \tag{4-2-35}$$

注意：①当 $n_1=n_2=n$ 时，$\nu_1=\nu_2=\nu$，$t'=t$，$t'_\alpha=t_{\alpha,\nu}$，$\nu=n-1$；②用双尾概率时，t'_α 为 $t'_{\alpha/2}$，t_{α,ν_2} 取 $t_{\alpha/2,\nu_1}$ 和 $t_{\alpha/2,\nu_2}$。

【例 4-2-21】 在国产四类新药阿卡波糖胶囊的降血糖效果研究中，测得用拜糖平胶囊的对照组 20 例患者和用阿卡波糖胶囊的试验组 20 例患者，服药 8 周时糖化血红蛋白 HbA1c（%）下降值如表 4-2-12。问服用两种不同药物的患者 HbA1c 下降值是否相同？

表 4-2-12　对照组和试验组 HbA1c 下降值（%）

分 组	n	$\overline{X}$	S
对照组	20	1.46	1.36
试验组	20	1.13	0.70

对照组方差是试验组方差的 3.77 倍，经方差齐性检验，认为两组的总体方差不等，故采用近似 t 检验。

检验步骤如下：建立假设 H_0：$\mu_1=\mu_2$，H_1：$\mu_1\neq\mu_2$，$\alpha=0.05$；

$$t'=\frac{1.46-1.13}{\sqrt{\frac{1.36^2}{20}+\frac{0.70^2}{20}}}=0.965$$

$$\nu_1=20-1=19,\ \nu_2=20-1=19$$

查 t 界值表 $t_{0.05/2,19}=2.093$

$$t'_{0.05/2}=\frac{\frac{1.36^2}{20}\times 2.093+\frac{0.70^2}{20}\times 2.093}{\frac{1.36^2}{20}+\frac{0.70^2}{20}}=2.093$$

由 $t'=0.965<t'_{0.05/2}=2.093$ 得 $P>0.05$。按 $\alpha=0.05$ 水准，不拒绝 H_0，差别无统计学意义。还不能认为服用两种不同药物的患者 HbA1c 下降值不同。

2）Satterthwaite 近似 t 检验：Cochran & Cox 法是对临界值校正，而 Satterthwaite 法则是对自由度校正。其计算公式是：

$$t=t,\ \nu=\frac{(S_{\overline{X}_1}^2+S_{\overline{X}_2}^2)^2}{\frac{S_{\overline{X}_1}^4}{n_1-1}+\frac{S_{\overline{X}_2}^4}{n_2-1}}=\frac{\left(\frac{S_1^2}{n_1}+\frac{S_2^2}{n_2}\right)^2}{\frac{\left(\frac{S_1^2}{n_1}\right)^2}{n_1-1}+\frac{\left(\frac{S_2^2}{n_2}\right)^2}{n_2-1}} \qquad (4-2-36)$$

3）Welch 法近似 t 检验：Welch 法也是对自由度进行校正，其计算公式是

$$t=t,\ \nu=\frac{(S_{\overline{X}_1}^2+S_{\overline{X}_2}^2)^2}{\frac{S_{\overline{X}_2}^4}{n_1+1}+\frac{S_{\overline{X}_2}^4}{n_2+1}}-2=\frac{\left(\frac{S_1^2}{n_1}+\frac{S_2^2}{n_2}\right)^2}{\frac{\left(\frac{S_1^2}{n_1}\right)^2}{n_1+1}+\frac{\left(\frac{S_2^2}{n_2}\right)^2}{n_2+1}}-2 \qquad (4-2-34)$$

2. u 检验　u 检验常用于大样本（例如 $n\geqslant 60$）资料，具体要求有：①每组例数≥60 例；②两总体方差相近；③每个样本是从总体中随机抽取。观察性资料要求组间具有可比性，即比较组之间除了研究因素以外，其他可能有影响的非研究因素均应相同或相近。

（1）单样本均数的 u 检验（one - sample u - test）适用于当 n 较大（如 $n>60$）或 σ_0 已知时。检验统计量分别为：

$$u=\frac{\overline{X}-\mu_0}{S_{\overline{X}}}=\frac{\overline{X}-\mu_0}{S/\sqrt{n}}\quad（n\text{ 较大时}） \qquad (4-2-38)$$

$$u=\frac{\overline{X}-\mu_0}{\sigma_{\overline{X}}}=\frac{\overline{X}-\mu_0}{\sigma_0/\sqrt{n}}\quad（\sigma_0\text{ 已知时}） \qquad (4-2-39)$$

【例 4 - 2 - 22】　某地 1995 年 20 岁应征男青年平均身高为 168.5cm。2003 年，在当地 20 岁应征男青年中随机抽取 85 人，平均身高为 171.2 cm，标准差为 5.3cm，问 2003 年当地 20 岁应征男青年的身高与 1995 年相比是否不同？

检验步骤如下：

①建立检验假设，确定检验水准 H_0：$\mu=\mu_0=168.5\text{cm}$，H_1：$\mu\neq\mu_0=168.5\text{cm}$，$\alpha=0.05$。

②计算检验统计量

$$u=\frac{\overline{X}-\mu_0}{S/\sqrt{n}}=\frac{171.2-168.5}{5.3/\sqrt{85}}=4.70$$

③确定 P 值，作出推断结论：检验界值 $u_{0.05/2}=1.96$，$u_{0.01/2}=2.58$，$|u|>u_{0.01/2}$，得 $P<0.01$，按 $\alpha=0.05$ 水准，拒绝 H_0，接受 H_1，2003 年当地 20 岁应征男青年与 1995 年相比，差别有统计学意义。可认为 2003 年当地 20 岁应征男青年的身高有变化，比 1995 年增高了。

（2）两样本比较的 u 检验（two - sample u - test） 适用于两样本含量较大时。检验统计量为：

$$u=\frac{\overline{X}_1-\overline{X}_2}{S_{\overline{X}_1-\overline{X}_2}}=\frac{\overline{X}_1-\overline{X}_2}{\sqrt{\frac{S_1^2}{n_1}+\frac{S_2^2}{n_2}}} \tag{4-2-40}$$

【例 4-2-23】 比较某药治疗流行性感冒的疗效，将 72 名流行性感冒患者随机分为试验组和对照组，以退热天数为评价疗效的指标，两组的例数、均数、标准差分别为：$\overline{X}_1=2.9$，$S_1=1.9$；$n_2=40$，$\overline{X}_2=5.2$，$S_2=2.7$。问试验组和对照组的平均退热天数有无差别？

检验步骤如下：

①建立检验假设，确定检验水准 H_0：$\mu_1=\mu_2$，H_1：$\mu_1\neq\mu_2$，$\alpha=0.05$。

②计算检验统计量：

$$u=\frac{\overline{X}_1-\overline{X}_2}{\sqrt{S_1^2/n_1+S_2^2/n_2}}=\frac{2.9-5.2}{\sqrt{1.9^2/32+2.7^2/40}}=4.23$$

③确定 P 值，作出推断结论：由于 $u_{0.05/2}=1.96$，$u_{0.01/2}=2.58$，$|u|>u_{0.01/2}$，得 $P<0.01$，按 $\alpha=0.05$ 水准，拒绝 H_0，接受 H_1，两组间差别有统计学意义。可以认为试验组和对照组退热天数的总体均数不相等，两组的疗效不同。试验组的平均退热天数比对照组少。

（四）假设检验应注意的问题

1. 要有严密的研究设计，尤其是下因果结论时 在抽样研究中，研究设计、搜集数据和统计分析是一个整体。每一种统计分析方法都是与相应的研究设计相联系的。设计要求资料具有随机性、均衡性、可比性。

2. 不同的资料应选用不同的检验方法 不同检验方法适用于不同类型的资料，每种检验方法都有对于资料类型的要求，使用假设检验时，一定要注意资料是否符合所选检验方法的适用条件。

3. 结论不能绝对化，提倡使用精确 P 值 假设检验推断结论具有概率性，因而无论拒绝还是不拒绝 H_0，都可能犯错误。“实际无差别，但下了有差别的结论”这种假阳性错误称为Ⅰ型错误。犯这种错误的概率是 α（其值等于检验水准）。“实际有差别，但下了不拒绝 H_0 的结论”这种假阴性错误称为Ⅱ型错误。犯这种错误的概率是 β（其值未知），$1-\beta$ 称为检验效能（power），表示当两总体确有差别，按检验水准 α 所能发现这种差别的能力。

减少Ⅰ型错误的主要方法是假设检验时设定较小的 α 值。但 n 一定时，α 减少，β 就增大，犯Ⅱ型错误的可能性增大。减少Ⅱ型错误的主要方法是提高检验效能。提高检验效能的最有效方法是增加样本量。

4. 可信区间与假设检验各自不同的作用，要结合使用。一方面，可信区间亦可回答假设检验的问题，算得的可信区间若包含了 H_0，则按 α 水准，不拒绝 H_0；若不包含 H_0，则按 α 水准，拒绝 H_0，接受 H_1。另一方面，可信区间不但能回答差别有无统计学意义，而且还能比假设检验提供更多的信息，即提示差别有无实际的专业意义。虽然可信区间亦可回答假设检验的问题，并能提供更多的信息，但并不意味着可信区间能够完全代替假设检验。可信区间只能在预先规定的概率——检验水准 α 的前提下进行计算，而假设检验能够获得一较为确切的概率 P 值。

【思考题】

1. 假设检验中 P 的含义是什么?
2. Ⅰ型和Ⅱ型错误的区别是什么?
3. 可信区间和假设检验的关系是什么?
4. 假设检验时，当 $P \leqslant 0.05$，则拒绝 H_0，理论依据是什么?
5. 以 t 检验为例，说明检验假设中 α 和 P 的区别。

（狄晓康　熊国强）

第四节　方差分析

若多个均数进行比较，仍用前面介绍的两均数比较的 t 检验对其两两进行检验，将会增加第Ⅰ类错误（把本来无差别的两个总体均数判为有差别）的概率 α。例如，有 4 个均数比较，两两比较的次数为 $C_4^2=6$ 次，用 t 检验作 6 次比较，如若每次检验的 $\alpha=0.05$，则每次比较正确的概率为 $1-0.05=0.95$，6 次皆正确的概率为 $0.95^6=0.7351$，犯错误的概率为 0.2649，远大于 0.05。因此，需要一种适应于多个均数比较的方差分析（analysis of variance，ANOVA）方法。该方法由英国统计学家 R. A. Fisher 于 1928 年创立，其理论依据是 F 分布（F distribution），故又称 F 检验（F test）。方差分析的用途很多，本节主要介绍完全随机设计资料的方差分析和随机区组设计资料的方差分析。

一、方差分析的基本思想

方差分析的基本思想是分解变异。根据资料的设计类型将全部观察值间的变异（总变异）分解成两个或多个部分，除随机误差外，其余每个部分的变异可由某个因素的作用或多个因素的交互作用加以解释。通过对这些变异的比较作出相应的统计推断，从而了解处理因素对数据结果的影响。下面用例 4-2-24 予以说明。

【例 4-2-24】　为了研究银杏黄酮对小鼠肝脏慢性酒精氧化损伤的保护效应，将 30 只雄性小鼠随机分为 3 组，每组 10 只。Ⅰ组为对照组：蒸馏水灌胃；Ⅱ组为酒精对照组：3.2g/kg 体重［40%（V/V）酒精，1.0ml/100g 体重］；Ⅲ组为银杏黄酮干预组：先以 96mg/kg 体重银杏黄酮灌胃 0.5h 后，再给予 3.2g/kg 体重［40%（V/V）酒精，1.0ml/100g 体重］。实验 75 天后，测定小鼠肝脏 GSH 水平［mg/(mg・pro)］，结果见表 4-2-13，试问三组小鼠 GSH 总体平均含量是否不同?

表 4-2-13　小鼠肝脏 GSH 测量结果［mg/(mg·pro)］

	Ⅰ组	Ⅱ组	Ⅲ组	
X_{ij}	61.36	31.53	50.20	
	36.72	37.77	48.28	
	46.99	36.53	38.04	
	49.73	36.07	53.21	
	50.45	38.91	45.21	
	53.26	42.96	44.73	
	53.84	30.52	41.34	
	57.38	32.54	37.50	
	53.17	47.29	41.42	
	48.28	36.43	42.46	
n_i	10	10	10	30 (N)
$\overline{X}_i$	51.12	37.05	44.24	44.14 ($\overline{X}$)
$\sum X_{ij}$	511.2	370.5	442.4	1324.10 ($\sum X$)
$\sum X_{ij}^2$	26525.04	13968.89	19807.69	60301.62 ($\sum X^2$)

从表 4-2-13 中可以看出每个观察值与总均数不同，可以分为每个观察值与相应组均数的差异、各组均数与总均数的差异两个部分。30 只小鼠肝脏 GSH 测量结果大小各不相同，此变异称之为总变异（total variation），即全部观察值 X_{ij} 与总均数 $\overline{X}$ 的差异，其大小可以用总离均差平方和表示，即

$$SS_{总}=\sum_{i=1}^{k}\sum_{j=1}^{n_i}(X_{ij}-\overline{X})^2 \qquad (4-2-41)$$

式中，k 为处理组数，n_i 为第 i 组的例数，N 为总例数。总离均差平方和与总例数 N 的多少有关，确切地说与总自由度 $\nu_{总}$ 有关，$\nu_{总}$ 的大小为：

$$\nu_{总}=N-1 \qquad (4-2-42)$$

三组小鼠肝脏 GSH 测量的均数 $\overline{X}_i$ 大小不等，此变异称之为组间变异（variation among groups），即各组均数 $\overline{X}_i$ 与总均数 $\overline{X}$ 间的差异。它反映了处理因素的作用和随机误差两部分，其大小可以用组间离均差平方和表示，即

$$SS_{组间}=\sum_{i=1}^{k}n_i(\overline{X}_i-\overline{X})^2 \qquad (4-2-43)$$

同样，组间离均差平方和与组间自由度 $\nu_{组间}$ 有关，$\nu_{组间}$ 的大小为：

$$\nu_{组间}=k-1 \qquad (4-2-44)$$

离均差平方和除以相应的自由度即方差，又称为均方（mean square），组间均方记为：

$$MS_{组间}=SS_{组间}/\nu_{组间} \qquad (4-2-45)$$

各组内部小鼠肝脏 GSH 测量结果大小不等，此变异称之为组内变异（variation within groups），即各组内观察值与相应的组均数的差异。它反映了观察值的随机误差的大小，其大小可用组内离均差平方和表示，即

$$SS_{组内}=\sum_{i=1}^{k}\left[\sum_{j=1}^{n_i}(X_{ij}-\overline{X}_i)^2\right] \tag{4-2-46}$$

同样，组内离均差平方和与组内自由度 $\nu_{组间}$ 有关，$\nu_{组间}$ 的大小为：

$$\nu_{组间}=N-k \tag{4-2-47}$$

组内均方记为：

$$MS_{组内}=SS_{组间}+SS_{组内} \tag{4-2-48}$$

可以证明，三种变异之间有如下的关系：

$$SS_{总}=SS_{组间}+SS_{组内} \tag{4-2-49}$$

$$\nu_{总}=\nu_{组间}+\nu_{组内} \tag{4-2-50}$$

若 $\mu_1=\mu_2=\mu_3$（干预后三组小鼠肝脏 GSH 含量的总体均数相同），则理论上 $MS_{组间}$ 与 $MS_{组内}$ 相同，两者的比值 $F=MS_{组间}/MS_{组内}\sim F_{k-1,\,N-k}$ 分布，且 $F=1$。由于存在着抽样误差的影响，F 值一般不等于 1，而是接近于 1。若处理因素有效，$\mu_1=\mu_2=\mu_3$ 的假设不成立，$MS_{组间}$ 将大于 $MS_{组内}$，即组间变异大于抽样误差，故 F 值大于 1。可根据 F 界值表（见附表 4）查所给检验水准 α 的 F 界值，即 $F_{\alpha,(k-1,N-k)}$。若 $F\geqslant F_{\alpha,(k-1,N-k)}$，则 $P\leqslant\alpha$，拒绝 H_0，接受 H_1；反之，若 $F<F_{\alpha,(k-1,N-k)}$，则 $P>\alpha$，不拒绝 H_0。

二、方差分析的类型

（一）完全随机设计资料的方差分析

完全随机设计（completely random design）只有一个处理因素（该因素有两个或两个以上水平），采用完全随机的方法直接将全部试验对象分配到 k 个处理组（水平组），各组分别接受不同的处理，试验结束后比较各组均数之间的差别有无统计学意义，推论处理因素的效应。

根据表 4-2-13 的试验结果进行假设检验：

1. 建立假设、确定检验水准

H_0：$\mu_1=\mu_2=\mu_3$，即不同药物对小鼠肝脏 GSH 无影响。

H_1：μ_1，μ_2，μ_3 不全相等，即不同药物对小鼠肝脏 GSH 有影响，$\alpha=0.05$。

2. 计算 F 值

（1）离均差平方和的分解：完全随机设计资料总的离均差平方和 $SS_{组间}$ 可以分解为 $SS_{组内}$ 和 $SS_{组内}$（或称为 $SS_{误差}$），若记

$$C=\frac{(\sum X)^2}{N}$$

则有

$$SS_{总}=\sum_{i=1}^{k}\sum_{j=1}^{n_i}(X_{ij}-\overline{X})^2=\sum X^2-C \tag{4-2-51}$$

$$SS_{组间}=\sum_{i=1}^{k}n_i\ (\bar{X}_i-\bar{X})^2=\sum_{i=1}^{k}\frac{(\sum X_{ij})^2}{n_i}-C \qquad (4-2-52)$$

(2) 计算各离均差平方和 SS、自由度 ν、均方 MS 和 F 值，整个计算过程可用表 4-2-14表示。

表 4-2-14　完全随机设计资料方差分析计算表

变异来源	SS	DF	MS	F 值	P 值
组间	$\sum_i \frac{(\sum_j X_{ij})}{n_i}$	$k-1$	$MS_{组间}=\frac{SS_{组间}}{\nu_{组间}}$	$F=\frac{MS_{组间}}{MS_{组内}}$	
组内（误差）	$SS_{总}-SS_{组间}$	$N-k$	$MS_{组内}=\frac{SS_{组内}}{\nu_{组内}}$		
总变异	$\sum X^2-C$	$N-1$			

本例：$C=\frac{(1324.10)^2}{30}=54881.46$

$SS_{总}=60301.62-58441.36=1860.26$，$\nu_{总}=30-1=29$

$SS_{组间}=\frac{(511.2)^2}{10}+\frac{(370.5)^2}{10}+\frac{(442.4)^2}{10}-58441.36=989.98$，$\nu_{组间}=3-1=2$

$SS_{组内}=SS_{总}-SS_{组间}=1860.26-989.98=870.28$，$\nu_{组内}=30-3=27$

代入方差分析表中并求出相应的 MS 及 F 值，见表 4-2-15。

表 4-2-15　表 4-2-14 资料的方差分析表

来源	SS	DF	MS	F 值	P 值
组间	989.98	2	494.99	15.36	$P<0.01$
组内	870.28	27	32.23		
总变异	1860.26	29			

3. 确定 P 值，判断结果　以组间自由度 $\nu_1=2$，组内自由度 $\nu_2=27$，查 F 界值表，得 $F_{0.01,(2,30)}=5.39$，本例 $F=15.36>5.39$，故 $P<0.01$，按 $\alpha=0.05$ 水准，拒绝 H_0，接受 H_1，差别有统计学意义，可认为不同药物对小鼠肝脏 GSH 有影响。

方差分析的结果只能说明多组间是否有差别，如果要进一步分析哪两组间有差别，应进行多个均数的两两比较（见本节后续内容）。

（二）随机区组资料的方差分析

随机区组设计（randomized block design）亦称配伍组设计或单位组设计，是配对设计的一种扩展。随机分组方法是先按影响试验结果的非处理因素（如性别、体重、年龄、职业、病情、病程等）相同或尽可能相同，将受试对象配成 b 个区组，再分别将各区组内的受试对象随机分配到 k 个处理组或对照组。其设计特点是：每个处理组的受试对象数相等，区组内的受试对象生物学特性较均衡，可减少试验误差，提高试验效率。

【例 4-2-25】　为比较不同浓度的血水草总生物碱对血吸虫尾蚴的杀灭作用，将 48 只雌性小鼠按体重相近（误差<3g）的4只配成区组。然后将每只小鼠感染血吸虫尾蚴，再分别接受甲、乙、丙、丁4种处理，其中甲组为对照组，其余3组接受不同浓度的血水草总生物碱的处理，一段时间后查小鼠体内尾蚴的存活率，试评价不同浓度的血水草总生物碱对血吸虫尾蚴的影响。

表4-2-16　不同浓度血水草总生物碱处理后小鼠体内的尾蚴存活率

小鼠区组号	处理				合计（$\sum_i X_{ij}$）	$\overline{X}_j$
	甲	乙	丙	丁		
1	0.5250	0.6250	0.1500	0.4750	1.7750	0.4438
2	0.5750	0.3000	0.4250	0.2500	1.5500	0.3875
3	0.6000	0.4000	0.6000	0.4250	2.0250	0.5063
4	0.7000	0.6250	0.1500	0.0250	1.5000	0.3750
5	0.2000	0.1500	0.2000	0.0500	0.6000	0.1500
6	0.3250	0.3000	0.1250	0.0500	0.8000	0.2000
7	0.6250	0.5000	0.3500	0.1000	1.5750	0.3938
8	0.5250	0.2000	0.3000	0.1750	1.2000	0.3000
9	0.6000	0.5500	0.5250	0.1000	1.7750	0.4438
10	0.6250	0.3250	0.5000	0.0250	1.4750	0.3688
11	0.7250	0.6250	0.3750	0.0500	1.7750	0.4438
12	0.6250	0.4000	0.4250	0.2500	1.7000	0.4250
$\sum_j X_{ij}$	6.6500	5.000	4.1250	1.9750	17.7500（$\sum X$）	
$\overline{X}_i$	0.5542	0.4167	0.3438	0.1646	0.3968（$\overline{X}$）	
$\sum_j X_{ij}^2$	3.9350	2.3925	1.7006	0.5906	8.61（$\sum X^2$）	

假设检验步骤：

1. 建立检验假设、确定检验水准

H_0：$\mu_{甲}=\mu_{乙}=\mu_{丙}=\mu_{丁}$，即4个处理组小鼠体内尾蚴存活率的总体均数相等。

H_1：4个处理组小鼠体内尾蚴存活率的总体均数不全相等。

$\alpha=0.05$

（注：也可对12个区组的小鼠体内尾蚴存活率总体均数进行检验）。

2. 计算F值

（1）根据表4-2-16试验结果，计算各处理组的小计$\sum_j X_{ij}$，各区组的小计$\sum_i X_{ij}$，见表4-2-16。

（2）离均差平方和的分解：$SS_{总}$、$SS_{处理}$的计算与完全随机设计方差分析相同，不同的是要计算各区组的离均差平方和、自由度及均方。

$$SS_{区组}=\sum_{j=1}^{b}k\ (\overline{X}_j-\overline{X})^2=\frac{1}{k}\sum_{j=1}^{b}\ (\sum_{i=1}^{k}X_{ij})^2-C \qquad (4-2-53)$$

$$\nu_{区组}=b-1 \tag{4-2-54}$$

$$MS_{区组}=\frac{SS_{区组}}{\nu_{区组}} \tag{4-2-55}$$

对总变异及其自由度的分解有：

$$SS_{总理}=SS_{处理}+SS_{区组}+SS_{误差} \qquad \nu_{总}=\nu_{处理}+\nu_{区组}+\nu_{误差}$$

(3) 计算各离均差平方和 SS、自由度 v、均方 MS 和 F 值，整个计算过程可用表 4-2-17表示。

表 4-2-17　随机区组设计资料的方差分析计算表

变异来源	SS	DF	MS	F 值	P 值
处理组间	$\frac{1}{b}\sum_i(\sum_j X_{ij})^2-C$	$k-1$	$MS_{处理}=\frac{SS_{处理}}{\nu_{处理}}$	$F_{处理}=\frac{MS_{处理}}{MS_{误差}}$	
区组间	$\frac{1}{k}\sum_j(\sum_i X_{ij})^2-C$	$b-1$	$MS_{区组}=\frac{SS_{区组}}{\nu_{区组}}$	$F_{区组}=\frac{MS_{区组}}{MS_{误差}}$	
误差	$SS_{总}-SS_{处理}-SS_{区组}$	$(k-1)(b-1)$	$MS_{误差}=\frac{SS_{误差}}{\nu_{误差}}$		
总变异	$\sum X^2-C$	$N-1$			

本例：$C=\frac{17.7500^2}{48}=6.5638$

$SS_{总}=8.6187-6.5638=2.0549$

$SS_{处理}=\frac{1}{12}(6.650^2+5.000^2+4.1250^2+1.9750^2)-6.5638=0.9478$

$SS_{区组}=\frac{1}{4}(1.7750^2+1.5500^2+2.0250^2+1.5000^2+0.6000^2+0.8000^2+1.5750^2$
$+1.2000^2+1.7550^2+1.4750^2+1.7750^2+1.7000^2)-6.5638=0.4840$

$SS_{误差}=2.0549-0.9476-0.4840=0.6231$

代入方差分析表中并求出相应的 MS 及 F 值，见表 4-2-18。

表 4-2-18　表 4-2-16 资料的方差分析表

变异来源	SS	DF	MS	F 值	P 值
处理组间	0.9478	3	0.3159	16.7294	<0.01
区组间	0.4840	11	0.0440	2.3300	<0.05
误差	0.6231	33	0.0189		
总变异	2.0549	47			

3. 确定 P 值，判断结果　据自由度 ν_1，$\nu_2=33$，查 F 界值表，得 $P<0.01$。按 $\alpha=0.05$ 水准，拒绝 H_0，接受 H_1，差别有统计学意义，可认为各处理组小鼠体内尾蚴的存活率的总体均数不全相等。

和完全随机设计资料的方差分析一样，随机区组设计资料的方差分析的结果只能说明多组间是否有差别，如果要进一步分析哪两组间有差别，应进行多个均数的两两比较（见本节后续内容）。

在实际工作中，一般只对试验的研究因素感兴趣，即注重处理组间差别的假设检验。由于从总变异中多分离出区组变异，排除了区组因素的干扰而真实地反映出处理因素的作用，因而提高了试验效率。但如果对区组间的差别亦感兴趣，也可对其进行假设检验，当区组间的差别有统计学意义（$P \leqslant 0.05$）时，表明区组划分对控制非处理因素的影响有一定效果。

（三）多个样本均数间的两两比较

经方差分析，若多组的均数差别无统计学意义，则不需要作进一步的统计处理。但是，当方差分析结果为 $P<\alpha$ 时，只说明多组均数之间差别有统计学意义，若想要进一步了解哪两均数的差别有统计学意义，需进行多个样本均数的两两比较或多重比较（multiple comparison）。两两比较的方法较多，在此仅介绍较常用的 SNK－q 检验。

SNK 为 Student－Newman－Keuls 三人姓氏的缩写，检验统计量为 q，亦称 q 检验，适用于多个均数全面的两两比较。计算公式为：

$$q=\frac{|\overline{X}_A-\overline{X}_B|}{S_{\overline{X}_A-\overline{X}_B}} \quad (4-2-56)$$

其中

$$S_{\overline{X}_A-\overline{X}_B}=\sqrt{\frac{MS_{误差}}{2}\left(\frac{1}{n_A}+\frac{1}{n_B}\right)} \quad (4-2-57)$$

式中，$\overline{X}_A-\overline{X}_B$ 为两两对比中任两个对比组 A、B 的样本均数之差；$S_{\overline{X}_A-\overline{X}_B}$ 为两样本均数差的标准误；n_A，n_B 分别为 A、B 两个对比组的样本含量；$MS_{误差}$ 为完全随机设计资料方差分析中的组内均方（$MS_{组内}$）或随机区组资料的方差分析中的误差均方（$MS_{误差}$）。

以算得的检验统计量 q，根据误差自由度 ν 和组数 a 查 q 界值表（见附表 5），作出统计推断结论。若 $q \geqslant q_{0.05(\nu,a)}$，$P \leqslant 0.05$，则不拒绝 H_0，差异无统计学意义；若 $q \geqslant q_{0.05(\nu,a)}$，$P \leqslant 0.05$，则拒绝 H_0，接受 H_1，差异有统计学意义。组数 a 是指在处理组的均数依大小顺序排列时，对比的两组相距范围内所包含均数的个数。例如，当对比的两组均数相邻时，则 $a=2$，因为这两者的相距范围内只包含这两个均数；当对比的两组均数之间相隔一个均数时，则 $a=3$，当对比的两组均数之间相隔两个均数时，则 $a=4$。

【例 4－2－26】　对【例 4－2－24】资料进行两两比较。

1. 建立检验假设，确定检验水准

H_0：$\mu_A=\mu_B$，即任意两总体均数相等

H_1：$\mu_A \neq \mu_B$，即任意两总体均数不等

$\alpha=0.05$

2. 计算 q 值

（1）将三个样本均数从小到大排列编秩，并注明原处理组别。

均数	37.05	44.24	51.12
处理组别	Ⅱ组	Ⅲ组	Ⅰ组
组次	1	2	3

（2）列出对比组，见表 4-2-19 第（1）栏，计算两对比组均数之差的绝对值，见表 4-2-19第（2）栏。如第一行两对比组均数之差的绝对值为：$|37.05-44.24|=7.19$。

（3）写出两对比组所包含的组数 a，见表 4-2-19 第（3）栏。如第 2 行，1 与 3 比，包含了三个组，故 $a=3$。

（4）计算检验统计量 q 值。本例已求得 $MS_{误差}=32.23$，见表 4-2-15，由于各组例数均为 10，由公式 4-2-57，$S_{\bar{X}_A-\bar{X}_B}=\sqrt{\frac{32.23}{2}\left(\frac{1}{10}+\frac{1}{10}\right)}=1.80$，再由公式 4-2-56 可计算出相应的 q 值，结果见表 4-2-19 第（4）栏。如第一行 $q=7.19/1.80=3.99$。

3. 确定 P 值，判断结果

已知 $\nu_{误差}=36$，查 q 界值表，经内插法得 $a=2$ 时，$q_{0.05}=2.86$；$a=3$ 时，$q_{0.05}=3.44$。

表 4-2-19　表 4-2-13 资料 3 个均数两两比较的 q 检验表

比较组秩次 （1）	$\lvert\bar{X}_A-\bar{X}_B\rvert$ （2）	a （3）	q （4）	P 值 （5）
1，2	7.19	2	3.99	$P<0.05$
1，3	14.07	3	7.82	$P<0.05$
2，3	6.88	2	3.82	$P<0.05$

以实际的 q 值和相应的 q 界值作比较，确定对应的 P 值，见表 4-2-19 第（5）栏。按 $\alpha=0.05$ 水准，三组小鼠肝脏 GSH 含量的差别具有统计学意义。由样本均数的大小可知，对照组的小鼠肝脏 GSH 含量最高，其次为黄酮干预组，酒精对照组最低，因此，可以认为银杏黄酮对小鼠肝脏慢性酒精氧化损伤有保护作用。

三、方差分析的应用条件

方差分析的应用条件：①各样本相互独立且来自正态总体；②各样本来自的总体方差相等，即方差齐性（homogeneity of variances）。

上述两个条件与两均数比较的 t 检验的应用条件相同。可证明，当组数为 2 时，方差分析与两均数比较的 t 检验是等价的，即对同一资料，两者的关系是：$t=\sqrt{F}$。

【思考题】

1. 方差分析的基本思想和应用条件是什么？
2. 随机区组设计的方差分析与完全随机设计方差分析在设计和变异分解上有什么不同？
3. 为什么当方差分析的结果为拒绝 H_0、接受 H_1 之后，对多个样本均数的两两比较要用多重比较的方法？

第五节　分类资料的统计分析

一、分类资料的频数表

前面已经讲过，分类变量的变量值是定性的，对其观察结果的统计整理，应先按分析要求进行分类、汇总观察单位数，即频数，用统计表列出，即为分类资料的频数表。如表4-2-20第（1）、（3）两栏，某地统计的1993—1998年损伤与中毒的病死人数。

表4-2-20 某地1993—1998年损伤与中毒的病死人数及其相对数

年度 （1）	发病人数 （2）	病死人数 （3）	病死率（%） （4）	构成比（%） （5）	相对比 （6）
1993	584	8	1.37	8.8	—
1994	571	10	1.75	11.0	1.28
1995	714	12	1.68	13.2	1.23
1996	748	16	2.14	17.6	1.56
1997	942	21	2.23	23.0	1.63
1998	1095	24	2.19	26.4	1.60
合计	4654	91	1.96	100.0	—

二、相对数

（一）相对数的概念

相对数（relative number）是分类变量资料的统计描述指标，是由两个有联系的指标之比。绝对数（absolute number）是分类变量资料整理后所得到的各类别的频数。绝对数可以反映研究客观事物或现象本质的基本信息，是制定工作计划和统计分析的基础，但不便于相互比较和寻找事物间的内在联系。例如，甲、乙两地麻疹流行，甲地发病240人，乙地发病200人，这些病例数是绝对数。据此，我们只能认为甲地比乙地麻疹发病人数多40人，但不能就此认为甲地麻疹发病情况较乙地严重。若要比较两地麻疹发病的严重程度，还必须考虑甲、乙两地的易感儿童数，计算出两地的麻疹发病率后再作比较。如果甲地易感儿童数为2000人，乙地易感儿童数为1000人，则：

$$甲地麻疹发病率=\frac{240}{2000}\times100\%=12\%$$

$$乙地麻疹发病率=\frac{200}{1000}\times100\%=20\%$$

结果显示，乙地麻疹发病率高于甲地，说明乙地麻疹发病情况比甲地严重。这种由发病数与易感儿童数计算出来的发病率就是相对数。

（二）相对数的常用指标

1. 率（rate） 某现象实际发生数与可能发生该现象的总数之比，用以说明某现象发生的频率或强度，又称为频率指标，常以百分率、千分率、万分率、十万分率等表示。计算公式为：

$$率=\frac{实际发生某现象的观察单位数}{可能发生某现象的观察单位总数}\times K \qquad (4-2-58)$$

式中，K为比例基数，100%、1000‰、万/万、10万/10万等，比例基数的选择主要依据习惯，或使计算结果能保留1～2位整数，以便阅读。如从表4-2-20第（4）栏中可看出，某地 1993—1998 年损伤与中毒的病死率有上升趋势，1997 年的病死率最高。

2. 构成比（constituent ratio） 某事物内部某一部分的观察单位数与事物内部各组成部分的观察单位的总和之比，用以说明某事物内部各组成部分所占的比重或分布，又称为构成指标，常以百分数表示。计算公式为：

$$构成比=\frac{某一组成部分的观察单位数}{同一事物各组成部分的观察单位总数}\times 100\% \qquad (4-2-59)$$

如从表 4-2-20 第（5）栏某地 1993—1998 年损伤与中毒的病死人数构成比中可看出，构成比有两个特点：①各构成部分的构成比总和为 100%，若由于在计算时受尾数取舍影响，造成在其和不等于 100%时，可将尾数取舍作适当调整，使其等于 100%；②某一部分所占比重的增减，会相应的影响其他部分，故各构成比之间是相互制约的。

3. 相对比（relative ratio） 是 A、B 两个有关指标之比，用以说明两个有关指标间的比例关系，又称为对比指标。计算公式为：

$$相对比=\frac{A}{B} \qquad (4-2-60)$$

习惯上，在计算相对比时，若分子大于分母，计算结果用倍数表示；若分子小于分母，计算结果用百分数表示；A、B 两个指标可以是性质相同，如表 4-2-20 第（6）栏，某地各年度与 1993 年损伤与中毒的病死率之比，也可以是性质不相同，如变异系数；A、B 两个指标可以是绝对数、相对数、平均数。

（三）相对数应用时的注意事项

1. 计算相对数时分母一般不宜过小 通常观察单位足够多时，计算出的相对数比较稳定，能够正确反映实际情况；如果观察单位过少，分子每增加（或减少）1 例，对计算结果影响较大，可靠性差，甚至有时造成错觉。如某医师某中药配方探讨对肺癌的治疗效果，治疗 2 例，2 例均治愈，治愈率为 100%，以后其他医师用此配方治疗许多肺癌病人，无 1 例治愈，治愈率为 0%，显然这个治愈率是很不稳定。一般当观察单位较少，如少于 30 例时，以绝对数表示为好。如果必须用率表示，可同时列出可信区间（见本节后续内容）。但在动物实验中，经周密设计，精选对象，严格控制实验因素，每组用 10 只、20 只动物实验，也可以计算反应率或死亡率。

2. 分析时不能以构成比代替率 构成比只能说明某事物内部各组成部分所占的比重或分布，并不说明某现象发生的频率或强度。在资料分析时，常见的错误是把构成比当作率来应用。如表 4-2-20 第（5）栏，某地 1993—1998 年损伤与中毒以 1998 年病死人数占总病死人数的比重最大，占 26.4%，但不能由此说明该年度因病死亡最严重，欲说明其病死频率高低，应以表 4-2-20 第（4）栏作比较，实际病死率是 1997 年最高，为 2.23%。

3. 正确计算平均率 平均率又称为总率，是合计栏中的率，对观察单位数不等的几个率，不能简单的相加求平均值而得。

如从表 4-2-20 第（4）栏某地 1993—1998 年损伤与中毒的总病死率，不应为：$(1.37+1.75+1.68+2.14+2.23+2.19)/6=1.89\%$，而应为：$(91/4654)\times 100\%=1.96\%$。

4. 对率和构成比进行比较时，应注意资料的可比性 在进行率和构成比比较时，除了研究因素外，其他的影响因素应尽可能相同或相近，即在相同条件下进行比较。通常应注意：①观察对象同质、研究方法相同、观察时间相等以及地区、民族、经济水平等客观条件基本一致。如不同时期的资料比较，应注意客观条件是否起了变化，如判断疗效提高了，就应考虑是否诊断水平提高了，如分析不同医院的病死率时，应注意医院条件是否一致，如果上级医院的病死率高于下级医院的病死率，并不能说明上级医院的医疗水平不如下级医院，这是因为许多疑难病人均由基层医院转入上级医院所致；②其他对指标水平有影响的因素在各组内部构成是否相同；例如比较两个地区总死亡率时，当两组资料的年龄、性别构成不同，只能分别比较性别、年龄组的率或进行率的标准化（见本节后续内容）后再作比较。

5. 对样本率（或构成比）的比较应随机抽样，并做假设检验　进行样本率（或构成比）的比较，与均数的抽样研究一样，应遵循随机化抽样原则。由于样本率（或构成比）也有抽样误差，因此不能凭数值表面大小作结论，需进行差别的假设检验，才能做出两个统计指标间的差异有无统计学意义的结论。

三、率的标准化法

（一）率的标准化法的意义

在医学科学研究和疾病防治工作中，比较两个或多个发病率、患病率、死亡率、治愈率等的目的，是希望找出影响这些率大小的因素。而有些因素是客观的、众所周知的。如年龄影响死亡率，年龄越大越容易死亡；工龄影响职业病发病率，接触有害因素的工人工龄越长越容易患职业病；病情影响治愈率，病情越严重越难于治愈。因此，在对两组或多组率之间进行比较时，其内部各小组的率明显不同，且各小组观察例数的构成比，诸如混杂因素年龄、性别、工龄、病情等也明显不同时，则不能直接比较两组或多组的总率而得出结论。如表 4-2-21，比较甲、乙两地总死亡率时，因两地各年龄组人口构成不同，明显地影响着死亡数和总死亡率的高低；在人口构成中，若青壮年多，则总死亡率偏低；若儿童和老年人多，则总死亡率必然偏高，甲地总死亡率高于乙地显然是因为年龄的干扰。只有消除了客观的、已知的影响因素，如年龄、性别、工龄、病情等对这些率的影响，才便于进一步分析和探索这些率的主观的或未知的影响因素。通常采用率的标准化法（standardization method），即若比较的两组或多组率当内部构成不同时，需要按统一的"标准"进行调整后，使之具有可比性。未经标准化的率，一般称为粗率。经标准化校正后的率，称为标化率（standardized rate），亦称调整率。标化率不能反映率的实际水平，它只表明相互比较资料的相对水平。

表 4-2-21　甲、乙两地各年龄组人口数及死亡率

年龄组（岁）	甲地		乙地	
	人口数	死亡率（1/10 万）	人口数	死亡率（1/10 万）
0～	930000	57.2	480000	72.9
5～	1220000	3.6	660000	4.6
20～	1900000	5.3	3530000	7.2
40～	760000	12.1	280000	14.2
60～	190000	40.0	50000	46.0
合计	5000000	16.2	5000000	13.9

（二）率的标准化法的计算

1. 选定标准　进行标准化率计算时，首先要选定一个“标准”，如标准人口数或标准人口构成比等。选定标准的原则是：①选择有代表性的、较稳定的、数量较大的人群的人口构成作标准。例如世界的、全国的、全省的、本地区或本单位历年累计的数据作为标准较理想；②以比较组的合并人口或以其中任一组的人口构成作标准。

2. 标准化率的计算方法　根据获得的数据条件不同，标准化率的计算方法可分为直接法和间接法。表 4-2-22 是计算标准化率的模式表。

表 4-2-22　计算标准化率的数据符号

年龄组	标准组			被标化组		
	人口数	死亡数	死亡率	人口数	死亡数	死亡率
1	N_1	R_1	P_1	n_1	r_1	p_1
2	N_2	R_2	P_2	n_2	r_2	p_2
3	N_3	R_3	P_3	n_3	r_3	p_3
⋮	⋮	⋮	⋮	⋮	⋮	⋮
i	N_i	R_i	P_i	n_i	r_i	p_i
⋮	⋮	⋮	⋮	⋮	⋮	⋮
k	N_k	R_k	P_k	n_k	r_k	p_k
合计	N	R	P	n	r	p

（1）直接法　直接法的应用条件是已知各年龄组的实际死亡率 p_i，用标准人口数 N_i 作标准，其计算公式为：

$$p'=\frac{\sum N_i p_i}{N} \qquad (4-2-61)$$

式中，$\sum N_i p_i$ 是被标化组按标准人口数算得的预期死亡数，除以标准组的总人口数即直接法的标化率。

据表 4-2-21 资料，已知甲、乙两地的年龄组死亡率 p_i，选定甲、乙两地各年龄组人口数之和 N_i 作标准，按公式 4-2-61 计算甲、乙两地标准化死亡率，见表 4-2-23。

表 4-2-23　按式 4-2-61 计算标准化死亡率（1/10 万）

年龄组（岁）	标准人口数 N_i	甲地		乙地	
		原死亡率 p_i	预期死亡数 $N_i p_i$	原死亡率 p_i	预期死亡数 $N_i p_i$
(1)	(2)	(3)	(4) ＝ (2) (3)	(5)	(6) ＝ (2) (5)
0～	1410000	57.2	807	72.9	1028
5～	1880000	3.6	68	4.6	86
20～	5430000	5.3	288	7.2	391
40～	1040000	12.1	126	14.2	148
60～	240000	40.0	96	46.0	110
合计	10000000（N）	16.19	1385（$\sum N_i p_i$）	13.90	1763（$\sum N_i p_i$）

甲地标准化死亡率 $p'=\frac{1385}{10000000}=13.85$（1/10 万）

乙地标准化死亡率 $p'=\frac{1763}{10000000}=17.63$（1/10 万）

经标准化后，可见乙地标准化死亡率高于甲地，与两地各年龄别死亡率的对比结果一致，解决了未标化前出现的矛盾。

如根据选定的标准组人口构成 N_i/N 作标准，其计算公式为：

$$p'=\sum\left(\frac{N_i}{N}\right)p_i \qquad (4-2-62)$$

按公式 4－2－62 计算标准化死亡率，见表 4－2－24，与按公式 4－2－61 算得的结果相同。

表 4－2－24　按公式 4－2－62 计算标准化死亡率（1/10 万）

年龄组（岁）(1)	标准人口构成比 (N_i/N) (2)	甲地		乙地	
		原死亡率 (p_i) (3)	分配死亡率 $(N_i/N)\ p_i$ (4) ＝ (2) (3)	原死亡率 (p_i) (5)	分配死亡率 $(N_i/N)\ p_i$ (6) ＝ (2) (5)
0～	0.141	57.2	8.07	72.9	10.28
5～	0.188	3.6	0.68	4.6	0.86
20～	0.543	5.3	2.88	7.2	3.91
40～	0.104	12.1	1.26	14.2	1.48
60～	0.024	40.0	0.96	46.0	1.10
合计	1.000	16.19	13.85 (p')	13.90	17.63 (p')

(2) 间接法　间接法的应用条件是已知死亡总数及年龄别人口数，但不知道各年龄组的实际死亡率。其计算公式为：

$$p'=P\cdot\frac{r}{\sum n_iP_i}=P\cdot SMR \qquad (4-2-63)$$

式中，$\sum n_iP_i$ 是被标化组按标准年龄组死亡率算得的预期死亡数；$r/\sum n_iP_i$ 是被标化组实际死亡数与预期死亡数之比，称为标准化死亡比（standard mortality ratio），用 SMR 表示。

如已知甲地死亡总数为 845 人，乙地死亡总数为 679 人，以及两地各年龄组人口数，选定甲、乙两地各年龄组死亡率 P_i 作标准，按公式 4－2－63 计算甲、乙两地标准化死亡率，见表 4－2－25。

表 4-2-25　按公式 4-2-63 计算标准化死亡率（1/10 万）

年龄组（岁）(1)	标准死亡率 (P_i) (2)	甲地		乙地	
		人口数 n_i (3)	预期死亡数 n_iP_i (4) ＝ (2) (3)	人口数 n_i (5)	预期死亡数 n_iP_i (6) ＝ (2) (5)
0～	62.6	930000	582	480000	300
5～	3.9	1220000	48	660000	26
20～	6.5	1900000	124	3530000	230
40～	12.7	760000	97	280000	36
60～	41.3	190000	78	50000	21
合计	15.42	5000000	929 ($\sum n_iP_i$)	5000000	613 ($\sum n_iP_i$)

甲地标化死亡比 $SMR=\frac{845}{929}=0.91$

甲地标准化死亡率 $p'=15.42$（1/10 万）$\times 0.91=14.03$（1/10 万）

乙地标化死亡比 $SMR=\frac{697}{613}=1.14$

乙地标准化死亡率 $p'=15.42$（1/10 万）$\times 1.14=17.58$（1/10 万）

结果显示乙地标准化死亡率高于甲地，与直接法计算的结论一致。

（三）应用率的标准化法时注意事项

1. 由于选定的标准构成不同，算得的标化率也不会相同。

2. 标化率不能反映率的实际水平，它只能反映相互比较资料间的相对水平。

3. 各年龄组对应的率出现明显交叉，如低年龄组死亡率甲地高于乙地，而高年龄组则甲地低于乙地，此时不宜采用标准化法处理，应采用分层分析等平衡混杂因素的影响。

4. 样本标化率的比较同样存在抽样误差，尚需进行假设检验。

5. 率的标准化思想也可用于均数的标准化。如比较两组患者的平均治愈天数，也可考虑对患者的年龄、病程、病型等混杂因素进行调整。

四、率的抽样误差与 u 检验

（一）率的抽样误差

在抽样研究中，率和均数一样，也存在抽样误差，即从同一个总体中随机抽取观察数相等的多个样本，样本率与总体率、各样本率之间存在差异，这种差异称为率的抽样误差（sampling error of rate）。率的抽样误差可用率的标准误（standard error of rate）表示，其计算公式为：

$$\sigma_p=\sqrt{\frac{\pi(1-\pi)}{n}} \qquad (4-2-64)$$

式中，σ_p 为率的标准误，π 为总体阳性率，n 为样本含量。实际工作中总体阳性率 π 往往是未知的，常用样本阳性率 p 来代替，故式 4-2-64 变为

$$S_p=\sqrt{\frac{p\ (1-p)}{n}} \qquad (4-2-65)$$

式中，S_p 为率的标准误的估计值。

【例 4-2-27】 为了解某地乙肝表面抗原携带情况，某研究者在该地人群中随机检测了 200 人，乙肝表面抗原阳性 7 人，乙肝表面抗原携带率为 3.5%，试计算该乙肝表面抗原携带率的标准误。

本例 $n=200$，$p=3.5\%=0.035$

$$S_p=\sqrt{\frac{p\ (1-p)}{n}}=\sqrt{\frac{0.035\ (1-0.035)}{200}}=0.0130=1.30\%$$

率的标准误是描述率的抽样误差大小的指标。率的标准误小，说明抽样误差小，表示样本率与总体率接近，用样本率代替总体率的可靠性大；反之，率的标准误大，说明抽样误差大，表示样本率与总体率相差较远，用样本率代替总体率的可靠性小。

（二）总体率的可信区间

由于样本率与总体率之间存在抽样误差，因此需要根据样本率推算总体率可能所在的范围，即估计总体率的可信区间（estimation of confidence interval of rate）。样本率的理论分布与样本含量 n、样本阳性率 p 的大小有关，我们可分别采用下列两种方法。

1. 正态近似法　当样本含量 n 足够大，如 $n>50$，样本阳性率 p 与 $1-p$ 均不太小，如 np 与 $n\ (1-p)$ 均$\geqslant 5$ 时，样本率的分布近似正态分布，则总体率的可信区间按下列公式估计。

$$总体率的\ 95\%\ 可信区间：p\pm 1.96S_p \qquad (4-2-66)$$

$$总体率的\ 99\%\ 可信区间：p\pm 2.58S_p \qquad (4-2-67)$$

【例 4-2-27】中该地人群中乙肝表面抗原携带率 95%和 99%的可信区间为：

95%可信区间：3.5%±1.96×1.30%=0.95%～6.05%

99%可信区间：3.5%±2.58×1.30%=0.15%～6.85%

2. 查表法　当样本含量 n 较小，如 $n\leqslant 50$，特别是样本阳性率 p 接近于 0 或 1 时，按二项分布原理估计总体率的 95%可信区间。因其计算比较复杂，统计学家已经编制了总体率可信区间估计用表，读者可根据样本含量 n 和阳性数 x 查阅统计学专著中的附表。

（三）率的 u 检验

当样本含量 n 足够大，且样本率 p 与 $1-p$ 均不太小，如 np 与 $n\ (1-p)$ 均$\geqslant 5$ 时，样本率 p 也是以总体率 π 为中心呈正态分布或近似正态分布，样本率和总体率之间、两个样本率之间差异来源的判断可用 u 检验，又称 z 检验。其原理、步骤及方法与均数的 u 检验相同。

1. 样本率与总体率的比较

$$z=\frac{|p-\pi|}{\sigma_p}=\frac{|p-\pi|}{\sqrt{\frac{\pi\ (1-\pi)}{n}}} \qquad (4-2-68)$$

式中，p 为样本率，σ_p 为率的标准误，π 为总体率，σ_p 为根据总体率计算的标准误。

【例 4-2-28】 根据以往经验，一般溃疡病患者有 20%发生胃出血症状。现某医院观察65岁以上溃疡患者304例，其中有96例发生胃出血症状。问老年溃疡病患者胃出血情况与一般溃疡病患者有无不同。

本例，一般溃疡病患者有20%发生胃出血可当作总体率π_0，$\pi_0=20\%=0.2$，$n=304$，$p=96/304=0.316$

假设检验步骤：

(1) 建立检验假设，确定检验水准

H_0：$\pi=\pi_0=0.2$，老年溃疡病患者胃出血情况与一般溃疡病患者相同

H_1：$\pi\neq\pi_0$，老年溃疡病患者胃出血情况与一般溃疡病患者不同

$\alpha=0.05$

(2) 计算z值

$$z=\frac{|0.316-0.2|}{\sqrt{\frac{0.2\ (1-0.2)}{304}}}=5.07$$

(3) 确定P值，做出推断结论：不必查表，双侧检验以$z=1.96$时，$P=0.05$，$z=2.58$时，$P=0.01$做判断。本例$z=5.07>2.58$，故$P<0.01$，按$\alpha=0.05$水准，拒绝H_0，接受H_1，差异有统计学意义，可以认为老年溃疡病患者较易发生胃出血，与一般溃疡病患者有所不同。

2. 两个样本率的比较

$$z=\frac{|p_1-p_2|}{S_{p_1-p_2}}=\frac{|p_1-p_2|}{\sqrt{p_c(1-p_c)\left(\frac{1}{n_1}+\frac{1}{n_2}\right)}} \tag{4-2-69}$$

$$p_c=\frac{x_1+x_2}{n_1+n_2} \tag{4-2-70}$$

式中，p_1、p_2分别为两个样本率，$S_{p_1-p_2}$为两个样本率相差的标准误，p_c为合并样本率，n_1、n_2分别为两个样本含量，x_1、x_2分别为两个样本的阳性例数。

【例4-2-29】　某流行病学课题组研究体质指数（BMI）与2型糖尿病的关系，检查了55～70岁的居民1670人，BMI<25者988人，其中糖尿病患者52人，BMI≥25者682人，其中糖尿病患者69人，问BMI不同者糖尿病患病率是否不同？

本例$n_1=988$，$p_1=52/988=0.0526$（5.26%）

$n_2=682$，$p_2=69/682=0.1011$（10.11%）

$$p_c=\frac{52+69}{688+682}=0.0725$$

假设检验步骤：

(1) 建立检验假设，确定检验水准

H_0：$\pi_1=\pi_2$，BMI≥25者糖尿病的患病率与BMI<25者相等

H_1：$\pi_1\neq\pi_2$，BMI≥25者糖尿病的患病率与BMI<25者不等

$\alpha=0.05$

(2) 计算z值

$$z=\frac{|0.0526-0.1011|}{\sqrt{0.0725\ (1-0.0725)\ \left(\frac{1}{988}+\frac{1}{682}\right)}}=3.76$$

（3）确定 P 值，做出推断结论　本例 $z=3.76>2.58$，故 $P<0.01$，按 $\alpha=0.05$ 水准，拒绝 H_0，接受 H_1，差异有统计学意义，可以认为 BMI≥25 者的糖尿病患病率高于 BMI<25 者，BMI 与糖尿病有一定的关系。

两个样本率的比较除可用 u 检验，还可采用 χ^2 检验。

五、χ^2 检验

χ^2 检验（chi - square test 或称卡方检验）是英国统计学家 Pearson 于 1900 年提出的一种应用范围非常广泛的假设检验方法。常用于检验两个或多个样本率（或构成比）之间有无差别，也用于检验配对计数资料的比较等。

（一）完全随机设计四格表资料的 χ^2 检验

【例 4 - 2 - 30】　在某项治疗胃溃疡患者的双盲临床试验研究中，将 165 例患者随机分为两组，A 药组治疗 85 例，B 药组治疗 80 例，结果见表 4 - 2 - 26。问两种药治疗胃溃疡的有效率是否不同？

表 4 - 2 - 26　两种药治疗胃溃疡有效率的比较

处理	有效	无效	合计	有效率（%）
A 药	62（56.67）a	23（28.33）b	85（$a+b$）	72.94
B 药	48（53.33）c	32（26.67）d	80（$c+d$）	60.00
合计	110（$a+c$）	55（$b+d$）	165（n）	66.67

表 4 - 2 - 26 中只有 a、b、c、d 这 4 个数据是整个表的基本数据，其余的数据都是从这 4 个数据推算得来的，因此，该资料称为四格表（fourfold table）资料。

1. 四格表的基本公式

$$\chi^2=\sum\frac{(A-T)^2}{T}\qquad(4-2-71)$$

式中，A 为实际频数（actual frequency），即每个格子的实际发生数，T 为理论频数（theoretical frequency），是根据无效假设 H_0 推算出来的。【例 4 - 2 - 30】中无效假设为两药治疗胃溃疡的有效率相同，均等于合计有效率 66.67%（110/165），在无效假设 H_0 成立的情况下，A 药治疗了 85 例胃溃疡患者，理论上应该有 85×（110/165）=56.67 人有效，有 85×（55/165）=28.33 人无效；同样可以算出 B 药理论上的有效人数 53.33 和无效人数 26.67。理论频数可由下式求得：

$$T_{RC}=\frac{n_R n_C}{n}\qquad(4-2-72)$$

式中，T_{RC} 为第 R 行第 C 列格子的理论频数，n_R 为第 R 行的合计数，n_C 为第 C 列的合计数，n 为总合计数。如表 4 - 2 - 26 中的理论频数计算如下：

$$T_{11}=\frac{85\times 110}{165}=56.67 \qquad T_{12}=\frac{85\times 55}{165}=28.33$$

$$T_{21}=\frac{80\times 110}{165}=53.33 \qquad T_{22}=\frac{80\times 55}{165}=26.67$$

由于每行每列的合计都是固定的，四个理论频数中其中一个用式 4-2-72 求出，其余三个可用行合计数和列合计数相减求出。本例中：

$$T_{11}=\frac{85\times 110}{165}=56.67 \qquad T_{12}=85-56.67=28.33$$

$$T_{21}=110-56.67=53.33 \qquad T_{22}=55-28.33=26.67$$

将计算的理论频数写入表 4-2-26 中的括号内。从计算过程中可以看出，在四格表中周边合计数固定的情况下，其中任何一个格子的理论频数确定之后，其他三个格子的理论频数也就确定下来，没有自由变动的余地了，故四格表资料的自由度 $\nu=1$，也可由下列公式求得：

$$\nu=(R-1)(C-1) \tag{4-2-73}$$

式中，R 为行数，C 为列数，四格表为 2 行 2 列，四格表资料的自由度 $\nu=(2-1)(2-1)=1$。

从四格表的基本公式可以看出检验统计量 χ^2 值的大小反映了实际频数与理论频数的吻合程度。如果无效假设 H_0 成立，则理论频数和实际频数相差不应该太大，χ^2 值也不会很大；反之，理论频数和实际频数相差很大，χ^2 值也会很大，就越有理由推翻无效假设 H_0。

检验统计量 χ^2 值的大小还受格子数多少的影响，格子数越多，则自由度 ν 越大，χ^2 值也越大。若 χ^2 值 $\geqslant\chi^2_{0.05(\nu)}$（根据自由度 ν 和检验水准 α 查附表 6 中 χ^2 界值表得出），则可按 $\alpha=0.05$ 的检验水准，拒绝 H_0，按表 4-2-27 作出统计结论。

表 4-2-27 χ^2 界值、P 值和统计结论

界值	P 值	统计结论
$<\chi^2_{0.05(\nu)}$	>0.05	不拒绝 H_0，差别无统计学意义
$\geqslant\chi^2_{0.05(\nu)}$	$\leqslant 0.05$	拒绝 H_0，接受 H_1，差别有统计学意义
$\geqslant\chi^2_{0.01(\nu)}$	$\leqslant 0.01$	拒绝 H_0，接受 H_1，差别有高度统计学意义

现以表 4-2-26 资料为例进行假设检验：

（1）建立检验假设，确定检验水准：

H_0：$\pi_1=\pi_2$，即两种药治疗胃溃疡的有效率相等

H_1：$\pi_1\neq\pi_2$，即两种药治疗胃溃疡的有效率不等

$\alpha=0.05$

（2）计算 χ^2 值：将表 4-2-26 中的 A 值与 T 值代入四格表的基本公式，得

$$\chi^2=\frac{(62-56.67)^2}{56.67}+\frac{(23-28.33)^2}{28.33}+\frac{(48-53.33)^2}{53.33}+\frac{(32-26.67)^2}{26.67}=3.10$$

(3) 确定 P 值，做出推断结论：根据 $\nu=(2-1)(2-1)=1$，查 χ^2 界值表，$\chi^2_{0.05(1)}$，本例 $\chi^2=3.10<3.84$，故 $P>0.05$，按 $\alpha=0.05$ 水准，不拒绝 H_0，差异无统计学意义，尚不能认为两药治疗胃溃疡患者的疗效不同。

两样本率比较的资料，既可用 z 检验也可用 χ^2 检验，且完全等价，对同一份资料，$z^2=\chi^2$。

2. 四格表的专用公式　为了简化计算，省去计算理论频数的过程，对于完全随机设计四格表资料，还可选用与四格表的基本公式等价的专用公式，即

$$\chi^2=\frac{(ad-bc)^2 n}{(a+b)(c+d)(a+c)(b+d)} \tag{4-2-74}$$

式中，a、b、c、d 为四格表的基本数据，n 为总例数。将表 4-2-26 中的四个基本数据代入公式 4-2-74 得

$$\chi^2=\frac{(62\times32-23\times48)^2}{85\times80\times110\times55}=3.10$$

用四格表的专用公式计算的 χ^2 值结果与基本公式的计算结果相同。

3. 四格表的校正公式　χ^2 界值表中的 χ^2 值是根据连续性分布理论计算公式出来的，因此 χ^2 分布（chi-square distribution）是连续型分布。但由于计数资料中的实际频数 A 为分类资料，是不连续的，用公式 4-2-71 算得的 χ^2 值只能说近似 χ^2 分布。当自由度大于 1，理论频数皆大于 5 时这种近似很好；当自由度为 1，尤其当理论频数小于 5 时，这种近似性就差一些，通过 χ^2 值查 χ^2 界值表所得到的概率 P 偏小。为此，美国统计学家 F. Yates 于 1934 年提出了将实际频数与理论频数之差的绝对值减去 0.5 作连续性校正的观点，又称为 Yates 校正。

鉴于以上原因，在分析完全随机设计四格表资料时，需根据具体情况作出不同的处理。

(1) 当 $n\geqslant40$，且 $T\geqslant5$ 时，用四格表的基本公式或四格表的专用公式。

(2) 当 $n\geqslant40$，且有 $1\leqslant T<5$ 时，用四格表的校正公式，见式 4-2-75 或式 4-2-76。

(3) 当 $n<40$，或 $T<1$ 时，不能用 χ^2 检验，需用四格表的确切概率法（参阅统计学专著）。

四格表的校正公式为：

$$\chi^2=\sum\frac{(|A-T|-0.5)^2}{T} \tag{4-2-75}$$

$$\chi^2=\frac{(|ad-bc|-n/2)^2 n}{(a+b)(c+d)(a+c)(b+d)} \tag{4-2-76}$$

【例 4-2-31】　某研究所采用甲、乙两种隔离措施，观察对某传染病的临床防护效果。在 41 只合符试验要求的大鼠中，随机选取 11 只大鼠采取甲隔离措施，另 30 只大鼠采取乙隔离措施。在其他防护措施相同的条件下，观察一段时间后，比较两组大鼠传染病感染情况，结果见表 4-2-28。问两种隔离措施的大鼠某传染病的感染率是否不同？

表 4-2-28　甲、乙两种隔离措施的大鼠某传染病感染率的比较

隔离措施	感染	未感染	合计	感染率（%）
甲	1（3.76）	10（7.24）	11	9.09
乙	13（10.24）	17（19.76）	30	43.33
合计	14	27	41	34.15

假设检验的步骤：

（1）建立检验假设，确定检验水准

H_0：$\pi_1=\pi_2$，即两种隔离措施的大鼠某传染病的感染率相等

H_1：$\pi_1\neq\pi_2$，即两种隔离措施的大鼠某传染病的感染率不等

$\alpha=0.05$

（2）计算 χ^2 值　本例 $n=41$，但有一个格子的理论频数为 3.76，需用四格表的校正公式。

$$\chi^2=\frac{(|1\times17-10\times13|-41/2)^2 n}{14\times27\times11\times30}=2.812$$

（3）确定 P 值，做出推断结论　根据 $\nu=(2-1)(2-1)=1$，查 χ^2 界值表，$\chi^2_{0.05(1)}=3.84$，本例 $\chi^2=2.812<3.84$，故 $P>0.05$，按 $\alpha=0.05$ 水准，不拒绝 H_0，差异无统计学意义，尚不能认为两种隔离措施的大鼠某传染病的感染率不同。

若不进行校正 χ^2 值计算，$\chi^2=4.197$，所得的结论相反。

（二）配对设计四格表资料的 χ^2 检验

配对设计四格表资料的 χ^2 检验是对配对设计研究所获得的计数资料进行比较。常用于两种检验方法、培养方法、诊断方法等的比较。配对设计包括：①同一批样品用两种不同的处理方法；②观察对象根据配对条件配成对子，同一对子内不同的个体分别接受不同的处理；③在病因和危险因素的研究中，将患者和对照按配对条件配成对子，研究是否存在某种病因和危险因素。观察结果有四种情况，如表 4-2-29 所示。

表 4-2-29　配对四格表资料整理形式

甲	乙 +	乙 −	合计
+	a	b	$a+b$
−	c	d	$c+d$
合计	$a+c$	$b+d$	n

【例 4-2-32】　有 28 份白喉患者的咽喉涂抹标本，把每份标本分别接种在甲、乙两种白喉杆菌培养基上，观察两种培养基白喉杆菌的生长情况，结果如表 4-2-30。问甲、乙两种白喉杆菌培养基的效果有无差别？

表 4-2-30　甲、乙两种白喉杆菌培养基的培养结果

甲培养基	乙培养基		合计
	+	−	
+	11 (a)	9 (b)	20
−	1 (c)	7 (d)	8
合计	12	16	28

从表 4-2-30 可以看出，培养结果可分为四种情况：两种培养基上白喉杆菌均生长（a），两种培养基上白喉杆菌均不生长（d），甲培养基生长而乙培养基不生长（b），乙培养基生长而甲培养基不生长（c）。其中 a 和 d 为两种培养基的培养结果一致的两种情况，对比较甲、乙两种培养基的阳性率有无差别不起作用，可以不计；b 和 c 为两种培养基的培养结果不一致的两种情况，需应用下列公式检验 b 与 c 之间的差别来反映两种培养基的差异。

$$\chi^2=\frac{(b-c)^2}{b+c} \tag{4-2-77}$$

当 $b+c<40$ 时，需作连续性校正，其公式为：

$$\chi^2=\frac{(|b-c|-1)^2}{b+c} \tag{4-2-78}$$

假设检验的步骤：

（1）建立检验假设，确定检验水准

H_0：$b=c$，即甲、乙两种培养基的总体阳性率相等

H_1：$b\neq c$，即甲、乙两种培养基的总体阳性率不等

$\alpha=0.05$

（2）计算 χ^2 值　本例 $b=9$，$c=1$，$b+c<40$，故按公式 4-2-78 计算校正 χ^2 值。

$$\chi^2=\frac{(|9-1|-1)^2}{9+1}=4.9$$

（3）确定 P 值，做出推断结论：配对四格表资料的自由度 $\nu=1$，查 χ^2 界值表，$\chi^2_{0.05(1)}=3.84$，本例 $\chi^2=4.9>3.84$，故 $P<0.05$，按 $\alpha=0.05$ 水准，拒绝 H_0，接受 H_1，差异有统计学意义，故可认为甲、乙两种培养基的阳性率不同，甲培养基的阳性率较高。

（三）行×列表资料的 χ^2 检验

四格表是行×列表中最简单的一种形式。当基本数据的行数或列数大于 2 时，统称为行×列表或 $R\times C$ 表。行×列表资料的 χ^2 检验主要用于两个以上的样本率（或构成比）的比较。

行×列表资料 χ^2 检验的专用公式为：

$$\chi^2=n\left(\sum\frac{A^2}{n_R n_C}-1\right) \tag{4-2-79}$$

它同样适用于四格表资料，且与四格表的基本公式等价，计算更为简便。

【例 4-2-33】　1996 年某医院住院病人不同季节呼吸道感染情况见表 4-2-31。问不

同季节呼吸道感染率有无差别?

表 4-2-31 不同季节呼吸道感染率的比较

季节	感染	未感染	合计	感染率（%）
春	12	699	711	1.69
夏	12	666	678	1.77
秋	29	665	694	4.18
冬	35	717	752	4.65
合计	88	2747	2835	3.10

假设检验的步骤：

(1) 建立检验假设，确定检验水准

H_0：$\pi_1=\pi_2=\pi_3=\pi_4$，即四个季节呼吸道感染率相等

H_1：π_1，π_2，π_3，π_4 之间不等或不全相等

$\alpha=0.05$

(2) 计算 χ^2 值

$$\chi^2=2835\times\left(\frac{12^2}{88\times711}+\frac{699^2}{2747\times711}+\frac{12^2}{88\times678}+\cdots+\frac{35^2}{88\times752}+\frac{717^2}{2747\times752}-1\right)$$

$$=17.29$$

(3) 确定 P 值，做出推断结论　行×列表资料的自由度 $\nu=(R-1)(C-1)=(4-1)(2-1)=3$，查 χ^2 界值表 $\chi^2_{0.005(3)}$，本例 $\chi^2=17.29>12.84$，故 $P<0.005$，按 $\alpha=0.05$ 水准，拒绝 H_0，接受 H_1，差异有统计学意义，故可认为不同季节呼吸道感染率不同或不全相同。

【例 4-2-34】　某研究者欲比较甲、乙两城市空气质量状况，在甲、乙两城市各测定了 300 个采样点，结果见表 4-2-32。试比较甲、乙两城市空气质量有无差别。

表 4-2-32 甲、乙两城市空气质量状况的比较

组别	空气质量类别					合计
	优	良	轻度污染	中度污染	重度污染	
甲城市	193	67	28	7	5	300
乙城市	154	94	28	18	6	300
合计	347	161	56	25	11	600

假设检验的步骤：

(1) 建立检验假设，确定检验水准

H_0：甲、乙两城市空气质量类别构成比相同

H_1：甲、乙两城市空气质量类别构成比不全相同

$\alpha=0.05$

(2) 计算 χ^2 值

$$\chi^2 = 600\times\left(\frac{193^2}{300\times347}+\frac{67^2}{300\times161}+\frac{28^2}{300\times56}+\cdots+\frac{18^2}{300\times25}+\frac{6^2}{300\times11}-1\right)$$
$$=13.84$$

(3) 确定 P 值，做出推断结论　行×列表资料的自由度 $\nu=(R-1)(C-1)=(2-1)(5-1)=4$，查 χ^2 界值表 $\chi^2_{0.01(4)}=13.28$，本例 $\chi^2=13.84>13.28$，故 $P<0.01$，按 $\alpha=0.05$水准，拒绝 H_0，接受 H_1，差异有统计学意义，故可认为甲、乙两城市空气质量类别构成比不全相同。

行×列表资料 χ^2 检验的注意事项：

(1) 在进行行×列表资料 χ^2 检验时，要求不能有 1/5 以上格子的理论频数小于 5，或者不能有任意一个格子的理论频数小于 1，否则易导致分析的偏性。出现这些情况时可采取以下措施：①在可能的情况下再增加样本含量；②如果专业上允许，可将太小的理论频数所在的行或列的实际频数与性质相近的邻行或邻列中的实际频数合并；③删去理论频数太小的行或列。

(2) 如假设检验的结果是拒绝无效假设 H_0，只能认为各总体率或构成比之间总的来说有差别，但并不是说它们彼此之间都有差别，如例 4-2-34 的检验结果为拒绝 H_0，仅能说明甲、乙两城市各种空气质量类别所占的比例不同，不能说明全不相同。如果要进一步了解它们彼此之间的差别，需将行×列表分割，再进行 χ^2 检验（参阅统计学专著）。

【思考题】

1. 说明 χ^2 检验的用途。
2. χ^2 检验的基本思想是什么？
3. 四格表资料在什么情况下需要进行校正？为什么？
4. 两样本率比较的 z 检验与四格表资料的 χ^2 检验的应用条件有何异同？
5. 说明行×列表资料 χ^2 检验的注意事项。

（于风江）

第六节　秩和检验

一、概述

前面介绍的 t 检验、u 检验、F 检验等，其统计推断是两个或多个总体均数（参数）是否相等，这些方法都是在总体分布类型已知（如正态分布）等条件下，对其未知参数进行检验，这类统计方法称为参数统计（parametric statistics）。但在实际工作中，有时对总体的分布不易判定，或已知总体分布，但与检验所要求的条件不符，这就需要一种不依赖总体分布的具体形式的统计方法即非参数统计（nonparametric statistics）来分析此类问题。非参数统计不受总体参数的影响，它检验的是总体的分布位置，而不是参数，这类检验称为非参数检验（nonparametric test）。秩和检验（rank sum test）是最常用的非参数统计方法。

非参数统计方法无严格的条件限制，对计量资料、计数资料及等级资料都可适用，尤其适合于等级资料；相对而言，非参数检验方法较为简便，易于理解和掌握，故应用范围广。

但对适宜用参数检验的资料，若用非参数检验方法，将损失部分信息，降低检验效能。因此，对于适合参数检验条件的资料或经变量变换后适合于参数检验，最好用参数统计，当资料不具备参数检验的条件时，非参数检验是很有效的分析方法。

二、配对资料的符号秩和检验

Wilcoxon 符号秩和检验（Wilcoxon signed rank test）用于配对设计计量资料的比较或单一样本与总体中位数的比较。

（一）配对设计的两样本比较

1. 本法的基本思想与步骤

【例 4-2-35】 分别用甲、乙两种方法测定 9 个水样的硫酸盐含量，见表 4-2-33 的第（2）、（3）栏数据，问两种测定方法的结果有无差别？

表 4-2-33　甲乙两种方法测定 9 个水样的硫酸盐含量（mg/L）

测定水样号	甲法	乙法	差值 d	差值秩次
(1)	(2)	(3)	(2) ＝ (2) － (3)	(5)
1	115.3	115.3	0.0	
2	355.4	354.0	1.4	4
3	336.2	337.5	−1.3	−3
4	215.2	222.3	−7.1	−8
5	159.0	156.4	3.1	5
6	57.6	56.6	1.0	2
7	59.5	58.7	0.8	1
8	653.2	658.6	−5.4	−6
9	786.7	792.6	−5.9	−7
				$T_+=12$，$T_-=-24$

其无效假设 H_0 是差值的总体中位数等于 0，备择假设 H_1 是差值的总体中位数不等于 0。如果两个总体分布的位置相同，即两种测定方法的结果无差别，这些配对数值之差应服从于以 0 为中心的对称分布，也就相当于把这些差值按其绝对值大小编秩并标上原来差值的正、负符号后，正秩和与负秩和在理论上应是相等的，即使有些差别，也只能是一些随机因素造成的误差，在一定的范围内，如果差别太大，就拒绝分布位置相同的假设 H_0，反之，不拒绝 H_0。

检验步骤：

（1）建立假设，确定检验水准

H_0：甲乙两种方法对同一水样测定结果差值的总体中位数为 0

H_1：甲乙两种方法对同一水样测定结果差值的总体中位数不为 0

$\alpha=0.05$

（2）计算检验统计量 T　①求每对观察值的差值，见表 4-2-34 的第 4 栏。②编秩：

依差值的绝对值从小到大编秩，并标明原差值的正、负符号；若有几个差值的绝对值相等，则取其平均秩次；差值为 0 的，弃去不计，并相应减少对子数，见表 4-2-34 第（5）栏。③求秩和：分别求正、负秩次之和，任取正秩和或负秩和为统计量 T 值，本例取 T=12。

$T_+ + T_- = n(n+1)/2$，n 为差值不等于 0 的对子数，如本例 $T_+ = 12$，$T_- = 24$，二者之和为 36，$n=8$，$n(n+1)/2 = 8(8+1)/2 - 36$，说明秩和计算无误。

（3）确定 P 值，做出结论　查附表 7 配对比较的秩和检验 T 界值表，若检验统计量 T 值在上下界值范围内，其 P 值大于相应的概率水平，若检验统计量 T 值在上下界值上或范围外，其 P 值等于或小于相应的概率水平。

本例作双侧检验，$n=8$ 时，$T_{0.05,8}=3-33$，T 在 $T_{0.05,8}$ 范围内，因此 $P>0.05$（或 $T_{0.10,8}=5-31$，$P>0.10$），按 $\alpha=0.05$ 水准不拒绝 H_0，故尚不能认为两法测定水样的硫酸盐含量有差别。

2. 正态近似法　随着 n 的增大，T 分布逐渐逼近均数为 $n(n+1)/4$，方差为 $n(n+1)(2n+1)/24$ 的正态分布，如 $n>50$，超出附表 7 的范围，可按正态近似检验作 u 检验。

$$u=\frac{|T-n(n+1)/4|-0.05}{\sqrt{n(n+1)(2n+1)/24}} \tag{4-2-80}$$

式中，0.5 为连续性校正数，因为 T 值是不连续的，而 u 分布是连续的。

如果有较多的相同秩次，应用下面的校正公式：

$$u_c=\frac{|T-n(n+1)/4|-0.5}{\sqrt{\frac{n(n+1)(2n+1)}{24}-\frac{\sum(t_j^3-t_j)}{48}}} \tag{4-2-81}$$

式中，t_j 为第 j 个相同秩次的个数。如有相同秩次：3.5，3.5，6，6，6，则 $t_1=2$，$t_2=3$，则

$$\sum(t_j^3-t_j)=(t_1^3-t_1)+(t_2^3-t_2)=(2^3-2)+(3^3-3)=30$$

（二）单一样本与总体中位数的比较

若单组随机样本来自正态总体，比较其总体均数与已知总体均数是否相同，可用 t 或 u 检验；若样本来自非正态总体或总体分布无法确定，也可用 Wilcoxon 符号秩和检验，检验该样本的总体中位数是否等于已知总体中位数。

【例 4-2-36】　已知某地正常人尿氟含量的中位数为 2.15mmol/L，今在该地某厂随机抽取 12 名工人，测得尿氟含量（mmol/L），结果见表 4-2-34 第（1）栏。问该厂工人的尿氟含量是否不同于当地正常人？

表 4-2-34　12 名工人尿氟含量（mmol/L）测定值

尿氟含量 x (1)	差值 d (2)=(1)−2.15	秩次 (3)
2.15	0.00	
2.11	−0.04	−2.5
2.19	0.04	2.5

续表

尿氟含量 x (1)	差值 d (2) = (1) −2.15	秩次 (3)
2.12	−0.03	−1.0
2.41	0.26	4.0
2.52	0.37	5.0
2.60	0.45	6.0
2.82	0.67	7.0
2.89	0.74	8.0
3.29	1.14	9.0
3.67	1.52	10.0
5.77	3.62	11.0
		$T_+=62.5$　$T_-=3.5$

对表中差值 d 进行正态性检验，其总体不服从正态分布，因此，不满足 t 检验的应用条件，需用 Wilcoxon 符号秩和检验。

假设检验的步骤：

(1) 建立检验假设，确定检验水准

H_0：差值的总体中位数等于零，即 $M_d=0$

H_1：差值的总体中位数不等于零，即 $M_d\neq0$

$\alpha=0.05$

(2) 计算检验统计量　①求差值：$d=x_i-M_0$，见表 4-2-34 的第（2）栏；②编秩：对差值的绝对值编秩，方法与例 4-2-35 相同，见表 4-2-34 的第（3）栏；③求正、负秩和并确定检验统计量。本例，$T_+=62.5$，$T_-=3.5$，T_+ 与 T_- 之和为 66，恰好等于 11（11+1）/2，表明秩和的计算无误；取绝对值较小的秩和为 T，本例取 $T=3.5$。

(3) 确定 P 值并做出推断结论　令 $n=11$，$T=3.5$，查附表 7 配对设计用 T 界值表，得 $P<0.005$，按 $\alpha=0.05$ 检验水准，拒绝 H_0，接受 H_1，可认为该厂工人尿氟含量高于当地正常人。

三、两样本比较的秩和检验（Wilcoxon 两样本比较法）

完全随机设计的两个样本比较，如不满足参数检验的条件，可用两样本比较的秩和检验。本法是通过两个样本的观察值来推断两个总体的分布位置是否不同。其无效假设 H_0 是两个总体的分布位置相同，备择假设 H_1 是两个总体的分布位置不同。

（一）原始数据的两样本比较

【例 4-2-37】　某实验室观察局部温热治疗小鼠移植性肿瘤的疗效，以生存日数作为观察指标，资料见表 4-2-35 的第（1）、（3）栏，试检验两组小鼠生存日数有无差别？

表 4-2-35　两组小鼠的生存日数

实验组		对照组	
生存日数 (1)	秩次 (2)	生存日数 (3)	秩次 (4)
10	9.5	2	1.0
12	12.5	3	2.0
15	15.0	4	3.0
15	16.0	5	4.0
16	17.0	6	5.0
17	18.0	7	6.0
18	19.0	8	7.0
20	20.0	9	8.0
23	21.0	10	9.5
90 以上	22.0	11	11.0
		12	12.5
		13	14.0
$n_1=10$	$T_1=170.0$	$n_2=12$	$T_2=83.0$

Wilcoxon 秩和检验其基本步骤如下：

（1）建立假设及确定检验水准

H_0：两总体分布相同，或两总体分布位置相同

H_1：两总体分布位置不同

$\alpha=0.05$

（2）计算统计量 T 值：①编秩：将两样本观察值从小到大统一编秩，如相同观察值不在同一组内，必须取平均秩次，如相同观察值在同一组内，编平均秩次与否对秩和均无影响。本例将全部 22 个观察值从小到大标出其秩次，见表 4-2-35 第（2）、（4）栏，表中实验组与对照组均有一个 10，取平均秩次是 9.5，两组均有一个 12，取平均秩次为 12.5，实验组有两个 15，可以不求平均秩次。②求秩和：两组的秩次分别相加，其对应的秩和分别为 170 和 83，取样本含量较小的秩和作为 T 值；如果两样本含量相等，就任取一个样本的秩和作为 T 值，本例 $n_1<n_2$，则 $T=170.0$。

为核对是否计算有误，可看两个样本的秩和相加是否等于 $N(N+1)/2$，如果相等，则说明计算无误，$N=n_1+n_2$。

（3）确定 P 值，作出推断结论　查附表 8 两样本比较秩和检验的 T 界值表。现从表的左侧找到 n_1（较小的 n），本例 $n_1=10$，再在表的上方找到 n_2-n_1，本例 $n_2-n_1=2$，两者交叉处即为 T 界值。将检验统计量 T 值与 T 界值比较，若统计量 T 值在某一行的上、下界值范围内，其 P 值大于表中相应的概率；若 T 值在上、下界值范围外，其 P 值小于表中相应的概率；若 T 值恰等于上、下界值，其 P 值等于表中相应的概率。本例用双侧检验，当 $n_1=10$，$n_2-n_1=12-10=2$ 时，$T_{0.01}=76-154$，$T=170.0$ 在上下界值范围以外，故

$P<0.01$，按 $\alpha=0.05$ 水准拒绝 H_0，接受 H_1，可认为两组小鼠的生存日数有差异，实验组生存日数较对照组长。

（二）正态近似法

如果样本含量较大，超出附表 8 的范围时，可用正态近似法作检验，检验统计量的计算公式为：

$$u=\frac{|T-n_1(n_1+n_2+1)/2|-0.05}{\sqrt{n_1n_2(n_1+n_2+1)/12}} \qquad (4-2-82)$$

当相同秩次较多时，应采用校正公式：

$$u_c=\frac{u}{\sqrt{c}} \qquad (4-2-83)$$

式中，$c=1-\sum(t_j^3-t_j)/(N^3-N)$，$t_j$ 为第 j 个相同秩次的个数，$N=n_1+n_2$。

本法的基本思想：由上可见，假定含量分别为 n_1 和 n_2 的两个样本，来自同一总体（或分布相同的两个总体），则 n_1 样本的 T 与平均秩和 $n_1(n_1+n_2+1)/2$ 一般相差不大，若相差悬殊，超出了附表 8 按 α 水准的界值范围，表示抽得现有样本统计量 T 值的概率很小，因而在 α 水准上拒绝无效假设 H_0；相反，若 P 值不小，则不能拒绝无效假设 H_0。

（三）频数表资料（或等级资料）的两样本比较

【例 4-2-38】　某研究者欲评价某降脂新药治疗高脂血症的疗效，将 203 例高脂血症患者随机分为两组，分别用该新药和某标准降脂药治疗，数据见表 4-2-36，问两种药物治疗高脂血症的疗效有无不同？

表 4-2-36　两种药物治疗高脂血症的疗效

疗效	人数			秩次范围	平均秩次	秩和	
	降脂新药	标准药	合计			降脂新药	标准药
(1)	(2)	(3)	(4)	(5)	(6)	(7)=(2)(6)	(8)=(3)(6)
无效	17	27	44	1～44	22.5	382.5	607.5
有效	25	73	98	45～142	93.5	2337.5	6825.5
显效	51	10	61	143～203	173	8823	1730
合计	93	110	203			11543	9163

基本步骤如下：

(1) 建立假设，确定检验水准

H_0：两种药物疗效的总体分布相同

H_1：两种药物疗效的总体分布不同

$\alpha=0.05$

(2) 编秩　本例为等级资料，在编秩时，先按组段计算各等级的合计人数，见表 4-2-36 第（4）栏，由此确定第（5）栏各等级秩次范围，然后计算出各等级的平均秩次，见第（6）栏，如疗效为“无效”共 44 例，其秩次范围为 1～44，平均秩次为 $(1+44)/2$。余仿此。

（3）求秩和　以各等级的平均秩次分别与各等级例数相乘，再求和得到 T_1 与 T_2，见第（7）与（8）栏。$T_1=11543$，$T_2=9163$。

（4）计算检验统计量　本例，$n_1=93$ 超过了成组设计 T 界值表范围，需用近似正态检验。每个等级的人数表示相同秩次的个数，即 t_j，由于相同秩次过多，需按式 4-2-82 和式 4-2-83 计算 u_c 值。

$$u=\frac{|11543-93\times(203+1)/2|-0.5}{\sqrt{110\times93\times(203+1)/12}}=4.9313$$

$$c=1-\sum(t_j^3-t_j)/(N^3-N)$$

$$=1-\frac{(44^3-44)+(93^3-98)+(61^3-61)}{203^3-203}=0.8502$$

$$u_c=\frac{u}{\sqrt{c}}=\frac{4.9313}{\sqrt{0.8502}}=5.348$$

（5）确定 P 值，做出推断结论　$u_c=5.348$，查标准正态分布表，得 $P<0.001$。按 $\alpha=0.05$ 检验水准，拒绝 H_0，接受 H_1，可以认为两种药物对高脂血症的疗效不同。

四、完全随机设计的多样本比较的秩和检验（Kruskal-Wallis 法）

本法利用多个样本的秩和来推断各样本分别代表的总体的分布有无差别。亦称 H 检验或 K-W 检验。适用于完全随机设计的多组计量资料或等级资料的比较。

（一）原始数据的多个样本比较

【例 4-2-39】　某医院外科用三种手术方法治疗肝癌患者 15 例，每组 5 例，进入各组患者系用随机方法分配，各组病例术后生存月数如表 4-2-37 的第（1）、（3）、（5）栏。试问三种不同手术方法治疗肝癌的效果有无差别。

表 4-2-37　三种手术方法治疗肝癌的术后生存月数

甲法		乙法		丙法	
存活月数 (1)	秩次 (2)	存活月数 (3)	秩次 (4)	存活月数 (5)	秩次 (6)
3	4	9	13	1	1
7	10	12	15	2	2.5
7	10	11	14	6	7.5
6	7.5	8	12	4	5
2	2.5	5	6	7	10
	34		60		26
	5		5		5

（1）建立假设，确定检验水准

H_0：三个总体的分布位置相同

H_1：三个总体的分布位置不同或不全相同

$\alpha=0.05$

（2）编秩　将各组数据混合由小到大排列并编秩次，如遇分属于不同样本的相等观察值则取平均秩次。见表 4-2-37 第（2）、（4）、（6）栏。

（3）求秩和　分别计算各组的秩和 R_i，本例分别求得 R_1、R_2 和 R_3 见表 4-2-37 下部。

（4）计算统计量 H

$$H=\frac{12}{N(N+1)}\sum\frac{R_i^2}{n_i}-3(N+1) \tag{4-2-84}$$

式中，R_i 为各组的秩和，n_i 为各组对应的例数，$N=\sum n_i$。本例，$N=15$

$$H=\frac{12}{15(15+1)}\left(\frac{34^2}{5}+\frac{60^2}{5}+\frac{26^2}{5}\right)-3(15+1)=6.32$$

（5）确定 P 值并做出推断结论　①当组数 $k=3$，每组例数 $n_i\leqslant5$，可查附表 9 的 H 界值表得到 P 值。②当不满足条件①时，H 近似地服从自由度为 $\nu=k-1$ 的 χ^2 分布，可查 χ^2 界值表得到 P 值。

式 4-2-84 用于无相同秩次或相同秩次不多的情形；若相同秩次较多（如超过 25%），应按式 4-2-85 计算校正值 H_c。

$$H_c=\frac{H}{c} \tag{4-2-85}$$

式中，$c=1-\sum(t_j^3-t_j)/(N^3-N)$，$t_j$ 为第 j 个相同秩次的个数。本例有两个 2，两个 6，三个 7，即 $t_1=2$，$t_2=2$，$t_3=3$。

$$c=1-\sum(t_j^3-t_j)/(N^3-N)$$
$$=1-[(2^3-2)+(2^2-2)+(3^3-3)]/(15^3-15)=0.9893$$
$$H_c=6.32/0.9893=6.39$$

查附表 9 H 界值表，得 $P<0.05$，按 $\alpha=0.05$ 水准拒绝 H_0，接受 H_1，认为三种手术方法术后生存月数不全相同。

（二）频数表资料或等级资料的多样本比较

频数表资料尤其是等级资料，属于同一组或等级的观察值的秩次都相等，一律取平均秩次；由于此时相同的秩次较多，需计算校正 H_C 值。

【例 4-2-40】　某研究者调查了分娩时孕周时间与乳量关系，数据见表 4-2-38 的第（1）～（4）栏，比较分娩时孕周时间与乳量的关系。

表 4-2-38　分娩时孕周与乳量的关系

乳量	早产	足月产	过期产	合计	秩次范围	平均秩次	秩次		
							早产	足月产	过期产
(1)	(2)	(3)	(4)	(5)	(6)	(7)	(8)	(9)	(10)
无	30	132	10	172	1～172	86.5	2595	11418	865
少	36	292	14	342	173～514	343.5	12366	100302	4809
多	31	414	34	479	515～993	754	23374	312156	25636
合计	97	838	58	993	—	—	38335	423876	31310

（1）建立假设，确定检验水准

H_0：三个总体的分布位置相同

H_1：三个总体的分布位置不同或不全相同

$\alpha=0.05$

（2）编秩　求各等级合计人数及平均秩次　与两样本比较相似，混合编秩。先计算各等级的合计，再确定秩次范围及平均秩次，见表 4-2-38 第（5）、（6）、（7）栏。

（3）求秩和　与两样本比较相似，结果见表第（8）、（9）和（10）栏。

（4）计算检验统计量 H

$$H=\frac{12}{N(N+1)}\sum\frac{R_i^2}{n_i}-3(N+1)$$

$$=\frac{12}{993\times(993+1)}\left(\frac{38335^2}{97}+\frac{423876^2}{838}+\frac{31310^2}{58}\right)-3\times(993+1)=14.3053$$

由于相同秩次较多，故需校正。

$$c=1-\sum(t_j^3-t_j)/(N^3-N)$$

$$=1-[(172^3-172)+(342^3-342)+(479^3-479)]/(993^3-993)=0.8417$$

$$H_c=H/c=14.3053/0.8417=16.9958$$

（5）确定 P 值，做出推断结论：如果 H_0 成立，则 H_c 近似服从 $\nu=k-1=2$ 的 χ^2 分布。据 $H_c=16.9958$，查 χ^2 界值表，得 $P<0.005$。按 $\alpha=0.05$ 检验水准，拒绝 H_0，可认为分娩时孕周时间对乳量有影响。

【思考题】

1. 当一组配对计量资料既可作参数又可作非参数检验，应首选何种检验方法，为什么？
2. 两小样本比较的假设检验首先应如何考虑？
3. 当总体分布类型不清楚时最好采用何种检验方法？
4. 参数检验和非参数检验的区别何在？各有何优缺点？
5. 非参数检验是针对总体分布之间的比较吗？

第七节　直线回归与相关

双变量资料的统计方法是研究两个随机变量的数量关系。在医学研究中，变量之间的关系表现为一种不确定性关系，即 X 值处的个体 Y 值存在变异性，以其均数为中心随机变化。当变量 Y 随 X 变化呈现一定的趋势，例如儿童不同年龄的个体身高值是以该年龄的身高均数为中心而随机变化，这和一般数学研究两个变量的个体函数关系或确定关系不同。探索医学中变量间的这种非确定性关系，常用双变量资料的直线回归（linear regression）与直线相关（linear correlation）。

两个变量的数量关系就研究目的来说有依存关系和互依关系。依存关系中一个为自变量，常以 X 表示；一个为应变量，常以 Y 表示。研究 X 对 Y 的作用或 Y 对 X 的依赖，用回归分析。互依关系中两个随机正态变量可令为 X 和 Y，研究 X 和 Y 的彼此关系或彼此影响，用相关分析。此时可研究 X 对 Y 的作用，即由 X 的大小推算 Y 的大小，也可研究 Y 对

X 的作用，由 Y 的大小推算 X 的大小，前者称为Ⅰ型回归，后者称为Ⅱ型回归，但实际应用中一般只研究一条回归直线。

一、直线回归

（一）直线回归的概念

研究某个变量随另一变量变化而变化的数量依存关系的统计方法称为直线回归（linear regression），又称简单回归（simple regression）它可通过拟和线性方程来描述两变量间的回归关系，这个方程称为直线回归方程（linear regression equation）。

【例 4-2-40】 某地 10 名女中学生的体重与肺活量如表 4-2-39 的第（1）、（2）和（3）栏。以体重为 X（kg）、肺活量为 Y（L），试拟合肺活量对体重的直线回归方程。

表 4-2-39 某地 10 名女中学生肺活量 Y（L）与体重 X（kg）的关系

编号 (1)	体重 X（kg） (2)	肺活量 Y（L） (3)	X^2 (4)	Y^2 (5)	XY (6)
1	35	1.60	1225	2.5600	56.00
2	37	1.60	1369	2.5600	59.20
3	37	2.40	1369	5.7600	88.80
4	40	2.10	1600	4.4100	84.00
5	40	2.60	1600	6.7600	104.00
6	42	2.50	1764	6.2500	105.00
7	42	2.65	1764	7.0225	111.30
8	43	2.75	1849	7.5625	118.25
9	44	2.75	1936	7.5625	121.00
10	45	2.20	2025	4.8400	99.00
合计	405	23.15	16501	55.2875	946.55

为了能够直观的描述女中学生体重和肺活量的关系，以体重为横轴，肺活量为纵轴，在坐标中描出 10 对数据的散点图如图 4-2-8。

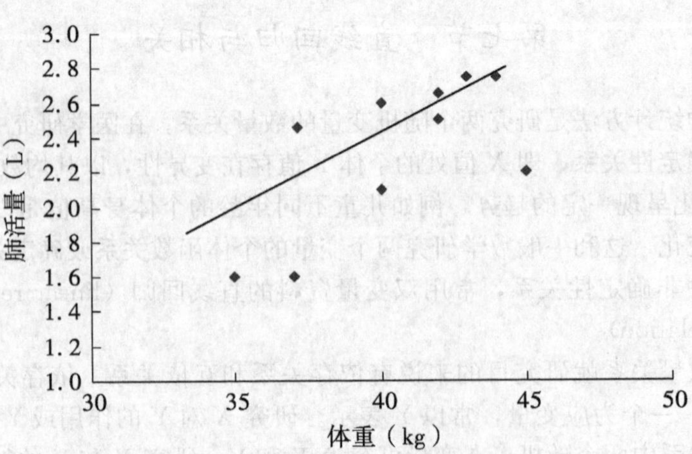

图 4-2-8 女中学生体重与肺活量的散点图及拟合的回归直线

由图 4-2-8 可见，图中散点有直线趋势，但并非所有散点都在一条直线上，肺活量随体重的增加而有增加的趋势。直线回归分析就是要找到一条合适的直线来反应两个变量的数量依存关系。现把体重看作自变量 X，肺活量看作应变量 Y，则直线回归方程记为：

$$\hat{Y}=a+bX \tag{4-2-86}$$

式中，$\hat{Y}$是与 X 相对应的 Y 的平均值，是总体均数 $\mu_{Y.X}$的一个估计值，也称为回归方程的预测值。a 为常数项是回归直线在 Y 轴上的截距，即 $X=0$ 时的$\hat{Y}$值；$a>0$，表示回归直线与纵轴的交点在原点的上方；$a<0$，表示回归直线与纵轴的交点在原点的下方；$a=0$，表示回归直线与纵轴的交点在原点。b 称为直线回归系数，简称样本回归系数（regression coefficient)，是直线的斜率，其统计学意义是描述 Y 依赖 X 的直线变化的数量关系的方向与大小，即自变量 X 改变一个单位时，应变量 Y 平均改变 b 个单位。$b>0$，表示回归直线从左下方走向右上方，即 Y 随 X 的增大而增大；$b<0$，表示回归直线从左上方走向右下方，即 Y 随 X 的增大而减小；$b=0$，表示回归直线平行与 X 轴，Y 与 X 无线性依存关系。

根据样本 n 对变量值拟合直线回归方程的方法用最小二乘法（least square method)，即使各散点离回归直线的纵向距离平方和为最小，推导出 a 和 b 的计算公式为：

$$b=\frac{l_{XY}}{l_{XX}}=\frac{\sum(X-\bar{X})(Y-\bar{Y})}{\sum(X-\bar{X})^2}=\frac{\sum XY-\frac{(\sum X)(\sum Y)}{n}}{\sum X^2-\frac{(\sum X)^2}{n}} \tag{4-2-87}$$

$$a=\bar{Y}-b\bar{X} \tag{4-2-88}$$

式中，l_{XY}为 X 与 Y 的离均差积和，l_{XX}为 X 的离均差平方和，l_{YY}为 Y 的离均差平方和。

现求【例 4-2-40】的直线回归方程，步骤如下：

(1) 绘制散点图，观察 X 与 Y 的关系，见图 4-2-8。

(2) 计算基本数据，见表 4-2-39。

$\sum X=405$，$\sum Y=23.15$，$\sum X^2=16501$，$\sum Y^2=55.2875$，$\sum XY=946.55$，$n=10$，$\bar{X}=40.5$，$\bar{Y}=2.315$，$l_{XX}=98.5$，$l_{YY}=1.6953$，$l_{XY}=8.975$

(3) 按照式 4-2-87、4-2-88 分别计算 b 和 a

$$b=\frac{l_{XY}}{l_{XX}}=\frac{8.975}{98.5}=0.0911$$

$$a=\bar{Y}-b\bar{X}=2.315-0.0911\times40.5=1.3752$$

(4) 建立回归方程　将 a 和 b 代入式 4-2-85 可得回归方程为

$$\hat{Y}=-1.3752+0.0911X$$

(5) 绘制出回归直线　为了进一步直观分析，可按照求出的回归方程绘制回归直线，在 X 的实测全距范围内任取相距较远且易读数的两个 X 值，代入直线回归方程求得两个 Y 值，把这两对变量值在直角坐标图上描两点，通过两点连直线。直线必定通过（$\bar{X}$，$\bar{Y}$）这一点。如本例取 $X_1=35$，则 $\bar{Y}_1=1.81$，$X_2=45$，则 $\hat{Y}_2=2.72$，如图 4-2-8，把（35，1.81）和（45，2.72）在直角坐标图上描出 2 个点，通过这 2 点连直线即得回归直线。回归直线应在 X 的实测全距范围内或估计的实际可应用范围内绘制，不要任意延长。

（二）回归系数的假设检验

通过样本资料计算的回归系数存在抽样误差，需要对其进行假设检验。若总体 μ_{YX}（X 值处 Y 的总体均数）对 X 的直线回归方程的回归系数用 β 表示。若 $\beta=0$，则各 X 值处 μ_{YX} 相等，Y 的变化不依赖 X，即总体不存在 μ_{YX} 对 X 的直线回归方程及相应回归直线；只有 $\beta\neq0$时，总体才存在 μ_{YX} 对 X 的回归直线。因此推断总体是否存在 μ_{YX} 对 X 的回归直线，即推断总体回归系数 β 是否不等于零。显然只有 $\beta\neq0$，所拟合的样本直线回归方程及绘制样本回归直线才有意义。

总体回归系数的假设检验的检验假设（或无效假设）H_0 为 $\beta=0$；备择假设 H_1 一般用双侧 $\beta\neq0$。如果 H_0成立，则 b 和 0 的差别完全由抽样误差造成。

回归系数的假设检验可用 t 和 F 检验，现只介绍 t 检验，计算公式为：

$$t_b=\frac{b-0}{S_b}\qquad \nu=n-2 \tag{4-2-89}$$

式中，S_b 为样本回归系数的标准误，计算公式为：

$$S_b=\frac{S_{YX}}{\sqrt{l_{XX}}}=\frac{S_{YX}}{\sqrt{\sum(X-\overline{X})^2}} \tag{4-2-90}$$

式中，S_{YX}为 Y 的剩余标准差，是扣除 X 的影响后 Y 的变异指标，计算公式为：

$$S_{YX}=\sqrt{\frac{\sum(Y-\hat{Y})^2}{n-2}} \tag{4-2-91}$$

$$\sum(Y-\hat{Y})=l_{YY}-\frac{l_{XY}^2}{l_{XX}}=l_{YY}-\mathrm{b}l_{XY} \tag{4-2-92}$$

式中，$\sum(Y-\hat{Y})^2$ 为 Y 的剩余平方和，即各散点离回归直线的纵向距离平方和。

【例 4-2-41】　据【例 4-2-40】中某地 10 名女中学生的体重与肺活量资料，问是否存在该地女中学生的肺活量对体重的回归直线？即【例 4-2-40】中所拟合的样本直线回归方程是否有意义？

设该地女中学生总体肺活量对体重的回归系数为 β，假设为：

H_0：$\beta=0$；H_1：$\beta\neq0$；$\alpha=0.05$

在【例 4-2-40】中已算得 $l_{XX}=98.5$，$l_{YY}=1.6953$，$l_{XY}=8.975$，$b=0.0911$，由此可计算出：

$$\sum(Y-\hat{Y})^2=l_{YY}-bl_{XY}=1.6953-0.0911\times8.975=0.8777$$

$$S_{YX}=\sqrt{\frac{\sum(Y-\hat{Y})^2}{n-2}}=\sqrt{\frac{0.8777}{10-2}}=0.3312$$

$$S_b=\frac{S_{YX}}{\sqrt{l_{XX}}}=\frac{0.3312}{\sqrt{98.5}}=0.0334$$

$$t_b=\frac{b-0}{S_b}=\frac{0.0911}{0.0334}=2.73$$

$$\nu=n-2=10-2=8$$

查 t 界值表得 $P<0.05$。按 $\alpha=0.05$ 水准，拒绝 H_0，接受 H_1，认为该地女中学生的肺活

量与体重间存在直线回归关系，因此【例 4-2-40】中所拟合的样本直线回归方程有意义。

（三）直线回归方程的应用

1. 描述两个变量之间的数量依存关系　若所得到的回归方程有统计学意义，则可用回归方程描述两个变量之间的数量依存关系。【例 4-2-40】求得的直线回归方程$\hat{Y}=1.3752+0.0911X$，就是描述该地女中学生肺活量与体重的数量关系。

2. 由易测的变量来估算难测的变量　如体重与体表面积的关系中，体重是较容易测得的指标，而体表面积是难以测量的指标，若根据样本数据拟合体表面积对体重的直线回归方程且有统计学意义，那么在实际工作中，就可根据某人的体重来估算出其体表面积的大小。

3. 利用回归方程进行预测和控制　将自变量 X 的值代入回归方程，则可得到应变量 Y 的估计值，即预测值，预测的精度高低与 Y 的实测值的剩余标准差 S_{YX} 的大小有关，S_{YX} 越小，即 Y 的各实测值距回归直线的距离越小，预测的精度越高。如拟合空气中 NO_2 的浓度与汽车流量的回归方程，就可根据汽车流量的大小预测空气中 NO_2 的浓度。若需要控制空气中 NO_2 在某浓度之下，则可以通过限制汽车流量来达到规定的要求。

4. 利用回归方程获得精度更高的医学参考值范围　由于引入自变量，缩减了应变量的变异，因此能更精密地确定不同自变量值处应变量值的正常值范围。例如若不考虑年龄，儿童体重的变异范围大，即正常值范围宽，引入年龄作为体重的自变量，各年龄处儿童体重的变异减小，正常值范围变窄。

二、直线相关

（一）直线相关的概念与相关系数

直线相关（linear correlation）又称简单相关（linear correlation），是探讨服从双变量正态分布的两个随机变量 X 和 Y 有无线性相关关系的一种统计分析方法，如研究血糖和胰岛素之间的线性关系，需回答两者之间是否存在线性关系，以及关系的密切程度和方向，是随着胰岛素升高，血糖水平升高还是降低，单纯的相关分析不需要回答两者之间数量上的依存关系。

在相关分析中，n 对变量值（X_1，Y_1），（X_2，Y_2），…（X_n，Y_n）变量值在坐标系中可绘制成散点图，从散点图可简单而直观地表示两变量间的相关关系，如图 4-2-8 和 4-2-9。

为了进一步定量描述两个变量之间线性关系的密切程度和方向，需用相关系数。

直线相关系数简称相关系数（correlation coefficient），用以描述两个变量直线相关的方向与紧密程度。总体相关系数用 ρ 表示，样本相关系数用 r 表示。

相关系数没有单位，其取值范围为：$-1\leqslant r$（或 ρ）$\leqslant 1$。相关系数 r 的意义可用图 4-2-9 说明。若散点图呈椭圆形分布，X 和 Y 有同时增大或减小的趋势，则 $0<r<1$，称为正相关；若 X 和 Y 有一个增大、另一个减小的趋势，则 $-1<r<0$，称为负相关。$r=1$ 为完全正相关；$r=-1$ 为完全负相关。完全相关散点都在一条直线上，即 X 和 Y 有确定函数关系。两个随机变量不可能完全相关。$r=0$，称为零相关。零相关表示 X 和 Y 没有协同变化的数量关系，如图 4-2-9 中所示常见的 3 种零相关情况。因此零相关实际可认为是无相关。注意的是：r 是就双变量（X，Y）的样本而言，就总体而言应该用 ρ。

由样本 n 对变量值（X_1，Y_2），（X_2，Y_2），…（X_n，Y_n）求 r 的公式为

$$r=\frac{\sum(X-\overline{X})(Y-\overline{Y})}{\sqrt{\sum(X-\overline{X})^2}\sqrt{\sum(Y-\overline{Y})^2}}=\frac{l_{XY}}{\sqrt{l_{XX}l_{YY}}} \qquad (4-2-93)$$

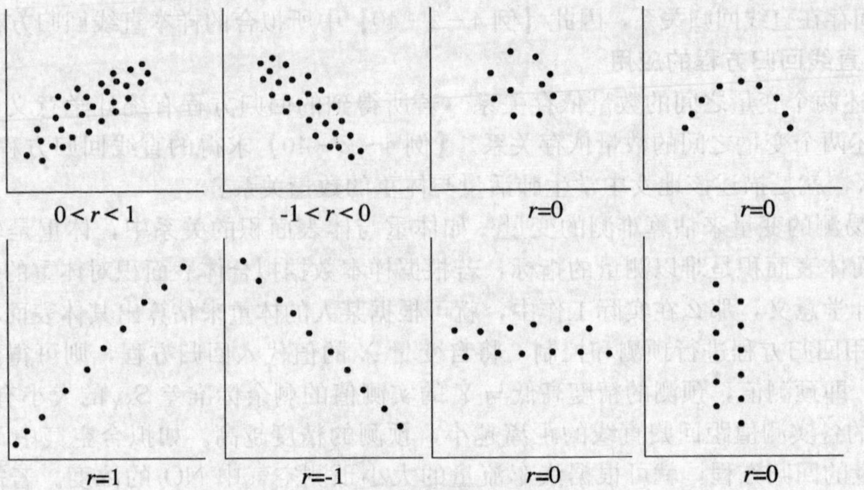

图 4-2-9　相关系数的意义示意图

【例 4-2-42】　求【例 4-2-40】中某地 10 名女中学生体重和肺活量的相关系数。

据表 4-2-39 数据已算得 $l_{XX}=98.5$，$l_{YY}=1.6953$，$l_{XY}=8.975$

$$r=\frac{l_{XY}}{\sqrt{l_{XX}l_{YY}}}=\frac{8.975}{\sqrt{98.5\times1.6953}}=0.6945$$

该地 10 名女中学生体重和肺活量的相关系数为 0.6945。

（二）总体相关系数的假设检验

双变量（X，Y）正态分布总体 X 和 Y 的相关系数为 ρ。若 $\rho=0$，则 X 和 Y 无相关；只有 $\rho\neq0$ 时 X 和 Y 才有直线相关关系。因此推断总体的 X 和 Y 有无直线相关关系，即推断总体相关系数 ρ 是否不等于零。样本相关系数 r 反映样本中 n 对变量值直线相关的方向与紧密程度，为总体相关系数 ρ 的点估计。显然只有 $\rho\neq0$，所求得的样本相关系数才有意义。

总体相关系数的假设检验的检验假设（或无效假设）H_0 为 $\rho=0$；备择假设 H_1 双侧为 $\rho\neq0$，单侧为 $\rho>0$ 或 $\rho<0$。如果 H_0 成立，则 r 和 0 的差别完全由抽样误差造成。

相关系数的假设检验可用 t 检验、F 检验或查表法，这里介绍较常用的 t 检验、F 检验或查表法。

1. t 检验

$$t_r=\frac{r-0}{S_r}=\frac{r}{\sqrt{\frac{1-r^2}{n-2}}},\quad \nu=n-2 \qquad (4-2-94)$$

式中，S_r 为相关系数的标准误。

【例 4-2-43】　据【例 4-2-40】中某地 10 名女中学生的体重与肺活量资料，问体重和肺活量有无直线相关关系？

设该地女中学生总体体重和肺活量的相关系数为 ρ，假设为：

$$H_0：\rho=0；H_1：\rho\neq0；\alpha=0.05$$

今 $n=10$，在【例 4-2-42】中已算得 $r=0.6945$。据式 4-2-94：

$$t_r=\frac{r}{\sqrt{\frac{1-r^2}{n-2}}}=\frac{0.6945}{\sqrt{\frac{1-0.6945^2}{10-2}}}=2.730$$

$$\nu=10-2=8$$

查 t 界值表得 $P<0.05$。按 $\alpha=0.05$ 水准拒绝 H_0，接受 H_1，认为该地女中学生的体重和肺活量有正的直线相关关系。

2. 查表法　根据自由度查附表 10 相关系数界值表，查出 $r_{0.05(\nu)}$，若 $r<r_{0.05(\nu)}$，则 $P>0.05$，不拒绝 H_0，若 $r\geqslant r_{0.05(\nu)}$，则 $P\leqslant 0.05$，拒绝 H_0，接受 H_1。

【例 4-2-43】中 $\nu=8$，查 r 界值表，$r_{0.05(8)}=0.632$，$r>r_{0.05(8)}$，则 $P<0.05$，拒绝 H_0，接受 H_1，与 t 检验的结论相同。

三、直线回归与相关分析的关系

（一）直线回归与相关的区别与联系

回归与相关是既有区别又互相联系的两种统计分析方法，如果研究目的是想定量地描述两个变量间相互关系的密切程度与方向，则作相关分析；如果目的是想定量地描述两个变量间的依存关系，以便由一个变量的大小去推算另一个变量的大小，则作回归分析。两者的区别与联系如下：

1. r 与 b 的含义不同　r 反映两变量的相关关系，r 为正，Y 随 X 正向增减，r 为负，Y 随 X 反向增减，r 的取值为 $-1\sim+1$，r 的绝对值愈接近 1，相关愈密切；b 反映两变量的数量关系，b 为正，X 增加一个单位，Y 平均增加 b 个单位，b 为负，X 增加一个单位，Y 平均减少 b 个单位，b 的取值为 $-\infty\sim+\infty$，b 的绝对值愈大，直线的斜率越大。

2. 对符合相关和回归分析条件的资料　其 r 与 b 的假设检验是等价的，$t_r=t_b$；正负符号一致，但 r 和 b 的绝对值大小无直接关系。

3. r 与 b 可以互相转换　Ⅰ型回归（由 X 推 Y）的回归系数 $b_{Y.X}$ 和Ⅱ型回归（由 Y 推 X）的回归系数 $b_{X.Y}$ 的乘积等于决定系数，即相关系数的平方 $r^2=b_{Y.X}\cdot b_{X.Y}$。

（二）直线回归和直线相关的注意事项

1. 进行直线相关与回归分析要有实际意义，不要把实际毫无关联的医学指标或现象作相关与回归分析。

2. 相关关系不一定表示因果关系，也可能仅是伴随关系，其实际的因果关系要靠专业知识阐述，但在对事物的原因一无所知的情况下，相关分析有助于寻找事物的原因。

3. 对于 X 选定、Y 服从正态分布的双变量，只作直线回归分析；若（X，Y）服从双变量正态分布，则既可作直线相关分析；又可作直线回归分析，一般先作直线相关，如需要再作直线回归，作直线回归需在作直线相关推断出 $\rho\neq 0$ 才可进行，此时定会推断出 $\beta\neq 0$，不必重复推断。进行直线相关与回归分析前，最好先绘制散点图，观察点的分布是否有直线趋势，再考虑是否应考虑用线性相关和回归分析方法。另外，还要观察有无异常点，即远离其他散点的观察点。

4. 不能只根据相关系数的绝对值大小来推断两事物或现象有无相关及相关的程度，而必须进行相关系数的假设检验，也不要把相关系数的显著性误解为两事物或现象相关的密切程度，经 t 检验得 P 越小，只能是越有理由认为二者有相关关系。要推断两变量间相关的紧密程度，样本含量必须很大，比如 $n>100$ 时，$|r|\geqslant 0.7$ 表示高度相关，$0.4\leqslant|r|<$

0.7 表示中度相关，$|r|<0.4$ 表示低度相关。

5. 回归方程一般只用于自变量 X 实测数据的范围内，不能随意外延，因为在实测值范围以外，两变量间不一定有同样的线性关系。

6. 不服从双变量正态分布的两个随机变量，若要作相关分析，可计算等级相关系数 r_s。

四、等级相关

若 X 和 Y 都为随机变量，但不服从双变量正态分布或分布类型不清楚，特别是有率或构成比等相对数作变量，或本来就是等级变量时，此时要研究 X 和 Y 的相关关系，可用 Spearman 等级相关（rank correlation）。

把样本 n 对变量值的 X 值和 Y 值分别从小到大编秩：1，2，…n，若遇相同 X 值或相同 Y 值则取平均秩次（如有 2 个 X 值相同，应排秩次为 3、4，则 2 个 X 值都取平均秩次 3.5）。这样就把 n 对变量值转换成 n 对秩次，各对秩次之差记为 d_1，d_2，…d_n，则等级相关系数可按下式求出：

$$r_S=1-\frac{6\sum d^2}{n(n^2-1)} \qquad (4-2-95)$$

r_S 用以描述 n 对变量值转换成的 n 对秩次的直线相关的方向与紧密程度：

$-1\leqslant r_S\leqslant 1$，$r_S>0$ 表示正相关，$r_S<0$ 表示负相关，$|r_S|$ 越大表示相关越紧密。

样本等级相关系数 r_S 为总体等级相关系数 ρ_S 的点估计，用以推断 ρ_S 是否不等于零来达到推断总体的 X 和 Y 有无相关的目的。

总体等级相关系数的假设检验的检验假设为 H_0 为 $\rho_S=0$；备择假设 H_1 双侧为 $\rho_S\neq 0$，单侧为 $\rho_S>0$ 或 $\rho_S<0$。如果 H_0 成立，则 r_S 和 0 的差别完全由抽样误差造成。当 $n\leqslant 50$ 时，查附表 11 r_S 界值表判断 P 值，若 $r_S\geqslant r_{S(\alpha,n)}$ 时，$P\leqslant\alpha$，$r_S<r_{S(\alpha,n)}$ 时，$P>\alpha$；当 $n>50$ 时，可按式 4-2-96 进行 u 检验，查 t 界值表判断 P 值。

$$u=r_S\sqrt{n-1} \qquad (4-2-96)$$

【例 4-2-44】 在肝癌病因研究中，某地调查了 10 个乡的肝癌死亡率（1/10 万）与某种食物中黄曲霉毒素相对含量，调查结果如表 4-2-40 的第（1）、（2）、（4）栏，问黄曲霉毒素和肝癌死亡率间是否存在正相关？

表 4-2-40 肝癌死亡率和黄曲霉毒素的含量的相关性

编号	黄曲霉毒素相对含量		肝癌死亡率（1/10万）		秩次差（d）	d^2
	X	秩次	Y	秩次		
(1)	(2)	(3)	(4)	(5)	(6)	(7)
1	0.8	1	20.5	3	−2	4
2	1.1	2	19.8	2	0	0
3	1.8	3	15.4	1	2	4
4	3.6	4	48.5	7	−3	9
5	4.1	5	26.3	4	1	1

续表

编号	黄曲霉毒素相对含量		肝癌死亡率（1/10 万）		秩次差（d）	d^2
	X	秩次	Y	秩次		
6	5.2	6	60.2	9	−3	9
7	5.4	7	42.3	6	1	1
8	5.6	8	35.5	5	3	9
9	5.7	9	71.8	10	−1	1
10	9.9	10	52.4	8	2	4
						$\sum d^2=42$

设黄曲霉毒素和肝癌死亡率的总体等级相关系数为 ρ_S

H_0：$\rho_S=0$

H_1：$\rho_S\neq0$

单侧 $\alpha=0.05$

今 $n=10$，表 4-2-40 中算得 $\sum d^2=42$。据式 4-2-95 有

$$r_S=1-\frac{6\times42}{10\ (10^2-1)}=0.7455$$

查 r_S 界值表得 $P<0.01$。按 $\alpha=0.05$ 水准，拒绝 H_0，接受 H_1，认为黄曲霉毒素和肝癌死亡率间存在正相关。

【思考题】

1. 什么是直线相关分析？什么是直线回归分析？
2. 什么是相关系数？用什么表示？取值范围如何？
3. 直线相关与回归分析的大体步骤如何？
4. 为什么要作相关系数和回归系数的假设检验？
5. 什么是直线回归方程？各符号代表什么？
6. 直线回归方程有何用处？
7. 直线相关分析和直线回归分析对资料有何要求？
8. 等级相关分析适用于何种资料？常用的等级相关分析有哪两种？

第八节　统计表与统计图

统计表（statistical table）和统计图（statistical graph）是整理、表达和分析数据资料的重要工具。统计表是以表格形式来表达统计分析中的数据和统计指标，它能把有关的数字列在一起，既可避免冗长的文字叙述，又可使数据条理化、系统化，便于理解、分析和比较，易于发现错误和遗漏。统计图是用点、线、面等各种几何图形表达统计数据和分析结果，合理的统计图可使数据资料形象化、通俗易懂，能把资料的变化趋势和各种现象间的关系明确地表达出来，更易于对事物的理解、分析和比较，使读者在短时间内获得明晰的印

象。统计图只能表示概数，要想了解准确的数字，常需要统计表和统计图一起使用。

一、统计表

统计表可从广义或狭义上看。广义的统计表包括调查表、登记表、过渡表及表达最后结果的统计分析表。狭义的统计表是指表达统计结果的统计分析表。下面简述狭义统计表的基本结构和编制要求。

（一）统计表的基本结构和要求

从统计表的外形看，可分为标题、标目、线条和数字 4 部分，表中的数字区不插入文字，必须说明时标“*”号，在表下方说明。从表的内容上看，又可分为主语和宾语两部分。统计表中被说明的事物称为表的主语，用来说明主语的统计指标称为表的宾语，统计表的基本格式如表 4-2-41。

表 4-2-41　两种方法治疗牙周炎疗效的比较

方法	治疗例数	显效数	有效数	无效数	有效率（%）
常规法	50	18	23	9	82.0
实验法	50	39	8	3	94.0*

* 与常规法比较，$P<0.01$

1. 标题　它是每张统计表的总名称，要用一句简单而又确切的文字表达，高度概括表的主要内容，一般包括研究的时间、地点和主要内容，左侧加表号，置于表的上方，一般居中排列。

2. 标目　分为横标目（主语）和纵标目（宾语），分别说明每行和每列数字的意义。横标目位于表的左侧，代表研究的对象；纵标目位于表头右侧，表达研究对象的指标，一般有度量衡单位，应注意标明，如很多时候用“均数±标准差（$\bar{X}\pm S$）”。一张设计比较好的统计表，将主语和宾语结合起来，可读成一句完整而通顺的话，如表 4-2-42：常规方法治疗胃镜检查 48 例，检出 44 例，检出率为 91.7%等。

3. 线条　力求简洁，多采用三条横线，即顶线、底线和分隔线，在纵标目下方；其中顶线和底线是将表格与文章的其他内容分隔开，分隔线将纵、横标目及纵标目的文字区与数字区分隔开。部分表格可再用短横线将列合计分隔开，在复合表中用短横线将两纵标目分割开。表格中不应有纵线和斜线。

4. 数字　全部用阿拉伯数字，同一指标小数位数一致，位次对齐。若是用“均数±标准差”表示，均数与标准差的小数位数一定要一致。表内不留空格，无数字用“—”表示，暂缺的数字用“…”表示，数值为 0 者记为“0”。

5. 备注　备注是对表中内容做补充说明的，不放在表中，在表中需要说明的地方用“*”、“#”等标记，然后在表的下方以备注的形式做补充说明。注意：备注不是统计表必需的组成部分。

例如，表 4-2-42 是某医院用五种检查方法，对上消化道恶性肿瘤的检出率。其中五种检查方法是统计表的主语，放在表的左侧横标目位置，而检查数、检出数和检出率是统计指标，为宾语，放在表的右侧，即纵标目位置。

表 4-2-42　五种方法对上消化道恶性肿瘤检出率

检查方法	检查数	检出数	检出率（%）
胃镜	48	44	91.7
病理活检	48	34	70.8
钡餐	35	14	40.0
刷检细胞	16	10	62.5
联合诊断	16	16	100.0

（二）统计表的种类

根据主语的分组标志多少，统计表可分为两种：简单表和复合表。

1. 简单表　主语未经任何分组，只罗列了观察单位（或地区）、时间等，或者只有一个主要标志的统计表，称为简单表。如表 4-2-42 的主语只有检查方法，故为简单表。

2. 复合表　主语按两个或两个以上主要标志结合起来分组的统计表称为复合表。如表 4-2-43 学生根据年级和性别进行分组，有两个主要标志，故为复合表。一张复合表可以拆分成两个或两个以上的简单表。

表 4-2-43　某地某年男女学生视力减退情况

年级	男生			女生		
	调查人数	视力减退人数	减退率（%）	调查人数	视力减退人数	减退率（%）
小学生	100	12	12.0	100	8	8.0
中学生	200	60	30.0	160	40	25.0
合计	300	72	24.0	260	48	18.5

（三）编制统计表的原则

统计表编制的基本原则首先是重点突出、简单明了，即一张表只包括一个或两个中心内容，不要把过多的内容放在一个庞杂的表里，宁愿用多个表格表达不同的内容；其次，统计表要层次分明，即标目的安排及分组符合逻辑，便于分组比较。应注意，在编制统计表时，一般都将主语置于表的左侧，宾语置于表的右侧。但有时为了节省篇幅或便于排印，而把主语和宾语的位置互换，因此，阅读统计表时，应从内容上而不要只从位置上来辨别主语与宾语。

（四）不良统计表的修改举例

【例 4-2-45】　某社区医院用复方猪胆囊对 403 例不同类型老年慢性气管炎病例的近期疗效观察结果见表 4-2-44，指出该表的不妥之处，并进行修改。

表 4-2-44 的主要目的是表达老年慢性气管炎的病情及复方猪胆囊治疗不同类型老年慢性气管炎的疗效。该表存在以下缺点：①表的标题不简洁，缺少时间地点；②纵横标目颠倒，纵标目重复、紊乱；③格线太多，还有斜线；④表内文字、数字混在一起，表达内容不清楚；⑤表内同一指标的小数位数不一致。修改后见表 4-2-45。

表 4-2-44 复方猪胆囊对 403 例不同类型老年慢性气管炎病例的近期疗效观察

分型及分度 / 疗效		单纯性慢性气管炎				喘息性慢性气管炎			
分度	度别	重	中	轻		重	中	轻	
	例数	136	54	31		93	56	33	
疗效	指标	治愈	显效	好转	无效	治愈	显效	好转	无效
	例数	60	98	51	12	23	83	65	11
	小计（%）	95%			5%	94.0%			6.0%
	合计	94.4%							

表 4-2-45 某年某社区医院用复方猪胆囊治疗老年慢性气管炎的近期疗效

病型	例数	病情			疗效				
		重	中	轻	治愈	显效	好转	无效	有效率（%）
单纯性慢性气管炎	221	136	54	31	60	98	51	12	94.6
喘息性慢性气管炎	182	93	56	33	23	83	65	11	94.0
合计	403	229	110	64	83	181	116	23	94.3

二、统计图

统计表的资料用几何图形或图案等形式表示即成为统计图。统计图种类很多，常用的有：条图、圆图、百分条图、线图（包括半对数线图）、散点图、直方图和统计地图等。

（一）统计图的基本结构

1. 标题　每个图都应有标题。标题要简明确切，通常包括内容、时间和地点。其位置在图域之外，一般放在图域的下面，其左侧加图号。

2. 图域（制图空间）　图域的长宽之比一般以 7∶5 最为美观，但圆图除外。

3. 标目　纵横两轴应有标目，即纵标目和横标目，分别表示纵轴和横轴数字刻度的含义，一般有度量衡单位。

4. 尺度（刻度）　纵横两轴都有尺度，横轴尺度自左至右，纵轴尺度自下而上，数值一律由小而大。尺度间隔要宽松。用算术尺度时，等长的距离应代表相等的数量。

5. 图例　当图中用不同线条或颜色来表示不同事物和对象时，需用图例加以说明。图例通常可放在图的右上角空隙处或右侧，或下方中间位置。

（二）图形的选择及制图的一般原则

首先，一定要根据资料的性质和分析目的选用适当的图形，如图 4-2-10。其次，除圆图外，一般用直角坐标系的第一象限的位置表示图域，或者用长方形的框架表示，最后，绘制图形应注意准确、美观，给人以清晰的印象。

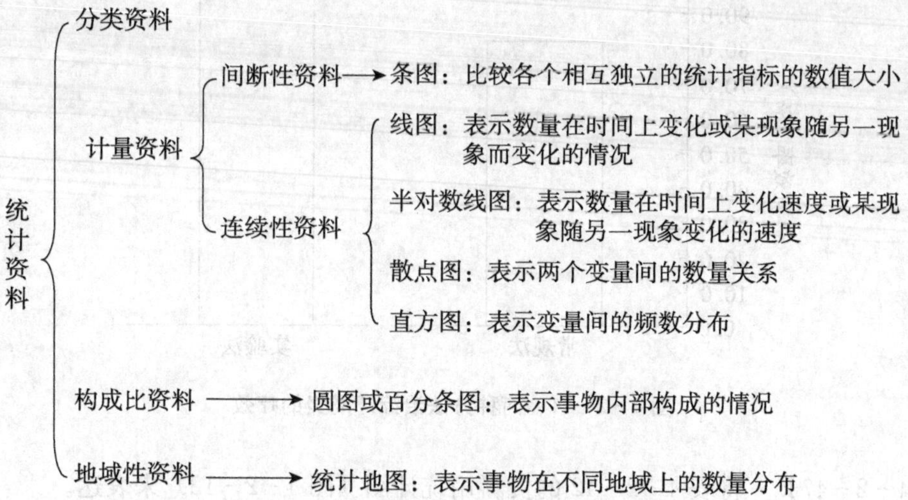

图 4-2-10　根据不同资料的图形选择

（三）常用统计图的绘制方法及注意事项

1. 条图　条图（bar chart）简称直条图，以相同宽度直条的高低表示事物某统计指标的数量大小和它们之间的对比关系。适用于比较、分析独立的或离散变量的多个组或多个类别的统计指标，指标可以是绝对数、也可以是相对数或平均数。可分为单式条图和复式条图。① 单式条图：具有一个统计指标，一个分组因素，如图 4-2-11，表示两种方法治疗牙周炎的疗效，其资料见表 4-2-41。② 复式条图：具有一个统计指标，两个或两个以上的分组因素，如图 4-2-12，该图是按照学生年级和男女两个因素分类，表示某地某年男女学生视力减退率，其资料见表 4-2-43。

直条图的绘制及注意事项：

（1）通常横轴安排相互独立的事物，纵轴表示欲比较的指标，直条竖放；当分析的事物较多时，可将直条横放，此时纵轴安排相互独立的事物，表示横轴欲比较的指标。

（2）各直条要有同一基线，其尺度必须从“0”开始，且等距，否则会改变直条间的比例关系，尽量避免用折断或回转的条。

（3）直条的排列顺序由高到低，如事物有自然顺序者，也可按自然顺序排列。

（4）各条的宽度要一致，条间的空隙要相等，条间空隙一般与直条等宽度或直条宽度的 1/2。

【例 4-2-46】　将表 4-2-41 的资料用统计图（图 4-2-11）来表达。

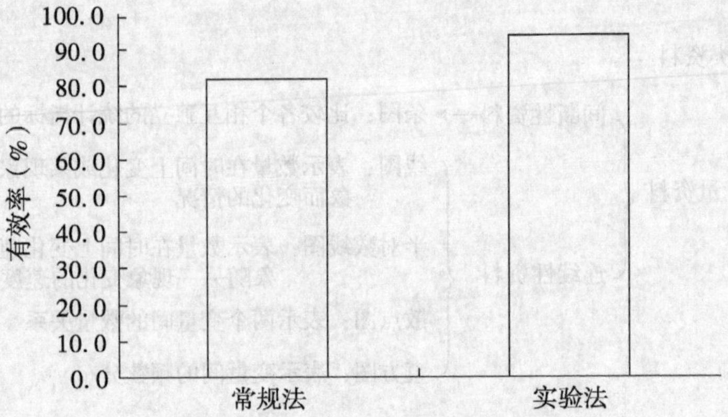

图 4-2-11　两种方法治疗牙周炎的疗效

【例 4-2-47】　将表 4-2-42 的资料用统计图（图 4-2-12）来表达。

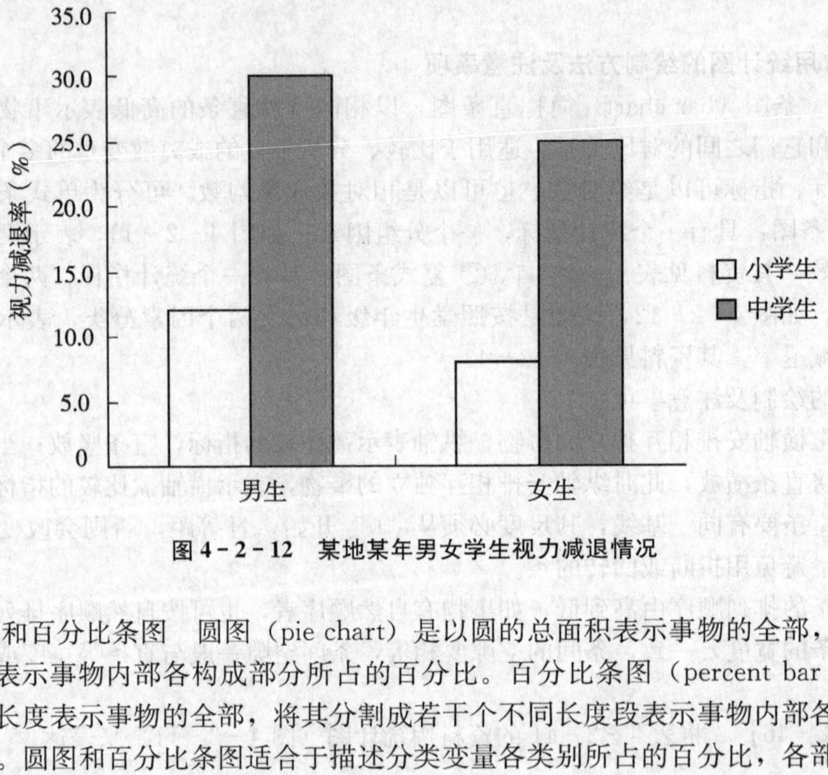

图 4-2-12　某地某年男女学生视力减退情况

2. 圆图和百分比条图　圆图（pie chart）是以圆的总面积表示事物的全部，将其分割成若干个扇形表示事物内部各构成部分所占的百分比。百分比条图（percent bar chart）是以某一矩形总长度表示事物的全部，将其分割成若干个不同长度段表示事物内部各构成部分所占的百分比。圆图和百分比条图适合于描述分类变量各类别所占的百分比，各部分构成比之和必定是 100%。

（1）圆图的绘制及注意事项　以圆形的 360°角为 100%，扇形圆心角的度数表示构成比的大小，以统计资料中各构成比的大小乘以 360°即得各构成扇形面的角度；各扇形应按大小或自然顺序自时钟 9 时或 12 时处开始，顺时针方向排列；各扇形内要注明简要的文字和百分比。如图 4-2-13。资料见表 4-2-46。

（2）百分比条图的绘制及注意事项　以矩形总长度 L 为 100%，将各类别的构成比乘以长度 L 得到各构成的长度；各构成长度按类别的自然顺序依次排列，并附一百分尺度，如

图 4-2-14。

(3) 不同的扇面或段用不同的颜色或花纹区别，可用图例说明各种颜色或花纹代表的类别，条件允许的情况下可以将各类别标目（名称）和构成比的大小标在图中。

(4) 百分比条图特别适合作多个构成比的比较，将不同组别、不同时间或地区的某分类指标的构成比平行地绘制成多个百分比条图，可以方便地比较其构成比的差异。

【例 4-2-48】 将表 4-2-46 的资料分别绘制圆图（图 4-2-13）和构成比条图（图 4-2-14）。

表 4-2-46 某年某医院用复方猪胆囊治疗老年慢性气管炎的疗效构成

病型	总例数	人数				百分比（%）			
		治愈	显效	好转	无效	治愈	显效	好转	无效
单纯性慢性气管炎	221	60	98	51	12	27.15	44.34	23.08	5.43
喘息性慢性气管炎	182	23	83	65	11	12.65	45.60	35.71	6.04
合计	403	83	181	116	23	20.60	44.91	28.78	5.71

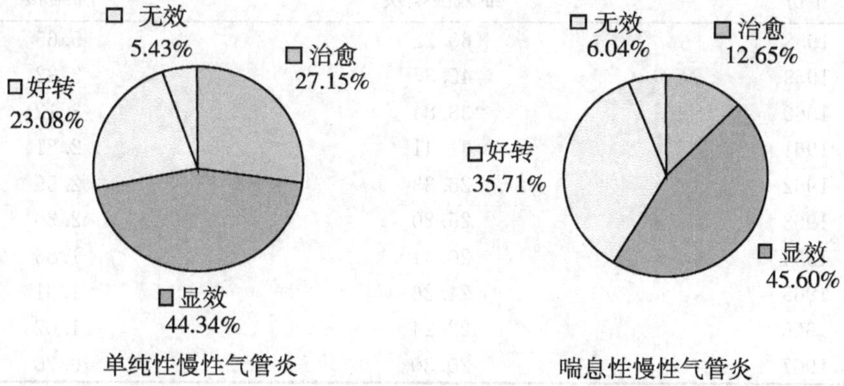

图 4-2-13 某年某医院复方猪胆囊治疗老年慢性气管炎的疗效构成

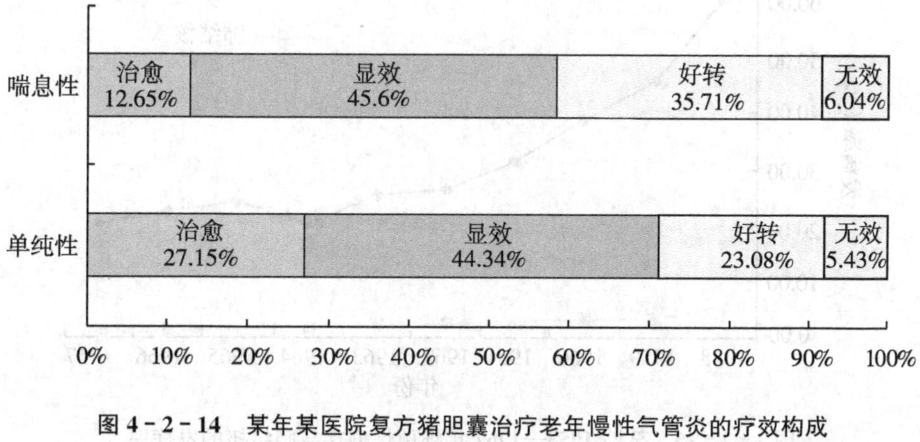

图 4-2-14 某年某医院复方猪胆囊治疗老年慢性气管炎的疗效构成

3. 线图　线图（line chart）是用线段的升降来表示数值的变化，常用以表示事物或现象在时间上的发展变化。绘制线图时，通常横轴是时间或其他连续性变量，纵轴是统计指标。若纵横轴都为算术尺度，即为普通线图，反应的是绝对变化趋势；若横轴为算术尺度，纵轴为对数尺度，即为半对数线图（semi-logarithmic line chart），反应的是相对变化趋势，用于比较两种或两种以上率的变化速度。

（1）普通线图的绘制及注意点　纵轴的尺度一般从“0”点开始，否则需要作特殊的标记或说明，不同的指标或组别分别以不同的线型或颜色表示，并附图例说明，图内线条一般不超过 4、5 条，各测定值相邻点间用折线连接，不可修成光滑的曲线。

（2）半对数线图的绘制及注意点　基本上同普通线图，但它是将纵、横轴的两个指标的每一对实际观察值在半对数坐标纸（纵轴为对数尺度，横轴为算术尺度）上作图。也可将纵轴指标的实际观察值取对数值后在普通算术坐标纸上作图。

【例 4-2-49】　某地 1958—1967 年细菌性痢疾与肺结核的发病率资料见表 4-2-47，根据该表资料绘制普通线图（图 4-2-15）和半对数线图（图 4-2-16）。

表 4-2-47　某地 1958—1967 年细菌性痢疾与肺结核的发病率（‰）

年份	细菌性痢疾	肺结核
1958	60.22	5.65
1959	45.37	3.32
1960	38.84	3.12
1961	31.41	2.81
1962	26.33	2.59
1963	25.20	2.30
1964	20.41	1.86
1965	24.26	1.31
1966	22.24	1.07
1967	20.30	0.76

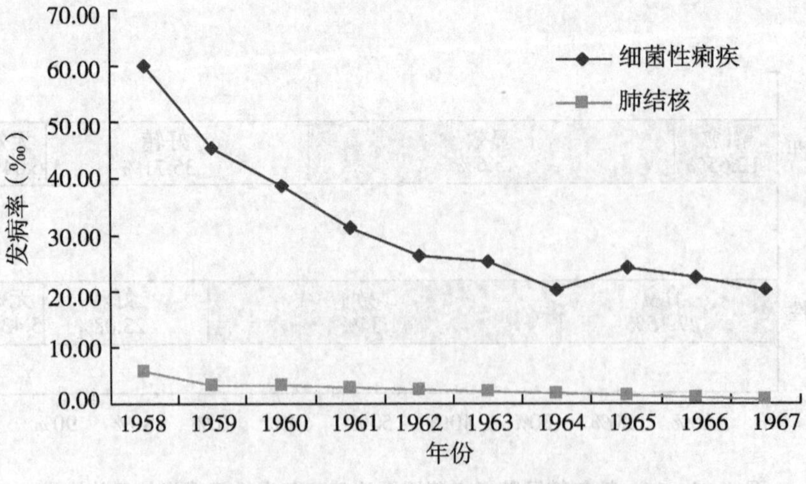

图 4-2-15　某地 1958—1967 年细菌性痢疾与肺结核的发病率

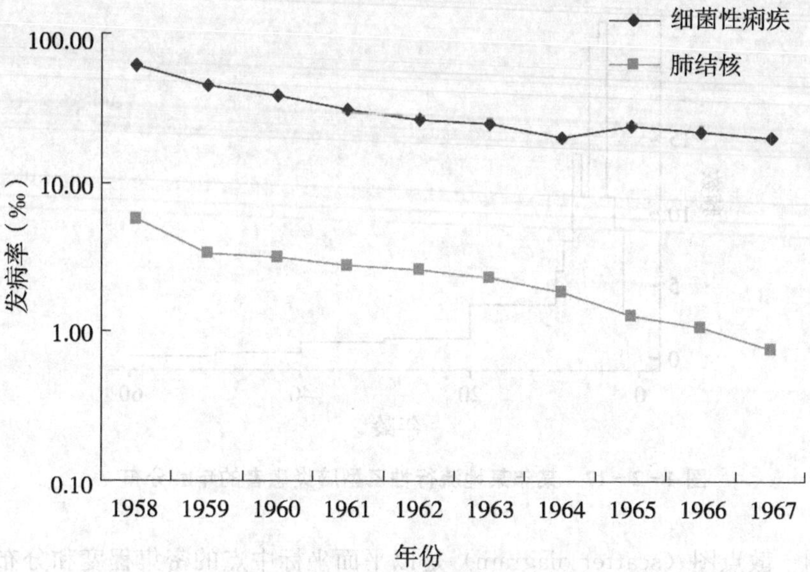

图 4-2-16　某地 1958—1967 年细菌性痢疾与肺结核的发病率

4. 直方图　直方图（histogram）是以矩形面积表示各组的频数，面积的总和等于各组频数之和，用以表示数值变量的频数分布。

直方图的绘制及注意事项：

（1）直方图的横轴为数值变量的变量值，纵轴为频数，纵轴尺度应从“0”开始，而横轴可以不从“0”点开始。

（2）当各组的组距不等时，不能直接用各组频数绘图，应先将组距化为相等，得出组距相等的各组的频数（通常是将频数除以组距作高度），再绘图，否则会给人以错误印象或概念。

【例 4-2-50】　某年某地 175 例乙型脑炎患者的年龄分布资料如表 4-2-48，根据该表资料绘制直方图。

表 4-2-48　某年某地流行性乙型脑炎患者的年龄分布

年龄（岁）	0—	1—	2—	3—	4—	5—	6—	7—	8—	9—	10—	20—	30—	40—	50—
人数	3	3	9	11	23	22	11	14	8	6	36	13	11	4	1
每岁患者人数	3	3	9	11	23	22	11	14	8	6	3.6	1.3	1.1	0.4	0.1

本资料各组的组距不等，应先将组距化为 1，得出每岁平均患者人数，以此为矩形的高作图，才能正确表达出资料的实际情况，如图 4-2-17。

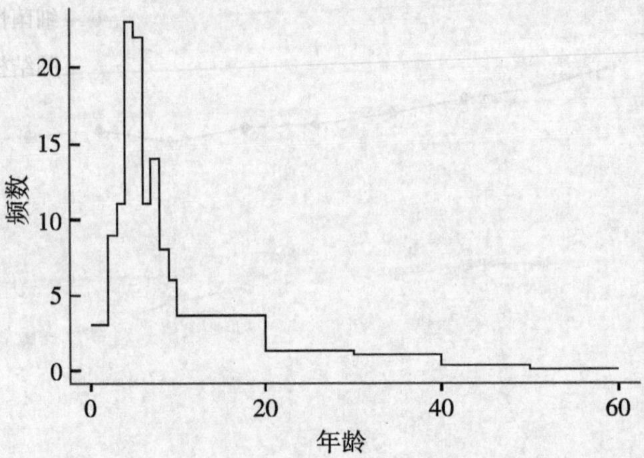

图 4-2-17　某年某地流行性乙型脑炎患者的年龄分布

5. 散点图　散点图（scatter diagram）是以平面坐标中点的密集程度和分布趋势表达两个变量间的相关关系和数量依存关系（见直线相关与回归章节）。绘制散点图时，横轴代表自变量，纵轴表示应变量。散点图与线图不同的是：对于横轴上的每个值，纵轴上可以有多个数值与其相对应，点与点之间不能用直线连接。

6. 统计地图　统计地图（statistical map）用以表示事物（或现象）在地域上的数量分布情况。统计地图是在行政区域或地理特征分区地图的基础上，分别用不同颜色或花纹将各区域统计指标值在地图上进行标记，并加上图例说明不同颜色或花纹的意义。

【思考题】

1. 在统计描述中统计表和统计图分别起着什么作用？
2. 统计表的制作原则和要求有哪些？
3. 统计图的制作原则和要求有哪些？
4. 常用的统计图有哪几种？各适用于什么类型的资料？
5. 统计表和统计图有何联系与区别？

（吴成秋）

第五篇 社区人群健康研究的流行病学方法

社区人群的健康问题是当今人们最为关心的问题之一。社区内存在的各种有害因素对人群的健康将产生不良的影响，出现传染性和非传染性疾病。要判断这些疾病在空间、时间、人间的分布，分析其影响的因素，揭示疾病的发生及规律，采取有效的预防措施，必须应用社区人群健康研究的流行病学方法。

第一章 社区流行病学的概述

第一节 社区流行病学的定义与用途

一、社区流行病学的定义

流行病学是在人类预防疾病和促进健康的过程中发展起来的。早期的流行病学被认为是研究疾病流行，尤其是传染病流行的科学。1931 年，英国 Stallybrass 提出："流行病学是关于传染病的主要原因、传播蔓延以及预防的学科"。1936 年，前苏联的流行病学教材中将流行病学定义为："流行病学是一门研究传染病流行的科学，是研究流行发生的原因、规律及扑灭的条件，并研究与流行作斗争的措施。"

20 世纪 50 年代以来，由于社会经济和科学技术的发展以及对传染病的有效控制，人类出现了健康状况转变（health transition），全球人均期望寿命大幅度提高，传染病发病率与死亡率大幅度下降，流行病学的定义也随之发展，从传染病扩大至非传染病。1970 年，MacMahon 提出："流行病学是研究人类疾病的分布和决定疾病频率的决定因子的科学。"

20 世纪 80 年代，随着医学模式的转变，流行病学的研究目标由衡量疾病的发生转向探索和评价危险因素、控制疾病、促进群体健康。1995 年，JM Last 将流行病学定义为："研究特定人群中疾病和健康状态的分布及其决定因素，以及防制疾病和促进健康的策略与措施的科学。"这是目前国际上较通用的流行病学定义。

我国学者在长期实践的基础上，科学给出的流行病学定义为："流行病学是研究疾病和健康状态在人群中的分布及其影响因素，并研究制定和评价预防、控制和消灭疾病以及促进健康的策略与措施的科学"。该定义既充分显示了学科的本质、又适合目前我国的卫生实践。该定义包涵四个基本点：①研究对象是从群体的角度研究疾病和健康状况；②研究的疾病不限于传染病，包括各种各样的疾病；③着重点是研究疾病和健康状态的分布及其影响因素；④研究的目的是为控制、消灭疾病和促进人类健康提供科学的决策依据。

社区流行病学（community epidemiology）是用流行病学的方法来研究社区人群的健

康。它是通过对社区人群中疾病和健康状况的分布及其自然环境、机体和社会影响因素的研究，探索疾病病因、开展疾病防治、改善人群健康、建立和评价疾病的防治策略和措施的一门学科。因此，社区流行病学是社区在群体水平上预防、控制和消灭疾病很重要的方法学。

社区流行病学已深入到社区的医药卫生和公共卫生事业各个领域。它既涉及疾病又涉及健康，既解决实际问题又深入研究，既考核措施效果又评价卫生决策。

二、社区流行病学的用途

随着流行病学原理和流行病学方法的迅速发展，社区流行病学的用途也越来越广泛。其实际应用概括为：

（一）对社区和人群健康做出诊断

以发病率、患病率、死亡率水平衡量疾病或健康状态在不同地区、不同时间和不同人群中的分布状况，对社区和人群健康做出诊断，为制定卫生政策提供依据。

（二）探讨病因及影响因素

探讨社区疾病病因是流行病学研究的一项重要内容，影响因素的调查既包括了直接病因，也包括所有影响疾病流行的间接因素。例如，结核病的发病中结核分枝杆菌是必要病因，而群体免疫力降低、营养不良等可能是辅助病因。同时，探讨病因对于社区疾病的预防和控制有重要意义，如通过对社区人群的心理、社会、遗传及生活方式的干预，来降低高血压、恶性肿瘤、糖尿病等慢性疾病的患病率。

（三）疾病监测

疾病监测是贯彻预防为主方针的一项重要措施。对社区疾病的监测可大可小，监测时期可长可短，可以是一个街道的居民委员会或整个社区，可以是长期也可以是短期，所监测疾病可以有一种或多种，可以是传染病也可以是非传染病或其他健康状态，监测内容可以是疾病的发生也可以是已执行的措施。实际上，社区的疾病监测是考察社区流行病学工作的一个动态过程，是一项主动的工作，一旦疾病暴发，便于及时采取行动。目前，我国卫生部建立的全国传染病监测系统和死因监测系统，已发挥了很好的作用。

（四）疾病的自然史

流行病学对疾病自然史的研究主要是了解人类疾病和健康的发展规律，并进一步应用于社区预防疾病和促进健康。疾病从发生到结局有一个自然发展过程，如亚临床期、症状早期、症状明显期、症状缓解期、恢复期。在传染病中有潜伏期、前驱期、发病期、恢复期。如对慢性肝炎或迁延性肝炎患者进行定期随访，研究其转归状况和规律，有助于采取有效措施以促进恢复健康，防止肝硬化和原发性肝癌等不可逆病变的发生。又如儿童血压轨迹的研究，定期随访社区儿童血压至成人，考查血压有无轨迹现象以及血压的变化是否受年龄、性别和其他因素的影响。

（五）评价疾病防治的效果

流行病学还用于制定疾病的防治措施和评价防治措施的效果。如观察社区儿童接种某种疫苗后，是否阻止了相应疾病的发生，可用实验流行病学的方法比较接种儿童和对照儿童的发病情况。如要了解一种新药物的安全性和有效性，上市前需要开展三期临床试验，上市后仍然需要在大规模的人群中进行观察性研究，即药物的上市后监测。在社区中实行大规模干预，如饮水加氟以防龋齿，减少吸烟以降低肺癌等疾病，也需使用流行病学实验方法去评价。

第二节　疾病的分布

疾病的分布（distribution of disease）是指疾病在地区、时间和人群（简称疾病的三间分布）中的存在方式及其发生、发展的规律。通过人群现场的调查和观察，广泛收集资料，在科学归纳和分析比较的基础上，全面、系统地描述疾病在不同时间、不同地区和不同人群中的发生频率及其分布特征是流行病学研究的基础和起始点。通过疾病流行的基本特征的认识，为社区疾病的研究提供病因线索，并指出进一步研究的方向和途径；确定社区卫生服务的重点；为社区疾病的诊断、合理地制定社区疾病的防治、保健策略和措施提供科学的依据。

一、社区疾病及死亡评价的常用指标

（一）发病率

发病率（incidence rate）是表示特定人群在一定时间内（一般为1年）发生某病新病例的频率。

$$发病率=\frac{一定期间某人群某病新病例数}{同时期暴露人口数}\times K \qquad (5-1-1)$$

式中，$K=100\%$、$1000‰$、10000/万或100000/10万。

发病率可用于描述社区疾病的分布，探讨发病因素和评价预防措施效果，发病率的准确性取决于疾病报告、登记制度以及诊断的正确。

1. 新病例数　新病例是指在观察期间新发生的病例。例如流行性感冒、急性心肌梗死这类急性疾病，其发病时间容易确定，新旧病例容易区分；而对于慢性病，如高血压和肿瘤等，其发病时间则难以确定，此时一般以首次确诊时间为发病时间。在观察期间内，如果同一个人发生一次以上同种疾病，如感冒一年内可患几次，则应分别计为几个新发病例数。

2. 暴露人口数　暴露人口必须符合两个条件：①必须是观察时间内、观察地区内的人群；②必须有患所要观察的疾病的可能。正在患病或因曾经患病或接受了预防接种而在观察期内肯定不会再患该病的人不能算作暴露人口。在研究女性疾病时，暴露人口只限于女性。若可能患某病的人群不易明确界定（如高血压等），则以全人群作为暴露人群。

（二）罹患率

罹患率（attack rate）与发病率一样是测量新发病例频率的指标，与发病率比较，其区别在于罹患率常用来衡量人群中在较短时间内新发病例的频率。观察时间可以日、周、旬、月为单位，使用比较灵活，常用于疾病的暴发或流行时病因的调查。

$$罹患率=\frac{观察期间某病新例数}{同期暴露人口数}\times K \qquad (5-1-2)$$

（三）患病率

患病率（prevalence rate）又称现患率或流行率，是指某特定时间内总人口中某病新旧病例所占的比值。

$$患病率=\frac{某观察期间一定人群中现患某病的新旧病例数}{同期平均人口数}\times K \qquad (5-1-3)$$

式中，$K=100\%$、$1000‰$、10000/万或100000/10万

由于计算患病率的特定时间长短不同，可将患病率分为时点患病率（point prevalence）和期间患病率（period prevalence）。时点患病率要求调查时间尽可能短，一般在1个月以内；调查时间超过一个月时用期间患病率。

患病率取决于两个因素，即发病率和病程。因此患病率的变化可反映出发病率的变化及疾病结果的变化或两者兼有。患病率下降既可由于发病率下降，也可由于患者恢复快或死亡快，病程缩短所致。如果病程缩到很短，尽管发病率增高，但患病率仍可减低。当某地某病的发病率和该病的病程在相当长时间内保持稳定时，患病率、发病率和病程三者的关系是：

$$患病率=发病率\times病程 \tag{5-1-4}$$

患病率通常用来表示病程较长的慢性病发生或流行情况，如冠心病、肺结核等。这可为社区医疗设施规划、估计医院床位周转、卫生设施及人力的需要量、预防措施的效果、医疗质量的评估和医疗费用的投入等提供科学的依据。

（四）感染率

感染率（infection rate）是指在检查人群中某病现有感染人数所占的比例。感染率的性质与患病率相似。主要用于隐性感染率较高的疾病的研究。

$$感染率=\frac{受检者中阳性人数}{受检人数}\times100\% \tag{5-1-5}$$

感染率常用于研究某些传染病或寄生虫病的感染情况、估计某病的流行形式和防治工作的效果。感染率是评价社区人群健康状况常用的指标，特别是对那些隐性感染、病原携带及轻型和不典型病例的调查较为常用。

（五）续发率

续发率（secondary attack rate，SAR）指在某些传染病最短潜伏期到最长潜伏期之间，易感接触者中发病的人数占所有易感接触者总数的百分率。即在一个家庭内、病房、集体宿舍、托儿所、幼儿园班组中第一个病例发生后，在该病最短与最长潜伏期之间出现的病例称续发病例，也称二代病例。在进行续发率的计算时，须将原发病例从分子及分母中去除。

$$续发率=\frac{易感接触者中发病的人数}{易感接触者总数}\times100\% \tag{5-1-6}$$

续发率是反映传染病传染力强弱的指标，可用于分析社区传染病流行因素，包括不同因素对传染病传播的影响（如年龄、性别、家庭中儿童数、家庭人口数、经济条件等）及评价卫生防疫措施效果等。

（六）死亡率

死亡率（mortality rate）是指某人群在一定期间内（一般为1年）的总死亡人数与该人群同期平均人口数之比。

$$死亡率=\frac{某时期内死亡总数}{同期平均人口数}\times K \tag{5-1-7}$$

式中，$K=100\%$、$1000‰$、10000/万或100000/10万。

一般用年中人口数或用年初人口数加年终人口数除以2作为年平均人口数。计算时应注意分母必须是与分子相应的人口。

死于所有原因的死亡率是一种未经过调整的率，也称粗死亡率（crude death rate）。不同地区、年代死亡率的比较，人口构成不同时，需要先对死亡率进行标化。死亡率也可按不同特征分别计算死亡专率，如按疾病的种类、人群的年龄、性别、职业等分类计算。死亡率可反映一个人群总的死亡水平，是衡量人群因病伤死亡危险大小的指标，是一个国家或地区卫生、经济和文化水平的综合反映。常用于探讨病因和评价防治措施。

（七）病死率

病死率（fatality rate）表示一定时间内患某病的人群中因该病而死亡者的比值。

$$病死率=\frac{某时期因某病死亡人数}{同期患某病人数}\times 100\% \qquad (5-1-8)$$

病死率表示确诊疾病的死亡概率，可反映疾病的严重程度，也可反映医疗水平和诊断能力，通常多用于急性传染病，较少用于慢性病。一种疾病的病死率可因病原体、宿主和环境之间的平衡发生变化而变化。用病死率作为评价不同医院的医疗水平时，要注意可比性。

（八）生存率

生存率（survival rate）又称存活率，是指在随访期末仍存活的病例数与随访病例的总数之比。研究生存率必须有随访制度。首先确定起算时间及结算时间。一般以确诊日期、手术日期、住院日期为起算时间。结算时间通常以 5 年计算，即 5 年生存率。也可以 10 年计算，称 10 年生存率。总之，结算时间注明即可。生存率反映了疾病对生命的危害程度。

n 年生存率是评价慢性、病死率高的疾病远期疗效的重要指标。

$$n\,年生存率=\frac{随访满\,n\,年后存活的病例数}{随访满\,n\,年的病例数}\times 100\% \qquad (5-1-9)$$

二、疾病的流行强度

疾病的流行强度指某种疾病在某地区、某时期内、某人群中发病数量的变化及其病例间的联系程度，常以散发、暴发及流行等表示。

（一）散发

散发（sporadic）是指某病在某地区人群中呈历年的一般发病率水平，病例在人群中散在发生或零星出现，病例之间无明显联系。确定是否散发一般与同一地区、同一疾病前三年的发病率水平比较，如当年的发病率未明显超过历年的一般发病率水平时为散发。

形成散发的原因：①某病在当地常年流行，居民有一定的免疫力或因疫苗接种维持人群一定的免疫水平；②以隐性感染为主的传染病；③传播机制难以实现的传染病；④潜伏期长的传染病。

（二）暴发

暴发（outbreak）指在一个局部地区或集体单位的人群中，短时间内突然发生许多临床症状相似的患者。短时间主要是指在该病的最长潜伏期内，暴发往往通过共同的传播途径感染或由共同的传染源所引起，如集体食堂的食物中毒、托幼机构的麻疹暴发流行等。

（三）流行

流行（epidemic）指某地区、某病在某时间的发病率显著超过该病历年的散发发病率水平。流行与散发是相对的流行强度指标，只能用于同一个地区、不同时间、同一种疾病历年发病率之间的比较。有时某病的流行在短期内跨过省界波及全国甚至超出国界、洲界，形成世界性大流行。如2003年SARS的流行，几个月的时间就波及32个国家和地区。流行性感冒、霍乱也曾多次形成世界性大流行。

三、疾病的分布特征

（一）地区的分布

疾病的发生往往受人们居住地区自然环境和社会生活条件的影响，各种疾病的发生都因各种原因或多或少地存在着地区差异。疾病在不同地区的分布特点，反映了致病因子在这些地区作用的差别。因此研究疾病的地区分布常可对疾病的病因或流行因素提供线索，有助于制定防制对策。

研究疾病地区分布时，有两种地区分割方法。一是按自然环境特征来划分地区，如以山区、平原、湖泊、河流、森林和草原等为单位，也可按气温、降雨量、海拔高度等划分。二是按行政区域划分，在世界范围内可以国家、洲、半球为单位；在一个国家内可按省、市、自治区、县、镇（乡）为单位。按行政区域划分容易得到比较完整的资料，如人口资料、疾病登记资料等，便于分析比较。但应注意相邻行政区域的自然环境往往相似，在同一行政区域内常常自然环境不尽相同，则很可能掩盖了自然因素对疾病发生的作用。总之，由于各种疾病的特征不同，可根据研究目的和病种不同来划分地区范围。

1. 疾病在国家间与国家内的分布　疾病在世界各地的分布是不同的。有些疾病遍布全世界，但其分布不均衡，各国之间只是发病率不同，如细菌性痢疾、肝炎、霍乱等，有些肿瘤和慢性病也是如此，如肝癌多见于亚洲、非洲；糖尿病在发达国家的患病率高于发展中国家；日本胃癌及脑血管的调整死亡率居世界首位。有些疾病只在一定地区发生，例如黄热病流行于非洲和南美洲；登革热主要流行于热带、亚热带等地区和国家。

疾病在一个国家内的分布也有差异。我国高血压的患病率是北方高南方低。有些疾病只限于一定的地区，例如血吸虫病流行于长江以南13个省、市、自治区。

2. 疾病的城乡分布　许多疾病都表现出城乡差异。城市的特点是人口稠密、居住拥挤、交通方便、环境污染严重及工作紧张，因此导致呼吸道传染病在城市易于传播。如流行性感冒、流行性脑脊髓膜炎、水痘、百日咳等常易在城市发生。同时，一些慢性病（如肺癌）和伤害（如车祸）等也在城市高发。农村的特点与城市相反，人口稀疏、交通不便、卫生条件相对较差，呼吸道传染病不易于流行，但一旦有传染源传入，则易引起暴发。而肠道传染病、寄生虫病及农药中毒等发病农村显著高于城市。另一方面，农村由于乡镇企业的发展，大量的有毒、有害物质排出，加之没有健全的劳动保护，致使农民慢性中毒者与日俱增。

3. 疾病的地方性　由于自然环境和社会因素的影响而使一些疾病在某一地区的发病率经常较高或只在该地区存在，这种状况称为地方性（endemic）。地方性的种类包括以下三种：

（1）统计地方性　由于生活习惯、卫生条件或宗教信仰等因素导致的疾病分布的地方性称为统计地方性，这种情况与当地的自然条件无关。例如，由于某地的卫生条件差、卫生习惯及饮用水不佳，而导致痢疾及伤寒等肠道传染病经常在该地流行。

（2）自然地方性　若某病的地方性与该地的自然环境密切相关，这种地方性称为自然地方性。自然环境的影响大致有两个方面，一是由于某种自然环境适于某种病原体的发育或其传播媒介的生存，如血吸虫的中间宿主钉螺分布有严格的地方性，故血吸虫病亦只在这类地区流行；另一方面是自然环境中的微量元素与某些疾病关系密切，如土壤中缺碘可导致甲状腺肿流行，高氟地区则可有地方性氟中毒流行等。

(3) 自然疫源性　一些疾病的病原体不依靠人而能在自然界的野生动物中绵延繁殖，只有在一定条件下才传染给人，这种现象称为自然疫源性，具有自然疫源性的疾病，称为自然疫源性疾病，这类疾病流行的地区称为自然疫源地。如鼠疫、森林脑炎及恙虫病等都属于自然疫源性疾病。

(二) 时间的分布

疾病随时间而不断变化是一个动态的过程。其变化形式包括短期波动、季节性、周期性和长期变异。分析疾病的时间分布特点，亦能探索某些病因和流行因素的线索。

1. 短期波动　在一定的范围内，短时间内某病的发病人数突然大量增多的现象称为短期波动（rapid fluctuation）。短期波动有时也称为暴发，一般前者指较大范围，后者指较小范围。短期波动或暴发一般是因为短时间内大量人员接触同一致病因子所致。由于不同个体的潜伏期不同，发病有先有后，但若共同暴露是一次性的，则大多数病例的发病日期集中在最短和最长潜伏期之间，发病高峰与该病的平均潜伏期基本一致。因此，一般可从发病高峰日推算暴露时间，从而找出其原因。若为多次暴露或持续暴露，则流行将持续一段时间。

2. 季节性　疾病的发生率随季节而变化的现象称为季节性（seasonality，seasonal variation）。季节性有两种表现形式：一种是季节性升高，即一年四季均可发生，但在一定季节，其发生率升高；另一种是严格的季节性，即一年中仅有某些季节有某病发生。传染病的季节性明显，如流行性感冒有冬春季节性升高；虫媒传染病常表现有严格的季节性，如流行性乙型脑炎在我国华中、华东和华北均表现有严格的季节性，而在华南却表现为季节性升高，这主要是因为乙型脑炎病毒在媒介昆虫体内繁殖及蚊虫本身的孳生活动均需在一定的温度条件下才能进行。少数非传染病的发生亦有季节性，如花粉热多发生在春夏之交，而脑卒中则在冬季高发。

造成疾病季节性的原因复杂，受到气象条件、昆虫媒介、风俗习惯及生产、生活活动等因素的影响。研究疾病的季节性变异有利于探索病因和流行因素，并能提前采取防治措施。

3. 周期性　疾病有规律地在一定的时间间隔后发生流行，称为周期性（periodicity）。在无有效疫苗应用之前，多数呼吸道传染病都具有周期性。如麻疹在城市表现为 2 年一次流行高峰，流行性脑脊髓膜炎约 7～9 年流行一次，甲型流感 2～3 年小流行一次。通过有效的疫苗接种，则可打破周期性，如麻疹的流行高峰已不复存在。

图 5-1-1 示 1950—1979 年连续 30 年间保定市每 9 年出现一次有规律的流行性脑脊髓膜炎的流行。于 1980—1988 年采取相应的预防接种措施后其发病率明显降低呈散发。

疾病呈现周期性的原因有：①该病的传播机制容易实现；②病后可形成较为稳固的免疫；③由于新生儿的累积，使易感者的数量增加；④病原体的抗原发生变异，使原来的免疫人群失去免疫力。

4. 长期变异　有些疾病经过一个相当长的时间后，其发生率、感染类型、病原体种类、宿主及临床表现等方面均发生了很大变化，这种现象称为长期变异（secular change），又称长期趋势（secular trend）。如近年传染病的发生出现了许多新的动向，多重耐药结核杆菌的出现及由此导致的发病率回升，O_{139} 型霍乱的发现与传入，性病的死灰复燃，O_{157} 大肠杆菌不断引起暴发，新的肝炎病毒不断出现，伤寒和肾综合征出血热的临床表现轻症化等。在慢性疾病中，如肺癌的发生率有不断升高的趋势，风湿热及风湿性心脏病的发病率有下降趋

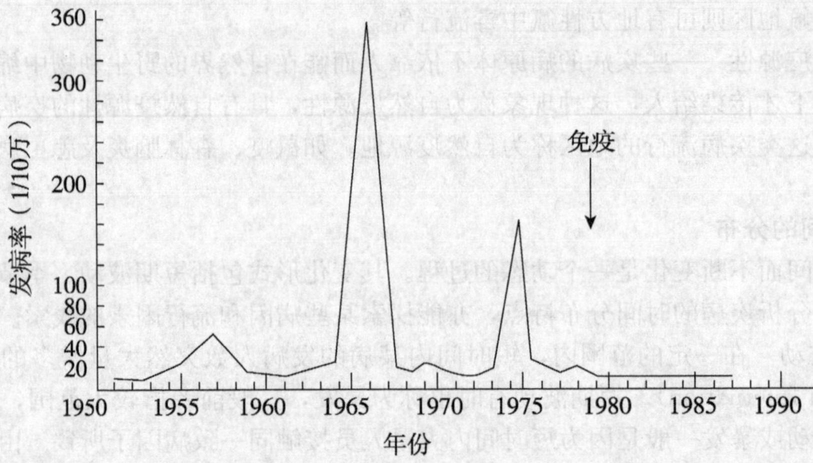

图 5-1-1　保定市 1950—1988 年流行性脑脊髓膜炎发病率

（马志平，1991）

势。表 5-1-1 表明我国疾病死亡谱的长期变化趋势。这种变化反映了从过去到现在疾病致病因素和防制对策的综合作用。

表 5-1-1　我国部分城市前 5 位死因变化（1957—2001 年）

位次	1957 年	1963 年	1975 年	1985 年	1995 年	2001 年
1	呼吸系疾病	呼吸系疾病	脑血管疾病	心脏病	脑血管疾病	恶性肿瘤
2	急性传染病	恶性肿瘤	心脏病	脑血管疾病	恶性肿瘤	脑血管疾病
3	肺结核	脑血管疾病	恶性肿瘤	恶性肿瘤	心脏病	心脏病
4	消化系疾病	肺结核	呼吸系疾病	呼吸系疾病	呼吸系疾病	呼吸系疾病
5	心脏病	心脏病	消化系疾病	消化系疾病	损伤和中毒	损伤和中毒

（引自：李立明．流行病学．人民卫生出版社，2006 及全国卫生统计年报）

疾病长期变异的原因可能是由于社会生活条件的改变，医疗技术的进步，自然条件的变化，生产、生活习惯的改变及环境污染等因素导致致病因子和宿主发生变化的结果。研究疾病长期变异的趋势，探索导致变化的原因，可为制定中长期疾病预防战略提供理论依据。

（三）人群的分布

在不同性别、年龄、职业、种族、阶层、婚姻状况、家庭情况和行为特征的人群中，疾病的发病率常有显著差别。导致这种差别的原因主要有宿主的遗传、免疫、生理及暴露机会等。研究疾病的人群分布特征有助于探讨病因和流行因素，明确高危人群。

1. 性别　多数疾病的发病率都有一定的性别分布差异，但有些差异较大，有些差异较小，有些差异在不同地区可有不同的表现。

传染病发病率的性别差异主要是由于暴露机会不同造成的。如血吸虫和钩端螺旋体病常因男性下田劳动接触疫水机会较多，因此一般男性感染高于女性。

除乳腺癌和宫颈癌外，大多数癌症的死亡率都是男性高于女性，死亡率性别差异明显的癌症主要有膀胱癌、胃癌、肝癌、肺癌及食管癌等。全国肺癌的男女死亡率比约为 2∶1，云南个旧锡矿为 13.23：1，而在云南宣威地区则为 0.99：1，这可能主要是因为男女接触致癌因子的机会不同的缘故。因为个旧锡矿有矿尘暴露的多为男性矿工，而宣威肺癌的主要危险因素是燃煤造成的大气污染，以家务劳动为主的女性在室内暴露的浓度更大。

克山病和地方性甲状腺肿等地方病的发病表现为女多于男，这可能与女性因为妊娠、哺乳及其他特殊生理活动对硒及碘的需要量增加，造成相应微量元素的供应相对不足有关。另外，胆囊炎和胆石症也是女性高发，这亦可能与女性某些生理特点有关。

2. 年龄　年龄是人群分布中最重要的因素。由于不同年龄人群有不同的免疫水平、不同的生活和行为方式，其对危险因子的暴露机会亦不同；另外，不同的疾病潜伏期不同，因此，大多数疾病的发病和死亡都与年龄有关。

一般来说，慢性病有随年龄增长发病率随之增加的趋势。恶性肿瘤的发病率一般均随年龄的增加而增加，但白血病则在儿童期和老年期分别有两个发病高峰；在不同年龄组所患的心脑血管疾病的种类不同，如儿童时期以先天性心脏病为主，青少年主要为风湿性心脏病，青壮年则多患心肌炎，而高血压性心脏病、肺心病、冠心病及脑卒中等则随年龄的增加患病率增加。对于传染病，随年龄的增加发病率有减少的趋势。婴幼儿很容易患急性呼吸道传染病。母亲体内的抗体在胚胎时期可传给胎儿，直到出生后头 6 个月都可使其具有预防传染病的作用，到学龄时，水平达最低。在抗传染病的预防接种前，某些急性呼吸道传染病如麻疹、百日咳、腮腺炎等主要发生于婴幼儿中，由于在人群中预防接种的程序不断发展，免疫形式也在发生变化，所以感染的年龄模式也随之不断变化。图 5－1－2 显示加利福尼亚脑炎高峰见于学龄儿童，而麻疹见于大龄儿童，风疹则常见于青年人中，军团病则多见于老年人中。

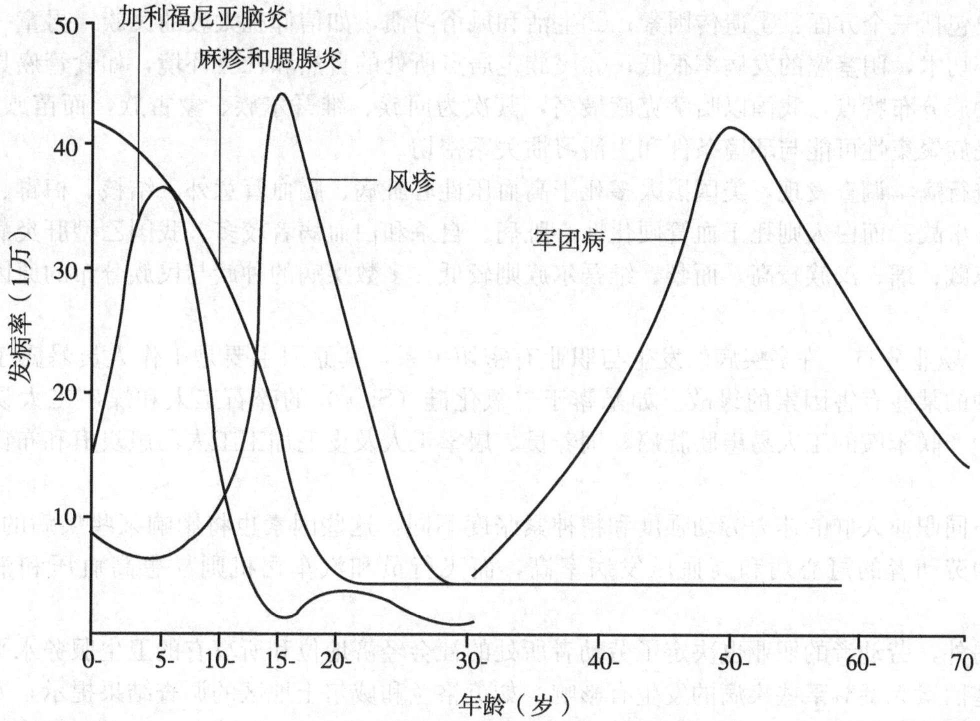

图 5－1－2　几种传染病年龄分布曲线

（引自黄民主主编《临床流行病学》）

疾病的年龄分布规律受到许多因素的影响。其中主要的影响因素有：①暴露方式。如钩端螺旋体病的稻田型和洪水型流行时，以青壮年发病多，而雨水型流行时则儿童发病多；②暴露机会。如在偏僻的农村，由于居住分散，人员交往不频繁，受呼吸道病原体感染的机会较少，因而平时发病较少，一旦有传染源传入该地，或该地人群进入城市，则各年龄组都可发病；③机体的免疫状况。在普遍接种白喉类毒素和麻疹疫苗之前，这两种疾病都是儿童多发，但在普种相应疫苗以后，一些地区的发病年龄明显后移，其他疾病亦有类似表现；当某地引入一种新的疾病并导致流行时，则各年龄组均可发病；而如果某病在一个地区经常存在并反复流行时，则将表现为儿童高发，如流行性乙型脑炎在日本的流行情况就是如此。

研究疾病年龄分布的主要目的有：①从年龄分布确定某疾病的高危人群、需要采取预防措施（如预防接种）的重点对象及强化免疫接种的时间等；②探索病因和流行因素，当年龄发病专率出现双峰时应考虑不同的病种或同一疾病的不同致病因素；③分析传染病发病的年龄分布动态，可了解人群免疫状态的变化；④制定预防措施并评价其效果。

研究年龄分布的方法有横断面分析（cross sectional analysis）和出生队列分析（birth cohort analysis）两种。横断面分析主要用于潜伏期较短的急性病的年龄分布研究，它能显示同一时期年龄组人群的患病率或死亡率的差异。若作多次横断面分析，则可显示不同时期各年龄组疾病分布的特征。出生队列分析是对同一年代出生的人随访若干年，以观察发病或死亡情况。可以明确地呈现致病因子与年龄的关系，有助于探明年龄所处时代特点和暴露经历在疾病发生中的作用。该法适用于潜伏期较长，致病因子的强度随时间变化的慢性病的年龄分析研究。

3. 种族与民族　不同种族与民族人群之间疾病发生频率可有明显差异。造成差异的原因主要包括三个方面：①遗传因素；②生活和风俗习惯，如信仰犹太教的民族，男童一律行包皮环切术，阴茎癌的发病率很低；③民族定居点所处的自然和社会环境，如食管癌具有明显的种族分布特点，我国以哈萨克族最高，其次为回族、维吾尔族、蒙古族，而苗族最低，这种民族聚集性可能与环境条件和生活习惯关系密切。

流行病学调查发现，美国黑人多死于高血压性心脏病、脑血管意外、结核、梅毒、犯罪和意外事故；而白人则死于血管硬化性心脏病、自杀和白血病者较多。我国乙型肝炎病毒感染率以藏、瑶、汉族较高，而黎、维吾尔族则较低。多数疾病的种族与民族分布的原因尚需探讨。

4. 职业分布　许多疾病的发生与职业有密切关系，其原因主要是工作人员暴露于职业环境中的某些有害因素的缘故。如暴露于二氧化硅（SiO_2）的碎石工人和煤矿工人易患矽肺，生产联苯胺的工人易患膀胱癌，饲养员、屠宰工人及皮毛加工工人易患炭疽和布氏杆菌病等。

不同职业人群的体力劳动强度和精神紧张度不同，这些因素也将影响某些疾病的发生。如脑力劳动者的冠心病和高血压发病率高，而飞行员和汽车司机则易患高血压和消化性溃疡。

另外，劳动者的职业也决定了劳动者所处的社会经济地位和所享有的卫生服务水平，而且这些因素无疑对某些疾病的发生有影响。如英格兰和威尔士地区的调查结果提示，专业技术员的年龄调整死亡率及所生婴儿的死亡率均比其他人员低。由此可见，职业对疾病发生的影响是多方面的。

5. 社会阶层　社会阶层（social class）是指具有相同身份或权力，工薪收入、文化程度相当，生活方式或卫生保健水平相近的一组人群。在流行病学研究中，社会阶层是反映特定人群的社会角色、经济地位和资源享有状况的一个综合分类指标，常用于分析和描述社会经济因素与人群健康及疾病分布的关系。例如随着经济的快速发展，不同社会阶层间的差距亦将日趋明显。各阶层人群的疾病谱和疾病分布特点不同，相应的疾病预防与控制策略也应有所区别。

6. 婚姻与家庭　婚姻状况不同者健康常有很大的差别，国内外的许多研究证实，离婚者全死因死亡率最高，丧偶及独身者次之，已婚者最低，可见离婚、丧偶对精神、心理和生活状况有明显影响，是导致发病率或死亡率增高的主要原因。婚姻状况对社区女性的健康有明显影响。

家庭是社会组成的一部分，随着社会的发展、时代的进步，社区家庭的组成形式及其成员也在发生变化，这将影响到疾病在家庭内的分布发生改变。研究疾病的家庭集聚现象及其规律，不仅可了解遗传因素与环境因素在发病中所起的作用，同时还可以阐明疾病的流行特征，评价防疫措施的效果。

7. 行为　不良行为生活方式是影响社区人们健康的重要因素。目前已公认，不良行为生活方式可导致许多疾病的发病率增加，尤其是与慢性非传染性疾病的发病率有直接关系。例如，长期吸烟与慢性支气管炎及肺癌的发病有密切关系，也是心血管疾病的主要危险因素。其他不良行为生活方式，如吸烟、酗酒、吸毒、静态工作方式、饮食不当、缺乏体育锻炼和不良性行为等均对人类健康有重要影响。

8. 流动人口　流动人口对疾病的暴发流行起到加剧的作用，这为疾病的防治工作提出一个亟待解决的新问题。20 世纪 80 年代以来，随着改革开放、市场经济体制的建立，人口大流动已成为相当长时期的客观事实。流动人口对疾病分布的影响在于：

（1）流动人口是传染病暴发流行的高危人群。流动人口可能是预防接种的空白人群，对所到的新环境可能会不适应，同时他们的居住、饮水、饮食条件、卫生防护措施比较差，预防医疗组织不健全，所以这些人极易发生传染病的暴发流行。

（2）流动人口是疫区与非疫区间传染病的传播纽带。霍乱、鼠疫等的暴发和大流行不少是因为流动人口的带入性和输入性病例引起的。

（3）流动人口对传播性传播疾病起到不可忽视的作用。供销、采购、边境贸易、国际交流、服务行业等流动人口成为性传播疾病的高危人群。在我国的性传播疾病传播中这些人起到举足轻重的作用。

（4）流动人口给社区儿童计划免疫的落实增加难度，使计划免疫适龄儿童出现免疫空白。

四、疾病的地区、时间和人群分布的综合分析

在实际工作中，常常需要对疾病的“三间”分布进行综合描述，这样可获得有关病因的线索和流行因素的丰富信息，有利于提出病因假设。移民流行病学是进行综合描述的一个典型。

（一）移民流行病学

移民流行病学（migrant epidemiology）是通过观察某种疾病在移民人群、移入地区居民及原居住地区居民中的发病率或死亡率的差别，以探讨该病病因与遗传和环境因素的关系。通过研究不同地区、不同时间、不同人群的疾病分布来探索病因的一种研究方法，其主

要目的是区分在某病病因中，起主导作用的是环境因素还是遗传因素。常用的判断原则是：

1. 若某病在移民人群中的发病率或死亡率与原居住地区的人群不同，并接近于移入地区居民的发病率或死亡率，则该病的病因是以环境因素为主。如日本人移居美国后，日本移民的胃癌发生率明显低于日本本土居民的发病率并接近美国当地人的水平，因而认为胃癌的病因可能主要与环境有关。

2. 若某病在移民人群中的发病率或死亡率与原居住地区人群相同，而与移入地区居民不同，则该病的病因可能是以遗传因素为主。如中国人移居美国后，移民的鼻咽癌发病率仍比当地的美国人高，而与中国本土居民相似，因而认为鼻咽癌的发生与遗传关系密切。

具体应用移民流行病学方法时，还应考虑移民人群的生活条件和生活习惯的改变，及不同国家的社会经济、文化及医疗卫生水平的差异等。

(二) 出生队列研究

出生队列研究（birth cohort analysis）是将同一时期出生的、生活在共同的环境条件下的一群人划归一组称为出生队列（birth cohort），观察不同年龄时的发病率或死亡率，从而说明不同年龄的人对某病的易感性或不同时间的致病因子强度的变化；或者是观察同一年出生的、生活工作在不同地区、不同环境条件下的一群人，观察其某病的发病情况，以了解环境暴露对发病的影响。利用出生队列资料将疾病年龄分布和时间分布结合起来描述的方法称出生队列研究。该方法在评价疾病的年龄分布长期变化趋势及提供病因线索等方面具有重要意义，可以明确地呈现致病因子与年龄的关系，有助于探明年龄、所处时代特点和暴露经历在疾病的频率变化中的作用。因此，出生队列研究也是一种对疾病的人群、时间和地区分布的一种综合描述。

【思考题】

1. 阐述流行病学的定义和用途。
2. 阐述疾病的分布特征。
3. 疾病的流行强度有几种？
4. 简述常见的几种率的概念、计算方法、注意事项及意义。
5. 疾病地方性的形成原因有哪些？
6. 疾病的时间分布可分为哪几种类型？
7. 疾病年龄分布出现差异的主要原因是什么？
8. 移民流行病学的基本原理是什么？

（黄民主）

第二章 社区疾病病因与病因推断

第一节 病因的定义

一、流行病学病因的定义

对疾病病因（cause）的正确认识，不仅是社区疾病预防和控制的重要步骤，也是社区疾病诊断和治疗的关键环节。流行病学从群体的角度，应用概率论和逻辑推理方法探索疾病病因，极大地促进了病因概念的发展和病因研究。

早期的流行病学着重于研究社区传染病的流行问题。19 世纪末，由于微生物学的发展，人们认为每一种疾病都是由某特定病原体引起的，即疾病的特异病因学说（单病因论）。特异病因学说的提出是医学史上的一大进步，在许多社区传染病病因学研究中发挥了很大作用。到了 20 世纪 50 年代以后，现代流行病学研究扩展到非传染性疾病，病因概念也就不仅仅局限于传染病的病原体。此时，人们发现单一病因并不足以引起社区疾病，特异病因学说已无法解释包括传染病在内的绝大多数社区疾病的发病机制。

20 世纪 80 年代，美国约翰·霍普金斯大学的流行病学教授 Lilienfeld 指出：那些使人群发病概率升高的因素就可以认为是病因；其中某个或多个因素不存在时，疾病在人群中的发生频率就会下降。也就是说，在某社区人群中，当其他因素不发生改变时，某一（或某些）因素增加或减少，使某疾病的发生也随之增加或减少，则该因素可以认为是该疾病的病因。这个从流行病学角度、从公共卫生与预防医学的实际需要出发所提出的病因概念，有助于冲破传统的疾病特异病因学说的束缚去探索社区疾病的病因，有助于更加有效地预防和控制社区疾病。

流行病学中的病因同时包含危险因素（risk factor），即那些使疾病发生概率增加的因素，但目前尚无充分证据说明其具有明确的致病效应，只是发现具有以下特征：当其存在时，社区疾病的发生率就增高；当其消除后，社区疾病的发生率就下降，这些因素都称之为危险因素。一种危险因素（如吸烟）可能与多种社区疾病相关联，而一种社区疾病（如癌症）又可能与许多危险因素相关联。

在社区疾病的预防与控制中，流行病学的病因是一个具有实际应用价值的概念。例如，在 19 世纪伦敦霍乱大流行时，John Snow 并不知道真正的病因是霍乱弧菌，但他通过对伦敦宽街霍乱流行及不同供水区居民霍乱死亡率的流行病学调查，提出了具有公共卫生意义的“饮用水污染”是当时伦敦霍乱流行的病因，同时提出了“控制水源”的干预措施并成功地控制了疫情的进一步发展。

二、病因模型

为了解决病因作用于宿主并引起疾病或伤害这一病因学研究中的重要问题，就需要用一些简捷的概念关系图来表达疾病发生过程中的因果关系，以提供病因研究的思维框架和分析路径，这就是病因模型（causal model）。目前具有代表性的病因模型有流行病学三角、轮状模型和病因网络 3 种。流行病学三角和轮状模型又称生态学模型。

（一）流行病学三角

流行病学三角（epidemiologic triangle）从因素间平衡与整体性观点出发，主要描述在疾病或伤害发生过程中起重要作用的三大因素，即宿主（host）、动因（agent）和环境（environment）之间的相互关系。这三者在等边三角形中分别占据一个角（图 5-2-1）。“动因”表示某种疾病或伤害的启动因子（即病因），既可以是生物因子（如细菌、病毒、真菌或原虫等），也可以是化学因子（如苯、汞、砷或石棉等）或物理因子（如声、光、电或各种射线等）。某种疾病或伤害的发生可以是这些因子的出现或缺失；也可以是这些因子的增加或减少，但大多是这些因子综合作用的结果。生物媒介不属于动因范畴。

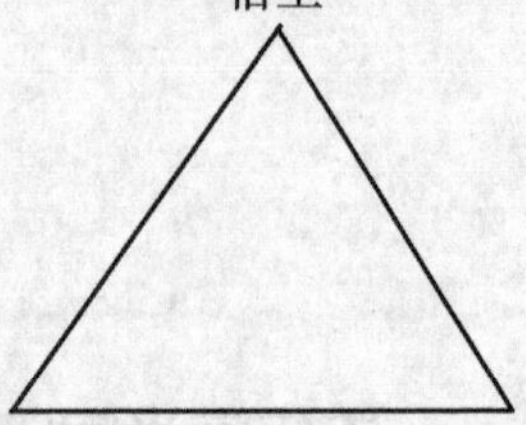

图 5-2-1　流行病学三角

“环境”是指围绕社区人群的空间及其中可直接或间接影响社区人群生存、生长和繁衍的各种因素的总和。分为自然环境、人为环境和社会环境。

“宿主”是指在一定条件下接受动因的机体，是疾病或伤害的受体或牺牲品。在动因和环境因素的共同作用下，宿主是否出现疾病或伤害还要取决于宿主易感性，而宿主易感性又与许多个体特征有关，如年龄、性别、种族、遗传、性格、职业、经济状况、受教育程度和免疫能力等。有时，个体遗传或基因特征就是某些疾病（如血友病和镰形红细胞性贫血等）的动因。

疾病或伤害是宿主、动因和环境这三大因素相互作用的结果，三者缺一不可。在正常情况下，三者之间相互制约、保持动态平衡状态，不发生疾病或伤害；然而，当其中一个因素发生变化，且变化的强度超出了另外两个因素对它的制约时，平衡状态被打破，疾病或伤害就随之发生。流行病学三角表示，如果打断这三者相互作用的任一纽带，就会阻止疾病或伤害的发生，从而达到预防和控制疾病的目的。这就是在全球范围内消灭天花所采取的措施之一。人与人之间直接接触是天花的主要传播途径，因此，围绕在天花患者周围的人群成为动因（天花病毒）与新宿主之间的纽带。当时提出一种方法——控制病例和免疫周围人群，即隔离每一个病例，同时免疫病例周围 4.8km 半径范围内的所有人群。这种方法最后被认定为是一种控制天花传播的低成本并行之有效的手段。

疾病病因的流行病学三角对疾病或伤害的病因解释明显优于早期的单病因学说，但其缺点在于：将动因从环境因素中独立以强调其重要性，这对于传染病来说相对容易，因为传染病的动因（病原体）容易明确；但对非传染性疾病来说则很难确定其发病时的启动因子（即必要病因）。

（二）轮状模型

轮状模型（wheel model）由两个相互套叠的环和一个轴心组成，类似车轮结构，所以又称为车轮模型（图 5-2-2）。在此，外环代表环境，同样包含社会环境、自然人为环境（理化环境）和生物环境三大类；内环代表宿主，轴心代表宿主的遗传基因（遗传核）。轮状模型表示：第一，宿主处于环境之中，来自环境的任何变化都会对宿主产生影响；第二，针对不同疾病，模型中各部分的相对大小随病因的种类和作用强度的不同而有所变化。例如，对于血友病或胰岛素依赖型糖尿病的轮状模型，其遗传核所占比例相对较大些；而对于麻疹或结核病的轮状模型，其宿主（免疫功能）和生物环境（生物病原及传播途径）部分所占比例相对较大些。

与流行病学三角相比，疾病病因的轮状模型能够更灵活地反映在疾病发生过程中，环境与宿主之间的相互关系，更符合疾病发生发展的实际。

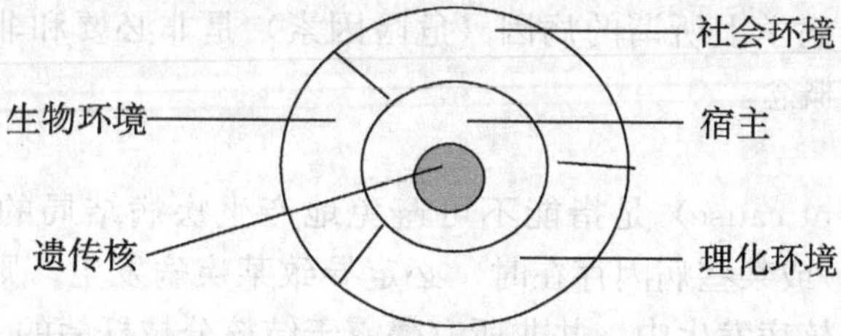

图 5－2－2　轮状模型

（三）病因网络（web of causation）

随着病因学研究的发展，越来越多的病因或危险因素被人们所认识。这些病因与病因之间，病因与疾病之间所形成的错综复杂关系已难以用前述的病因模型来描述。鉴于此，流行病学家 MacMahon 和 Trichopoulos 提出关于病因作用的网络模型，即引起疾病的病因或危险因素按时间顺序串联起来构成病因链，多条病因链交错连接就构成一张病因网。例如在心血管疾病的产生过程中，生活或工作压力、饮食习惯、体内激素水平、吸烟、肥胖、遗传等因素构成了多条病因链，而这些病因链的交互作用就构成了心血管疾病的病因网（图 5－2－3）。这张病因网不仅直观地体现了生活或工作压力、饮食习惯与遗传等多种因素与三种主要心血管疾病（冠心病、脑血管疾病和高血压）之间的关系；而且指明了高血压是发生心血管疾病的一个关键环节（危险因素）。因此，在病因链中位于高血压之前的各因素是心血管疾病一级预防的切入点。

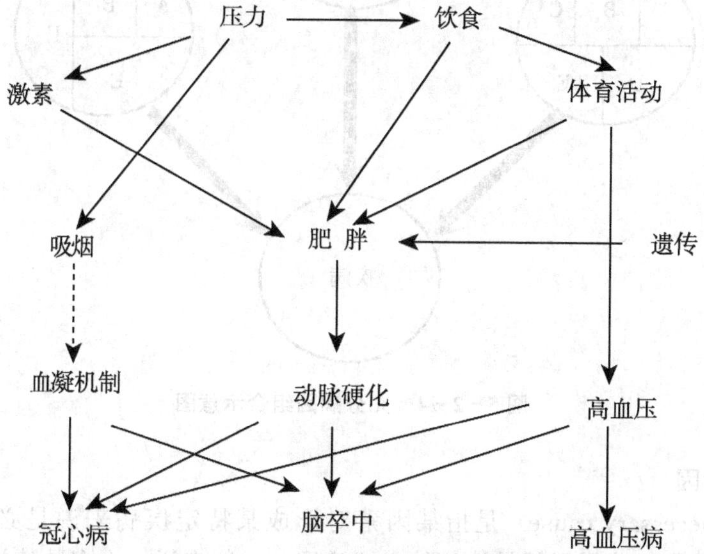

图 5－2－3　心脑血管疾病的病因网络

病因网络模型的优点是能够清晰具体地阐明疾病发生过程中复杂的因果关系，系统性强，有利于深入探索和研究疾病病因，为疾病尤其是慢性病的预防和控制提供了充分依据。

三、充分病因与必要病因

现代流行病学的病因观认为疾病的发生是多因素综合作用的结果。流行病学家 Rothman 认为，大多数流行病学上所谓的病因（危险因素）是非必要和非充分的。由此提出了充分病因和必要病因的概念。

（一）充分病因

充分病因（sufficient cause）是指能不可避免地产生疾病结局的一系列最少病因（组合）。也就是说，当某一或某些病因存在时，必定导致某疾病发生，则此病因即为某疾病的充分病因。例如，在结核病发生中，并非所有暴露于结核分枝杆菌的人都会患结核病，其他诸如免疫状况、营养不良、过度疲劳、精神紧张、遗传背景等因素都对该病的发生与否产生影响，因此，结核病的充分病因应是结核分枝杆菌加上以上诸因素的综合（病因组合）。因此，对于绝大多数疾病来说，充分病因由一组与之相关的多因素构成的。此外，每一种疾病可能存在多种充分病因组合，各自独立起作用。例如，某种疾病可能存在以下三种充分病因组合，第一种可由 A、B、C、D、E 五种因素组成；第二种由 A、D、F、G 四种因素组成；而第三种则由 A、B、E 和 H 组成（图 5-2-4）。这三种充分病因可以在不同时期或不同条件下引起该病。高脂血症是高血压的一个病因，但有些高血压患者的血脂并不高，提示这部分高血压患者的充分病因中可能不包括高血脂在内。

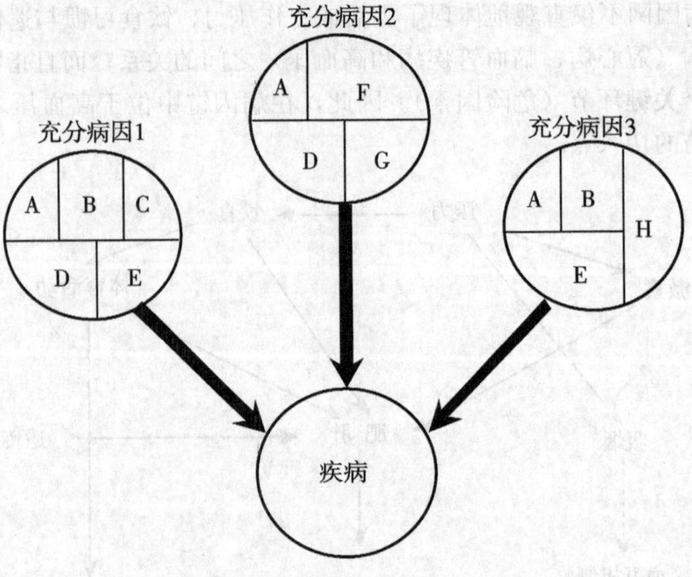

图 5-2-4　充分病因组合示意图

（二）必要病因

必要病因（necessary cause）是指某因素对形成某特定疾病来说是必需的，缺少此因素，该病就不会发生，此因素就是该病的必要病因。一般来说，大多数传染病、地方病和职业病都有一个比较明确的必要病因。例如，结核分枝杆菌是结核病的必要病因。但是，大多数非传染性疾病是多因性的，也许并不存在必要病因，也许其必要病因还未被发现。

（三）组成病因

构成某病充分病因的任何一个成分都称为该病的组分病因。组成病因可以是必要病因，也可以是非必要病因；一个组成病因既可以出现在一个充分病因中，也可出现在其他多个充分病因中。如图 5-2-4 所示，“A”为构成充分病因 1 中的一个成分，为该病的组成病因，但它也出现在充分病因 2 和 3 中，并发挥一定作用。

例如，遗传易感性是包括传染性疾病、肿瘤和心脑血管疾病等在内的许多疾病充分病因中的一个组成病因，在这些疾病的发生过程中起一定作用。

充分病因与必要病因概念在疾病预防与控制方面有着较高的实用价值。例如，在吸烟与肺癌的病因学研究中，发现吸烟并非肺癌的必要病因，但在同一人群中，在其他因素固定不变的情况下，随吸烟率、吸烟量和吸烟年限的增加，该人群肺癌的发生率也相应增加。因此，认为吸烟的确是肺癌的一个组分病因。虽然目前对肺癌发生的必要病因和充分病因的认识仍不清晰，但以戒烟为主的肺癌综合防制措施已取得一定成效。

四、因果联系方式

（一）单因模式

1. 单因单果　一种病因引起一种疾病。这是早期基于传染病流行病学研究的病因观，也是特异病因学说的产生依据。随着病因研究的发展，现在人们已认识到单一病因与单一结果的概念存在较大的片面性。病原体的暴露不一定造成感染；而感染并不一定只发生一种疾病，只产生一种结果。如乙型肝炎病毒感染后，除了可能会发生乙型肝炎外，还可能以病毒携带者的形式出现而不发生乙型肝炎。

2. 单因多果　一种病因引起多种疾病。从某病因的多效应性方面来看，这个观点似乎是正确的。例如，吸烟可引起肺癌、慢性支气管炎以及缺血性心脏病等多种疾病。但是这个观点是片面的，因为这些疾病并非仅由一种病因（吸烟）引起。

（二）多因模式

1. 多因单果　多种病因引起一种疾病。从疾病的多因性来看，这个观点也似乎是正确的。例如，高血压、高脂血症、肥胖、吸烟和家族史等都与缺血性心脏病的发生有关。同样，这个观点也是片面的，因为这些病因并非仅与一种疾病的发生有关。因此，多因单果与单因多果的观点都只反映了事物的一个方面。

2. 多因多果　多种病因引起多种疾病。例如，高脂膳食、缺少运动、吸烟、饮酒和家族史等是引起脑卒中、心肌梗死、大肠癌、乳腺癌等疾病的病因。实际上，多因多果已涵盖了单因多果和多因单果的内容，可以全面反映事物之间联系的实际状况。因此，现代病因论认为疾病与病因之间因果联系的正确方式应该是多因多果，

（三）直接病因与间接病因

现代病因观还认为，引起疾病的众多因素有时可以连续顺序地依次引起疾病，疾病与病因之间可以是直接的因果联系，也可以是间接的因果联系。在“X1→X2→疾病 Y”这条因果关系链中，X1 导致了 X2，X1 是 X2 的病因，而 X2 又顺序地依次作用而导致了疾病 Y。在此，病因 X2 称为直接病因，与疾病 Y 之间存在着直接的因果关系；病因 X1 称为间接病因，它与疾病 Y 之间由于间隔着一个（或者多个）X2，存在间接的因果关系。由此可见，疾病与病因的因果联系可以是直接的因果联系（直接病因）；也可以是某种间接的因果联系

(间接病因)。例如，在结核病的病因链中，结核分枝杆菌、机体免疫力下降、营养不良、居住条件差以及疲劳等都与结核病的发生存在一定的因果联系，但其中有些是直接病因，有些则是间接病因。

(四) 病因的作用形式

病因与病因之间的相互作用可以归纳为协同作用、分别作用和依次作用。

1. 协同作用　病因之间的相互作用的强度远大于这些病因之间的简单相加。例如，吸烟、接触石棉粉尘都是肺癌的病因。但是，当某人群在同一时期内同时出现吸烟和石棉粉尘暴露时，他们发生肺癌的几率将不仅超过以上单一因素暴露，而且远高于这两种病因单独作用之和。

2. 分别作用　几种因素必须同时具备时才发生疾病。例如，破伤风的发生必须同时具备细菌（破伤风芽胞梭菌)、创伤和伤口微厌氧环境。

3. 依次作用　通过一系列的因果关系，最终引起某种疾病的发生。例如，在“乙型肝炎病毒感染—乙型肝炎—肝硬化—肝癌”因果链中，乙型肝炎既是肝硬化和肝癌的病因，又是乙肝病毒感染的结果，正是由于这些疾病与病因之间的相互作用，最终导致肝癌。

第二节　病因研究过程及方法

一、建立病因假说

通过描述性研究的方法，如临床观察、疾病监测资料、现况研究和生态学研究等，可以获得某种疾病或伤害在人群中的分布特征；根据这些分布特征可能发现某一或某些因素与疾病之间存在某种相关现象；结合现代医学知识进行必要的推理，可以建立病因假设。临床观察、个案报告和系列病例报告等都属于描述性研究的范畴。

(一) 临床观察发现特殊病例

任何一种原因不明疾病，一般都是由临床医生首先发现。因此，对于临床医生来说，可以通过日常诊疗工作的观察、个案或系列病例报告发现疾病的可疑现象或特殊病例，分析可能原因，提出病因假设。

早在 1960 年，儿科医生 Kosenow 和 Pfeiffer 在卡塞尔一次联邦德国小儿科会议上首先报道 2 例新生儿海豹肢畸形病例，但没有引起注意。1961 年，联邦德国又陆续报道了多例此类畸形儿，英国也相继发表了这类畸形儿的病例系列报告。此外，有关调查发现从 1959 年开始至 1961 年间，一些西欧国家的新生儿短肢畸形数目显著增加。由此引起了医学界的高度重视。临床医生通过临床观察，结合相关实验室检查和特殊检查，经过综合分析，提出了病因假设：①致病因子可能是外源性的，发生在第 3～6 周孕期；②排除风疹病毒感染、孕期 X 线和清洁剂暴露与此类畸形病例之间的关联，排除遗传因素的影响。

临床观察由于缺乏对照，所获结论极易受到其他因素的干扰，只能发现病例，提出病因假设，无法进行病因论证。

(二) 现况研究明确某因素与疾病之间的关系

通过现况研究，观察和分析疾病与可疑病因或相关事件在不同时间、空间和人群分布的特点，全面了解疾病与可疑病因之间的关系，在此基础上进一步明确病因假设。此外，长期的疾病监测和生态学研究也可以提出病因假设。

1961年11月，Len W已怀疑新生儿短肢畸形与母亲妊娠期服用“反应停”有关。Len W发现20%短肢畸形儿的母亲在孕期服用过“反应停”。当调查范围进一步扩大时，服药比例上升为50%。研究者还发现“反应停”销量与短肢畸形的发生不仅在时间分布上十分一致，而且与胎儿发育周期也十分吻合；此外，销量高的地区，畸形病例数也增高。如联邦德国从1959年开始在市场销售“反应停”，1960年销售量迅速上升，到1960年底和1961年初这种短肢畸形病例亦随之上升，两条曲线相隔三个季度。据此，研究者提出孕期服用“反应停”是产生海豹肢畸形病因的病因假设。

（三）提出病因假设的逻辑学推理方法

在建立病因假设过程中，可以借用19世纪著名哲学家Mill的逻辑推理方式（Mill准则）。Mill准则是帮助人们探求现象之间因果关系并概括出一般性结论的基本准则，是流行病学在病因学研究中必须遵循的基本设计原则。Mill准则共有五个原则，仅适用于能控制干扰条件的实验研究以及假定原因为确定的必要条件或充分条件。如果病因假设清单中未包含所研究疾病的真正病因，Mill准则是不会有任何帮助的。

1. 求同法（method of agreement） 找出相同事件（如患有相同疾病）之间的共同点，如果存在共同因素，推测该因素可能是这种疾病的原因。例如，英国医师John Snow在研究伦敦霍乱流行的病因时，发现霍乱病人都饮用了来自相同水源的水井水，提出水源污染可能是伦敦霍乱流行病因的假设。

2. 求异法（method of difference） 根据疾病发生的因果关系，在患者与非患者之间、高发人群与一般人群之间、高发地区与非高发地区之间必然存在某种（或某些）因素分布的差别。找出它们之间的差别，就有可能找到疾病的危险因素或可疑病因。例如，发生与不发生地方性甲状腺肿的地区，其饮食习惯、饮水状况、气候条件以及风俗习惯等都无明显差别，唯一不同的是发生地方性甲状腺肿的地区土壤及水源中的含碘量偏低，因此认为飲水、食物中缺碘可能是地方性甲状腺肿的病因。

3. 共变法（method of concomitant variation） 从某病在不同时间、地区或人群中发病率的变化中，找出哪些因素也随之发生变化。如果该病发病率的变化与这些因素的变动在人群、时间和地区分布上具有一致性，如暴露水平低的人群（地区或时间），该病的发病率低，暴露水平高的人群（地区、时间）发病率水平也高，就可以形成病因假设。例如：美国人均烟草消耗量越高的州，其冠心病的死亡率也越高；反之则死亡率低，从而提出吸烟是冠心病的一个危险因素的病因假设。

4. 类推测（method of analogy） 如果某种病因不明疾病的分布特征与另一种已知病因的疾病分布特征一致，可以去考察它们之间是否存在某种共性，通过观察比较，就可以提出病因假设。例如，非洲儿童Burkitt淋巴瘤的地区分布与黄热病十分一致，由此考虑它们之间可以存在某种共同的危险因素。由于黄热病是由埃及伊蚊传播所致，因此埃及伊蚊可能也是非洲儿童Burkitt淋巴瘤的传播媒介，其所携带的某种病毒可能是该病的病因。

5. 排除法（method of exclusion） 在病因研究中，可能获得很多病因线索，此时运用排除法的逻辑推理法来缩小病因研究范围，可以提高研究的效率；而且，在几个可能的因素中，采用一一加以排除的方法，可以初步判断最有可能致病的因素。

二、检验病因的假说

在描述性研究产生病因假设的基础上，下一步的工作就是应用分析性研究方法来检验病因假设，常用的方法有病例对照研究和队列研究。

在提出病因假设后，如果用病例对照研究来检验病因假说，可以通过严格的诊断标准选择病例和对照，组成病例组和对照组来探讨可疑病因与疾病之间的因果关系。例如，在“反应停”事件，Weicker H 等选择海豹肢畸形患儿的母亲 200 人，健康婴儿的母亲 300 人进行病例对照研究，分析与新生儿畸形发生相关的因素，在排除了 X 线、避孕药、堕胎药、去污剂等因素后，发现只有服用“反应停”与海豹肢畸形之间存在明显的相关性（表 5-2-1）。此外，他们还发现在孕期头两个月服药者有 30%～50%的新生儿发生畸形。

表 5-2-1　母亲孕期服用“反应停”与新生儿海豹肢畸形关系的病因对照研究

服用反应停	病例组	对照组	合计
有	12	2	14
无	188	298	486
合计	200	300	500

$\chi^2=12.54$，$\nu=1$，$P<0.01$，$OR=9.5$

（引自：Morabia A. History of Epidemiologic Methods and Concepts，2004）

如果用队列研究，则按照统一标准，选择一组接触过某种因素的群体，另一组则为未接触此因素的群体。通过随访观察这两组人群某疾病发生率的差别，从而评价这种因素与疾病之间的因果关系。在“反应停”事件，McBridge WG 采用队列研究方法，选择 24 名在妊娠 8 周内服用“反应停”的孕妇为一个队列，21485 名未服药孕妇为另一队列，通过随访观察这两个队列新生儿海豹肢畸形的发生情况（表 5-2-2）。经分析，服药队列畸形发生率为 42%，未服药队列畸形发生率为 0.24%，相对危险度（*RR*）为 175.95，归因危险度（*AR*）为 41.76%。以上结果已充分表明孕妇服用“反应停”是引起新生儿海豹肢畸形的一个危险因素。

表 5-2-2　母亲孕期服用“反应停”与新生儿海豹肢畸形关系的队列研究

服反应停	海豹肢畸形儿		合计
	有	无	
有	10	14	21（42%）
无	51	21434	21485（0.24%）
合计	61	21448	21509（0.28%）

（引自：Morabia A. History of Epidemiologic Methods and Concepts，2004）

三、验证病因的假说

无论是通过流行病学方法，还是通过基础医学或临床医学方法产生的病因假设，最终都需要回到人群中去，用实验性研究的方法进行验证。实验性研究是验证病因假设的理想方法。理论上，实验性研究要求将同质的总体人群随机分组，使所有已知与未知的与疾病有关的因素在实验组和对照组中达到平衡；然后，实验组给予研究因素，对照组不给或给予不影响研究结果的其他因素；通过观察两组疾病发生频率或其他指标的变化，判断实验措施的效果。通过设计完善的实验性研究验证的因素与疾病之间的关联可以认为是因果联系。但是，实验性研究由于受到种种条件限制，可能涉及医德和伦理等问题，常常难以实施。

在实际工作中，可以采用去除可疑病因的方法来克服上述实验性研究的局限性。例如，观察戒烟对肺癌发病率的影响，其结果对病因假设具有验证作用；又如，1961 年 12 月“反应停”从联邦德国市场撤销，1962 年下半年以后出生的儿童就极少发生海豹肢畸形。这些可以作为干扰性研究的例子。

此外，通过实验动物以及发病机制的实验研究，不仅能够进一步验证病因假设，而且还可以加深对致病机制的理解，甚至还可能引出新的理论或防治方法。“反应停”灾难发生后，一些学者进行了实验动物研究，实验结果表明“反应停”有明显的致畸作用，而且显示有明显的种属特异性。Bignami G 报道大鼠在怀孕第 12 天时对“反应停”敏感，Leck I 报道猴子试验能诱发与人类相似的畸形综合征。

第三节　病因的推断

病因推断是研究者根据流行病学研究资料，对某因素与某疾病之间的因果关系做出正确判断的论证过程。

一、排除虚假联系和间接联系

在应用因果联系的判断标准进行病因推断之前，必须首先明确以下两点：①确定两事件之间是否存在统计学联系，如果两事件为因果联系，则两者之间必然存在统计学上的联系；②判断两事件之间统计学联系的性质，排除由虚假联系或间接联系造成的统计学联系。

（一）虚假联系

虚假联系是指原本不存在联系的两事件之间，由于研究过程中的某些错误或机遇，使两者之间出现了统计学联系。在流行病学研究中，虚假联系主要来自各种偏倚（如选择偏倚、信息偏倚等）或某种机遇。例如，在冠心病与喝咖啡关系的病例对照研究中，在选择病例和对照时出现偏倚，如选择来自经济条件较好的城市人群构成病例组，而选择来自山区人群构成对照组，由此得出的喝咖啡与冠心病之间的联系则很可能是一种虚假联系。

（二）间接联系

间接联系是指原本不存在联系的两事件之间，由于第三种因素的存在而表现出统计学联系。即 A 事件与 B 事件和 C 事件均存在联系，而 B 事件与 C 事件之间不存在联系；但是，B 事件与 C 事件之间也可能由于 A 事件的存在而表现统计学联系，这种联系是客观存在的，但不是直接的。在此，A 事件被称为“混杂因素”。例如，吸烟不仅可引起肺癌，也可引起冠心病，从而出现肺癌与冠心病之间也存在统计学联系的现象，但这种联系是间接的，必须加以识别。

二、因果联系的判断标准

（一）关联的时间顺序（time sequence of association）

关联的时间顺序表示：有因才有果，而且“因”必须先于“果”，这在病因判断中十分重要。如果怀疑病因 X 可引起疾病 Y，则 X 必须发生于 Y 之前。例如在生态学研究中，伦敦烟雾事件后，呼吸道和心血管疾病的死亡率上升；欧洲“反应停”大量上市后，随之发生了新生儿海豹肢畸形，而且在时间上正好相隔一个孕期，这些都提示了时间顺序上的先后关系。对于慢性病，还要注意可疑病因 X 与疾病 Y 之间的时间间隔。例如，石棉暴露到发生肺癌一般至少需要 15～20 年时间，如果石棉暴露 3 年后发生了肺癌，显然不能归因于石棉暴露。

在因果时序确定上，流行病学实验研究和队列研究最具有说服力；病例对照研究和生态学研究其次。而现况研究一般不能说明因果的时序关系。

（二）关联的强度（strength of association）

一般来说，关联的强度越大，这种关联成为因果关联的可能性就越大。根据研究方法的不同，关联强度的测定指标有比值比（OR）、相对危险度（RR）等。例如：在吸烟与肺癌的研究中，发现吸烟者发生肺癌的 RR 值是非吸烟者的 4～16 倍；吸烟者发生肾癌的 RR 值是非吸烟者的 1.1～1.6 倍。据此，可以认为前者因果关联的可能性比后者大得多。

（三）关联的剂量-反应关系（dose-response relationship）

关联的剂量-反应关系主要针对等级资料或连续性变量资料。如果该因素数量上的变化可以引起疾病发生频率的相应变化，则该因素与疾病之间存在因果关联的可能性较大。在吸烟与肺癌研究中，有确切资料表明，平均每日吸烟支数越多者，死于肺癌的概率也越大；曾经吸烟的人群，戒烟年数越长，死于肺癌的概率越小。

（四）关联的可重复性（replication of association）

关联的可重复性是指关联可以在不同时间、不同地区和不同人群中观察到。在吸烟与肺癌关系研究中，至 1964 年为止，在不同时间、地点和人群中所进行的 29 次病例对照研究中有 28 次都得到吸烟与肺癌相关的结果，此外，在数次的队列研究中也证实了吸烟与肺癌之间的关联。

（五）关联的合理性（plausibility of association）

关联的合理性包括以下两方面：

1. 对关联的解释与现有理论知识不矛盾，符合疾病自然史和生物学特征。例如，如食物中毒发生后，应能从食物、厨具、餐具、炊事员或患者排泄物中检出病原体，而非患者以及无关物体的检测结果一般为阴性。

2. 研究者或评价者从自身的知识背景出发，支持因果假设。例如，在吸烟与肺癌的因果关联中，可以设想某些化学物质随烟雾吸入及沉积在呼吸道的组织和细胞表面，由此引起肺组织癌变并非没有道理。当然，这种合理性的判断受到科技发展水平，以及评价者知识背景和能力的限制。因此，当这种合理性不存在时，也不能随意排除因果关联。

（六）关联的特异性（specificity of association）

关联的特异性是指某种疾病必然与某特定因素相联系。如果某种因素只与某种疾病有关系，根据该因素即可测知该疾病的存在或发生频率，则该因素与该疾病之间存在特异性。例如，风疹病毒与先天性风疹综合征之间就具有特异性，孕妇在妊娠头 4 个月感染风疹病毒后，病毒可通过胎盘传给胎儿造成胎儿先天感染，呈现出白内障等眼部损伤、心血管系统改变、耳聋、智力低下、小头畸形等先天性畸形，其中耳聋、白内障及心血管损伤，称为先天性风疹综合征的三联症。

然而，从现代病因观来看，正如仅有结核分枝杆菌存在并不足以引起结核病一样，虽然传染病与病原体的关系存在某种特异性，但并非只是唯一病因。在慢性病中，由于存在一因多果、一果多因以及多因多果等复杂关系，更难以满足这一标准。因此，在多病因论已经确立的今天，关联的特异性是否应保留在因果判断标准中，还有待于进一步探讨。

（七）终止效应（cessation effects）

终止效应表示当可疑病因减少或去除后，疾病发生率随之下降，则因果关联存在的可能性很大。终止效应的证据，具有明确的时间顺序，而且较少受到其他因素干扰，因此，其论证因果关系的强度最高；但是，由于伦理学或可行性问题，难以获得相关资料。例如，乙型肝炎病毒感染率下降（如预防接种后），肝癌死亡率也随之下降，可以认为乙型肝炎与肝癌之间存在因果关联。

综上所述，因果关系判断是一种十分复杂的过程，以上 7 条标准中，“关联的时间顺序”是必须满足的必要条件，其他标准则满足得越多越好，满足的条件越多，因果关联的可能性越大，误判几率就越小。满足较少也不能否定其为因果联系，因此，除时间顺序外，还应当给予“关联的合理性”、“关联的一致性”和“关联的剂量-反应关系”以较大的权重。

【思考题】

1. 试述流行病学病因概念、病因网络以及充分病因与必要病因概念及对疾病预防和控制所起的作用。
2. 简述因果推断的标准。
3. 试述 Mill 准则及在建立病因假设中的应用。
4. 为何说某因素与疾病之间存在统计学联系未必就是因果联系？

（郑　铃）

第三章　社区流行病学的研究方法

社区流行病学的首要任务是探讨疾病或健康状况在社区人群中的分布及决定其分布的原因，从而为制定疾病预防和健康促进的策略和措施提供依据。为完成这一任务，流行病学形成了独特的方法学体系。这些方法可分为三大类：观察法、实验法及数理法。

1. 观察法仅“旁观”研究对象，不加以任何干预措施。由于社区流行病学研究在人群中进行，所以研究者实际上不能或不能全部掌握或控制所研究对象发生的条件，因此，观察法成为重要的研究方法。观察法可分为描述性研究和分析性研究，前者仅对疾病的“三间”分布或可疑病因的分布进行描述，以提示防治的重点或提供病因线索；分析性研究则对所假设的病因或流行因素进一步在选择的人群中探讨疾病发生的规律，验证所提出的假说，有两种主要方法：①从疾病（结果）开始去探找原因（病因）的方法叫病例对照研究，从时间上是回顾性的，所以又叫回顾性研究；②从有无可疑原因（病因）开始去观察是否发生结果（疾病）的研究方法叫队列（或群组、定群）研究，从时间上是前瞻性的，所以又叫前瞻性研究。

2. 社区流行病学中所用的实验法也叫作实验流行病学，和一般医学基础学科的实验不同，要对人群施加干预措施。根据研究对象不同，又可分为：临床试验和人群现场试验，前者是对某种治疗方法或药物在临床病人中进行对比实验，而后者往往是在社区人群中针对某（些）病因进行干预实验，故又称干预研究。

3. 数理流行病学研究又称为理论流行病学研究，是将流行病学调查所得到的数据，建立有关的数学模型或用电子计算机仿真，以对将来的发病趋势进行预测；或者建立新的流行病学方法和对现有流行病学方法进行补充和完善。

第一节　描述性研究

描述性研究主要有三类：个例调查或病例报告、相关性研究及横断面调查。

一、个例调查和病例报告

个例调查又称个案调查或病家调查，是指对个别发生的病例、病例的家庭及周围环境进行的流行病学调查。病例一般为传染病患者，但也可以是非传染病患者或病因未明的病例等。病例报告则是临床上详细地介绍某种罕见病的单个病例或少数病例。借此，新出现的或不常见的疾病或疾病不常见的表现，能引起医学界的注意，从而可能形成某种新的假设。它是临床医学和流行病学的一个重要的连接点。

（一）个例调查

个例调查的目的是弄清患者发病的“来龙去脉”，核实诊断，掌握当地疫情，从而采取紧急措施，防止或减少类似病例发生，并进行护理指导和为疾病监测提供资料。如为单个传染病病例时，实际即对疫源地的调查。

调查内容除一般的人口学数据外，还包括核实诊断，确定发病时间、地点、方式，追查传染源、传播因素或发病因素，确定疫源地的范围和接触者，从而指导医疗护理，隔离消毒、检疫接触者和采取宣传教育等措施。

个例调查一般无对照，最终确定病因尚需辅以其他研究方法。个例调查往往还是暴发调查的一个组成部分，是流行病学工作者和防疫工作者的基本工作之一。

（二）病例报告

病例报告往往是识别一种新的疾病或暴露联系的第一线索。例如孕妇服用反应停（thalidomide）引起新生儿先天畸形，口服避孕药增加静脉血栓栓塞的危险等。对于病例报告的累积、监测常提示一种新的疾病或流行的出现。

艾滋病的发现过程，可说明病例报告的作用。1980 年 10 月和 1981 年 5 月间，在美国洛杉矶既往健康的年轻男性同性恋者中发现了 5 例卡氏囊虫肺炎。这种肺炎以往只在免疫系统受抑制的老年癌症患者中发生，通常是化疗的结果。这些病例报告引起了美国疾病预防控制中心的重视，提出了假设并开始了一项监测项目。该项目很快证实了同性恋者是这种综合征的高危人群。以后的病例报告又提示艾滋病还可在经静脉使用毒品者中及接受输血和血液制品者中经血传播。随后，应用其他基础研究方法，证实了人类免疫缺陷病毒（HIV）是艾滋病的元凶。

二、相关性研究

（一）概念

相关性研究又称生态学研究，是以人群组为基本单位收集和分析资料，从而进行暴露与疾病关系的研究，即用代表人群组的特征来描述某些因素与疾病的关系。它描述某疾病或健康状态在各人群中所占的百分数或比数，以及有各项特征者在各人群中所占的百分数或比数，从这两类群体数据分析某疾病或健康状态与某些特征分布的关系，从而提供病因线索。

（二）研究类型

1. 生态比较研究　比较在不同人群中疾病的发病率或死亡率的差别，并与这些人群中某些因素的出现频率相联系，从而提供病因线索。例如大肠癌在发达国家比发展中国家更常见，而发达国家动物食品的消耗比例较发展中国家高，从而使研究者考虑到动物食品与大肠癌发病的关系。

2. 生态趋势研究　通过观察人群中某（些）因素暴露水平的改变与某（些）疾病的发病率或死亡率变化趋势的关系，以提供病因线索。WHO 组织的 MONICA 心血管病监测项目发现心血管疾病的发生率和死亡率的变化与吸烟率、血压的平均水平、血清胆固醇水平等的变化有显著的相关关系，进一步说明了吸烟、高血压和高胆固醇血症等为心血管病的危险因素。

（三）优点与局限性

生态学研究对于调查某些因素与疾病或健康状态之间的关系时，能够快速、经济地完成，并且常可利用现有的资料，如人口学和各种产品的数据资料，疾病发生和死亡的资料，卫生资源利用情况的资料以及监测规划和疾病登记的资料等。但是，生态学研究只是粗线条的描述性研究。生态学上某疾病与某因素分布的一致性，可能是该疾病与某因素间真正的联系，但也可能毫无联系。

生态学研究往往缺乏暴露与疾病联合分布的资料，即研究者只知道每个研究人群内的暴露数和非暴露数、患病数和非患病数，但不知道在暴露者中有多少发生了疾病或非暴露者中有多少发生了疾病，不能在特定的个体中将暴露与疾病联系起来。生态学研究也缺乏控制可能的混杂因素的能力，有研究表明，平均每人每天摄入猪肉量与乳腺癌死亡率之间有很强的正相关，提示猪肉摄入和乳腺癌死亡之间可能有联系，但增加猪肉消耗可能只是与乳腺癌危险增加有关的其他因素的一个标记，如增加了脂肪摄入，减少了蔬菜摄入或猪肉摄入多的人有较高的社会经济地位等。另外，相关资料中的暴露水平只是近似值或平均水平，而不是个体实验的值。因此，有时相关并不能精确地解释暴露的改变量与所致疾病发病率或死亡率的改变量的关系。例如，有研究得到酒精消耗与冠心病（CHD）死亡之间呈明显的负相关，后来分析性研究表明，酒精消耗与CHD死亡之间不是一个简单的负的联系，而是一个"J"形曲线，即重度饮酒者CHD死亡危险最大，中等量饮酒者致死性CHD的危险比重度饮酒者和不饮酒者均低。

生态学联系与事实不相符时称为"生态学谬误"或"生态偏倚"。

三、现况调查

现况调查又称现患调查或横断面调查（cross-sectional study），是在一个确定的人群中，在某一时点或短时期内，对其健康状况或暴露因素所做的调查。现况调查是某特定时点该人群健康经历的一个"快照"，提供某（些）疾病频率和暴露特征的信息。

（一）目的和用途

1. 查明当前某地区某种疾病的流行强度和该病的分布特点，以便估计该人群健康状况和卫生保健的需求，提示防治重点。

2. 可以提供某病的病因线索，供分析流行病学研究。

3. 利用普查、筛检等手段，可以早期发现病人，利于早期治疗。

4. 评价疾病的防治效果。

（二）研究设计要点

1. 明确调查目的　是考核预防、治疗措施的效果，还是探索病因或危险因素；描述疾病的分布为社区诊断提供基线资料，为卫生保健工作决策提供参考，还是确定高危人群，等等。

2. 掌握有关的背景资料　只有充分地掌握背景资料，了解该问题现有的知识水平，国内外进展情况，才能阐明该研究的科学性、创新性和可行性，才能估价其社会效益和经济效益。

3. 根据研究目的，确定研究人群　如只了解某地区人群的健康状况，可随机抽取部分人群调查；如要早期发现疾病，则进行筛检等。

4. 暴露（exposure）的测量　暴露即我们所研究的因素，研究对象所具有的特征等。暴露并不仅限于与研究对象有关的外界因素，同时也包括机体内部的因素如遗传因素、内分泌因素和精神因素等。暴露又称变量。暴露必须有明确的定义和测量尺度。应尽量采用定量或半定量尺度和客观指标。用调查表、记录、实验室检查、体检和其他手段来测量。注意收集暴露的起始时间和持续时间。

5. 疾病或其他健康状况的测量　在人群中进行现况调查时，应尽量采用简单、易行的技术和灵敏度高的方法，建立严格的诊断标准，利于不同地区的比较。调查表、体检或一些特殊检查常联合应用。如果可能，应记录疾病首发症状时间。

6. 拟定调查表　调查表又称问卷（questionaire），是流行病学调查的主要工具。调查表内容的繁简、提问和回答的方式应服从于调查的目的，并适应于整理和分析资料的要求。现在普遍采用的格式是把拟收集的数据项目用恰当的措词构成一系列的问题。

调查表的主要内容分为两类。一是一般性项目或叫识别项目，包括姓名、性别、年龄、出生年月、出生地、文化程度、民族、职业、工作单位、现住址等；另一部分即调查研究项目或叫研究变量。这是调查研究的实质部分。编写这部分内容时应注意以下几项原则：

（1）措词要准确、简练、通俗易懂、易于回答，尽可能不用专业术语，避免引起被调查者的误解或不同理解。

（2）与本次调查有关的项目一项也不能缺，而与本次调查无关的项目一项也不应有。

（3）问题按逻辑顺序和心理反应排列，先易后难，先一般后隐私。不能遗漏可能的答案。

（4）尽量获取客观和定量的指标。例如询问“你吸烟是经常、从不还是偶尔”，不如问“你每周吸多少支烟？100 支以上，50～99 支，10～49 支，或 10 支以下”。

调查表中提问的方式分“封闭式”和“开放式”两种。“封闭式”即在问题后列出若干互斥的备选答案，供被调查者选定其中的一个。答案的范围相当于测量的尺度。“开放式”指年龄、出生日期等一些不能明确限定答案尺度的问题。准备用计算机处理的调查表，常在每项数据后留出编码用方框以便于编码输入计算机。

7. 对调查员的要求　对调查员的最基本要求是实事求是的科学工作态度和高度的责任心。调查员要有一定的文化水平，但是并非医学水平越高的人越适于做调查工作。相反，有医学知识的人易于掺入自己的假设和看法，调查时易于诱导性地提问题而产生信息上的偏倚。从这个意义上讲，倒不如非医务人员调查更客观。对调查员应经过严格的培训和考核再决定取舍。

（三）现况调查的种类

1. 普查　现况调查若是为了早期诊断、治疗患者，在特定时间、特定范围内进行全面调查称为普查。普查不适用于发病率很低或无简易诊断手段的疾病。因是横断面调查，故一般只能获得阳性率或现患率而得不到发病率资料。同时，还应注意普查的成本和收益问题，如过去用拍胸部 X 线片来普查肺结核，成本高、收益少，现已不再使用。

2. 筛检　目的是为了早期发现可疑患者，以便能进一步确诊，达到早期治疗的目的，是普查过程中一个较早的组成部分。其方法及评价见其他章节。

3. 抽样调查　如果现况调查的目的是为了查明现患情况或当前某病的流行强度，则可用抽样办法进行调查。例如我们要研究某个地区某病现患率，该目标地区的总体人群即目标人群，按统计学原则从其中抽取部分人作为调查对象，即样本人群或研究人群，然后，根据样本人群的结果推断目标人群的现患率。抽样调查比普查费用少、速度快、覆盖面大、正确性高。

（1）抽样原则与方法　抽样调查要求抽样必须随机化，样本必须足够大。目前在流行病学调查中使用的抽样方法有以下几种：

1）单纯随机抽样（simple random sampling）：这种方法的基本原则是每个抽样单元被抽中选入样本的机会是相等的。简便、易行的方法是利用随机数字表。抽签、抓阄的方法严格地说不能达到完全随机化，但因其简单、实用，小范围的抽样仍可使用。简单随机抽样首先要有一份所有研究对象排列成序的编号名单，再用随机的方法选出进入样本的号码，已经入选的号码一般不能再次列入，直至达到预定的样本含量为止。其优点是简便易行，缺点是在抽样范围较大时，工作量太大难以采用，以及抽样比例较小而样本含量较小时，所得样本代表性较差。

2）系统抽样（systematic sampling）：此法是按照一定顺序，机械地每隔一定数量的单位抽取一个单位进入样本。每次抽样的起点必须是随机的，这样系统抽样才是一种随机抽样的方法。例如，拟选一个10%的样本（即抽样比为1/10），可先从1～10间随机选一个数，设为4，这就是选出的起点，再加上10，得14，14加10得24……这样，4，14，24，34，44，54等就是入选的数字，以后以此类推。系统抽样代表性较好，但必须事先对总体的结构有所了解才能恰当地应用，如不能有周期性变化。

3）分层抽样（stratified sampling）：这是从分布不均匀的研究人群中抽取有代表性样本的方法。先按照某些人口学特征或某些标志（如年龄、性别、住址、职业、教育程度、民族等）将研究人群分为若干组（统计学上称为层），然后从每层抽取一个随机样本。分层抽样又分为两类：一类叫按比例分配分层随机抽样，即各层内抽样比例相同；另一类叫最优分配分层随机抽样，即各层抽样比例不同，内部变异小的层抽样比例小，内部变异大的层抽样比例大，此时获得的样本均数或样本率的方差最小。分层抽样要求层内变异越小越好，层间变异越大越好，因而可以提高每层的精确度，而且便于层间进行比较。

4）整群抽样（cluster sampling）：抽样单位不是个体而是群体，如居民区、班级、连队、乡、村、县、工厂、学校等。然后用以上几种方法从相同类型的群体中随机抽样。抽到的样本包括若干个群体，对群体内所有个体均给予调查。群内个体数可以相等，也可以不等。这种方法的优点是易为群众所接受，抽样和调查均比较方便，还可节约人力、物力和时间，因而适于大规模调查。但整群抽样要求群间的变异越小越好，否则抽样误差较大，不能提供总体的可靠信息。

5）两级或多级抽样（two-stage or multi-stage sampling）：这是大型调查时常用的一种抽样方法。从总体中先抽取范围较大的单元，称为一级抽样单元（例如县、市），再从抽中的一级单元中抽取范围较小的二级单元（如区、街），这就是两级抽样。还可依次再抽取范围更小的单元，即为多级抽样。

（2）抽样调查的样本含量

1）均数抽样调查的样本含量公式

$$n = (u_\alpha \sigma / \delta)^2 \quad (5-3-1)$$

式中，n为样本含量，u_α为正态分布中自左至右的累积概率为$\sigma/2$时的u值（如$u_{0.05} = 1.960$，$u_{0.01} = 2.576$），σ是总体标准差，δ是容许误差，也可用如下公式：

$$n = (t_\alpha s / \delta)^2 \quad (5-3-2)$$

式中，S为样本标准差代替总体标准差σ，以t分布中的t_α代替正态分布中的u_α。当样本含量$n<30$时，用后一个公式更合适。

例：欲调查某病患者血红蛋白含量，据以往的经验，σ=30g/L，要求误差不超过5g/L，并定$\alpha = 0.05$，则该调查样本大小为：

$$n = (t_\alpha s / \delta)^2 = (1.960 \times 3.0 / 0.5)^2 \approx 139(\text{人})$$

2）率的抽样调查样本含量公式

$$N = K \times Q/P \tag{5-3-3}$$

式中，N 为调查例数，P 为预期阳性率，$Q=1-P$。当容许误差为 10%时，$K=400$；容许误差为 15%时，$K=178$；容许误差为 20%时，$K=100$。但须注意，当流行率或阳性率明显小于 1%时，此式不适用。

（3）抽样调查缺点　不适用于患病率低的疾病，不适用于个体间变异过大的资料，并且设计、实施和资料的分析均较复杂。

（四）现况调查的局限性

1. 由于是在同一时点估价暴露和疾病状况，很多情况下难以判断孰前孰后、孰因孰果。同时，横断面研究的患者是“现存”患者，而不是新发病例，因此获得的资料不仅反映了病因学的因素，同时还有决定存活的因素，很快痊愈或死亡的病例包括在病例组的机会较少。如果病程短或很快致死的病例与病程长的病例的特征有所不同，则现况调查中观察到的联系不能代表实际的联系。

2. 许多慢性病都有相对恶化和缓解期，现况研究可能把缓解期的病例错划为无病。此外，必须注意经过治疗或正在治疗的病例。这些病例在调查时可能没有疾病的表现，但是如果不治疗，则大部分可能归为患者。应当根据研究的目的对这部分人进行分类。一般在研究过程中，对这部分人应有所标明，以便分析中能适当地对待他们。

所以，现况调查对于病程短的病不能充分发现，对于急性非致死性或迅速致死的疾病都难以提供正确的分布情况，故主要用于慢性病的研究。

四、筛检

（一）筛检的概念

筛检是现况研究的一种，是在人群中通过快速、简便的试验和其他方法，去发现那些未被识别的患者、可疑患者或有缺陷但表面健康的人。

筛检是把患者从健康人中区别开来，仅是初步检查，是早期发现患者的一种方法。筛检试验（对疾病进行筛检的具体方法）阳性者还应进一步进行诊断试验。

诊断试验以疑似患者为对象，其方法要求更准确、特异，花费较多，以从疑似病例中鉴别出无病者，试验阳性者需加以治疗。

（二）筛检的分类

按筛检对象的范围可分为整群筛检和选择性筛检。前者是对一定范围内人群进行普查，在患病率较高的情况下进行。后者则选择高危人群进行检查，如对矿工进行矽肺筛检。

按筛检项目可分为单项筛检和多项筛检。如定期健康检查属多项筛检，而糖尿病筛查属单项筛检。

（三）筛检实施原则

1. 应当筛检危害严重的疾病或缺陷，迟发现将造成严重后果，或某些已成为重大的社会卫生问题的疾病或缺陷。

2. 疾病的自然史应当已经清楚，以便能准确判断筛检措施的效果。

3. 应当是临床前期现患率高的疾病，并且从出现首发体征到出现明显疾病间有较长的间隔，以便筛检发现后，有时间加以诊断、治疗。

4. 应该有可以识别的早期症状和/或体征，有进一步确诊的条件和治疗方法及统一的治疗方案和标准。

5. 筛检试验必须具有快速、简单、易进行、价廉、安全、可靠、灵敏、特异、有效、能被受试者接受。还应考虑筛检、诊断和治疗等的经济消耗和收益问题。

（四）筛检效果的评价

1. 新发现的病例数　一项筛检试验应当能从人群中发现一些过去未识别的患者，发现率愈高说明这项筛检效果愈好。该效果与此种疾病（或缺陷）的患病率高低和距上次同样筛检间隔时间长短等因素相关。

2. 对疾病结局的影响　一项筛检试验应当能改善疾病预后，降低发病率、死亡率、并发症发生率，提高生存率。改善愈大，效果愈好。理想的方法是比较由筛检发现的患者及因症状而来就医的两组人。但因为参加与未参加筛检的两组人可能存在的差别，所以评价筛检效果最好用随机对照试验。

3. 成本效益分析（cost-benefit analysis，CBA）　筛检试验的成本指的是筛检试验所花费的全部费用，而效益则为通过筛检所取得的经济效益（经过筛检早期发现患者，节省的医疗费用等能用货币计算的效益）及社会效益（指的是提高生活质量和卫生服务质量等，给社会、人群的精神和健康所带来的好处）。也可对成本效果和成本效用等卫生经济学指标进行评价。

（五）筛检中的偏倚

在筛检试验中可能出现两种主要的特殊偏倚。一是领先时间偏倚（lead time bias），由于筛检试验提前发现了那些尚未发展到明显症状而来主动就医的患者，如果忽略这一点，在比较筛检查出的患者及来医院就诊患者的存活期、病死率、治愈率等，就可能因为领先时间偏倚而使结果偏离真实情况。二是病程长短引起的偏倚，病程短的疾病被筛检出的可能性低于病程长的病。在评价筛检时应考虑病程长短可能带来的偏倚。

（六）筛检试验评价指标

筛检试验的评价从三方面考虑：真实性、可靠性和预测值。按“金标准”（gold standard）确诊的患者和非患者，接受待评筛检试验检测后，出现四种情况，如表 5-3-1 所示。各指标可从此表衍生计算。“金标准”是指目前临床应用的灵敏度和特异度都最高的方法（或标准）。

表 5-3-1　筛检试验评价

按所定筛检标准	按“金标准”诊断		合计
	有病	无病	
阳　性	a（真阳性）	b（假阳性）	R_1
阴　性	c（假阴性）	d（真阴性）	R_2
合计	T_1	T_2	N

1. 真实性（validity）　指测量值与实际值符合的程度，故又称准确性或效度，由如下指标来衡量。

（1）灵敏度（sensitivity）　实际有病而按该诊断标准被正确地判为有病的百分率（真阳性率）。

$$灵敏度=a/(a+c)\times 100\% \qquad (5-3-4)$$

（2）特异度（specificity） 实际无病按该诊断标准被正确地判为无病的百分率（真阴性率）。

$$特异度=d/(b+d)\times 100\% \qquad (5-3-5)$$

灵敏度、特异度高表示该项筛检试验对于有病、无病的识别能力强。

（3）假阴性率（漏诊率、第二类错误概率） 实际有病，但根据该诊断标准被定为非病者的百分率。

$$假阴性率=c/(a+c)\times 100\% \qquad (5-3-6)$$

（4）假阳性率（误诊率、第一类错误概率） 实际无病，但根据该诊断标准被定为有病的百分率。

$$假阳性率=b/(b+d)\times 100\% \qquad (5-3-7)$$

（5）似然比（likelihood ratio，LR） 即有病者中得出某一筛检试验结果的概率与无病者得出这一概率的比值。该指标全面反映筛检试验的诊断价值，且非常稳定。似然比是反映灵敏度和特异度的复合指标，不受患病率的影响。

因试验结果有阳性与阴性之分，似然比可相应地区分为阳性似然比（＋LR）和阴性似然比（－LR）。

阳性似然比是筛检结果的真阳性率与假阳性率之比。说明筛检试验正确判断阳性的可能性是错误判断阳性可能性的倍数。比值越大，试验结果阳性时为真阳性的概率越大。

$$+LR=\frac{真阳性率}{假阳性率}=\frac{灵敏度}{1-特异度} \qquad (5-3-8)$$

阴性似然比是筛检结果的假阴性率与真阴性率之比。表示错误判断阴性的可能性是正确判断阴性可能性的倍数。其比值越小，试验结果阴性时为真阴性的可能性越大。

$$-LR=\frac{假阳性率}{真阳性率}=\frac{1-灵敏度}{特异度} \qquad (5-3-9)$$

（6）一致率（consistency rate） 筛检试验判定的结果与“金标准”诊断的结果相比时，二者相同的比例称一致率或符合率。

$$符合率=\frac{a+d}{a+b+c+d}\times 100\% \qquad (5-3-10)$$

$$阳性符合率=\frac{a}{a+b+c}\times 100\% \qquad (5-3-11)$$

$$阴性符合率=\frac{d}{b+c+d}\times 100\% \qquad (5-3-12)$$

（7）正确指数 又称约登指数（Youden's index），可用于比较两个诊断方法，它表示筛检方法的真实度。

$$正确指数=1-(假阳性率+假阴性率)=(灵敏度+特异度)-1 \qquad (5-3-13)$$

以某社区高血压为例，检查 10000 人，如以收缩压 21.3kPa 为诊断标准，阳性（≥21.3kPa）患者 25 人，阴性（＜21.3kPa）患者 25 人，阳性非患者 995 人，阴性非患者

8955人。可计算如下：

$$灵敏度（\%）=\frac{25}{25+25}\times 100\%=50\%$$

$$特异度（\%）=\frac{8955}{995+8955}\times 100\%$$

$$假阴性率（\%）=\frac{25}{25+25}\times 100\%=50\%$$

$$假阳性率（\%）=\frac{995}{995+8995}\times 100\%=10\%$$

$$阳性似然比=\frac{50}{10}=5$$

$$正确诊断指数=（0.50+0.90）-1=0.40$$

2. 可靠性（reliability）　指重复测量获得相同结果的稳定程度，故也称精确度或信度。

（1）影响可靠性的因素

1）方法差异：如试剂的稳定性及被测物质数值的波动（如被测物的昼夜差异）。试验方法可受试剂质量、配制方法、温湿度等因素影响。仪器也可受外环境因素（如温度、湿度、安静、振动等）的影响，使测量值发生误差。

2）受试者生物学变异：如血压值在上下午、冬夏季不相同，血糖值在饭前、饭后不相同，身体上下肢、左右侧反应不尽相同等。此时，同一测量者用同一方法对同样被观察对象的测定结果也有不同。

3）观察者变异：包括观察者自身的变异（如不同时间、条件时）和观察者之间的变异。

（2）评价可靠性的指标

1）变异系数（coefficient of variance，CV）：当某试验是做定量测定时，可用变异系数来表示可靠性。即所测平均数的标准差与测定的均数之比；比值越小，可靠性越好。

$$变异系数=\frac{测定值均数的标准差}{测定值均数}\times 100\% \tag{5-3-14}$$

2）Kappa值：评价不同地点或不同操作者对同一试验结果一致性的指标，该值考虑了机遇因素对一致性的影响并加以校正，从而提高了判断的有效性。

$$\text{Kappa}=\frac{N(a+d)-(R_1T_1+R_2T_2)}{N^2-(R_1T_1+R_2T_2)} \tag{5-3-15}$$

式中，Kappa值的取值范围为－1～＋1，若Kappa＜0，证明观察一致率比机遇造成的一致率还小。Kappa＝－1，表明两判断完全不一致；Kappa＝0，表明观察一致率完全由机遇所致；Kappa＞0，表示观察的一致程度大于因机遇一致的程度；

Kappa＝1，表明两判断完全一致。

另外，还可以用不同观察者的符合率来判断其可靠性。

3. 预测值（predictive value）　预测值又称预告值、诊断价值。一个试验的阳性预测值说明被试者如为阳性时他有该病的概率有多大；阴性预测值说明阴性时没有该病的可能性有多大。表示如下：

$$阳性预测值=\frac{a}{a+b}\times 100\% \qquad (5-3-16)$$

$$阴性预测值=\frac{d}{c+d}\times 100\% \qquad (5-3-17)$$

一种诊断方法有其一定的特异度、灵敏度，但是当应用它筛检或诊断患病率不同的人群时，阳性（或阴性）结果所表示的意义却不同。

患病率与预测值的关系，可用图 5-3-1 表示。

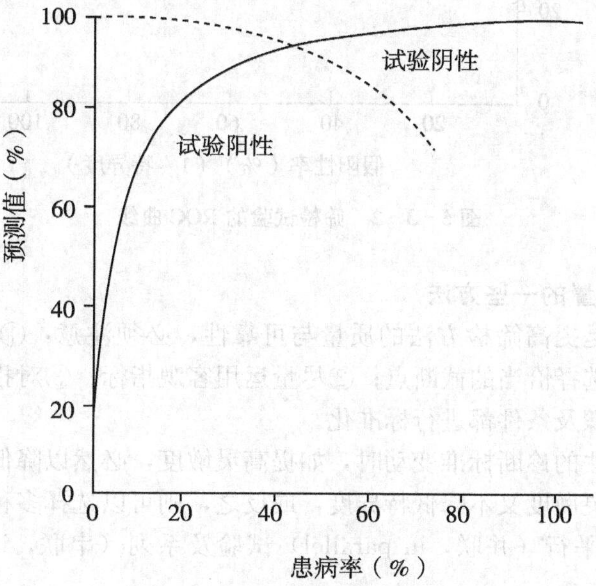

图 5-3-1 患病率与预测值的关系

（Vecchio，1966）

4. 灵敏度与特异度的关系　灵敏度与特异度是一对矛盾的统一体。在选择筛检标准时，按下列原则选定。

（1）当假阳性及假阴性的重要性相等时，一般可把诊断标准定在“特异度=灵敏度”的分界线处，或定在正确诊断指数最大处。

（2）有些严重疾病，如能早期诊断可获得较好的治疗效果，否则后果严重，此时应选择灵敏度高的诊断标准，保证所有患者尽可能被筛检及诊断出。但特异度会同时降低，假阳性增多，需要进一步确诊的可疑病例即增多，从而增加检查成本。

（3）治疗效果不理想，确诊及治疗费用较贵时，则可选择特异度较高的诊断标准。

灵敏度（真阳性）与假阳性（1－特异度）的关系，可以用受试者作业特征曲线［receiver operator characteristic（ROC）curve］表示，见图 5-3-2。对所有可能的阈值作计算 ROC 曲线显示敏感性和特异性之间相互关系。图的纵轴表示灵敏度或真阳性率，水平轴表示假阳性率（FPF=1－特异度）。在 ROC 曲线上各个作业点表示在给定的一个阈值下灵敏度和特异度的组合。此图也可用来决定最佳临界点。在该曲线的左上部，随着灵敏度的上升，特异度下降，反之亦然。通常将 ROC 曲线最左上角那一点作为最佳临界点。

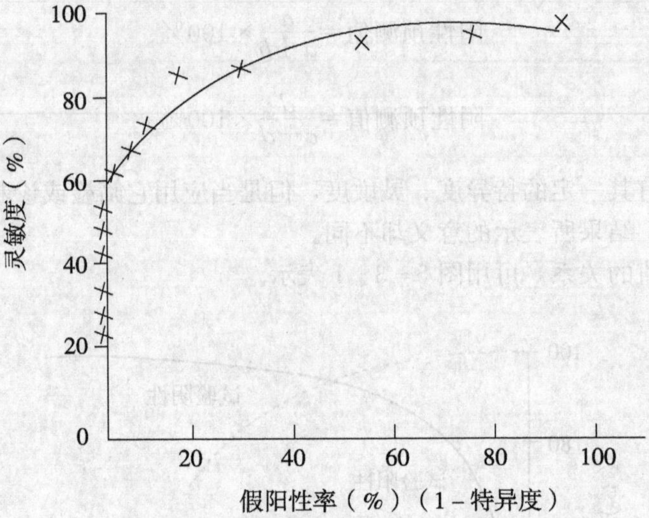

图 5－3－2　筛检试验的 ROC 曲线

（七）提高筛检质量的一些方法

提高筛检质量就是提高筛检方法的质量与可靠性，必须注意：①选择合适而正确的指标；对计量指标则应选择恰当的截断点；②尽量运用客观指标；③对指标的测量，要把方法及可能影响结果的步骤及条件都进行标准化。

由于一个诊断方法的诊断标准变动时，如提高灵敏度，必然以降低特异度为代价，反之亦然。如果既想提高灵敏度又不降低特异度，或反之，则可以选择多种指标的联合试验。可按下列方法配合，即平行（并联，in parallel）试验及系列（串联，in series）试验，如表5－3－2所示。

表 5－3－2　联合试验方式

联合方式	试验 1	试验 2	判断结果
平行试验	＋	＋	＋
	＋	－	＋
	－	＋	＋
	－	－	－
系列试验	＋	＋	＋
	＋	－	－
	－	－	－

1. 平行（并联）试验　用并联方式进行试验时，几个指标中有一个阳性即诊断为阳性。此法提高了灵敏度，但特异度有一定程度的降低。此法减少漏诊率。当漏掉一个患者后果严重或再进行筛检费时费力时，要尽量减少漏诊率，可采取此法。

用 A、B 两种方法平行（并联）试验时，联合灵敏度（平）及联合特异度（平）如下：

$$联合灵敏度(平)=A\ 灵敏度+[(1-A\ 灵敏度)\times B\ 灵敏度] \quad (5-3-18)$$

$$联合特异度（平）＝A 特异度×B 特异度 \tag{5-3-19}$$

2. 系列（串联）试验　用串联方式进行试验时，必须几个指标均为阳性才能诊断为阳性。如糖尿病筛检时可以先用尿糖试验，阳性时再进行血糖耐量试验。二者均为阳性才诊断为糖尿病。此种联合试验提高特异度，可以减少误诊率，但却增加了漏诊率。当误诊能造成严重后果时，采用系列（串联）试验。

此种联合试验，如有 A、B 两种试验，则

$$联合灵敏度(系)＝A 灵敏度×B 灵敏度 \tag{5-3-20}$$

$$联合特异度（系）＝A 特异度＋［（1－A 特异度）×B 特异度］ \tag{5-3-21}$$

（八）混合法

根据指标的性质和质量高低，将串联和并联结合起来应用，以达到较好的结果。比如有四项指标，可定为有任何三项阳性判断为阳性，或第一项阳性再加上其他三项中任何一项阳性即判断为阳性，否则即诊断为阴性。

也可以考虑把几个指标结合成一个指标（如某综合征），可以减少指标数目，以便于工作与分析。

当混用两个以上诊断试验时，常先选简便、易行、价廉、对被检查人无损伤的试验，后用复杂、价贵、可能有损伤的试验。

其他提高筛检试验效率的方法有设立专科门诊，必要时转诊或会诊疑难病例，对特殊临床表现人群进行检查，对高危人群、特殊暴露人群或某职业人群进行筛检等。

第二节　病例对照研究

一、概念

病例对照研究（case control study）以某人群内一组患有某种病的人和同一人群内未患这种病但在与患病有关的某些已知因素方面和病例组相似的人作为研究对象；调查他们过去对某个或某些可疑病因（即研究因子）的暴露有无和/或暴露程度（剂量）；比较两组暴露率，判断研究因子与该种疾病的统计学联系；是否因果联系，须根据其他病因推断标准加以衡量。其原理可用图 5-3-3 表示。

例如，确定一组肺癌患者（病例组）和一组未患肺癌但有可比性的人（对照组），调查他们的吸烟（暴露）历史（现在吸烟否，过去吸过烟否，开始吸烟年龄，吸烟年数，最近每天吸烟支数；如已戒烟则为戒烟前每日吸烟支数，已戒烟年数等），比较两组吸烟率或吸烟量的差别，检验吸烟（可疑病因）与疾病（肺癌）的统计学联系。

病例对照研究是从现在是否患有某种疾病出发，回溯过去可能的原因（暴露），在时间顺序上是逆向的，即是从“果”推求“因”，所以又称回顾性调查研究。

病例对照研究需要的调查对象数目较少，节省人力、物力，获得结果较快，可由临床医生在医院内进行，是最常用的分析流行病学方法。对于少见病的病因研究，常为唯一可行的方法。

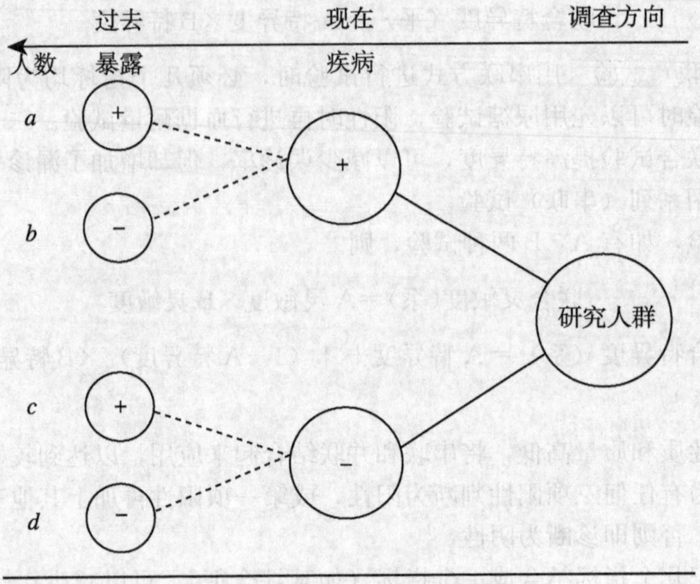

图 5-3-3　病例对照研究示意图

二、病例对照研究的类型

根据病例与对照在非研究因素方面匹配的方式，病例对照研究有两种主要类型：不匹配的病例对照研究和匹配的病例对照研究。

（一）不匹配的病例对照研究

在设计所规定的研究人群中，分别抽取一定数量的对象作为病例和对照，如无其他限制，一般少用。

（二）匹配的病例对照研究

1. 频数匹配　也称成组比较的病例对照研究，选择好一组病例之后，要求对照组某些特征或变量的构成比例与病例组的一致（即在两组的分布一致），例如性别、年龄构成一致，具体做法上类似分层抽样。

2. 个体匹配　以每一病例为单位，选择少数几个特征或变量方面与病例一致的一个或几个对照组成一个计数单位。一个病例匹配一个对照的（即 1∶1 匹配）一般称为配对，也就是说由一个病例和一个对照组成对子（pair）为一个计数单位。

个别匹配，特别是 1∶1 匹配，最常被采用。理论上，一个病例可以匹配多个对照，但研究证明病例与对照之比超过 1∶4 时，统计效率不会明显增加，但工作量却增大。如果病例与对照来源都充足，调查费用又差不多，则以 1∶1 匹配最合适；如果病例数有限而对照易得，则可采用一个病例匹配几个对照的办法以提高统计效率。

在病例对照研究中采用匹配的目的，首先在于提高研究效率（study efficiency），表现为每一研究对象提供的信息量的增加。匹配后再按匹配的因素进行分层分析，可使每一个匹配层中都有一定数目的病例与对照，不至于因有的层只有病例、有的层只有对照而无法对比，不能提供信息。其次，在于控制混杂作用。所以匹配的特征或变量必须是已知的混杂因子，至少也应有充分的理由这样怀疑，否则不应匹配。

匹配增加了寻找对照的难度，以同样的费用也许可以得到更多不匹配的对照，从而扩大样本含量。从这个意义上说，匹配又降低了研究效率。增加匹配项目又会导致可能作为对照者的减少，无法找到可匹配对照的病例只得被剔除；一个项目一经匹配，不但使它与疾病的关系不能分析，而且使它与其他研究因子的交互作用也不能充分分析。把不必要的项目列入匹配，企图使病例与对照尽量一致，如果匹配的因素与暴露有联系，就可能人为地造成更多的病例与对照暴露史一致的对子，徒然丢失信息，增加工作难度的结果反而是降低了研究效率。这种情况称为匹配过度（over-matching），应注意避免。

一般除性别、年龄之外，对于其他因素是否列入匹配须持慎重态度，以防止匹配过度及徒增费用和延长研究时间。

匹配的变量应一致到什么程度，取决于变量的性质、实际可能与必要：离散变量（即属性，无中间值的变量）可以完全匹配，连续变量（在一定范围内可取任何值的变量）往往划分为若干类或组，再按此匹配。例如按年龄分组、按血压分组、按吸烟量分组等匹配。

病例对照研究有一些衍生类型，如巢式病例对照研究、病例一队列研究、病例交叉研究、单纯病例研究等，需要时请参阅相应专著。

三、研究步骤

1. 提出假设，明确研究目的和研究方法　根据疾病分布和其他已知的相关因素、结合文献复习提出假设。如研究目的是广泛探索病因，可采用成组病例对照研究方法；如研究的疾病罕见，或病例的构成特殊（如年龄等）而与随机对照难以均衡可比时，则采用个体匹配的方法，特别是 1∶1 匹配，最常被采用。

2. 制定研究计划　包括病例与对照的标准、来源和比较类型，样本量估计，调查因素，调查表，调查方法，偏倚控制措施，资料整理与分析方法，费用概算，人员分工与协调，以及质量控制措施。

3. 收集资料　在进行正式调查前，培训调查员并预调查。

4. 整理分析资料。

5. 总结并提出研究报告。

四、病例和对照的来源与选择

1. 病例　来源有二，一是从医院患者选择，即是从某一所或若干所医院选择某时期内就诊或住院的某种病的病例，这种研究称为以医院为基础的（hospital-based）病例对照研究；二是从某特定人群选择病例，即是以符合某一明确规定的人群在某时期内（一年或几年，视病例发生多少而定）的全部病例，或随机样本病例（当病例数过多时）作为研究对象，这种研究称为以人群为基础的（population-based）病例对照研究，其优点是选择偏倚比前一种来源的小，结论推及该人群的可信程度较高，但难度大。

病例应尽量采用国际通用或国内统一的、明确的诊断标准。新发生的（新诊断的）病例较死亡和现患病例好，因为回忆信息较可靠。

2. 对照　设立对照的目的在于为比较提供一个基准，消除非研究因素的影响。因此，对照与病例在非研究因素方面必须具有可比性，如年龄、性别等。对照必须来自病例所来自的人群，非患研究疾病的人（可以是其他患者），最好是产生病例的人群中全体非患病的人的一个随机样本。

在实际工作中对照的来源主要有：①病例源人群的非该病病例或健康人群；②同医院同

时就诊或住院的其他病例；③病例邻居或同一社区的非该病病例或健康人群；④社会团体人群中非该病病例或健康人群；⑤病例的配偶、同胞、亲戚、同学或同事等。

每种对照形式都有其优缺点，例如，邻居对照可控制社会经济地位的混杂作用，兄弟姊妹对照是考虑控制早期环境的影响和遗传因素的混杂作用，配偶对照是主要考虑成年期环境的影响。有时可采用多种对照。对照应没有患和研究因子与研究疾病有关的其他疾病的可能。例如，研究吸烟与肺癌的关系时，不能以慢性支气管炎患者为对照，因为吸烟同时是这两种病的可能病因；研究胃癌的病因不能以“慢性胃炎”患者为对照，因为这两种病在病因上有密切关系，前者可能是后者在病因链上的一环。

病例和对照都应具有明确的纳入和排除标准。

五、样本含量的估计

病例对照研究样本大小取决于 4 个因素：①人群中暴露者的比例；②假定暴露造成的相对危险度（*RR* 或 *OR*）；③要求的显著性水平；④要求的把握度。

根据以上 4 个参数，可以利用公式计算出样本量，或通过查表获得。实际上，样本含量还受许多因素的制约，例如病例和对照的来源、财力、人力、完成期限等。此外，评价交互作用，控制混杂因素，亚组分析，对照配比方法等均影响所需样本的大小。

非匹配设计并病例数和对照数相等时，样本量可用下式计算：

$$n = \frac{2\overline{pq}(u_\alpha + u_\beta)^2}{(p_1 - p_0)^2} \quad (5-3-22)$$

$$p_1 = p_0 OR / [1 + p_0(OR - 1)] \quad (5-3-23)$$

式中，u_α 与 u_β 分别为与 α 及 β 值对应的标准正态分布分位数，p_0 与 p_1 分别为对照组及病例组估计的某因素暴露史的比例。

六、信息收集

信息收集方法可以是问卷调查、查阅档案、实验室检测等，病例与对照的资料来源及收集方法应一致，如调查表要相同，询问相同问题。

变量的选择完全取决于研究的目标，变量的规定要明确，最好定量或半定量。

七、数据整理分析

对收集的资料要进行核查、修正、验收、归档等步骤，然后进行分组、归纳并输入计算机。

病例对照研究数据分析的中心内容是比较病例和对照中暴露的比例并由此估计暴露与疾病的联系程度，并估计联系由随机误差造成的可能性有多大，特别要排除由于混杂变量未被控制而造成虚假联系的可能；还可计算暴露与疾病的剂量反应关系，各因子的交互作用（对一种因子的暴露会不会影响对另一种因子的效应）等。

首先对资料进行描述性分析，包括描述研究对象的一般特征和均衡性检验，然后进行统计性推断。非匹配和匹配设计的研究，数据的分析方法不同。

1. 成组比较数据的分析

（1）联系的显著性与联系强度　某个因素与某种结局（患病或死亡）之间的联系是否有

统计学意义，常用χ^2检验。最简单的情况是因素与结局都只分为“有”或“无”两类，数据可纳入一张 2×2 表（即四格表，又称四格列联表），例如表 5-3-3。χ^2检验可用四格表专用公式。

表 5-3-3 病例对照研究整理表

患病	有暴露史	无暴露史	合计
有	a	b	$a+b$
无	c	d	$c+d$
合计	$a+c$	$b+d$	$a+b+c+d=n$

但χ^2值的大小并不表示联系的强度。$\chi^2\geqslant 3.84$ 时，两者无联系的假设（无效价设，H_0）被否定，而转向存在联系的假设（备择假设，H_1），这个判断错误的可能性小于或等于 0.05（即 $P\leqslant 0.05$）。χ^2值越大，判断错误的可能性越小。

计算公式如下：

$$X^2=\frac{(|ad-bc|-n/2)^2 n}{(a+b)(c+d)(a+c)(b+d)} \qquad (5-3-24)$$

统计学显著性可以评价在多大程度上可用机会解释所观察到的联系，前提是无系统误差。此外，统计学显著性检验结果极大地受样本含量的影响，样本小则随机变异大；即使实际上暴露的作用很大，也会导致“不显著”的结论。

病例对照研究因为不能计算出患病率或发病率，所以不能计算相对危险度，但可用另一个联系强度指标——比数比（odds ratio，OR，又称比值比、优势比）。暴露比数在病例组是 a/b，在对照组是 c/d。两组比数之比称为比数比，

$$OR=(a/b)/(c/d)=ad/bc \qquad (5-3-25)$$

这个比正好是四格表中两条对角线上 4 个数字的交叉乘积 ad 与 bc 之比，所以四格表数据的 OR 又称交叉乘积比。在少见病，OR 可以当作 RR 去解释，即 OR 近似于 RR（参见队列研究内容）。

从 OR 值可估计暴露与疾病的联系程度。这种联系的稳定性，即随机变异的大小可用显著性检验的 P 值和可信区间来估计。OR 是用来估评暴露与疾病的联系程度或暴露作用强度的一个点估计值（0～∞），该值受随机变异影响，最好同时算出可能包括真值（参数）的一个取值范围，表示以一定程度的信心估计参数值所在的范围，称为可信限或可信区间（confidence interval，CI）。如果可信限包括了无效值（$OR=1$），说明该联系无显著性；可信限的宽度又反映点估计值（OR）的稳定性，范围宽说明估计值不稳定，也就是随机变异程度大。点估计值的意义有限，应同时计算出其可信限。Woolf 计算可信区间的方法如下：

$$\ln OR(95\%)=\ln OR \pm 1.96\sqrt{Var(\ln OR)}$$
$$Var(\ln OR)=\frac{1}{a}+\frac{1}{b}+\frac{1}{c}+\frac{1}{d} \qquad (5-3-26)$$

式中，$\ln OR$（95%）的反自然对数值即为 OR 的 95%可信区间。

（2）分层数据分析　分层分析是控制混杂作用的有效方法之一。

分层就是把样本按照一个或更多个混杂因子的暴露有无或作用程度而划分为若干个组，也就是“层”，再分别在每一层内分析所研究暴露与疾病的联系，计算各层的比数比。例如表 5-3-4。

表 5-3-4　病例对照研究分层资料整理表

组别	病例	对照	合计
暴露	a_i	b_i	m_{1i}
未暴露	c_i	d_i	m_{0i}
合计	n_{1i}	n_{0i}	t_i

如果各层具有齐性，则可以计算总的即各层 OR 的合并 OR。因其方法系 Mantel 与 Haenszel 两人所开发，所以通常记作 OR_{MH}。因在同一层内作为分层标志的因子对病例组与对照组的作用都是相同的，所以对所研究的暴露与疾病的联系便不会发生混杂作用。其原理与匹配相同，实际上 1∶1 匹配就是一种最细的分层，每层只包括一个病例与一个对照。合并 OR 是概括各层 OR 的一个指标。

合并 OR 的计算方法：

$$OR_{MH} = \frac{\sum(a_i d_i / t_i)}{\sum(b_i c_i / t_i)} \qquad (5-3-27)$$

OR_{MH} 如果不等于 1，那么与 1 的差异是否显著？可用式 5-3-28 进行显著性检验：

$$\chi^2_{MH} = \frac{\left[\sum a_i - \sum E(a_i)\right]^2}{\sum V(a_i)} \qquad (5-3-28)$$

式中，a_i = 各层四格表中的 a 数值

$$E(a_i) = a_i \text{ 的期望值(理论值)} = \frac{n_{1i} m_{1i}}{n_i} \qquad (5-3-29)$$

$$V(a_i) = a_i \text{ 的方差} = n_{1i} n_{10} m_{1i} m_{0i} / n_i^2 (n_i - 1) \qquad (5-3-30)$$

检验假设（即无效假设）H_0：OR=1，双侧备择假设 H_1：OR≠1。统计量 χ^2_{MH} 呈自由度为 1 的 χ^2 分布。

以上关于分析方法的介绍，都是以暴露有无和疾病有无这种最简单的两分变量为例。

需控制多个混杂因子时，则分层的层数将很多（例如，年龄分 5 组，性别分 2 组，吸烟与否 2 组，就已有 20 层），在样本含量不是特别大的情况下，每层的人数将剧减，而且各层中病例数与对照数或与未暴露者数目的比例波动很大，可能出现只有病例而无对照或相反，以及人数为零的层，以致统计效率降低、信息丢失。这时应采用多元分析法来解决。现在应用广泛的是多元 logistic 回归分析。

2. 匹配数据的分析　以 1∶1 匹配的数据为例。

（1）检验病例与对照的暴露比例是否有显著差别　就每一对中的病例与对照的暴露史而言，可能有四种组合情况（频数记为 f，有暴露记为下标 1，无暴露记为下标 0）：①病例有

暴露，对照也有暴露（记为 f_{11}）；②病例有暴露，对照无暴露（f_{10}）；③病例无暴露，对照有暴露（f_{01}）；④病例与对照都无暴露（f_{00}）。设四种情况的对子各有 f_{11}、f_{10}、f_{01}、f_{00} 对，则全部数据可用一张四格表归纳（表 5-3-5）。每格的数字代表对子数。

表 5-3-5　1∶1 配对病例对照研究数据整理表

病例	对照		合计
	暴露	未暴露	
暴　露	f_{11}	f_{10}	$f_{11}+f_{10}$
未暴露	f_{01}	f_{00}	$f_{01}+f_{00}$
合计	$f_{11}+f_{01}$	$f_{10}+f_{00}$	N

设暴露与患病无联系，即 H_0：$OR=1$，χ^2检验用下式：

$$\chi^2=\frac{(f_{10}-f_{01})^2}{f_{10}+f_{01}} \qquad (5-3-31)$$

自由度=1。此式适用于较大样本。

（2）比数比及其可信限的计算　只有病例与对照暴露史不相同的对子（f_{10} 与 f_{01}），才能提供关于暴露与疾病联系程度的信息。

$$OR=f_{10}/f_{01} \quad (f_{01}\neq 0 \text{ 时}) \qquad (5-3-32)$$

OR95%可信限计算：

$$OR^{1\pm 1.96\sqrt{\chi^2}} \qquad (5-3-33)$$

八、病例对照研究的偏倚与控制

三种主要偏倚，即选择偏倚、信息偏倚、混淆偏倚，在病例对照研究都可能发生。

（一）选择偏倚（selection bias）

由于被选入的研究对象与未选入者在某些特征上存在差异而引起的偏倚称选择偏倚，往往发生于设计阶段，在病例对照研究中常见的有以下几种。

1. 入院率偏倚（admission rate bias）　又称 Berkson 偏倚，是指利用医院就诊或住院患者作为研究对象时，由于入院率的不同而导致的偏差。一方面是医院内与医院外患者特征的差异，如一般糖尿病患者不会住院，但富裕的糖尿病患者则倾向于住院，以住院患者为研究对象时会过高估计糖尿病与高收入之间的关系。另外，不同医院收治的患者（收入）层次可能不同，如仅以某间医院患者为研究对象，也会出现同样的偏差。

尽量随机选择研究对象，在多个医院选择对象可减少此类偏倚。

2. 现患-新发病例偏倚（prevalence-incidence bias）　也称奈曼偏倚（Neyman bias），现况调查和病例对照研究中，病例多是现患患者，不包括死亡病例和那些病程短、轻型、不典型的病例，这些患者的信息可能只与存活等有关。某些患者在患病后，有可能会改变其原来的某些因素的暴露状况，从而可能降低危险因素的水平。

明确规定纳入标准为新发病例可减少此类偏倚程度。

3. 检出症候偏倚（detection signal bias） 某因素与某疾病在病因学上虽无关联，但由于该因素的存在而引起该疾病症状或体征的出现，从而使患者及早就医，接受多种检查，导致该人群较高的检出率，以致得出该因素与该疾病相关联的错误结论。如研究绝经期妇女子宫内膜癌与服用雌激素的关系，由于服用雌激素导致不规则子宫出血，使其及时就诊寻求原因，从而增加了子宫内膜癌的发现机会；在未服用雌激素的妇女中，一旦发生子宫内膜癌，常无明显症状，而未能及时就诊，以致发现较晚，从而高估了雌激素与子宫内膜癌的关系。

4. 时间效应偏倚（time effect bias） 许多慢性病（如恶性肿瘤、冠心病）自接触有效暴露（内、外环境的危险因素）之日起至出现临床症状止，其间经过一段漫长的潜隐过程；在此期间他们实际上是有病理改变但未出现症状，用现有检测手段未能发现这部分临床前期患者；但由于无明显的症状，因此常被错误地归入健康对照组内。

（二）信息偏倚（information bias）

信息偏倚又称观察偏倚（observational bias）或错误分类偏倚（misclassification bias），是指在研究的实施阶段从研究对象获取研究所需的信息时所产生的系统误差。信息偏倚可来自于研究对象、研究者本身，也可来自用于测量的仪器、设备、方法等。信息偏倚包括回忆偏倚、报告偏倚、诊断怀疑偏倚、暴露怀疑偏倚和测量偏倚。

为减少信息偏倚，研究者应制定明细的资料收集方法和严格的质量控制方法，尽可能采用“盲法”收集资料，尽量采用客观指标的信息；选择一个与暴露史有联系的鲜明的记忆目标帮助其联想回忆等；此外，对在条件允许时询问到的暴露史，尽可能地与客观记录核实；敏感问题可通过调查知情人或相应的调查技术获取正确的信息。

（三）混杂偏倚（confounding bias）

混杂偏倚是指由于一个或多个潜在的混杂因素的影响，掩盖或夸大了研究因素与疾病（或事件）之间的联系，从而使两者之间的真正联系被错误地估计。混杂因素则指与研究因素和研究疾病均有关，若在比较的人群组中分布不均，可以歪曲（掩盖或夸大）因素与疾病之间真正联系的因素。

混杂因素有三个特点：

（1）必须是所研究疾病的独立危险因子。

（2）必须与研究因素（暴露因素）有关联（有统计学联系）。

（3）一定不是研究因素与研究疾病因果链上的中间变量。

为控制混杂偏倚，在设计阶段利用限制、匹配和随机化的方法；在资料分析阶段采用标准化率分析、分层分析或多变量分析处理。限制是指针对某一或某些可能的混杂因素，在设计时对研究对象的入选条件予以限制；匹配是指在为指示研究对象选择对照时，使其针对一个或多个潜在的混杂因素与指示研究对象相同或接近，从而消除混杂因素对研究结果的影响；随机化指以随机化原则使研究对象以等同的几率被分配在各处理组中，从而使潜在的混杂因素在各组间分布均衡。

第三节 队列研究

一、概念

队列研究（cohort study）的研究对象是开始研究时未患所研究疾病的一群人，根据是否有所研究的暴露因素（危险或保护因子）或暴露程度而划分为不同组别，然后在一定期间内随访观察不同组别的该病（或多种疾病）的发病率或死亡率；比较各组发病或死亡结局的差异，从而判断暴露因素与结局有无因果关联及关联大小的一种从“因”观“果”的观察性研究方法，又称定群研究、群组研究、前瞻性研究、纵向研究或发病率研究等。其原理可用图 5-3-4 表示。

各组除了暴露有无或程度不同之外，其他可能影响患病或死亡的重要因素应具有可比性（均衡性）。但并不要求除暴露状况外一切方面都可比，这在观察性研究中实际上是做不到的。有些因素可在数据分析中得到控制。

队列研究所观察的结局一般是发病或死亡，但从暴露到结局之间的任何生理变化指标也可以作为终点，如血压、血脂、DNA 损伤等。

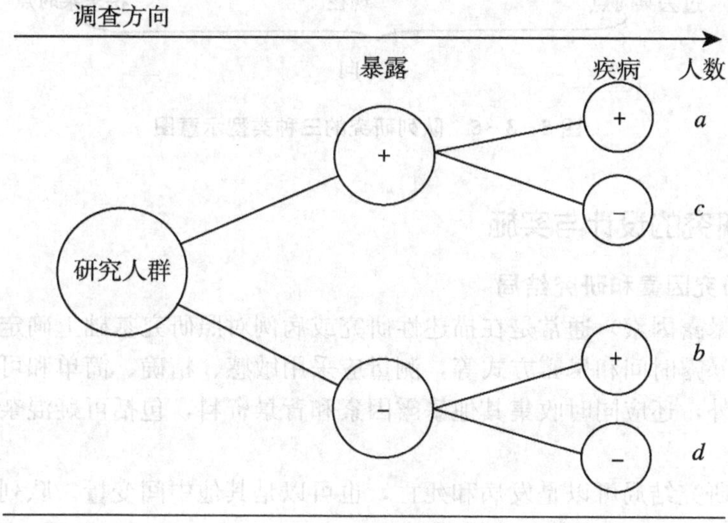

图 5-3-4　队列研究示意图

二、队列研究的种类

根据观察终点事件和研究对象进入队列的时间不同，可把队列研究分为前瞻性、回顾性和双向性三种队列研究。

前瞻性队列研究从现在开始确定研究人群并根据暴露分组，研究结局尚未出现，需要前瞻观察一段时间才能得到。该法需定期随访，是队列研究的基本形式。由于资料均是即时获得，故偏性小，结果可靠，但观察时间长、花费大。

回顾性（历史性）队列研究的对象分组是根据在过去某个时点暴露状况的历史资料作出的；研究开始时结局已出现，可从历史资料获得，不需要前瞻性观察。虽然研究是现在开始，但研究对象是在过去某个时点进入队列；虽然暴露与结局跨时间长，但资料可在短时间内获得；尽管收集信息的方法是回顾性的，但其性质仍是前瞻性观察，仍是从因到果。回顾性队列研究省时、省力，可快速获得结果，前提是要有完整的历史记录或档案资料。

把历史性和前瞻性队列研究结合起来，称双向性队列研究或混合性队列研究。三种队列研究的原理可用图 5-3-5 表示。

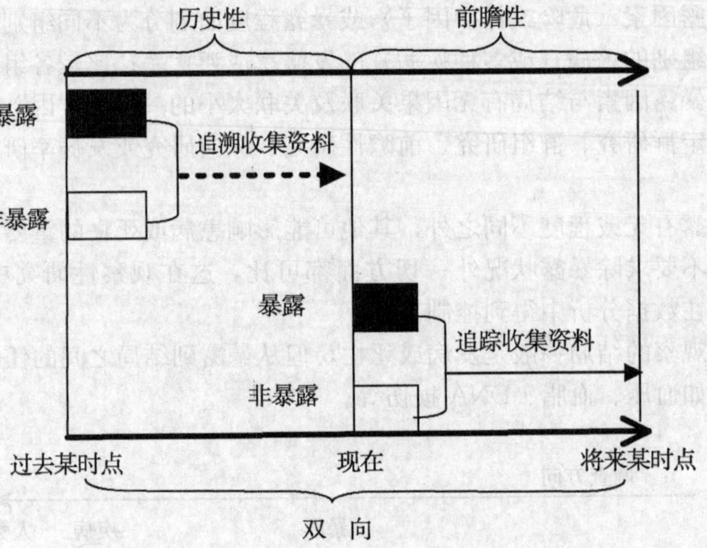

图 5-3-5 队列研究的三种类型示意图

三、队列研究的设计与实施

（一）确定研究因素和研究结局

研究因素（暴露因素）通常是在描述性研究或病例对照研究基础上确定的，最好对其进行定量，并考虑暴露时间和暴露方式等，测量应采用敏感、精确、简单和可靠的方法。除主要的暴露因素之外，还应同时收集其他暴露因素和背景资料，包括可疑混杂因素研究对象的人口学特征。

如上所述，研究结局可以是发病和死亡，也可以是其他中间变量。队列研究可以收集多种结局。

（二）确定研究现场与研究人群

1. 研究现场 队列研究的现场除了有足够数量的符合条件的研究对象外，还要领导重视，群众理解支持；人口相对稳定，便于随访；医疗卫生记录完整，便于查询；无明显的环境污染或其他混杂因子存在；被研究的疾病发病率较高等。

2. 暴露人群 有四种选择，即职业人群、特殊暴露人群、一般人群或有组织的人群团体。暴露于某职业有害因素的人群是观察其危害效应的理想队列。由于职业暴露的危害作用大多不是一开始就认识到的，一旦认识到，便及时采取了防范措施，故不宜进行前瞻性队列研究；但职业人群的暴露与疾病的历史记录较全面、真实和可靠，故适宜做历史性队列研究。特殊暴露人群指如原子弹爆炸等灾害性事件的受害者。一般人群指一定社区范围内并满足一定条件的人群，当研究因素和结局在一般人群中都常见时，采用其中的暴露者作为暴露人群；有组织的人群团体是一般人群的特殊形式，如协会、学校、部队成员等，便于组织和收集资料，并具有相同的职业和经历，可增加可比性。

3. 对照人群 选取对照人群即非暴露人群的原则是除未暴露于欲研究因素外，其他各种因素或人群特征应尽可能与暴露组相同。

如非暴露组与暴露组来自同一研究人群，称为内对照，在以职业人群或一般人群作为研究对象时常用；非暴露组与暴露组也可来自不同的研究人群，称为外对照；或者将暴露组与全人群进行比较，称为全人群对照，后二者在以特殊暴露人群作为研究对象时常用。另外选取多重对照，即用上述两种或两种以上的形式同时作对照，以减少只用一种对照所带来的偏倚。

研究队列可以是固定队列（fixed cohort），即在观察期内保持队列的相对固定，也可以是动态队列（dynamic cohort），即某队列确定后，原有的队列成员可以不断退出，新的观察对象可随时加入。

在实际工作中，往往是首先确定现场或社区，再在确定的人群中进行基线调查，然后确定暴露组和非暴露组或暴露水平，而不是首先确定暴露组和非暴露组，也难以使暴露组和非暴露组完全达到非研究因素方面的均衡，而是在资料分析阶段进行处理。

（三）样本含量的估计

直接影响样本量大小的因素有四个：对照人群中所研究疾病的发病率、暴露人群与对照人群发病率之差、显著性水平（α）及把握度或称效力（$1-\beta$）。

在暴露组与对照组样本等量的情况下，可用下式计算各组所需的样本量：

$$N=\frac{[Z_\alpha\sqrt{2\bar{p}(1-\bar{p})}+Z_\beta\sqrt{p_1(1-p_1)+p_0(1-p_0)}]^2}{(p_1-p_0)^2} \qquad (5-3-34)$$

式中，p_1 与 p_0 分别代表暴露组与对照组的预期发病率，$\bar{p}$ 代表两个发病率的平均值，Z_α和Z_β为正态分布下双（单）侧尾部面积为α或β时所对应的正态变量Z界值，可查相应统计表得到。

通常在计算样本量的基础上增加10%以备失访。另外抽样方法也会对样本量产生影响。

（四）基线资料的收集

根据资料或特别检查结果，评定队列成员的暴露状况，剔除其中已患或疑似已患所研究疾病的对象和对之不易感者。原则是只能以受威胁者，即有可能患这种病但并未患这种病的人作为观察对象。资料来源有医疗记录、劳动记录、劳保资料、访问、医疗检查、环境测定等。

暴露来源包括职业环境、家庭环境、局部环境和区域环境，评价个人或人群暴露量时都应包括在内。与个人生活习惯或性格有关的因子，如吸烟、膳食、体力活动等，需通过访问调查和填表加以定量测定；研究因子属于生理、生化指标的，需实验测定。

（五）随访

应进行尽可能完全的随访，以确定各成员的结局。随访的方法有直接的，如函调、面谈、定期体检；有间接的，如医院病历、死亡登记、疾病报告卡、人事档案、劳保资料、保险档案等；需根据结局的性质选用。

随访的目的主要有两个：①确定哪些人尚在观察之中，哪些已死亡，哪些已无法追踪，即弄清楚率的分母的信息；②确定终点事件的发生，即确定关于率的分子的信息。关于分子的信息，必须尽可能地正确；关于分母的信息，如果无法掌握每一成员的动态，则不得已时也可用抽样、用寿命表法计算预期数等方法估计。

随访间隔视具体情况而定，慢性病（如肿瘤等）可1～2年随访一次。

失访及其处理：由于随访对象多、时间长，不可避免会有中途不知下落的成员，也可能有拒绝继续受观察的人，此即为失访（loss of follow-up）。如果暴露组与未暴露组的失访率相似，失访者与未失访者的结局发生率也相似，则失访将不会对结果产生影响。所以应尽可能取得失访者结局的信息，或从失访者中抽取样本调查其结局。比较现实可行的方法是把失访者与未失访者的基线资料中的一些特征加以比较，如差别不大，则可假定结局发生率的差别可能也不大。随访率可作为衡量研究质量的一个标准。失访问题主要是在封闭队列（固定人群）发生。

（六）结果分析

随访结束后，应对资料进行审查，查漏补遗，纠正错误；然后描述研究对象的组成和人口学特征、随访时间及失访情况，分析可比性，最后做推断性分析。

队列研究的结果，可以用来计算所研究疾病在随访期间的发病率或死亡率及各种专率。通过对暴露组与非暴露组的率或不同剂量的暴露组的率的比较，或暴露组的率与全人群率的比较，便可检验病因假设，判断可疑病因的暴露与疾病（死亡）是否存在联系，联系强度如何，是否是因果联系。

1. 率的计算

（1）累积发病率（cumulative incidence rate，*CI*） 某一固定人群在一定时期内某病新发生例数（*D*）与时期开始总人数（*N*）之比。随访期越长，则病例发生越多，所以 *CI* 表示发病率的累积影响。*CI* 又是平均危险度的一个指标，也就是一个人在特定时期内发生该病的概率。

$$累积发病率（CI）=D/N \tag{5-3-35}$$

（2）发病密度（incidence density，*ID*） 当队列是一个动态人群时，观察人数变动较大（因失访、迁移、死于他病、中途加入等），应用发病密度来测量发病情况。发病密度是一定时期内的平均发病率。其分子仍是一个人群在期内新发生的例数（*D*），分母则是该人群的每一成员所提供的人时的总和。所谓人时（person-time，*PT*）是观察人数乘以随访单位时间的积。发病密度即说明了该人群发生的新病例数，又说明该人群的大小和发生这些例数所经历的时间。时间单位常用年，故又称人年数（person-years）。一定的人时（人年）数可来自不同的人数与不同的观察时间，例如 100 人年可来自 100 人观察一年，或 50 人观察 2 年，或 200 人观察 0.5 年。

$$发病密度（ID）=D/PT \tag{5-3-36}$$

人年数的算法：①固定人群，即封闭人群，人年数是每一个成员的具体观察年数的总和。每一成员的观察年数是从观察开始算起到终点事件出现或研究结束时经过的年数（月数、周数、以至日数均可折算为年数）；②动态人群，如果不知道每一成员进入与退出的具体时间，就不能直接计算人年数。如随访期间人数与年龄基本保持稳定，则可用平均人数乘以观察年数得到总人年数。平均人数取得相邻两时段人数之平均数或年中人数。具体计算请参考有关统计书籍。

（3）标化比 当研究样本量小，结局发生率低时，不宜直接计算率，而是以全人群发病或死亡为标准，得到被研究人群实际的死亡（发病），并与以标准人群计算的期望死亡（发病）人数之比。标化死亡比（*SMR*）计算如下：

$$SMR=\frac{\sum a_i}{\sum E(a_i)} \tag{5-3-37}$$

式中，a_i 代表被研究人群 i 年龄组的实际死亡（发病）数，$E(a_i)$ 为该人群 i 年龄组的期望死亡（发病）数。

$$E(a_i) = \text{该年龄组人口数} \times \text{标准人群中同年龄组死亡（发病）率}$$

SMR 用以评价被研究人群的死亡（发病）水平。$SMR>1$ 时，说明该研究人群暴露于某危险因素的机会大于一般人群，死于某病的危险超过一般人群。当然也需进行显著性检验，通常用卡方检验法。

2. 联系的测量　研究某种暴露与疾病或死亡的联系的基本方法是比较暴露组与未暴露组的发病率或死亡率，也就是计算出这些率的差或比。

(1) 率比与相对危险度（relative risk，*RR*）　队列研究中暴露组的发病率（发病密度）与非暴露组的发病率之比，称为率比。

$$RR = I_e / I_0 \tag{5-3-38}$$

式中，I_e 为暴露组发病率，I_0 为对照组发病率；如以死亡率为终点，则以死亡率代替发病率。

相对危险度（*RR*）无单位，比值范围在 0～∞之间。$RR=1$，表明暴露与疾病无联系；$RR<1$，表明其间存在负联系（提示暴露是保护因子）；反之 $RR>1$ 时，表明两者存在正联系。比值越大，联系越强。*RR* 与 *OR*（病例对照研究中）的数值所表示的联系强度的解释可参考表 5-3-6。

表 5-3-6　*RR* 或 *OR* 与联系强度

RR	*OR*	联系强度
0.9～1.0	1.0～1.1	无
0.7～0.8	1.2～1.4	弱
0.4～0.6	1.5～2.9	中等
0.1～0.3	3.0～9.0	强
<0.1	10.0～	很强

无论 *RR* 值是多少，都要进行显著性检验和可信区间的估计，才知道是否存在真正的统计学联系。

显著性往往用 u 检验：

$$u = \frac{p_1 - p_0}{\sqrt{p_c(1-p_c)(1/n_1 + 1/n_0)}} \tag{5-3-39}$$

式中，p_1 为暴露组的率，p_0 为非暴露组的率，n_1 为暴露组的观察人数，n_0 为非暴露组观察人数，p_c＝合并样本率。

$$p_c = \frac{x_1 + x_0}{n_1 + n_0} \tag{5-3-40}$$

式中，x_1 和 x_0 分别为暴露组和非暴露组结局事件的发生数。

也可用其他检验方法，如二项分布检验、卡方检验等。

可信区间计算也可用 Woolf 法，参见病例对照研究中的相关内容。

(2) 归因危险度（attributable risk，*AR*） 暴露组的发病率或死亡率与未暴露组同种率之差。说明由于暴露增加或降低的发病率或死亡率。归因危险度也称为率差，或超额（或超常）危险度（excess risk）。

$$AR = I_e - I_0 \quad (5-3-41)$$

RR 与 *AR* 都是表示因素与疾病关联强度的指标，但其公共卫生学意义不同。例如，表 5-3-7 显示吸烟导致肺癌和心血管病的 *RR* 和 *AR*，吸烟更易导致肺癌，病因联系较强(*RR* 值看出)，但完全因吸烟导致的心血管病远远高于肺癌（*AR* 值看出)，禁烟对心血管病的预防效果会更大。

表 5-3-7　吸烟者与非吸烟者死于肺癌和心血管病的 RR 和 AR

疾病	吸烟者（1/10 万）	非吸烟者（1/10 万）	*RR*	*AR*（1/10 万）
肺癌	50.12	4.69	10.70	45.43
心血管病	296.75	170.32	1.70	126.43

（引自：李立明．流行病学．人民卫生出版社，2007）

(3) 归因危险度百分比（AR%） 指暴露人群中的发病或死亡归因于暴露的部分占全部发病或死亡的百分比，故又称病因分值（etiologic fraction，*EF*)。

$$AR\% = \frac{I_e - I_0}{I_e} \times 100\% \quad (5-3-42)$$

(4) 人群归因危险度（population attributable risk，*PAR*） 率差与相对危险度都说明暴露的生物学效应，但不能说明其对一个人群的危险程度或消除这种因素后可能使发病率或死亡率降低的程度，或即暴露的社会效应。说明这种效应的一个指标是人群归因危险度，它说明某一人群（包括暴露者与非暴露者）的某病发病（或死亡）率中可归因于该暴露的部分。

$$PAR = I_t - I_0 \quad (5-3-43)$$

式中，I_t 为全人群的率，I_0 为非暴露组的率。

如以百分比表示，也称为人群归因危险度百分比（*PAR*%)。表示人群中由于暴露于某因素所致的发病（死亡）占人群发病（死亡）的百分比，也叫人群病因分值。

$$PAR\% = \frac{I_t - I_0}{I_t} \times 100\% \quad (5-3-44)$$

人群归因危险度的大小取决于危险因子（病因）的相对危险度和人群暴露比例。例如，据 Doll 与 Peto 研究（1981)，1978 年美国癌症死亡中的 25%～40%（平均 30%，约 12 万人）可归因于吸烟，而同年归因于职业因素的癌症死亡只占 2%～8%（平均 4%)，尽管职业因素导致癌症的相对危险度与特异危险度可能远远高于吸烟所致癌症的相应危险度。两者相差这么悬殊是因为人群的吸烟率很高而暴露于职业性致癌因素的人相对很少。*PAR*%也可用下式计算。

$$PAR\%=\frac{p_e(RR-1)}{p_e(RR-1)+1}\times 100\% \quad (5-3-45)$$

式中，p_e 为人群中某种暴露者的比例。

四、队列研究的偏倚与控制

队列一般是全人群的一个有高度选择性的亚群，所以队列研究的结论不能无条件地推及全人群，但这并不影响其真实性。如果随访工作做得好，一般不会发生选择偏倚。疾病或死亡信息（即终点的判定）的收集，要保证各组间信息质量的可比性，而且不受研究对象暴露状态的影响，以免发生信息偏倚。回忆导致的信息偏倚是影响病例对照研究真实性的一大问题，但对队列研究影响不大。混杂因素最普通的是年龄与吸烟，其他混杂因素视暴露种类而异，应收集资料，以便在分析时控制其作用。

队列研究容易造成失访偏倚，破坏原有样本的代表性，实质上是一种选择偏倚。一项研究的失访率最好不要超过 10%。为减少失访偏倚，要尽可能提高研究对象的依从性，做好宣传解释工作。比较失访者与随访者的特征差异，估计失访的可能影响。

五、队列研究的优缺点

与病例对照研究相比，队列研究有其优点与缺点，两种方法适用于不同情况，可以从以下几方面进行比较：

1. 观察人数与完成时间　病例对照研究需要观察的人数较少，调查完成后现场工作也就完成了，不需随访。因此比队列研究经济。

2. 研究因子的数目　以往认为病例对照研究是“多因一果”，而队列研究是“一因多果”，但实际工作中并非完全如此。对于一种危险作用广泛的因子，只有通过前瞻性队列研究才能全面揭露其效应，特别是长期健康效应。

3. 发生偏倚的可能性　病例对照研究发生选择偏倚的可能较大，以医院患者为对象时尤易发生。但队列研究也有可能发生选择偏倚，例如志愿参加、已患但潜隐的疾病而在开始研究时未被察觉，回顾性队列研究的一些对象的记录缺失或不完整等，都是偏倚的来源。病例对照研究需要被调查者回忆过去对若干因素的暴露史，出现回忆偏倚的可能较大；队列研究关于暴露与结局的信息不依赖回忆，客观性较强。队列研究因随访时间较长，可能出现失访偏倚。

4. 率与联系指标　病例对照研究一般不知道总人口中的病例数和未病者人数，所以不能计算发病率、死亡率、*RR* 和超额危险度。但可计算 *OR*，在可以用对照组的暴露率估计人群暴露率时，也可计算 *PAR*。病例对照研究虽可判断暴露与疾病之间是否存在有统计学上的联系，但不易作出有因果联系的结论。从前瞻性队列研究结果较易作出是否有因果联系的结论，其说服力仅次于实验研究结果。

总之，根据两种方法的优缺点，一般把病例对照研究用于筛选可疑病因，建立假设，作为病因研究的第一阶段，而把队列研究用于检验假设，作为第二阶段。病例对照研究与队列研究的特点总结于表 5-3-8。

表 5-3-8 病例对照研究与队列研究比较

	病例对照研究	队列研究
适用对象	适合罕见病，但非暴露率低的人群	适合暴露率不高的常见病
效益	投入-产出高，是最常用的流行病学方法	耗时、费力，组织性大项目
因果关系	从一果到多因，但难以确认时间顺序	先“一因”后“多果”，可得到率，因果论证强
偏倚	常出现选择与回忆偏倚	常出现失访偏倚，依从性差
应用	适合探索性病因研究及效果评价	适合结论性病因研究，可了解疾病自然史

第四节 实验流行病学研究

一、概述

实验流行病学（experimental epidemiology）研究将来自同一总体的人群随机分为实验组和对照组，实验组被施加某种干预措施，随访并比较两组人群的发病、死亡或其他健康状况有无差别及差别大小，以判断干预措施效果的前瞻性研究方法，又称为干预研究（intervention study）。

实验流行病学既是流行病学病因学研究的最后一步，也是流行病学病因学研究的终极目标，即把流行病学研究结果应用于人群。实验流行病学研究的干预措施一定是在现有知识基础上有益于人群健康的因素，可以是施加健康保护因素，如某营养素，也可以是消除健康损害因素，如戒烟、限酒等。实验流行病学也常用于评价卫生管理和保健工作等。

二、设计原则

实验流行病学设计或实施时应遵循对照、随机化和盲法三原则，同时注意研究人群的代表性、终点的诊断标准及实验的重复性。

（一）设立对照

除了研究因素可能对研究终点有影响外，其他多种因素也可能对研究终点产生影响，设立对照的目的便是消除这些非研究因素的作用。某药品广告声称治疗感冒的有效率达99.9%，该药有效吗？仍未知，因为影响感冒痊愈的因素除了药物外，自身抵抗力至关重要，可以不治而愈，没有对照不能说明其有效。

（二）随机化

设立对照的目的是消除非研究因素的作用，但两组在这些因素方面如没有可比性，设立对照的目的就不能达到。随机化就是把研究对象随机地分配到实验组和对照组中，从而提高两组的可比性或均衡性。

（三）盲法观察

受试者如知道自己正在服用声称有益健康的药物或其他措施，就会受到心理暗示，可能反馈更多正面信息，反之亦然；同样，调查者如知道研究对象的分组情况，可能提出带有倾向性的问题，使信息产生偏倚。为了避免这种偏倚，可以不让受试者或调查者知道分组情况，此即称为盲法；仅使前者不知道，称单盲法，使受试者和调查者均不知道，称双盲法；

如同时资料分析者也不知道分组情况，称三盲法，但少用。

三、实验流行病学的种类

（一）根据研究场所分类

根据研究场所的不同，实验流行病学可分为现场试验和临床试验。

1. 现场试验　现场试验又称社区随机对照试验，是在社区现场环境下进行的实验。根据现场试验接受干预的基本单位不同又可分为个体试验和社区试验。

（1）个体试验（individual trial）　接受处理或某种措施的基本单位是未患所研究疾病的个人，而不是人群或亚人群。该种试验一般在高危人群中进行，以提高试验效率。如乙肝疫苗预防母亲 HBsAg 阳性的婴儿感染乙肝的实验。

（2）社区试验（community trial）　以尚未患所研究疾病的人群作为整体进行实验观察，常用于对某种预防措施或方法进行考核或评价，或某种疾病的危险因子分布广泛，不易确定高危人群时，也需采用社区试验；其基本单位是整个社区或某亚人群。如评价食盐加碘预防甲状腺肿的效果，将碘盐应用于某地区的整个人群，而不是某一个体，然后与非应用地区进行比较。实验社区与对照社区除了干预因素外，其他各方面应尽量相似。

2. 临床试验（clinical trial）　临床试验是在医院或其他医疗照顾环境下进行的实验，其措施针对的基本单位也是个人，但与个体试验不同的是，其研究对象是患者，常用于对药物或治疗方法的效果进行检验和评价。随机化临床对照试验（randomized clinical trial，RCT）是此类实验中应用最广泛的一种。

（二）根据设计的基本特征分类

实验流行病学按其设计的基本特征可分为真实验（true experiment）和类实验（quasi-experiment）。

真实验指严格按照实验流行病学的标准进行的流行病学研究，如对照、随机和盲法原则，还必须是前瞻性和有干预措施的实验。

类实验又称半实验，指一项流行病学实验不能达到真实验的全部标准，如无对照或不能随机分组。不设对照的实验并不是完全没有对照，而是与已知的不给该干预措施的结果比较。社区试验往往不能随机分组，而只能使实验社区和对照社区在人群特征和环境各方面尽量类似，此类实验也可看作类实验。

现场试验除了干预措施外，在随访、分析等方面与队列研究相似，本书不再叙述；临床试验也是一种前瞻性研究，但有其独特之处，初步发展成为临床流行病学分支学科，临床试验有五大基本类型：历史性对照研究、非随机同期对照研究、随机对照试验、交叉试验、序贯试验，本书仅介绍临床随机对照试验。

四、临床随机对照试验

（一）概念

在临床进行药物等治疗方法的效果观察时，所遇到的影响因素远较在实验室复杂得多，而且不易控制。临床随机对照试验（randomized clinical trial，RCT）严格按照随机化的方法，将研究对象分为试验组（或干预组）和对照组，前瞻性地观察两组结果，然后进行分析比较、评价，从而可得出科学的结论。其基本原理可用图 5-3-6 表示。

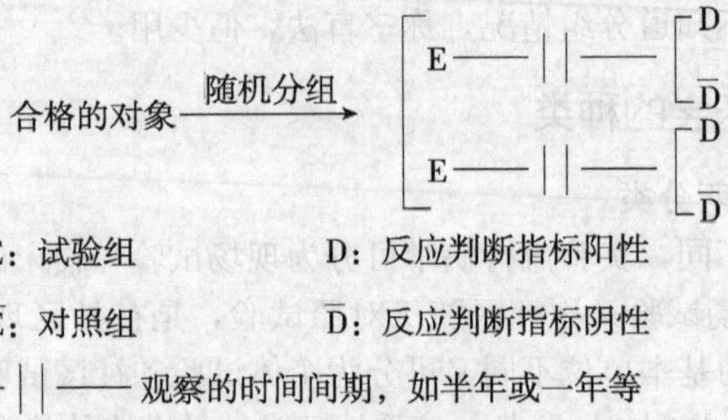

图 5-3-6　随机对照试验模式图

（二）进行临床随机对照试验设计时必须考虑的因素

1. 试验对象对其总体的代表性　临床上同一疾病的严重程度不一，患者性别、年龄各异，对个别特殊对象的临床试验，其结果不一定能代表患者群总体。因此，在做试验前应考虑好对象的代表性，并作出规定。

2. 诊断　诊断必须有一定标准。确定诊断标准后必须严格按标准纳入及排除试验对象。标准过宽则易混入假阳性患者。

3. 设立对照组　对照组是临床试验的比较基础。正确设置对照组是试验设计的一个核心问题。尤其对可自然痊愈及变化的疾病，有季节变化的慢性病，在以主观感觉或心理效应作为主要观察指标时，对照可减少由于自愈、季节变化和主观心理效应带来的偏倚。如鸡血疗法、卤碱疗法、甩手疗法等曾轰动一时的“百病皆治”到销声匿迹、“效果不佳”甚至有副作用，就是未经很好设计对照而犯的错误例子。现在所谓保健品的效果宣传也都回避有无对照及如何对照这个关键问题，而是以引证所谓“专家谈话”“用户来信”某人“亲身经验”等违反科学方法的手段作为“证明”。

严格地说，对照要求除了少一个处理因素之外，其他条件均应与患者组尽量一致。在实际工作中，有 3 种常用的对照：

（1）配对比较设计　将研究对象按某些特征或条件配成对子，这样每遇到一对就分别给予不同处理。如在疾病防治工作中，可选取同年龄组（年龄相差 5 岁以内），同性别、同疾病、同病情的患者配对进行对比观察。统计方法可用配对资料的 t 检验法或配对 χ^2 检验。配对设计能减少每一对内部的实验误差，故较组间比较设计的效率要高，但寻找对照的难度大。

（2）自身对照设计　即用同一患者，按治疗前后进行疗效的比较，实际上也是一种配对比较设计。这种设计方法既节约例数，又容易控制试验条件，因为对照和试验在同一患者身上进行，是比较好的一种设计，但不适用于有残留效应的疗法或病情变化了的病例。

（3）组间比较设计　设计时将病例随机分为试验组和对照组。在两组确实可比的情况下，将可得到的数据用两均数或卡方检验进行统计学处理，判断其结果。这种设计效率不如配对设计，常要用较多的观察单位才能得到与其他设计相似的效果，但实施较易。

4. 临床试验中样本大小　由生物体（特别是人）个体间有差异，无论多么高明的抽样技术都不可能使样本完全反映总体的情况，所以抽样误差总是存在的。根据数理统计原理，样本越小，误差越大。一般来说，试验的样本愈大则愈可靠，但试验对象过多，有时反而不易达到精密、迅速，甚至造成不必要的浪费。而例数太少，又不易得出有显著差别的结果。

因此试验中需要多少对象是一个值得研究的问题。

如曾有人用某药治疗 5 例高血压患者，全部治愈，于是就说治愈率为 100%。经计算率的抽样误差可知，根据这 5 例的治疗情况，此方法对高血压的真正治愈率可能高达 100%，也可能低达 47.8%（因这百分率的 95%可信限是 47.8%～100%）。如果治疗例数增加到 50 例，仍然全部治愈，其治愈百分率的 95%可信限为 93%～100%。

5. 临床试验必须遵循随机化原则分组　患者分到试验组或对照组不能凭医生或患者的主观意愿，而需要随机分到各组。随机化需要一定的技术来实现。

随机化的方法很多，除用抽签、抓阄、掷骰等方法外，比较科学又方便的方法是用随机数字表。随机数字表是按随机抽样的原理编制并经统计学方法检验，其结果比抽签方法更理想。这是一种最简便适用的随机化方法。使用时可参阅有关的统计学书籍。

6. 盲法试验（blind trial）　临床随机对试验的信息偏倚可以来自参加研究的医护人员，也可来自受试患者。如何才能使临床试验避免这一类偏性。临床上常采用盲法试验。根据盲法程度可分为：

（1）单盲试验　研究者知道每个患者用药的具体内容，而患者不知道。方法简单、容易进行，可消除受试者的心理偏性，治疗中遇到的问题便于医师及时作出处理，但在收集和评价资料时，有可能受来自研究者所产生的偏倚的影响。有时医护人员在判断疗效标准中对治疗组掌握得松、对照组严，或怕对照组没有得到治疗而感到不安，自觉或不自觉地给对照组患者加以"补偿性"治疗等。这些显然会影响试验结果的正确性。

对照组需用安慰剂。安慰剂（placebo）是一种在外形上与"有效"的药物无法区别，但又不具有特异有效成分的制剂。安慰剂还要与试验药物在颜色、气味、溶解度和包装上都要高度相似。在安慰剂对患者病情有不利影响时，可采用常规有效或传统的疗法，但也要与试验药的色、形、味或剂型相同。通过安慰剂研究已经表明有不少经常用的药物效果不理想，如护肝药葡醛内酯（肝泰乐）、抗心绞痛的氨茶碱等。

（2）双盲试验　执行医疗措施的医护人员和患者都不知道每个患者接受何种治疗，这样可使医生对每个患者询问、检查同样认真负责、实事求是。此法的优点可避免来自患者和医生两方面的偏倚。

双盲法试验要求有一整套的完善代号和保密制度，还要有一套保证安全的措施。但对一些危重患者的治疗不宜使用。

（3）三盲法　即受试者、观察者和资料分析或报告者都不知道参与受试的对象分在哪个组。它可避免资料分析者引起的偏倚，但执行过程中有时有一定困难，在临床试验中通常应用"双盲"随机对照试验。

总之，盲法试验适用于疗效评价依赖于患者或医师的药物试验。例如，镇定药或安眠药的评定及抗精神病药物的评定等。主要根据患者的主诉来决定药效的试验可用单盲法；主要由医师主观判定决定药效的试验须用双盲法。

7. 观察指标选定的标准和界限　一般说，自觉症状是需要的，但必须重视取得客观指标如体征、化验、X 线片、细菌培养、心电图、病理切片等资料，并应努力寻找特异度和灵敏度高的客观指标；避免模棱两可、笼统的观察指标，尽量采用客观和确切的指标，将有助于准确的评定结果。

在试验设计和判断疗效时，如何避免主观因素。有许多药物疗效（如止痛、安眠、止咳药等），不能用客观指标来进行测定。当医生多次询问受试的患者，患者为了感谢医生的热情关怀，也常会表示病情有所减轻，这样就会影响真实效果。在动物实验中，也有人曾经发现“安慰”现象，每天受人爱抚 2～3 次的动物能耐受较大的毒性。

（三）临床随机对照试验应注意的问题

1. 临床依从性（clinical compliance） 是指患者执行医疗措施的程度，亦即患者执行医嘱的程度，对临床实验的成功与否至关重要。产生不依从性的原因有多种，包括患者由于病情恶化需采取进一步的治疗措施，如改用其他药物或作手术治疗等改变原定治疗方案；其他原因所造成的患者死亡；患者因迁居，不能继续按医生的治疗方案进行：患者在就诊后，虽得到医生的处方，但因某种原因未能取药；患者服药后，发现有腹泻、心悸、头昏等药物不良反应因而停药；患者经短期治疗后，症状无明显改善，因而对治疗缺乏信心；患者不愿意作为受试者，认为多次检查血液或服多种药物对本人健康没有好处，故不再按医嘱进行等。另外，医疗服务方面的因素，如治疗措施过繁，患者年老、健忘，不知如何按时服药或作某种治疗需排队等候，占用患者太多时间，影响工作以及医务人员服务态度欠佳等，均会不同程度影响研究对象的依从性。

可从以下几方面提高临床依从性：①对所研究的疾病，诊断必须正确；②所给予的防治措施应该是有效的，并且没有严重的不良反应；③患者接受防治措施一定要坚持自愿而不能强迫；④使患者充分认识治疗的目的和意义，积极主动接受有效的治疗；⑤改善医疗的各个环节：医师应向患者交待用药量、方法和次数、复诊时间以及可能的不良反应，尽量降低服药遗忘率；⑥改善医疗服务质量，保持医师与患者间的良好关系，以提高患者的依从性；⑦社会和家庭的督促和支持。

2. 临床不一致问题 同一医生或不同医生对同一患者的检查结果不相符的现象。应尽量采用客观指标进行诊断，提高医务人员的业务水平和责任心，充分协商，以减少不一致。不可避免时，要对不一致性强度进行估计，如一致率、Kappa 值等。

3. 安慰效应 应用安慰剂或安慰疗法可排除非特异性的来自患者精神心理方面对治疗的影响，应予以恰当的使用。

4. 向均数回归（regression to the mean） 一些极端的临床症状或体征向正常靠拢的现象，在评价疗效时应予以注意。

5. 伦理问题（ethics） 实验流行病学以人为研究对象，为确保人身安全，在人群试验前，应先做动物实验等大量的前期工作，得到相应行政部门和道德伦理委员会的认可。对照组使用安慰剂并不是一种欺骗，因为被实验的药物或方法往往是尚未确定疗效的。实验时，应对研究对象或社区讲清研究内容，征得研究对象的同意并签署知情同意书。

【思考题】

1. 流行病学研究目的是什么？其有哪些研究方法？
2. 何谓生态学研究？有何作用？应注意哪些事项？
3. 现况调查的用途有哪些？设计时应考虑哪些问题？
4. 筛检应遵循哪些原则？有哪些评价指标？
5. 试述病例对照研究与队列研究的基本概念及其异同。
6. 实验流行病学有哪些类型？与队列研究有何异同？

（任泽舫）

第四章　社区疾病的预防与控制

第一节　社区传染病的预防与控制

传染病（infectious diseases）是指由传染性病原体及其毒性产物所致的具有传染性的疾病，传染性病原体通过受感染的人、动物或储存宿主可以在社区易感人群中传播。

一、传染病的流行现状及趋势

自从 1854 年，John Snow 对伦敦霍乱流行进行经典的流行病学调查分析以来，经过一个多世纪的努力，人类对传染病的防制工作已取得了辉煌成就，在全球范围内消灭了天花，控制了麻风、脊髓灰质炎和白喉等常见传染病。从 20 世纪 50 年代初期到现在，我国传染病发病率从大约 2 000/10 万下降到大约 200/10 万，传染病死因构成比从大约 20%下降到不足 1%。呼吸道、肠道和虫媒传染病以及自然疫源性疾病减少了 80%以上。但是，在世界范围内，传染病仍然是影响人群健康的首要原因。20 世纪 70 年代以来，几乎每年至少发现一种新发传染病。目前已陆续发生了 40 多种，其中部分新发传染病已成为全球性的社区公共卫生问题。例如，艾滋病已成为人类的头号杀手、莱姆病被发现遍及全球五大洲几十个国家；大肠杆菌 $O_{157}H_7$感染、O_{139}霍乱、戊型肝炎和高致病性禽流感等都曾在或者是还在一些国家和地区造成大规模的暴发和流行；另外，埃博拉出血热、西尼罗病毒感染的高致死率震撼世界。

针对任何一种新发传染病，既需要从病原生物学角度，更需要从流行病学角度进行全面认识，这样才能够从疾病的流行特征入手，制定行之有效的针对社区传染病流行过程三个环节的预防策略和措施，控制传染病在社区人群中的发生与流行。

二、传染病流行过程的三个基本环节

传染病流行过程（epidemic process）是指传染病在社区人群中发生及传播的群体现象。流行过程发生必须具备传染源、传播途径和易感人群三个基本环节，如果缺少其中任何一个环节，新的传染就不可能发生，传染病的流行过程势必终止。因此，正确认识各种传染病流行过程的规律，及时采取有效措施，阻断流行环节，即可以阻止社区传染病的流行，从而达到控制以至消灭传染病的目的。

（一）传染源

传染源（source of infection）也称为宿主，是指体内有病原体生长繁殖并能排出病原体的人和动物。感染者排出病原体的整个时期，称为传染期。传染期是确定隔离期限的重要依据。传染源的类型主要有以下三种：

1. 患者　患者是重要的传染源。对于麻疹、水痘等无病原携带状态的传染病，患者是唯一的传染源。传染病患者的某些症状（如咳嗽、腹泻）有利于病原体的排出和发散，增加易感者受感染的机会。根据疾病自然史，患病过程分为潜伏期、临床症状期和恢复期。不同

患病时期的患者作为传染源的意义不同，主要取决于是否排出病原体，以及排出的数量与频度，同时也取决于患者的活动性。

(1) 潜伏期　即从病原体侵入机体到最早临床症状开始出现的这一段时间。潜伏期是传染病的重要特征之一。不同传染病的潜伏期长短不同，短则数小时或数天，如细菌性食物中毒的潜伏期仅数小时，霍乱的潜伏期为数天；长则数年或数十年，如艾滋病的潜伏期可达2～10 年或更长。

潜伏期的流行病学意义及应用：①潜伏期的长短影响疾病的流行特征，短潜伏期的传染病一旦发生，常呈暴发流行，如流行性感冒；而长潜伏期的疾病，则多呈持续性流行。②根据潜伏期的长短，可以确定免疫接种的时间。③根据潜伏期的长短，有助于受感染时间的判断和传染源、传播途径的追踪。从发病高峰时间向前推算一个该病的平均潜伏期，即为可能受染时间，据此可进一步追踪可能的传染源和传播途径。④根据潜伏期的长短，可确定接触者的留检、检疫或医学观察的期限。对于一般传染病按其常见（平均）潜伏期增加 1～2d，对于危害严重的传染病按其最长潜伏期给予留验或检疫。⑤可用于评价预防措施的效果，例如实施某项预防措施后，经过一个潜伏期，病例数明显下降，则很可能是该项措施所起的效果。

(2) 临床症状期　即出现某种疾病特异性症状和体征的时期，是传染性最强的时期。本期患者作为传染源的意义很大，这是因为处于此期的患者体内病原体的数量大，患者的一些症状，如咳嗽、呕吐、腹泻等又有利于病原体的排出和播散。此外，轻型或非典型患者作为传染源的流行病学意义也不可忽视，他们虽然症状轻微，但仍可向外界排出病原体，具有传染性。这些患者的活动范围并未受到严格管理，照常在社区中生活或从事生产活动，尤其是当其从事饮食业或托幼机构工作时，常常是引起传染病暴发流行的根源。

(3) 恢复期　对于多数传染病来说，当患者处于恢复期时，其传染性逐渐消失。但是，有些传染病患者，如痢疾、伤寒等在恢复期仍可排出病原体；而伤寒的慢性带菌者甚至终身排出病原体。

(4) 传染期的概念与意义　患者具有传染性的时期，即患者排出病原体的整个时期称为传染期。传染期的流行病学意义在于：传染期是决定传染病患者隔离期限的重要依据；传染期在一定程度上影响疾病的流行特征，传染期短的疾病，其继发病例常为成簇出现；传染期长的疾病，其继发病例则陆续出现，持续时间较长。

2. 病原携带者　指没有任何临床症状，但能排出病原体的人。带菌者、带病毒者和带虫者都属于病原携带者。根据疾病分期，病原携带者可分为潜伏期病原携带者、恢复期病原携带者和健康病原携带者。

(1) 潜伏期病原携带者　指在潜伏期内即带有并排出病原体者，此类病原携带者一般多在潜伏期末排出病原体。潜伏期病原携带者可作为传染源的病种有痢疾、伤寒、霍乱、麻疹、甲型肝炎、白喉、百日咳、水痘、腮腺炎等。

(2) 恢复期病原携带者　指在临床症状消失后仍可在一定时期内排出病原体者，例如痢疾、伤寒、乙型肝炎、白喉、流行性脑脊髓膜炎等。如果病原携带时间不超过 3 个月者，称为暂时性病原携带者；病原携带时间超过 3 个月者，则称为慢性病原携带者。病原携带者常出现间歇排菌（或排毒）现象，因此，连续检测至少 3 次阴性，方可认为不再带菌（或带毒）。如果对此类病原携带者管理不严，也是引起传染病暴发流行的根源之一。

(3) 健康病原携带者　指在整个感染过程中无明显临床症状与体征，但能排出病原体者，例如流行性脑脊髓膜炎、白喉、霍乱、乙型肝炎、脊髓灰质炎等。此类病原携带者排出病原体的数量较少，时间较短，作为传染源的意义有限。

病原携带者作为传染源意义的大小，不仅取决于排出病原体的数量和携带状态的长短，也取决于携带者的职业、社会活动范围、生活环境、个人卫生与环境卫生条件及防疫措施等。在饮食服务业、供水公司和托幼机构工作的病原携带者对周围社区人群的威胁很大，对此类工作人员都要定期进行病原携带状态检查。

3. 受感染动物　某些疾病可在动物与人类之间传播，由共同的病原体引起，此类疾病称为人畜共患性疾病，如血吸虫病、狂犬病等；某些疾病的病原体在自然界的动物之间传播，在一定条件下可传染给人类，此类疾病称为自然疫源性疾病，如鼠疫、森林脑炎、肾综合征出血热等。

动物作为传染源的意义主要取决于人类与动物的接触机会和密切程度、动物传染源的种类和周围环境因素。动物作为传染源所传播的主要传染病见表 5-4-1。

表 5-4-1　动物作为传染源所传播的主要传染病

动物种类	相关传染病
哺乳动物	
牛、绵羊	炭疽、布鲁菌病、钩端螺旋体病等
山羊	血吸虫病、布鲁菌病等
马、驴、骡	炭疽、狂犬病、放线菌病、马鼻疽等
骆驼	炭疽、狂犬病、鼠疫、流行性乙型脑炎等
猪	布鲁菌病、钩端螺旋体病、流行性乙型脑炎、旋毛虫病等
狗	狂犬病、蜱传斑疹伤寒、黑热病、钩端螺旋体病等
猫	弓形体病、空肠弯曲菌肠炎等
狼	狂犬病、钩端螺旋体病等
啮齿类动物	狂犬病、钩端螺旋体病、鼠疫、弓形体病、肾综合征出血热等
鸟类	鹦鹉热、森林脑炎、流行乙型脑炎、空肠弯曲菌肠炎等

（二）传播途径

病原体从一个宿主转移至另一个新宿主的过程，亦即病原体更换宿主的过程称为传播机制（mechanism of transmission）或传播过程，整个过程包括病原体的排出途径、传播途径和侵入途径。传播途径（route of transmission）是指病原体从传染源体内排出后，侵入新的易感宿主之前，在外界环境中停留和转移所经历的全部过程。病原体停留和转移必须依附于各种生物媒介和非生物媒介物，这些参与传播病原体的媒介物，称为传播媒介或传播因素。

一种传染病可通过一种或几种途径进行传播，传染病的传播途径主要有以下几种：

1. 经空气传播（air-borne infection）　主要经飞沫、飞沫核和尘埃传播。

（1）经尘埃传播　是空气中病原体的重要载体，直径为 1μm 或小于 1μm 的尘埃可长期悬浮于空气中，随着空气的流动而四处播散，因此，带有病原微生物的尘埃就可引起疾病的传播，例如，结核病院的尘埃中可分离出结核杆菌；乙肝病房和公共场所的空气尘埃中也可查出乙肝病毒表面抗原。

（2）经飞沫传播　当人在深呼吸、咳嗽、打喷嚏时，从呼吸道喷出的黏液称为飞沫，其中含有大量的微生物。飞沫表面积大，分散系数大，但在空气中悬浮时间较短，主要威胁传染源周围的密切接触者。对外环境抵抗力较弱的病原体，如脑膜炎双球菌、流感病毒、百日咳杆菌等多以此方式在人群中传播。以此方式传播的还有 SARS 冠状病毒，通过患者从呼吸道排出的飞沫广泛传播近距离的密切接触者。

（3）经飞沫核传播　飞沫核是飞沫蒸发后留下的核心部分，由唾液中的黏液素、蛋白质、无机盐和微生物组成。微生物在飞沫核中受到蛋白质和黏液素保护，可存活较长时间。飞沫核很轻，直径很小（多数在 0.5～12μm），可长时间悬浮，传播面广，吸入后可深达肺部，因此，飞沫核的传染性比尘埃和飞沫强。

经空气传播的传染病具有以下流行特征：①传播途径易实现，传播范围广，发病率高；②受人群免疫水平影响，儿童多发；③具有较明显的季节性，呈现冬春季节升高现象；④与社区居民的居住条件及人口密度有关。

2. 经水传播（water-borne infection）　包括受污染的饮用水和疫水传播。

（1）经饮用水传播　如霍乱、伤寒、甲型肝炎等，主要由于饮用水源受到带有病原体的粪便、污水或污物的直接或间接污染所所致。经饮用水传播的传染病具有以下流行特征：①患者的分布与供水网络的布局和范围相一致，即具有饮用同一水源的共同暴露史；②除哺乳期婴儿外，发病无明显年龄、性别和职业差异；③如果水源经常受到污染，则病例持续不断；④停用污染水源或净化水源后，该病的暴发或流行即告终止。

（2）经疫水传播　如血吸虫病、钩端螺旋体病等，在人们接触疫水（即受污染的水体）时，病原体通过皮肤黏膜侵入体内。经疫水传播的传染病具有以下流行特征：①患者有接触疫水的历史；②发病具有季节性、地区性和职业差别；③大量易感人群进入疫区接触疫水后，将导致该病的社区暴发或流行；④加强疫水处理或个人防护措施后，可控制发患者数。

3. 经食物传播（food-borne infection）　经食物传播有两种，即原发性污染（一次污染）和继发性污染（二次污染）。

（1）原发性污染（或一次污染）　指食品在原料阶段受到的污染，如粮食、果蔬在收获前或畜禽在宰杀前受到病原微生物污染。

（2）继发性污染（或二次污染）　是食物在生产、加工、运输、贮存和销售过程中受到污染。

经食物传播的传染病具有以下流行特征：①发病者有食用污染食物的历史，不食者不发病；②一次大量污染可导致疾病的社区暴发；③停止污染食物的供给后，暴发即告平息。

4. 接触传播（contact transmission）　包括两种方式，即直接接触和间接接触（日常生活接触）传播。

（1）直接接触传播　指传染源与易感者接触而未经其他任何外界因素所致的传播，如性病、狂犬病等传染病。

（2）间接接触传播　即易感者接触了被传染源排泄物或分泌物污染的日常生活用品所致的传播，如许多肠道传播病、体表传染病以及某些人畜共患病等。在此类传播方式中，手起着十分重要的作用。世界卫生组织（WHO）的研究表明对手清洁卫生可有效地控制以此方式传播为主的传染病在社区中流行。

间接接触传播的传染病的流行特征如下：①病例一般呈散发，并可呈现社区、家庭或同室成员聚集现象；②流行过程缓慢，无明显季节性；③个人卫生习惯及卫生条件差者，发病较多；④加强社区管理，严格消毒，加强个人卫生，可减少发病。

5. 节肢动物传播（arthropod-borne infection） 包括两种方式，即机械携带与生物性（吸血）传播。

（1）经节肢动物机械携带传播 如肠道传染病。苍蝇、蟑螂等携带肠道传染病病原体，它们在觅食、反吐或排泄时可使所携带的病原体污染食物或餐具，当人们食用这些或使用这些受污染的食物或餐具时，即可能患上肠道传染病。

（2）经吸血节肢动物传播 如鼠疫、疟疾、丝虫病、流行性乙型脑炎、登革热等。当吸血节肢动物（如蚊虫等）吸食处于菌血症、病毒血症、立克次体血症或原虫血症宿主的血液时，病原体就随血液进入节肢动物肠腔或体腔进一步增殖（如疟原虫）或发育（如丝虫病的微丝蚴），当其再次叮咬易感宿主时，就可将病原体传染给易感者。由于病原体在吸血节肢动物体内必须经过一段时间的增殖或完成其生活周期中的某一阶段后，节肢动物才具有传染性，因此，这个段时间称为疾病的外潜伏期（extrinsic incubation period）。

经节肢动物传播的传染病具有以下流行特征：①节肢动物的滋生和活动受自然条件制约，因此，由节肢动物传播的传染病具有一定的地区性和季节性特征；②有些节肢动物传播的传染病具有明显的职业特点，如森林脑炎多见于伐木工人；③新疫区发病年龄无明显差异，老疫区则以儿童多发。

6. 经土壤传播（soil-borne transmission） 土壤中的病原体可来源于传染源的排泄物、分泌物或尸体处理不当等。土壤传播病原体作用的大小取决于病原体在土壤中的存活力、人与土壤接触机会以及个人卫生习惯。例如土壤中的破伤风梭菌芽胞、产气荚膜梭菌芽胞污染皮肤或黏膜创口后可能导致破伤风或气性坏疽；土壤中的蛔虫卵污染水果、蔬菜或儿童的手后可能导致蛔虫病。

经土壤传播的传染病的流行特征如下：①发病与病原体在土壤中的存活力有关；②与个人卫生习惯和是否采取防护措施有关。

7. 医源性传播（iatrogenic infection） 在医疗、预防或接受医学检验时，由于某些人为因素造成某种传染病传播，称为医源性传播。造成医源性传播的原因有以下二种：①由于所用医疗器械、针头、采血器、导尿管消毒不严或受到周围环境污染；②由于输血或使用受污染的生物制品和药物，如乙型肝炎、丙型肝炎、艾滋病等。

以上七种传播途径统称为水平传播（horizontal transmission），是病原体在外环境中借助于传播因素而实现的人与人之间的相互传播。

8. 垂直传播（vertical transmission） 指病原体通过母体传播给子代的过程，也称为母婴传播。垂直传播的方式有以下三种：

（1）经胎盘传播（placenta infection） 指受感染的孕妇通过胎盘血液屏障将病原体传播给胎儿的过程，如风疹病毒、乙肝病毒、艾滋病等均可通过胎盘导致胎儿先天性感染。孕妇在妊娠早期患风疹，则胎儿畸形的发生率将显著增加。

（2）上行传播（ascending infection） 病原体经孕妇阴道、通过子宫颈口到达绒毛膜或胎盘引起胎儿感染的过程。如单纯疱疹病毒、白假丝酵母菌可通过上行传播引起胎儿感染。

（3）分娩引起的传播（accouchement infection） 分娩时，胎儿通过污染严重的产道时受到感染的过程。如产道存在的淋病奈瑟菌、疱疹病毒等可在分娩过程中感染胎儿。

（三）易感人群

易感人群是指最易感染传染病病原体的人群。人群作为一个整体对传染病的易感程度称为人群易感性（herd susceptibility）。人群易感性的高低对传染病的流行过程有一定的制约作用。当人群中免疫人口比例增加时，易感个体所占比例就缩小，该人群对疾病的易感性降低，传染病的发病率就大大降低。这是因为具有免疫力的个体除了本身不发病外，还对易感者起到屏障作用。当人群中免疫人口达到一定比例时，甚至可以终止传染病的流行。

三、疫源地及流行过程

（一）疫源地

疫源地（infection focus）是指传染源排出的病原体向周围传播所能波及的范围，也是易感者可能受到感染的范围。一般把范围较小的疫源地或由单个传染源所构成的疫源地称为疫点。较大范围的疫源地或若干疫源地连成片时称为疫区。

疫源地形成的条件：①传染源的存在；②病原体能够继续传播。

疫源地消灭的条件：①传染源被移走或已被消除排出病原体状态；②传染源散播在外环境中的病原体被彻底清除（消毒、杀虫），传播途径已不存在；③所有易感的接触者，经过该病最长潜伏期未出现新病例或证明未受感染。

（二）流行过程

每一个新疫源地的出现都源于前一个疫源地的存在，同时它又是发生另一新疫源地的基础。一系列相互联系、相继发生的疫源地构成了传染病流行过程。疫源地是流行过程的基本单位，只有当传染源、传播途径和易感人群三个基本环节相互连接、协同作用时，才会发生新的疫源地，流行过程才得以延续。疫源地一旦被消灭，流行过程即告中断。

流行过程的强度表现为散发、流行或大流行，经常用发病率进行测量。流行过程在地区上可表现为地方性、外来性和自然疫源性等。

四、流行的影响因素

构成传染病流行过程的三个基本环节能否相互连接、协同作用，还受到自然因素和社会因素的影响和制约。

（一）自然因素

自然因素是指人类生活环境中天然存在的各种因素，包括地形地貌、气候和地理条件、土壤性质和动植物种类等。自然因素十分复杂，其中对流行过程最具影响力的是气候因素和地理因素。自然因素通过影响传染病、传播途径和易感人群三个基本环节，促进或制约传染病流行过程。有些地区的地理环境和气候条件十分适合某种病原体或媒介生物的生长和活动，此种疾病在这些地区就容易流行，流行强度也可能大些。全球气候变暖已促使媒介昆虫和动物宿主迁徙方式的改变。例如伊蚊一般只生活海拔 1000m 以下的温带地区，但由于气候变暖，现在已在海拔 1350～2200m 高度发现它的踪影。自然因素还可影响人群受感染机会，例如，夏季气候炎热，人们多食生冷饮食，极易发生消化道传染病。

（二）社会因素

社会因素包括人类的一切活动，如生产活动、生活条件、医疗卫生状况、经济、文化、人口密度、人口迁移、风俗习惯、宗教信仰、职业、社会动荡、社会制度等。社会因素同样通过影响传染病、传播途径和易感人群这三大基本环节，促进和制约传染病流行过程。

1. 社会因素对传染源的影响 《中华人民共和国传染病防治法》的颁布和执行；建立及增设卫生防疫机构和传染病院，对传染病患者进行隔离治疗；定期对一些特殊行业的从业人员体验；对献血员常规检查乙型肝炎表面抗原、HIV抗体等都有利于早期发现和管理传染源，防止其传播，消除其传染性。

2. 社会因素对传播途径的影响 人们生活条件改善、文化卫生知识水平提高是减少和控制传染病发生的重要因素。例如，提高居民饮用水质量可以减少或阻止霍乱、伤寒和痢疾等肠道传染病的传播。又如，新中国成立后，严格执行国境卫生检疫，防止检疫传染病传入或传出。

3. 社会因素对易感人群的影响 主要表现在预防接种的质量和推广程度。

社会因素既是促进传染病传播蔓延的重要因素，又是有效防治及消灭传染病的主导因素。一方面，在不利的社会因素如战争、灾荒等影响下，极易发生传染病流行；另一方面，社会因素的改善可以制止传染病的发生、蔓延，甚至消灭传染病。

五、预防与控制

（一）传染病的预防

传染病的预防是指在尚未出现疫情之前，针对可能受病原体威胁的人群或者针对可能存在病原体的环境、依附物品、媒介昆虫、动物等所采取的措施。

1. 改善卫生条件 清除外环境可能存在的疾病传播因子或使其无害化，是预防传染病的根本措施。其主要内容包括：有计划地建设和改造公共卫生设施；保持饮用水卫生；粪便和污染物的管理和无害化；食品卫生监督；公共场所的消毒及卫生措施；医院内感染的预防；蚊蝇等媒介昆虫和鼠类的杀灭等。

2. 健康教育 又称为卫生宣传教育，是一项通过宣传媒体向全社会普及卫生知识、动员群众改变不利于健康的行为和习惯，建立科学的、合乎卫生的生活方式，提高自我保健能力，达到预防疾病和增进健康的目的。事实证明，群众健康知识越丰富，健康需求越迫切，健康知识对社会、家庭和个人产生的作用就越大。健康教育作为控制和预防传染病的一种重要武器和卫生资源，是国内外公认的一种低投资高效益决策。

3. 免疫预防 详细参阅第五篇第六章社区计划免疫。

4. 国境卫生检疫 国境卫生检疫是指国境卫生检疫机关依照有关法规，在一个国家、国际通航的港口、机场、陆地边境和国界江河口岸设立国境卫生检疫机关，对进出国境人员、交通工具、货物、行李和邮件等实施医学检查和必要的卫生处理的综合性措施，防止传染病由国外传入和由国内传出。我国规定检疫的传染病及其潜伏期是鼠疫6天、霍乱5天、黄热病6天。

（二）传染病的控制

传染病的控制是指在传染病发生后及时采取防疫措施，消除各种传染因素，对患者进行隔离、治疗，保护易感人群，使疫情不再蔓延。传染病控制措施主要有以下：

1. 针对传染源的措施

（1）传染病报告（communicable disease reporting） 是传染病监测的手段之一，也是控制和消除传染病的重要措施。

（2）患者、病原携带者和接触者、动物传染源 对患者应做到早发现、早诊断、早报告、早隔离治疗；对病原携带者要做好登记、管理和随访工作；对可能受感染的接触者应进行检疫，检疫期为该病的最长潜伏期。对动物传染源应按相应规定进行捕杀、焚烧或深埋。

2. 针对传播途径的措施　疫源地环境污染的处理可根据不同传染病采取的相应措施，如肠道传染病主要由粪便排出病原体污染环境，一般采取对污染物品和环境进行消毒的措施；呼吸系统传染病主要通过空气污染环境，通风和空气消毒是非常重要的；虫媒传染病，重点是杀虫措施，消毒、杀虫可以切断传播途径，防止传染扩散和蔓延。

3. 针对易感者的措施　对易感者进行有效的免疫预防，包括主动免疫和被动免疫，其中计划免疫是预防传染病流行的重要措施。接触传染病的医务人员和实验室工作人员应做好个人防护，严格遵守操作规程，配置和使用必要的个人防护用品。

第二节　社区慢性非传染性疾病的预防与控制

慢性非传染性疾病（noninfectious chronic disease，NCD）是指以生活方式、环境危险因素为主引起的肿瘤、心血管疾病、糖尿病、慢性阻塞性肺疾患等为代表的一组疾病。此类疾病一般无传染性，但某些 NCD 的发生可能与传染因子的感染有关或者是由慢性传染性疾病演变而成。

一、流行现状

NCD 是丧失劳动力、影响居民生活质量、造成残疾的重要原因，给社会带来沉重的经济负担。无论是发达国家还是发展中国家，NCD 发病都一直呈现上升趋势，已成为全球几乎所有国家成人的最主要死因。根据 WHO 报告，2005 年全球总死亡人数 5800 万，其中近 3500 万死于 NCD，占总死亡数的 60%以上。预测到 2020 年，全球 NCD 的死亡将占总死亡数的 75%。在发展中国家，NCD 的发病率越来越高，已超过传染病。全球 80%的 NCD 死亡数发生在低收入和中等收入的发展中国家，已成为这些国家的主要疾病负担。

在我国，NCD 是城乡居民前 4 位死因，依次为恶性肿瘤、脑血管疾病、呼吸系统疾病和心脏病（2003 年）。我国 NCD 的疾病谱还在发生变化。表现为缺血性脑卒中的比例增高；高血压、糖尿病患病率与冠心病发病和死亡率明显上升。在恶性肿瘤中，城市居民前 5 位死因依次为肺癌、肝癌、胃癌、结直肠癌和食管癌，农村居民则依次为肝癌、肺癌、胃癌、食管癌和结直肠癌。此外，我国 NCD 的发病率和患病率增长速度加快。例如，高血压患患者数快速增长，已从 20 世纪 50～70 年代每年新增高血压患者 100 多万，发展到 80～90 年代每年新增 300 万。我国 18 岁及以上成人高血压患病率已达 18.8%，全国已有高血压患者 1.6 亿。又如糖尿病，1981—1996 年全国糖尿病患者数增加了 4.8 倍；与 1990 年相比，1999 年城市糖尿病死亡率增高 89%，农村增高 71%；2002 年我国大城市、中小城市和农村 18 岁及以上成人糖尿病患病率分别达到 6.1%、3.7%和 1.8%。此外，超重和肥胖已成为我国城市儿童青少年突出的健康问题。1992 年至 2002 年我国居民超重和肥胖患者数增加 1 亿，其中 18 岁以上成年人超重和肥胖率分别上升 40.7%和 97.2%。

二、危险因素

NCD 的病因十分复杂，具有多因多果的特点。但目前认为常见慢性病主要与不合理膳食、吸烟、饮酒、体力活动不足、超重与肥胖、病原体感染、职业暴露、环境污染和精神心理因素等相关。在工业化程度较高的发达国家，NCD 常见的危险因素主要与吸烟、高脂饮食与其他不良生活习惯、职业暴露、环境污染等有关。2002年，WHO的年度世界卫生报告中提出导致全球主要疾病负担原因的10大危险因素（表5-4-2），发达国家全部疾病负担中有1/3来自烟草消费、饮酒、高血压、高胆固醇和肥胖。此外，作为世界最大死因的心血管病有3/4归因于吸烟、高血压或胆固醇。在发展中国家，除了这些因素外，NCD常见的危险因素还包括营养不良和病原体感染等。

表5-4-2　导致全球主要疾病负担原因的10大危险因素

	发展中国家		发达国家
	高死亡率	低死亡率	
1	低出生体重	饮酒	吸烟
2	不安全性行为	低出生体重	高血压
3	不安全饮用水	高血压	饮酒
4	室内空气污染	吸烟	高血胆固醇
5	锌缺乏	肥胖	肥胖
6	铁缺乏	高血胆固醇	水果蔬菜摄入不足
7	维生素A缺乏	铁缺乏	体力活动不足
8	高血压	水果蔬菜摄入不足	滥用毒品
9	吸烟	固体燃料的室内空气污染	低出生体重
10	高血胆固醇	不安全饮用水	铁缺乏

（引自WHO，2002）

此外，几乎所有NCD的发生均与遗传因素有关。许多流行病学研究资料已表明，家族史是癌症、心脑血管疾病、慢性阻塞性肺疾患和精神疾病等的重要危险因素。

三、疾病的三级预防与监测

（一）疾病的三级预防

NCD的预防主要是根据目前对疾病病因的认识、机体调节和代偿功能以及对疾病自然史的了解进行的，目的是阻止疾病的发生、发展或恶化，提高患者及伤残者的生活质量。因此，NCD的预防工作可以根据疾病自然史的三个阶段采取相应措施，这就是疾病的三级预防（图5-4-1）。

1. 一级预防（primary prevention）　是在疾病尚未发生时针对病因采取的措施，是预防、控制和消灭疾病的根本措施。一级预防的内容包括健康促进和健康保护两个方面。

（1）健康促进　是指通过创建健康的环境，避免或减少人群暴露致病因子（或危险因素）的机会，改变机体的易感性，降低疾病的发病率。可以采用健康教育、自我保健以及环境保护与监测等措施来实现健康促进。

（2）健康保护　是指对具有明确病因并具备特异预防手段的疾病所采取的措施，起着消除病因对机体影响的作用。例如，传染病的计划免疫、职业病的劳动保护，以及在碘缺乏地区实施加碘盐来预防地方性甲状腺肿等。

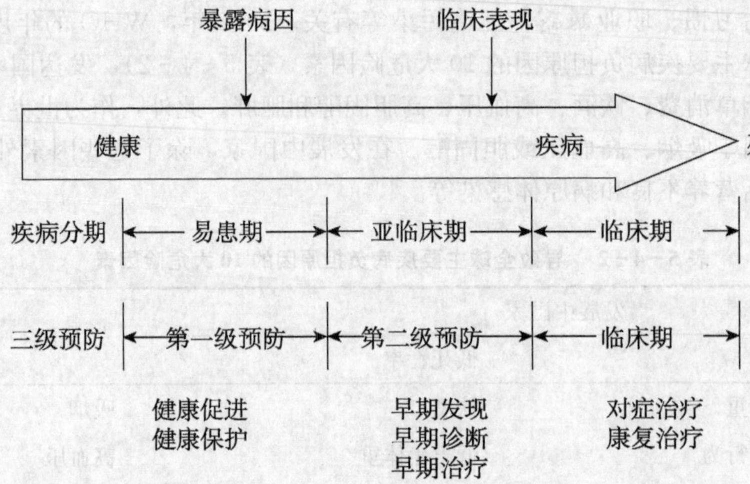

图 5-4-1　社区疾病的三级预防

(3) 全人群策略和高危人群策略　开展一级预防时最好采用双向策略，即把对整个人群的普遍预防和对高危人群的重点预防结合起来，二者相互补充以提高效率。前者称为全人群策略（population strategy)，旨在降低整个人群暴露于危险因素的水平；后者称为高危策略（high risk strategy)，旨在消除高危个体的特殊暴露。例如，艾滋病的一级预防，一方面通过宣传教育使整个人群了解艾滋病如何传播以及怎样预防；另一方面促进高危人群的安全行为。

2. 二级预防（secondary prevention）　为了阻止或减缓疾病发展而采取的措施。二级预防有可能促进患者恢复健康，或防止慢性化，缩短病程，降低患病率。

二级预防措施包括早发现、早诊断和早治疗，故又称“三早”预防。目前许多慢性病的病因仍不明确，开展一级预防难度较大，但做到“三早”预防是可行的，而且能够明显改善预后。

3. 三级预防（tertiary prevention）　是在疾病的临床期（又称发病期）为了减少疾病危害而采取的措施。三级预防可以防止伤残和促进功能恢复，延长寿命，降低病死率。

三级预防措施包括对症治疗和康复治疗。对症治疗可以改善症状、减轻病痛，防止恶化，减少并发症或后遗症，争取病而不残。康复治疗可以促进功能恢复，争取残而不废。康复治疗措施包括功能康复、心理康复，社会康复和职业康复等。

(二) 疾病监测

疾病监测（surveillance of disease）是指长期、连续、系统地收集疾病的动态分布及其影响因素的资料，经分析将信息上报和反馈，传达给所有应当知道的人，以便及时采取干预措施并评价其效果。疾病监测不仅强调要长期、连续和系统地收集资料，而且强调信息的利用和反馈，监测的最终目的是为防控疾病服务。

1. 疾病监测的种类

(1) 传染病监测　WHO 已将疟疾、流行性感冒、脊髓灰质炎、流行性斑疹伤寒和回归热 5 种疾病列为国际监测的传染病。我国根据具体情况又增加了登革热；近几年，我国又将艾滋病列为国境检疫监测的传染病。

(2) 非传染性疾病监测　随着全球疾病谱的改变，有些国家已将监测范围扩大到非传染性疾病，包括恶性肿瘤、心脑血管疾病、糖尿病、出生缺陷、职业病等。我国部分地区已对恶性肿瘤、心血管疾病和出生缺陷等开展监测。

(3) 行为学监测　随着疾病模式的变化，慢性病、伤害和性传播疾病成为人类健康的主要问题。由于这些疾病的发生均与个人行为密切相关，有效预防措施就是促进改变个人行为方式。因此，越来越多国家意识到行为危险因素监测（behavioral surveillance survey，BSS）的重要性，相继建立了本国的 BSS 监测系统。此监测系统既可用于传染性疾病，也可用于非传染性疾病的监测。

(4) 其他　症状监测（如建立发热门诊）、事件监测（如监测药品销售量）等，目的是为早期发现新传染病或疾病的发生。

2. 疾病监测的内容和方法

(1) 收集资料　统一标准和方法，制定规范的工作程序，建立完善的资料信息系统，长期收集和管理有关疾病信息资料。资料内容包括：①社区人口学资料；②社区发病报告和死亡登记资料；③实验室检测资料；④社区危险因素调查资料（如吸烟、职业暴露等）；⑤社区干预措施记录（如疫苗接种，食盐加碘等）；⑥专题调查（如暴发调查、个案调查等）；⑦其他社区相关资料（如气象和生物学等）。

(2) 分析资料　对社区监测点和面上的资料进行综合分析并加工成有价值的信息。分析步骤包括：①将收集到的社区原始资料认真核对、整理，同时了解其来源和收集方法；②利用统计学技术将各类数据转化为相关指标；③解释这些指标的内涵。在分析过程中，要同时考虑各种因素对监测结果的影响，这样才能对信息作出正确合理解释。

(3) 反馈信息　信息的反馈分为纵、横两个方向。"纵向"包括向上反馈给卫生行政部门及相关领导，向下反馈给下级社区监测机构和工作人员；"横向"包括反馈给有关的社区医疗卫生机构及专家，以及反馈给社区和居民。信息反馈是连接疾病监测和干预措施的桥梁；通过反馈渠道，所有应该了解信息的单位和个人都能及时获得相关信息，以便做出迅速反应。

(4) 利用信息　监测获得的信息可用于了解疾病的分布特征，确定流行的存在、预测流行趋势、评价干预措施的效果，为制定社区预防和控制疾病的卫生策略提供依据。

3. 相关概念

(1) 被动监测与主动监测　下级单位常规上报监测数据和资料，上级单位被动接收，称为被动监测（passive surveillance）。根据特殊需要，上级单位亲自调查收集或要求下级单位严格按照规定收集资料，称为主动监测（active surveillance）。前者如各国常规的法定传染病报告；后者如我国各级 CDC 开展的传染病漏报调查等。

(2) 常规报告与哨点监测　常规报告是指国家和地方的常规报告系统，如我国的法定传染病报告系统。根据某些疾病的流行特征，由设在不同地区的哨兵医生对高危人群进行定点、定期和定量监测，则称为哨点监测（sentinel surveillance），如我国的艾滋病哨点监测系统。

(3) 实际病例与监测病例　一般来说，病原学和血清学检查是较为可靠的传染病诊断方法。但是，对于发病率较高但又缺乏特异症状的传染病来说，在疾病监测中，不可能对每一个可疑病例都进行病原学或血清学诊断，而是按照某些临床标准诊断病例。这样，就有可能忽略一部分实际病例而发生漏诊（假阴性）；也可能将健康人或其他疾病患者误诊为该病（假阳性）。因此，在传染病监测中，根据需要确定一种稳定的临床诊断标准来观察疾病的动态变化时所定义的病例称为监测病例。我国很多传染病监测上报的病例都属于监测病例。

（4）直接指标和间接指标　监测病例的统计数据，如发病数、死亡数、发病率、死亡率等称为监测的直接指标。在一些情况下，监测的直接指标不易获得。例如，对每一个流感病例都给予确诊比较困难，流感死亡与肺炎死亡很难区别，因此，美国长期以来就用“流感与肺炎的死亡数”作为监测流感疫情的间接指标。

第三节　医院感染与控制

医院感染（nosocomial infection，hospital infection）又称医院获得性感染（hospital acquired infection），是指住院患者在医院内获得的感染，包括在住院期间发生的感染和在医院内获得、而在出院后发生的感染，但不包括入院前已开始或入院时已处于潜伏期的感染。医院工作人员在医院内获得的感染也属于医院感染。

一、流行现状

医院感染是一个全球性的公共卫生问题。随着现代医学的发展，新的医疗方法和技术的应用，医院感染的发生率越来越高，对全球经济和人类健康的危害也越来越严重。在美国，每年约有5000万住院患者，其中约250万人发生医院感染，约60万人死于医院感染，平均每年延长350万个住院日，额外医疗费用为45亿～150亿美元。在日本，每年约有4000万住院患者，其中约200万人发生医院感染，约1.5万人死于医院感染，额外医疗费用在20亿美元以上。在我国，每年约有5000万住院患者，其中约500万发生医院感染，额外医疗费用为100亿～150亿元人民币。

二、医院感染的形成过程

医院感染的发生具有流行病学特征。与传染病的流行过程相似，医院感染同样必须具备感染源、传播途径和易感人群三个基本环节，这三个基本环节同时存在时，医院感染必然发生。

（一）感染源

医院感染的感染源均局限于医院这一特定的环境内。根据感染来源不同，医院感染分为内源性感染和外源性感染两大类。内源性感染的感染源来自患者自身，大多数情况下是由患者体内的正常菌群在一定条件下引起。外源性感染的感染源主要来自其他患者、医务人员或外环境，可以是致病性或是条件致病性微生物。医院感染的常见感染源有以下四种：

1. 已感染的患者　这是最重要的感染源。已感染的患者通过各种分泌物或排泄物不断向外界排出病原体，这些病原体不仅数量多，而且具有较强的致病性和耐药性，极易感染易感人群。

2. 病原携带者　伤寒感染后可形成慢性带菌者；医务工作人员和陪护探视者也可能带有一些条件致病菌，尤其是金黄色葡萄球菌、B族链球菌及肠杆菌科细菌等，这些都可以成为医院感染的重要来源。人体内的正常菌群在患者机体抵抗力低下的情况下，也可成为条件致病菌而引起自身感染。

3. 动物　主要是鼠类，能传播鼠伤寒杆菌、变形杆菌等引起的感染。

4. 环境污染物　医院环境，如医院的空气、墙面和地板，医疗器械、药品制剂，以及饮水、食物等常常污染各种微生物，可通过一定方式感染易感人群。

（二）传播途径

与传染病的传播途径相似，医院感染的传播同样也可经空气、水、食物、直接与间接接触，以及虫媒等途径传播。例如，患者与医护人员或患者之间相互接触而导致医院感染的传播；医院的某些呼吸道治疗装置（湿化器、雾化器等）、微生物实验室操作以及空调装置等，都很容易产生微生物气溶胶而引起医院感染。但是，医院感染的传播又具有其特殊性：

1. 内源性感染传播途径的特殊性　主要表现在：①介入性诊疗的操作过程可促使体内或体表存在的正常菌群通过受损的黏膜或皮肤进入血流；②抗生素使用不当造成体内微生物生态失衡，体内某种微生物大量繁殖导致感染的发生；③体内正常菌群的易位导致内源性感染的发生，如肠道正常菌群易位造成泌尿道感染。

2. 外源性感染传播途径的特殊性　表现为医源性感染和交叉感染是造成医院感染的重要途径。例如，被污染的医疗器具和血液制品可造成艾滋病、乙型肝炎和丁型肝炎等的医院感染。在 1985 年法国的输血案中，上千人因接受 HIV 污染的血液而发生 HIV 感染；1989—1990 年，罗马尼亚三个城市的住院儿童和孤儿院儿童因输入被污染的血液或混合血浆治疗营养不良而发生艾滋病暴发流行。在内镜的临床使用中，HIV、HBV、幽门螺杆菌和结核分枝杆菌经内镜感染的问题已成为医学界和患者关注的热点。此外，牙科医师的手机也是临床交叉感染中极具危险性的器具之一。

（三）易感人群

医院是各种疾患相对集中的地方。医务人员、就医及住院患者以及在医院内活动的一切人员与具有感染性的患者的接触机会很多，在一般情况下都属于易感人群。例如，SARS 患者在就医过程中对医务人员及医院内其他人员造成了严重的医院感染。

三、危险因素

引起医院感染的危险因素很多，目前国际上普遍认为病原微生物、易感人群和环境是发生医院感染的主要危险因素。

（一）引起医院感染的微生物

引起医院感染的微生物主要是细菌（如葡萄球菌、肠杆菌科细菌、肠球菌和铜绿假单胞菌等），其次是病毒（如呼吸道病毒）和真菌（如白假丝酵母菌）；既可是致病性微生物，也可以是条件致病性微生物。这些微生物具有以下特点：①主要是条件致病菌；②多为耐药菌，而且常常耐两种或两种以上抗生素；③病原体的适应性强，存活时间长；④不断呈现新的病原菌。

（二）宿主易感因素

宿主的易感因素包括：①年龄因素，老年人随着年龄增长，各器官功能老化，免疫功能下降，而且常常伴有慢性疾病。婴幼儿免疫器官尚未成熟，因此，这两类人群易患医院感染。②基础疾病（或原有疾病），先前存在的原有疾病或感染会使医院感染的危险性大大增加。③免疫状态，任何导致宿主免疫缺陷或免疫功能紊乱的疾病都会使患者对感染特别易感。

（三）诊疗技术与侵入性检查与治疗因素

在诊疗技术中有两种情况极易引起医院感染的发生：一类是器官移植，感染是此类患者最常见的并发症，也是造成手术失败和患者死亡的主要原因。另一类是血液透析或腹膜透析，此类患者原有免疫功能就很低，再加上创伤性诊疗操作，极易发生感染。

此外，各种介入性诊断治疗措施，如内镜、麻醉机、血液透析仪、人工机械辅助通气和支气管镜，以及各种导管、插管等，这些器械和设备大多结构复杂，清洗和消毒困难，再加上操作时容易损伤患者的皮肤和黏膜，增加了患者感染的机会。

（四）损害免疫系统的因素

肿瘤患者的放疗、化疗，以及肿瘤和其他患者的激素治疗，都不可避免地损害免疫系统，降低免疫功能，最终导致医院感染。

（五）其他因素

患者住院或手术时间过长、抗生素使用不当，手术部位等都是医院感染的危险因素。例如，胸腹部联合手术患者发生肺病感染的危险性是分别进行这两个部位手术的38倍。此外，肥胖、吸烟、血清白蛋白水平偏低或贫血等因素也增加了医院感染的危险性。

四、预防与控制

医院感染的预防与控制主要针对感染形成过程中的三个基本环节，即控制感染源、切断传播途径和保护易感人群。通过对这三个环节的控制达到预防或减少医院感染的发生。此外，建立完善的医院感染管理机制是控制或降低医院感染的基本保障。

（一）加强管理工作

目前，国内外医院感染的管理工作已不再是经验管理、人为管理，而是依据循证医学的原则制定相关的法律、法规或专业指南以对医院感染的管理工作进行监督和指导。通过监督评价，及时发现和纠正错误、总结经验、改进工作。

（二）严格消毒隔离

消毒隔离是切断传播途径、消除传染来源的最有效措施，是预防控制医院感染的关键。

1. 消毒灭菌　通过消毒灭菌工作，可以杀灭或清除医院环境、医疗用品和日常生活用品上的病原体，防止医院感染的发生。在具体工作中，应针对不同的消毒对象选择适当的消毒灭菌方法。

2. 隔离预防　是将患者与健康人群隔开，对患者排出的病原微生物随时予以消毒，防止扩散。因此，隔离预防在阻止医院感染流行中起着十分重要的作用。医院感染的隔离应以切断感染的传播途径为依据，同时考虑病原体和宿主因素。

医院感染可能用到的隔离措施有：①严格隔离，适用于肺鼠疫等具有高度传染性疾病的预防。②接触隔离，适用于新生儿淋菌性眼结膜炎、播散性或严重的原发性单纯疱疹等具有传染性疾病的预防。③呼吸道隔离，主要用于预防经气溶胶短距离传播疾病的预防。④结核病隔离，主要针对痰涂阳或胸部X线检查显示活动性结核的预防。⑤肠道隔离，主要针对经粪-口途径传播的肠道传染病的预防。⑥引流物-分泌物隔离，适用于感染后产生化脓性引流物或分泌物，但不需要更为严格的接触隔离者。⑦血液-体液隔离，主要适用于经接触具有传染性的血液或体液传播疾病的预防，如乙型肝炎、艾滋病等。

（三）积极开展监测

医院感染监测是指长期、系统、连续的观察、收集和分析医院感染在一定人群中的发生、分布及其影响因素，并将监测结果报送和反馈给有关部门和科室，为医院感染的预防控制和管理提供科学依据。

监测是预防控制医院感染必不可少的措施，监测提供的信息是制定规划、实施监督和评价效果的依据。医院感染监测的内容主要包括病例监测、消毒灭菌效果的监测和环境卫生监测三个方面。医院感染监测的常用指标有医院感染发生率、医院感染患病率和医院感染漏报率等。

（四）加强人员培训

医院要把预防控制医院感染作为常规培训和继续医学教育的内容，使全体医院工作人员增强对医院感染的防范意识，掌握相关的知识和技能，提高业务水平。

（五）坚持标准预防

标准预防是指把患者的血液、体液、分泌物、排泄物等都看成具有传染性，不论有无明显的血迹污染或是否接触非完整的皮肤与黏膜，必须采取防护措施。其基本特点为：

（1）既要防止血源性疾病的传播，也要防止非血源性疾病的传播。

（2）强调双向防护，既防止疾病从患者传至医务人员，又防止疾病从医务人员传至患者。

（3）根据疾病的主要传播途径，采取相应的隔离措施，包括接触隔离、空气隔离和微粒隔离等。

第四节　社区突发性公共卫生事件

一、突发性公共卫生事件概念及特点

（一）突发性公共卫生事件概念

突发性公共卫生事件是指突然发生并造成、或可能造成社会公众健康严重损害的重大传染病疫情、群体不明原因疾病、重大食物中毒和职业中毒以及其他严重影响公众健康的事件。

（二）突发性公共卫生事件的特点

1. 突发性和意外性　发生突然，难以预测。

2. 群体性或公共性　涉及面广，常常影响整个社会群体。

3. 多元性　种类很多，包括生物病原体所致的疾病、食物中毒、不明原因引起的群体性疾病、有毒有害因素污染造成的群体中毒、急性职业中毒、各种自然灾害，以及生物、化学和核辐射事件（三恐事件）等。

4. 对社会危害严重　由于发生突然、累及面广，不仅严重危害公众的身心健康，造成巨大财产和经济损失；而且常常引起舆论哗然，扰乱社会安定。

5. 处理的综合性和系统性　突发性公共卫生事件的发生和应急已不再仅仅是一个公共卫生问题，而是一个严峻的社会问题。因此，突发性公共卫生事件的应急处理必须由政府统一指挥、综合协调；需要社会各界乃至全社会的通力协作和共同努力，才能妥善处理并将危害降到最低程度

6. 国际性　随着全球化进程的加速，突发性公共卫生事件的发生呈现出越来越明显的国际互动性。一些重大传染病可以通过旅游、交通运输等方式在国家与国家之间进行远距离传播。例如，SARS在中国暴发后，在很短时间内就迅速传播到至少32个国家和地区。

突发性公共卫生事件的影响对象是社会公众。但政府的应对能力、时效和策略反映了政府对公众的关心程度，也关系到政府的国际声誉。

二、突发性公共卫生事件分类与分级

（一）突发性公共卫生事件分类

1. 疫病暴发　是指局部地区或集体单位，在短时间内发生多数同类患者的情况。这种集中发病的现象常常是由于存在共同致病因子的传播途径所造成的结果。

2. 急性中毒

（1）各类化学物质中毒　由于人为或自然因素的作用造成在短时间内局部环境受到化学性有害物质的严重污染，从而导致人们急性中毒。如违章操作使大量有毒化学物、毒气泄露等。

（2）食物中毒　主要是摄食含有生物性、化学性有毒物质的食品后出理的非传染性的急性或亚急性疾病。

（3）杀虫或灭鼠剂中毒　是指误服、误用杀虫剂、灭鼠剂引起的中毒。

3. 灾害　是指非人为因素造成的物质财产损失、人员伤亡等灾难性事件。自然灾害往往是在人们毫无准备的情况下发生，而且灾害常常继发疫病危害。例如，洪涝灾害、地震等严重污染生活环境，引发疫病的暴发和流行。

（二）突发性公共卫生事件的分级

根据事件的性质、危害程度、涉及范围，突发性公共卫生事件划分为四级，即特别重大（Ⅰ级）、重大（Ⅱ级）、较大（Ⅲ级）和一般（Ⅳ级）。其中，特别重大突发公共卫生事件主要包括：

1. 肺鼠疫、肺炭疽在大、中城市发生并有扩散趋势，或肺鼠疫、肺炭疽疫情波及2个以上的省份，并有进一步扩散趋势。

2. 发生传染性非典型肺炎、人感染高致病性禽流感病例，并有扩散趋势。

3. 涉及多个省份的群体性不明原因疾病，并有扩散趋势。

4. 发生新传染病或我国尚未发现的传染病发生或传入，并有扩散趋势，或发现我国已消灭的传染病重新流行。

5. 发生烈性病菌株、毒株、致病因子等丢失事件。

6. 周边以及与我国通航的国家和地区发生特大传染病疫情，并出现输入性病例，严重危及我国公共卫生安全的事件。

7. 国务院卫生行政部门认定的其他特别重大突发公共卫生事件。

三、突发性公共卫生事件处理原则

（一）统一指挥，快速反应

处理突发性公共卫生事件，尤其是重大疫情和中毒污染事件是一项应急任务，需要投入多方面的人力、物力才能完成。因此，必须加强领导，统一指挥，做到组织落实、责任明确，决策快、指挥灵、反应迅速。

（二）严格执行应急预案

为了减少盲目性，必须预先制定应急预案，并以预案规范调查人员的行为，防止各行其道或蛮干；要通过平时演练，掌握和熟悉预案的内容和要求，同时在实践中不断完善预案。

（三）明确分工，通力协作

处理重突发性公共卫生事件往往涉及多部门、多单位，因此必须明确分工，通力协作，共同完成。

（四）熟练掌握现场检测检验技术，做到快速准确

应配备快速检测食物中毒、饮水污染以及常见化学毒物的仪器、试剂等，应急处理人员应熟练掌握测试技术，并保证检测仪器处于良好状态。

（五）依法办事

处理突发性公共卫生事件必须认真执行有关法律、法规，不能强调应急任务而不执行法规。任何单位和个人都不得非法干预事件的调查处理工作。

四、突发性公共卫生事件的调查

（一）确定突发事件的存在，核实诊断

疾病暴发的信息一般首先来自基层医疗单位、流行病学监测点、疾病预防控制常规或紧急报告，或者来源于实验室、药房、兽医站或居委会等。因此，一旦接到报告，首先要核实信息的真实性。经核实，如果信息不真实，应立即向公众澄清事实；如果信息真实，则应采取进一步的调查措施。

（二）组织准备

虽然时间很紧，但是周密的准备和组织是非常重要的。组织准备可以从以下几方面入手：①明确调查的范围和区域；②组成现场调查小组；③统一领导；④必要的物资筹备与后勤供应；⑤获得相关实验室的支持。

（三）开展现场调查

1. 调查人员的安全防护　调查人员在进入现场时，应首先做好个人安全防护工作，采取适当的防护措施；必要时可接种有针对性的疫苗。

2. 发现患者，核实诊断　病例应分为确诊、可能、可疑或疑似等不同等级，以及原代和二代等不同水平。

3. 采集标本　血清学和病原学检查对于确定暴发原因十分重要的，尤其是病原体的确定有助于提出针对性的防治和控制措施，因此，现场调查常常需要采集标本。

4. 个案调查　是指对单个疫源地、单个病例家庭及周围环境所进行的流行病学调查，可以了解患者及发病情况。

5. 探索传染源和传播途径　通过对疾病暴发的现场调查，寻找“三间”分布特征，逐步探明传染源和传播途径。

（四）资料整理

在调查过程中，应及时整理和分析最新收到的临床、现场和实验室资料。通过资料整理，描述疾病过程，计算各种罹患率和人群感染率；描述“三间”分布，绘制发病曲线，评价危险人群的免疫水平。

（五）确认暴发已被控制或终止

可以通过以下方式确定暴发已终止：①人与人直接传播的疾病：病原携带者全部治愈，并且经过一个最长潜伏期后，没有新病例发生；②共同来源的疾病，传染源得到有效控制，病例不再增加；③节肢动物传播的疾病：经过昆虫媒介的最长潜伏期和人类最长潜伏期总和后，无病例发生。

（六）工作总结

调查结束后，应及时进行工作总结：将调查过程整理成书面材料，记录暴发经过、调查步骤和所采取的控制措施及其效果，分析此次调查的经验教训，最后将材料上报级机关存档备案或著文发表供后人借鉴。

五、突发性公共卫生事件预防对策

国家建立统一的突发性公共卫生事件监测、预警与报告网络体系。各级医疗、疾病预防控制、卫生监督和出入境检疫机构负责开展突发性公共卫生事件的日常监测工作。

（一）建立突发性公共卫生事件的监测系统

突发性公共卫生事件的监测系统比较复杂，既包括对具体的突发事件的监测，也包括对引起或影响突发事件发生的自然、社会、生态等潜在危险因素的监测。省级人民政府卫生行政部门要按照国家的统一规定和要求，结合实际，组织开展重点传染病和突发性公共卫生事件的主动监测。国务院卫生行政部门和地方各级政府卫生行政部门要加强对监测工作的管理和监督，保证监测质量。

（二）建立突发性公共卫生事件的预警系统

预警工作是突发性公共卫生事件预防和准备工作的关键环节，预警系统在临灾前发挥着至关重要的作用。预警系统一般由5大系统组成：信息系统、预警评价指标体系、预警评价与推断系统、报警系统和预警防范措施。各级政府卫生行政部门根据医疗机构、疾病预防控制机构、卫生监督机构提供的监测信息，按照公共卫生事件的发生、发展规律和特点，及时分析其对公众身心健康的危害程度、可能的发展趋势，及时做出预警。

（三）建立突发性公共卫生事件的报告系统

突发性公共卫生事件的报告系统包括突发事件的报告、通报和信息发布三大部分。突发性公共卫生事件责任报告单位要按照有关规定及时、准确地报告突发性公共卫生事件及其处置情况。国家建立突发事件举报制度，任何单位和个人都有权向国务院卫生行政部门和地方各级政府及其有关部门报告突发性公共卫生事件及其隐患，也有权向上级政府部门举报不履行或不按照规定履行突发性公共卫生事件应急处理职责的部门、单位及个人。国务院卫生行政部门或授权的省、自治区、直辖市人民政府卫生行政部门要及时向社会发布突发事件的信息或公告。

【思考题】

1. 传染病传染过程和流行过程有何区别？
2. 传染病流行过程包括哪些环节？为达到控制经空气（经水以及经食物）传播传染病的目的，在各环节中应主要采取哪些措施？
3. 医源性传播的途径有哪些？
4. 临床医生如何开展二级预防和三级预防？
5. 从流行病学角度考虑，简述突发性公共卫生事件的处理程序。

（郑　铃）

第五章　社区常见疾病的防治策略

社区常见疾病是威胁人群健康的重要问题。因此，常见疾病的防治不仅是人们普遍最为关心，而且也是社区医疗需要解决的重要问题。社区常见的疾病主要有心血管疾病、脑血管疾病、恶性肿瘤、糖尿病、结核病、艾滋病和5种病毒性肝炎等。将从疾病的定义、流行特征、主要危险因素和防治措施进行叙述，以达到疾病防治的目的。

第一节　心血管疾病

心血管疾病是当今危害人类健康和生命最严重的疾病之一。在我国，近30多年来，心血管疾病的发病率和死亡率显著增高，从而给社区家庭和社会带来严重的疾病负担。因此，心血管疾病的防治对保护社区人群的健康具有重大意义。

心血管疾病包括心脏和血管疾病，最常见、最严重的是高血压、冠心病、肺心病、风湿性心脏病、先天性心脏病、心肌疾病和心律失常等。

一、心血管疾病的流行特征

心血管疾病的流行大致经历4个阶段：第一阶段（低发期），20世纪50年代前，心血管疾病的发病率较低，死亡人数仅占人群全部死亡的5%～10%。第二阶段（上升期），人群中心血管疾病的发病率呈上升趋势，死亡人数占人群全部死亡的10%～30%。第三阶段(高峰期)，心血管疾病尤其是冠心病和脑卒中的发病率大幅度上升，发病和死亡均出现年轻化的趋势，死亡构成达35%～65%。第四阶段（下降期），心血管疾病的发病率和死亡率逐年下降，死亡构成降至50%以下。

心血管疾病的发病率和死亡率从全球整体来看，一直是呈上升趋势。据WHO报告，全世界死因中，2002年心血管疾病占29.2%，为首位死因（表5-5-1），是严重威胁人类健康和生命的“头号杀手”。

表5-5-1　2002年全世界主要死因构成（%）

死因	男性	女性	合计
心血管疾病	27.0	31.7	29.2
传染病、寄生虫病	19.9	19.0	19.5
恶性肿瘤	13.2	11.6	12.5
伤害	11.6	6.3	9.1
传染性呼吸道感染	6.4	7.1	6.7
慢性呼吸系统疾病	6.4	6.6	6.5
其他	15.5	17.7	16.5
合计	100.0	100.0	100.0

（WHO，2003）

我国心血管疾病的发病率和死亡率均呈上升趋势。20世纪50～60年代，我国人口死因中心血管疾病和脑血管病分居第四、五位，80年代中期位居第一、二位。从1990—2005年我国部分城乡前10位主要疾病死亡率和死因构成检测资料来看，无论是在城市还是在农村，脑血管病和心脏病两者之和均居首位。

心血管疾病的流行特征主要体现在以下几方面。

(一) 地区分布

高血压的患病率在不同国家、地区或种族之间有较大差别，工业化国家一般较发展中国家高，尚未开发的山区和岛屿的人群患病率一般较低。根据WHO MONICA（心血管疾病危险因素和趋势的多国监控）方案的资料，欧美国家成人高血压患病率一般在10%～20%，少数国家患病率更高，如法国成年人的高血压患病率不到15%，而美国达到20%～25%，亚洲国家高血压患病率在10%～15%之间，非洲多数国家的高血压患病率在3%～10%。

我国各地区高血压患病率差别较大，北方高于南方，东部高于西部；发达地区高于不发达地区；在同一地区城市高于农村；高原少数民族地区患病率较高。

(二) 时间分布

许多发达国家通过全民健康促进和干预控制，高血压患病率呈明显的下降趋势，如美国从1971年的36.3%下降至1991年的20.4%，澳大利亚从1980年的26.7%下降为1990年的18.8%。我国四次全国范围内的大规模调查结果显示：近50年来，我国高血压的患病率和死亡人数持续增加，其中1991—2002年的患病率增加了31%。我国高血压患者人数从1960年的3000万增加到1980年的5900万，1991年又增加到9400万，现在是1.6亿以上。

(三) 人群分布

1. 年龄、性别　国内外的研究表明，血压变化与年龄、性别有关，一般情况是血压高低与年龄成正比，青壮年男性血压高于女性，但老年女性高于男性。我国高血压患病情况抽样调查结果表明，高血压患病率随年龄增长而增加：30岁以前几乎无变化，30岁以上持续上升；40岁以前上升速度缓慢，40岁以后上升速度显著加快；45岁以前高血压患病率男性高于女性，45～59岁年龄组男、女两性水平接近，60岁以上女性高于男性（较多男性高龄高血压患者已经死亡造成的横断面假象）。

2. 种族、民族　不同种族或民族高血压患病率有明显差异。美国的调查结果表明，18岁以上人群中，黑人的高血压患病率最高，为32.4%，非西班牙裔的白人为23.3%，而墨西哥裔的美国人为22.6%。1991年我国高血压患病情况抽样调查表明，民族标化患病率最低的为彝族（3.23%）、哈尼族（4.35%）和京族（5.96%），最高的为朝鲜族（20.02%）、哈萨克族（18.97%）和蒙古族（18.24%）。

3. 职业　不同职业人群高血压患病率不同。1991年全国高血压患病情况抽样调查各职业高血压粗患病率从低到高排序为：农林业劳动者（8.25%）、商业服务人员（8.43%）。生产运输工人（9.20%）、渔民（9.55%）、专业技术人员（10.38%）、办事人员（11.07%）、牧业劳动者（14.97%）和机关企事业干部（21.40%）。

4. 文化程度　文化程度不同，高血压患病率也有差异。以我国调查结果为例，文盲、半文盲和大学以上患病率最高，分别为22.93%和16.06%，其他文化程度患病率分别为：小学14.09%，初中9.32%，高中7.64%，中专11.95%，大专10.85%。

二、心血管疾病的危险因素

（一）遗传因素

高血压患者多有家族史，研究表明，双亲有高血压的子女发生高血压的危险性是双亲正常者的5倍；双亲血压都正常的子女，患高血压的概率只有3%；双亲血压都高于正常的儿女，患高血压的概率为45%；单卵双生兄弟（姐妹）的高血压相关系数可达55%。一般认为高血压发病遗传因素大约占40%，环境因素大约占60%。冠心病有明显的遗传倾向，急性心肌梗死患者的一级亲属发生心肌梗死的几率比一般人群高5.5～12.8倍。

国内外大量的流行病学和临床研究证明，高血压是遗传因素与环境因素长期相互作用而形成的慢性疾病。

（二）超重和肥胖

超重和肥胖是高血压发病的重要危险因素。体质指数（BMI）24.0～27.9为超重；BMI≥28肥胖。我国24万成人数据汇总分析表明，BMI≥24者患高血压的危险是体重正常者的3～4倍。当身体的脂肪过多的集中于腹部，形成向心性肥胖，患高血压的危险性远远高于一般人群，男性腰围≥85cm、女性≥80cm者患高血压的危险为腰围低于此界限者的3.5倍。

（三）饮酒

长期大量饮酒是高血压的重要危险因素，研究表明，在男性，每周饮酒300～499ml（相当于每日饮55°白酒75～125g）者，收缩压与舒张压水平比不饮酒者高2.7mmHg和1.6mmHg；如果每周饮酒多于500ml，收缩压和舒张压水平比不饮酒者高4.6mmHg和3.0mmHg。中美心血管病流行病学合作研究表明男性持续饮酒者比不饮酒者，4年内发生高血压的危险增高40%。也有报道认为饮酒量与血压呈J字形关系，即少量饮酒反而有降压效果，但是关于引起血压升高的酒精阈值量目前尚不很肯定。

（四）吸烟

吸烟与高血压的患病率呈正相关。很多学者认为吸烟是冠心病的危险因素，吸烟者冠心病的发病率比不吸烟者高2倍以上，发生心肌梗死的危险高3～4倍，且危险性随吸烟的数量和时间的增加而增高。吸烟量与冠心病的危险性呈剂量-反应关系。Doll和Hill等的研究提示戒烟者较吸烟者冠心病的死亡率低。

（五）高盐、低钾膳食

成人摄入食盐1～2g/d即可满足生理需要。食入过多的食盐，可导致高血压。流行病学研究表明：一些地区和种族的高血压患病率与平均每天盐摄入量有关。如日本北部的居民每日摄盐量高达28g，该地区有38%的人口患有高血压。而美国阿拉斯加州的居民每日摄盐量仅4g，很少患高血压。食盐中致血压升高的成分主要为钠，膳食中的钾可以对抗钠的升血压作用。钾的来源是蔬菜水果，高盐而蔬菜水果少的膳食不仅高钠低钾，而且含钙及优质蛋白也少，更加重了钠的升压作用。

（六）高脂、高胆固醇饮食与冠心病发病密切相关

血浆中胆固醇是构成动脉粥样硬化斑块的主要成分。研究表明，高脂血症患者发生冠心病的危险比一般人高2～3倍，且血脂水平与发病危险成正相关。

（七）地理环境因素

在农村老年的健康调查中发现，肺心病在寒冷季节发病对老年人健康危害甚为严重，在

人口死亡中约占10%。肺心病是慢性支气管炎、肺气肿及其他慢性肺部疾患的后果，而这些疾病与简陋、保暖差等居住条件恶劣有关。风湿性心脏病与居住潮湿等有关。

（八）社会心理因素

高血压和冠心病是心身疾病，其发生与社会、心理因素关系密切。研究显示教育程度差、社会地位低者，血压较高。研究表明，长期暴露于有害心理环境下，可导致持续性高血压。美国职业人群中，高血压的患病率与紧张程度有关，50～69岁组职业低度紧张的患病率为5.87%～9.43%，中度紧张的患病率为9.12%～11.35%，高度紧张的患病率为9.81%～11.60%。情绪反应也会使血压上升。A型性格（急躁、进取心和竞争心强、具有强烈的时间紧迫感等）中高血压患者显著多于非A型性格者。A型性格是冠心病的危险因素。

（九）医疗卫生服务

医疗技术的提高特别是预防意识和技术的加强以及方便居民就医的全科医疗服务体制，对心血管疾病的发病率、死亡率下降都将起到重要作用。有研究表明冠心病猝死的人中，有59.4%在一小时之内死亡，提示应加强医院内外急救水平。有研究报告因冠心病死亡的人中，有50%左右的人在院外死亡，提示加强院外抢救是降低其死亡率的重要步骤。

（十）高血压

高血压是常见的心血管疾病之一，也是冠心病等的重要危险因素。一般地说，高血压可增加各年龄组的死亡危险，特别是增加心血管病和脑卒中的危险。

三、心血管疾病的防治

心血管病的防治中，贯彻预防为主的方针，特别是一级预防至关重要。一些有对照的临床试验和人群干预结果均证明，心血管疾病是可以预防的。

（一）心血管疾病的一级预防

一级预防即为控制危险因素的发生，减少患病机会，降低发病率。

1. 一级预防的原则

（1）全人群预防和高危人群预防相结合　有研究表明，在高危人群预防中，若降低血清胆固醇20%，并把舒张压降至11.97kPa（90mmHg），可减少28%由于心血管疾病的死亡；同样的效果在全人群预防中，只需降低血清胆固醇10%，并把舒张压降低5%就可以达到。而实际上，凭借改变饮食习惯，可做到全人群降低血清胆固醇10%，并把舒张压降低10%，从而减少50%的心血管疾病死亡。因此，只有通过整个社区居民生活方式的改变，才能降低心血管疾病的死亡率。但对全人群的预防措施不易普遍接受，而针对高危人群的预防措施较易实现且效率高，所以，对全人群的预防应与高危人群预防相结合。

（2）一级预防应从儿童开始　大量的证据证明，动脉粥样硬化是一生都在进行的，是从儿童开始的。与心血管疾病有关的危险因素如生活方式和饮食习惯等都易于在儿童及青少年期形成。因此，社区人群心血管疾病的预防宜早不宜迟。

（3）综合防治，多因素干预　对心血管疾病的一级预防以同时控制多个危险因素较单个危险因素更为合理有效。要调动社区、家庭的各种资源，采取全方位的综合性预防措施，在社区、家庭、个人的水平，在生物、心理及社会的层次进行多因素干预。

（4）心血管疾病的防治需与基层医疗保健相结合，特别是社区医疗保健。

2. 一级预防措施

（1）控制体重　血压和体重有密切关系，平均体重高或平均体重指数高的人群拥有高的平均血压水平，而体重下降血压也会随之下降。因此，控制体重是预防高血压和冠心病的简单、经济的措施。

（2）戒烟　吸烟是引起高血压、冠心病等心血管病的危险因素。减少吸烟率亦是预防心血管疾病的重要措施。具体措施有社区、个人和家庭的健康教育，个人香烟戒断症状的处理，制定控制香烟销售和吸烟场所的政策，动员学校、机关、厂矿等社会团体的配合等。积极找到吸烟者的心理、社会原因及其戒烟的困难，以提供相应的帮助。

（3）加强体育锻炼　规则的体育锻炼对血压及心脏血管系统有良好的影响，也有利于体重的控制，运动、气功和肌肉松弛的运动项目对预防心血管疾病有重要作用。

（4）改善社会、心理环境　长期的精神刺激和压力，如紧张、噪声等不良的社会心理环境可导致高血压，长期的压抑、愤怒等负性情绪是高血压等心血管疾病的重要危险因素。

（5）限盐　钠盐摄入多的地区高血压患病率也高。控制盐的摄入量可减少高血压的发病，每日摄入量应控制在 5g 以下。

（6）控制饮食　合理膳食是心血管疾病防治的关键，良好的饮食习惯对高血脂、体重的控制以及高血压等的预防均有重要作用。WHO 推荐了预防性食谱的基本原则：①避免体重过重，如已过重则应减少能量摄入，并增加能量消耗；②增加复杂的碳水化合物和“天然形成”的糖类的摄入，使它们占总能量摄入量的 48%；③控制精制糖或经过加工的糖类的摄入，使之仅占总能量的 10%；④控制总脂肪的摄入量，使之占总能量的 30%；⑤控制饱和脂肪酸的摄入量，使之占总能量摄入量的 10%，使多不饱和脂肪酸和单不饱和脂肪酸平衡，各占总能量摄入量的 10%；⑥控制胆固醇的摄入至 300mg/d；⑦控制盐的摄入量至 5g/d。

（7）健康教育　在社区、家庭及个人的范围开展心血管疾病的健康教育至关重要。健康教育在传播健康知识，转变人们健康行为和生活习惯等多方面已取得了成就，成为心血管疾病等慢性疾病的主要预防措施之一。社区医生执行健康教育有天然的优势，应把患者的每一次接触均视为健康教育的机会，使患者掌握心血管疾病预防的具体原则和方法，加强患者的自我保健能力，降低心血管病的发病和死亡危险性。

（二）心血管疾病的二级预防

二级预防以早期发现、早期治疗为原则。对已患病者个人或群体采用非药物或药物等措施，治疗疾病、预防复发及病情加重。特别是冠心病的患者，有很多在未见到医务人员以前即病情恶化甚至死亡，因而，心血管疾病的社区监测，如定期健康检查是早期发现患者的重要措施。另外，家庭监测应成为早期发现心血管疾病尤其是老年心血管疾病患者的重要措施之一。

（三）心血管疾病的三级预防

调动社区、家庭的资源，为患者提供尽可能满意的社区、家庭支持，配合对患者积极治疗，采用康复治疗和病后医护咨询等手段，减轻症状，预防并发症和致残的发生。

第二节　脑血管疾病

脑血管疾病（cerebral vascular diseases，CVD）为严重危害社区老年人健康的疾病，是致残和死亡的重要原因。在世界 40 多个国家脑血管疾病是前三位死因之一。在我国，近年来的死因统计表明，脑血管疾病在城市占第二位。因此，防治脑血管疾病是现代医学的重要课题，是社区医务工作者的重要任务。

脑血管疾病包括原发性脑血管病和继发性脑血管病，其中，脑卒中占的比例最大。

脑卒中（stroke）又称脑血管意外或中风，是因脑血管阻塞或破裂引起的脑血流循环障碍和脑组织功能或结构损害为表现的急性脑血管疾病。临床的共同特征有突然发病，出现意识障碍和局灶性神经功能损伤。临床类型可分为缺血性脑卒中和出血性脑卒中两大类，包括脑出血、蛛网膜下腔出血、脑血栓形成、脑栓塞。

据 WHO 报告，2002 年全球死亡人数为 5719 万，其中 550 万死于脑血管疾病，占总死亡的 9.6%，在全球最常见死因中仅次于心脏病，排名第二位。我国是脑血管疾病的高发区，在全死因中脑血管疾病在城市排第一或第二位，占总死亡的 20%以上；在农村为第二或第三位死因，占总死亡的 15%～20%。

一、脑血管疾病的流行特征

（一）地区分布

世界范围内脑卒中的发病率、患病率及死亡率在不同国家和地区之间相差明显，总体表现为发展中国家高于发达国家，高纬度（寒冷）地区高于低纬度（温暖）地区，高海拔地区高于低海拔地区，在同一国家或地区中常与高血压的地理分布保持高度一致。

1982—1995 年 WHO MONICA 方案在 9 个国家 14 个中心监测 35～64 岁人群的脑卒中事件，监测年份最后 3 年的结果表明，脑卒中高发的国家有俄罗斯、立陶宛、芬兰和中国，其中最高的地区为俄罗斯的 Novosibirsk，最低的为意大利的 Friuli 地区，两地区男性、女性高低分别相差 3.7 和 6.6 倍。

在我国急性脑卒中的发病率、死亡率有明显的地理分布差异，呈现北方高于南方的趋势。

（二）时间分布

美国、日本等发达国家自 20 世纪 70 年代初脑卒中发病率就已呈下降的趋势。1970—1995 年除俄罗斯、中国外，无论男性还是女性，日本、韩国、澳大利亚、意大利、法国、英国、苏格兰、加拿大、美国等工业发达国家脑卒中死亡率在近 30 年中都有所下降，其中以日本下降的程度最为明显。

在多数发展中国家、东欧和前苏联，脑卒中死亡率不仅没有下降反而持续上升。中国的监测资料显示，在 35～64 岁人群中脑卒中发病率多数地区呈上升趋势。

（三）人群分布

1. 年龄分布　脑卒中发病率和死亡率随年龄的增长而上升，一般人群 40 岁后开始发病，60～65 岁后急剧增加。据估计，脑卒中死亡者 3/4 为 70 岁以上，15%在 60 岁左右。

2. 性别分布　世界各国脑卒中发病率和死亡率普遍男性高于女性。男性的发病率约为女性的 2 倍，而各地区男性的死亡率平均比女性高 1.8 倍。但是随着目前人口老龄化，女性寿命普遍高于男性，老年期女性发病率逐渐接近男性。

3. 种族分布　同一地区不同种族脑卒中发病情况有明显差异。美国同一地区的黑人脑卒中患病率高于白人，有的高出 2 倍。我国汉族人脑卒中患病率高于少数民族。

4. 职业　社会经济地位、职业与脑卒中的分布有一定联系。脑卒中的发病率仍存在城市高于农村、脑力劳动高于体力劳动者。

二、脑血管疾病的危险因素

脑卒中比较肯定的危险因素有：高血压、心脏病、糖尿病、短暂性脑缺血发作、吸烟、饮酒；危险因素还有：血脂水平、血小板聚集性增高、肥胖或超重、遗传因素、口服避孕药、低气温、高尿酸血症、食盐摄入量多等。

（一）疾病因素

1. 高血压　脑卒中发病率与死亡率的地理分布差异与高血压的地理分布差异高度一致。我国10组人群前瞻性研究综合分析结果表明收缩压每增高10mmHg，出血性脑卒中的发病危险增加54%，缺血性脑卒中的发病危险增加47%。舒张压每增高5mmHg，发生脑卒中的危险增加46%。我国21个省农村及少数民族地区调查显示，有高血压病史者发生脑卒中的危险性增加13～24倍。

2. 心脏病　除高血压之外，各种原因所致的心脏损害是脑卒中第2位的危险因素。在任何血压水平上，有心脏病的人患脑卒中的危险都要增加2倍以上。国内21个省农村研究显示，有心脏病史者患缺血性脑卒中的危险性增加15.5倍，有心律不齐及心脏扩大者，其危险性增加7～8倍。

3. 糖尿病　男性2型糖尿病患者脑卒中危险性是非糖尿病患者的3倍，而女性为5倍。糖尿病和高血压是缺血性脑卒中的独立危险因素。但对于出血性脑卒中，欧洲、日本及我国尚缺乏有利的证据表明糖尿病与其之间有关系。

4. 短暂性脑缺血发作（TIAs）　短暂性脑缺血发作后5年间引起脑梗死的可能性为24%～29%，发生短暂性脑缺血发作之后较易发生脑梗死，1个月之内发生率为4%～8%，1年之内为12%～13%。在国内21个省农村调查中，脑梗死病例中11%曾有过短暂性脑缺血发作史。

（二）不良的生活方式

1. 吸烟　美国Framingham心脏病研究首次报道了吸烟与脑卒中类型及剂量-反应关系，吸烟是各类脑卒中的独立危险因素，尤其是缺血性脑卒中。脑卒中发生的危险随吸烟量的增加而增加，每天吸烟超过40支者发生脑卒中的危险是每天低于10支者的2倍。我国10组人群前瞻性研究表明，在控制了血压、体质指数、血清胆固醇等因素后吸烟者发生缺血性脑卒中的危险为不吸烟者的2倍。

2. 饮酒　一般认为，无论是一次酗酒或是长期酗酒，都会增加出血性脑卒中的危险，但对于脑梗死则没有达成一致。有研究结果显示，相对于不饮酒者，每天饮酒超过60g的人发生脑卒中的相对危险明显增加，而每天饮酒少于24g者发生脑卒中的相对危险则明显下降。

三、脑血管疾病的防治

脑血管疾病是危害人群健康的重要疾病，在很多国家和地区，其发病率仍在上升。该类疾病致残率、死亡率均高，给生产生活造成重大危害和损失。因此，在社区应积极开展脑血管疾病的防治工作。

心血管疾病的一级预防原则（见心血管疾病一节）同样适用于脑血管病的预防。

（一）早发现、早治疗高血压

高血压是脑血管病的重要危险因素，早期发现高血压和降低升高的血压目前仍是预防脑卒中的最重要措施之一。

在社区进行高血压的筛选。门诊通过病例发现（case finding）高血压患者，都是预防的重要可行措施。通过筛选在人群中发现 CVD 的高危人群，有针对性地进行社区防治。

（二）积极发现、治疗 TIAs

TIAs 是脑卒中的脑血管病的预兆，TIAs 反复发作很有可能转变为脑卒中。因此，对 TIAs 的防治是预防脑卒中的有效措施。

预防 TIAs 必须首先预防高血压和动脉硬化。当发生 TIAs 时，应安静卧床休息并及时治疗，一般可用扩血管药物，必要时用低分子右旋糖酐；同时要控制血压，有专家认为收缩压维持在 17.29～18.26kPa（130～140mmHg），舒张压维持在 11.97～13.30kPa（90～100mmHg）较适宜；并且要加强保健措施，防止复发，进行有计划的随访和观察。

（三）加强健康教育

不良的生活习惯是脑血管病的危险因素，它可通过社区个人、家庭和社会的努力得到改变。

（1）对个人而言，控制体重、戒烟、控制饮酒、加强体育锻炼、改善社会心理环境、限盐等均可控制血压并对脑血管病的预防有重要作用。

（2）从群体而言，在家庭和社区的范围改变居民的生活方式和习惯，是降低脑血管病的有力措施之一。

医务工作者应把与患者及其家属的每次接触均视为进行健康教育的机会，并利用书刊、新闻媒介等多种手段在社区内大力开展脑血管病的健康教育工作，改善居民的生活习惯和行为方式，加强居民的自我保健（self care）能力和家庭保健能力，从而降低脑血管病的发病率、致残率和死亡率。卫生部在《中国 2000 年预防保健战略目标制定研究》中指出：今后十年应使 50%～70%的城镇老年人能接受检测并根据卫生人员的测量数据说出自己的血压是否正常或已升高，使城乡大部分老年人知道高血压与脑血管病、心脏病有关系，从而引起对防治相关疾病的关注。而这一指标的完成有赖于社区医务工作者和全社会的长期不懈的健康教育工作。

（四）强化脑血管病的院外保健

在社区内设立流动的急救站，使脑血管病患者得到及时治疗。急性期后的患者可在家里恢复，有些脑血管病患者发病后，为避免过多活动不宜送往医院。对这些患者，要在院外积极抢救治疗，有利于治疗和康复。

健康教育的内容包括脑血管病防治、护理知识，功能康复方法，心理指导等。祖国传统医学如针灸等对脑血管病患者的功能恢复有独到的功效，且方法简单易学，在社区家庭病床工作中，对家属进行培训，使其掌握针灸疗法，也不失为一项可行的措施。

（五）开展全科医学服务

全科/家庭医学服务以个人为中心、家庭为单位、社区为导向，具有综合性、连续性、协调性和可近性等特点，其执行者家庭/全科医师最熟悉居民的健康背景，与居民有良好的医患关系，易于进行健康教育，便于早期发现患者和高危人群，易于落实各项防治措施。在社区内开展家庭/全科医学服务是防治脑血管病的重要措施。

（李登清）

第三节 恶性肿瘤

恶性肿瘤是社区人群中一种常见的严重威胁健康和生命的多发病、常见病，也是目前人类三大主要死因之一。据WHO估计，目前世界上每年大约有700万新的癌症患者，每年死于癌症的人数大约在500万以上，且有继续升高的趋势。因此，防治恶性肿瘤是一大重要课题。

一、恶性肿瘤的流行特征

（一）时间趋势

目前全世界恶性肿瘤发病率和死亡率逐年上升，据估计，过去10年间，全球癌症的发病及死亡增长了22%。据WHO专家预测，估计到2050年，发达国家和发展中国家的恶性肿瘤新发病例将分别达679万和1704万，死亡病例分别达407万和1193万。

在各类恶性肿瘤中，多数国家的肺癌、乳腺癌、结直肠癌等的发病率和死亡率都在增长，已成为全球主要的癌症。全球癌症发病顺次依次为肺癌、乳腺癌、结直肠癌及胃癌。死亡顺位依次为肺癌、胃癌、肝癌及结直肠癌。近30年来，由于全球控烟行动以及环境保护的大力开展，欧美发达国家如美国等国肺癌死亡率逐渐趋于平稳和下降。此外，20世纪中期开展的健康教育和对肿瘤危险因素的行为干预也使得某些肿瘤发病率下降。目前，宫颈癌和食管癌发病率在世界范围内下降明显，在许多国家尤其是发达国家，胃癌发病率也呈下降趋势。

全国肿瘤防治研究办公室的研究表明，我国恶性肿瘤的调整死亡率由20世纪70年代的84.58/10万上升为90年代的94.36/10万，上升了11.56%。上升的主要是肺癌、乳腺癌和白血病，下降的主要是宫颈癌、鼻咽癌和食管癌，其中肺癌上升了111.85%，宫颈癌下降了69%。我国城市人口宫颈癌发病率在1987—1993年间每年约下降9%，而1993—1999年间每年约下降4%，其中主要是老年人口的发病率下降，而年轻妇女则呈现上升趋势。

恶性肿瘤发病率和死亡率的时间动态变化，提示了相应的危险因素或保护因素的变化。这些变化主要与城市人口老龄化、人们生活行为方式的变化以及环境污染有关。

随着全球人均期望寿命延长，发生恶性肿瘤的高年龄组人口比例显著增加。2000年，全世界65岁以上人口为4.2亿，预计到2020年将达7亿。

（二）地区分布

1. 恶性肿瘤在世界范围内的分布　恶性肿瘤在世界各国总体呈上升趋势，但不同地区的恶性肿瘤发病率明显不同，且不同国家、不同地区各类恶性肿瘤的发病率和死亡率有很大差别。据WHO报道，肺癌标化发病率在北美高达73.6/10万；胃癌标化发病率最高的是日本，男、女性分别达74.8/10万和35.2/10万。我国则以肺癌、肝癌和胃癌高发。

2. 恶性肿瘤在不同地区的分布　各类肿瘤在各个地区和国家的分布是不同的，常有明显的高发区和低发区，这可能与其病因学特点有关。我国肝癌的死亡率大大高于其他国家，分布特点为南方高于北方，东部高于西部，沿海高于内地，以江河三角洲地区和沿海岛屿为多发，提示地理环境及这些地区感染因素等可能与肝癌发病有关。我国甘肃河西走廊、胶东半岛、江浙沿海的胃癌发病率和死亡率较高，常居该地区恶性肿瘤顺位的第一、二位，如青海胃癌死亡率高达40.62/10万。食管癌在我国主要分布在河南、河北和山西三省交界的太行山区，其中最高发的河南林县（今林州市）平均食管癌年死亡率高达126/10万。

3. 恶性肿瘤的城乡分布　恶性肿瘤的分布特征在城乡之间也有显著的差异。在食管癌、胃癌、肝癌、宫颈癌等方面，城市死亡率低于农村。而城市的肺癌、乳腺癌、膀胱癌、肠癌等的死亡率则大大高于农村。据卫生部统计，我国城市恶性肿瘤的前5位死因顺位分别为：肺癌（40.31/10万）、肝癌（20.87/10万）、胃癌（17.00/10万）、结肠、直肠和肛门癌（10.25/10万）、食管癌（7.77/10万）。农村地区恶性肿瘤前5位死因顺位分别为：肝癌（24.58/10万）、肺癌（20.23/10万）、胃癌（19.22/10万）、食管癌（13.08/10万）、结肠、直肠和肛门癌（6.58/10万）。

我国30个城乡恶性肿瘤粗发病率最高的是江苏扬州市（366.7/10万），其次为山西阳城县（322.5/10万），而中国人口恶性肿瘤调整发病率最高的是广东深圳市（472.0/10万），其次为山西阳城县（254.6/10万）。

（三）人群分布

1. 年龄　恶性肿瘤一般随着年龄增长死亡率上升，老年人发生癌症的危险性最高。但各年龄段有其相应高发的恶性肿瘤，如儿童期白血病、脑瘤和恶性淋巴瘤发病和死亡率最高；青壮年最常见的是肝癌、白血病；壮年和老年则以胃癌、食管癌、肺癌等发病为多。乳腺癌则呈现青春期及更年期两个发病高峰。

2. 性别　除女性特有的肿瘤，如卵巢癌和宫颈癌外，大多数恶性肿瘤发病率男性高于女性。在儿童时期男女发病率性别比值为1.2∶1，而后随着年龄增长逐渐增高，60岁以后发病率性别比值约为2∶1。不同部位的恶性肿瘤男女发病率的差异有所不同，男性发病率明显高于女性的恶性肿瘤主要有肺癌、肝癌、食管癌、胃癌、膀胱癌、鼻咽癌和白血病等，女性发病率明显高于男性的有乳腺癌、甲状腺癌和胆囊癌等。

3. 婚姻状况　早婚多育的妇女多发宫颈癌，说明可能与性行为和性卫生有关。乳腺癌的发生在有哺乳史的妇女中明显少于无哺乳史者，生育、哺乳等造成的生物学和内分泌变化可能与之有关。

4. 种族　不同种族的恶性肿瘤发病率和死亡率有较大差别。例如，鼻咽癌多见于中国人（说广东方言的人群最高）；原发性肝癌多见于非洲班图人；印度人中口腔癌发病多；哈萨克人食管癌较常见。皮肤癌与不同的皮肤色素沉着多少有关，白种人易患皮肤癌。肿瘤发病的种族分布差异与不同种族的生活方式、遗传易感性和环境因素有关。

5. 职业　癌症的职业分布与职业性致癌因素的分布一致。阴囊癌是最常见的一类，多见于煤焦油和石油产品行业。国际癌症研究中心1987年颁布了12种可能引起人类恶性肿瘤的工业生产行业，如接触多环芳烃、石棉、芥子气、砷、氡等的职业可引起肺癌，接触苯的石油化学工业和制鞋业白血病高发，大剂量X线照射可引起白血病，接触芳香胺类化合物可导致膀胱癌等。

6. 移民　移民是一类脱离原籍旧环境，其生活习惯、饮食类型随环境改变而发生变化，提示可能与环境因素有关；有些肿瘤与环境因素关系不大，提示更可能与遗传因素有关。

（四）我国主要恶性肿瘤的流行特征

20世纪50年代初，恶性肿瘤位居我国人口主要死因的第九位，到70年代上升为第三位，80年代死亡人数已增加至70年代中期的1.3倍，90年代，恶性肿瘤成为我国第二位死因。2001年，我国城市恶性肿瘤死亡率为135.59/10万，农村为105.36/10万，恶性肿瘤位列城市居民死因的首位。城市居民前5位恶性肿瘤死因依次为肺癌、肝癌、胃癌、结直肠癌和食管癌，而农村依次为肝癌、肺癌、胃癌、食管癌和结直肠癌。

二、恶性肿瘤的危险因素

恶性肿瘤的发病由多因素所致。多数人类肿瘤是由环境因素与细胞遗传物质相互作用引起的。

(一) 环境理化因素

1. 物理因素　以电离辐射（X线、γ射线）最为主要。电离辐射可引起人类多种癌症，如各种类型的白血病、恶性淋巴瘤、多发性骨髓瘤、皮肤癌、肺癌、甲状腺癌、乳腺癌、胃癌、胰腺癌、肝癌、喉癌、脑瘤、神经母细胞瘤、肾脏细胞瘤及鼻窦癌等。在 1945 年 8 月日本广岛和长崎原子弹爆炸后的幸存者中，白血病发病率显著增高，距离爆炸中心愈近，接受辐射剂量愈大者白血病的发病率也愈高。有研究显示，美国放射科医生的白血病死亡率较一般医生高 10 倍以上。此外，太阳光的紫外线照射是引起人类皮肤癌的主要原因；氡及氡子体是肺癌的致病原因。

2. 化学因素　WHO 估计，人类恶性肿瘤的 80%～90%与环境因素有关，其中最主要的是环境中的化学因素。目前已证实可对动物致癌的化学物质有 100 多种，通过流行病学调查证实对人类有致癌作用的达 30 多种。环境中的化学致癌物可来自烟草、食品、药物、饮用水以及工业、交通和生活污染等。

（1）吸烟　烟草的烟雾中包含 3800 多种已知化学物质，包括尼古丁等生物碱和胺类、酚类、醛类、烷烃、多环芳烃、杂环族化合物、羟基化合物，以及有机农药等。WHO 估计，15%的癌症可归因于吸烟，全世界每年因吸烟导致的癌症死亡有 150 万人以上。癌症的发生与吸烟的数量、年龄有关，数量多、年龄早癌症发病率高，有研究发现，每日吸烟 10～20支，21～40 支，40 支以上的人癌症死亡率比不吸烟者分别增高 8.4、18 和 21 倍。

（2）膳食　著名的流行病学家 Doll 认为，20%～60%的癌症与膳食有关。美国癌症学会提出“美国每年 50 万癌症死亡者中约 1/3 是由于饮食不当引起的。”如饮食中叶酸和维生素的缺乏可致胃癌、食管癌等上消化道癌症发病率的增加。肠癌与进食纤维素过少，脂肪、蛋白质过多有关。

（3）药物因素：国际肿瘤研究所（IARC）确认的致癌物中，可诱发恶性肿瘤的药物有多种，包括咪唑硫嘌呤、环胞霉素、环磷酰胺、已烯雌酚、左旋苯丙氨酸氮芥、8-甲氧基补骨脂素（加长波紫外线辐射）、绝经后的雌激素治疗、非甾族雌激素、甾族雄激素、复方口服避孕药、顺式型口服避孕药、人抗动情激素和某些抗生素等。

（4）被污染的饮用水和含乙醇（酒精）饮料　长期饮用含藻类毒素（cyanotoxin）的宅沟水或井水的地区，肝癌发病率显著升高。WHO（1997 年）和美国癌症学会（1996 年）确认酒精可增加口腔、咽和食管等部位癌的危险性。长期饮酒可形成肝硬化而导致肝癌的发生。饮酒合并吸烟者可增加某些恶性肿瘤的危险性。

（5）空气污染物　大城市空气污染物，尤其是汽车尾气排出的苯并（a）芘与肺癌的发生有密切关系。

（6）职业因素　职业环境中的致癌物质造成的职业性肿瘤占全部恶性肿瘤的 1%～5%，以男性多见。目前，约有 21 种职业化学物质被定为确认致癌物，包括砷及砷化合物、石棉、联苯胺、沥青焦油、氯乙烯、苯等，所致肿瘤主要有肺癌、膀胱癌、白血病、皮肤癌和肝血管肉瘤等。值得注意的是，吸烟与一些职业因素有很强的协同致肺癌效应。

（二）生物学危险因素

生物性致癌因素包括病毒、真菌、寄生虫等。其中以病毒与人体肿瘤的关系最为重要，研究也较深入，可引起多种癌症的发生。

（三）社会心理因素

社会、个体行为以及精神心理因素等与恶性肿瘤有一定关系。如不幸事件、过度紧张、心灵创伤等导致的长期持续紧张、绝望等，都是引起癌症的重要精神心理因素。我国学者研究发现具有下列性格特点者易患癌症：①多愁善感、精神抑郁者；②易躁易怒、忍耐性差者；③沉默寡言、对事物态度冷淡者；④性格孤僻、脾气古怪者。长期处于孤独、矛盾、失望、压抑状态，是恶性肿瘤发生、发展的重要因素。

（四）遗传易感性因素

尽管人们都接触各种致癌因子，却并非人人都发生肿瘤，说明还存在个体的遗传易感性。许多过去被认为由环境因素引起的癌症，而现在发现是环境与遗传易感性的相互作用所致。遗传因素表现如：肿瘤的家族聚集现象、肿瘤发生的种族差异和某些遗传性肿瘤。肿瘤的发生、发展涉及多种癌基因活化和抑癌基因的失活。对于基因-环境的相互作用仍需进行深入研究。

三、恶性肿瘤的防治

为了控制或降低恶性肿瘤对人类的危害，社区必须贯彻预防为主的战略方针，实行防治相结合，才能有效地降低癌症的发病率和死亡率。

（一）预防策略

我国战略方针的策略是建立在国际发展趋势和我国国情的基础上的。目前认为，肿瘤防治的策略整体可分为全人群策略和高危人群策略。全人群策略就是在全民中开展积极、有效的健康教育，鼓励人们选择健康的生活方式和行为，并创造一个促进健康的环境；高危人群策略就是通过对肿瘤自然史以及分子标记物的识别早期发现高危人群，并针对高危人群实施积极的危险因素干预研究，降低或推迟发病的可能。

随着分子流行病学的发展，人们已逐步认识到肿瘤的发生是多个基因与多种环境危险因素相互作用的结果。因此，制定肿瘤预防策略还应根据癌变的不同阶段，结合上述机制及总体策略，具体要求为：①准确鉴定恶性肿瘤的危险因素；②减少危险因素的暴露和早期干预；③早期警报与监测；④重点保护恶性肿瘤的易感人群等。

（二）预防措施

肿瘤的预防分为三级：一级预防主要针对危险因素进行干预；二级预防着重于早期发现、早期诊断和早期治疗；三级预防主要是改善肿瘤患者的生命质量和预后等。目前，恶性肿瘤的预防大多集中在一级和二级预防措施，即未发病前预防其发病和在癌病变阶段，力争早期发现和早期诊断。

1. 一级预防　进行防癌健康教育和积极地开展社区人群的一级预防，是有效地控制和消除癌症的主要危险因素。具体措施包括：

（1）改变不良的生活方式　吸烟和肺癌密切相关，控制吸烟可减少大约80%以上的肺癌和30%的总癌症死亡。因此，在全人群开展戒烟运动对预防肺癌等与烟草相关疾病具有十分重要的意义。

此外，饮酒要适量，特别避免又吸烟又饮酒；注意休息，消除过度紧张；经常参加体育锻炼；避免性乱而引起病毒感染，不滥用药物和激素类制品等。

（2）合理膳食和体力活动　目前一些国家的胃癌死亡率降低，多数认为与饮食改善、营养摄入量增加及适当的食物保存方法有关。要注意饮食、营养平衡，多吃富含维生素A、C、E和纤维素的食物，不吃霉变、烧焦、过咸或过热的食物。世界癌症研究基金会和美国癌症研究所提出了14条通过膳食预防癌症的建议，对防癌有重要作用。

（3）环境保护和职业防护　避免接触已知的化学致癌物和放射物，避免过度日晒，制订有关大气、饮水的安全标准，并严格遵守。对于职业危险因素，应尽力去除或取代，在不能去除这些因素时，应限定工作环境中这些化合物的浓度，提供良好的保护条件等，是预防职业性肿瘤的重要措施。对经常接触致癌因素的职工，要定期体检，及早诊治。

（4）控制感染　感染因素与癌症关系密切，如HBV感染与原发性肝癌，EB病毒感染和鼻咽癌等。在这些感染中，乙型肝炎的控制刻不容缓，它是造成肝硬化和肝癌的主要原因。人乳头瘤病毒（HPV）感染与宫颈癌密切相关，美国研制的HPV疫苗Gardasil（HPV6，11，16和18型）已于2006年6月获得美国FDA的正式批准并开始使用，预期将降低宫颈癌的发病率。

2. 二级预防　二级预防主要是应用简便可靠的筛检和诊断方法，对社区高危人群进行预防性筛检，积极治疗癌前病变，阻断癌变发生，做到早发现、早诊断、早治疗。适合筛检的癌症要求：①发病率、死亡率高，危害严重；②具有有效的手段发现早期病变；③具有有效的手段根治病变早期阶段，远期预后明显优于中晚期治疗；④符合低成本、高效益的原则。

癌症早期一般没有明显症状，许多患者在出现症状到医院就医时已属中、晚期，故需广泛开展社区防癌宣传。凡出现以下症状时应高度警惕发生癌变的可能性，以便作出早期诊断。

（1）身体任何部位的肿块，尤其是逐渐增大的肿块。

（2）身体任何部位的非外伤溃疡，特别是经久不愈的。

（3）不正常的出血或分泌物，如中年以上妇女出现阴道不规则流血或分泌物增多。

（4）进食时胸骨后闷胀、灼痛、异物感和进行性吞咽困难。

（5）久治不愈的干咳、声音嘶哑和痰中带血。

（6）长期消化不良、进行性食欲减退、消瘦等原因不明者。

（7）大便习惯改变或有便血。

（8）鼻塞、鼻衄，单侧头痛或伴有复视者。

（9）黑痣突然增大或有破溃出血者。

（10）无痛性血尿。

医务人员遇有上述症状的患者时，应注意鉴别以及早作出诊断。

3. 三级预防　三级预防也称康复预防，主要应用现代和传统医药、心理和营养的办法及手段进行综合治疗，解除疾病痛苦，减少并发症，防止致残；积极开展癌症患者的社区康复工作，使更多的患者获得康复医疗服务；提高癌症患者的生活质量，对晚期患者施行止痛和临终关怀。

第四节 糖尿病

糖尿病（diabetes mellitus，DM）是目前威胁人类健康的第三大疾病，其患病率在世界范围迅速增加。糖尿病也是一组病因和发病机制尚未完全阐明的代谢性疾病，临床表现以高血糖为主要标志，以遗传因素为基础，以肥胖、饮食习惯、妊娠、感染及情绪波动等应激状态为诱因，导致胰岛素分泌绝对或相对不足以及胰岛素抵抗等引起糖、蛋白质、脂肪和水、电解质代谢紊乱。症状表现为烦渴、多食、多饮、多尿、疲乏、消瘦等。糖尿病的急、慢性并发症，尤其是慢性并发症累及多个器官，致残、致死率高，严重影响患者的身心健康，并给社区个人、家庭和社会带来沉重的负担。

糖尿病患病率呈现世界性上升趋势，成为继心脑血管疾病、肿瘤之后的又一严重危害大众健康的慢性非传染性疾病。WHO 资料表明，1998 年全球有糖尿病患者 1.35 亿，预测到 2025 年将猛增至 3.0 亿，新增病例将主要集中在亚洲及非洲等发展中国家。

糖尿病分为 1 型糖尿病和 2 型糖尿病，其他类型少见。1 型糖尿病主要是胰岛素 β 细胞受损，引起胰岛素绝对分泌不足的自身免疫性疾病。2 型糖尿病主要是胰岛素抵抗，胰岛素相对分泌不足的老年型糖尿病。

一、糖尿病的流行特征

糖尿病中 90％为 2 型糖尿病，1 型糖尿病仅占 4％～6％，其他类型的糖尿病少见，本节主要介绍 1 型和 2 型糖尿病的流行病学特征。

（一）1 型糖尿病的流行特征

1. 地区分布

（1）国家间和地区间　1 型糖尿病发病率在不同地区、不同种族中差异很大。以意大利撒丁岛（每年 36.8/10 万）和北欧的芬兰（36.5/10 万）发病率最高，其他欧美国家发病率中等（每年 5.0/10 万～19/10 万），亚洲国家如中国、日本和朝鲜，以及美国印第安人、墨西哥人、智力人、秘鲁人的发病率在世界上最低（年发病率为 0.1/10 万～5.0/10 万），非洲和拉丁美洲的发病率也较低。

我国 1 型糖尿病的发病率为世界报道最低，但有纬度越高发病率越高的特点。以长江为界明显北高（0.65/10 万人年）南低（0.50/10 万人年）。

（2）城乡间　我国 7 个地区中心的资料显示，城区与郊县（农村）儿童 1 型糖尿病的发病率分别为 1.12/10 万人年和 0.38/10 万人年，城市市区儿童的发病率显著高于郊县和农村。出现这种现象，可能与市区生活方式和环境有害因素等有关，但还有待于进一步验证。

2. 人群分布

（1）性别和年龄　1 型糖尿病的发病率男、女性别相似。糖尿病的高发年龄为青春期，发病风险最高的年龄段是 10～14 岁。

（2）种族和民族　美国白种人发病率显著高于黑人。科罗拉多登记表明非西班牙语人种的 1 型糖尿病的危险性是西班牙语种人群的 2.5 倍。这一差异是由于种族不同而不是地区差异所致。亚洲国家 1 型糖尿病发病率（0.1/10 万～36.0/10 万），黄种人明显低于其他人种。1988—1996 年我国＜15 岁儿童发病率的民族差异较大，以哈萨克族最高为 3.06/10 万人年，满族最低为 0.25/10 万人年，差异 12 倍，1 型糖尿病在某些民族高发可能与遗传有关，但也不可忽视环境因素的作用。如具有相同遗传背景的台湾人（1.5/10 万人年）、香港人（2.0/10 万人年）、移居美国的华人（4.9/10 万人年）和大陆儿童，由于生活环境不同，1 型糖尿病的发病率差异较大，也说明 1 型糖尿病可能与生活环境因素有关。

3. 时间分布

（1）季节性　1 型糖尿病的发病有一定季节性，北半球的病例多发生在 12 月～2 月，而南半球则多发生在 6 月～8 月。这种秋冬季节性升高的现象可能由于感染因素所致，与饮食、运动、激素水平也可能有关。

（2）长期趋势　Onkamo 等总结了 1960—1996 年 27 个国家 37 个人群研究的结果，发现 1 型糖尿病年增长率为 3.0%，尤其在低发病率人群中增长更明显，估计到 2010 年芬兰年发病率将达到 50/10 万，其他许多人群也会超过 30/10 万。1988 年—1996 年，我国儿童 1 型糖尿病的发病率也呈逐年上升趋势。

（二）2 型糖尿病的流行特征

1. 流行情况　2 型糖尿病广泛分布于世界各地，但其发病率和患病率在不同国家和不同人群中有差异。

大多数国家的发病率亦呈上升趋势。美国 2002 年全国人口糖尿病患病率已达到 6.2%。现有患者 1700 万，其中 590 万（占 35%）是未诊断的糖尿病。患病率的增加与人口老龄化、肥胖和生活方式有关。

社会经济水平的提高和生活方式的现代化，发展中国家糖尿病患病率逐年上升，如印度南部地区、巴基斯坦和埃及糖尿病患病率均上升。2002 年中国居民营养健康状况调查覆盖全国 31 个省、自治区、直辖市，共测定 18 岁及以上人群空腹血糖 52416 人。与 1996 年糖尿病抽样调查中 20 岁以上人群进行比较，大城市糖尿病患病率由 1996 的 4.58%上升到 6.37%、中小城市由 3.37%上升到 3.89%。

2. 地区分布

（1）国家间或地区间　2 型糖尿病的患病率在不同国家及同一国家不同地区间亦不同。总结 32 个国家或地区 2 型糖尿病的年龄调整患病率，显示保持传统生活方式的地方患病率低。例如，非洲农村、巴布亚新几内亚的高原地带均很低。在生活方式不断西化的发展中国家，糖尿病患病率高于欧洲人群。在北美本土及西太平洋区最高，成年人中有 1/3～1/2 患有糖尿病。

（2）我国部分省市糖尿病患病情况　1996 年 11 省市调查显示，标化患病率最高的是北京，达 4.56%，最低的是浙江，为 1.99%。

（3）城乡分布　城市和乡村糖尿病患病率有明显差别，尤其在发展中国家。我国 11 省市的调查亦发现糖尿病标化患病率省会城市最高（4.58%），依次为中小城市（3.37%）、富裕县镇（3.29%）和贫困县农村（1.71%）。且大城市的患病率进一步上升。

3. 时间分布　近几十年来，2 型糖尿病的患病率在全球呈现持续增长趋势。美国健康调查资料表明，美国糖尿病患病率，2002 年已达到 6.2%。日本糖尿病患病率为 3%，而侨居檀香山的日本人由于生活方式的西化，患病率高达 5%。在新加坡和日本糖尿病患病率均高。我国 2 型糖尿病的年增长率在 1994 年以前的 15 年为 9.86%，1994 年以后高达 13.31%，增长速度十分惊人。

4. 人群分布

（1）年龄　全世界调查显示 2 型糖尿病的患病率随年龄增加而上升，在 40 岁以上人群中患病率显著升高。2002年中国居民调查报告的糖尿病患病率在18～44岁、45～59岁、60岁以上各个年龄组分别为1.27%、4.29%、6.77%。美国45～74岁糖尿病患病率为34%；南太平洋国家>60岁的男性糖尿病患病率为29.4%，女性为46.2%。

近年来2型糖尿病出现了发病年轻化的趋势，儿童和青年人中2型糖尿病的患病率越来越高。

(2) 性别　西欧与美国，女性患病率高。韩国及日本男性患病率高于女性。我国1997年11个省市糖尿病患病率调查表明，女性患病率（3.79%）高于男性（3.40%），差异有统计学显著意义。但2002年的全国营养调查显示，男性糖尿病患病率为2.54%、女性为2.66%，男女差别不显著。不同国家糖尿病患病率性别比例的差异主要与环境及行为因素有关，而与种族因素有关。

(3) 职业　职业的劳动性质与劳动强度与糖尿病的发生关系密切。一般而言，体力劳动者的患病率低于脑力劳动者。我国11个省市调查结果显示，经年龄调整后，糖尿病的标化患病率以个体、服务人员最高（4.04%），其次为家庭妇女（3.63%），随后依次为行政干部（3.42%），工人（3.12%），科、医、教（2.66%）人员，最低的是农民（2.14%）。我国糖尿病发病率增长势头较猛，应引起足够的重视。

(4) 种族和民族　世界上不同种族，2型糖尿病患病率不同，患病率最高的是美国亚利桑那州的比马印第安人。患病率最低的是阿拉斯加的爱斯基摩人及Athabansca印第安人，患病率为2%。印度洋次大陆的其他种族、日本、中国和印度尼西亚患病率相对较低。

流行病学资料表明，相同环境条件下不同种族2型糖尿病的患病率不同。我国同一省区不同民族糖尿病患病率，在贵州、青海、广西三省（区）中，苗汉、藏汉及壮汉之间无显著差异。新疆维吾尔族的患病率高于汉族和其他民族。这些提示民族间的某些因素（遗传、生活方式）可能与糖尿病的发生有关。

(5) 家族史　糖尿病存在家族聚集性。我国11个省市的调查结果表明，有糖尿病家族史的DM和糖耐量损害（IGT）患病率（7.74%和6.47%）显著高于无糖尿病家族史（3.91%和4.42%）。糖尿病一级亲属的患病率较一般人群高5～21倍，其患病率为2.1%～5.2%。

(6) 移民研究　印度人移居新加坡后，患病率达6.1%，移居马来西亚后患病率为4.2%，移居到南非后，患病率为4%～6%，不仅比印度本土居民（2%）高，比移居地的其他民族也高。Tokelauan人移民新西兰后，患病率增高，为本土居民的2～5倍。肥胖可以部分解释这种差异，但调整体重指数后，仍比本土居民高。

(7) 社会经济地位　发达国家2型糖尿病在社会经济地位低的人群中更常见，可能与文化和卫生知识及保健水平有关。而发展中国家，社会经济地位高或生活富裕的阶层更常见，可能与他们摄取更多的能量及饮食西化有关。

二、糖尿病的危险因素

（一）1型糖尿病

1型糖尿病的发生可能与T细胞介导的自身免疫导致胰岛β细胞的选择性破坏，胰岛素分泌减少和绝对缺乏有关。遗传、环境、免疫调节和化学因子等多种因素都可能促发。遗传因素的作用可能是提供了发病的易感性，而环境因素可能具有促发疾病的作用。

1. 遗传因素　1型糖尿病具有遗传易感性。双生子研究表明，同卵双生子发生1型糖尿病的一致率为25%～30%，明显高于异卵双生子（5%～10%）。家系调查亦显示先证者的一级亲属患1型糖尿病的危险性增加。

近年来已经发现一些与1型糖尿病遗传易感性有关的基因位点。第1个被确定的1型糖尿病位点（简称IDDM1）是位于6号染色体短臂上HLA区上的人类白细胞抗原系统（HLA）Ⅱ类基因（DQ和DR位点）。

HLA基因出现频率与种族、民族有关，这也可能是导致1型糖尿病发病存在种族差异的原因之一。

HLA区虽然与1型糖尿病易感性密切相关，但最多只能解释其遗传变异的60%～70%。这提示非HLA区基因对1型糖尿病也有很重要的影响。第2个被确定的1型糖尿病位点（IDDM2）是胰岛素基因位点（INS-VNTR），位于11号染色体短臂上，靠近胰岛素基因。还有其他已证实的1型糖尿病易感基因。

2. 病毒感染　1型的发病与传染因素有关，特别是与病毒感染有关。柯萨奇病毒与人类1型的关系比较肯定。其他病毒如腮腺炎病毒、巨细胞病毒及风疹病毒也可能有关。病毒一直被认为是有可能引发糖尿病的启动因子，病毒感染后主要造成自身免疫性胰岛β细胞的损害。

3. 自身免疫　90%的1型糖尿病新发病例血浆中有胰岛细胞自身抗体（ICA），包括胰岛细胞胞浆抗体（ICCA）、胰岛细胞表面抗体（KSA）、细胞毒性的胰岛细胞抗体、抗胰岛素6.4KD抗体及胰岛素自身抗体（IAA）。过去10年已证实，迟发1型糖尿病患者血内谷氨酸脱羧酶抗体（DCA）阳性。这些抗体与特定补体结合从而激发自身免疫，而且细胞免疫比体液免疫更为重要。

4. 其他环境因素　有研究提示母乳喂养具有保护作用，而牛乳喂养，主要是早期暴露于牛乳蛋白可增加患糖尿病的易感性。饮食中的其他成分，如维生素和抗氧化剂也可能与1型糖尿病有关。一些化学品和药物对胰岛β细胞也可造成损害。

（二）2型糖尿病

2型糖尿病主要是由遗传和环境因素引起胰岛素抵抗（insulin resistance，IR）和胰岛素分泌缺陷，导致机体胰岛素相对不足，使葡萄糖摄取利用减少，导致糖尿病。

1. 遗传因素　2型糖尿病有很强的家族聚集性，糖尿病亲属中的患病率比非糖尿病亲属高4～8倍。双生子研究也说明糖尿病有遗传性。1型糖尿病和2型糖尿病的遗传是各自独立的，2型糖尿病具有更强的遗传倾向。

随着分子生物学技术和分子流行病学的发展，2型糖尿病的一些遗传基因也相继被确定。如先后确定了异常胰岛素原血症和异常胰岛素血症的单基因突变。到1999年已确定2类6型MODY的突变基因，还确定了线粒体突变基因（$tRNA^{leu(uuR)}$）。

但到目前为止，在易感基因研究中所取得的进展只能解释2型糖尿病约10%的遗传变异。国内外研究过的2型糖尿病候选基因已有250多种，但在不同种族人群的研究中，以及相同种族人群的不同研究中，很少能见到相对一致的结果。

2. 肥胖（或超重）　肥胖是2型糖尿病最重要的易患因素之一。大量的横断面研究和纵向研究都表明体质指数（BMI）与发生2型糖尿病的危险性呈正相关关系，无论男女和许多种族都如此。

肥胖类型决定着2型糖尿病的发病率。向心性肥胖与糖尿病的关系更为密切。我国DM患者与正常人腰臀比差异显著，支持向心性肥胖易患糖尿病。

3. 体力活动不足　体力活动不足增加糖尿病发病的危险，活动最少的人与最爱活动的人相比，2 型糖尿病的患病率相差 2～6 倍。与每日静态生活时间不足 1 小时的人相比，静态生活时间超过 4 小时者糖尿病增加 50%。其中，看电视时间与这些慢性病的关系最为密切。每天看电视 4 小时以上者，糖尿病的患病风险比每天看电视不足 1 小时者增加 46%。

4. 膳食因素　高能饮食是明确肯定的 2 型糖尿病的重要膳食危险因素。目前认为，摄取高脂肪、高蛋白、高碳水化合物和缺乏纤维素的膳食可能与发生 2 型糖尿病有关。此外，膳食营养和体力活动对糖尿病的危险性还存在相互协同的作用。

5. 早期营养　有人提出生命早期营养不良可以导致后来的代谢障碍和增加发生 IGT 和 2 型糖尿病的危险。低体重新生儿较高体重新生儿在成长期更容易发生糖尿病，母亲营养不良或胎盘功能不良可以阻碍胎儿胰腺 β 细胞的发育。

6. 糖耐量受损　IGT 是指患者血糖水平介于正常人和糖尿病之间的一致中间状态。WHO 咨询报告和 IDF - WPR 委员会在 1999 年公布的新的糖尿病诊断标准与分型方案中，已正式将 IGT 看成 2 型糖尿病的一个高危险因素。在 IGT 患病率高的糖尿病患病率一般也高。

7. 胰岛素抵抗（IR）　临床观察发现，肥胖、2 型糖尿病、高脂血症、高血压、冠心病及脑血管意外等病理过程常合并存在，提示这些疾病可能存在共同的病理生理机制，即胰岛素抵抗。胰岛素抵抗是指机体对一定量的胰岛素的生物学反应低于预期正常水平的一种现象，常伴有高胰岛素血症。研究证实胰岛素抵抗是 2 型糖尿病高危 2008 年 7 月 23 日的重要特征之一。

8. 妊娠和 2 型糖尿病　研究发现妊娠次数与 2 型糖尿病的发生有关。妊娠次数多者较妊娠次数少者糖尿病家族史阳性多见。

9. 社会经济状况　糖尿病与社会经济状况密切相关。富裕国家的糖尿病患病率高于发展中国家。即使在不发达国家，富人的糖尿病患病率也明显高于穷人。

10. 高血压及其他易患因素　许多研究发现高血压患者发展为糖尿病的危险比正常血压者高，然而这可能与二者有共同的危险因素有关。其他如文化程度、社会心理因素、出生及 1 岁时低体重、服药史、心血管疾病史也可能是 2 型糖尿病的易患因素。

总之，糖尿病的发生是遗传与环境因素共同作用所致。无论 1 型或 2 型糖尿病，单由遗传因素或环境因素引起者仅占少数，95%是由遗传、环境、行为多种危险因素共同参与和/或相互作用引起。

三、糖尿病的防治

糖尿病是 21 世纪全球面临的重大公共卫生问题，世界各国都十分重视糖尿病的防治。WHO1989 年发起国际糖尿病防治行动，1991 年出台《发展国家糖尿病规划指南》，为世界各国制定本国的糖尿病防治规划奠定了基础，并规定每年的 11 月 14 日为世界糖尿病日。1995 年，我国颁布了《1996 年—2000 年国家糖尿病防治规划纲要》（九五纲要），1996 年成立卫生部糖尿病防治专家咨询委员会，1997 年将糖尿病列为国家慢性病防治的重点之一，明确提出了糖尿病防治的具体目标、任务、对策和措施，倡导建立健全在卫生部统一领导下的糖尿病三级防治网，从政府、社会和个人 3 方面采取以“预防为主”的综合措施，使糖尿病防治逐步走向科学规范。2005 年又出台了《中国糖尿病防治指南》。该指南以“九五纲要”为依据，坚持预防为主的方针，结合我国糖尿病防治的实践，具有科学性和可行性。

（一）预防策略

糖尿病的有效控制应贯彻三级预防的原则。按照《中国糖尿病防治指南》提出的策略进行防治。目前，糖尿病的防治策略是以健康促进为手段的社区综合防治。主要有以下几方面。

1. 制定长远的糖尿病防治国家行动计划。以预防和延缓糖尿病及其并发症、降低医疗费用、改善患者生命质量为目的制定防治策略。

2. 加强与WHO、国际糖尿病联盟（IDF）等国际组织和其他国家的合作与交流，积极开展国内多地区的协作，进行流行病学、发病机制和危险因素干预的研究。

3. 建立糖尿病三级防治和疾病监测网，使糖尿病治疗和管理科学化、制度化。重视高危人群的筛查和患者登记管理，开展行为危险因素的干预。

4. 开展社区综合防治。提倡在社区诊断的基础上，制定防治计划，强调“防”与“治”的结合；通过社区动员，最大限度地调动政府、卫生部门和非卫生部门、糖尿病学会和协会等组织和全体社区居民等全社区广泛参与和合作；以健康促进为手段，把糖尿病纳入心脑血管疾病等慢性非传染病的社区综合防治，实施面向高危人群和全人群的健康促进和干预计划；充分利用电视、广播、报纸等大众媒体，普及防治知识，最大限度地利用一切资源，提高防治效果。

5. 对一般人群、高危人群和糖尿病患者采取有针对性的防治措施，提倡在开展一级预防的同时，强调二级预防和三级预防。

6. 有计划地对糖尿病专科医生、护士、营养师、各级卫生行政管理人员和糖尿病教育工作者等专业人员开展教育和培训。

7. 研究和评价糖尿病社区综合防治管理机制，提供公平、可行并有效的糖尿病防治。

（二）预防措施

1. 一级预防措施　一级预防措施的对象是一般人群，目的是预防和延缓易感高危人群和高危社区发生糖尿病。一级预防措施包括：

（1）通过健康教育和健康促进手段，提高全社会对糖尿病危害的认识。

（2）提倡健康的生活方式，加强体育锻炼和体力活动；提倡膳食平衡，注意蛋白质、脂肪和碳水化合物摄入的比例，多吃蔬菜和水果，戒烟限酒，限盐，防止能量的过度摄入。

（3）预防和控制肥胖。对有高血压、高血脂的个体，在控制体重的同时，要注意治疗高血压，改善血脂异常，膳食中特别要注意控制脂肪和食盐的摄入量。

2. 二级预防措施　二级预防针对高危人群，对具有下列危险因素：①年龄≥40岁；②超重；③一级亲属有糖尿病；④以静坐生活方式为主；⑤以前确诊有IGT或IFG；⑥高血压（成人≥140/90mmHg）；⑦血脂异常（HDL-C≤0.90mmol/L和/或TG≥2.82mmol/L）；⑧生育过巨大胎儿（4000g以上）的妇女等高危人群，通过社区筛查尽量做到糖尿病的早发现、早诊断和早治疗，预防糖尿病的发生和进展。

筛检试验包括空腹血浆葡萄糖（FPG）检验和75g口服葡萄糖耐量试验（OGTT）。社区筛检中FPG检验更适用。如果FPG≥7.0mmol/L或OGTT中的2小时负荷值≥11.1mmol/L，认为筛检阳性，应择日重复检查一次以确定诊断。

糖尿病的筛检不仅要查出隐形糖尿病患者、未注意的显性糖尿病患者，而且要查出IGT者。因为IGT者冠心病的患病率高，且发展为糖尿病的机会多。IGT是正常和糖尿病之间的过渡状态，其转归具有双向性。若不加干预，可转化为糖尿病。因此，在此阶段采取措施具有重要临床意义。

对筛检的糖尿病患者和IGT，应该进行积极的治疗，控制血糖，预防并发症的发生。

治疗包括心理治疗、饮食治疗、药物治疗以及对患者的健康教育。

3. 三级预防措施　对已诊断的糖尿病，除了控制血糖，还要同时控制其他心血管危险因素，并应采取更严格的标准（表 5－5－2）。通过健康教育提高患者对糖尿病的认识，采取合理的治疗手段，进行血糖的自我监测，通过规范的药物治疗、饮食治疗和体育锻炼，控制血糖稳定，预防并发症的发生，提高生命质量。

表 5－5－2　糖尿病患者控制其他危险因素的标准

危险因素	达标标准
血压	＜130/80mmHg
LDL－C	＜2.6mmol/L
三酰甘油（甘油三酯）	＜1.7mmol/L
HDL－C	＞1.1mmol/L（男），＞1.3mmol/L（女）
糖基化血红蛋白	＜7％

（美国糖尿病协会，2003）

对已发生并发症的患者主要采取对症治疗、预防病情恶化、防止伤残和加强康复等措施，以降低社区糖尿病的死亡率、病死率，提高患者的生活质量。

（李登清）

第五节　结 核 病

结核病（tuberculosis）是一种由结核分枝杆菌引起的以呼吸道传播为主的慢性传染病。结核病危害人类已有数千年的历史。结核病在过去曾被称为“痨病”。

近 20 年来西方发达国家结核病流行维持在较低水平，部分国家略有上升。我国结核病流行的特点是高感染率、高患病率、高死亡率、高耐药率和低速降率。我国结核病的流行尚未得到有效控制，防治结核病仍十分艰巨。

一、结核病的流行特征

（一）全球结核病的流行特点

据 WHO 估计，目前全球大约有 1/3 的人感染了结核杆菌，95％的结核患者及 98％的结核病死亡病例发生在发展中国家。至 2002 年，结核病仍位居世界主要死因第 8 位，占全球总死亡的 2.8％和伤残调整生命年（DALY）损失的 2.4％。每年全球约有 800 万新发结核患者，其中 390 万为涂阳肺结核病。

结核病流行在不同地区差异明显。据 WHO 估计，非洲撒哈拉以南地区结核病发病率高达 290/10 万，而结核病负担最大的国家则在亚洲的印度、中国和印度尼西亚，约占全球结核病病例的 50％。全球 22 个结核病高负担国家多为发展中国家，每年大约 80％的结核病新发病例发生在这 22 个国家。

结核病病例多见于 15～49 岁人群（500 万～600 万）。在发达国家中，大部分感染人口是老年人，很久以前形成的感染，但发展中国家的感染以青壮年为主。结核病发病的男女性别比例约为2∶1。

结核病在贫困落后的国家和地区流行尤其严重。结核病已成为因贫致病、因病返贫的重要原因，损害了社区人群健康和社会经济发展。

（二）我国结核病的流行概况

中国是世界上仅次于印度的结核病高负担国家。每年死于结核病的人数达13万，结核病死亡占传染病死亡的50%，位居传染病死亡第1或第2位。

我国实际发生的结核病病例数下降并不明显，结核病病例负担仍较大，结核病疫情下降缓慢。表5-5-3 归纳了我国4次全国结核病流行病学调查的主要结果。

表5-5-3　1979—2000年中国结核病流行病学调查结果

年份（流调顺次）	估计病例数（万）	估计涂阳例数（万）	患病率（1/10万）	涂阳患病率（1/10万）	死亡率（1/10万）
1979（1）	690	180	717	187	—
1984/1985（2）*	570	162	550	165	35.0
1990（3）	593	152	523	134	20.4
2000（4）	450	150	367	122	9.8

* 只在21个省、自治区和直辖市开展

全国80%的结核病患者在农村。2000年，农村的结核病患病率为397/10万，两倍于城市的198/10万，贫困农村地区结核病死亡率是经济发达城市的3倍多。

结核病已成为当前我国重要的公共卫生问题。结核病患者大部分发生在青壮年，处于最具生产力的年龄段。我国结核病控制面临的一个严峻考验是耐多药结核病流行，2000年，第4次结核病流调结果发现，初始耐多药率和获得性耐多药率分别为7.6%和17.1%。目前，我国的部分地区已被WHO列入耐多药结核病热点地区。

二、流行过程及其影响因素

（一）结核病的流行过程

1.传染源　痰涂片阳性的肺结核患者是结核病的主要传染源。儿童肺结核以原发为主，大部分为涂片阴性，传染性小。传染性大小主要取决于患者的排菌数量，可通过痰涂片检查来定量判断。

据估计，一个未经治疗的涂阳肺结核患者，每年平均可能感染传播给10～15人。

结核病牛作为人类结核的传染源，主要是经牛奶传播，中国人很少饮用生牛奶，在人类感染的结核病菌株中比例很少，其流行病学意义不大。

已发现30余种非结核分枝杆菌，尤其是堪萨斯、鸟和胞内分枝杆菌可能致病，在热带地区人群感染率较高，称为非典型分枝杆菌感染。

2.传播途径　经空气传播是主要的传播途径，95%以上的结核杆菌的原发感染灶是在肺部，而且是通过称为“微滴核”的飞沫传播，肺结核患者在谈话和咳嗽时从呼吸道排出含有结核杆菌的飞沫，大飞沫迅速落下，小飞沫与空气接触后水分急剧蒸发形成飞沫核（微滴核），小于 5μm 的含菌微滴核可进入易感者肺泡造成感染。

患者排出的飞沫下落干燥后附着于尘土上，再随风形成漂浮于空气中的带菌尘埃。含有结核杆菌的大尘埃颗粒或 5μm 以上的微滴核一般不会造成感染。也有动物试验发现，菌尘气溶胶可以造成豚鼠感染，因此，仍需注意结核杆菌通过再生气溶胶传播的可能性。

结核杆菌经食物进入消化道，很容易被大量胃酸杀死，一般不会造成感染。当结核杆菌大量或少量反复进入消化道时可在肠壁淋巴滤泡形成病灶，造成感染。食物载体主要是牛奶，未经充分加热引起感染。

3. 人群易感性　人群对结核杆菌普遍易感，人群中易感者的比例是结核病流行的重要影响因素。易感者在接触传染源后是否感染与接触时间长短和暴露程度有关，接触时间越长，传染源传染性越强、与传染源密切接触则获得感染的可能性越大。易感者的年龄也可影响其感染的危险性，一般认为易感者发生感染的危险性随年龄而增长。在非 HIV 高感染地区，成年男性感染结核杆菌的危险性高于女性，可能与男性有更多的机会接触传染源有关。免疫功能紊乱或缺陷（如 HIV 感染）、营养不良、接触矽尘、糖尿病、重度吸烟和过度劳累等，均能增加对结核杆菌的易感性。与结核患者接触的医务人员为结核病的高发人群，他们的发病属于医院内感染。

（二）影响流行过程的因素

1. 自然因素　冬春季发病较多，潮湿环境容易感染，居室通风不良等有利于结核病菌传播。

2. 社会因素　生活水平、居住条件、人口流动和卫生服务对结核病的流行有着重要影响。贫困是结核病发生的一个重要危险因素。贫困，常常伴随着营养不良，居住条件差，劳动强度大等，同时，贫困人群的医疗服务可行性和公平性都处于较低水平，不能及时获得结核病诊断和治疗，造成了结核病在贫困人群中的肆虐流行。

（三）导致全球结核病疫情严重恶化的原因

1. HIV 和 AIDS 的蔓延和流行　HIV 和结核的合并感染是一种致命的结合，促进了 AIDS 和结核病的进行性发展。

2. 发展中国家人口的迅速增长和加速流动　发展中国家的人口发展很快，人口的城市化流动和国际间流动使结核病的传播范围扩大，流动人口构成中以青壮年为主，他们是结核病发病和死亡的高发人群。

3. 耐多药结核病的产生　不规范的结核病控制是导致多药结核病发生的主要原因。而感染有耐多药结核杆菌的患者如果不能获得及时有效的治疗，则可向其他易感者直接传播耐多药结核菌，大量患者最后死于耐多药结核病，还有很多医务人员成为这一高度耐药菌株的潜隐感染者。

三、结核病的防治

结核病是一种可治愈、可预防的疾病，应积极采取行动在全球范围内有效控制结核病，并最终在世界范围内消灭结核病。

（一）现代结核病的控制策略

为了在全球有效地控制结核病流行，WHO 要求各国政府应用现代医疗卫生组织与技术制订和推行国家结核病控制规划，并强调国家结核病控制规划的核心是推行 DOTS 策略。DOTS 策略的基本要素包括五个方面：

1. 政府承诺　控制结核病是各国政府的责任，政府应将结核病列为重点防治的疾病，加强对结核病控制的领导和支持，提供人力和经费，以满足开展现代结核病控制策略的需要。

2. 以痰涂片检查为发现肺结核患者的主要手段　主要是对有咳嗽、咳痰3周以上的肺结核可疑症状者，进行痰涂片检查。一旦发现抗酸杆菌就可以确诊传染性肺结核病。

3. 推行医护人员面视下的短程督导化疗　对涂片阳性的传染性肺结核患者应由国家提供免费抗结核药物，并实施在医务人员面视下的短程化疗。

4. 定期不间断地提供抗结核药物　国家对于抗结核药物实行有效的管理和供应，以保证患者的需要。

5. 监测系统　国家应建立和健全结核患者的登记报告制度和评价监控系统，及时地反馈信息，指导和改进工作。

另外，X线检查是重要的筛查方法，也是影像学诊断方法，常用胸透和胸片的方法检查。

2000年，我国制定了第三个结核病控制十年规划，具体目标为：①到2005年全国发现并治疗传染性肺结核患者200万，到2010年累计达400万；②到2005年，DOTS策略覆盖率以县（区）为单位达90%，到2010年达到95%以上；③2005年涂阳肺结核治愈率达80%，到2010年达到85%。

（二）结核病的治疗

有效的抗结核药物和规范的督导化疗能使90%的患者获得痊愈。积极发现和治愈传染性患者是目前阻断结核病传播、防止耐药结核病发生的最有效的方法。

1. 短程督导化疗的实施方法　实施短程督导化疗，要求患者在服用每剂药物时，必须在医务人员的直接面视下进行（送药到手，看药入口），因而必须简化治疗方法，缩短治疗期限，减少服药次数，目前的治疗有每日或隔日服药一次的全间歇化疗方法。

对涂阳新发结核病病例的治疗方案为持续两个月的强化期和持续4个月的继续期组成。强化期通常包含可以迅速杀灭结核杆菌的异烟肼（H）、利福平（R）、乙胺丁醇（E）、吡嗪酰胺（Z）和链霉素（S）。大多数涂阳结核患者在2个月内痰菌可以转阴。继续期药物可以清除残余的结核杆菌，并防止恶化与复发。

目前我国的DOTS策略对肺结核患者制定了统一的标准化疗方案，以下简述涂阳患者的治疗方案：

（1）初治涂阳方案　$2H_3R_3Z_3E_3/4H_3R_3$　强化期：异烟肼、利福平、吡嗪酰胺和乙胺丁醇隔日1次，共2个月，用药30次。继续期：异烟肼、利福平隔日一次，共4个月，用药60次。全疗程共计90次。如患者治疗到2个月末痰菌检查仍为阳性，则应延长一个月的强化期治疗，继续期化疗方案不变。

（2）复治涂阳方案　复治涂阳患者采用此方案治疗。

$2H_3R_3Z_3S_3E_3/6H_3R_3E_3$　强化期：异烟肼、利福平、吡嗪酰胺、链霉素和乙胺丁醇隔日1次，共2个月，用药30次。继续期：异烟肼、利福平和乙胺丁醇隔日1次，共6个月，用药90次。全程共计120次。

2. 药物预防治疗

（1）治疗目的　预防性治疗是感染后发病前的治疗，可以预防隐伏感染进展到临床疾病或出现严重并发症；预防感染的活化和既往结核病的复发。

（2）治疗对象　主要针对有发病危险因素的结核菌素试验阳性感染者进行治疗，包括：HIV 感染者、与新结核病患者密切接触者、X 线胸片有既往结核征象者、新近阳转者等。

（3）治疗方案　主要用异烟肼治疗。方案视对象年龄和有无 HIV 感染等而定。

（三）切断传播途径

对传染性结核病患者应该加强社区结核病防治知识宣传教育，教育患者咳嗽、喷嚏或大笑时用手帕掩捂口鼻，与健康人谈话时应戴口罩。要加强室内通风，室内每小时与户外通风 6 次，可减少 99%的微滴核。紫外线照射具有高效杀灭空气微滴核中细菌的作用。太阳光是最便宜的紫外线来源，所以患者居室应有较大的窗户。要防止院内感染，医务人员或家属等在与患者面对面接触时可戴口罩。只有紧贴口鼻的滤菌口罩（价格昂贵）才可以滤去 1～5μm 的传染性微滴核，一般口罩无完全保护作用。

（四）新生儿卡介苗接种

卡介苗的接种对象为新生儿和婴儿，由于结核不存在母传被动免疫，因此，应尽早对社区新生儿进行接种，最迟在 1 岁以内。接种方法为在左上臂三角肌外下缘皮内注射 0.1ml 卡介苗。如果疫苗质量好，操作技术正确，则接种后 2～3 个月结核菌素试验阳性率可达 90%以上，一般可维持 5～10 年。

目前，世界各国都在致力于研究新的结核病疫苗，但是新疫苗的诞生还需假以时日。近期内，卡介苗免疫计划仍将是发展中国家的扩大免疫规划的重要部分，因此，有必要最大可能地发挥卡介苗免疫的效益，从而更好地保护社区儿童，使之免于严重类型的结核病。

第六节　艾滋病

艾滋病是获得性免疫缺陷综合征（aquired immunodeficiency syndrome，AIDS）英文缩写的译音，是由人类免疫缺陷病毒（human immunodeficiency virus，HIV）感染引起的以 T 细胞免疫功能缺陷为主的一种免疫缺陷病。HIV 属于逆转录病毒科、慢病毒属，为 RNA 病毒。HIV 分为 HIV-1 型和 HIV-2 型，HIV-1 型广泛流行于全球，HIV-2 型主要在非洲，尤以南非流行为主。

一、艾滋病的流行特征

（一）国外艾滋病流行概况

自 1981 年 6 月美国发现首例艾滋病以来，艾滋病在全世界迅速传播和蔓延。艾滋病是肆虐全球的一种致死性传染病，广泛分布于全球 5 大洲 210 多个国家。根据 WHO 和联合国艾滋病预防规划署（United Nations on HIV/AIDS，UNAIDS）2006 年 5 月公布的最新数据，2005 年估计全球尚存活的 HIV 感染者约 3860 万（成年人约 3630 万，其中女性占 47.7%，约 1730 万；15 岁以下儿童约 230 万）；新发生的 HIV 感染者约 410 万；当年死于艾滋病的人数约 280 万。

艾滋病在全球各地区的分布不同，变化趋势也各异。东欧和中亚地区是目前 HIV 感染情况在全世界增长最快的地区。这主要是由于乌克兰和俄罗斯感染人数的大量增加导致。亚洲及太平洋地区 HIV 的感染率较低，但由于亚洲人口较多，HIV 感染者的实际数量仍较大，且近年来东亚、南亚和东南亚地区的流行都呈不断上升趋势，已经引起了全球的关注。印度是亚洲 HIV 感染人数最多的国家。泰国、柬埔寨、缅甸是亚洲较早出现艾滋病流行的国家。

（二）国内艾滋病流行概况

我国1985年发现首例HIV感染者，此后艾滋病在我国的传播呈快速增长趋势。卫生部与WHO、UNAIDS联合估计，截至2005年年底，中国现有存活的HIV感染者和艾滋病患者约65万人（54万～76万），其中艾滋病患者约7.5万（6.5万～8.5万）。2005年新发生HIV感染约7万（6万～8万）。因艾滋病死亡约2.5万人（2万～3万）。哨点监测资料显示，我国吸毒人群中的HIV感染率从1996年的1.95%上升到2004年的6.48%；女性卖淫者中的HIV感染率从1996年的0.02%上升到2004年的0.93%。中国的艾滋病疫情仍呈上升趋势。

1. 我国HIV/AIDS的流行可分为三个阶段

（1）第一阶段（1985—1988年）输入散发期：以病例高度分散为特征，除4例因应用进口血制品而被感染的患者之外，其余HIV/AIDS病例均境外输入性病例。

（2）第二阶段（1989—1994年）局部流行期：以在云南德宏州个别地区发现静脉吸毒者中HIV感染呈聚集性流行为标志。

（3）第三阶段（1995年至今）广泛流行期：静脉吸毒人群中的HIV流行已在云南、广西、新疆、四川等更多地区出现，中部某些省份非法不安全采供血人群中有HIV感染，东南沿海地区和部分中心城市的性乱人群中HIV感染率越来越高。但此期一般人群感染率仍低。

2. 我国艾滋病流行特征

（1）AIDS疫情仍呈上升趋势。

（2）流行地区广泛、地区差异大，疫情主要出现在农村和经济不发达地区。

（3）三种传播途径并存，吸毒和性传播是新发感染的主要途径：吸毒人群是主要的HIV感染人群，性乱人群正逐渐成为重要的HIV感染人群，既往经有偿采供血传播所占的比例明显下降。2005年我国现有HIV感染者和艾滋病患者中，经注射吸毒传播占44.3%，经性传播占43.6%，经采供血/血制品传播占10.7%，母婴传播占14%。

（4）艾滋病发病及死亡情况严重：近两年，全国艾滋病患者报告数和死亡数大幅增加，说明一些HIV感染者进入发病期。

（5）艾滋病由高危人群向一般人扩散：云南、河南和新疆等省（区）的部分地区中，孕产妇、婚检和临床检测人群中HIV感染率已达到或超过UNAIDS界定的亚人群流行水平，说明艾滋病正由吸毒、卖淫、嫖娼等高危人群向一般人群扩散。

（6）存在艾滋病疫情进一步蔓延的危险：中国每年流动人口总量为2.2亿，以农村流向城市为主，多数为青壮年，还有一些暗娼流动频繁，以及大量出入境旅游，其中存在的高危行为正在人群中蔓延流行。此外，45.5%的注射吸毒者共用注射器，11%的吸毒者有危险性行为，使艾滋病在吸毒人群和性乱人群间的传播加剧。

二、艾滋病传播的危险因素

HIV主要存在于感染者的血液、精液、阴道分泌物、乳汁等体液中，因此可通过包括异性及同性的性接触传播、医源性传播和血液感染（包括静脉输注被感染的血液、血液成分或血液制品的静脉注射毒品等途径）及母婴垂直传播3种途径传播。

（一）高危因素

1. 性行为　HIV在精液、阴道液中都有发现，性交、乱交均可传播，是最危险的传播途径。卖淫嫖娼是传播性病及艾滋病的重要途径，此外对同性恋的泛滥也应给予足够的注意。

2. 静脉注射方式的药物滥用者　在混用HIV感染者污染的针具时被感染，这种方式在我国云南省瑞丽县吸毒者中占87.98%，是目前我国HIV病毒感染的主要途径。

3. 母婴垂直传播　感染HIV的母亲可通过胎盘将HIV传染给胎儿，造成先天性感染，也可通过哺乳将HIV传播给婴儿。

4. 输血受者或血友病患者（接受第Ⅷ因子治疗者）接受了HIV感染者提供的血液或未经特殊处理的血液制品或针具。献血者的HIV抗体检测尚未建立，因此通过输血传播HIV的危险仍不可忽视。

5. 下列因素不传播HIV　握手、拥抱、社交接吻、咳嗽、喷嚏、共用游泳池、浴室、餐馆、饮食用具，理发、美容、探视、护理甚至蚊子叮咬都不能传播HIV。

（二）高危人群

（1）性病患者。

（2）性工作者。

（3）静脉注射方式的吸毒者。

（4）同性恋者。

（5）使用进口血制品者。

（6）海员、外出务工人员、留学生及其他长期驻外人员。

（7）宾馆服务及国际旅行社导游人员。

（8）国境边缘地区、侨乡的居民。

（9）与艾滋病患者及HIV感染者的密切接触者。

（10）艾滋病门诊的医务人员及艾滋病实验室工作人员。

（11）外国留学生或其他长期驻华外宾。

（12）献血员，献组织、献器官者。

三、艾滋病的防治

艾滋病是重要的公共卫生问题，从宏观、战略、全局来讲还是一个人类发展问题。有效地预防和控制艾滋病事关国家繁荣、经济发展、人民富裕、民族昌盛。本着预防为主、防治结合、综合治理的方针，当前我国防治艾滋病的主要策略包括：

（一）预防策略

1. 政府组织领导，部门各负其责，全社会共同参与，加强宣传教育，采取行为干预和关怀救助等措施，实行综合防治。

2. 积极推进法制化管理，制定我国预防和控制艾滋病的规划及行动计划。1998年卫生部组织编写的《全国艾滋病性病防治工作规范》使艾滋病的防治工作有了法律依据。《1998—2010年中国预防和控制艾滋病长期规范》、《中国遏制与防治艾滋病行动计划(2001—2005)》、《国务院关于切实加强艾滋病防治工作的通知》等相关政策性文件为我国AIDS防治明确了行动指南。2006年国务院颁发《艾滋病防治条例》，对《1998—2010年中国预防和控制艾滋病长期规划》作了修改，制定了《中国遏制与防治艾滋病行动计划

(2006—2010)》。

3. 广泛持久地开展性教育和艾滋病防治健康教育，普及艾滋病防治和性健康知识，提高社区人群自我保健能力，改变不良行为；鼓励艾滋病患者及时到正规医院诊治，减少疾病的传播蔓延。

4. 开展艾滋病监测工作，从而全面了解我国性传播疾病的流行趋势、地区分布、人群分布特点，各病种特点，为预防控制工作提供科学依据。

（二）预防措施

和其他传染病一样，艾滋病预防控制包括针对传染源、传播途径和易感人群的多种措施。

1. 针对传染源的措施

（1）积极治疗患者　及时充分地治疗现患患者是消灭或管理传染源、减少携带状态的有效措施。对艾滋病患者要给予积极、规范的治疗。对 HIV 感染者和艾滋病患者要密切随访观察，采取综合措施防止 HIV 扩散。同时要建立良好的医患关系，鼓励患者采取积极的生活态度。针对 HIV 感染的抗病毒治疗已经被广泛地应用于发达国家，在联合国、WHO、全球有关基金等国际组织的共同努力下，目前，HIV 高负担的发展中国家也已逐步建立了高活性的抗病毒治疗（highly active antiretroviral therapy，HAART）。HAART 已经大大地延长了 HIV 感染者的生存期，尽管 HAART 不能清除 HIV，传染期可能因此积累，但对 HIV 感染者和艾滋病患者的发现、诊断和治疗有助于对传染源的管理。

（2）对于 HIV/AIDS 的密切接触者应进行检查，并根据结果为其提供咨询和指导以防止 HIV 传播。

2. 针对传播途径的措施

（1）改变不安全性行为　预防和控制经性接触传播，在社区通过健康教育和健康促进活动如同伴教育、流动宣传和电话咨询等，传播安全性行为知识，减少性伴数，促进安全套的使用，可以有效控制艾滋病的传播和流行。

（2）切断医源性感染、经血传播和日常生活接触传播　严格保证血液及血制品安全。供血者及血源符合健康要求。采血、输血及血液、血制品储存均应进行严格检验，所用的一切器具（包括采血、注射用具等）必须经过严格消毒。遵守医疗器具消毒和销毁规则，医务人员应注意自身防护及严格遵守操作规程。

通过惩治贩毒、强制戒毒和教育相结合，减少吸毒者（戒毒）；通过美沙酮替代（减少静脉注射）和清洁针具交换（减少共用针具），降低吸毒危害，从而控制 HIV 感染经静脉吸毒传播。

（3）防止母婴传播　加强对高危人群、高流行地区的围生期检测，从而早期发现感染者；对感染的围产妇女和新生儿及时给予服药，达到早期处理的目标；对 HIV 感染产妇所分娩婴儿，以非母乳喂养为后续措施；在孩子满 18 个月时进行检测以评价阻断母婴传播的效果。

3. 针对易感人群的措施

（1）加强宣传教育、提高群众自我保护意识　在社区进行性病健康教育是控制措施中最经济有效的方法。特别要在青少年中开展早期性教育、普及性卫生知识，提高群众预防和自我保护的意识。

（2）预防接种　国内外目前正致力于 HIV 疫苗的研制，然而由于 HIV 易变性和 HIV

破坏免疫细胞的特殊性，使疫苗研究面临着极大的挑战。

在被动免疫方面，近来，将静脉注射免疫球蛋白（IVIG）（不含 HIV 抗体）用于晚期艾滋病患者（尤其是儿童）的治疗已获得充足依据并取得了显著效果。

4. 监测

（1）监测点及监测系统的完善　我国艾滋病监测系统包括 HIV/AIDS 病例报告系统、HIV/AIDS 血清学监测系统、HIV 相关行为学监测系统和艾滋病抗病毒治疗药物的耐药监测系统。但目前仍存在监测经费投入不足、监测点数量和布局代表性不够、耐药监测和哨点监测没有很好结合等问题，需进一步完善和解决。

（2）监测工作质量考核

1）疫情报告的考核：①监测网是否落实，医务人员作为法定报告人的责任是否明确；②有无报告制度，方法是否正确；③报告是否及时、准确，有无漏项；④疫情漏报的检查核实。

2）监测网是否健全，人员配备、实验室设备、技术力量、监测计划报告是否齐全。

3）与公安、司法、民政等部门配合的情况。

4）各种类型体检中检出情况。

5）专业培训情况。

6）科研、科普情况。

第七节　病毒性肝炎

病毒性肝炎根据病原体分为甲型、乙型、丙型、丁型及戊型 5 型。从流行病学及预后方面又可分为两大类：一类包括甲型及戊型，主要经粪-口传播，有季节性，可引起暴发流行，不转变慢性；另一类包括乙型、丙型及丁型，主要经血液传播，无季节性，多为散发，常易转为慢性。

5 型肝炎病毒中除乙型为 DNA 病毒外，其余 4 型均为 RNA 病毒，但此 4 型也有较大差异，因此，5 型肝炎从病原学角度应是各自独立的疾病，但其临床表现基本相似，故目前仍保留病毒性肝炎这一名称，5 型病毒性肝炎的特点见表 5-5-4。

表 5-5-4　5 型病毒性肝炎的特点

	甲型	乙型	丙型	丁型	戊型
病原体	27nm RNA 病毒	42nm DNA 病毒	30～60nm RNA 病毒	36nm RNA 病毒	27～38nm RNA 病毒
主要传播途径	粪-口	血液，母婴	血液	血液	粪-口
好发年龄	儿童	成人、儿童	成人	成人	青壮年
流行性	散发和流行	散发	散发	散发	流行或散发
季节性	秋冬季节	无	无	无	雨季或洪水后
潜伏期	30（15～45）天	70～80（28～160）天	2～26（7.4）周	4～20 周	36（15～75）天

续表

	甲型	乙型	丙型	丁型	戊型
起病	急性较多	多缓慢	多缓慢	多缓慢	急性较多
有无黄疸	有黄疸者较多	多无黄疸	多无黄疸	多无黄疸	有黄疸者较多
慢性病毒携带者	无	有	有	有	无
慢性肝炎	无	有	有	有	无
预防重点	切断传播途径的综合措施，甲肝疫苗，人血免疫球蛋白	乙肝疫苗为主，切断传播途径的综合措施，HBIG	切断以血液传播为主的综合性措施	切断以血液传播为主的综合性措施，乙肝疫苗	切断粪-口途径为主的综合性措施

（引自：高寿征．病毒性肝炎防治研究．北京出版社，1993）

一、病毒性肝炎的流行特征

（一）甲型肝炎

甲型肝炎是由甲型肝炎病毒（hepatitis A virus，HAV）引起的以肝脏损害为主的世界范围的传染病，发病率高，传染性强，严重危害人类健康，流行情况与社会经济卫生水平、文化素质密切相关。

1．地区分布　甲型肝炎呈世界范围分布，其流行强度与各国的社会、经济和卫生条件密切相关。非洲以及南美、中东和东南亚部分地区、拉丁美洲和我国甲型肝炎发病率高，北美和北欧等发达国家发病率低，不同流行区其主要传播途径有所不同，年龄分布也有差别。我国是甲型肝炎高流行区，以抗-HAV IgG 作为流行标志，甲型肝炎的流行率为80.9%。流行率呈北高南低，西高东低，农村高，城市低的分布特点。城市人群免疫屏障较薄弱，特别是发达城市，易发生暴发及流行。

2．时间分布　甲型肝炎的发病有周期性起伏现象，一般认为与易感者积累有关。不同国家和地区周期性升高的时间间隔不一致。甲型肝炎流行有明显的季节性，温带地区甲型肝炎发病高峰多为秋末冬初，而热带地区则在雨季。

随着经济发展、卫生条件改善，人群 HAV 感染率逐渐下降；加之甲肝疫苗在人群中的普遍应用，甲型肝炎流行特征已发生了相应改变。发病周期性和季节性日趋淡化，但暴发及流行在世界各地时有发生。

3．人群分布　任何年龄均可发生 HAV 感染。在甲型肝炎高流行区，发病主要集中于低年龄人群，以婴幼儿为多，5～14 岁发病率高，14 岁之后随年龄增长而下降；在低流行区，发病年龄后移，成人发病比例高。随着卫生条件的改善和甲肝疫苗的广泛接种，我国甲型肝炎发病年龄也有后移现象。我国各地区流行情况不尽相同，近年城市人群 HAV 感染率明显下降，成人甲型肝炎病例相对增多。甲型肝炎流行率在不同性别间无差别。

（二）乙型肝炎

乙型肝炎是乙型肝炎病毒（hepatitis B virus，HBV）引起的一种世界性传染病，据统计全球携带乙肝表面抗原（HBsAg）的人数超过 2.8 亿。我国是乙型肝炎的高流行区，有40%～60%的人群受过 HBV 感染，8%～10%的人群（约 1 亿人口）为 HBsAg 的携带者。

患乙型肝炎患者中有60%以上为慢性肝炎患者，易转为原发性肝细胞癌（hepatocellular carcinoma，HCC），同时我国也是肝癌的高发区，在威胁人民健康的各种癌症中，肝癌无疑占有重要位置。

1. 地区分布　乙型肝炎呈世界范围流行，据2001年WHO报道，全球约20亿人曾感染过HBV，其中3.5亿人为慢性HBV感染者，每年约有100万人死于HBV感染所致的肝衰竭、肝硬化和原发性肝细胞癌。不同地区HBV感染的流行强度差异很大，WHO按人群HBsAg携带率将全球划分为高、中、低3个流行区域，HBsAg携带率分别为≥8%，2%～7%和<2%。世界人口的3/4生活在HBV高流行区域。在乙型肝炎高发地区，HBsAg阳性率在8%以上，非洲部分地区可高达15%以上；在一些低发地区，如西欧、北欧、北美和澳大利亚，HBsAg阳性率仅为0.2%～0.5%。

我国属HBV感染高流行区，1992年全国大范围调查结果显示，一般人群的HBsAg阳性率为9.75%，城市为8.08%，农村为10.49%。南方高于北方，中南和华东部分省市HBsAg阳性率较高，华北地区较低。

在我国，汉族以adr为主，adw次之，少数民族多为ayw。基因型和血清型的研究有助于认识HBV不同型别的地理分布特点及为疫苗研制奠定基础；近年的研究表明，HBV血清型与病毒复制能力及临床表现类型、疾病谱、治疗效果、预后等似无明显关系，而基因型比血清型能更精确地提供HBV基因变异的信息，我国部分省市慢性乙型肝炎患者的HBV基因型检测结果显示，汉族人群以C、B型感染为主，北方地区C型多于B型，部分少数民族聚集地区如新疆维吾尔族以D型感染为主，另有少数人群表现为B、C型混合感染。多数报道认为，感染C基因型HBV后易发展成慢性乙型肝炎、肝硬化和肝癌，慢性乙型肝炎患者的C基因型比例明显高于HBV慢性携带者，提示C基因型感染可能与乙型肝炎慢性化有关。

2. 时间分布　乙型肝炎发病无明显的季节性。乙肝疫苗的大面积接种已对一些国家和地区乙型肝炎流行特征产生了一定的影响，接种人群乙型肝炎发病率和HBsAg阳性率均有明显下降；但据我国法定传染病报告资料分析，我国乙型肝炎发病率近年仍有所上升，其报告发病率居各型病毒性肝炎之首。

3. 人群分布

（1）年龄和性别分布　在乙型肝炎高流行区各种人群均有较多的感染机会，HBV感染从新生儿开始即普遍存在，患者主要集中在青少年和30～40岁的成人；在乙型肝炎流行区中新生儿和儿童均有感染，但仍以成人感染为主；在乙型肝炎低流行区儿童感染较少见，多形成20～29岁年龄组发病高峰。

乙型肝炎发病率和HBsAg阳性率均为男性高于女性，我国HBsAg阳性率男性为11.33%，女性为8.23%。慢性乙型肝炎现患率和肝癌发病率也是男性高于女性。

（2）职业分布　不同职业人群HBsAg阳性率因HBV暴露机会和强度的不同而异。据调查，医务人员HBsAg阳性率比其他职业人群高3～6倍，托幼机构儿童、妓女、静脉内滥用毒品者和男性同性恋者的HBsAg阳性率也较高。

（3）种族与民族　不同种族、民族间HBsAg阳性率有差别。我国的调查资料显示，有60%的少数民族HBsAg阳性率高于全国平均水平，最高为壮族、藏族，可达15%，最低为撒拉族和维吾尔族，在4%左右。

（4）家庭聚集性　HBV感染有明显的家庭聚集性，在乙型肝炎高流行区尤为明显。这种聚集性与母婴传播、长期密切接触传播有关，与遗传因素的关系不能排除。研究显示，在HBsAg携带者家庭成员中，有血缘关系的亲属HBsAg阳性率明显高于无血缘关系的亲属，一级亲属HBsAg阳性率明显高于二级亲属，二级亲属又明显高于三级亲属。

（三）丙型肝炎

丙型肝炎在20世纪80年代曾被称为输血后非甲非乙型肝炎，1989年美国Chao等应用分子克隆技术获得本病毒的基因克隆后，即将本病及其病毒分别命名为丙型肝炎（hepatitis C，HC），和丙型肝炎病毒（hepatitis C virus，HCV）。丙型肝炎潜伏期为2～26周，平均为7.4周，丙型肝炎临床表现一般较轻，亚临床较为多见，与乙型肝炎相比其血清丙氨酸氨基转移酶（ALT）和胆红素水平较低，黄疸持续时间较短，病情相对较轻，但发展成为慢性肝炎的比例较高（40%～50%），其余为自限性可自动康复，无黄疸型丙型肝炎较黄疸型更易发展成慢性肝炎。

HCV亚临床型感染的主要临床表现为单项ALT升高，但无肝炎症状和体征，HAV、HBV、CMV和EBV急性感染标志阴性，抗HCV为阳性。丙型肝炎的主要传染源为急性临床型和亚临床型患者、丙型肝炎慢性患者和无症状病毒携带者。一般患者在发病前12天其血液即有传染性，并可持续携带病毒12年以上。粪便一般无传染性。有报道从慢性肝炎、肝硬化和原发性肝细胞癌患者的唾液中检出HCV RNA。还有报道被人咬伤后发生丙型肝炎并出现抗HCV阳转者，说明唾液也可能具有传染性。

1.地区分布　丙型肝炎呈世界分布，但不均衡。根据WHO资料报道，大多数发达国家如西欧、北欧国家及加拿大和澳大利亚等国的人群HCV感染率低于1%；美国、日本和东欧各国在1%～2.4%之间；我国、非洲部分国家和南美洲大部分地区在2.5%～9.9%之间；东南亚部分国家、蒙古、南美个别国家及非洲广大地区超过10%。我国1992年30个省、市、自治区的调查结果，抗-HCV阳性率平均为3.2%，其中辽宁省最高（5.1%），上海最低（0.9%），城、乡感染率无差别。

2.人群分布　一般人群丙型肝炎发病率低于甲型肝炎和乙型肝炎，但据全国法定传染病报告资料分析，近年丙型肝炎发病率上升明显，急需加大研究和防制力度。感染集中在15岁以上年龄，青壮年高发，15岁以下人群HCV感染率很低，婴幼儿少有HCV感染者，15岁后随着年龄的增大感染率呈上升趋势。在性别分布上，女性（3.3%）约高于男性（3.1%）。

丙型肝炎感染主要集中在高危人群。在美国，血友病患者（使用过1987年以前生产的凝血因子，生产过程未能有效灭活病毒）HCV感染率高达90%；经静脉内注射吸毒者为79%；血液透析患者可达10%；男性同性恋者为4%。

丙型肝炎发病无明显的季节性，以散发为主，偶可见到因医源性传播引起的小型暴发。

（四）丁型肝炎

丁型肝炎是Rizzetto等于1984年建议将δ因子及其抗原、抗体和相关肝炎命名为δ肝炎病毒（hepatitis D virus，HDV）、δ抗原（hepatitis D antigen，HDAg）、δ抗体（anti-HD）和δ肝炎（hepatitis D，HD）。HDAg检出率与临床病情有一定的关系，急性肝炎患者最低（3.28%），慢性肝炎患者次之（8.60%～10.59%），肝炎后肝硬化患者最高（14.22%）。HDV总感染率为10.7%（42/392），其中以重症肝炎HDV标志检出率最高（27.8%），慢性肝病次之（15.5%），急性乙型肝炎（5.3%），无症状携带者中，无1例HDV标志阳性，提示HDV感染对加重乙型肝炎患者的病情并促进其慢性化发展方面起重要作用。

据估计全世界至少有2亿HBsAg携带者，其中5%同时感染HDV，因此至少有1000万名HBsAg携带者同时感染HDV。

HDV感染呈全球分布，据估计全世界至少有1000万HBsAg携带者同时感染了HDV。地中海地区、中东、中亚、西非、南美亚马逊河盆地和南太平洋某些岛屿是HDV感染高度流行区，HBsAg携带者中抗-HDV阳性率高达20%～50%。虽然HDV的传播依赖于HBV的存在，但HDV感染的地区差异与HBV感染并不完全相符。我国是HBV感染的高度流行区，但HDV感染率并不高。据1992年全国调查结果显示只有16个省市检出抗-HDV，平均阳性率为1.5%。西藏、安徽、内蒙古、广西和黑龙江明显高于其他省市，东部地区10省市均未检出抗-HDV，中部地区抗-HDV阳性率为1.5%，西部地区为1.78%；城市高于农村；无性别、年龄差异。

（五）戊型肝炎

戊型肝炎是Balayan1982年用免疫电镜法（IEM）检测一名有甲型肝炎史者粪便的研究中发现的，戊型肝炎（hepatitis E，HE）是一种独立的疾病，戊型肝炎病毒（hepatitis E virus，HEV）的抗原性有别于甲型、乙型及丙型肝炎病毒，1989年Reyes从实验感染动物的胆汁中提取出大量HEV，并由此获得病毒的基因克隆。

戊型肝炎呈世界性分布，主要流行于亚洲、非洲和中美洲的发展中国家；在发达国家仅有散发病例报道，多为戊型肝炎流行区的旅游或探亲者。我国曾发生戊型肝炎的暴发或流行，但多数地区以散发为主，各省市HEV感染率分布不均，一般北方高于南方、东部高于西部、农村高于城市。

戊型肝炎有明显季节性，多见于雨季或洪水后。但散发型戊型肝炎可发生于任何季节。

戊型肝炎多发生于青壮年，高发年龄在15～35岁，儿童和老年人发病较少，以亚临床型居多。一般男性患病略多于女性，但无显著性差异。在病毒性肝炎中，戊型肝炎的一个显著特点是孕产妇罹患率高，病死率也高（17%～23%）。

二、病毒性肝炎的危险因素

（一）粪-口传播

粪-口传播是甲型肝炎的主要传播方式，感染HAV的人在潜伏期最后10天的粪便中排出病毒，至发病后2周排毒停止，带有病毒的粪便污染水源、蔬菜、食品、用具等均可引起流行。应用cDNA-RNA斑点杂交法对甲肝炎患者粪便排出病毒规律的研究表明：发病后第1周到第5周粪便中HAV-RNA检出率分别为73.3%、53.3%、26.7%、13.3%和0%，反映了甲型肝炎患者排出HAV的规律。

（二）母婴围产期传播

世界各地慢性HBsAg携带者母亲的HBV在围产期传播率不同，欧洲及美国均为10%，非洲为25%～30%，亚洲为30%～70%，中国为60%。并认为母婴垂直传播HBV，在怀孕时经胎盘传播者仅占总数的5%以下（北京为2.1%）。绝大多数为分娩期产道传播。分娩后经哺乳和水平传播者也是少数。多数学者认为以产道感染的可能性最大。潜伏期长于6个月的病例可认为是生后感染。影响HBV母婴传播的主要因素有：

1. 与母亲血清HBV-DNA浓度有关　HBV-DNA阳性产妇新生儿HBsAg阳性率高于HBV-DNA阴性产妇的新生儿。凡HBV-DNA在母亲血清中浓度＞10pg/10μl，即使其子女出生时接受 HBIG 和乙肝疫苗的联合预防，也难以阻止 HBV 感染。

2. 母血 HBeAg 阳性与婴儿 HBsAg 携带者有关　调查资料表明 HBeAg 阳性母亲所生婴儿中有 85%成为 HBsAg 携带者，而 HBeAg 阴性（免疫扩散法）母亲所生婴儿仅 31%成为带毒者，而抗- HBe 阳性母亲所生婴儿仅 12.3%为 HBsAg 阳性。

3. 与母血 HBsAg 滴度有关　当母血 HBsAg 滴度为 1∶32、1∶128、1∶256 和 1∶512 时，婴儿感染 HBV 的百分率分别为 22.2%、50.0%、65.2%和 88.8%。

4. 与分娩方式可能有关　台湾对 HBeAg 和 HBsAg 双阳性母亲所生的 477 例婴儿采用同样的乙肝免疫方法，1 年后发现经产道自然分娩的 385 名婴儿中 HBsAg 阳性率为 24.9%，而剖宫产术后的婴儿阳性率为 9.7%（6/62），两者有显著性差异（$P<0.02$）。

丙型肝炎也可经母婴传播，但不如 HBV 高。多数学者认为丁型肝炎极少发生围产期的母婴传播。

（三）医源性传播

1. 经输血传播　经血（输血、血液制品）传播是乙型肝炎、丙型肝炎及丁型肝炎医源性传播的重要方式。患者输入 HBV 阳性者的血液，约有 50%的人会发生输血后乙型肝炎。国外 90%以上输血后肝炎为丙型肝炎，而我国的输血后肝炎中乙型肝炎占 2/3，丙型肝炎占 1/3。现已发现 60%～90%血友病患者为抗- HCV 阳性，这很有可能与长期使用凝血因子浓缩剂有关。血制品混合血浆制品如Ⅷ因子等引起 HDV 感染的危险性最大，免疫球蛋白制剂传播 HDV 也不可忽视。

2. 经被污染的医疗器械传播　经被血或其他体液污染的医疗器械传播是乙型肝炎医源性传播中最多见的一种，由于使用被血液污染的注射器传播的感染约占 3/4（注射含 10^{-7} ml HBV 的血浆即可发生 HBV 感染），因此应注意采血、注射及预防接种时的污染，加强医疗器械消毒，做好排泄物处理，建立严格消毒隔离制度对预防医源性传播有重要意义。

3. 医护与患者之间的相互传播　医务人员作为传染源媒介是医源性传播的重要环节，据估计美国每年有 1 万～1.5 万名医务人员感染 HBV。HBsAg 阳转率均与注射损伤史有关，无损伤史者为 1.3%，随着损伤次数增加（5～20 次），HBsAg 阳性率增至 9.4%，其中治疗注射 HBsAg 阳性率 10.2%，意外化验刺伤导致者为 12.5%。由携带 HBV 的医务人员将病毒传染给患者的情况也有发生。

（四）以性传播为主要的密切接触者

性传播在乙型肝炎、丙型肝炎发生中占非常重要地位。美国报道，急性丙型肝炎病例中，10%有性接触或家庭内接触肝炎患者史。一次病例对照研究（case control study）表明丙型肝炎病例组有 2 个以上异性伴侣者较对照组高 11 倍，有性接触或家庭内接触肝炎患者史者和静脉内滥用毒品者，其抗- HIV 阳性率较抗- HCV 阴性的同类人群为高，说明与性接触传播有关。

（五）日常生活密切接触传播

据抽样调查结果表明 3 岁组的 HBV 感染率（5.41%）较 2 岁组（2.65%）明显上升，而后者与 1 岁组比较 HBV 感染率无明显差异，提示该 2～4 岁幼儿明显存在 HBV 的水平传播。HDV 传播与明显接触血液无关，可能主要是通过隐性经皮或经黏膜暴露含有 HDV 的体液传播，HDV 传播还可在家庭内水平传播。在 HBsAg 阳性亲友中 HDV 呈家庭聚集性。日常生活接触中可能经开放性伤口、性交、针刺传播，也可能经胃肠道传播。人感染 HDV

后，可表现为 HBV/HDV 联合感染或重叠感染。戊型肝炎的家庭接触者的二代发病率显著高于对照组，但戊型肝炎（HE）家庭内二代发病率较甲型肝炎为低，为 0.8%～14.3%。

（六）输入性传播

HDV 一旦传入 HBV 呈高度地方性流行地区，常可通过日常生活接触或注射途径传播引起严重的肝病流行，这一点需特别警惕。

（七）经水传播

迄今报道绝大多数戊型肝炎流行为水型流行。即主要由于水源被粪便污染所致，HE 流行有两种类型：短期流行是由水源一次性污染所致，持续几周；长期流行是因水源受到持续性污染所致，可长达数月。此外，我国曾报道 3 起 HE 食物型暴发。

三、病毒性肝炎的预防

在社区进行病毒性肝炎的预防主要包括：

（一）一级预防

1. 管理传染源

（1）及时报告和登记。

（2）尽早隔离和消毒。

（3）加强对有关行业（生产经营饮食品人员）肝炎患者的管理。

（4）加强儿童机构中儿童肝炎患者的管理。

（5）加强对献血员的管理。

（6）加强对乙型肝炎表面抗原（HBsAg）携带者等 5 型肝炎病毒感染的管理。

2. 切断传播途径

（1）健康教育提高个人卫生水平。

（2）加强饮食、饮水、环境卫生管理。

（3）加强托幼机构卫生。

（4）认真进行各服务行业的公用茶具、面巾和理发、刮脸、修脚用具的消毒处理。

（5）加强防止医源性传播的措施。

（6）各级综合医院应设肝炎专科门诊，积极创造条件设肝炎病房，医务人员相对固定。

（7）加强阻断母婴传播工作。

（8）加强血液制品的管理。

3. 易感人群的保护

（1）人血丙种球蛋白和人胎盘血丙种球蛋白对甲型肝炎接触者有一定保护作用（0.02～0.05ml/kg，注射时间不迟于接触后 7～14d）。

（2）乙型肝炎免疫球蛋白注射（主要用于阻断母婴传播），可与乙肝疫苗联合使用及意外事故的被动免疫。

（3）乙肝血源疫苗或基因工程乙肝疫苗（主要用于阻断母婴传播和新生儿预防，其他高危人群使用需经 HBsAg、抗- HBs 和抗- HBc 筛选，证明是易感者后方可使用）。

4. 加强病毒性肝炎的消毒　消毒方法见表 5-5-5。

表 5-5-5　病毒性肝炎消毒方法

消毒对象	消毒方法	备注
房屋、门、窗、地、家具、玩具，运送工具	0.5%优氯净喷雾 3%氯亚明喷雾 0.2%过氧乙酸喷雾	取原药 0.5g 加水至 100ml 取原药 3g 加水至 100ml 取原药 2ml 加水至 1000ml
呕吐物、排泄物	较稠吐排物 1 份加 10%～20%漂白粉乳剂 2 份，较稀吐排物加漂白粉干粉 1/5 份搅拌，置 2h	消毒液与粪便必须充分搅拌
厕所、垃圾、便具	2%次氯酸钠溶液喷雾 3%漂白粉上清液喷雾 便具用药浸泡 1h	取原药 2ml，加水至 100ml 取漂白粉 3g（少量水调匀）加水至 100ml，待澄清后取上清液使用
食具、护理用具	0.5%优氯净，3%氯亚明，2%过氧乙酸，2%次氯酸钠或 3%漂白粉浸泡 1h；煮沸 20min	
残余食物	煮沸 10～20min	如为废弃物也应煮沸后倒掉
手	0.2%过氧乙酸溶液浸泡 2min，0.2%优氯净洗手	
衣服、被褥、书籍、化验单、病历、人民币	环氧乙烷 0.4kg/m³ 或甲醛（福尔马林）100ml/m³ 熏蒸密闭 12～24h	应在密闭的专用消毒器内进行
医疗器械 耐热类	高压蒸气 102.9kPa，121～126℃，20～30min，干热 160℃ 1～3h，煮沸 100℃ 20～30min	
不耐热类	环氧乙烷或甲醛（福尔马林）熏蒸，方法同上，2%戊二醛浸泡 1～2h	取戊二醛 8ml（原药含量 25%）加 0.3%碳酸氢钠加水至 100ml 使 pH 为 7.7～8.3
饮用水	余氯保持在 0.3～1mg/L，煮沸	

（二）二级预防

加强对急性肝炎（黄疸型和无黄疸型）、慢性肝炎（慢迁肝和慢活肝）。重型肝炎（急性、亚急性、慢性）等各类型肝炎的早发现、早诊断、早治疗，减轻或控制临床症状。急性肝炎采用中西药治疗，适当选用中西药物，但防止滥用。重型肝炎宜住院治疗，应早期，综合、多途径给药，加强护理、监护和治疗等综合措施。

（三）三级预防

1. 休息　急性肝炎的早期应住院治疗或就地隔离治疗、休息。慢性肝炎患者应适当休息，好转后应注意动静结合，恢复期逐渐增加活动，但避免过劳。乙型肝炎表面抗原携带者（无症状及体征、肝功能正常）需随诊，但不需休息。

2. 饮食　急性肝炎患者食欲不振，应进易消化、维生素含量丰富的清淡食物。慢性肝炎患者宜进高蛋白饮食，但勿过多，以防脂肪肝。肝炎患者禁止饮酒。

3. 积极预防和治疗　对于重症肝炎、急性肝炎，慢性肝炎的并发症，应进行积极的治疗，并采取有效的预防措施阻断病情的发展，维持患者生命，提高患者的生活质量。

【思考题】

1. 简述心血管疾病的流行特征及危险因素。
2. 如何做好心血管疾病的三级预防？
3. 简述脑血管疾病的危险因素。
4. 社区应怎样开展脑血管疾病的防治？
5. 恶性肿瘤的危险因素有哪些？
6. 简述肿瘤的三级预防。
7. 分别简述 1 型及 2 型糖尿病的主要危险因素。
8. 简述糖尿病的预防策略。
9. 简述结核病的流行过程及其影响因素。
10. 简述现代结核病的控制策略。
11. 简述我国 HIV/AIDS 流行的三个阶段。
12. HIV 主要通过哪三种途径传播？我国防治艾滋病的主要策略包括哪些？
13. 简述 5 型病毒性肝炎的特点。
14. 在社区如何做好病毒性肝炎的一级预防？

（黄民主）

第六章　社区计划免疫

第一节　概　述

一、社区计划免疫的概念

计划免疫（planned immunization）是指根据传染病疫情监测和人群免疫状况分析，按照规定的免疫程序，有计划地使用疫苗进行预防接种，以提高人群免疫水平，达到控制乃至最终消灭相应传染病的目的。因此，计划免疫是社区卫生服务预防功能的首要内容。

人类的传染病可以分为用疫苗可以预防的传染病（vaccine preventable disease）和目前暂时不能用疫苗来预防的传染病两大类。人类在传染病控制的工作中，应用有效的疫苗和免疫计划，成功地消灭了曾经是人类传染病头号杀手的天花，麻疹也是全球希望通过免疫手段消除的传染病。

计划免疫工作是一项科学性强、管理要求高的技术性工作，包括实施管理、监测和评价等内容。因此要求医疗卫生人员，尤其是直接接触、具体实施的社区医疗卫生人员必须清楚在实施管理中的任务、职责、接种的技术规范等。多年来的实践证明，社区计划免疫是一项简便易行、经济有效的预防传染病的手段。

二、实施社区计划免疫的重要性

随着社会进步和生物医学技术的发展，人类与传染病斗争的方针、策略和手段也更加明确，效果更明显。与20世纪50年代初期相比，无论是传染病的总发病率、还是疫苗可预防疾病的发病率均大幅度下降，传染病在死因顺位中也由第一位降至第六位以下，使平均期望寿命大幅度提高。我国取得的巨大成就是社区计划免疫对传染病的预防与控制起到了关键作用。实施社区计划免疫的重要性主要体现在：控制和消灭疫苗可预防的疾病；建立人群免疫屏障；促进预防保健网络建设工作的发展；使社区卫生资源得到合理有效的利用等。

三、社区计划免疫的内容

社区计划免疫工作的中心任务，就是通过免疫接种的手段控制和消灭相应的传染病，主要包括以下几个方面的内容：

1. 组织实施上级制定的免疫规划、策略和技术规范，结合本社区具体情况制订和实施预防接种年度工作计划。

2. 保证疫苗使用过程中的质量及正确使用疫苗。建立健全疫苗领发登记制度。在保存、使用过程的各个环节进行疫苗效价监测，保证冷链系统的支持运转，重视冷链设备管理和温度监测工作，并按疫苗使用说明认真执行。

3. 提高计划免疫工作人员的业务水平。进行培训和知识更新，制订技术管理标准，使计划免疫工作规范化和标准化。

4. 提高社区群众对计划免疫的认识。要通过多种形式，进行计划免疫知识宣传，增强群众参与意识。

5. 计划免疫相关疾病的监测。开展国家免疫规划疫苗针对的传染病疫情报告、监测和流行病学调查分析、疫情处理；做到及时、准确地掌握相应疾病的发病情况，分析疫情动态，控制暴发疫情。

6. 免疫接种工作监测。开展免疫成功率和人群免疫水平监测工作，实施预防接种安全注射，开展接种率常规报告，评价预防接种工作实施质量。

7. 对计划免疫工作进行定期检查和评价，包括疫苗接种率、人群免疫水平、异常反应调查等，定期向上级报告预防接种工作实施情况，并提出改进建议。

社区计划免疫工作的内容要紧紧围绕着国家和地区的免疫规划工作目标来开展。

四、有关基础知识

（一）疫苗

疫苗（vaccine）是预防性生物制品的一个类别，是指用病原微生物或其代谢产物，经过人工减毒、脱毒、灭活或基因工程等方法制成，用于预防疾病的自动免疫制剂。常用的疫苗种类有：

1. 灭活疫苗（inactivated vaccine） 选用免疫原性强的病原体，经人工大量培养后，用理化方法灭活制成。如百日咳、乙型脑炎等。此种疫苗中的病原体失去繁殖能力，但保留了免疫原性。死疫苗进入人体后，病原体不能生长繁殖，对机体刺激时间短，要获得持久免疫力需多次重复接种。

2. 减毒活疫苗（live-attenuated vaccine） 此是用减毒或无毒力的活病原微生物制成。常用的减毒活疫苗有卡介苗、麻疹疫苗、脊髓灰质炎疫苗等。接种后病原体在体内有生长繁殖能力，接近于自然感染，可激发机体对病原的持久免疫力。活疫苗用量较小，免疫持续时间较长。活疫苗的免疫效果优于死疫苗。免疫缺陷者和孕妇不宜接受活疫苗接种。

3. 重组疫苗（recombinant vaccine） 通过遗传学重组机制来生产的疫苗。如把编码HBsAg基因插入酵母菌基因组，制成基因重组乙肝疫苗。基因重组方法还可制成更多种类、更价廉、更安全有效的疫苗或多价疫苗。

4. DNA疫苗（DNA vaccine） 旨在将病原微生物的某种专门组分的裸露DNA编码直接注入机体内。正在研制的有疟疾、流感、轮状病毒、HIV疫苗等。

5. 类毒素（toxoid） 是用细菌的外毒素经0.3%～0.4%甲醛处理制成。因其已失去外毒素的毒性，保留免疫原性，接种后能诱导机体产生抗毒素。如白喉、破伤风的疫苗。其中加适量磷酸铝和氢氧化铝制成吸附精制类毒素。体内吸收慢，能长时间刺激机体，产生更高滴度抗体，增强免疫效果。常用的类毒素有白喉类毒素、破伤风类毒素等。

（二）免疫接种

免疫接种（vaccination）又叫预防接种，是指利用人工制备的抗原或抗体通过适宜的途径对机体进行接种，使机体获得对某种传染病的特异免疫力，以提高个体或群体的免疫水平，预防和控制相应传染病的发生与流行。

免疫接种分为三类：

1. 人工自动免疫（artificial active immunization） 用疫苗等抗原接种机体，使之产生对于相应传染病的特异免疫，从而预防感染的措施。免疫制品有：灭活疫苗、减毒活疫苗、重组疫苗、DNA疫苗、类毒素等。

2. 人工被动免疫（artificial passive immunization） 将含有抗体的血清或其制剂注入机体，使机体立即获得抗体而受到保护。以治疗或紧急预防感染的措施。因这些免疫物质并非由被接种者自己产生，缺乏主动补充的来源，而且易被清除，故维持时间短暂，约2～3周。常用的免疫制品有免疫血清、内种球蛋白、细胞因子等。

3. 被动自动免疫（passive and active immunization） 兼备被动及自动免疫的长处，使机体迅速获得特异性抗体的同时，产生持久的免疫力。只应用于预防少数传染病。如注射破伤风或白喉抗毒素实施被动免疫的同时，接种破伤风或白喉类毒素疫苗。

（三）扩大免疫规划

20世纪70年代以来，WHO开展了全球扩大免疫规划（expanded programme on immunization，EPI）活动，要求各成员国发展和坚持免疫方法与流行病学监督计划，防制白喉、百日咳、破伤风、麻疹、脊髓灰质炎、结核病等传染病。EPI的含义是扩大免疫接种的覆盖面以及扩大免疫接种的疫苗种类。我国于1981年正式加入EPI活动。EPI从启动至20世纪80年代末，重点放在提高免疫覆盖率，使每一个儿童在出生后都能按计划获得免疫接种。90年代后，计划免疫的目标逐步过渡为疫苗可预防疾病的控制、消除和消灭。《中国儿童发展纲要（2001—2010年）》要求全国儿童免疫接种率以乡（镇）为单位达到90%以上；1992年将乙型肝炎疫苗接种纳入计划免疫之后，2008年又将甲肝疫苗、流脑疫苗、乙脑疫苗、麻疹腮腺炎风疹联合疫苗等的接种纳入国家免疫规划。扩大免疫规划促进了我国“有计划的预防接种制度”的建立和完善，使我国计划免疫工作取得了卓越的成就。

第二节 社区计划免疫工作的实施

免疫接种的实施，是社区计划免疫日常工作的主要内容。国家免疫规划的落实、疫苗防病作用的发挥以及免疫工作计划的执行等方面，都是必须在接种实施过程中完成。

一、社区免疫接种工作的程序

免疫程序（immunization schedule）是指国家对不同年（月）龄人群需要接种疫苗的种类、接种的先后次序和要求等所做出的安排。主要包括儿童基础免疫和成人或特殊职业人群、特殊地区人群需要接种疫苗的程序。免疫程序的制订应考虑有关传染病流行病学因素、免疫因素和实施的具体条件。免疫程序的内容包括：免疫起始月龄、接种剂次、接种剂次之间的间隔、加强免疫的时间以及几种疫苗联合免疫等。只有制定合理的免疫程序并严格实施，才能充分发挥疫苗的免疫效果。

（一）我国儿童免疫程序

我国计划免疫的主要内容是儿童基础免疫，是对7岁以下儿童使用卡介苗（BCG）、脊灰疫苗（OPV）、百白破疫苗（DPT）、麻疹疫苗（MV）、乙肝疫苗的基础免疫接种和以后适时加强免疫，使儿童获得对结核、脊髓灰质炎、百日咳、白喉、破伤风、麻疹和乙型肝炎的免疫力，以预防相应传染病发生，即“五苗防七病”。按照儿童基础免疫程序全程足量的实施免疫接种。随着计划免疫工作的开展，我国不断增加免疫接种的疫苗种类，2008年按照“突出重点、分类指导，注重实效、分步实施”的原则在全国范围内实施扩大国家免疫规划。扩大国家免疫规划疫苗范围，在现行全国范围使用的国家免疫规划疫苗基础上，将甲肝疫苗、流脑疫苗、乙脑疫苗、麻疹腮腺炎风疹联合疫苗、无细胞百白破疫苗纳入国家免疫规划，对适龄儿童实行常规免疫接种，其免疫程序见表5-6-1。在执行时应注意的是初免的起始月龄不能提前；接种的针次间隔不能缩短，脊髓灰质炎糖丸、百白破疫苗和乙肝疫苗3针（次），每针（次）间隔最短不得少于28天；在规定的月龄内完成基础免疫。

（二）我国重点人群免疫程序

国家免疫规划，根据传染病流行趋势，在流行地区对重点人群进行流行性出血热疫苗、炭疽疫苗和钩端螺旋体疫苗实施接种。其免疫程序是：

1. 双价出血热疫苗　接种对象为重点地区16～60岁的目标人群，接种3剂次，受种者接种第1剂次后14天接种第2剂次，第3剂次在第1剂次接种后6个月接种。

2. 炭疽疫苗　接种对象为炭疽病例或病畜的间接接触者及疫点周边高危人群。接种1剂次，在发生炭疽疫情时接种，病例或病畜的直接接触者和患者不能接种。

3. 钩体疫苗　接种对象为流行地区可能接触疫水的7～60岁高危人群。接种2剂次，受种者接种第1剂次后7～10天接种第2剂次。

通过接种上述国家免疫规划疫苗，预防乙型肝炎、结核病、脊髓灰质炎、百日咳、白喉、破伤风、麻疹、甲型肝炎、流行性脑脊髓膜炎、流行性乙型脑炎、风疹、流行性腮腺炎、流行性出血热、炭疽和钩端螺旋体病等15种传染病。

二、社区免疫接种

（一）免疫接种的形式

1. 常规接种　按照国家免疫规划和当地免疫接种工作计划，定期为适龄人群提供的免疫接种服务。

2. 群体性免疫接种　群体性免疫接种是根据传染病监测和预警信息，在特定范围和时间内，针对可能受某种传染病感染的特定人群，有组织地集中实施免疫接种的活动。进行群体性免疫接种时，应当报经同级政府决定，并向卫生行政部门备案。任何单位或个人不得擅自进行群体性免疫接种。

3. 应急接种　在传染病流行开始或有流行趋势时，为控制疫情蔓延，对易感染人群开展的预防接种活动。通常适用于疫苗接种后能迅速产生抗体，所需时间短于常见潜伏期的传染病。

（二）免疫接种的组织

社区免疫接种工作应在各级卫生行政部门领导下，由各级疾病预防控制机构负责接种工作的实施和业务技术指导，具体由街道、乡镇预防接种门诊或经县级卫生行政部门批准的预防接种门诊实施。接种组织工作包括预防接种的组织机构、人员培训、计划和预防知识宣传等。通常由各级疾病预防控制机构组织指导，建立预防接种人员培训上岗证制度，凡新从事预防接种工作的，必须经过专业培训，取得培训上岗证方能从事预防接种工作。

（三）免疫接种实施

严格按照卫生部《疫苗流通和预防接种管理条例》、《计划免疫技术管理规程》和《预防接种工作规范》等要求，做好免疫接种的实施工作。

1. 接种前的准备工作

（1）落实接种对象　根据国家免疫规划疫苗规定的免疫程序，确定接种对象。通知儿童家长或其监护人告知接种疫苗的种类、时间、地点和相关要求。流动儿童管理与本地儿童相同。

表 5-6-1　我国儿童免疫程序

月（年）龄	疫　苗										
	乙肝疫苗	卡介苗	脊灰疫苗	百白破疫苗	白破疫苗	麻风（麻疹）疫苗	麻腮风（麻腮/麻疹）疫苗	乙脑减毒活疫苗	A 群流脑疫苗	A+C 群流脑疫苗	甲肝减毒活疫苗
出生时	第 1 剂	1 剂									
1 月龄	第 2 剂										
2 月龄			第 1 剂								
3 月龄			第 2 剂	第 1 剂							
4 月龄			第 3 剂	第 2 剂							
5 月龄				第 3 剂							
6 月龄	第 3 剂								2 剂次，第 1、2 剂次间隔 3 个月。		
8 月龄						1 剂		第 1 剂			
18 月龄				第 4 剂			1 剂				1 剂
24 月龄								第 2 剂			
3 周岁										第 1 剂	。
4 周岁			第 4 剂								
6 周岁					1 剂					第 2 剂	

注：①以无细胞百白破疫苗替代百白破疫苗接种程序相同；②乙脑灭活疫苗接种程序：4 剂次，儿童 8 月龄接种 2 剂次，2 周岁和 6 周岁各接种 1 剂次；③甲肝灭活疫苗接种程序：2 剂次，儿童 18 月龄和 24～30 月龄各接种 1 剂次；④麻腮风疫苗（麻风、麻腮、麻疹疫苗）供应不足阶段，使用含麻疹成分疫苗的过渡期免疫程序；8 月龄接种 1 剂次麻风疫苗，麻风疫苗不足部分继续使用麻疹疫苗。18～24 月龄接种 1 剂次麻腮风疫苗，麻腮风疫苗不足部分使用麻腮疫苗替代，麻腮疫苗不足部分继续使用麻疹疫苗。

（2）领取疫苗　根据本次各种疫苗应接种人数，计算需要接种的各种疫苗数量，领取疫苗。做好疫苗领发登记，疫苗按照要求置于冷藏包（箱）。

（3）准备接种器材、药品等用品　接种点要准备足够数量的注射器材。灭菌注射器和针头（有条件的可使用一次性注射器）、75%乙醇、95%乙醇、镊子、棉球杯、无菌干棉球或棉签、治疗盘、体温表、听诊器、压舌板、血压计、1∶1000肾上腺素及污物桶等。

（4）接种场所的设置　接种场所的选择要考虑交通方便，居民集中，且要相对固定；室内应宽敞清洁、光线明亮、通风保暖，并准备好接种工作台、坐凳以及儿童和家长休息、等候的坐凳；室外要设有醒目的标志，便于群众识别。接种场所要布置儿童保健和计划免疫内容的健康教育和宣传资料。

2. 现场接种时的工作

（1）核实接种对象　认真查验接种对象姓名、性别、年龄及接种记录，确认是否为本次受种对象、接种疫苗的品种。

（2）接种前告知和健康状况询问　在实施接种前，应当告知受种者或其监护人所接种疫苗的品种、作用、禁忌、不良反应以及注意事项。询问受种者或其监护人受种者的健康状况以及是否有接种禁忌等情况，并如实记录告知和询问情况。

（3）接种现场疫苗管理　认真核对接种疫苗的品种，检查疫苗外观质量。凡过期、变色、污染、发霉、有摇不散凝块或异物，无标签或标签不清，安瓿有裂纹的疫苗一律不得使用。冻结过的百白破疫苗、乙肝疫苗一律不得使用。安瓿开启后，未用完的疫苗盖上无菌干棉球冷藏。活疫苗超过半小时、灭活疫苗超过1小时未用完，应将疫苗废弃。

（4）接种操作　接种工作人员在接种操作前再次查验核对受种者姓名、预防接种证、本次接种的疫苗品种。接种部位要避开疤痕、炎症、硬结和皮肤病变处。使用一次性注射器要一人一针一管。禁用2%碘酊进行皮肤消毒，75%乙醇消毒应待干后接种，严格执行安全注射。

（5）接种记录、观察　接种后及时在儿童预防接种证、卡（簿）或计算机上记录，正确记载所接种疫苗的名称批号、针次、剂量、接种日期及接种者签字。向家长或监护人交待注意事项、可能出现的预防接种反应及处理办法和下次接种时间。接种对象在接种后留在接种现场观察15～30min，如无特殊反应方可离开。

3. 接种后的工作

（1）处理剩余疫苗　记录疫苗的使用及废弃数量，对剩余疫苗按以下要求处理：废弃已开启安瓿的疫苗。冷藏容器内未打开的疫苗做好标记，放冰箱保存，于有效期内在下次接种时首先使用。接种单位在进行国家免疫规划疫苗接种时，剩余疫苗应当向原疫苗分发单位报告，并说明理由。

（2）清理器材　清洁冷藏容器，镊子、治疗盘等器械按要求灭菌或消毒后备用。

（3）资料统计　及时做好资料的统计工作确定需补种的人数和名单。统计本次接种情况，主要统计各种疫苗应接种的人数、完成人数、接种率，分析未接种的原因。填写各种报表，并按规定上报。

（4）访视并观察反应　基层接种人员要按各种疫苗接种后可能出现反应的时间，对接种对象进行1～2次访视，发现一般反应及时处理。在发现预防接种异常反应、疑似预防接种异常反应或接到相关报告，应当及时向所在地的县级卫生行政部门、药品监督管理部门报告，并填写疑似预防接种异常反应报告卡。接到报告后，县级卫生行政部门应当会同药品监督管理部门立即核实，组织调查。必要时，市级以上卫生行政部门和药品监督管理部门应给予指导或参与调查。

（四）免疫接种工作计划与总结

1. 免疫接种工作计划　合理的计划是做好工作的前提，它有目标的明确，充分考虑本地人力、物力、财力和时间的资源作用。才能使免疫接种工作顺利进行。

（1）制订免疫接种工作计划的依据　参照国家、上级部门有关计划免疫工作的法律、法规、规范以及近期内有关规定和要求。地区的人口资料：总人口数、各年龄组人口数、出生率、人口密度以及地域分布等。以往计划免疫监测资料：疫苗初种接种率、复种与加强接种率、各种传染病流行情况。疫苗的管理及冷链运行情况。

（2）制订免疫接种工作计划的要求　计划要求简明扼要，目标具体明确。用词准确，不能含糊，要便于执行。制订计划要切合实际、因地制宜，要做到把上级指示与本地实际相结合，把中心工作与重点工作相结合。使计划具有科学性、合理性和可行性。

（3）免疫接种工作计划的内容　所拟订的免疫接种工作计划包括指导思想，计划免疫工作任务，完成各项任务的目标要求、对策措施、时间进度、完成目标所需要的资源投入等。

2. 免疫接种工作总结　免疫接种工作总结是与免疫接种工作计划相对应的。围绕本地计划免疫工作，以实事求是的科学态度，认真总结经验教训。针对社区免疫接种工作完成情况，指标是否落实，对存在的问题进行分析，查找可能的原因。内容应包括背景分析、主要工作成绩、经验与教训、存在问题及改进意见等。

计划免疫工作是国家指令性的工作，同时也是一项长期的日常工作。科学性强、管理要求高，只有在工作过程中不断总结成功的经验与失败的教训，才能使这项工作的质量稳步提高，充分发挥免疫预防的作用。

（五）免疫接种的副反应

免疫接种的目的是刺激机体产生针对某些特异性抗原的免疫反应。疫苗的接种实际上是一次轻度感染，接种后一般都会引起不同程度的副反应。免疫接种副反应（adverse events following immunization，AEFI）是指疫苗接种后发生的可能与预防接种有关的健康损害。引起副反应的原因有由疫苗固有性质引起，由于注射本身引起；疫苗生产、储运、接种实施过程中存在差错；受种者的偶合某种疾病发病等。免疫接种副反应常分为一般反应、异常反应、偶合病和预防接种事故等。

1. 一般反应　一般反应是在免疫接种后发生的、由生物制品本身所固有的特性引起的、对机体只会造成一过性生理功能障碍的反应，其临床表现和强度因疫苗而异。一般反应分为局部反应和全身反应两类。

（1）局部反应　局部反应是最常见的副反应，如注射部位疼痛、水肿、发红。注射局部红肿浸润，根据纵横平均直径分为弱反应（≤2.5cm）、中反应（2.6～5.0cm）和强反应（>5.0cm）。凡发生局部淋巴管/淋巴结炎者均为局部重反应。大部分皮下接种的疫苗在注射后数小时至24h或稍后，局部出现红肿浸润，并伴疼痛，红肿范围一般不大，仅有少数人直径>5.0cm。有的伴有局部淋巴肿大或淋巴结炎、疼痛。这种反应一般在24～48h逐步消退。

（2）全身反应　全身副反应是非特异性的反应。接种疫苗后，由于疫苗本身的特性，如异种蛋白的刺激、疫苗中的热原物质或毒性等原因，少数被接种者可于接种灭活疫苗5～6h或24h左右出现体温升高，一般持续1～2天，很少有超过3天以上者。注射活疫苗出现反应的时间稍晚，但消失很快。发热分为轻度（37.1～37.5℃）、中度（37.6～38.5℃）和重度（≥38.6℃）。除体温升高外，个别人可能伴有头痛、眩晕、恶寒、乏力和周身不适，或出现恶心、呕吐、腹痛等胃肠道反应。一般持续1～2天，可自行消失。

2. 异常反应　是指合格的疫苗在实施规范接种过程中或者实施规范接种后造成受种者机体组织器官、功能损害，相关各方均无过错的药品不良反应。在免疫接种后发生的、与一般反应性质和临床表现不同的、发生概率极低，且往往需要医疗处置的反应。在正确实施接种后，只在极少数人中发生的与疫苗或个体体质有一定联系，出现明显临床症状和体征。常见的有晕厥（晕针）、急性心因性精神反应、过敏性休克、过敏性皮疹、血管神经性水肿、局部化脓、血清病。

3. 偶合病　与免疫接种无关。偶合病是指被接种者在接种时正处于某一急性传染病的潜伏期或前驱期，接种后刚好发病。由于时间上的巧合而被误认为是由免疫接种所引起。在遇到此种情况时应及时做出正确判断，同时向患者及家属做好解释工作。

4. 免疫接种事故　免疫接种事故是指在生物制品生产和免疫接种实施时过程中的差错或污染所造成的异常反应，严重时可造成持久的组织器官损伤，甚至发生生命危险。预防接种事故不属于免疫接种副反应的范畴。多年来的基层经验证明，免疫接种工作中发生的事故，在大多数情况下是人为事故，表现为责任心不强和技术操作不熟练。因此，在接种工作中要增强责任心，严格遵守生物制品使用说明和操作规程，正确掌握禁忌，加强核对，严格做好消毒工作，接种事故是可以防止和避免的。

（六）儿童免疫接种信息管理

2006年卫生部下发《儿童预防接种信息报告管理工作规范（试行）》，在我国东、中、西部省份分别于2008年、2009年、2010年底以前90％以上的县、80％以上的乡，完成儿童预防接种信息管理系统建设，实现接种信息的个案管理。儿童免疫接种信息管理系统的使用意义在于，可以实现以儿童预防接种个案为基础的信息管理，流动儿童异地接种信息的共享，提高了预防接种信息报告质量和预防接种服务的工作效率，为卫生行政部门决策提供信息服务。

接种门诊通过系统客户端软件，实现了儿童建档、疫苗登记、接种信息录入、接种预约、接种个案信息的报告（数据上传）、流动儿童接种（数据下载）、个案信息查询、数据统计分析以及打印等预防接种的基本服务和管理功能，疾病控制部门通过登陆国家信息管理平台，实现了辖区儿童接种个案的信息查询、数据统计分析、报告质量分析等动态监测和管理。社区儿童免疫预防接种信息管理工作要按照国家和地方的有关法律、法规为依据，切实抓好。

第三节　社区计划免疫工作的监测、评价和考核、评价

一、社区计划免疫工作的监测和评价

（一）概念

1. 计划免疫监测　是在制订和实施免疫规划过程中，通过系统地收集、观察和整理分析计划免疫活动的各种资料，做出符合工作实际的结论，将这些信息反馈给有关单位和个人，并指导计划免疫工作。

2. 计划免疫评价　是通过各种方法，对免疫规划实施过程中的执行结果、经验、存在问题以及所取得的社会效益和经济效益，进行如实的分析，并得出客观公正的结论。

“监测”是分析规划执行的情况，“评价”是分析规划执行的结果。两者相辅相成，不能截然分开。

（二）免疫接种率的监测和评价

为了及时掌握各地免疫接种情况，完善接种率监测报告系统，提高报告数据的及时性和准确性，卫生部于1998年制订了《全国常规免疫接种率监测方案》，建立常规免疫接种率报告系统，实行统一报表，为评价免疫接种工作完成情况提供依据。接种率监测与评价应当包括接种率报告与接种率调查。

接种率的计算公式：

接种率（%）＝实际接种人数/应接种人数×100%

在开展接种率监测与评价时，应按下列程序提出问题：①是否有常规接种率报告；②根据出生率推算接种率，并与报告接种率比较；③近年来本地区或邻近地区病例的发生情况及分布；④必要时开展抽样调查。

1. 接种率报告　是指各级接种单位和报告单位，按照规定的报告程序和要求，连续地、系统地将接种情况按统一的报表格式，逐级汇总和上报的过程。它属于被动监测方式，是计划免疫的基础工作，也是进行监测（监督）和评价的依据。

接种率报告的报表以卫生部颁布的《计划免疫技术管理规程》中所规定的报表格式为准。

统计与报告的要求：应种人数应于每次接种前3～5d进行调查摸底，在查阅接种卡（册）的基础上，按不同针次统计每种疫苗各针（次）应种人数，并在每次接种结束后，根据儿童迁入和迁出情况进行修正；实种人数、接种率应于每次接种结束后3天内，根据对实际接种人数，按各种疫苗不同针次分别统计实种人数，计算接种率；同时统计累计应种人数、累计实种人数和累计接种率。

2. 接种率调查　是常规接种率监测报告系统的补充，常用于评价计划免疫规划项目的执行情况和免疫规划目标的预期效果，其调查结果较准确，属于主动监测方式。调查目的是：正确评价免疫接种实施和项目规划的进展情况；监测易感人群，及时发现高危地区和高危人群；分析未接种原因，寻找免疫空白点；分析计划免疫针对疾病的发病与免疫接种的关系。

（1）调查方法

1）按容量比例概率抽样法（probability proportional to size，PPS）：是世界卫生组织（WHO）推荐的用于估计接种率的抽样方法，属于两阶段整群抽样法。第一阶段，在确定的区域范围内，随机抽取30个抽样单位（组群）；第二阶段，在每个选中的抽样单位随机确定一户，并由该户开始按规定的路线调查询访7名适龄儿童的接种情况，如此共调查210名儿童并计算接种率。

2）批质量保证抽样法（lot quality assurance sampling，LQAS）：可用于对较小规模的区域（如乡级单位）计划免疫接种率是否达到某一标准做出判断。根据LQAS法的抽样原则，抽样方法分两个阶段：第一个阶段为乡级单位的抽取；第二个阶段为确定调查户及适龄儿童。每个乡级单位内，若指定的目标接种率为85%，则样本量均确定为$n=29$，即在每个乡级单位内调查29名适龄儿童。若假阳性率为5%，则在29名儿童中最多允许出现1名未接种者或不合格接种者，若超过1名，则该乡未达到85%的目标。

（2）主要评价内容与指标

1）合格接种的判断标准包括：免疫起始月龄正确；针次间隔时间正确；在规定的月龄内完成免疫接种；有准确的出生和接种年、月、日，以及接种单位、接种者的记录；家长承认或卡（薄）、证记录相符。

2）主要评价内容包括：接种率完成情况；建卡、建证情况；影响接种率的原因分析；与以前接种率调查结果进行比较，评价工作进展情况。

3）主要评价指标包括：建卡（薄）率、建证率；BCG卡痕率；单项疫苗接种率；规划疫苗全程接种率；未接种原因和不合格接种原因。

3. 接种率监测评价方法　常规报告接种率的评价内容包括：

（1）常规报告接种率的及时性、完整性和正确性评价　及时率是在规定时限内报告单位数占应报告单位数的比例；完整率是在规定时限内实际报告以及无漏项单位数占应报告单位数的比例；正确率是指报表中无逻辑性、技术性错误的单位数占应报告单位数的比例。

（2）调查接种率的评价　包括：①2次调查接种率的比较；②调查接种率是否达到国家规定要求；③近年来本地区国家免疫规划疫苗相应传染病的发生情况。

（3）将常规报告接种率与调查接种率进行比较　比较是否一致，分析不一致的原因；根据疫苗使用情况和出生儿童数估算实际接种率。其评价方法有：

1）监测图表法：方法较简便，根据所使用的疫苗种类绘制监测曲线图，监测累计应接种人数或累计接种率。适用于乡级和乡级以上。

2）累计接种率监测曲线（方法略）：适用于县级和县级以上单位进行接种率监测，可用于监测本级当月以及累计接种情况。

3）上级对下级报告单位的监测：省、地、县可根据下属单位每次冷链运转的数据，绘制“报告接种率与估算接种率比较图”，若实际接种率明显偏离“估算接种率”或低于“目标接种率（如85%）”则应引起重视，及时发现问题，采取相应措施。

4）差值（D）评价：上级单位利用下级单位的报告数据，比较“报告接种率”与“估计接种率”两者之间的差距。同时与“预期估计接种率（目标接种率，如85%）”进行比较。

5）比值（R）评价：比值是指通过比较各种疫苗间的应种人数，以判断报告接种率有无逻辑上的错误。在具体统计时，OPV和DPT均为3次接种人数之和（即OPV1＋2＋3、DPT1＋2＋3），故OPV和DPT的应种人数应近似于BCG和MV的3倍。发现有“可疑”或“不可信”情况时要开展调查，找出原因，提出解决问题的方法。

6）其他评价方法：估算疫苗使用量；利用出生率监测；针对疾病的发病情况；接种率调查：对怀疑接种率较低的地区，可直接开展随机抽样调查，核实接种率；强化免疫资料；与免疫监测资料比较；利用疾病监测（如AFP监测）资料估计接种率。

（三）计划免疫针对疾病的监测和评价

进行计划免疫针对传染病的监测工作方法有很多，我国卫生部对开展此项工作做出统一要求：①报告病例要逐例核实诊断。脊髓灰质炎、麻疹、白喉、百日咳、新生儿破伤风等计划免疫针对疾病病例，应按有关监测方案的规定开展流行病学调查和其他监测工作；②流行病学个案调查表在县级卫生防疫机构保存，并按照有关监测方案，逐级上报上级卫生防疫机构；③暴发疫情应及时调查处理，并完成书面调查报告。④定期开展计划免疫针对疾病漏报调查；⑤毗邻地区的疫情动态应定期相互通报，交换疫情资料。特殊疫情资料，应按国家规定，注意保密；⑥定期统计疫情，分析疫情动态，进行疫情预测，并向有关部门通报。

1. 疫情常规报告　要做到准确、完整、及时。计划免疫针对传染病均属于法定报告传染病，通过传染病疫情报告系统，由基层逐级按时上报，逐月进行分析，掌握疾病的发病状态与流行趋势。

疫苗针对传染病疫情常规报告工作的具体要求按照《传染病防治法》和相关的法律、规章的规定执行。

2. 专门报告　脊髓灰质炎、新生儿破伤风、白喉、百日咳、麻疹、乙型肝炎等除按上述要求进行疫情报告外，还应按卫生部的具体规定进行专门报告和管理。并且要求按有关监测方案的规定开展流行病学调查和其他监测工作。例如对脊髓灰质炎的监测应按照卫生部的规定，实行主动监测和“零”病例报告。要求各级各类医疗机构在无 AFP 病例时，也应每 10 天向所在地县级疾病预防控制机构报告 AFP“零”病例报告。无论医疗机构是否报告 AFP 病例，县级疾病预防控制机构均应每 10 天派人对辖区内的重点医院进行主动搜索，若仍未发现病例，才进行 AFP“零”病例报告。

3. 传染病漏报调查　传染病漏报调查用以评价传染病报告的完整性，掌握漏报率，计算校正常数，推算传染病实际发病情况。传染病漏报调查有居民漏报调查和医疗机构漏报调查两种。传染病漏报率是指被调查人群或医疗单位在某一时期内漏报某传染病病例数与调查中发现某病病例总数的百分比。

某病漏报率（%）＝某病漏报的病例数/（该病漏报病例数＋该病已报告病例数）×100%

校正发病率＝报告发病率/（1－漏报率）　（分母不等于 0 时适用）

4. 病例调查（个案调查）　个案调查是疫情监测的重要内容之一。其目的在于尽早查明发病原因，及时采取措施，防止疫情扩散。乡级卫生院防保组（医院保健科）、县级疾病预防控制机构在接到国家免疫规划疫苗针对传染病疫情报告后，应及时按统一的流行病学个案调查表进行调查并对病例进行随访。工作内容包括：核实诊断，采集标本，隔离患者，采取消毒措施，追溯传染源，登记接触者，适时开展应急接种等。

5. 暴发调查　暴发调查是指对一个局部地区或集体单位内，短时间内突然有显著增多的患者时，为阐明暴发原因，防止类似事件再发所进行的调查。

暴发调查报告内容包括：描述暴发过程；分析暴发的流行特征和流行因素；所采取的控制措施和效果评价；疫情预测；存在的主要问题；结论和建议。

在处理暴发疫情时，应随时向同级卫生行政部门报告并与有关部门取得联系。

6. 定期统计疫情，分析疫情动态，进行疫情预测，并向有关部门通报。

（四）免疫监测和评价

通过开展免疫监测，可以及时掌握疫苗的免疫效果及人群免疫状况，发现问题及时解决，不断提高计划免疫工作的质量。免疫监测的内容包括免疫成功率监测和人群免疫水平监测两个方面。

1. 免疫成功率监测　免疫成功是指免疫前抗体阴性或有低水平抗体，免疫后抗体阳转或≥4 倍增长，达到保护免疫水平。免疫成功率是指接种某种疫苗免疫后免疫成功的人数与检测人数的百分比。免疫成功率监测的目的，一是评价疫苗的质量和效果，二是评价接种的质量和效果，并作为制定和调整免疫规划的依据之一。

监测对象是乙肝疫苗、脊灰疫苗、百白破疫苗、麻疹疫苗分别为完成基础免疫（初种）后1个月，卡介苗完成接种后12周的儿童。每种疫苗监测人数为30～50人。

2. 人群免疫水平监测　人群免疫水平监测调查某特定年龄组的人群，了解该人群中具有某种疾病保护免疫水平的人数。其监测内容为乙型肝炎、脊髓灰质炎、麻疹、白喉、百日咳、破伤风以及新增加的纳入国家免疫规划疫苗所针对的传染病。监测对象为＜1岁、1～2岁、3～4岁、5～6岁、7～14岁、15～19岁、≥20岁年龄组健康人群。发病主要为成人的疾病，可适当调整监测对象的年龄范围。每个年龄组、每种国家免疫规划疫苗针对传染病的监测样本数为30～50人。

3. 检验方法、判定标准　检验方法的选择原则是灵敏、特异、简便、可靠、经济、安全。目前卫生部统一要求的计划免疫所用疫苗的检验方法及判断标准见表5-6-2。新增加的纳入国家免疫规划疫苗的检验方法参见有关传染病诊断国家标准和其他参考资料。

表5-6-2　几种常用疫苗免疫检测方法、判定标准及免疫成功率指标

疫苗名称	检验方法	判断标准	
		阳性标准	免疫成功率指标
乙肝疫苗	ELISA双抗原夹心法放射免疫法（RIA）	抗-HBs≥10mIU/ml	≥85%
卡介苗	旧结核菌素试验	72h判定结果，局部反应直径≥5mm	≥80%
脊髓灰质炎疫苗	细胞中和试验（微孔塑料板法）	中和抗体≥1∶4或有4倍及以上增长	≥85%
百日咳疫苗	试管凝集试验（半量法）	凝集抗体≥1∶20为阳性，≥1∶320为达到保护水平	≥1∶320以上者占75%
白喉类毒素	间接血凝试验	抗毒素≥0.01IU/ml	≥80%
	锡克氏试验	96h判定，局部反应直径≤10mm为阴性	阴转率≥80%
破伤风类毒素	间接血球凝集试验	抗毒素≥0.01IU/ml	≥85%
麻疹疫苗	微量血球凝集抑制试验	血凝抑制抗体≥1∶2或有4倍及以上增长	≥85%
	ELISA法	IgG≥1∶200或有4倍及以上增长	≥85%

引自卫生部颁布的《预防接种工作规范》（2005年）

4. 统计指标　常用的统计指标有血清抗体阳转率、保护率、几何平均滴度等。其计算公式如下：

（1）疫苗血清抗体阳转率（%）＝接种某疫苗后抗体阳转人数/接种某疫苗的总人数×100%

（2）某病血清抗体保护率（%）＝具有某病保护抗体水平人数/调查总人数×100%

（3）几何平均滴度（G）计算方法：n 个观察值乘积开 n 次方所得的根。但在实际工作中计算较复杂，常将各观察值转换为对数值，然后求对数的平均值，再查反对数表，得到的就是几何均数。计算公式为：

$$\begin{aligned} G &= \sqrt[n]{x_1 x_2 \cdots x_n} \\ &= \lg^{-1}\left(\frac{\lg x_1 + \lg x_2 + \cdots + \lg x_n}{n}\right) \\ &= \lg^{-1}\left[\frac{\sum \lg x_i}{n}\right] \end{aligned} \qquad (5-6-1)$$

5. 监测结果的评价　监测工作结束后，应对开展免疫成功率监测疫苗的品种、免疫成功率指标、影响免疫成功率的因素进行分析，提出改进工作的措施，并向上级部门报告和反馈到下级部门。

6. 注意事项

（1）标本采集必须遵循随机抽样的原则；

（2）开展免疫成功率监测时，除 BCG 外，OPV、DPT、MV 均应测定免疫前的抗体。

二、社区计划免疫工作的考核和评价

社区计划免疫工作的考核评价，由区级卫生行政部门按照国家和各级卫生行政主管部门制定的有关法律、法规对计划免疫工作技术规范和管理规范提出的总体要求负责组织实施。对制定社区免疫预防工作考核办法与考核指标的选择，首先要确定社区计划免疫工作内容，遵循国家和上级提出的工作要求，确定适宜的考核内容和评价指标，更好地了解社区计划免疫工作指标完成情况，以达到促进社区计划免疫规范化管理和可持续发展的目的。

（一）计划免疫工作的考核评价的内容

1. 计划免疫工作的组织领导、保障措施及社会动员。

2. 计划免疫的机构建设及专业人员培训　有专人负责计划免疫工作，有专业人员培训计划、培训记录。

3. 计划免疫工作的实施与管理

（1）考核内容　免疫接种计划，预防接种卡（册）、证、表的建立情况，安全接种管理情况，以及实现规范化门诊的百分比。

（2）评价指标　建卡（证）率、建卡（证）及时率、卡（证）填写符合率、急性弛缓性麻痹（AFP）病例、新生儿破伤风、麻疹监测指标完成情况。

4. 冷链管理及运转　冷链是指为了保证疫苗从生产到使用的整个过程均在适当的冷藏条件下进行，所需的多环节链式储存、运输设备。

（1）考核内容　包括冷链设备装备符合冷链装备基本模式，冷链管理制度健全，设备使用正确，对设备专人管理和保养情况，设备损坏及维修和记录情况，设备温度记录情况，根据冷链系统的工作状态进行分析和提出改进措施报告。

（2）评价指标　包括冷链设备完好率、使用率和故障设备修复率等。

5. 疫苗的使用管理

（1）考核内容　包括疫苗计划制定的准确性和疫苗计划执行的结果，疫苗领用账目正规齐全，账苗相符，疫苗贮存、运输温度符合要求。

（2）评价指标　疫苗使用率、苗账相符率等。

6. 国家免疫规划疫苗的接种率评价　接种率完成情况，未接种和不合格接种原因，影响接种率的主要原因。

评价指标有：单项疫苗接种率、五苗全程接种率、疫苗及时接种率、疫苗合格接种率、免疫规划五种疫苗覆盖率、报表报告完整率和及时率、流动人口的接种率等工作指标。

7. 国家免疫规划疫苗针对传染病的疫情监测及其控制　包括消灭脊灰强化免疫、AFP 监测、高危 AFP 病例快速反应及处理，麻疹监测与控制，主动监测工作、暴发疫情处理等。

8. 免疫监测计划的完成情况　免疫成功率监测和人群免疫水平监测，监测疫苗的品种、免疫成功率及影响因素分析等。

9. 疑似预防接种异常反应报告、处理及安全注射管理

（1）考核内容　包括预防接种反应发生数及处理情况，预防接种副反应或事故的发生数，预防接种副反应报表完成情况和总结报告的准确性、完整性。

（2）评价指标　安全接种率、预防接种副反应报告率、报告及时率等。

10. 信息管理

（1）考核内容　包括信息管理系统运转正常，操作熟练，基本资料收集完整、系统、准确，分类整理、装订成册；统计报表、调查表完整、准确、及时。

（2）评价指标　信息管理系统覆盖率、上传地区完整率、上传接种信息数据完整率、上传接种信息及时率、上传接种信息准确率。

11. 开展国家免疫规划工作的经验和存在的问题。

（二）计划免疫工作的考核和评价方式

考核评价可分为综合考核评价和专项考核评价 2 种。综合考核评价的目的是全面了解国家免疫规划工作状况，评价目标完成情况；专项考核评价的目的是对国家免疫规划工作中单项工作进行评价。

（三）计划免疫工作的考核和评价程序

考核和评价工作在各级政府的领导下，由各级卫生行政部门按照国家和各级卫生行政主管部门制定的有关法律、法规对计划免疫工作技术规范和管理规范提出的总体要求，具体组织实施。考评的程序如下：

1. 制定考核评价方案　在进行考核评价前，要制定考核评价方案，内容包括考核评价的目的、内容、对象、抽样方法、组织领导、参加人员、工作程序、时间安排、经费预算等。

2. 制作调查表　根据考核评价的目的，确定具体内容、项目和要求，制作调查表和填表说明，调查表应具体、细致、全面、适用。

3. 培训人员　要对参加考核评价的人员进行统一培训，使参加考核评价的人员明确考核目的、掌握考核评价的方法、标准和要求。

4. 实施考核评价　考核评价人员要严格按照方案，采取听介绍、核实资料、实地查看、座谈访问等形式了解真实情况，认真记录，填写调查表。

5. 质量控制　随机抽取 1～2 个被查单位，核实调查资料的真实性；随机抽取 3～5 个村对接种率进行复查。

6. 资料汇总　各考核组对现场调查资料核实后统一汇总。

7. 结果与评价　各级综合考核完成后要写出书面总结，对国家免疫规划工作做出评价，并将结果上报和反馈。

第四节　社区免疫常用的疫苗

一、卡介苗

结核活菌苗是由 Leon Calmette 和 Camile Guerin 发明的，为纪念他们的功绩，以他们的姓氏命名为卡介菌苗，简称卡介苗（Bacille Calmette-Guerin vaccine，BCG）。用于预防粟粒型结核和结核性脑膜炎的发生。皮内注射用卡介苗可分为液体和冻干两种剂型。2～8℃运输、贮存。

（一）接种对象

新生儿、从未接种过卡介苗的儿童或成人，结核菌素试验阴性者。

（二）接种方法

用 1ml 注射器，4～4.5 号针头，在上臂三角肌外侧皮内注射 0.1ml。

（三）注意事项

1. 使用前核对疫苗名称、批号及失效期，如无标签、安瓿有裂纹、过期失效者不可使用。

2. 本品只能皮内注射，严禁注入皮下和肌内，以防形成严重深部脓肿，长期不愈。

3. 卡介苗的注射器、针头应专用；

4. 冻干卡介苗稀释时，用无菌的 1ml 注射器将随制品附带的稀释液按要求量精确注入冻干卡介苗安瓿中，放置约 1 分钟，摇动使之完全溶化。使用时需要摇匀，吸入注射器后应注意随时摇匀。每支安瓿自稀释时起，必须在半小时内用完，以防污染。使用时制品应注意避光。

（四）副反应及处理

接种后一般无全身反应，接种后 2 周左右局部可出现红肿浸润，若随后化脓、形成小溃疡，可用 1%甲紫涂抹以防感染，一般 8～12 周结痂。如遇局部淋巴结肿大可用热敷处理。若注射后出现疤痕，在处理时切忌手术切除，可采用局部封闭疗法。

（五）禁忌证

患有结核病、急性传染病、肾炎、心脏病、湿疹、免疫缺陷症或其他皮肤病者。

二、脊髓灰质炎疫苗

脊髓灰质炎疫苗（oral poliovirus vaccine，OPV）有灭活疫苗和减毒活疫苗两种，减毒活疫苗又有液体疫苗和糖丸疫苗两种剂型。在－20℃以下保存有效期为 2 年，4～8℃保存有效期为 5 个月。运输应在冷藏条件下进行。

（一）接种对象

脊髓灰质炎发病主要在婴幼儿，故服用疫苗的对象主要为小于 5 岁儿童。新生儿从母体获得被动免疫抗体于出生 1～2 个月后逐渐消失，所以我国首次免疫从 2 月龄开始。

（二）接种方法

口服，我国现在使用的疫苗均为三价（Ⅰ、Ⅱ、Ⅲ型）疫苗，糖丸剂型每剂 1 丸，液体剂型每剂 2 滴。常规免疫：初免 2 月龄开始服用，连续口服 3 次三价疫苗，每次至少间隔 4 周。4 岁再加强免疫 1 次。

（三）应急免疫

是指发生脊髓灰质炎病例后，为迅速提高病例周围人群中易感儿童的免疫力，在短时间内投放大量三价疫苗。所产生的中和抗体可中和病毒；服苗后疫苗病毒能在肠道内迅速生长繁殖而干扰野病毒株在人体内的繁殖及传播，可以控制流行，降低发病率。

（四）强化免疫

按上级规定，在同一时间内对特定范围内规定的年龄组人群不管是否有服苗史，均普遍加服一次或几次疫苗。通过强化免疫可以阻断脊髓灰质炎野病毒株传播，是消灭脊髓灰质炎最重要的免疫策略。

（五）注意事项

1. 只供口服，不能注射。

2. 本品系活疫苗，切勿加在热开水、热的食物或其他饮料内服用。

3. 应避免与母乳同服。

（六）副反应及处理

口服后一般无副反应，个别人有发烧、恶心、呕吐、腹泻和皮疹。一般不需特殊处理，必要时可对症治疗。

（七）禁忌证

一般无特殊禁忌证。但对有免疫缺陷症或在接受免疫抑制剂治疗期间应禁服；凡发热、腹泻（一日大便次数 4 次以上）及患急性传染病期间忌服；对牛奶及牛乳制品过敏者禁服糖丸剂型疫苗，可服液体剂型疫苗。

三、百日咳、白喉、破伤风混合疫苗

百日咳、白喉、破伤风混合疫苗（Diphtheria Toxoid-Pertussis Vaccine-Tetanus Toxoid，DPT）简称百白破疫苗。它是由百日咳疫苗、精制白喉和破伤风类毒素按适量比例配制而成。该疫苗为乳白色悬液，含防腐剂，放置后佐剂下沉，摇动后即成均匀悬液。2～8℃避光保存和运输，不可冻结。不能直接接触冰箱内壁和冰排。

（一）接种对象

吸附百白破和吸附无细胞百白破疫苗均供 3 个月～6 周岁儿童作全程免疫。

（二）接种方法

1. 臀部外上方 1/4 处或上臂外侧三角肌附着处皮肤消毒后肌内注射。

2. 自 3 月龄开始免疫，连续接种 3 针，每针间隔时间最短不得少于 28 天，在 1 岁半至 2 周岁时再用百白破疫苗加强免疫 1 针，6 周岁时用精制白喉疫苗或精制白破二联疫苗加强免疫 1 针。每次注射剂量为 0.5ml。

（三）注意事项

1. 使用时充分摇匀，如出现摇不散的凝块，有异物，安瓿有裂纹，制品曾经冻结，标签不清和过期失效者不可使用。

2. 注射后局部可能有硬结，可逐步吸收。注射第 2 针时应更换另一侧部位。

3. 应备肾上腺素，供偶有发生休克时急救用。

4. 注射第 1 针后出现高热、惊厥等异常情况者，不再注射第 2 针。

（四）副反应及处理

百白破三联是一种含有吸附剂的疫苗，接种后局部可有红肿、疼痛、发痒，或有低热、疲倦、头痛等，一般不需处理即行消退。如有严重反应时，可以对症治疗，如物理降温，口服退烧药，局部热敷等。

（五）禁忌证

有癫痫、神经系统疾患及抽风史者禁用。急性传染病（包括恢复期）及发热者，暂缓注射。

四、麻疹疫苗

目前我国使用的麻疹疫苗（measles vaccine，MV）是减毒活疫苗，经鸡胚培养后，收获病毒加入适宜稳定剂、冻干剂制成，为乳酪色疏松体，复溶后为橘红色澄明液体。麻疹疫苗对热极不稳定，应在－20℃～8℃的条件下运输和避光保存。

（一）接种对象

主要接种对象是8月龄以上的易感者和麻疹疫情出现时需应急接种者。

（二）接种方法

上臂外侧三角肌下缘附着处皮下注射，皮肤用75%酒精消毒，待干后皮下注射0.2ml。出生满8个月的儿童接种第一针麻疹疫苗，1.5～2岁的儿童接种第二针麻疹疫苗。

（三）应急接种

在麻疹病例发生后对其周围的易感者进行接种。流行地区接种率应在95%以上。接种时间愈早愈好。对易感者进行应急接种可控制疫情蔓延或终止流行。对麻疹潜伏期的儿童接种疫苗后一般没有不良反应，在麻疹感染后1～2天内接种疫苗可阻止病毒血症的产生，使感染者的临床症状减轻。

（四）注意事项

1. 启开安瓿和注射时，切勿使消毒剂接触疫苗。
2. 安瓿有裂纹、标签不清或溶解后不清晰者均不可使用。
3. 安瓿开封后，疫苗应在1h内用完。
4. 注射过免疫球蛋白者，应间隔1个月以后方可接种本疫苗。

（五）副反应及处理

注射后一般无局部反应。在6～10天内，少数儿童可能出现一过性发热反应以及散在皮疹，一般不超过2天可自行缓解，不需特殊处理，必要时可对症治疗。

（六）禁忌证

患免疫功能不全、对鸡蛋过敏者不能接种；对发热、患严重疾病、急性或慢性感染者应缓种；妊娠期妇女不能接种。

五、乙型肝炎疫苗

乙型肝炎疫苗（hepatitis B vaccine）主要有血源性疫苗和基因工程疫苗。基因工程乙肝疫苗是利用基因工程技术，构建含有乙肝表面抗原基因的重组质粒，它可以用于预防所有已知亚型的乙肝病毒感染。血源性疫苗已基本淘汰，现在多使用重组（酵母）乙肝疫苗。由重组酵母表达的乙型肝炎病毒表面抗原，经纯化加佐剂吸附后制成。疫苗为白色混悬液体，可因沉淀而分层，易摇散，不应有摇不散的块状物。在2～8℃避光的条件下运输与保存，严防冻结。

（一）接种对象

新生儿和可能感染乙型肝炎的易感者。

（二）接种方法

注射部位为上臂三角肌肌肉注射3次。新生儿第1针在出生后24小时内注射。1个月及6个月后注射第2、3针，其他人群免疫程序为第0、1、6个月，剂量均为5μg/支。

（三）注意事项

1. 用前要充分摇匀。

2. 安瓿破裂、有摇不散的块状物时不得使用。

（四）副反应及处理

本品很少有不良反应，个别人可有中、低度发热或注射局部微痛、红晕、硬结，1～2天内即自行消失，无需处理。

（五）禁忌证

发热、严重皮肤湿疹，早产儿体重＜2500g、严重脏器畸形的新生儿禁用；对已患有乙型肝炎、发热及有急慢性严重疾病，严重皮肤病，有过敏史和免疫功能不全的人不宜接种。

六、流行性脑脊髓膜炎疫苗

我国现行使用的流行性脑脊髓膜炎疫苗（meningococcal vaccine，MCV）是A群及C群多糖体菌苗。细菌培养液经提纯获得群特异性多糖抗原后加入适宜稳定剂冻干制成。成品外观为白色疏松体，加入PBS后可迅速溶解，溶液澄明无异物。A群流脑疫苗30μg/0.5ml；A＋C流脑疫苗100μg/0.5ml，含A群及C群多糖各50μg。于2～8℃避光保存和运输。

（一）接种对象

6个月～15周岁儿童。

（二）接种方法

上臂外侧三角肌附着皮下注射。

1. A群流脑疫苗　6～18个月时接种第1、2剂，2剂次间隔时间不少于3个月；3岁时接种第3剂，与第2剂接种间隔时间不得少于1年；6岁时接种第4剂，与第3剂接种间隔时间不得少于3年。

2. A＋C群流脑疫苗　接种对象为2岁以上的人群；已接种过1剂A群流脑疫苗者，接种A＋C群流脑疫苗与接种A群流脑疫苗的时间间隔不得少于3个月；已接种2剂或2剂以上A群流脑疫苗者，接种A＋C群流脑疫苗与接种A群流脑疫苗最后1剂的时间间隔不得少于1年；按以上原则接种A＋C群流脑疫苗，3年内避免重复接种。

（三）注意事项

1. 使用前应检查安瓿，如安瓿有裂纹、瓶塞松动或瓶内有异物者，不得使用。

2. 每一安瓿制品溶解后，应按规定人份（剂量）一次用完，不得分多次使用。

3. A＋C群流脑疫苗接种1剂，应于流脑流行季节前完成，3年内避免重复接种。

（四）副反应及处理

本疫苗反应轻微，偶有短暂低热，局部稍有压痛感，可自行缓解。

（五）禁忌证

癫痫、抽风、脑部疾患及有过敏史者禁用；发热、急性疾病或慢性疾病的活动期应缓种。

七、流行性乙型脑炎疫苗

流行性乙型脑炎疫苗（Japanese Encephalitis vaccine）有灭活疫苗和减毒疫苗。2～8℃条件下避光运输与保存。

（一）接种对象

8月龄以上健康儿童和由非疫区进入疫区的儿童和成人。

（二）接种方法

上臂外侧三角肌附着皮下注射。乙脑灭活疫苗8月龄儿童接种第1针，7～10天后接种第2针，2岁、6岁时各加强接种1针，每针均为0.5ml。冻干乙脑减毒活疫苗使用前，于每安瓿内加入本品配置的稀释液。待完全溶解后使用。上臂外侧三角肌附着处皮肤用75%酒精消毒，待酒精干后皮下注射。初次接种为8月龄儿童，2岁时加强，均为0.5ml。

（三）注意事项

1. 启开安瓿和注射时切勿使消毒剂接触疫苗。
2. 本疫苗溶解后有摇不散的块状物，安瓿有裂纹或溶解前疫苗变红，均不可使用。
3. 疫苗溶解后应在1h内用完，用不完的应废弃。
4. 接种时间安排在当地乙脑流行期前1～2个月进行。

（四）副反应及处理

少数儿童可能出现一过性发热反应，一般不超过2天，可自行缓解。偶有散在皮疹出现，一般不需特殊处理，必要时可对症治疗。

（五）禁忌证

1. 发热、急性传染病、中耳炎、活动性肺结核、心肾及肝脏等疾病。
2. 体质衰弱、有过敏史或癫痫者。
3. 先天性免疫缺陷者，近期或正在进行免疫抑制剂治疗者和孕妇。

八、风疹疫苗

风疹疫苗（rubella vaccine，Ru V）单苗尚未列入计划免疫内，但提倡1岁6个月加强接种采用麻腮风疫苗以及育龄妇女接种风疹疫苗。2008年扩大免疫将麻风疫苗列入计划免疫内，要求8月龄儿童接种麻风二联疫苗，风疹得到了相应的保护。可选择麻腮风疫苗（measles，mumps and rubella vaccine）进行加强接种，可同时预防麻疹、风疹、腮腺炎三种疾病。

（一）接种对象

1. 普遍接种　12月龄～14岁人群。

2. 选择性免疫　以控制新生儿先天性风疹综合征为目的，可对青春期少女及育龄期妇女实施免疫。

（二）接种方法

上臂三角肌附着处皮下注射。满1岁儿童基础免疫1针。小学一年级、高中三年级（含技校、中专、职业中学毕业班）学生和大学一年级外地学生各加强1针。

（三）注意事项

1. 接种前应仔细检查安瓿有无裂纹，标签是否清楚，如瓶内的冻干品变色或溶解不好的均不可使用。

2. 溶解后要 1h 内用完，并且避免日光直射；注射时切勿将消毒剂接触到疫苗液体。

3. 注射免疫球蛋白者，应推迟风疹疫苗的接种至少 3 个月。

（四）副反应及处理

小儿接种后在 6～11 天，少数人有发热、皮疹，淋巴结炎；成年人接种后 2～4 周，少数人发生暂时性关节炎症状。一般不需特殊处理，必要时可对症治疗。

（五）禁忌证

1. 孕妇禁用，育龄期妇女在接种疫苗后 3 个月内应避孕。

2. 免疫缺陷症及进行免疫抑制治疗、放射治疗及抗代谢药物治疗期间。

3. 患有严重疾病和发热、过敏体质者。

4. 神经系统疾患和精神病：患有癫痫、癔症、脑炎后遗症、抽搐等疾患或有既往病史者。

九、狂犬病疫苗

人用狂犬病疫苗（rabies vaccine）有两种剂型，液体佐剂疫苗和冻干疫苗，液体佐剂疫苗由灭活疫苗加入氢氧化铝佐剂制成，为粉红色微混浊液体，久放形成可摇散的沉淀。冻干疫苗为乳白色疏松体。2～8℃避光保存。

（一）接种对象

凡被狂犬或其他疯动物咬伤、抓伤者都应立即按暴露后程序接种；有接触狂犬病毒危险的人员可按暴露前程序进行预防接种。

（二）接种方法

上臂三角肌肌内注射，儿童应在大腿前侧区肌内注射。

1. 暴露后注射　被咬伤者于 0 天（注射当天）、3 天、7 天、14 天、28 天各注射 1 剂，共 5 针，儿童用量相同。对严重咬伤者应于 0 天、3 天注射加倍量疫苗，并于 0 天同时用抗狂犬病血清浸润咬伤局部和肌内注射。联合使用抗狂犬病血清者，必须在全程接种疫苗后再加强注射 2～3 剂疫苗，即在全程注射后第 15 天、75 天或第 10 天、20 天、90 天加强。

2. 暴露前免疫　可按 0 天、7 天、21 天接种程序注射 3 针。

（三）注意事项

1. 避免剧烈运动，忌饮酒、浓茶等刺激性食物等。

2. 安瓿有裂纹、溶解后不清及有异物者均不可使用。

3. 接种前用肥皂水反复冲洗后再用碘酊消毒处理局部伤口。

4. 伤口不宜包扎和缝合。

（四）副反应及处理

注射后有轻微局部及全身反应，可自行缓解，偶有皮疹。若有速发型过敏反应、神经性皮下水肿、荨麻疹等较严重副反应者，可作对症治疗。

（五）禁忌证

由于狂犬病是致死性疾病，疫苗注射无禁忌证。

十、甲型肝炎疫苗

甲型肝炎疫苗（hepatitis A vaccine）分为灭活疫苗和减毒活疫苗。减毒活疫苗为甲肝病毒减毒株接种人二倍体细胞，经培养、收获病毒液而制成。疫苗应为透明、澄明无异物液体。每次使用剂量为1ml，所含活病毒量应不低于6.5LgCCID50。

（一）接种对象

年龄1周岁以上的甲型肝炎易患者。

（二）接种方法

上臂外侧三角肌下缘附着处皮下注射，皮肤用75%乙醇消毒，待干后皮下注射1.0ml。

（三）注意事项

1. 开启疫苗安瓿和注射时，切勿使消毒剂接触疫苗。
2. 疫苗安瓿有裂纹或制品复溶后异常浑浊、有异物者不得使用。
3. 注射免疫球蛋白者，应间隔1个月以上再接种本疫苗。
4. 妊娠期妇女慎用。

（四）副反应及处理

少数人可在接种部位发生轻度的红肿或轻微疼痛，一般在72h内自行缓解。偶有皮疹出现，不需特殊处理，必要时可对症治疗。

（五）禁忌证

体温超过37.5℃，体质虚弱，有过敏史，患急性传染病或其他严重疾病者，免疫缺陷或接受免疫抑制剂治疗者禁用。

十一、流行性出血热疫苗

出血热疫苗免疫接种后，可刺激机体产生对肾综合征流行性出血热病毒的免疫力。用于预防肾综合征流行性出血热。分为单价疫苗和双价疫苗两种，前者可分别预防家鼠型出血热或野鼠型出血热，后者则对此两型出血热均有预防作用。在2～8℃条件下保存和运输，严防冻结。

（一）接种对象

肾病综合征出血热疫区的居民及进入该地区的人员，主要对象为10～70岁的高危人群。一般疫区的林业工人、水利工地民工、野外宿营工作人员和部队官兵等也应接种。

（二）接种方法

上臂外侧三角肌注射，初次免疫为2针，每次1.0ml。于0天、14天各注射1次。初次免疫后1年加强免疫1针，1.0ml。

（三）注意事项

1. 疫苗注射前应充分摇匀。
2. 安瓿有裂纹者或疫苗有混浊、变色、有异物及摇不散的块状物者，均不得使用。

（四）副反应及处理

个别有发热、头晕、皮疹者应注意观察，必要时给予适当治疗。因疫苗含有吸附剂，少数人在注射后局部可出现硬结、轻度肿胀和疼痛，一般自1～3天内自行消退。

（五）禁忌证

发热、急性疾病、严重慢性病、神经系统疾病、过敏性疾病及既往对抗生素和生物制品有过敏史者，妇女哺乳期、妊娠期均不可注射本品。

【思考题】

1. 简述现阶段我国免疫规划工作目标。
2. 社区计划免疫工作的内容包括哪些？
3. 简述免疫接种的概念及其种类。
4. 制定免疫程序应考虑到哪几方面因素？
5. 如何实施社区免疫接种？
6. 社区计划免疫工作考核评价的内容有哪些？

案例

2005 年 6 月 16 日～17 日，安徽省泗县大庄镇防保所未经批准，擅自组织 21 名乡村医生，组成 8 个接种组，在该镇 17 所小学和 2 所中学进行了甲肝疫苗群体性接种工作，共接种 2500 多人。接种甲肝疫苗后，数百名学生出现异常反应，轻者头晕、胸闷、四肢乏力，重者呼吸困难、四肢麻木，1 人死亡。事件发生后，引起社会的高度关注，在当地造成了不良影响。经初步调查，6 月 28 日卫生部认定这是一起严重违反《疫苗流通和预防接种管理条例》规定，从不正规渠道购进疫苗，擅自开展群体性预防接种的事件。此次事件为一起“接种甲肝疫苗后引起的群体性心因性反应”事件。

请思考的问题：何谓预防接种异常反应？甲肝疫苗有哪些接种反应？在工作中如何正确实施免疫接种，杜绝类似事件发生。

（梁多宏）

第七章　社区的消毒与灭菌

第一节　概　述

一、消毒与灭菌的概念

社区的消毒与灭菌均为将微生物清除或杀灭的处理，但在程度上有所不同，因而其用途亦有所差别。

（一）消毒

消毒（disinfection）是指将传播媒介上的病原微生物清除或杀灭，使其达到无害化的处理。因为各种病原微生物致病能力不同，各种消毒的应用要求不同，因此杀灭多少微生物最为安全，应视具体情况而定。

（二）灭菌

灭菌（sterilization）是指将传播媒介上的微生物全部清除或杀灭的处理。处理后即使有一个细菌生长也不算达到灭菌要求。因此，不能有“基本灭菌”或“部分灭菌”的说法。

二、消毒与灭菌的目的、意义

（一）预防社区传染病

在预防社区传染病上，消毒的作用环节是传播途径。不同的传播途径所采用的方法不一样。如呼吸道传染病主要是通过空气和飞沫传播的，感染的人在说话、咳嗽、打喷嚏时将病原体排入空气中，并可污染物体的表面。为了预防社区呼吸道传染病，对污染的物体表面和空气进行消毒是十分必要的。

（二）预防社区其他疾病

有部分由病原微生物或其毒素引起的疾病未包括在传染病之列。如肿瘤、神经系统感染等。这些疾病没有明确的传染源，但病原因子来自外环境、自身体表或表浅体腔。因此，为了预防社区发生这类疾病，对外环境采取经常的预防性消毒是有必要的。

（三）防止医院内感染

医院内感染是在医院环境内受到感染而发生感染性疾病，包括住院患者和陪护人员在医院期间被感染、医院工作人员因医护工作而被感染所发生的疾病。医院内感染的微生物性疾病是多种多样的，概括起来有三类：化脓性感染、腹泻和发热性传染病。消毒在预防医院内感染上具有特别重要的意义。如能正确执行医院消毒法规，坚持做好消毒工作，则可以将医院内感染的发病率降到较低的水平。

（四）消除生物战剂的污染

在反生物战中，消毒是消除生物战剂污染的重要手段，尤其是在敌人以生物战剂气溶胶为主要攻击手段的情况下，搞好消毒工作对于保障军民的生命和健康，保护战斗力，粉碎敌人发动的生物战具有特别重要的意义。

（五）消除皮肤黏膜和表浅体腔的微生物污染

消毒的另一个任务是防腐，防止活体组织的感染。通过皮肤黏膜清洗、消毒和体腔的防腐处理，清除污染的微生物，从而防止微生物通过伤口、体表和体腔感染。

（六）消除物品上的微生物，防止物品的生物腐败

物品保存是消毒学的重要工作内容，由于物质的生物学腐败，给我们造成巨大的经济损失，杀灭、抑制和去除物品上污染的微生物，可使物品得到保护。

三、消毒与灭菌的方法

（一）物理消毒法

利用物理因子作用于病原微生物，将之杀灭或清除，即物理消毒法。物理因子按在消毒中的作用分为五类。

1. 具有灭菌作用　主要有：热力、电离辐射、微波、红外线和激光等，可以达到灭菌水平。热力、电离辐射与微波效果较好，使用广泛。

2. 具有消毒作用　如紫外线和超声波等。利用这些因子，可杀灭大量微生物，但达到灭菌要求较难。

3. 具有自然净化作用　如冷冻、冰冻、干燥等。其杀灭微生物能力有限，多在自然净化中发挥作用。

4. 具有除菌作用　如机械清除、通风与过滤除菌等。此类措施虽不能杀灭微生物，但可以从传播媒介上除去，同样可起消毒或灭菌作用。

5. 具有辅助作用　如真空、压力等，本身不能杀灭微生物，但可为杀灭、清除或抑制微生物创造有利条件。

（二）化学消毒法

利用化学药物杀灭病原微生物的方法，称化学消毒法。用于化学消毒的化学药物称为化学消毒剂，以植物制成的消毒药物则称为植物消毒剂。平时大量使用的则为化学消毒剂。

化学消毒剂按不同的分类方法，可分为：液体、固体、气体消毒剂；高效、中效和低效消毒剂；含氯消毒剂、醇类、酚类、季铵盐类消毒剂等。

理想的化学消毒剂，应具备以下几个特点：①杀菌谱广，有效浓度低；②作用速度快，性能稳定；③易溶于水，可在低温下使用；④不易受各种物理化学因素影响，对物品无腐蚀性；⑤无臭、无味、无色；⑥毒性低，消毒后无残留危害；⑦不易燃烧，使用安全；⑧价格低廉；⑨便于大量运输；⑩可大量生产供应。

（三）生物消毒法

利用一些生物及其产生的物质来杀灭或消除病原微生物的方法称为生物消毒法。在自然界，有的微生物在新陈代谢过程中，可以形成不利于其他微生物存活的物质或环境，并将其杀灭。如粪便、垃圾的发酵堆肥可利用嗜热细菌繁殖时产生的热杀灭病原微生物。

四、影响消毒与灭菌效果的因素

（一）消毒剂的因素

1. 消毒剂的种类　为了达到理想的消毒效果，必须根据消毒对象合理地选择消毒剂。

2. 消毒剂的配方　正确的方剂是有效地使用消毒剂的关键。如氯己定（洗必泰）和季铵盐类消毒剂使用70％乙醇配制比用水配制穿透力强，杀菌效果好。

3. 消毒剂的浓度　一般来说，随着消毒剂浓度的增加，消毒作用加强。但各种消毒剂受浓度影响的程度不同。

（二）环境因素

1. 温度　消毒速度一般随温度的升高而加快，但温度的升高对各种消毒剂影响的大小不同。

2. pH　pH 值的改变可以从两个方面影响杀菌作用，一是对消毒剂的作用，可以改变其溶解度、离解程度和分子结构；二是对微生物的影响，微生物能生长的 pH 值范围是 6～8，pH 过高或过低对微生物的生长均有影响。

3. 有机物　有机物通常以下述形式出现：血液、痰液、泥土、食物残渣、培养基成分等。有机物的存在可以干扰消毒剂的杀微生物作用。

4. 表面活性剂和金属离子　大分子聚合物和非离子表面活性剂可以降低对羟基甲酸酯类和季铵盐类消毒剂的作用，在有吐温存在时，需要加大消毒剂的浓度。金属离子的存在对消毒效果也有一定的影响，可以降低或增加消毒作用。

（三）微生物的因素

1. 微生物的类型　不同类型的微生物对消毒剂的抵抗力不同，因此进行消毒时必须选择合适的消毒剂。

（1）革兰阳性菌　此类菌对消毒剂更敏感，主要是由于细胞胞膜的构成不同。

（2）革兰阴性菌　绿脓杆菌、变形杆菌是医院内感染的重要病原菌，它们对多种抗菌剂和消毒剂比革兰阳性菌抵抗力强。

（3）分枝杆菌　对消毒剂的抵抗力是中等的，介于细菌繁殖体和芽胞之间。分枝杆菌比其他细菌的抵抗力强，和其胞壁结构有很大关系。

（4）细菌芽胞　大多数消毒剂不能杀灭细菌芽胞。

（5）真菌　许多消毒剂具有抗菌和抗真菌作用。

（6）病毒　大多数消毒剂可以杀灭病毒。

2. 微生物的数量　污染的微生物数量越多，消毒越困难。

第二节　社区的物理性消毒与灭菌

一、物理性消毒与灭菌概念

利用热力灭活微生物防止疾病传播的处理是最古老的一种消毒方法，早在发现微生物以前，人们根据生活经验使用这种方法驱避疫疠。物理消毒与灭菌效果可靠，并且不会残留有效物质，常为工作中的首选方法，发展较快。

二、物理性消毒与灭菌类型

常用的物理杀菌因子有：热力、紫外线和电离辐射，以物理阻留方式的过滤除菌也为空气或水消毒中常用的方法。

湿热对物品的热穿透力高，且水分的存在还可加速微生物蛋白的变性，缩短微生物的热死亡时间，故在消毒与灭菌中使用最多。常用的湿热消毒与灭菌方法有：煮沸消毒、流通蒸汽消毒、巴氏消毒、间歇灭菌和压力蒸汽灭菌等。

(一) 干热消毒与灭菌

1. 干热对微生物的杀灭　干热通过使蛋白质氧化、变性、碳化和电解质浓缩中毒而使微生物死亡，干热对物品的穿透力与杀菌作用不及湿热，所需温度高（>160℃），时间长（1～3h），但对畏湿耐热物品的消毒与灭菌仍具有重要意义。常用的干热法有烘烤（电热）、红外线照射、灼烧、焚烧等。焚烧对废弃物可兼有消毒与销毁的作用。

2. 干热消毒与灭菌的应用　干热消毒与灭菌一般多在热空气烤箱中进行。烤箱为密闭式，先是用燃料加热，继而使用了电加热法。烤箱中的热需由空气对流传导，升温速度慢，且不均匀。新型烤箱设有电动空气对流系统，加速了箱内温度的升高和平衡。

（1）红外线照射　又称热射线，为波长 0.77～1000μm 的电磁波，有良好的热效应，特别在 1～1000μm 波段。该电磁波在照射处可直接转换为热能，不需经空气传导，加热较快。但其热效应只能在照到的局部区域表面产生，因此不易使物体前后左右均匀加热。

（2）传导加热　将金属或玻璃等导热性能良好的小型器械与已加热至高温的热源直接接触，可迅速将热传导至整个物品。利用此原理可用热浴法、金属传导加热箱或玻璃珠加热罐等进行消毒与灭菌处理。

（3）强光加热　本法利用可产生强光和高热的卤钨灯照射进行灭菌处理。因灭菌时温度高，故只适用于金属或玻璃等耐热并导热快的物品，对橡胶、塑料、纱布等虽加热时间短暂，亦可导致损害。

（4）灼烧　直接用火焰加热，一般控制温度和时间，使能达到消毒或灭菌要求，但不损坏被处理物品。多用于微生物实验室接种时消毒周围空气和试管口与接种环等器材的消毒与灭菌。灼烧沾有菌液的接种环时，液滴炸裂，产生的气溶胶可以引起实验室感染。因此灼烧前应将接种环在沾有消毒液并拧干的纱布块上将菌液吸干再进行灼烧，或直接在接种环灼烧防护罩中进行灼烧，亦可使用专门设计的接种环电热灼烧器。

（5）焚毁　是将污染物品等处理对象用火焰烧毁，变为无害的灰烬，多用于处理污染的医院或疫源地垃圾。如污染物品为少量可燃物（如纸、布等）可直接烧毁，大量污染物品则需在焚化炉内处理，一般使用煤气、天然气、汽油等助燃。

(二) 湿热消毒与灭菌

在热力杀菌中湿热的能力最强，主要用于对耐热、耐湿物品的处理。效果可靠，使用方便，工业消毒与灭菌特别是食品工业中使用甚多，医院的无菌器材中心供应室通常将之作为灭菌的首选方法。

1. 湿热对微生物的杀灭　湿热可以使菌体蛋白变性、凝固，从而使微生物死亡，蛋白质的变性和凝固，需要有水分子的存在，因此在热作用下的局部环境中，湿度愈高，蛋白质的变性、凝固愈快，对微生物的杀灭效果也越好。

2. 湿热消毒与灭菌的应用　湿热与干热相比，其杀菌所需温度较低，对物品的穿透速度快，要求热持续时间短，因此是目前最好的消毒与灭菌方法。在社区医疗卫生、工业生产、家居生活中的使用也极为普遍。常用的方法有：压力蒸汽灭菌、煮沸消毒、巴氏消毒、间歇灭菌等。

（1）压力蒸汽灭菌　蒸汽在高过大气压的情况下，可形成高温，从而增加杀菌能力和速度，可达到灭菌的要求，并成为目前使用最为普遍，效果最为可靠的一种方法。

（2）煮沸　煮沸消毒法为将物品放于水中加热至沸点的消毒方法。其热力靠水的对流，温度一般不超过 100℃。对繁殖体型微生物作用 5～10min 可将其灭活，对芽胞则需数十分钟至数小时，故多不用作灭菌。煮沸时，应将物品完全浸没在水中。在水中加少许增效剂、如碳酸钠、磷酸钠等，可提高效果。

(3) 巴氏消毒　原用于酒类处理，为不损坏其中有效成分，设定加热 60℃，作用 30min。随后，大量用于牛奶消毒以杀灭牛结核杆菌和其他繁殖体型微生物，采取的温度为 62.8～65.6℃，作用 30min。巴氏消毒法的缺点是所需时间过长，难以满足工业生产消毒的需要。经研究，提高温度，缩短时间可获同样效果。目前，牛奶消毒多改用 72℃作用 15s 以上。巴氏消毒不能杀灭大多数的细菌芽胞。

第三节　社区的化学性消毒与灭菌

一、化学性消毒与灭菌的概念

利用化学药物杀灭病原微生物的方法，称为化学消毒灭菌法。用于消毒的化学药物叫做化学消毒剂。化学消毒剂虽有杀菌效果不稳定、具有一定的腐蚀性、刺激性和毒性，可造成环境污染等，但因其种类多，适用范围广，使用方便，从而在消毒与灭菌中仍占有重要地位。

二、常用的化学消毒剂

(一) 含氯消毒剂

含氯消毒剂是指在水中能产生具有杀菌活性的次氯酸的一类化学消毒剂。包括有机含氯消毒剂和无机含氯消毒剂。有机含氯消毒剂如二氯异氰尿酸钠、三氯异氰尿酸及其他氯胺类消毒剂。无机含氯消毒剂主要有漂白粉、漂白粉精（高效次氯酸钙）、次氯酸钠及二氧化氯等。

含氯消毒剂杀灭微生物能力与其有效氯含量成正比，所以此类消毒剂的使用浓度均按有效氯含量计算。

(二) 臭氧

臭氧（ozone）是淡蓝色气体，具有特殊的鱼腥臭味，1840 年由德国人 Schorbein 发现并命名。臭氧广泛存在于自然界中，大气中臭氧浓度为 0.01～0.04ppm。空气中达到一定浓度时，臭氧具有杀灭微生物的作用，其杀菌作用快速、广谱，属于高效消毒剂。臭氧不稳定，可自行分解为氧。

臭氧可通过电晕放电法、电化学法、光化学法产生。广泛用于室内空气消毒、对物体表面的消毒、水消毒等。

(三) 醛类消毒剂

在醛类化合物中，作为消毒剂应用最早的是甲醛，迄今已有近百年的历史。Pepper 等为了寻找新的消毒剂，在醛类化合物中进行了广泛的筛选，发现一些饱和双醛具有不同程度的杀芽胞作用。其中戊二醛作用最强，乙二醛次之，丙二醛、丁二醛和己二醛稍有作用，庚二醛效果最差。

自 20 世纪 60 年代以来，国内外对戊二醛的杀菌作用、影响杀菌作用的因素及其在消毒灭菌上的应用，进行了大量研究，发现戊二醛是一种比甲醛更好的灭菌剂。戊二醛不仅对各种微生物都有强大的杀灭作用，而且作用快、杀菌谱广，对消毒物品几乎无损害，水溶液较稳定，使用也比较方便，故在医学消毒和工业灭菌上受到了普遍重视。

戊二醛对微生物的杀灭作用包括：①杀芽胞作用；②对一般细菌繁殖体的杀灭作用；③对分枝杆菌的杀灭作用；④杀病毒作用；⑤杀真菌作用。戊二醛的杀菌作用主要靠两个活泼的醛基的烷基化作用，直接或间接作用于生物蛋白分子的不同基团，使其失去生物学活性导致微生物死亡。

戊二醛应用于医疗器械的消毒灭菌、传染病疫源地的消毒、实验室消毒等。

（四）酚类消毒剂

苯酚是酚类化合物中最古老的消毒剂，在 20 世纪 70 年代以前，广泛用于医学消毒和卫生防疫消毒。由于它对组织有腐蚀性和刺激性，其蒸汽对人有毒性，且为低效消毒剂，只能杀灭一般细菌繁殖体和亲脂性病毒，大量使用对环境可造成酚污染，故目前不主张用苯酚作为消毒剂。它已被更有效、毒性较低的酚类衍生物所代替，例如卤化酚、甲酚类等。消毒机制有三：一是作用于细胞壁和细胞膜，破坏其通透性，并渗入细胞内，破坏其基本结构；二是作用于胞浆蛋白，导致其凝固和沉淀；三是作用于微生物的酶，使其灭活。

目前国内常用的一种酚类消毒剂是煤酚皂溶液（liquid of cresol with soap），又称来苏儿。其主要成分是甲酚，约占 50%，其他成分是植物油、氢氧化钠等，经皂化作用制成。常用浓度可破坏肉毒杆菌毒素，能杀灭包括绿脓杆菌在内的细菌繁殖体，对结核杆菌和真菌有一定的杀灭能力，能杀死亲脂性病毒，但不能杀死亲水性病毒，也难以杀灭细菌芽胞。

（五）季铵类消毒剂

季铵盐类化合物是一类阳离子表面活性剂，属于低效消毒剂，用于临床消毒已有较长的历史。

苯扎溴铵曾用名是新洁尔灭，是一种应用最广泛的季铵盐消毒剂。由于苯扎溴铵无毒无味无刺激性，价格低廉，深受医务人员的欢迎。但苯扎溴铵抑菌作用强而杀菌作用弱。对普通抗力的细菌繁殖体有较好的杀灭作用。对部分亲脂性病毒有较好的灭活效果。对结核杆菌和细菌芽胞均无杀灭作用，但可以抑制芽胞的发芽。其应用范围包括皮肤消毒、黏膜消毒、伤口冲洗消毒。

（六）其他消毒剂

其他消毒剂有含碘消毒剂、高锰酸钾、氯已定（洗必泰）等。

1. 含碘消毒剂　碘是广谱的杀菌剂，对大部分细菌、真菌、病毒、原生动物以及细菌芽胞均有杀灭作用。并且对各种微生物的杀灭剂量比较相近。2%碘液作用 1min，可杀灭各型微生物。作为消毒剂，碘最显著的特点之一就是碘的溶液杀菌作用较强，且对各种微生物作用都一样。实际应用于：①消毒皮肤、黏膜；②消毒医疗器械；③消毒饮水；④消毒游泳池水；⑤消毒空气。

2. 高锰酸钾　对微生物的杀灭作用是通过氧化细菌体内活性基因而发挥杀菌作用，其杀菌力比过氧化氢强，还原后的二氧化锰与蛋白结合成复合物，在低浓度时有收敛作用，高浓度时有刺激腐蚀作用。

3. 氯已定（洗必泰）　是广谱消毒剂。其杀菌机制主要是：①迅速吸附于细胞表面，破坏细胞膜，使胞浆成分渗漏；②抑制细菌脱氢酶的活性；③高浓度时可凝聚胞浆成分。氯已定能杀灭革兰阳性与阴性细菌的繁殖体和真菌，但对结核杆菌及细菌芽胞仅有抑菌作用。其水溶液与醇溶液都有较好的杀菌作用。由于氯已定杀菌效力强，可代替碘酊使用。氯已定合成简单，成本较低，毒性小，刺激性小，过敏性小，在空气中稳定，加热不易分解，可配成水溶液使用。因此特别适合野战、农村和施工现场使用。

第四节 社区消毒与灭菌的应用

一、传染病疫源地的消毒与灭菌

（一）疫源地

通常是指传染源向周围播散病原体可能的范围，亦即易感者可能因此受到感染的范围。

（二）社区疫源地消毒和预防性消毒

疫源地消毒是对疫源地内（社区内）的物品和环境进行的消毒，其目的是杀灭疫源地内的病原体以防止其感染人群。疫源地的消毒有较强的针对性和时效性，在疫情发生后进行，其消毒对象针对的是被传染源或其排出的病原体污染或可能污染的物品和环境，当传染源死亡时，也包括对尸体的消毒处理。疫源地消毒通常由消毒专业人员执行或经专业人员培训后的有关人员进行。当证实疫源地被消灭后，疫源地消毒就停止了。

预防性消毒是对社区一些可能传播病原体引起传染病的物体和场所进行消毒。预防性消毒是一项经常性的工作，不管疫情是否发生，也不管是否是疫区或非疫区都须进行，以确保消毒对象对社区人群安全无害，不会传播病原体。如餐饮消毒与食品消毒、饮水消毒、国际间交通工具的消毒等。预防性消毒通常是生产过程或日常操作的一个环节，一般由该单位内部的职工按相应规定和程序进行消毒，也可委托专业机构进行消毒处理。当疫情发生时，卫生监督部门和疾病控制部门，常通过加强监测确保其消毒效果稳定可靠。

疫源地消毒与预防性消毒既相互区别又相互联系。两者相互配合，又各有重点，保证了消毒措施的经济和有效。当疫情发生后，卫生部门既要组织实施疫源地消毒的措施，也要加强对食品、餐饮、自来水等行业消毒效果检查和监督监测。

二、疫源地消毒的分类

疫源地消毒是用各种消毒因子杀灭患者污染的各种媒介上的病原体，从而达到消灭疫源地的目的。

疫源地消毒按照消毒组织、技术措施、消毒时间、消毒范围的不同有多种划分。

（一）根据消毒组织和技术措施

根据消毒的组织和技术措施的不同，疫源地消毒分为医院消毒和病家消毒两大类。医院消毒主要指传染病医院与综合医院的传染科或隔离病房的消毒。病家消毒是指除医院之外的传染病患者隔离场所的消毒。

（二）根据消毒处理的时间

根据消毒处理时间的不同，疫源地消毒分为随时消毒和终末消毒。随时消毒是指疫源地内存在传染源时的消毒，目的是迅速杀灭传染源排出的病原体，防止其扩散。随时消毒应及时、反复进行。终末消毒是指传染源离开疫源地后，对其住房或病室进行的彻底消毒。主要针对病原体抵抗力强的传染病疫源地，如菌痢、霍乱、肺结核等。传染源离开后，应立即进行终末消毒，消毒越早效果越好。彻底的终末消毒，是消灭疫源地的关键。终末消毒一般只进行一次，只有极少数病原体抵抗力强，污染物对消毒方法又有所限制的传染病疫源地，须重复进行 2～3 次。

（三）根据消毒范围

可分为疫点消毒和疫区消毒。疫点消毒是对传染源直接污染场所的消毒，重点是社区病家或与病家同一户出入的住户为一个疫点，消毒的对象主要是患者接触的污染物品和场所。疫区消毒是根据流行病学特点和地理条件、水系、交通等自然分布特点，由一个或数个行政单位（如市、乡、村）构成的疫区所进行的消毒。主要是开展环境消毒、卫生宣传教育、加强饮食卫生、饮水消毒、污水消毒和杀虫、灭鼠等。

三、社区疫源地消毒程序和原则

社区疫源地消毒应按照一定的原则和程序进行。社区消毒人员遵守一定的程序有利于保证每次的消毒效果，也可避免工作中的不必要重复和工作时手忙脚乱，还有利于对消毒效果和消毒工作本身的执行过程进行客观评价。

（一）疫点终末消毒程序

1. 社区消毒人员接到传染病消毒通知后，应在规定时间内迅速赶赴疫点开展终末消毒工作。

2. 出发前，应检查所需消毒用具、消毒剂和防护用品，做好准备工作。

3. 社区消毒人员到达疫点，首先查对门牌号码（或其他位置标识）和患者姓名，并向有关人员说明来意，做好防疫知识宣传，禁止无关人员进入消毒区域。

4. 脱掉外衣，放在自己的袋里，不要放在污染或可能污染的地方，更换隔离服、胶鞋，戴上口罩、帽子等；有的须戴防护眼镜。

5. 仔细了解病员患病前和患病期间居住的房间、活动场所，用过的物品、家具，呕吐物、污染物倾倒或存放地点以及污水排放处等，以便确定消毒范围，并根据不同对象及其污染情况，选择适宜的消毒方法。

6. 进入疫点时，应先消毒有关通道。

7. 测量污染范围内需消毒的房屋及地面的体积和面积，估算需消毒的污水量。

8. 必要时，社区检验人员对不同消毒对象进行消毒前采样。

9. 消毒前应关闭门窗，将水缸盖好，将未被污染的贵重衣物、饮食类物品、名贵字画及陈列物品收藏好。

10. 如系呼吸道传染病，可使用压缩式喷雾器喷雾、气溶胶喷雾或消毒剂熏蒸法对室内空气进行消毒。

11. 如系肠道传染病，在关闭门窗前，应先于室内灭蝇，然后再进行其他消毒。

12. 消毒室内地面、墙壁有家具和陈设物品时，应按照先上后下，先左后右，依次进行。

13. 患者用过的餐具和污染的衣物若不能集中在消毒站消毒时，可在疫点进行煮沸或浸泡消毒。作浸泡消毒时，必须使消毒液浸透被消毒物品；作擦拭消毒时，必须反复擦拭 2～3 次。对污染重，经济价值不大的物品，如废弃物等，征得病家同意后进行焚烧。

14. 室内消毒后，必要时对厕所、垃圾、下水道口、自来水龙头等进行消毒。

15. 对与患者密切接触者进行卫生处理。

16. 疫点消毒工作完毕后，先对消毒人员的衣物、胶靴喷洒消毒剂后再脱下。衣物脱下，将污染面向内卷在一起，放在布袋中带回消毒。将所用消毒工具表面以消毒剂进行擦洗消毒。

17. 到达规定的消毒作用时间后，社区检验人员对不同消毒对象进行消毒后采样。

18. 填写疫点终末消毒工作记录。

19. 离开病家前，病家开窗通风，擦拭打扫。

（二）社区疫源地消毒原则

社区疫源地消毒应迅速、及时，范围应准确，充分涵盖疫源地，方法应可行、有效、只有严格地实施消毒并与其他措施配合才能达到控制流行的目的。疫源地消毒应掌握以下原则：

1. 消毒措施应迅速及时地实施　接到甲类和乙类传染病中的肺炭疽和艾滋病等的疫情后，城市应在 6h，农村应在 12h 内落实消毒措施，其他传染病按病种不同应在 24～48h 内实施消毒措施。

2. 要确定消毒范围　消毒范围的确定应以传染病病家排出病原体可能污染的范围为依据。消毒范围原则上讲就是疫源地的范围，当疫源地范围小时，消毒范围较好掌握；当波及较大范围，持续时间较长时，消毒人员应及时与有关人员沟通，明确疫区范围和消毒重点。

3. 疫区消毒持续时间应以传染病流行情况和病原体监测结果为依据　只有在既无新发病例，又未在疫区内检出病原体的情况下才能停止。由于外环境中病原体检出率有限，应监测病原体一定时间和一定数量持续阴性后再决定是否继续消毒。

4. 选用合适的消毒方法　消毒方法的选择应以消毒因子的性能、消毒对象、病原体种类为依据，选择消毒剂时，应选用能杀灭病原体的消毒剂。当温度、有机物含量变化较大时，应注意选择合适的消毒剂。还应尽量避免破坏消毒对象的使用价值或造成环境污染。

5. 对疑似传染病疫源地可按疑似的该类传染病疫源地进行消毒处理。必要时按不明原因的传染病疫源地进行处理。

6. 对不明原因的传染病疫源地，应根据流行病学指征确定消毒范围和对象，采取最严格的消毒方法进行处理。

7. 疫区的疫源地消毒应注意与杀虫、灭鼠、隔离、封锁等措施配合使用，疫源地的管理也是非常重要的环节。

（三）消毒人员注意事项

1. 社区消毒人员在出发前要检查应携带的消毒工具是否齐备无故障，消毒剂是否完全够用。

2. 社区消毒人员应主动取得病家合作。在消毒过程中，应尽量采用物理消毒法。在用消毒剂时应尽量选择对相应致病微生物杀灭作用良好、对物品损害轻微者。

3. 在消毒过程中，社区消毒人员不得吸烟、饮食，更不要随便走出消毒区域。同时应禁止无关人员进入消毒区内。

4. 社区消毒人员工作时应认真细致，有条不紊，突出重点。凡应消毒的物品，不得遗漏。严格区分已消毒和未消毒的物品，勿使已消毒的物品被再次污染。

5. 消毒完毕以后，社区消毒人员携回的污染工作衣物应立即分类作最终消毒。清点所消耗的药品器材，加以整修、补充。填好的消毒记录应及时上报。

（四）社区医院消毒

社区医院消毒与灭菌是预防社区医院内感染的重要手段。医院感染是指医疗机构内获得的感染。包括患者、医务工作人员、患者陪护和探视者等，凡在医院获得的感染，均系医院感染。但在我国，特别指患者在住院期间获得的感染。医院感染严重威胁患者的生命和健康，也是影响医疗质量的重要因素。防止医院内感染的最好办法是抓好消毒灭菌，包括医疗器械、病房环境、各种用品等。只要抓好消毒灭菌工作，就可以大大降低医院感染的发生率。

1. 选择消毒、灭菌方法的原则

（1）根据物品污染后的危害程度选择消毒、灭菌方法　凡是高度危险的物品，必须选用灭菌法灭菌，务使其灭菌指数达到 10^6，即灭菌后 100 万件灭菌物品中，只允许有一件有活的微生物存在；凡中度危险性物品，一般情况下达到消毒即可，可选用中效消毒法或高效消毒法，要求杀菌指数达到 10^3 以上，即对试验微生物的杀灭率≥99.9%，对自然污染的微生物杀灭率≥90%；凡低度危险性物品，一般可用低效消毒方法，或只作一般的清洁处理即可，仅在特殊情况下，才作特殊的消毒处理。根据消毒对象，选用合适的消毒方法。尽量防止和减少消毒过程对物品的损害。

（2）根据污染微生物的种类和数量选择消毒、灭菌方法和使用剂量

1）对受到致病性细菌和真菌、亲水性病毒、螺旋体、支原体污染的物体，选用中效以上的消毒法。

2）对受到致病性芽胞菌、真菌孢子和抵抗力强、危险程度大的病毒污染的物品，选用高效消毒法或灭菌法；

3）对受到一般细菌和亲脂性病毒污染的物品，可选用中效或低效消毒法。

4）杀灭被有机物保护的微生物时，应加大消毒因子的使用剂量。

5）消毒物品上微生物污染特别严重时，应加大处理剂量和延长消毒时间。

（3）根据消毒物品的性质选择消毒方法　选择消毒方法的原则，一是要保护消毒物品不被损坏，二是使消毒方法易于发挥作用。

1）耐高温、耐湿物品和器材，应首选压力蒸汽灭菌或干热灭菌。

2）耐高温、耐湿物品和器材，应首选压力蒸汽灭菌或干热灭菌。

3）器械的浸泡灭菌，应选择对金属腐蚀性小的灭菌剂。

4）选择表面消毒方法，应考虑表面性质：光滑表面应选择紫外线消毒器近距离照射，或液体消毒剂擦拭。多孔材料表面可采用喷雾消毒法。

2. 医院消毒的程序　凡受到患者排泄物、呕吐物、血液、尿液、粪便污染的器材和物品，应先消毒，再清洗，使用前再按物品污染后危险性的种类，选择合理的消毒、灭菌方法进行消毒或灭菌。

3. 医院消毒、灭菌工作中的自我保护　消毒制剂或消毒过程可能对人造成伤害，因此，在进行消毒时社区工作人员一定要有自我保护的意识，并采取自我保护措施，防止消毒事故和消毒操作方法不当对人的伤害。

（1）热力灭菌　干热灭菌时防止燃烧；压力蒸汽灭菌防止爆炸事故及操作人员的灼烧事故。

（2）紫外线、微波消毒　防止对人的直接照射。

（3）气体化学消毒和灭菌　防止有毒的消毒气体泄漏，经常检测消毒环境中气体的浓度，对环氧乙烷气体灭菌还应防止燃烧和爆炸事故。

（4）液体化学消毒和灭菌　防止过敏和对皮肤黏膜的伤害。

（5）锐利器械　应单独消毒、处理，避免对人损伤。

（五）洪水后消毒

1. 消毒的种类与对象　洪涝灾区现场的消毒，根据目的不同可分为预防性消毒和疫源池消毒两大类。

（1）预防性消毒　洪涝灾害发生后，位于庄台低处的简易厕所、粪坑（池）、牲畜圈舍被淹，严重污染了各类生活与居住环境，极易引起肠道传染病的暴发流行，对这些有可能存在病原体的环境，有选择性地进行预防性消毒。

（2）疫源地消毒　对存在或曾经存在过传染源的场所进行消毒。目的是杀灭环境中的病原微生物。根据消毒的时间不同，又可分为随时消毒与终末消毒。随时消毒是随时对患者或带菌者排出的呕吐物、分泌物及被污染的所有物品及时进行消毒，目的在及时杀灭排出的病原体。对肠道传染病患者的排出物，因洪水阻塞交通，无法住院隔离，必须及时实施随时消毒，这是洪涝灾期防止疾病在水围庄台传播蔓延的重要措施。终末消毒是患者住院、转移、死亡而离开疫源地或终止传染状态后，对疫源地须进行一次彻底的消毒。目的是完全消除患者已经传播或遗留在住室、各种物体上存活的病原微生物。这种消毒主要用于肠道传染病及炭疽病、结核病。在洪水围困的情况下，患者很难转移，应采取多次随时消毒，要严格做到终末消毒有一定的困难。

2. 消毒的对象　根据洪涝灾害的实际情况，对消毒的对象大致可分为污染地消毒、疫源地带消毒和污染物体消毒。

（1）污染地消毒　污染地泛指被人、畜粪便及其他污染物污染的地区。在洪涝灾害发生后，大量灾民迁移到堤坝、公路、庄台、山丘上，没有厕所，人畜随处便溺，环境污染十分严重，污染不仅是整个居民点的地面，也包括周围水体。此时蕴藏着传染病尤其是肠道传染病暴发的危险，因此，必须进行消毒，起到预防的作用。消毒的时机应包括在灾害的全过程中。洪涝灾害发生后、围困期间、洪涝水退后都存在地面、水体的污染，坚持不同时期对污染地带的预防性消毒，是防止传染病蔓延的重要措施。

（2）疫源地带消毒　疫源地带是指被传染患者排泄物污染的地带。一旦发生传染病尤其是肠道传染病后，当患者排泄物未加处理时，在患者活动的范围内很容易形成疫源地。可以通过各种方式，也可将病原微生物扩散到病家以外的地方。疫源地的范围往往大于患者活动范围，因此消毒的范围也应随之扩大。疫源地带消毒的时机受制于洪涝灾害现场传染病的流行态势。

（3）污染物体的消毒　被肠道传染病患者排出物污染的物体，有较高的危险性，必须严格消毒。更重要的是诊断不明的动物尸体，由于洪涝阻隔，尸体无地埋葬或焚烧，同时气候炎热、潮湿。如不及时处理，极易腐败污染环境。

3. 常用消毒剂的选择与消毒方法

（1）化学消毒法　主要是含氯消毒剂，常用的有漂白粉、漂白粉精。其次是酚类消毒剂，如来苏尔；还有季铵盐类消毒剂常用于预防性消毒，如苯扎溴铵（新洁尔灭）等。消毒方法有喷洒、擦拭、熏蒸等。

1）喷雾消毒：一般用于较大范围的地面及物体表面的消毒。多用于已证实或有污染指征的被围困的庄台或水退后的地面。对于已确定为伤寒、霍乱、痢疾的污染地面，此法常常被使用。消毒范围还应包括庄台及其附近的各类水体。

①来苏尔是现场消毒中使用最多的一种消毒剂，常用的浓度为3%溶液，稀释液主要用于污染地区的喷雾消毒，或污染物的浸泡、擦拭消毒。来苏尔消毒范围广泛，也用于肠道传

染患者的粪便、呕吐物所污染的地面，可使用5%～10%溶液喷雾消毒。

②漂白粉可用于已知被粪便污染或灾区庄台已有肠道传染病流行时，使用2.0%～5.0%的漂白粉溶液，按每平方米500～1000ml的量进行喷洒消毒，以保证消毒效果，喷洒时间尽量选择晴天或雨停后，以保证喷洒后有1～2h的作用时间。当地面潮湿时，可直接喷洒漂白干粉于污染的地面。在常温下，以漂白粉20～40g/m^{2}的剂量，作用2～4h即可。当漂白粉中有效氯含量低于15%时不宜使用。

2）擦拭消毒：主要用于病家消毒，对制止肠道传染病在家庭内的传播具有一定作用。擦拭消毒在实践中容易被忽视，调查证明这是造成灾害期间或水退后肠道传染病高发的原因之一。1%～5%来苏尔溶液、5%漂白粉溶液常用于擦拭消毒。0.2%～1.0%过氧乙酸液也常用作擦拭消毒。10%～20%漂白粉浓度的溶液常用于洪涝灾区的一般肠道传染患者的粪便消毒。

3）熏蒸消毒：常用的有乳酸、甲醛、过氧乙酸等。在灾区发生呼吸道传染病流行时，对家庭、影剧院等可采用熏蒸法进行消毒。

（2）生物学消毒法　这是利用生物学的作用达到杀灭病原体的方法。在洪涝灾害期间最常用而广泛推广的是高温堆肥。将有机垃圾、人畜粪便加适量垃圾土和水分收集成堆，留出通气孔，经泥封后，产生高温，达到杀灭病原体的目的。另一种方法是不留通气孔，属厌氧发酵达到杀灭病原体的作用，这种方法又称常温堆肥。

（六）社区常用的消毒法

1. 住宅室内消毒

（1）食醋熏蒸消毒法　消毒前关闭门窗，将食醋倒入搪瓷盆或铝锅内，每立方米空间用5～10ml，加水1～2倍后放在炉火上加热熏蒸，直到全部变成气体。熏蒸完毕，房间持续关闭30～60min。

（2）过氧乙酸（84消毒液）消毒法　关闭门窗，每立方米空间用过氧乙酸1～3ml，加水稀释10倍后倒入容器内加热蒸发，持续30～60min，对细菌繁殖体和芽胞、病毒、真菌等都有杀灭作用。

（3）中药烟熏消毒法　取苍术、艾叶，每立方米空间备用30～40g，艾绒，每立方米空间1g，点燃烟熏，密闭消毒4～6h。或用艾叶250g、菖蒲250g、雄黄50g（此量可烟熏消毒3间房屋）。

（4）紫外线消毒法　低压汞蒸气灯辐射的紫外线是良好的消毒紫外线光源。将30～40W紫外线灯管1～2支安装在1m高的特制支架上，根据需要搬动使用。每次照射25～30min，每日2～3次。注意紫外线对眼睛和皮肤有刺激性、使用时应防护。

此外，室内经常通风换气，使空气流畅，也可起到稀释或杀灭病原菌的作用。每日开窗通风15～20min，每日2～3次。

2. 常用家用消毒法

（1）日光消毒法　日光中的紫外线具有良好的天然杀菌作用，物品在日光下直接曝晒6h，不可隔着玻璃窗，才可达到消毒的目的。所以小孩的枕头、被褥、毛毯、棉衣裤、毛衣裤、玩具等可经常在日光下曝晒，以减少细菌繁殖，避免病菌入侵体内而致病。患者的被褥、衣服、用具、家具等，可以拿到阳光下曝晒消毒。平时经常晒被褥、床垫，可以达到杀菌防病和防潮等效果，特别是高海拔多雾的高山地区效果更为显著。曝晒时应注意翻动物品，使各个面都能直接受日光照射而起到消毒作用。

(2) 煮沸消毒法　煮沸能使细菌的蛋白质凝固变性，消毒时间要从水沸腾后开始计算，经过15～20min便能杀灭一般病菌。小儿的食具，以及能煮沸的用具，如奶瓶、碗筷、匙、纱布、毛巾等，患者每次用过的餐具和某些儿童玩具适宜采用这种方法消毒，被消毒物品要全部浸没在水中。高山地区因为大气压低，要适当延长沸腾时间，以达到消毒的目的。

(3) 流通蒸汽消毒法　利用蒸笼作为消毒工具。消毒时间从水沸腾并冒出蒸汽后开始计算，经过12～20min便可达到消毒目的。这种方法适合消毒衣服和餐具、包扎伤口用的纱块等。

(4) 药物消毒法　药物消毒的种类较多，由于药物消毒与药物的稀释比例或浓度相关，否则不能很好发挥药物的有效成分而达不到消毒目的。所以一般家庭备些常用消毒药物即可。

1) 乙醇(酒精)：乙醇能使细菌中的蛋白质凝固。常用于皮肤消毒的乙醇浓度以75%为宜。此浓度也可用于钳、镊子和体温表的浸泡，浸泡30min即可，浸后备用。注意浸泡液每周应更换2次，并加盖保存，以免乙醇蒸发而失效。95%乙醇用于燃烧灭菌，如镊子、钳子等急用时可用此法。一般低于70%的乙醇不能起到消毒灭菌作用，50%的乙醇可用于涂擦长期卧床患者的皮肤，防止压疮；也可用于高热降温擦浴。

2) 碘酊(碘酒)：碘酒有较强的杀灭细菌和真菌作用。用于静脉穿刺前、手术前皮肤消毒和皮肤疖肿早期的消炎，以2%浓度为宜。使用时先将2%碘酒涂擦于需消毒的皮肤，待20～30s，再用75%酒精脱碘即可。若碘酒浓度过高对皮肤有刺激作用，高浓度碘酒会使皮肤灼伤。故黏膜部位，如会阴、肛门、阴囊、眼、口、鼻等，以及幼小婴儿由于皮肤娇嫩，尽量少用碘酒消毒。尤其是对碘过敏者应禁止接触。

3) 漂白粉消毒法：漂白粉能使细菌体内的酶失去活性，以致死亡。漂白粉常用于饮水、食具、痰盂、便盆等消毒。0.003%～0.015%用于饮水消毒。如井水水面直径1m，水深每0.3m中需加入漂白粉1～3g，30min后即可饮用。0.5%用于食具、痰盂、便盆等消毒，一般浸泡30min。若肝炎病儿的食具应用1%～2%浓度的漂白粉浸泡1～2h；1%～3%用于病儿居室墙壁、地面及家具的喷洒消毒。对肝炎等传染患者的排泄物，干粪按2∶5，稀便按1∶5，搅拌，加盖放置2h；尿液则每100ml中加入漂白粉0.5～1g，放置10min后掩埋或倒入厕所。

由于漂白粉具有褪色，并有腐蚀金属作用，故使用时应避免接触有色衣物及金属制品，如布类消毒后应立即清洗，以免腐蚀。溶液宜临时配制，久放易失效。

4) 石灰消毒法：患者呕吐物、大小便可以用生石灰消毒。因为生石灰能使病菌的蛋白质凝固变性。1份呕吐物或排泄物可加2份生石灰搅拌，2h后再倒入厕所坑里。室内或排水暗沟也可撒上一些生石灰粉杀菌消毒。

5) 碘伏：杀菌范围广，毒性低，无刺激和腐蚀性，且具有清洁剂作用。可用于皮肤、黏膜及器械消毒等，同时可用于食具、水果之类的消毒。一般稀释50～100倍，呈淡黄色，可作食具、器具、衣物、水果等浸洗消毒液。稀释25～50倍，呈黄色，可用于皮肤、黏膜消毒(儿童洗澡、妇女洗身等)。稀释10～20倍，呈深黄色，主要用于肝炎及各种传染病患者用过的便器、玻璃器皿及不宜煮沸消毒的玩具等的浸泡。

6) 食醋消毒法：食醋中含有醋酸等多种成分，具有一定的杀菌能力，可进行室内空气消毒。一般居住房间用食醋100～150g，加水2倍，放瓷碗中，用文火慢蒸。蒸时要关闭门窗，这种方法对预防呼吸道传染病有良好的效果。

(5) 空气清洁消毒法　室内空气要保持新鲜，必须经常开窗通风换气，特别是春季更应注意。每次开窗 15～30min，使空气流通，将病菌排出室外；打扫房间湿扫，避免尘土飞扬。

3. 家用消毒药物及其适用范围

(1) 乙醇（酒精）　使用浓度为 75%。用于伤口周围皮肤消毒，它能使菌体蛋白质凝固而死亡。

(2) 汞溴红（红汞）　使用浓度为 3%。用于黏膜或皮肤消毒，因穿透力不强，只能用于浅表伤口。注意在碱性环境下或有脓液、分泌物时，作用减弱。

(3) 甲紫（紫药水）　使用浓度为 2%。用于黏膜化脓感染，能与坏死组织结合成保护膜。此药无刺激性，无毒性，也可涂于口腔黏膜。病员若要去医院就诊，请勿涂药液，以免不易观察病变创面。

(4) 碘酊（碘酒）　使用浓度为 2.5%。用于皮肤消毒，但需用酒精擦去，以免灼伤局部。注意过敏者禁用。禁止与红汞同时使用。

(5) 高锰酸钾　用于伤口清洗、坐浴、漱口等，也可用于各类水果的消毒，它能释放出新生态氧，注意浓度不宜过高，以免灼伤黏膜。正常浓度为 0.1%（相当于淡粉红色）。

(6) 过氧化氢（双氧水）　使用浓度为 3%。用于不清洁伤口的清洗、消毒，遇分泌物或脓液时能分解出游离的原子氧，放氧时产生大量气泡（若无气泡说明无效）。

(7) 漂白粉　为含有效氯 25%～30%的粉剂，可用于大小便、呕吐物、痰液等排泄物的消毒。对肝炎患者排泄物需加消毒物容量的 1/5，肠道传染患者排泄物需加消毒物容量的 1/20，漂白粉与消毒物要充分搅拌。

(8) 醋酸　按每立方米 5～10ml 加等量水熏蒸。用以消毒空气，控制呼吸道感染。

（七）社区公共场所消毒的原则

1. 领导重视，层层负责　社区公共场所消毒是一项比较严格细致的经常性工作，它涉及范围广，工作量大，消耗人力、物力比较多。在人员组织上，必须注意领导与群众相结合，层层负责。在方法上，实行中西结合，方法适当。在处理安排上，做到重点与一般相结合。

2. 组织落实、形成制度　社区消毒是一项科学性的工作，应当按照科学的方法做好消毒管理工作。首先要选择具备良好素质的专职、兼职人员负责这项工作，其次要建立健全科学的管理和运行制度，做到持之以恒，确保各项消毒措施落到实处。

3. 设备齐全、方法适宜　消毒时，缺乏必要的设备和器械，很难保证消毒质量，也难以经常坚持。因此，按照社区公共场所卫生标准的要求，设立消毒间和消毒设施。同时，应针对被消毒对象的特点，按照消毒要求选择合适的消毒方法，确保消毒工作达到预期的效果。

4. 防止污染、保护健康　社区消毒后的部位和物品，如果再污染，必然是白费工夫。因此，除落实消毒措施外，还应加强对已消毒物品的保管工作。另外，消毒人员要严格遵守各种消毒器械和药剂的操作规程及使用规范，切实做好人身安全和防护工作。

5. 加强检查和监督，确保质量　社区公共场所消毒工作是否符合卫生标准的要求，只能通过消毒效果的检查和监督来证实。

第五节　社区消毒与灭菌效果的监测与评价

一、几种消毒与灭菌方法效果监测

（一）热力消毒灭菌

目前比较成熟的方法是对压力蒸汽、干热灭菌效果的监测，使用较多的是化学指示法和生物指示法。干热灭菌效果的监测，生物指示菌株为枯草杆菌黑色变种芽胞，37℃培养。压力蒸汽灭菌效果的监测，生物指示菌为嗜热脂肪杆菌芽胞，56℃培养。

1. 压力蒸汽灭菌效果监测方法

（1）物理测试法　留点温度计的最高指示温度为160℃。使用时先将温度计内的水银柱甩到45℃以下，然后放入灭菌柜室内物品的中心部位，灭菌完毕后取出，观察温度计度数。留点温度计指示的温度即为灭菌过程中达到的最高温度，其缺点是不能指示达到温度所持续的时间。

（2）化学监测法

1）化学指示卡监测方法：将既能指示温度，又能指示温度持续时间的化学指示卡放入待灭菌物品内的最难灭菌处，经一个灭菌周期后，取出指示卡，根据其颜色或性状的改变判断是否达到灭菌条件。如121℃ 20min压力蒸汽灭菌指示卡，用于下排气；132℃ 3min压力蒸汽灭菌指示卡，用于预真空；B-D试纸用于监测预真空压力蒸汽灭菌时冷空气是否排除彻底。

2）化学指示胶带检测法：将化学指示胶带粘贴于每一待灭菌物品包外，经一个灭菌周期后，其颜色改变，以指示已经过灭菌处理，但不能指示灭菌是否合理。

3）结果判定：检测时，所放置的指示卡的性状或颜色均变至规定的条件，可认为该包灭菌合格。

4）注意事项：监测所用化学指示剂须经卫生部批准，并在有效期内使用。

（3）生物监测法　用细菌芽胞直接测试灭菌处理后对抗力最强细菌的杀灭情况，其结果较化学指示法更为直接指示灭菌效果。

1）指示菌株：嗜热脂肪杆菌芽胞，菌片含菌量为$5.0 \times 10^5 \sim 5.0 \times 10^6$ CFU/片，在121℃ ±0.5℃条件下，杀灭时间≤19min，存活时间≥3.9min。

2）培养基：溴甲酚紫蛋白胨水培养基。

3）检测方法：将嗜热脂肪杆菌芽胞菌片分别装入灭菌小纸袋内，置于灭菌柜室内上、下层的内、中、外各点或置于灭菌柜内物品的中心部位最难灭菌处。对于手提压力蒸汽灭菌器，指示菌片分别放于灭菌物品中心部位的两只灭菌试管内，盖好试管帽。经一个灭菌周期后，在无菌条件下，取出指示菌片，投入5ml溴甲酚紫蛋白胨水培养基中，经48℃培养7d，观察培养基颜色变化。检测时设阴性对照和阳性对照。自含式指示管，灭菌后取出放于特制简易培养罐中培养即可。

4）结果判定：每个指示菌片接种的溴甲酚紫蛋白胨水培养基都不变色，判定为灭菌合格。若指示菌片之一接种的溴甲酚紫蛋白胨水培养基，由紫色变为黄色时，则灭菌不合格。

5）注意事项：监测所用指示菌片须经卫生部认可，并在有效期内使用。

（二）干热灭菌效果监测方法

1. 物理检测法

（1）热电偶检测法　检测时，在灭菌柜内摆放常规处理物品至使用说明书规定灭菌时的最高量，一般不能超过容积的80%。将多点温度检测仪的多个探头分别放于灭菌器内与每层门把手呈对角线的内、中、外处各点。关闭柜门，将导线引出，开启电源，按灭菌柜原设计程序进行灭菌。每3min记录一次，记录各点的温度，由记录仪中观察温度上升与持续时间。

（2）直接观察法　由于一般烤箱都设有温度计，可以从外部直接观察干热灭菌器面板上温度显示器或灭菌器上方的温度计，灭菌时人不得离开。

（3）结果判定　若所示温度达到预定温度和时间（160℃ 2h或170℃ 2h），则灭菌合格。

2. 生物检测法

（1）指示菌株　枯草杆菌黑色变种芽胞，菌片含菌量为$5.0\times10^5\sim5.0\times10^6$ CFU/片。其抗力应符合以下条件：在温度（160±2）℃时，ST值≥3.9min，KT值≤19min。

（2）培养基　普通营养肉汤培养基。

（3）检测方法　检测时，在灭菌柜内摆放常规处理物品至使用说明书规定灭菌时的最高量。将枯草杆菌芽胞菌片装入灭菌中试管内（1片/管）。置于灭菌器与每层门把手呈对角线的内、中、外处各点，每一测试点各放置两个含菌片的试管。关好柜门，经一个灭菌周期后，待温度降至80℃时，取出试管。在无菌条件下，加入普通营养肉汤培养基（5毫升/管），37℃培养7天，观察最终结果。

（4）结果判定　若每个指示菌片接种的肉汤管均澄清，判为灭菌合格，若指示菌片之一接种的肉汤管浑浊，判为不合格。对难以判定的肉汤管，取0.1ml接种于营养琼脂平板，用灭菌L型棒涂匀，放37℃培养48h，观察菌落形态，并作涂片染色镜检，判定是否有指示菌生长。若有指示菌生长，判为灭菌不合格。若无，判为合格。

（5）注意事项　检测所用的指示菌片需经卫生部认可，并在有效期内使用。

（三）环氧乙烷灭菌器效果的监测

测定环氧乙烷灭菌器对细菌的杀灭能力，以评价其灭菌性能是否符合原设计的规定及灭菌物品是否达到灭菌要求。

1. 器材

（1）指示菌株　枯草杆菌黑色变种芽胞，菌片含菌量为$5.0\times10^5\sim5.0\times10^6$ CFU/片。环氧乙烷质量浓度为（600±30）mg/L，温度为（54±2）℃，相对湿度为60%±10%，ST值≥7.8min，KT值≤58min，D值为2.5～2.8。

（2）聚乙烯塑料袋　封装菌片用，60mm×40mm，膜厚0.2～0.4mm。

（3）培养基　普通营养肉汤培养基。

2. 检测方法　按使用说明书所规定的环氧乙烷浓度、作用时间及柜室内的温度、相对湿度和满载条件。

将菌片放入双层聚乙烯塑料袋内，密封包装，每袋2片，每次实验用20片。将灭菌柜室内装放的物品分为上、中、下3层，每层内、中、外各设一点，共设9点。每点布放1袋菌片，并应夹于灭菌物品中间。另将两菌片放置灭菌器外，作为阳性对照。经一个灭菌周期后，在无菌条件下，取出指示菌片，投入5ml普通营养肉汤培养基中，同时做阴性和阳性对照。37℃培养 7d，观察最终结果。

3. 结果判定　若每个指示菌片接种的肉汤管均澄清，判为灭菌合格，若指示菌之一接种的肉汤管浑浊，判为不合格，对难以判定的肉汤管，取 0.1ml 接种于营养琼脂平板，用灭菌 L 型棒涂匀，放 37℃培养 48h，观察菌落形态，并作涂片染色镜检，判定是否有指示菌生长。若有指示菌生长，判为灭菌不合格。若无，判为合格。

（四）紫外线消毒效果的监测

紫外线灯的监测方法有物理监测法、化学监测法和生物监测法。

1. 物理监测法　利用紫外线照度计测定紫外线灯管辐照度值。

（1）检测方法　测定时，用无水乙醇棉球擦拭紫外线灯管，以除去表面灰尘。开启紫外线灯 5min 后，将测定波长为 253.7nm 的紫外线辐照计探头置于被检紫外线灯下垂直距离 1m 的中央处，待仪表稳定后，所示数据即为该紫外线灯的辐照度值。

（2）结果判定　普通 30W 直管型紫外线灯，新灯辐照强度≥90μW/cm^{2}为合格；使用中紫外线灯辐照强度≥70μW/cm^{2}为合格；30W 高强度紫外线新灯的辐照强度≥180μW/cm^{2}为合格。对非直管型或不是 30W 的紫外线灯的监测距离和辐照度值合格标准值，可随产品用途和实际使用方法而定。原则上，应不低于产品使用说明书规定的辐照度值。

（3）注意事项　测定时电压（220±5）V，温度 20～25℃，相对湿度＜60%，紫外线辐照计必须在计量部门检定的有效期内使用。测试人员勿直视紫外线灯，并应戴防护手套和眼镜。

2. 化学监测法　利用紫外线与消毒剂量指示卡监测紫外线灯管辐照强度。该指示卡是根据紫外线光敏涂料可随照射剂量呈相应色变的原理设计的。

（1）监测方法　测定时，用无水乙醇棉球擦拭紫外线灯管，以除去表面灰尘。开启紫外线灯 5min 后，将紫外线化学指示卡置于被检紫外线灯下垂直距离 1m 的中央处，并将有光敏涂层的一面朝向灯管，照射 1min。

（2）结果判定　照射后，光敏涂层由白色变为紫红色，与旁边相应的标准色块相比较，当光敏涂层与旁边相应的标准色块相一致时，即可判定紫外线灯的辐照强度合格。

（3）注意事项　测定紫外线辐照强度时，按指示卡的使用要求放于紫外线灯管下，照射距离和时间随需要而定。

二、消毒与灭菌效果的评价指标

（一）菌落总数

菌落总数是指被检样品的单位重量（g）、容积（ml）、表面积（cm^2）或体积内，所含有的能在某种培养基上经一定条件、一定时间培养后长出的菌落数量。菌落总数包括细菌菌落总数、霉菌菌落总数和酵母菌菌落总数。由于琼脂平板上出现的菌落不一定都是单个微生物细胞形成的，可能由非单个细胞分裂增殖堆积而成，而且由于培养基成分、培养温度、培养时间和培养的气体环境的限制，不可能培养出所有待测微生物，所以不宜报告为细菌总数或霉菌、酵母菌总数，而应报告单位重量、容积、表面积或体积内的菌落形成单位数。

菌落总数的卫生学意义：用于判定检样被微生物污染的程度，也是某些样品的卫生限量标准。如细菌菌落总数：1g 或 1ml 样品于营养琼脂平板上 37℃培养 24h，生长出的细菌菌落数量，是饮用水、水源水、食品、药品、化妆品等以及一些进出口贸易品的卫生限量标准。霉菌和酵母菌总数是糕点类和奶油类等食品、保健品、药品、化妆品等样品的检出限量标准。

测定方法类型有标准平板计数法和表面涂布法。

（二）致病菌

1. 沙门菌和志贺菌　是常见的肠道致病菌，经粪一口途径传播，可导致感染性疾病和食物中毒。是常见的食品卫生微生物监测指标。

2. 金黄色葡萄球菌　常存在于人的皮肤、鼻咽部和肠道及家畜的皮肤和肠道。此菌侵入破损皮肤、黏膜，可引起局部化脓性炎症，严重者可引起败血症；有些菌株污染食品可产生肠毒素，达到一定污染剂量可引起食物中毒。

第六节　社区的灭鼠、灭蚊、灭蟑螂

一、目的

鼠：鼠类是许多疾病病原体的储存宿主，通过它身上的寄生虫叮咬、排泄物的污染、机械携带，以及直接咬人等方式，可传播鼠疫、钩端螺旋体病等传染病。

蚊虫：通过叮咬吸血可传播疟疾、乙型脑炎、丝虫病等。

蟑螂：是室内常见害虫之一，尤其是医院和旅店业，不仅偷吃食物，污染和损害物品，影响住院患者，旅客心理健康，还可以通过体表和肠腔，携带各种病原微生物，传播霍乱、伤寒、结核等疾病。

二、方法

（一）蚊虫的杀灭方法

1. 清除孳生地

（1）疏通沟渠　沟渠堵塞，水流不畅，形成积水，容易孳生蚊孑幼虫。及时沟通沟渠，防止积水，加速水流速度，能防止蚊虫孳生。

（2）填平坑洼　坑洼容易积水，在搞好环境卫生的同时，填平坑洼能尽量减少蚊虫的孳生地。

（3）翻盆倒罐　不用的盆、罐、缸等倒置，防止积水。

（4）堵塞洞穴　树洞、石穴、竹节等必须堵塞，防止雨后积水生蚊。

2. 控制孳生地　常用用双硫磷、倍硫磷、辛硫磷等来控制蚊虫的孳生地。

3. 杀灭成蚊　常使用空间喷雾、防蚊驱蚊、滞留喷洒、0.03％溴氰菊酯粉或胶悬剂等喷洒墙面来杀灭成蚊。也可以处理蚊帐。

（二）蟑螂的杀灭方法

对各类公共场所的墙壁、窗台、家具、地板等处缝隙或洞穴进行堵塞，搞好环境卫生。食堂、餐厅和旅店客房、仓库的食品要妥善保藏，不可乱扔乱放，以免引诱蟑螂入室。常用杀灭方法如下：

1. 敌百虫毒饵　将敌百虫（4.0％）、硼酸（2.0％）、食糖（9.0％）；加水溶解后，再加入木茨淀粉（15.0％）和炒面（70.0％），充分搅拌成湿粉状，放于蟑螂栖息和经常出没的地方。

2. 二氯苯醚菊酯　以0.2％酒精溶液或0.1％二氯苯醚菊酯与0.3％胺菊酯混合液，按每平方米 3ml 的用量喷雾，1～2 个月后重复一次。

3. 溴氰菊酯　在蟑螂栖息、活动场所，按每平方米 15mg 滞留量喷洒，持续期可达 3～6 个月。

（三）灭鼠的方法

1. 捕鼠　捕鼠是安全、简便和行之有效的灭鼠方法。有些公共场所不宜使用鼠药时，可采用器械捕杀方法灭鼠。器械灭鼠法，主要使用鼠夹、鼠笼捕杀室内外的鼠类。缺点是不经济、需要人力物力较大。只适用于小范围的捕杀。

2. 毒饵灭鼠

（1）毒饵的组成　①诱饵；②灭鼠剂；③附加剂。

（2）毒饵的配方　包括：①湿润法。适用于可溶于水的灭鼠药；②黏附法。适用于不溶于水的灭鼠药；③混合法；④浸泡法。适用于可溶于水的灭鼠药。

（3）配制毒饵的注意事项　包括：①所用的诱饵要尽量新鲜，不要用陈仓的谷物、变质的食物、酸败的植物油等；所用的灭鼠剂要合规格，不含影响适口的杂质；严格按配方要求，浓度太高或太低都会影响质量；调拌要均匀。

3. 熏蒸灭鼠　适用于密闭场所。常用的熏蒸剂有磷化铝等。

4. 灭鼠的注意事项　具体操作为：①摸清鼠情；②断绝鼠粮；③搞好环境卫生；④注意安全。

【思考题】

1. 简述消毒与灭菌的意义。

2. 比较不同种类化学消毒剂的优缺点。

3. 简述影响消毒与灭菌效果的因素及消毒与灭菌效果的评价指标。

（申元英　李　友）

第二部分　实验（实习）指导

实验一　样品的采集与制备

【目的】　掌握大气、生产环境空气、水、土壤、食物、生物材料样品的采集原则和方法，以及样品的制备与保存。

一、大气中空气样品的采集

【大气中有害物质的存在状态】　由于大气中各种有害物质的理化性质不同，以及生产工艺过程不同，所以它们在空气中存在的状态也不同，有的以气体或蒸气状态飘散在空中，有的以液体或固体颗粒分散在空中。大气中污染物大致可分为气态和气溶胶两大类。

1. 气态　气态是指在常温常压下以分子形式存在于大气中的气体，如蒸气。由于温度和气流的影响，气态物质随气流方向以相等速度扩散。常见的有：CO、SO_2、NO_x、Cl_2和苯等。

2. 气溶胶　气溶胶是指有害物质以固体或液体微小颗粒分散于大气中的分散体系称气溶胶。根据气溶胶形成的方式或方法不同，可以分成固态分散性气溶胶、固态凝集性气溶胶、液态分散性气溶胶和液态凝集性气溶胶四种类型。分散性气溶胶，是固体和液体物质在破碎时或气流通过时，或在震荡等作用下，由固体小颗粒或液体小滴悬浮于空气中而成，如石英粉尘。凝集性气溶胶是由过饱和蒸气凝集而成，如锌冶炼厂产生的氧化锌悬浮颗粒等。凝集性气溶胶和分散性气溶胶之间的差别除生产方式不同外，还有颗粒大小的不同。这些粒子直径的范围为 0.1～10μm；更大的粒子不易悬浮于空气中，更小的粒子因蒸气压较大，很容易合并成较大的粒子。按气溶胶存在的形式又可分为雾、烟、尘三类。液态分散性气溶胶和凝集性气溶胶通称为雾；在常温下，液态物质因加热逸散到空气中的蒸气，遇冷后以尘埃为核心凝集成液体小滴，为凝集性气溶胶，如饱和水蒸气形成的雾滴。烟是固态凝集性气溶胶，同时，含有固体和液体两种粒子的凝集性气溶胶也称为烟。尘是固态分散性气溶胶，是固态物质被粉碎时所产生的悬浮于空气中的固体颗粒。

由于空气中有害物质存在的状态不同，所用的采样方法和仪器也就不同，因此在采样之前，必须了解有害物质的性质、生产的工艺过程，从而确定其存在的状态。

【大气采样方法】　大气采样方法归纳起来可分为直接采样法和浓缩采样法两类。

1. 直接采样法　当空气中物质浓度较高，或者该物质所用分析方法的灵敏度较高时，采少量气体就可以分析，多用直接采样法。

（1）塑料袋采样　用注射器取空气后注入塑料袋中，用乳胶帽封口，尽快送检分析。

（2）注射器采样　用注射器取空气后，用乳胶管堵住注射器口，当天送检分析。

2. 浓缩采样法　当空气中被测物质浓度低，需浓缩后方能满足分析方法的要求时，常采用浓缩采样法。

（1）溶液吸收法　主要是吸收空气中以气态与蒸汽态存在的物质。用动力装置使空气通过装有吸收液的吸收管，通过溶解作用或化学反应，空气中被测物留于吸收液中。常用的吸收液有水、水溶液和有机溶剂等。选择吸收液时应注意：被测物在吸收液中的溶解度大，或吸收液与被测物质发生作用快，吸收效率高，吸收液有足够的稳定时间。同时还应考虑下一步的化学反应，应与以后的分析步骤紧密衔接。最理想的吸收液应该是价廉易得，又是显色液，如盐酸萘乙二胺比色法测定氮氧化物。

（2）滤纸和滤膜阻留法　主要用来采集尘粒状气溶胶。通过使用动力，使气体通过滤纸（膜），主要靠惯性碰撞与纤维的钩住效应，纤维与粒子间的静电吸引力等作用，而被机械地阻留，以吸附方式采集空气中的气溶胶。常用的有玻璃纤维滤料、有机合成纤维滤料等。在膜的选择上要求阻留效率高。膜料种类的选择要考虑待阻留物的性质，同时要求滤料的阻力尽量小，以提高采样的速度。此外，还应考虑滤料的机械强度、本身重量和价格等。

（3）固体吸附剂阻留法　使空气通过装有固体吸附剂的采样管，被测物被固体吸附而浓缩，送检时先经解吸、再分析测定。常用的吸附剂有颗粒状吸附剂和纤维状吸附剂以及活性炭等。

【采样器材】　大气采样仪器通常是由样本收集器和采样器所组成。

1. 收集器　根据被测物在空气中存在的状态，选择合适的收集器。

（1）气泡吸收管　气泡吸收管分为普通型和直筒形两种。而每种类型的气泡吸收管又分为大小两种。内可装 2～10ml 吸收液（大管可装 5～10ml，小管可装 1～2ml 吸收液），采气流量为 0.1～1.5L/min（大管采气流量为 1～2L/min，小管采气流量为 0.2～1 L/min）（图实 1-1）。

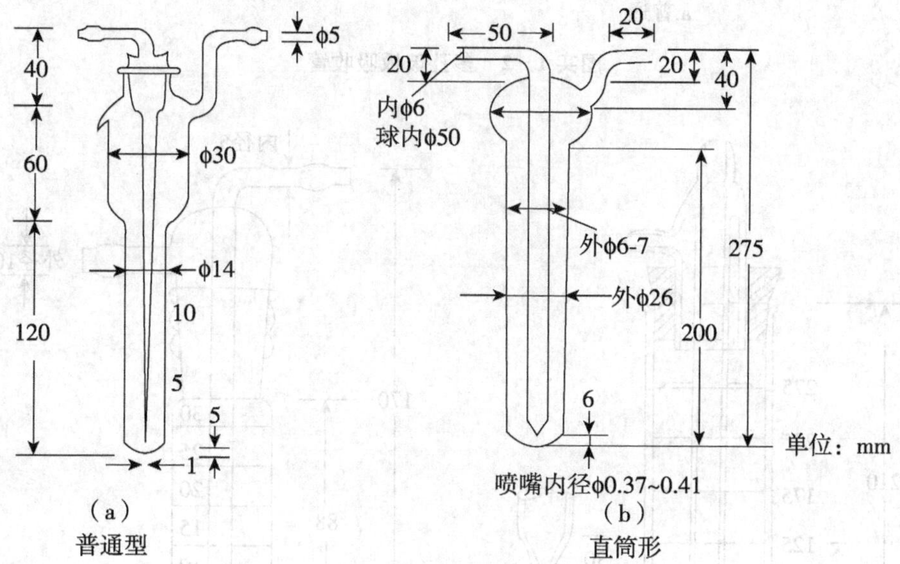

图实 1-1　气泡吸收管

（2）多孔玻板吸收管　多孔玻板吸收管分为普通型和 U 形两种。普通型玻板吸收管可盛 5～10ml 吸收液，以 0.1～1.5L/min 流速采样。U 形多孔玻板吸收管可盛 5ml 吸收液，以 0.1～1.5L/min 的流量进行采样。它不仅可吸收气态和蒸气态的物质，还可采集雾态气溶胶。多孔玻板吸收管的优点是增加了气液接触界面，提高了吸收效率（图实 1-2）。

（3）冲击式吸收管　冲击式吸收管分大型和小型两种。主要是用来采集空气中粉尘及烟等气溶胶物质。其采样的效率取决于中心管嘴尖大小及与瓶底的距离（图实 1-3）。

（4）采集粉尘和气溶胶类有毒物质时，应使用滤料（如纤维滤料、微孔滤膜等）。

2. 采样器　空气采样器是由流量计、抽气动力和连接装置共同组成。

（1）流量计　流量计的种类多，但常使用的流量计有孔口流量计和转子流量计。空气采

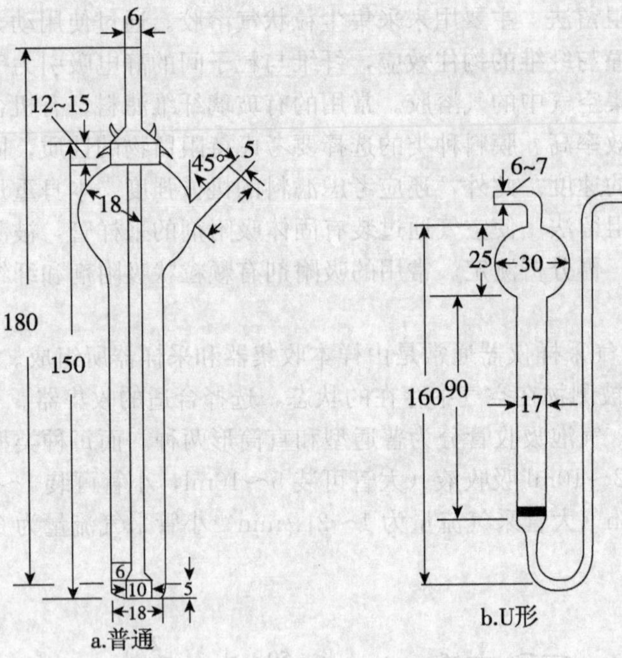

图实 1-2　多孔玻板吸收管

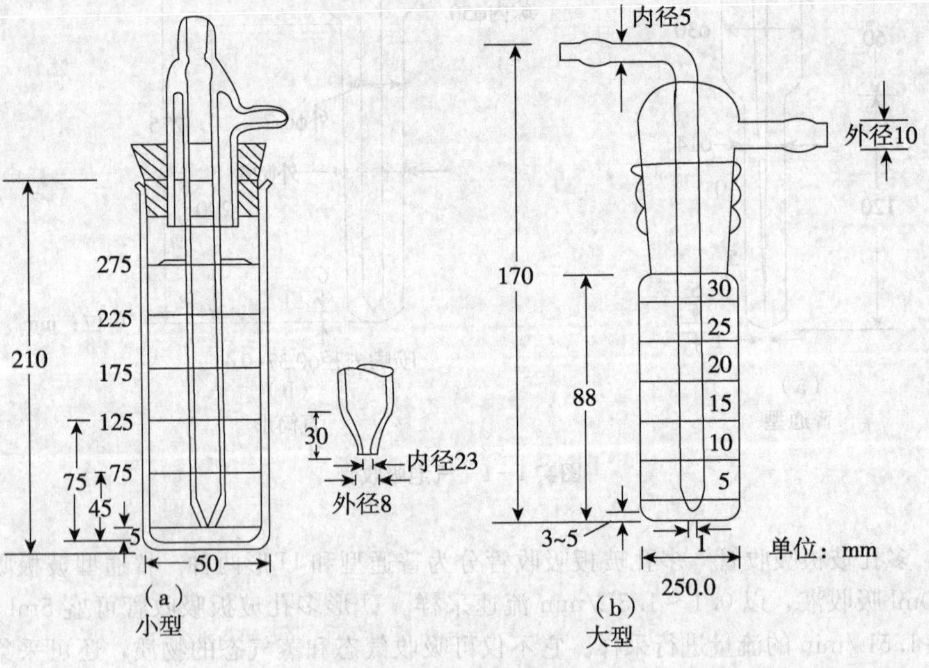

图实 1-3　冲击式吸收管

样常用的是转子流量计。此又分为大流量转子流量计和小转子流量计。大转子流量计一般用于采集颗粒物，而小转子流量计是用于采集气态性物质。

（2）抽气动力　小流量采样器的动力一般为微型电机，采集空气中的气态物；而大流量采样器的动力为电动机，采集空气中的颗粒物。

3. 现场监测仪　现场监测仪是对现场中的被测物进行直接监测读数。如红外线 CO_2 监测仪、甲醛自动监测仪、可吸入颗粒物监测仪等。这是一种快速的监测，是开展室内外环境中有害物质监测的发展方向。

【现场空气采样】　气体采样的基本要求：

1. 采样现场的要求　要求采样点应设在空旷无遮挡物处。采气的高度应距地面 1.5m。采颗粒物的高度应距地面 5～10m，且相对高度应为 1.5m。

2. 采集样品的要求　采集的样品在时间上和空间上具有代表性。

3. 采样速度的要求　采样的速度能保证最佳的吸收效率和满足分析方法的需要。

4. 现场采样记录的要求　采样时记录周围的环境状况、采样地点、样品编号、采样仪器、流量、时间、采样的气象条件，采样者及采样日期等。

【空气体积的测量】

1. 直接采样法　直接用塑料袋、注射器采样，只要校准采样器具的容积，就可得出准确的采气体积。

2. 动力采样法　在采样前对气体流量计进行校准。采样时根据采样的流量乘以采样的时间，从而得到采样体积。

3. 标准状态下的采气体积　由于采气体积受空气中的温度、气压等因素的影响，因此需要将气体体积换算成标准状态下的采气体积。换算公式为：

$$V_0=V_t\times\frac{T_0}{T}\times\frac{P}{P_0}=V_t\times\frac{273}{273+t}\times\frac{P}{760}$$

式中，V_0 为标准状况下的采样体积，L 或 m^3；V_t 为实际的采样体积，L 或 m^3；T_0 为标准状况下的绝对温度 273K；T 为采样时的摄氏温度，℃；P_0 为标准状况下的大气压 101.325kPa 或 760mmHg；P 为采样时的大气压，kPa 或 mmHg。

【采样效率及最少采气量】

1. 采样效率　为了提高采样效率，就必须根据被测物在空气中的存在形式和理化特性。选用合适的收集器、吸收液、气流量和采样的时间。一般认为一个方法的采样率应在 90% 以上，评价采样效率的方法有：

（1）评价气态和蒸气态采样效率

①绝对比较法：精确配制一个已知浓度的标准气体，然后用所选定的采样方法采集标准气体，测其浓度：

$$K=\frac{C_1}{C_0}\times100\%$$

式中，K 为采样效率；C_1 为实测浓度；C_0 为标准浓度。

②相对比较法：先配置一个恒定浓度的气体，然后用 2 个或 3 个采样管串联采样，分别测各管的浓度，计算第一管含量占各管总量的百分比，即为采样效率 K。

$$K=\frac{C_1}{C_1+C_2+C_3}\times100\%$$

（2）评价气溶胶采样效率的方法：采集气溶胶常用滤料采样法。其采样效率有 2 种表示法：一种是颗粒采样效率，是指所采集到的气溶胶颗粒数目占总颗粒数目的百分比；另一种是质量采样效率，是指所采集到的气溶胶质量数占总质量的百分比。

2. 采气量　在进行大气采样时，采气量的多少涉及人力、物力、时间和分析结果的评价。因此，选用最少采样量是有实际意义。最少采气量的公式为：

$$最少采气量（V）=A\times\frac{B}{C}\times\frac{1}{D}\times\frac{1}{Y}$$

式中，A 为分析方法的最低检出量；B 为样品管吸收液的量；C 为分析时吸收液的量；D 为待测物的最高容许浓度；Y 为采样效率。

【采样器流量计的校正——皂膜流量计校正法】　在进行现场采样前，首先必须对采样器的流量计的流量进行校正，以保证待测物在空气中浓度的准确性，从而使结果可靠。现以皂膜流量计来校正气体采样器中的小转子流量计（图实 1-4）。

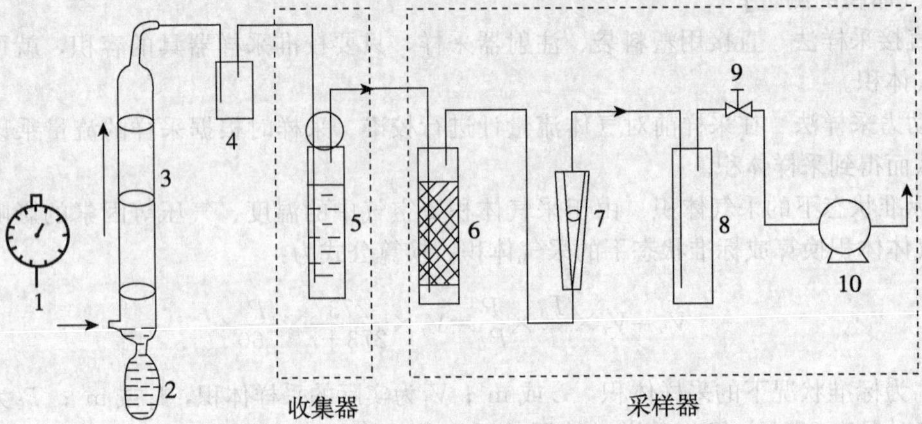

图实 1-4　用皂膜计校准采样系列中转子流量计

1. 秒表；2. 装有皂液的橡皮球；3. 皂膜计；4. 皂膜捕集器；5. 吸收管；6. 滤水井；7. 转子流量计；8. 缓冲瓶（500ml）；9. 针阀；10. 抽气泵

1. 校正的原理　当空气由进气管进入皂膜流量计时，轻轻捏一下橡皮球，使产生一个皂膜，流动的气体就带动皂膜向上移动，用秒表记录该皂膜通过一定容积刻度所用的时间，计算出待校流量计的流量。

2. 器材

（1）大气采样器

（2）皂膜流量计

（3）秒表及冷凝管夹

（4）橡皮球及橡皮管

3. 试剂　皂液

4. 操作步骤

（1）连接皂膜流量计和待测流量计。

（2）接通电源，启动动力，检查连接装置是否漏气。

（3）加皂液于皂膜流量计的橡皮球内，并捏橡皮球，使产生皂膜润滑皂膜流量计的管壁。

（4）将待测流量计调至某刻度，轻捏橡皮球，使产生单个皂膜，用秒表记录一个皂膜上移至容积刻度所需的时间，每个待测流量的刻度反复校正3次。

(5) 计算待测流量计待测刻度的流量。

(6) 绘制流量计的校正曲线。以待测流量计的刻度为横坐标，以皂膜流量计的流量为纵坐标，绘制一条校正曲线。

5. 注意事项

(1) 待测流量计与皂膜流量计之间的连接不能漏气。

(2) 记录一个皂膜上升至某刻度容积的时间要准确。

(3) 要求气流稳定，皂膜上升的速度不宜太快。

二、生产环境空气样品的采集

【空气样品采集的目的和意义】 作业场所空气中的化学物质，大多来源于工业生产过程中逸出的废气和烟尘。一般以气体、蒸气和雾、烟、尘等不同形态存在；有时则以多种形态同时存在于空气中。对这些危害因素的识别、评价和控制，是开展职业卫生工作的三个互相关联的阶段，而每个阶段都需要进行空气监测，以了解不同作业场所、不同时间空气中有害物质浓度变化情况、评价作业场所被污染的程度、估计作业人员的接触剂量、调查职业中毒原因、评价控制措施的效果，并为制订卫生标准提供依据。

因为化学物质在空气中以不同形态存在，它们在空气中的飘浮、扩散的规律各不相同，职业环境监测是需要选用不同的空气采样方法和采样仪器，并根据化学性有害物质的理化性质、生产工艺和工人分布，作息情况，制定有效的采样策略，才能达到准确反映作业环境被有害物质污染的程度和人体可能受危害水平的目的。

【空气样品采样的基本步骤】

1. 现场调查 为了正确选择采样点、采样方法和分析方法，确保监测结果准确，采样前必须深入生产现场做调查。调查内容如下：

(1) 生产中使用的原料和辅助材料，包括它们的名称、理化性质、使用数量等。

(2) 生产工艺流程，了解中间体、副产品及成品的名称和可能产生的废弃物和逸散物。

(3) 生产过程的情况，了解工人生产操作方式，工人经常停留的地点和时间，作业姿势和劳动习惯等，以及设备的跑、冒、滴、漏情况。

(4) 了解工作地点空气中有毒物质的存在状况，包括有毒物质的种类、在空气中存在的状态、估计浓度以及产生、分布和消散的规律或趋向等。

(5) 了解卫生防护措施。

2. 采样点的选择 采样点是指工人在生产过程中经常操作、观察、接触有害因素，能反映作业环境污染程度和工人接触水平的有代表性的作业地点。

(1) 选点原则

①采样点应设在有代表性的工人工作地点，尽可能靠近工人，但不影响工人的正常操作。

②选择的采样点必须包括空气中有毒物质浓度最高、工人接触时间最长的工作地点。

③采样器上的收集器高度应设在工人工作时的呼吸带处（约1.5m），且应注意防止待测物质直接飞溅入收集器内。

(2) 采样点的确定：应结合作业现场具体情况因地制宜。

①同一车间，同一有害因素，不同工种，不同设备，不同工序，须分别设采样点。凡有

待测毒物逸散的作业点也应分别设采样点，如配料、混料、投料、反应、出料、粉碎、过筛、包装和装运等每个环节都应设点。

②同一车间，同一有害因素，同一工种，同类设备或相同操作，至少设一采样点。

③管道化、自动化车间除在进料、取样和出料口要设监测点外、其它可逸散待测毒物处也应设测定采样点。

④工人移动作业时，可按经常移动的长度，10m 以下设一个测定点，10m 以上设两个测定点，或可将采样器架设于移动设备上，跟随工人移动。

如果要评价卫生防护措施的效果，可在车间内均匀布点，也可在有害物质的排放口、密闭装置内外和可能逸散毒物的缝隙口设点。并在使用安装防护设施前后采样对比。每个采样点必须采集两个平行样品，测得的结果之差不得超过 20%。

3. 采样方法的选择　必须在现场调查的基础上，根据被测物在空气中存在的形态（气体、蒸汽、粉尘）、理化性质（脂溶性、水溶性）和分析方法的灵敏度（分析方法的灵敏度决定采样仪器和采气体积的大小，采气体积要求一般在能够检测到最高容许浓度以下或接近于最高容许浓度的有害物质的量）选择适宜的采样方法和相应的吸收液、吸附剂，以达到采样的高效率。

4. 采样持续时间的确定　采样持续时间应满足测定方法的要求，可根据空气中待测毒物的估计浓度、采样速度和测定方法的线性范围来确定采样时间。气态物质一般采样时间为 15min，测得的结果为 15min 内的平均浓度。采样时间最短不得短于 5min，最长不得超过 45min。当生产操作时间不足 5min 时（例如瞬时排毒），宜在同一采样器内连续采 3 次样，每次采集所需空气样品的 1/3，累计时间为 15min，测得的结果为 15min 的平均浓度。用监测仪器、检气管等测定时、可每 3min 采样 1 次，15min 内测定 5 次，测定结果取其平均值。

5. 采样频率的确定

（1）对于经常性职业卫生监测，每年至少采样监测 1 天，上、下午各采样 1 次。对于超过了国家最高允许浓度的监测点，应每隔 3 个月复查 1 次，直至有害物质降到最高允许的浓度以内。

（2）对新建、改建、扩建的工矿企业，在进行验收或对劳动卫生防护效果进行卫生学评价时，要连续采样 3 天，上、下午各采 1 次。

6. 采样时机和样本数目　每个采样点、每个工作日内采样 3 次，每次均应采集平行样品。工作日内浓度变化不太大的采样点，可在工作开始 1 小时后的任何时间采样 2 次。浓度变化较大的采样点，应采样 2 次，1 次在浓度较高时采样，另一次在浓度最高时进行采样。采集空气样品时，应注意采集空白样品，以消除采样及操作误差，空白样品数一般为样品总数的 1/10。

7. 采样器材的选择与准备　采样仪器由盛有吸收剂的收集器、采气动力、流量计三部分组成，空气样品采集需准备的主要器材有：

（1）采集气态和蒸气态的有毒物质，使用吸收管（大型气泡吸收管、小型气泡吸收管和多孔玻板吸收管）、固体吸附剂管（活性炭管、硅胶管和多孔微球管等）、注射器或塑料袋等。

（2）采集气溶胶有毒物质时，使用滤料（微孔滤膜、过氯乙烯滤膜等）或冲击式吸收管。

（3）蒸汽态和气溶胶有毒物质共存时，使用浸渍滤料或滤料加固体吸附剂采集。

(4) 所用采样仪器必须完全符合仪器规格要求，在采样前必须进行检查、校正。

(5) 采样用的流量计（如转子流量计）必须在采样前经过校正，校正时需带着收集器进行，以克服收集器的阻力对流量的影响。

(6) 采样动力可根据需要选用各类抽气泵或专用采样器（气体采样器、粉尘采样器等）。

8. 采样记录　采样完毕后应作好详细的现场调查记录，内容包括采样地点（工厂、车间）、产品名称、生产工艺流程、生产过程中可能的毒物种类、毒物排放方式、排放量、排放规律；采样时的气象条件（气温、气湿、气压、风速……）、采气流量、采样时间、采样日期、采样者等。

三、水样的采集

水质分析数据的质量受许多因素的影响。例如采样、水样的前处理、试剂的纯度、仪器的稳定性及灵敏度，以及测定过程中均有不少因素可影响数据的准确性。采样是分析的基础，水样是否真正代表特定水体的水质，这对分析结果具有极其重要的意义。通常水样受时间和空间等因素的影响而变化很大，不管分析结果如何准确，如果样品在采集和保存时失去了代表性，则分析数据就失去了应有的价值。可以说，采样与分析同等重要。如果只重视分析操作而忽视了采样的科学性，那么所获得的测定数据是不准确的，也不能反映水质的实际情况。因此，我们必须保证水样采集的质量。

【采样的准备工作】　为了能采集有代表性的样品，必须收集有关资料，制订周密的采样计划。然后根据调查的目的，确定采样地点，采样的频率，时间和样品量等。主要包括采样容器的选择、洗涤、采样工具（采样器）的准备等。

1. 采样容器的选择　采样的容积应适合保存待测物质被分析的组分。无论是用玻璃瓶还是聚乙烯塑料瓶，都必须用塞子或瓶盖紧紧密封。

选择容器的原则：①容器不能是新的污染源。②容器壁不应吸收或吸附某些待测组分。③容器不应与待测组分发生反应。

上述原则对测定低浓度的组分更为重要。应按测定组分的特性，选择合适的容器。

2. 采样容器的洗涤　一般的洗涤方法是用清水或洗涤剂清洗，先除去容器上的灰尘和油垢，用自来水冲洗干净后再用稀硝酸浸泡数小时，最后再用自来水和蒸馏水冲洗 2～3 次。

现场采样时，还需用水样洗涤容器数次。但是采集测苯并（a）芘、有机氯、油类水样时，不能用水样洗涤容器，以免吸附。

3. 采样工具的准备　采集表层水样最简单的工具就是水桶。其他有单层采水瓶、直立式采水器、手摇泵、电动泵（采水）及深层采水器等，均能用于深层水采样。

对于较大的河流、湖泊、水库采样，要准备水上交通工具，最好有专用的监测船或采样船。条件不允许的，也要备好一般的船只，但要考虑安全、灵活，可到达任一采样位置。

【水样采集】

1. 水样采集量　测定项目不同对水样量有不同的要求，水量的多少必须能满足分析的要求。根据分析方法作出估算并适当增大；一般应该适当增加 20%～30%的量，作为实际采样量。一般项目的测定需要 3～5L 水样，测定氨氮的水样用量为 400ml，亚硝酸盐为 50ml，硝酸盐为 100ml。样品量过少是无法满足分析要求的。

2. 样品类型

(1) 瞬时样品：已知水体的组成在较长的时间与较大的范围内是稳定的，可采集瞬时样品。

（2）混合样品：在同一采样点与不同时间采集的瞬时样品的混合样品，这种混合样品对观察平均浓度是很有用的。

（3）综合样品：根据一定的目的，分析同时取自不同采样点混合样。

3. 采集水样时现场测定项目及水文参数的测量　测定的项目一般包括水温、pH、溶解氧、电导率、氧化还原电位等；水文测量的内容包括水位、流速、流量等。

4. 采集水样注意事项

（1）做好采集记录：采样前印制好详细的采样记录表，采样的同时，要认真填写采样记录表。内容包括：水体（河流、湖泊、水库）名称、断面名称、采样点、编号、采样时间、天气、气温、水位、流速、流量、现场监测项目、采样人姓名等。

（2）按水样储存时间的要求，采样时要加入相应的保存剂。测定水中氨氮、亚硝酸盐氮、硝酸盐氮时，加入保存剂 H_2SO_4 至 pH<2，可保存 24h。

（3）采样前，容器应先用混合均匀的水样充分洗涤 2～3 次，然后正式取样。

（4）在较浅的小河或靠近岸边采集水样时，要注意避免搅动沉积物而使水样受污染。此时采样应从下游向上游方向采样。

（5）采集表层水样时，应注意不能混入漂浮于水面上的物质。

（6）采集有代表性的地下水样品，须考虑地理、气象、地质、水文、生态、环境等综合性因素。

5. 水样的保存　按照科学的正确方法采集了所需要的水样后，要使各种干扰因素的影响降低到最小程度，减少水样组分的变化，使水样具有代表性，应该缩短从采样到分析的间隔时间，及时分析。如果做不到现场分析，除尽量缩短水样的运送时间外，需采取水样的保存。测定“三氮”水样的冷藏保存方法即水样在 4℃左右保存，最好放在暗处或冰箱中，抑制微生物的活动，减缓物理作用和化学作用的速度。这种保存方法对以后的分析测定没有影响。

6. 水样的管理和运送　为了使水样不受污染，损坏和丢失，必须在采样后做好管理和运送工作。除在采样的同时填写采样记录外，样品加入保存剂后要填写样品标签。标签内容有：样品编号、采样时间、采样断面、采样点、加入保存剂种类及数量、监测项目、采样者。标签要与采样记录核对，然后须写样品登记表。样品登记表内容包括：样品名称、编号、采样断面及采样点、采样时间、加入保存剂种类及数量、监测项目、送样人员（签名）、接收样品人员（签名）。

样品运送过程的注意点：

（1）根据采样记录和样品标签清点样品，以防搞错和遗失。

（2）样品容器要密封。

（3）做好样品包装工作，防止因运送过程中的震动、碰撞而导致样品损失或沾污。

（4）需冷藏的样品，应放在有制冷剂的隔热容器内。

水样安全送达实验室后，接送样品人员要办理交接手续。

四、土壤样品的采集与制备

【土壤样品的采集】　土壤样品的采集方法与制备对于分析结果和评价十分重要。所采土样应具有代表性，能真实地反映自然界的土壤情况。土壤采集的地点、层次、方法、数量、时间，都是由采样分析的目的来决定的。在调查研究的基础上，根据需要和可能，布设采样地点，以代表一定面积的地区或地块；并挑选一定面积的对照地区或地块，布置一定的采样地点。

1. 采样点选择　每个采样地点，实际上是一个采样测定单位，它更应具体代表它所在整个田块的土壤。由于土壤本身在空间分布上具有一定的不均匀性，应多点采样，均匀混合，以使土壤具有代表性。在同一个采样测定单位里，如面积不大，在 1500～2000m² 以内的，可在不同方位上选择 5～10 个有代表性的采样点。采样点的分布应尽量照顾土壤的全面情况，不可太集中。下面介绍几种采样的方法（图实 1-5）。

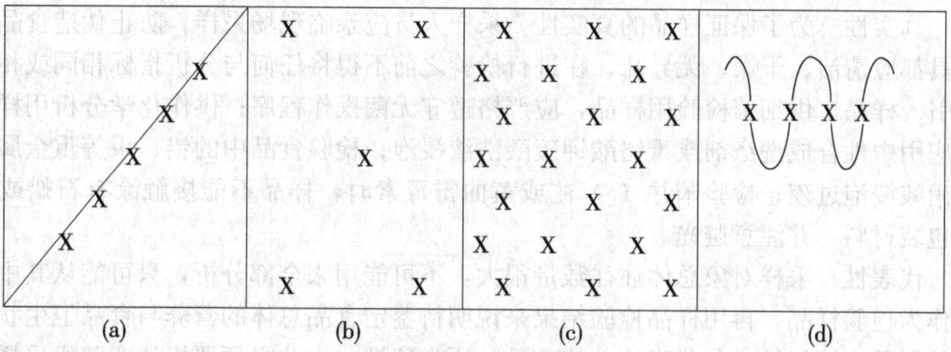

图实 1-5　采样方法

（a）对角线采样法；（b）梅花形采样法；（c）棋盘式采样法；（d）蛇形采样法

2. 采样深度　一般了解土壤污染情况，采样深度只需取 15cm 左右的耕层土壤和耕层以下的土层（15～30cm）土样。如要了解土壤污染深度，则应按土壤剖面层次分层取样。

3. 采样时间　了解土壤污染状况，可随时采集土样测定，需要了解在土壤上生长的植物污染状况，则可在植物收获季节同时采集土壤和植物样品。

4. 土样数量　由于测定所需的土壤样品是多点混合而成的，取土量往往较大，而实际进行测定并不要太多。一般说来，采样 1kg 左右，对多点采集的土样，可反复按四分法弃取，最后留下所需土量。

5. 采样时注意事项　采样点不要选在田边、路边或肥堆旁。经过四分法最后剩下的土样应装入塑料袋中，同时写两张标签，一张放在袋内，一张扎在袋口。标签上记载采样地点、日期、样品情况、采样人等项目。同时，把有关该采样点的详细情况记载在记录本上。

【土壤样品的制备】

1. 土样的风干　除了测定游离挥发酚等项目（因在土壤中不稳定）需用新鲜土样外，大多项目需要风干土样。风干的土样比较容易混合均匀，重复性、准确性都比较好。将田间采回的土样全部倒在塑料薄膜或纸上，趁半干状态时把土块压碎，除去植物残根等杂物，铺成薄层，经常翻动，在阴凉处使其慢慢风干。

2. 磨碎与过筛　风干后的土样，用有机玻璃或木棒碾碎后，过 2mm 筛（最好用塑料制品）。风干的细土反复按四分法弃取，最后留下足够分析用的数量（重金属测定可留约 100g）。

3. 土壤含水量的测定　可在百分之一精度的天平上，称取土样20～30g，置于铝盒中。在 105℃下烘 4～5h，干燥至恒重，计算水分重占烘干土样重的百分数。

五、食物样品采集

【食品样品的采集与制备】

1. 采样目的

(1) 制定一个地区的食物营养成分表。应注意食物的地区性、季节性、成熟程度、生长部位、食物的不同部位、储藏及加工等因素。这些因素均能影响食物的营养素含量。

(2) 了解某批食品的营养成分或食品卫生质量。应注意食品的包装、储藏及加工等因素。同一总体中的食品因诸多因素的影响使得其营养素含量，特别是食品卫生质量各不相同。

2. 采样原则

(1) 真实性　为了保证样品的真实性，采样人员应亲临现场采样，防止伪造食品；一切采样工具都应清洁、干燥、无异味，在进行检验之前不得将任何与分析指标相同或相关的外来物质引入样品。供细菌检验用样品，应严格遵守无菌操作程序；供作化学分析用样品，采样用具应用中性合成洗涤剂或重铬酸钾硫酸洗液浸泡；检验食品中的铅、汞等重金属时，容器用稀硝酸浸泡过夜；检验苯并 (a) 芘或黄曲霉毒素时，样品不能接触涂有石蜡或有荧光物质的包装材料，并注意避光。

(2) 代表性　采样对象总体往往数量很大，不可能用来全部分析，只可能从其中抽取一小部分作为检验样品，再用样品检验结果来说明待鉴定食品总体的营养与食品卫生状况，因此采集的样品应该能够充分代表该总体食品的所有特性，由此必须严格注意随机采样。

(3) 准确性　采样记录必须准确，务必填写在事前设计好的采样单上，并紧附于样品，严禁随便记在小纸片上。

(4) 及时性：要及时到现场采样，并及时将样品送回实验室分析。

3. 采样步骤

(1) 采样准备　采样前必须审查待鉴定食品的所有证件，包括食用情况、运货单、卫生防疫部门、商检部门、兽医检验部门、工厂质检部门等有关检验报告和证明书；还应尽可能了解其原料来源、加工方法、储存、运输、销售等各个环节具体情况；明确采样目的，确定采样件数，准备采样用具，制定合理可行的采样方案。

(2) 现场调查　了解待鉴定食品的一般情况，记录食品种类、数量、批号、生产日期、加工方法、储运条件（包括起运条件）、销售卫生情况，观察该批食品的整体情况，包括感观性状等。进行现场感观检查的样品数量为总量的1%～5%。如发现包装有破损变形，食品有腐败、霉变、酸败、生虫、污秽不洁等，应按感观性质或污染程度分类，分别进行采样。

4. 采样方法　正确采样是食品检验的首要环节，检验取样一般应取食物的可食部分。不同食品要用不同的采样方法。

(1) 液体、半液体均匀食品：如植物油、鲜奶、酒、饮料等。

①采样以一池、一缸、一桶为一个采样单位，搅拌均匀后采集一份样品；如容量过大，可按高度分上、中、下三层，每层四角和中央各取等量样品，混合后再采送检样。

②流动的液体食品，可定时、定量从输出口取样，混合后再采送检样。

③大包装食品，如用铝桶、铁桶、塑料桶包装的液体、半液体食品，采样前要用采样管徐徐插入容器底部，将液体吸出作感官检查，然后将液体食品充分混匀，用采样器取样。

(2) 固体散装食品　采集大量散装固体食品样本，如粮食、油料种子、豆类、花生等，可采用几何法、分区分层法采样。几何法是把整个一堆食品看成为一种几何立体（如立方体、圆锥体、圆柱体等），取样时首先把整堆物品想象为若干体积相等的部分，从这些部分中取出相等的样品混合为初级样品。

①对在一粮堆、库房、船舱、车厢里堆积的食品进行采样，为使采样点分布合理，可用分层采样法，即分上、中、下三层或等距离多层，每一层断面按“梅花五点法”采样，即在中心和四角分别采取等量小样，混合为初级样品。

②对大面积平铺散装食品可先分区，每区面积不超过 $50m^2$，并各设中心、四角五个点，两区以上者相邻两区的分界线上有两点共有，即在两区八点、三区十一点、四区十四点……上采取等量小样，边缘上的点设在距边线 50cm 处，然后再分区采样，混合为初级样品。

③对正在传送的散装食品，可从食品流上定时、定量采取小样。

④对颗粒、粉末状固体食品用“四分法”采样。初级样品数量较多，为采取规定数量的样品送检，需用“四分法”分样。即将取得的样品堆放在干净的平面塑盘或塑料薄膜上，然后从下面铲起，在中心上方倒下，再换一个方向进行，反复操作直至样品混合均匀；然后将样品平铺成正方形，用分样板划两条对角线，去掉其中两对角的样品，剩余部分再按上述方法分取，直到最后剩下的两对角样品数量接近采样要求为止。袋装初级样品也可事先在袋内混合均匀，再平铺成正方形采样。

（3）完整包装或小个食品　采样件数按以下方法确定：按食品件数的 10%～20%计；按重量的 5%～10%计；按总件数的平方根或千分之二计，或按“ISO 抽样数目表”（表实 1-1）采样。

实表 1-1　ISO 抽样数目表

构成总体的样品数目	抽样数目		
	均匀性良好者	均匀性一般者	均匀性差者
2～	2	2	2
9～	2	3	5
16～	3	5	8
26～	5	8	13
51～	5	13	20
91～	8	20	32
151～	13	32	50
281～	20	50	80
501～	32	80	125
1201～	50	125	200
3201～	80	200	315
10001～	125	315	500
35001～	200	500	800
150001～	315	800	1250
500001～	500	1250	2000

①各种大桶、箱、缸的大包装食品，先确定采样件数，然后将每件食品打开，结合上述液体、半液体、固体样品采样方法采样。

②各种袋装、瓶装、灌装的定型小包装食品（每包＜1000g），如奶粉、白糖、饮料、罐头等，可按生产时期、班次、包装、批号随机抽样。

③水果、西红柿等可取一定的个数。

(4) 不均匀食品、蔬菜、鱼、肉、蛋类等食品应根据检验目的和要求，从同一部位采集小样，或从具有代表性的各个部位采取小样，然后经过充分混合得到初级样品。①肉类：应从整体各部位取样（骨和毛发除外）；②鱼类：如为小鱼可取2～3条，大鱼则从头、体、尾各部分取适量；③蔬菜：如葱、菠菜等可取整棵，莲白、青菜等可从中心剖开成二或四个对称部分，取其中一个或两个对称部分；④蛋类：可根据检验目的将蛋黄、蛋清分开取样，也可按一定个数整蛋取样。⑤被污染及食物中毒可疑食品：可根据检验目的，结合食品感官性状、食品污染程度、特征分别采样，这类样品切忌与正常食品相混。

5. 采样数量　采样数量应能反映该食品的营养成分或卫生质量，并能满足检验项目的需要。送检样品应为可食部食品，约为检验需要量的4倍，通常为一套3份，每份不少于0.5kg，分别供检验、复验和备查用。同一批号的完整小包装品，250g以上的包装不得少于6个，250g以下的包装不得少于10个。在我国食品卫生检验方法标准中，对不同被检物采样量作了具体规定。

6. 采样记录　按要求作好现场采样记录，其内容包括：检验项目、品名、生产日期或编号、产品数量、包装类型及规格、贮运条件及感官检查结果；还要写明采样单位和被采样单位名称、地址、电话、采样日期、容器、数量、采样时的气象条件、标准依据及采样人等。采样后要填写采样单一式两份，采样单位和采样人应签名盖章。无采样记录的样品，不得接受检验。

7. 样品的处理和制备

(1) 样品运输：采好的样品应放在密闭干净的容器内，避光存放，并在4小时内送回实验室。运输途中要防止样品漏、散、损坏、氧化分解、挥发吸潮、污染变质。气温高时，样品宜低温运送。送回实验室后要在适宜条件下保存。如果送检样品感官检查已不符合食品卫生标准或已腐败变质，可不必再进行理化检验直接判为不合格产品。

(2) 平均样品制备：用作检验的样品必须制成平均样品，其目的在于保证样品十分均匀，使取任何部分都能代表全部待检食物的特征，真正的平均样品可望获得精密度良好的测定结果。

①一般固体样品：用粉碎机将样品粉碎过20～40目筛，高脂肪固体样品（如花生、大豆）需冷冻后立即粉碎，再过20～40目筛。

②高水分食品：如蔬菜、水果等，将可食部加适量蒸馏水，用高速组织捣碎机制成匀浆。

③肉类：用绞碎机捣成肉泥，能溶于水或有机溶剂的样品成分，则用相应溶剂萃取。

④蛋类：去壳后用打蛋器打匀。

⑤液体或浆体食品：如牛奶、饮料、植物油及各种液体调味品等，可用玻璃棒或电动搅拌器将样品充分搅拌均匀。样品制备时，必须预先去除果核、骨和鱼鳞等非可食部分，然后进行样品的制备。样品的制备也要根据不同的要求而定，例如，一般鱼类新鲜度的检验，取样部分要在鱼鳍两侧的肌肉取样，进行制备。

(3) 样品保留：样品在检验结束后一般应封存保留一个月，以备需要时复查，保留期限从检验报告单签发之日算起。易变质食品不予保留，保留样品应尽可能保持其原状。保留方法可根据食品种类、性质、检验目的、保留条件及合同中的规定来决定。

对检验结果有怀疑或争议时，可对样品进行复验。国际贸易中，双方在交货时，对食品的质量是否符合合同中的规定产生分歧，也需要进行复验。如果双方争执较大，还可由双方一起采样检验或将样品委托权威公正的第三方检验。

（4）检验方法的选择：在国家标准测定方法中同一检验如有两个或两个以上检验方法时，各地可根据不同条件选择使用，但以第一法为仲裁法。

六、生物材料样品的采集与制备

【尿样的收集与保存】 尿液的主要成分是水、尿素及无机盐类等。这些化学物质的浓度随食物、饮水及一昼夜内的生理变化等因素的影响而有很大差异。在不同的时间内收集的尿液其成分可有不同。尿液标本收集的方式因需要而定。

1. 任意尿的收集 任意时间留取标本均可以。

2. 晨尿 晨尿不受当天膳食的影响，其化学成分较恒定，留取标本方便，尿液较为浓缩，故采用较多。留取方法即收集清晨起床后的第一次全部尿液。

3. 24h 尿 多数化学定量分析，必须收集 24h 混合尿。此能准确的代表每日从尿液中排出物质的量，但留取比较困难。收集方法是：一般在清晨 6 点整，嘱受检者排尿并弃去，然后收集 24h 内的全部尿液于收尿瓶中（瓶中事先放 2ml 浓盐酸作为保护剂），注意收集次晨 6 点整最后一次排出的尿液（无论受检者是否有排尿感，6 点整须排最后一次尿），量总体积。混匀后取出大约 60ml 于棕色瓶中，加甲苯 4 滴，并在送检单上写明尿总量，从速送检。

4. 负荷尿 负荷尿的收集一般在早餐后开始收集，先要求受试者排空膀胱中尿液，此时开始计时，然后口服维生素素 B_1 5mg、维生素 B_2 5mg、尼克酸 50mg、维生素 C 500mg（按测定需要选服或几种均服），将服药后 4 小时内所排出尿液全部收集于一放有防腐剂的棕色瓶中（注意收集 4h 末的最后一次尿），量体积后，取约 100ml（天热时可加 2～3 滴甲苯）尿液，调 pH 为 4.0 后，立即送检。即可测定维生素 C、维生素 B_2、维生素 B_1 等水溶性维生素。

收集尿液如不能立即进行实验，则应置于冷暗处或冰箱保存，必要时可以在收集尿液的容器内加入盐酸、草酸、甲苯等防腐，通常每升尿中约加 5ml 甲苯或 5ml 盐酸或 2g 草酸即可。应注意测肌酐时，尿液不能用草酸作防腐剂，否则使结果偏高。

【血样采集和保存】

1. 采血部位 采取血液的部位和方法，须视采血对象、检验项目、试验方法及所需血量而定。需血量少的微量检查，从毛细血管采血即能满足需要，特别是对采血比较困难的婴幼儿，尤为适用。检验项目较多，需血量较大时，则以静脉采血为宜。

（1）毛细血管采血：成人可在手指或耳垂，婴幼儿则在大拇趾或足跟部采血，穿刺部位应无炎症或水肿，以免影响结果。

①手指：以选左手食指、中指或无名指为宜。先将采血手指充分按摩或浸入热水中片刻，使血液旺盛。用 75％乙醇棉球消毒皮肤，并擦去油脂。干后，术者以左手拇、食、中三指紧捏采血手指的指端上部，以减少疼痛感觉；同时，右手持消毒的直形三棱针或弹簧刺血针刺破指端。动作必须敏捷熟练。刺入深度视皮肤厚薄而定，一般 2～3mm 即可。让血液自然流出，不宜用力挤压，以免掺入组织液影响结果。第一滴血用棉球拭去，然后用血红蛋白吸管或微量吸管吸取，所采血样应及时编号，以免搞错。

②耳垂：先用按摩或热敷使耳垂充血，按常规消毒皮肤，用三棱针刺后让血液自行流

出。耳垂感觉比较迟钝，受检者看不见操作，可减少精神紧张和痛感。

(2) 静脉采血：采血器材和操作步骤应严格遵守无菌操作规程。采血部位，成人多用肘前静脉，肥胖者也可用腕背静脉。婴幼儿常用颈静脉，偶尔用前囟静脉采血。

采血前，对受检者要进行必要的解释，以免精神紧张。肘前或腕背静脉：一般采取坐位，肘下面垫一枕头使前臂伸展，缚压脉带，请受检者紧握拳头数次，摩擦采血部位，使静脉怒张。用碘酒、75%乙醇消毒皮肤。术者左手固定静脉、右手持注射器穿刺，见有回血后，用左手固定针筒，右手抽动针芯抽取所需血量。在拔针前放松脉带，以免发生血肿。拔针后用消毒棉球轻压针眼，弯曲前臂 2～3min。

2. 血样的收集与保存　血样离开血管，即自行凝固，但血细胞的代谢活动并未终止，血液接触空气后引起细胞内外一系列成分的变动，溶血标本更增加这种变动的可能性。因此，采血后必须即时处理，尽快进行检验。

(1) 全血、血浆或血清的选择

①全血：虽然某些物质主要含在红细胞内，但也可以采用全血进行分析。例如，测定血红蛋白浓度，转羟乙醛酶、谷胱甘肽还原酶活性可采全血进行分析。

在收集动物或人体血液时，一方面要注意器具需清洁干燥，另一方面要及时加入适当的抗凝剂，以防止血液凝固。血液取出后，迅速盛于有抗凝剂薄膜的试管内，同时轻轻摇动，使血液与抗凝剂充分混合，以免形成凝血小块。取得的全血如不立即进行检验，应储存于冰箱中。

②血浆或血清：加入抗凝剂之后的全血在离心机中离心，则血球下沉，上清液即血浆。收集血液时不加抗凝剂，在室温下 5～20min 即自行凝固，通常经 3h，血块收缩即分出血清。血浆同血清主要区别是，前者含纤维蛋白原，而后者不含，其他成分基本相同，两者比较，血浆分离更快，所得量更多。

血清成分更接近于组织液的化学组成，测定血清中有关物质的含量，比全血更能反映机体的情况，近代设计的常规分析，几乎全部都用血清进行。血清或血浆中葡萄糖十分稳定，多数血清酶也是稳定的。血清中无机离子在室温中最少可稳定 8 小时，在冰箱内可稳定若干天。在鉴定维生素 A、维生素 C、维生素 D 等维生素的营养水平时，常用血清或血浆分析维生素 A、视黄醇结合蛋白、维生素 C、25 -羟基 D_3 等指标。在鉴定矿物盐的营养水平时，也常采血清进行分析。

在制备血清或血浆时，必须严格防止溶血，故要求采血的一切用具（注射器、针头、试管）务必清洁干燥，切忌剧烈振摇，并要求及时分离血清或血浆，因为放置时间过久，也可能出现溶血。

(2) 血细胞　红细胞维生素 B_1 浓度、维生素 B_2 浓度、谷胱甘肽还原酶活力及白细胞维生素 C 含量等是维生素 B_1、维生素 B_2、维生素 C 等维生素营养水平的良好指标，为此，首先必须把红细胞、白细胞分离出来才能进行分析。是否测定这些指标可以根据实验目的、人力、物力等具体情况而定。

3. 常用抗凝剂及其性质　肝素为一种含硫酸基的黏多糖，常用其钠、钾、锂盐。能阻止凝血酶原转化为凝血酶，从而抑制纤维蛋白原形成纤维蛋白。

肝素是一种良好抗凝剂，极少产生溶血，对血液中电解质测定时最为适用。其缺点是抗凝能力也有一定时间的限制。

一般 1ml 血液需用肝素 0.1～0.2mg 或 20IU（1mg 相当于 126IU）配成 0.25%～0.5%

水溶液使其接触采血容器整个内壁，在 37～56℃横放烘干，备用。

【脏器组织样品的采集和保存】 在一些科研中，也有取脏器组织进行测定而得到结果。为了测定结果的准确和可比性，取脏器组织时要取同一页、同一部位脏器组织作为样品。样品去被膜、结缔组织，用去离子水冲洗，除去血污或其他液体，滤纸吸干备用。低温保存时间不宜长，稍长即用液氮保存。有机毒物一般在脂肪中含量较高，故应分离肌肉；无机元素一般在肌肉中，应分离脂肪；取骨骼应去筋膜、肌肉等；肾则须将皮质、髓质分离。毛发近皮肤处为近期生长，为了测定结果的可比性，亦取近皮肤处毛发，毛发应洗去外源性污染物（如金属元素）。

（梁绍先　刘红）

实验二 漂白粉中有效氯含量、水中余氯量及需氯量的测定

一、漂白粉中有效氯含量的测定——碘量法

【目的】 掌握碘量法测定漂白粉中有效氯含量的原理和方法。

【原理】 漂白粉中有效氯在酸性溶液中与碘化钾反应而生成一定量的碘，用硫代硫酸钠标准溶液滴定碘，即可根据硫代硫酸钠标准溶液的用量计算出漂白粉中有效氯的含量。

$$KI + CH_3COOH \longrightarrow CH_3COOK + HI$$

$$2HI + Ca(OCl)Cl \longrightarrow CaCl_2 + H_2O + I_2$$

$$I_2 + 2Na_2S_2O_3 \longrightarrow 2NaI + Na_2S_4O_6$$

【器材】 研钵、玻棒、50ml 碱式滴定管、100ml 容量瓶、250ml 碘量瓶、100ml 烧杯、100ml 量筒、25ml 移液管、1ml 及 2ml 刻度吸管

【试剂】

1. 0.1mol/L 硫代硫酸钠标准溶液　将已标定过的硫代硫酸钠溶液用煮沸冷却后的蒸馏水稀释成 0.1mol/L。

标定方法：称取 25g 硫代硫酸钠（$Na_2S_2O_3 \cdot 5H_2O$）于 250ml 烧杯中，用蒸馏水溶解后，移入 1000ml 棕色容量瓶中，用水稀释至刻度，加入 0.4g 氢氧化钠防分解，暗处静置 1 周后进行标定。

准确称取两份经 105℃干燥 2h 的碘酸钾（AR），每份约 0.15g，分别放入 250ml 碘量瓶中，于每瓶中各加入 50ml 蒸馏水，稍加热使其溶解后，再加入碘化钾 3g 和 10ml 冰醋酸，加塞混匀暗处静置 5min，分别在每瓶中加入 50ml 水，用待标定的硫代硫酸钠溶液滴定瓶内溶液至淡黄色时，加入 0.5%淀粉溶液 1ml，此时溶液呈浅蓝色，继续滴加硫代硫酸钠溶液直至蓝色刚褪去，记录硫代硫酸钠溶液用量。按下式计算 $C_{Na_2S_2O_3}$

$$C_{Na_2S_2O_3}\ (mol/L) = \frac{m_{KIO_3} \times 6 \times 1000}{V_{Na_2S_2O_2}\ (ml) \times M_{KIO_3}}$$

2. 0.5%淀粉溶液　称取 0.5g 可溶性淀粉于 250ml 烧杯中，加少量水调成糊状后，再加入 100ml 沸水，并煮沸至溶液澄清透明，冷却备用。此溶液不宜保存，应临用时配制。

3. 碘化钾

4. 冰醋酸

【操作步骤】

1. 用研钵将待测样品磨碎呈细粉末状后，准确称取 0.71g，放于 100ml 烧杯中。

2. 加少量蒸馏水调成糊状，再加入蒸馏水使成悬浮液。将其移入 100ml 棕色容量瓶内，用少量蒸馏水冲洗烧杯，将洗液全部倾入容量瓶，反复冲洗数次，直至烧杯中漂白粉完全转入容量瓶中，加蒸馏水至刻度后，混匀溶液。

3. 称取两份 0.75g 左右的碘化钾分别置于 250ml 碘量瓶中，于每瓶中加入 80ml 蒸馏水，使之溶解后加入 2ml 冰醋酸；再用移液管加入 25ml 漂白粉悬浮液。此时立刻产生棕色，加塞振荡碘量瓶，混匀溶液后，暗处静置 5min。

4. 用滴定管将 0.1mol/L 硫代硫酸钠标准溶液加入碘量瓶中，边滴边振荡碘量瓶，直至溶液变成淡黄色；加入 0.5%淀粉溶液 1ml，此时溶液呈浅蓝色，继续滴加 0.1mol/L 硫代硫酸钠标准溶液直至蓝色刚刚褪去为止，记录硫代硫酸钠标准溶液用量。重复上述步骤，滴定另一碘量瓶中的溶液至蓝色刚褪去，记录用量，求得硫代硫酸钠标准溶液平均用量，并用平均值按下式计算有效氯的含量。

【计算】

$$有效氯（\%）=\frac{\frac{V}{1000}\times\frac{0.1}{2}\times\frac{M_{Cl_2}}{2}\times\frac{100}{25}}{0.71}\times 100$$

式中，V 为 0.1mol/L 硫代硫酸钠标准溶液用量（ml）。

【注意事项】

1. 漂白粉的研磨要充分，应使用称量瓶加盖称取漂白粉，以免腐蚀天平。

2. 取样品悬浮液时应先将液体摇匀。

3. 应在加入样品悬浮液之前先加入 KI，以免样液先与冰醋酸反应生成氯气，从而丢失一部分有效氯使测定结果偏低。

4. 平行实验所用试样暗置时间应相同。

5. 滴定至溶液呈淡黄色时再加淀粉溶液，不宜加得过早，因为当溶液中还有大量 I_2 存在时，I_2 被淀粉牢固吸附，不易立即与硫代硫酸钠标准溶液作用，使蓝色褪去迟缓而产生误差。

6. 加淀粉后，第二次滴加硫代硫酸钠溶液时，只加少量几滴即可达到终点，注意控制滴定速度。

二、水中余氯的测定——邻联甲苯胺比色法

【目的】 掌握邻联甲苯胺比色法测定水中余氯的原理和方法。

【原理】 在 pH 小于 1.8 的酸性溶液中，余氯与邻联甲苯胺反应，生成黄色醌式化合物，可用重铬酸钾-铬酸钾溶液配制的永久性余氯标准溶液进行比色定量。

【器材】 恒温水浴箱、50ml 具塞比色管、50ml 移液管

【试剂】

1. 磷酸盐缓冲贮备溶液 分别称取 22.86g 和 46.14g 经 105℃烘烤 2h，置于干燥器中冷却后的无水磷酸氢二钠和无水磷酸二氢钾。将此两种试剂共溶于纯水中，并稀释至 1000ml。静置 4 天，使其中胶状杂质凝聚、沉淀，过滤后备用。

2. 磷酸盐缓冲溶液 量取 200ml 磷酸盐缓冲贮备溶液于 1000ml 容量瓶中，加纯水稀释至刻度，此溶液 pH 值为 6.45。

3. 重铬酸钾-铬酸钾溶液 分别称取 0.1550g 和 0.4650g 干燥的重铬酸钾和铬酸钾，溶于磷酸盐缓冲液中，并稀释至 1000ml。此溶液所产生的颜色相当于 1mg/L 余氯与邻联甲苯胺所产生的颜色。若水样中的余氯大于 1mg/L，则需另行配制较浓的余氯比色系列并按照与下述永久性余氯比色溶液相同的步骤配制。将重铬酸钾及铬酸钾的量增加 10 倍，配成相当于 10mg/L 余氯的标准色列，再适当稀释，即为所需的较浓余氯标准色列。

4. 0.01～1.0mg/L 永久性余氯标准比色管的配制方法 取 14 支 50ml 具塞比色管，按

表实 2－1 配制，避免日光照射，可保存 6 个月。

表实 2－1　永久性余氯标准比色溶液配制表

管号	1	2	3	4	5	6	7	8	9	10	11	12	13	14
重铬酸钾—铬酸钾溶液（ml）	0.25	0.50	1.50	2.50	5.00	10.0	15.0	20.0	25.0	30.0	35.0	40.0	45.0	50.0
磷酸盐缓冲液（ml）	稀释至 50ml													
余氯（mg/L）	0.005	0.01	0.03	0.05	0.10	0.20	0.30	0.40	0.50	0.60	0.70	0.80	0.90	1.00

5. 邻联甲苯胺溶液　称取 1.35g 二盐酸邻联甲苯胺溶于 500ml 纯水中，在不停搅拌下将此溶液加至 150ml 浓盐酸与 350ml 纯水的混合溶液中，盛于棕色瓶内，在室温下可保存 6 个月。当温度低于 0℃时，邻联甲苯胺将析出，不易再溶解。

【操作步骤】

1. 先吸取 2.5ml 邻联甲苯胺溶液于 50ml 比色管中，再加入 50ml 澄清水样，混匀。水样的温度最好为 15～20℃，如低于此温度，应先将水样放在温水浴中，使水样温度提高到 15～20℃。

2. 水样与邻联甲苯胺溶液混合后，立即进行比色，所得结果即为游离性余氯；如放置 10min 使产生最高色度，再进行比色，所得结果为水样的总余氯。

【计算】

1. 直接与余氯标准色列比较得出总余氯及游离性余氯浓度，mg/L。

2. 化合性余氯＝总余氯－游离性余氯，mg/L。

【注意事项】

1. 此法检测浓度为大于 0.01mg/L 的余氯。

2. 水中有悬浮物时，可离心去除。

三、水中需氯量的测定——邻联甲苯胺比色法

【目的】

1. 掌握邻联甲苯胺法测定水中需氯量的原理和方法。

2. 掌握水中需氯量的概念。

【原理】　在水样中加入不同量的氯，经一定接触时间后，用邻联甲苯胺比色测定剩余氯，根据需氯量曲线求出最低需氯量。

【器材】　恒温水浴箱、250ml 碘量瓶、50ml 具塞比色管、25ml 滴定管。

【试剂】

1. 邻联甲苯胺溶液及永久性余氯标准比色溶液　配制方法同水中余氯的测定。

2. 0.1％有效氯标准溶液　配制方法同碘量法测定漂白粉中有效氯含量。标准溶液易分解，必须临用前现配。

【方法】

1. 取 10 个 250ml 碘量瓶，编号，分别加入 200ml 水样，用滴定管分别依次向各瓶中加入 0.1％有效氯标准溶液 0.00ml、0.25ml、0.50ml、0.75ml、1.00ml、1.50ml、2.00ml、3.00ml、4.00ml、5.00ml，盖好瓶塞，摇匀，置于暗处。记录水温和时间（加氯溶液时，每瓶相隔 2～3min，以便有充分时间测定余氯）。

2. 经过预定接触时间（如 30min 或 60min）后，从每瓶中取出 50ml 水样，放于预先加有 2.5ml 邻联甲苯胺溶液的 50ml 比色管中混匀，暗处放置 10min 后，比色测定总余氯。

3. 以余氯值为纵坐标，加氯量为横坐标绘制需氯量曲线，根据预期氯化结果所需的余氯量，从需氯量曲线中查得加氯量。

【计算】

$$需氯量（Cl_2，mg/L）=加氯量（Cl_2，mg/L）-余氯（Cl_2，mg/L）$$

【注意事项】

1. 结果报告中应注明水温和接触时间。研究饮水消毒时应在不同接触时间与温度下比较各种加氯量所产生的结果，同时必须配合细菌检验才能得到可靠结果。

2. 水样中还原性无机物、氨、氰化物以及许多能与氯反应的有机物对测定有干扰。

（刘娟）

实验三　水中总大肠菌群测定
——多管发酵法

总大肠菌群系指一群需氧及兼性厌氧的，在37℃生长时能使乳糖发酵，在24h内产酸产气的革兰阴性无芽胞杆菌。总大肠菌群数系指每升水样中所含有的总大肠菌群的数目。在饮用水的微生物安全监测中，普遍采用正常的肠道细菌作为粪便污染指标，而不是直接测定肠道致病菌。

【应用范围】　本法适用于饮用水、水源水，特别是混浊度含量高的水质中总大肠菌群的测定。水样中总大肠菌群数的含量，表明水被粪便污染的程度，而且间接地表明有肠道致病菌存在的可能性。

【原理】　根据总大肠菌群应具有的生物特性，如革兰阴性无芽胞杆菌，在37℃24h内能发酵乳糖并产酸产气，能在选择性培养基上产生典型菌落。

【器材】

1. 高压蒸汽灭菌器。
2. 干热灭菌箱。
3. 恒温培养箱。
4. 冰箱。
5. 显微镜。
6. 放大镜。
7. 试管、平皿（直径9cm）、刻度吸管等，置于干热灭菌箱中160℃灭菌2h。
8. 革兰染色用有关器材。

【试剂】

1. 乳糖蛋白胨培养液

（1）成分：蛋白胨10g，乳糖5g，牛肉膏3g，氯化钠5g，1.6%溴甲酚紫乙醇溶液1ml，蒸馏水1000ml。

（2）制法：将蛋白胨、牛肉膏、乳糖与氯化钠置于1000ml蒸馏水加热溶解，调整pH为7.2～7.4，再加入1ml 1.6%溴甲酚紫乙醇溶液，充分混匀，分装于装有倒管的试管中，置高压蒸汽灭菌器中，以115℃灭菌20min，贮存于冷暗处备用。

2. 三倍浓缩乳糖蛋白胨培养液　按上述乳糖蛋白胨培养液浓缩3倍配制。

3. 品红亚硫酸钠培养基（供多管发酵法用）

（1）成分　蛋白胨10g，乳糖10g，磷酸氢二钾3.5g，琼脂15～30g，蒸馏水1000ml，无水亚硫酸钠5g左右，5%碱性品红乙醇溶液20ml。

（2）储备培养基的制备　先将琼脂加至900ml蒸馏水中，加热溶解，然后加入磷酸氢二钾及蛋白胨，混匀使之溶解，再以蒸馏水补足至1000ml，调整pH为7.2～7.4，趁热用脱脂棉或绒布过滤，再加入乳糖，混匀后定量分装于烧瓶内，置高压蒸汽灭菌器中以115℃灭菌20 min，贮存于冷暗处备用。

（3）平皿培养基的配制　将上法制备的储备培养基加热融化，根据烧瓶内培养基的容量，用灭菌吸管按比例吸取一定量的5%碱性品红乙醇溶液，置于灭菌空试管中。再按比例称取所需的无水亚硫酸钠置于另一个灭菌空试管内，加灭菌水少许使其溶解后，置于沸水浴中煮沸 10min 以灭菌。

用灭菌吸管吸取已灭菌的亚硫酸钠溶液，滴加于碱性品红乙醇溶液内至深红色褪成淡粉红色为止。将此亚硫酸钠与碱性品红的混合液全部加入已融化的储备培养基内，并充分混匀（防止产生气泡），立即将此种培养基适量倾入于已灭菌的空平皿内，待其冷却凝固后置冰箱内备用。此种已制成的培养基于冰箱内保存不宜超过 2 周，如培养基已由淡红色变成深红色，则不能再用。

4. 伊红亚甲蓝培养基

（1）成分　蛋白胨 10g，乳糖 10g，磷酸氢二钾 2g，琼脂 20～30g，蒸馏水 1000ml，2%伊红水溶液 20ml，0.5%亚甲蓝水溶液 13ml。

（2）储备培养基的制备　先将琼脂加至 900ml 蒸馏水，加热溶解，然后加入磷酸氢二钾及蛋白胨，混匀使之溶解，再以蒸馏水补足至 1000ml，调整 pH 为 7.2～7.4。趁热用脱脂棉或绒布过滤，再加入乳糖，混匀后定量分装于烧瓶内，置高压蒸汽灭菌器内以 115℃灭菌 20min。贮存于冷暗处备用。

（3）平皿培养基的配制　将上法制备的储备培养基加热融化。根据烧瓶内培养基的容量，用灭菌吸管按比例分别吸取一定量已灭菌的 2%伊红水溶液及一定量已灭菌的 0.5%亚甲蓝水溶液，加入已融化的储备琼脂内，并充分混匀（防止产生气泡），立即将此种培养基适量倾入于已灭菌的空平皿内，待其冷却凝固后置冰箱内备用。

【操作步骤】

1. 生活饮用水

（1）初发酵试验　在 2 个各装有已灭菌 50ml 三倍浓缩乳糖蛋白胨培养液的大试管或烧瓶中（内有倒管）内，以无菌操作各加入水样 100ml 在 10 支装有已灭菌 5ml 三倍浓缩乳糖蛋白胨培养液的试管中（内有倒管），以无菌操作各加入水样 10ml，混匀后置于 37℃恒温箱内培养 24h。

（2）平板分离　经培养 24h 后，将产酸产气及只产酸的发酵管，分别接种于品红亚硫酸钠培养基或伊红亚甲蓝培养基上，再置于 37℃恒温箱内培养 18～24h，挑选符合下列特征的菌落，取菌落的一小部分进行涂片、革兰染色、镜检。

1）品红亚硫酸钠培养基上的菌落：①紫红色，具有金属光泽的菌落。②深红色，不带或略带金属光泽的菌落。③淡红色，中心色较深的菌落。

2）伊红亚甲蓝培养基上的菌落：①深紫黑色，具有金属光泽的菌落。②紫黑色，不带或略带金属光泽的菌落。③淡紫红色，中心色较深的菌落。

（3）复发酵试验　上述涂片镜检的菌落如为革兰阴性无芽胞杆菌，则挑取该菌落的另一部分再接种于普通浓度乳糖蛋白胨培养液中（内有倒管），每管可接种分离自同一初发酵管的最典型的菌落 1～3 个，然后置于 37℃恒温箱中培养 24h，有产酸产气者（不论倒管内气体多少皆作为产气论），即证实有总大肠菌群存在。

根据证实有总大肠菌群存在的阳性管（瓶）数查表实 3－1，报告每升水样中的总大肠菌群数。

表实 3-1　每升水样中总大肠菌群数检数表

10ml 水量的阳性管数	100ml 水量的阳性管（瓶）数		
	0	1	2
0	<3	4	11
1	3	8	18
2	7	13	27
3	11	18	38
4	14	24	52
5	18	30	70
6	22	36	92
7	27	43	120
8	31	51	161
9	36	60	230
10	40	69	>230

（引自：生活饮用水标准检验方法注解．协助组编写．重庆大学出版社，1993）

2. 水源水

（1）将水样作 1∶10 稀释。

（2）于各装有 5ml 三倍浓缩乳糖蛋白胨培养液的 5 个试管中（内有倒管），各加入 10ml 水样；于各装有 10ml 乳糖蛋白胨培养液的 5 个试管中（内有倒管），各加入 1ml 水样；于各装有 10ml 乳糖蛋白胨培养液的 5 个试管中（内有倒管），各加入 1ml 1∶10 稀释水样。共计 15 管，三个稀释度。以后的检验步骤同上述生活饮用水的检验方法。

（3）根据证实有总大肠菌群存在的阳性管数查表实 3-2，报告每升水样中的总大肠菌群数。

表实 3-2　总大肠菌群（MPN）检数表

接种量，ml			每 100ml 水样中总大肠菌群近似值	接种量，ml			每 100ml 水样中总大肠菌群近似值
10	1	0.1		10	1	0.1	
0	0	0	0	0	1	0	2
0	0	1	2	0	1	1	4
0	0	2	4	0	1	2	6
0	0	3	5	0	1	3	7
0	0	4	7	0	1	4	9
0	0	5	9	0	1	5	11
0	2	0	4	1	1	0	4
0	2	1	6	1	1	1	6
0	2	2	7	1	1	2	8
0	2	3	9	1	1	3	10
0	2	4	11	1	1	4	12
0	2	5	13	1	1	5	14
0	3	0	6	1	2	0	6
0	3	1	7	1	2	1	8

续表

接种量，ml			每100ml水样中总大肠菌群近似值	接种量，ml			每100ml水样中总大肠菌群近似值
10	1	0.1		10	1	0.1	
0	3	2	9	1	2	2	10
0	3	3	11	1	2	3	12
0	3	4	13	1	2	4	15
0	3	5	15	1	2	5	17
0	4	0	8	1	3	0	8
0	4	1	9	1	3	1	10
0	4	2	11	1	3	2	12
0	4	3	13	1	3	3	15
0	4	4	15	1	3	4	17
0	4	5	17	1	3	5	19
0	5	0	9	1	4	0	11
0	5	1	11	1	4	1	13
0	5	2	13	1	4	2	15
0	5	3	15	1	4	3	17
0	5	4	17	1	4	4	19
0	5	5	19	1	4	5	22
1	0	0	2	1	5	0	13
1	0	1	4	1	5	1	15
1	0	2	6	1	5	2	17
1	0	3	8	1	5	3	19
1	0	4	10	1	5	4	22
1	0	5	12	1	5	5	24
2	0	0	5	2	5	0	17
2	0	1	7	2	5	1	20
2	0	2	9	2	5	2	23
2	0	3	12	2	5	3	26
2	0	4	14	2	5	4	29
2	0	5	16	2	5	5	32
2	1	0	7	3	0	0	8
2	1	1	9	3	0	1	11
2	1	2	12	3	0	2	13
2	1	3	14	3	0	3	16
2	1	4	17	3	0	4	20
2	1	5	19	3	0	5	23
2	2	0	9	3	1	0	11
2	2	1	12	3	1	1	14
2	2	2	14	3	1	2	17
2	2	3	17	3	1	3	20
2	2	4	19	3	1	4	23
2	2	5	22	3	1	5	27

续表

接种量，ml			每 100ml 水样中总大肠菌群近似值	接种量，ml			每 100ml 水样中总大肠菌群近似值
10	1	0.1		10	1	0.1	
2	3	0	12	3	2	0	14
2	3	1	14	3	2	1	17
2	3	2	17	3	2	2	20
2	3	3	19	3	2	3	24
2	3	4	22	3	2	4	27
2	3	5	25	3	2	5	31
2	4	0	15	3	3	0	17
2	4	1	17	3	3	1	21
2	4	2	20	3	3	2	24
2	4	3	23	3	3	3	28
2	4	4	25	3	3	4	32
2	4	5	28	3	3	5	36
3	4	0	21	4	3	0	27
3	4	1	24	4	3	1	33
3	4	2	28	4	3	2	39
3	4	3	32	4	3	3	45
3	4	4	36	4	3	4	52
3	4	5	40	4	3	5	59
3	5	0	25	4	4	0	34
3	5	1	29	4	4	1	40
3	5	2	32	4	4	2	47
3	5	3	37	4	4	3	54
3	5	4	41	4	4	4	62
3	5	5	45	4	4	5	60
4	0	0	13	4	5	0	41
4	0	1	17	4	5	1	48
4	0	2	21	4	5	2	56
4	0	3	25	4	5	3	64
4	0	4	30	4	5	4	72
4	0	5	36	4	5	5	81
4	1	0	17	5	0	0	23
4	1	1	21	5	0	1	31
4	1	2	26	5	0	2	43
4	1	3	31	5	0	3	58
4	1	4	36	5	0	4	76
4	1	5	42	5	0	5	95
4	2	0	22	5	1	0	33
4	2	1	26	5	1	1	46
4	2	2	32	5	1	2	63
4	2	3	38	5	1	3	84

续表

接种量，ml			每100ml水样中总大肠菌群近似值	接种量，ml			每100ml水样中总大肠菌群近似值
10	1	0.1		10	1	0.1	
4	2	4	44	5	1	4	110
4	2	5	50	5	1	5	130
5	2	0	49	5	4	0	130
5	2	1	70	5	4	1	170
5	2	2	94	5	4	2	220
5	2	3	120	5	4	3	280
5	2	4	150	5	4	4	350
5	2	5	180	5	4	5	430
5	3	0	79	5	5	0	240
5	3	1	110	5	5	1	350
5	3	2	140	5	5	2	540
5	3	3	180	5	5	3	920
5	3	4	210	5	5	4	1600
5	3	5	250	5	5	5	>1600

（引自：协助组编写．生活饮用水标准检验方法注解．重庆大学出版社，1993）

（刘娟　唐美秀）

实验四　空气中甲醛浓度测定

【目的】

1. 掌握空气中甲醛浓度测定的实验原理。

2. 掌握空气中甲醛浓度测定方法。

3. 了解甲醛测定仪的原理。

一、乙酰丙酮比色法

【原理】　空气中甲醛经水吸收后，在过量铵盐存在和沸水浴条件下，与乙酰丙酮反应迅速生成稳定的3，5二乙酰基-1，4二氢吡啶黄色化合物，于414nm波长下有最大吸收，在此波长下测吸光度定量。本方法的检出限为0.25μg/5ml。

【器材】　大型气泡吸收管、空气采样器、10ml具塞比色管、恒温水浴锅、分光光度计。

【试剂】

1. 吸收液水。

2. 乙酸胺（分析纯）。

3. 冰醋酸（分析纯）。

4. 显色剂　将50g乙酸胺、6ml冰醋酸及0.5ml乙酰丙酮溶于100ml水中。

5. 0.050mol/L碘溶液：称取6.35g碘和20g碘化钾溶于少量蒸馏水中，待溶解后稀释至1L。

6. 1mol/L氢氧化钠溶液　称量40g氢氧化钠，溶于水中，并稀释至1000ml。

7. 0.5mol/L硫酸溶液　取28ml浓硫酸缓慢加人水中，冷却后，稀释至1000ml。

8. 1%淀粉溶液　将lg可溶性淀粉，用少量水调成糊状后，再加入100ml沸水和碘化汞（防腐剂）0.002g，并煮沸2～3min至溶液透明。临用时配制。

9. 0.05mol/L重铬酸钾标准溶液　准确称取经105～110℃烘干2h的基准重铬酸钾2.4516g于烧杯中，用水溶解后移入1000ml容量瓶中，稀释至刻度，摇匀。

10. 0.05mol/L硫代硫酸钠标准溶液　称量12.5g硫代硫酸钠（$Na_2S_2O_3 \cdot 5H_2O$），溶于1000ml新煮沸并已放冷的水中，此溶液浓度约为0.1mol/L，加入0.2g无水碳酸钠，贮存于棕色瓶中，放置一周后再标定其准确浓度。

硫代硫酸钠溶液的标定：于250ml碘量瓶中，加入碘化钾1.0g及50ml新煮沸后冷却的水，加入0.05mol/L重铬酸钾标准溶液20ml，0.5mol/L硫酸溶液5ml，混匀后于暗处静置5min，用硫代硫酸钠溶液滴定至淡黄色，加入1ml 1%淀粉溶液，再继续滴定至蓝色刚好褪去，即为终点，记录所用硫代硫酸钠溶液体积V（ml），其准确浓度按下式计算：

$$硫代硫酸钠标准溶液浓度（C_1）=C_2V_2/V_1$$

式中，C_1为硫代硫酸钠标准溶液浓度（mol/L）；C_2为重铬酸钾标准溶液浓度；V_1为滴定时消耗硫代硫酸钠溶液体积（ml）；V_2为重铬酸钾标准溶液体积（ml）；

平行滴定两次，所用硫代硫酸钠溶液相差不能超过0.05ml，否则应重新做平行测定。

11. 甲醛标准贮备溶液　吸取2.8ml甲醛溶液（36%～38%），用水稀释至1L，此溶液每毫升含甲醛约 1mg，标定后为标准贮备液。

标定方法如下：取 10.0ml 甲醛标准贮备液于 250ml 碘量瓶中，加入 0.050mol/L 25ml 碘溶液，1mol/L 氢氧化钠溶液 7.5ml，加塞、摇匀，放置 15min。加 0.5mol/L 硫酸溶液 10ml，摇匀，再放置 15min；用硫代硫酸钠溶液（0.050mol/L）滴定至溶液呈淡黄色时，加入 1ml 淀粉溶液，继续滴定至蓝色刚好褪去。同时滴定一个试剂空白（水）。由下式计算溶液中甲醛的质量浓度：

$$\text{甲醛质量浓度（mg/L）}=\frac{1.5\ (V_0-V_1)\ \times 1000\times C}{10.0}$$

式中，V_0 为滴定空白时硫代硫酸钠溶液的用量，ml；V_1 为滴定甲醛溶液时硫代硫酸钠溶液的用量，ml；1.5 为 1ml 碘溶液（0.050 mol/L）相当于甲醛量，mg；C 为硫代硫酸钠溶液浓度，mol/L；

12. 甲醛标准使用液　临用前用蒸馏水将甲醛标准贮备溶液稀释至 5.0μg/ml 的甲醛标准溶液。

【采样】　在采样点，串联 2 只各装有 5ml 水的大型气泡吸收管，以 2L/min 流量采气 15min。采样后，立即封闭吸收管的进出气口，置于清洁的容器中室温避光运输和保存。

【操作步骤】

1. 标准曲线的绘制　取 7 支 10ml 具塞比色管按表实 4-1 配制标准色列：

表实 4-1　甲醛标准色列管配制

管　号	0	1	2	3	4	5
5.0μg/ml 甲醛（ml）	0.0	0.1	0.4	0.8	1.2	1.6
甲醛（μg）	0.0	0.5	2.0	4.0	6.0	8.0
水（ml）	定容至 5.0ml					

向各管中分别加入乙酰丙酮溶液 2.0ml，混匀，置于沸水浴中加热 3min，取出冷却至室温，用 1cm 比色杯，以水为参比，于波长 414nm 处测定吸光度。以吸光度对甲醛含量（μg）绘制标准曲线。

2. 样品处理　用采过样的水洗涤吸收管的进气管内壁 3 次，摇匀后，取出 5.0ml 置具塞比色管中供测定。若浓度超过测定范围，可用水稀释后测定。

3. 样品测定　取 5ml 样品溶液（吸取量视试样浓度而定）于 10ml 比色管中，用水定容至 10.0ml 按测定标准系列的操作条件测定样品和空白对照，测得的吸光度值减去空白对照的吸光度值后，查标准曲线得甲醛的含量（μg）。

【计算】

$$C=\frac{a}{V_0}$$

式中，C 为空气中甲醛浓度（mg/m^3）；a 为相当标准系列甲醛的含量（μg）；V_0 为换算成标准状态下的采样体积（L）。

我国建议居室空气中甲醛的卫生标准为 0.08mg/m^3。

【注意事项】　日光照射能使甲醛氧化，因此在采样时选用棕色吸收管，运输和存放过程中，也应采取避光。

二、甲醛测定仪测定（GDYQ－201MF 全自动多功能甲醛·氨测定）

【原理】　甲醛的定量测定是将样品处理后，在醋酸-乙酸铵缓冲溶液介质中，甲醛与乙酰丙酮反应生成黄色化合物，该化合物对可见光有选择性吸收，因而采用比色分析方法，可在甲醛测定仪上测出甲醛的含量。

【测定下限】　空气甲醛：0.02mg/m^3。

【测量范围】　空气氨：0.00～5.00mg/m^3。

【测量精度】　5%。

【操作方法】　按仪器说明书。

（唐美秀）

实验五　空气中细菌总数的测定
——沉降法

【目的】

1. 掌握用沉降法测定公共场所空气中细菌总数的原理。

2. 熟悉该方法的操作技术。

【原理】　附着在空气中尘埃或飞沫小滴上的细菌，经过一段时间，可自然沉降于培养基的表面上，经培养后计数其生长的菌落数，再按公式推算出每立方米空气中的细菌总数。

【器材】

1. 高压蒸气灭菌器

2. 电热恒温干燥箱

3. 恒温培养箱

4. 冰箱

5. 玻璃平皿（置干热灭菌箱中160℃灭菌2h）

6. 制备培养基的一般设备

【试剂】

1. 营养琼脂培养基（测细菌总数用）

（1）成分　蛋白胨10g，牛肉浸膏3g，氯化钠5g，磷酸二氢钠1g，琼脂15～20g，蒸馏水1000ml。

（2）制法　将上述成分混合后，加热溶解。调节pH7.8～8.0。过滤除去沉渣，分装于三角烧瓶中，经121℃高压蒸汽灭菌20min，然后倾注适量（15～20ml）于已灭菌的平皿内，制成营养琼脂平板备用。应保持培养基表面干燥；若当天不用，应置电冰箱内保存。

【操作步骤】

1. 采样点选择　根据现场面积的大小及环境状况，选择有代表性的位置设置采样点。一般场所每次设5个采样点，即室内墙角对角线交叉处的中点及与中点等距离的四角的各点。各采样点的采样高度距地面1.2～1.5m，每个测定点采2个平行样品。

2. 采样　将营养琼脂平板置于各采样点距地面1.2～1.5m的高度，将平皿盖揭开，使平皿内营养琼脂培养基表面暴露于空气中5～20min，盖上皿盖，将平板倒转，置于37℃恒温培养箱中培养24h。

【计算】　根据奥梅梁斯基建议，面积为100cm^{2}的营养琼脂培养基，暴露在空气中5min，于37℃培养目标24h后所生长的菌落数和10L空气中所含的细菌数相同。因此，可用下式计算每立方米空气中的细菌数：

$$\text{菌落数（CFU/m}^3\text{）}=1000\div(A/100\times t\times 10/5)\times N=50000N/A\cdot t$$

式中，N为平板直接计数的平均菌落数；A为平皿的底面积（cm^2）；t为暴露于空气的时间(min)。

【注意事项】

1. 用沉降法测定空气中的细菌数是比较粗糙的方法，但较简易，适用于作对比测定空气中的细菌数用。其公式换算方法虽不合理，但目前我国某些国家标准中仍在应用。

2. 选择采样点时，应注意选择避光、空气扰动较小的位置；应尽量避开空调、门窗等气流变化较大之处；测定点要距离墙壁 30cm 以外，并根据测定的目的，选择不同的高度。整个采样过程中，应动作轻缓，避免扬起灰尘，并要注意无菌操作。

3. 平皿底部面积直径不宜小于 9cm。

4. 采样中打开皿盖时，应将皿盖向下，切忌皿盖向上而暴露于空气中，影响采样结果。暴露时间结束后，应按打开皿盖的先后顺序，盖上皿盖，带回实验室置 37℃培养箱，24h 培养后计数菌落。

5. 培养温度控制，如欲准确计数霉菌菌落，培养后再于 22℃左右室温下放置 48h。

（刘娟）

实验六　环境流行病学调查资料分析
——饮水对村民消化道传染病影响的调查研究

【目的】

1. 掌握饮水与消化道传染病的关系。

2. 掌握在环境流行病学调查资料统计时，选择正确的统计方法。

3. 熟悉环境流行病学调查的程序。

【内容与方法】　首先阅读下述各项资料，然后按照指导提纲进行课堂作业。

资料梗概：湖南省从20世纪60年代起开展了农村改水，直到90年代初，该省农村改水受益人口达到4753.3万，占全省农村总人口的89.82%。农村改水前，村民饮水的类型为塘水、溪水、河水、大口井水。而农村改水后，村民饮简易自来水、机动泵井水。为了判断改水前后，村民饮水的消化道传染病的发病情况，课题研究者们根据该省的地形、地貌的特点，将全省划分为山区、丘陵和湖区平原三种类型，并随机在每种类型中选择2个县。具体是：山区的绥宁县和兰山县；丘陵的湘潭县和衡东县；湖区平原的澧县和华容县。在每个县的东南西北中选择5个区，并在每个区内随机选择12个村组作为具体的调查研究现场。按照统一的拟定的调查表格，统一的判断标准（事先经过培训），对饮水类型、饮水水质的质量及改水前后2年村民（7岁以上）饮水对消化道传染病的发病情况进行调查研究。

1. 湖南省农村改水前后饮用水质的调查　按照我国农村实施《生活饮用水卫生标准》准则所规定的检验项目，在严格的质控条件下，采集改水前后村民饮水水样进行水质的全面分析。以准则中的2级标准作为评价标准。水样按国家《生活饮用水标准检验方法GB5750-95》进行检测。水样分析结果见表实6-1。经统计：改水前后水质指标达标率比较的结果见表实6-2；改水前后合格水样比较结果见表实6-3；改水前后生活饮用水水质感官指标超标率比较结果见表实6-4；改水前后生活饮用水水质细菌学指标超标率比较结果见表实6-5。

表实6-1　湖南省农村改水前、后生活饮用水水质检测结果

检测项目	改水前			改水后		
	水样数	检出范围	均值	水样数	检出范围	均值
1. 色（度）	142	0～50.0	5	70	0～320	10
2. 浑浊度（度）	142	0～270	2	70	0～151	4
3. 肉眼可见物	142	0～2	0	70	0～2	0
4. pH	142	5.59～8.0	6.88	70	5.9～8.4	7.05
5. 总硬度（mg/L）（以 $CaCO_3$ 计）	142	8～488.7	141.4	70	6～425.2	109.36
6. 铁（mg/L）	141	0.02～2.61	0.12	70	<0.05～3.39	0.285
7. 锰（mg/L）	141	0.03～1.47	0.05	70	<0.05～4.03	0.05
8. 氯化物（mg/L）	142	<0.05～334.0	5.1	70	<1～93.0	8.3
9. 硫酸盐（mg/L）	140	<0.5～226.14	10.0	70	4.06～111.3	16.7
10. 溶解性固体（mg/L）	140	0.263～877.0	163	70	0.115～790	177
11. 氟化物（mg/L）	142	<0.05～0.51	0.1	70	<0.05～0.42	0.1
12. 砷（mg/L）	142	<0.01～0.05	<0.01	70	<0.01～0.046	<0.01

续表

检测项目	改水前			改水后		
	水样数	检出范围	均 值	水样数	检出范围	均值
13. 汞（mg/L）	142	<0.0001	<0.0001	70	<0.0001～0.0026	<0.0001
14. 镉（mg/L）	142	<0.01	<0.01	70	<0.01	<0.01
15. 铬（mg/L）	142	<0.004～0.04	<0.04	70	<0.004～0.25	<0.004
16. 铅（mg/L）	142	<0.01～0.05	<0.01	70	<0.01～0.048	0.01
17. 硝酸盐（mg/L）（以N计）	142	0.001～19.17	0.365	70	0.007～8.81	0.428
18. 细菌总数（个/ml）	141	1.0～80000	18	70	10～640000	763
19. 大肠菌群（个/ml）	141	0～2400	18	70	3.0～2400	252
20. 游离余氯（mg/L）	95	0～0.05	<0.01	49	0～0.01	<0.01

注：pH为算术均数，细菌总数、大肠菌群为几何均值，其余项目为中位数

表实6-2　改水前、后水质指标达标率比较

	水样数	检测指标总数	达标指标数	达标率（%）
改水后	142	2 785	2 500	89.77
改水前	70	1 379	1 110	80.49

$\chi^2=64.39$，$P<0.01$

表实6-3　改水前、后合格水样数比较

	水样数	合格水样数	合格率（%）
改水后	142	48	33.8
改水前	70	2	2.9

$\chi^2=24.91$，$P<0.01$

表实6-4　改水前、后生活饮用水水质感官指标超标率比较

	水样数	检测指标总数	超标指标数	超标率（%）
改水后	142	426	36	8.5
改水前	70	210	65	31.0

$\chi^2=53.31$，$P<0.01$

表实6-5　改水前、后水质细菌学指标超标率比较

	水样数	细菌指标检测总数	超标指标数	超标率（%）
改水后	141	282	114	40.43
改水前	70	140	113	80.71

$\chi^2=61.09$，$P<0.01$

问题1. 请问农村生活饮用水的水质是否存在污染？其污染的性质主要是什么？

问题2. 请问农村改水前后生活饮用水的水质有何变化？农村改水有何意义？

2. 湖南农村改水前后村民生活饮用水的类型及消化道传染病的发病情况　经初步统计，各县改水前后2年，村民饮水类型及发病情况如下：

山区

绥宁县：调查总人数2027人，改水前后不同饮水类型消化道传染病发病人数见

表实 6 - 6。

表实 6 - 6　各消化道传染病的发病人数

饮水类型	饮水人数	疾病类型			
		伤寒	痢疾	肠炎	肝炎
改水前					
河水	381	0	6	11	0
井水	1 646	0	31	41	5
改水后					
简易自来水	2 027	0	13	37	0

兰山县：调查总人数 2178 人，改水前后不同饮水类型消化道传染病发病人数见表实 6 - 7。

表实 6 - 7　各消化道传染病的发病人数

饮水类型	饮水人数	疾病类型			
		伤寒	痢疾	肠炎	肝炎
改水前					
河水	680	0	7	21	3
井水	1498	0	5	59	3
改水后					
简易自来水	2178	0	5	35	0

丘陵

衡东县：调查总人数 1765 人，改水前后不同饮水类型消化道传染病发病人数见表实 6 - 8。

表实 6 - 8　各消化道传染病的发病人数

饮水类型	饮水人数	疾病类型			
		伤寒	痢疾	肠炎	肝炎
改水前					
塘水	823	0	25	52	12
河水	318	0	4	19	0
井水	624	0	0	19	0
改水后					
简易自来水	715	0	5	7	2
机动泵井水	1 050	0	9	3	3

湘潭县：调查总人数 1595 人，改水前后不同饮水类型消化道传染病发病人数见表实 6 - 9。

表实 6-9　各消化道传染病的发病人数

饮水类型	饮水人数	疾病类型			
		伤寒	痢疾	肠炎	肝炎
改水前					
塘水	688	1	3	60	5
河水	56	0	0	11	3
井水	851	0	1	43	6
改水后					
简易自来水	1 180	0	2	42	0
机动泵井水	415	0	3	24	2

湖区平源

澧县：调查总人数 2175 人，改水前后不同饮水类型消化道传染病发病人数见表实 6-10。

表实 6-10　各消化道传染病的发病人数

饮水类型	饮水人数	疾病类型			
		伤寒	痢疾	肠炎	肝炎
改水前					
塘水	1688	3	19	144	7
河水	452	0	1	70	2
井水	35	0	1	1	4
改水后					
简易自来水	1 035	0	3	41	0
机动泵井水	1 140	0	4	44	2

华容县：调查总人数 1862 人，改水前后不同饮水类型消化道传染病发病人数见表实 6-11。

表实 6-11　各消化道传染病的发病人数

饮水类型	饮水人数	疾病类型			
		伤寒	痢疾	肠炎	肝炎
改水前					
塘水	1 205	0	11	100	6
河水	305	0	1	26	6
井水	352	0	1	1	2
改水后					
简易自来水	1 405	0	5	57	0
机动泵井水	457	0	3	13	2

问题 3. 计算 6 县改水前后各消化道传染病的总发病率，并进行比较。

问题 4. 计算 6 县改水前饮不同类型水源各消化道传染病的发病率并进行比较分析。

问题 5. 计算 6 县改水后饮不同类型水源各消化道传染病的发病率并进行比较分析。

问题 6. 计算 6 县不同地形地改水前后各消化道传染病的发病率并进行比较分析。

问题 7. 根据上述统计分析的结果，请阐述饮水与消化道传染病的关系。

【总结】 拟订一个关于农村改水前后饮水与消化道传染病的环境流行病学调查提纲。

（唐明德　王晨亮）

实验七　突发性公共卫生事件案例分析

【目的】　通过本案例讨论，熟悉突发性公共卫生事件调查分析的方法和处理的措施。

【讨论要点】

1. 如何确定这是一起突发性公共卫生事件？

2. 这是一起什么性质的突发性公共卫生事件？

3. 如何确定这次突发事件的原因？

4. 如何防止类似事件的发生？

【讨论案例】

1. 概况　1988 年 1 月 19 日起，上海市急性病毒性肝炎疫情骤然上升，数日之内发病数成倍增长，迄至 3 月 18 日止，共发生急性病毒性肝炎 292 301 例，平均罹患率 40.82‰，为常年发病率的 12 倍。死亡 11 例，死亡率为 3.76/10 万。该市肝炎每年有春季发病高峰，一般 2 月开始疫情上升，3 月最高，4 月开始逐渐下降。本次肝炎发病时间比往年约提前 1 个半月，而且日最高发病数比以往流行年高峰日病例数高 53 倍。

病例多半起病急骤，一般先有发热、乏力，继而有纳差、厌油、恶心、呕吐、腹胀、腹泻等症状，最后出现尿色加深，皮肤黏膜黄染。肝肿大占 85.4%。

本次流行的病例黄疸型占 90%，血清谷丙转氨酶>1000U 占 92.4%，抗- HAV IgM 阳性率为 95.5%，发病 1 周内粪便 HAVAg 检出率为 68.2%。

问题 1：如果 1 月底领导派你去现场调查处理该起疫情，你准备首先做哪几件工作？

问题 2：病例确诊后，还需进行哪些调查工作？

2. 流行特征

(1) 流行地区：本次流行主要限于该市 12 个市区，占全市发病总数的 94.9%，各区疫情上升和流行曲线几近一致。

(2) 流行时间：对 292 301 例患者按发病日统计分析，可见 12 个区同时于 1 月 14 日发病数上升，2 月 1 日达顶峰，疫情上升曲线呈锯齿形，基本上由三个流行高峰构成，顶峰分别在 1 月 20 日、1 月 25 日和 2 月 1 日，流行波持续 30 天，自 2 月 2 日起疫情迅速下降见图实 7 - 1。

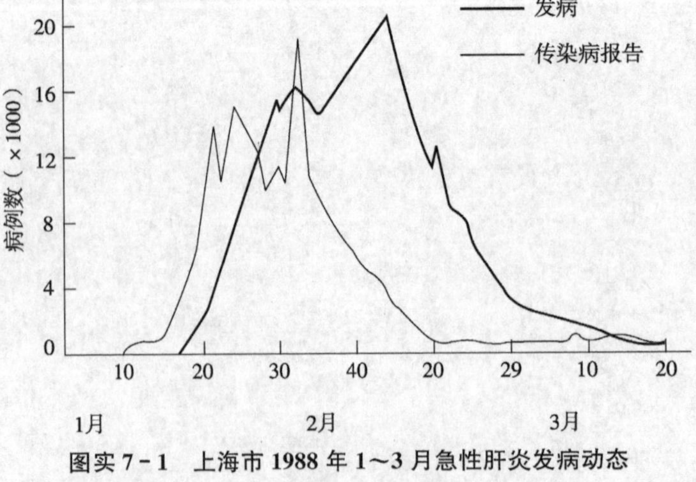

图实 7 - 1　上海市 1988 年 1～3 月急性肝炎发病动态

（3）发病年龄、性别和职业分布：本次流行以 20～29 岁罹患率最高，为 83.02‰，30～39岁次之 79.24‰，两者合计占总例数的 83.45%，以 50 岁及以上者为最低，发病数只占总病例数的 0.26%～0.58%。职业分布以工人最多（占 70.63%），职员次之（占 8.5%）。性别发病率男女之比为 1.26：1。

（4）病例在家庭中的分析：11%的家庭有 2 人或 2 人以上同时发病。

问题 3：从上述流行特征中能否找出某些可疑因素，并提出初步的暴发原因，下一步你准备重点调查哪些因素？

3. 暴发原因

（1）水源性　对供应 12 个市区的自来水厂，1987 年 1～12 月 4 354 份管网水和出厂水样的水质检查，按国家要求的浊度、细菌总数、大肠杆菌三项指标进行分析比较，均符合卫生指标。不同水厂供水范围与地区罹患率无明显差别。市区居民普遍无饮生水的习惯。市区各大专院校的学生和各兵种的指战员均饮用上述水厂的自来水，但其罹患率与往年相仿，明显低于市区居民。远离市区的工业区不用上述水厂的自来水，由该地区自行供水，其甲型肝炎罹患率（3.8%）明显高于周围郊县，但与市区发病无相关性。

问题 4：根据上述调查，你认为此次是否可能为水型暴发流行，为什么？

（2）食物性　据 1 208 对病例配对资料，病例组在发病前 2～6 周有各种可疑食物史；与对照组比较可见病例组平均食用毛蚶率 88.2%远高于对照组的 41.8%，两组差异极为显著。本次流行前该市区居民食毛蚶人数估计为 226 万，食毛蚶人群罹患率为 119.20‰，未食毛蚶人群罹患率为 52.0‰，RR 为 23.06。

分析人群在 1987 年 12 月和 1988 年 1 月食毛蚶的时间分布，可见食毛蚶高峰日分别为 12 月 20 日、12 月 25 日和 1 月 1 日，各与本次流行的 3 个高峰日，即 1 月 20 日、1 月 25 日和 2 月 1 日，正好间隔一个甲型肝炎常见的潜伏期（30 天），见图实 7-2。

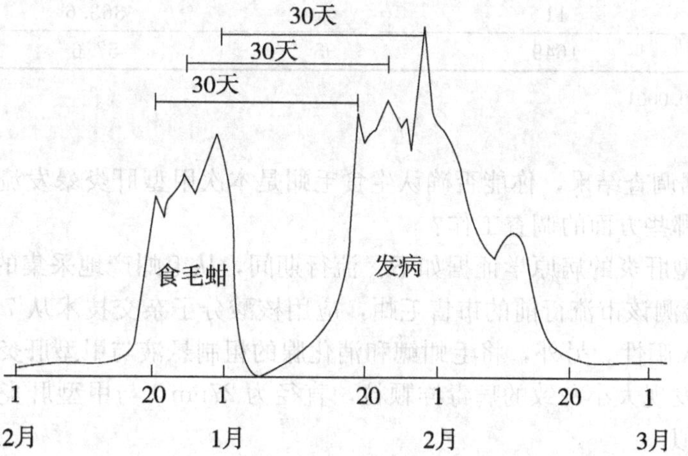

图实 7-2　食毛蚶与急性肝炎发病的时间分布

据 120 对 1：2 匹配病例对照研究结果表明：罹患甲型肝炎与接触肝炎患者、外出用餐、注射或输血、服用某些药物等传播途径无关，而与生食毛蚶存在联系（OR＝23.20，$\chi^2 = 69.22$；$P<0.0001$）。

某区整群抽样调查居民 1 649 人，甲型肝炎罹患率为 57.6‰，有生食毛蚶史的居民甲型肝炎罹患率为 158.6‰，未曾食毛蚶者甲型肝炎罹患率仅为 6.4‰，二者差异极为显著（$P<0.0001$）。调查人群中生食毛蚶百分比为 33.66%。

甲型肝炎罹患率的高低与食入毛蚶量的多少有关，见表实 7-1。随着食入毛蚶量的增加，患甲型肝炎的危险性也随之加大。

表实 7-1　食毛蚶量与甲型肝炎发病关系

食蚶量（只）	调查人数	病例数	罹患率（‰）	*RR*
0	1094	7	6.4	1.00
1～	150	9	60.0	9.38
10～	258	43	166.7	26.05
30～	147	36	244.9	38.27
合计	1649	95	57.6	—

$\chi^2=202.52$，$P<0.0001$

甲型肝炎罹患率还与食毛蚶的不同方式有关，见表实 7-2。调查中 87%居民用开水泡一下毛蚶即食用，这部分人患甲型肝炎的危险性较大，为不食者的 26 倍。另有一种用酱油或酒腌一下，几乎完全生食，这部分人患甲型肝炎的危险性最大，为不食者的 57 倍。不同食毛蚶方式的甲型肝炎罹患率差异有极显著意义。

表实 7-2　食毛蚶的不同方式与甲型肝炎发病关系

方式	调查人数	病例数	罹患率（‰）	RR
不食	1094	7	6.4	1.00
煮食	62	4	64.5	10.07
泡食	482	80	166.0	25.94
腌食	11	4	363.6	56.81
合计	1649	95	57.6	—

$\chi^2=176.13$，$P<0.0001$

问题 5：根据调查结果，你能否确认生食毛蚶是本次甲型肝炎暴发流行的主要原因？为什么？还需进行哪些方面的调查工作？

毛蚶传播甲型肝炎的病原学证据如下：流行期间，从毛蚶产地采集的毛蚶用细胞培养法分离到 HAV。检测该市流行前的市售毛蚶，应用核酸分子杂交技术从 7 份毛蚶样品中检出 1 份 HAV-RNA 阳性。另外，将毛蚶鳃和消化腺的粗制悬液与甲型肝炎患者恢复期血清孵育后电镜观察，发现大小一致的病毒样颗粒，直径为 27nm，与甲型肝炎患者粪便样品中所见病毒样颗粒相似。

上述结果证明产地毛蚶在海底已受到甲肝病毒污染，而不是运输中受污染，直至 1988 年 3 月下旬从毛蚶产地直接捕捞的毛蚶仍有甲肝病毒污染。

（3）人群易感性：从抽样的 1 649 名居民中采血 470 份，检测抗-HAVIgA 和抗-HAVIgM/IgG，结果显示人群对甲型肝炎的易感性随年龄增长而降低，人群甲型肝炎易感染性平均为 30.21%。未食毛蚶的易感者甲型肝炎感染率为 5.41%，这可能代表了接触感染机会。易感者食毛蚶后感染率高达 38.24%，相对危险度为未食毛蚶者的 7.07 倍。

4. 毛蚶的来源及其可能污染的原因　本次流行的毛蚶来源于启东吕泗港，自1987年12月9日至1988年1月3日，从水产批发部集体采购共计4批总量为341274kg，以1月初批量最多，达264201kg。自1987年12月中旬，个体户的毛蚶大量流入市场。1988年1月4日起市政府下令禁止采购和销售毛蚶。

1987年是江苏省启东县肝炎流行年，发病率为16.12‰，1988年3月10日止，该县共发病5 542例，是该省肝炎发病率最高的县。当地居民的粪便未经无害化处理，厕所条件很差，可能粪便直接入水，运河上大量船只也可直接使粪便排入水或渔民排便入水等造成污染。

国内发生三次由贝类引起的甲型肝炎暴发流行。1978年浙江宁波发生一起食用泥蚶引起甲型肝炎暴发。1982年末、1983年初上海地区因食用毛蚶引起甲型肝炎暴发。本次流行为国内第三次由食用贝类引起大规模的甲肝暴发流行，实属空前。

贝类由于借滤水进行呼吸和摄食，每小时可滤水5～40L，能将水体中各种颗粒性物质截留于鳃和消化腺中，在肝腺内积聚，这种积聚能力称为富集。据报道毛蚶可浓缩甲型肝炎病毒数百甚至上千倍。甲肝病毒可积聚在肝腺内存活6周以上。

从几次甲肝流行事件说明渔业和环境保护部门应加强贝类的饲养和卫生管理。首先应加强毛蚶捕捞区域水体的卫生管理。采购货源应集体经营，事先掌握当地疫情，把好卫生质量关；注意运输、销售过程中免受污染。卫生部门应制订毛蚶及其他贝类养殖场的卫生要求和卫生法规，贝类卫生标准及卫生管理措施，开展贝类水产品中甲肝病毒监测方法的研究。教育群众改变生食毛蚶的习惯，研究安全可口的毛蚶烹调方法及灭活甲肝病毒的消毒方法。

问题6：从这次甲型肝炎暴发流行中应总结哪些教训？今后如何防止类似事件的发生？

（王华良）

实验八　化妆品中汞的测定（GB/T 7917.1—1987）
——冷原子吸收法

【目的】

1. 掌握化妆品中总汞的测定方法。

2. 掌握测汞仪的原理及使用方法。

【原理】　汞蒸气对波长 253.7nm 的紫外光具特征吸收。在一定的浓度范围内，吸收值与汞蒸气浓度成正比。样品经消解、还原处理将化合态的汞转化为汞原子，再以载气带入测汞仪，测定其吸收值，与标准系列比较定量。本法最低检出量为 0.01μg 汞，若取 1g 样品测定，最低检测浓度为 0.01ppm。

【试剂】

1. 去离子水或同等纯度的水　将一次蒸馏水经离子交换净水器净水，贮存于全玻璃瓶或聚乙烯瓶中。试剂的配制和分析步骤中均使用此水。

2. 硝酸（密度 1.42g/ml）　优级纯。

3. 硫酸（密度 1.84g/ml）　优级纯。

4. 盐酸（密度 1.19g/ml）　优级纯。

5. 过氧化氢（30%）　分析纯。

6. 五氧化二钒　分析纯。

7. 10% 硫酸。

8. 20%氯化亚锡溶液　称取 20g 氯化亚锡（分析纯）置于 250ml 烧杯中，加入 20ml 浓盐酸，加水稀释至 100ml。

9. 10%重铬酸钾溶液　称取 10g 重铬酸钾（分析纯），溶至 100ml 水中。

10. 重铬酸钾硝酸溶液　取 5ml 10%重铬酸钾溶液，加入硝酸 50ml，用水稀释至 1000ml。

11. 汞标准溶液

(1) 称取 0.1354g 氯化汞（$HgCl_2$，分析纯）置于 100ml 烧杯中，加入重铬酸钾硝酸溶液溶解。移入 1000ml 容量瓶中，再用重铬酸钾硝酸溶液稀释至刻度。此溶液每毫升含汞 100μg。

(2) 移取 10.0ml 汞标准溶液置于 100ml 容量瓶中，用重铬酸钾硝酸溶液稀释至刻度。此溶液每毫升含汞 10.0μg。此溶液可保存一个月。

(3) 移取 10.0ml 汞标准溶液置于 100ml 容量瓶中，用重铬酸钾硝酸溶液稀释至刻度。此溶液每毫升含汞 1.00μg。此溶液临用前配制。

(4) 移取汞标准溶液 10.0ml 至 100ml 容量瓶中，用重铬酸钾硝酸溶液稀释至刻度。此溶液每毫升含汞 0.10μg。

【器材】

1. 50ml 比色管

2. 100ml 锥形瓶

3. 圆底烧瓶（250ml）及 40cm 长全玻璃磨口球形冷凝管

4. 水浴锅

5. 冷原子吸收测汞仪

6. 汞蒸气发生瓶

【操作步骤】

1. 样品预处理（以下方法可任选一种）

（1）湿式回流消解法　称取约 1.0g 试样，置于 250ml 圆底烧瓶中。随同试样做试剂空白。样品如含有乙醇等有机溶剂，先在水浴或电热板上低温挥发（不得干涸）。加入 30ml 硝酸、5ml 水、5ml 硫酸及数粒玻璃珠。置于电炉上，接上球形冷凝管，使冷凝水循环。加热回流消解 2h。消解液一般呈微黄或黄色。从冷凝管上口注入 10ml 水，继续加热回流 10min，放置冷却。用预先用水湿润的滤纸过滤消解液，除去固形物。对于含油脂蜡质多的试样，可预先将消解液冷冻使油质蜡质凝固。用蒸馏水洗滤器数次，合并洗涤液于滤液中，定容至 50ml 备用。

（2）湿式催化消解法　称取约 1.0g 试样，置于 100ml 锥形瓶中。随同试样做试剂空白。样品如含有乙醇等有机溶剂，先在水浴或电热板上低温挥发（不得干涸）。加入 50mg 五氧化二钒、7ml 浓硝酸。置沙浴或电热板上用微火加热至微沸。取下放冷，加 8ml 硫酸，于锥形瓶口放一小玻璃漏斗，在 135℃～140℃温度下继续消解并于必要时补加少量硝酸，消解至溶液呈现透明蓝绿色或橘红色。冷却后，加少量水继续加热煮沸约 2min 以驱赶二氧化氮。定容至 50ml 备用。

（3）浸提法　本方法不适用于含蜡质样品。称取约 1.0g 试样，置于 50ml 比色管中，随同试样做试剂空白。样品如含有乙醇等有机溶剂，先在水浴挥发（不得干涸）。加入 5ml 硝酸和 1ml 过氧化氢，放置 30min 后，沸水浴加热约 2h。冷至室温，用 10％硫酸定容至 50ml 备用。

2. 测定　移取 0.00ml、0.10ml、0.30ml、0.50ml、0.70ml、1.00ml、2.00ml 汞标准溶液，取适量样品溶液和空白溶液，分别置于 100ml 锥形瓶中，用 10％硫酸定容至一定体积。按仪器说明书调整好测汞仪。将标准系列、空白和样品逐个倒入汞蒸气发生瓶中，加入 2ml 氯化亚锡溶液，迅速塞紧瓶塞。开启仪器气阀，待指针至最高读数时，记录其读数。绘制工作曲线，从曲线上查出测试液中汞含量。

【计算】按下式计算汞浓度：

$$\text{Hg (ppm)} = \frac{m_1 - m}{W \times \dfrac{V_1}{V}}$$

式中，m 为从工作曲线上查得试剂空白的汞量，μg；m_1 为从工作曲线上查得样品测试液中的汞量，μg；W 为称样量，g；V_1 为分取样品溶液体积，ml；V 为样品溶液总体积，ml。

【注意事项】

1. 样品中含有碳酸钙等碳酸盐类的粉剂，在加酸时应缓慢加入，以防二氧化碳气体产生过于猛烈。

2. 样品采集　受检的化妆品应按随机抽样原则抽取并应满足检验所需的样品量（不得少于 6 个最小包装单位），以确保采集的样品具有代表性。供检样品应严格保持原有的包装状态。容器不得破损。所取样品应由供、取单位双方共同加封。实验室接到样品后应进行登记，并检查封口的完整性。最少对其中 3 个最小包装单位开封检验（但不大于所取包装的半数）。未开封样品应保存待查至提出报告后的 2 个月。

（梁绍先　刘红）

实验九　儿童青少年心理测验

【目的】

1. 了解心理测验在儿少卫生学研究中的应用；

2. 了解心理测验的种类；

3. 熟悉心理测验的原则和几种常用量表的测验方法。

【器材】　Eysenck 个性问卷（成人用）、Raven 测验量表

【内容】

1. 采用 Eysenck 个性问卷对全班同学自我测定（10min），然后进行分析评价，并讨论 E 和 N 型相互关系及不同性别群体结构的差异。

2. 应用 Raven 测验量表，对全班同学集体测定（30～40min），然后进行自我评价。

【测验结果与评价】　结果填于表实 9-1、表实 9-2 中。

表实 9-1　Eysenck 个性问卷

维度	原始分	标准分	评　价
E			
N			
P			
L			

表实 9-2　Raven 测验量表

原始分	标准分	评　价

1. 艾森克个性问卷（龚耀先编制艾森克成人量表）

方法：请回答下面每一个问题，回答时只要将问题后面的"是"或"否"圈一个圈。这些问题都要求按你自己的实际情况回答，不要去揣摩怎样才是正确回答，因为这里不存在正确或错误的问题，也没有故意捉弄人的问题。将问题的意思看懂了就快点回答，不要花很多时间去揣摩。

请注意：每个问题都要求回答。

1. 你是否有许多不同的业余爱好？　是　否　E
2. 你是否做任何事情以前都要停下来仔细思考？　是　否　P-
3. 你的心境是否常有起伏？　是　否　N
4. 你曾有过冒别人的功劳受到奖励的事吗？　是　否　L-
5. 你是否健谈？　是　否　E
6. 欠债会使你不安吗？　是　否　P-

7. 你曾无缘无故地觉得“真是难受”吗？ 是 否 N
8. 你曾经贪图过份外之物吗？ 是 否 L-
9. 你是否在晚上小心翼翼地关好门窗？ 是 否 P-
10. 你是否比较活跃？ 是 否 E
11. 你在见到一小孩或一动物受折磨时是否会感到非常难过？ 是 否 P-
12. 你是否常常为自己不该做而做了的事、不该说而说了的话而紧张？ 是 否 N
13. 如果你要做某事，是否不管有任何不便也要做到？ 是 否 —
14. 你喜欢跳降落伞吗？ 是 否 E
15. 通常你能在热烈联欢会中尽情地玩吗？ 是 否 E
16. 你容易激动吗？ 是 否 N
17. 你曾经将自己的过错推给别人吗？ 是 否 L-
18. 你喜欢会见陌生人吗？ 是 否 E
19. 你是否相信保险制度是一种好办法？ 是 否 P-
20. 你是一个不容易伤感情的人吗？ 是 否 N
21. 你所有的习惯都是好的吗？ 是 否 L
22. 社交场合你是否总不愿意露头角？ 是 否 E-
23. 你会服用有奇异或危险作用的药物吗？ 是 否 P
24. 你常有“厌倦”之感吗？ 是 否 N
25. 你曾拿过别人的东西（哪怕是一针一线）吗？ 是 否 L-
26. 你是否常爱外出？ 是 否 E
27. 你是否从伤害你所宠爱的人而得到乐趣？ 是 否 P
28. 你常为有罪恶之感所苦恼吗？ 是 否 N
29. 你是否常在谈论中不懂装懂？ 是 否 L-
30. 你是否宁愿看书而不愿去多见人？ 是 否 E-
31. 你有要伤害你的仇人吗？ 是 否 P
32. 你觉得自己是一个神经过敏的人吗？ 是 否 N
33. 对人有所失礼时你是否经常要表示歉意？ 是 否 L
34. 你有许多朋友吗？ 是 否 E
35. 你是否喜爱讲些有时确能伤害人的笑话？ 是 否 P
36. 你是一个多忧多虑的人吗？ 是 否 N
37. 你在童年是否按照吩咐要做什么便做什么，毫无怨言？ 是 否 L
38. 你认为你是一个乐天派吗？ 是 否 E
39. 你很讲究礼貌整洁吗？ 是 否 P-
40. 你是否总在担心会发生可怕的事情？ 是 否 N
41. 你曾损坏或遗失过别人的东西吗？ 是 否 L-
42. 交新朋友时一般是你采取主动吗？ 是 否 E
43. 当别人向你诉苦时，你是否容易理解他们的苦衷？ 是 否 P-
44. 你认为自己很紧张，如同“拉紧的弦”一样吗？ 是 否 N
45. 在没有废纸篓时，你是否将废纸扔在地上？ 是 否 L-
46. 当你与别人在一起时，你是否言语很少？ 是 否 E-

47. 你是否认为结婚制度是过时了，应该废止？ 是 否 P
48. 你是否有时感到自己可怜？ 是 否 N
49. 你是否有时有点自夸？ 是 否 L-
50. 你是否很容易将一个沉寂的聚会搞得活跃起来？ 是 否 E
51. 你是否讨厌那种小心翼翼的开车人？ 是 否 P
52. 你为你的健康担忧吗？ 是 否 N
53. 你曾讲过什么人的坏话吗？ 是 否 L-
54. 你是否喜欢向朋友讲笑话和有趣的故事？ 是 否 E
55. 你是否觉得许多事对你都枯燥无味？ 是 否 —
56. 你有时发脾气吗？ 是 否 —
57. 你小时候曾对父母粗暴无礼吗？ 是 否 L-
58. 你是否喜欢与人混在一起？ 是 否 E
59. 你知道自己工作有错误，这会使你感到难过吗？ 是 否 P-
60. 你有过失眠吗？ 是 否 N
61. 你吃饭前必定洗手了吗？ 是 否 L
62. 当人们和你谈话时，你是否几乎常有一套“现成答案”？ 是 否 —
63. 你喜欢提前很久赴约会吗？ 是 否 —
64. 你常无缘无故地感到无精打采和倦怠吗？ 是 否 N
65. 和别人玩游戏时你有过欺骗行为吗？ 是 否 L-
66. 你是否喜欢从事一些动作迅速的工作？ 是 否 E
67. 你的母亲是一位善良的人吗？ 是 否 P-
68. 你是否常常觉得人生非常无味？ 是 否 N
69. 你曾利用过某人为自己取得好处吗？ 是 否 L-
70. 你是否常常参加许多活动，超过你的时间所允许？ 是 否 E
71. 是否有几个人总想躲避你？ 是 否 P-
72. 你是否为你的容貌而非常烦恼？ 是 否 N
73. 你是否经常彬彬有礼，即使是对自己不喜欢的人也是如此？ 是 否 —
74. 你是否觉得人们为了未来有保障而办理储蓄和保险所花的时间太多？ 是 否 P
75. 你曾有过不如死了为好的愿望吗？ 是 否 N
76. 你是否会逃税，如果你有把握事情永远不会被发现？ 是 否 L-
77. 你能使一个聚会顺利进行吗？ 是 否 E
78. 你是否克制自己不对人无礼吗？ 是 否 P-
79. 遇到一次难堪的经历后，你是否在一段时间内还感到难受？ 是 否 N
80. 你曾有坚持己见的事吗？ 是 否 —
81. 当你要乘火车时，你是否要到开车前一分钟才赶到？ 是 否 —
82. 你患过“神经过敏”吗？ 是 否 N
83. 你曾经故意说些什么来伤害别人的感情吗？ 是 否 P
84. 你是否厌恶与一些打打闹闹的人为伍？ 是 否 —
85. 你与别人的友谊是否容易破裂，虽然不是你的过错？ 是 否 P
86. 你常感到孤单吗？ 是 否 N

87. 你能经常履行你所鼓吹的主张吗？ 是 否 —
88. 你有时喜欢逗弄动物吗？ 是 否 —
89. 当人家寻你的差错、找你工作的缺点时，你是否容易在精神上受挫伤？是 否 N
90. 你是否认为人生如果不冒点风险，便太平淡无味？ 是 否 —
91. 你赴约会或上班曾迟到过吗？ 是 否 L-
92. 你喜欢忙忙碌碌和热热闹闹地过日子吗？ 是 否 E
93. 你愿意别人怕你吗？ 是 否 P
94. 你是否觉得有时浑身是劲，而有时又是懒洋洋的？ 是 否 N
95. 你有时把今天要做的事拖到明天去做吗？ 是 否 L-
96. 别人认为你是生气勃勃的吗？ 是 否 E
97. 别人是否对你说了许多谎话？ 是 否 P
98. 你是否对某些事物容易冒火？ 是 否 N
99. 当你犯了错误时，你是否常常愿意承认它？ 是 否 L
100. 你会为一动物落入圈套被捉拿感到很难过吗？ 是 否 P-
101. 你乐意填写上面的表格吗？ 是 否 —

如果你愿意的话，请填写下列各项：

姓名＿＿＿＿＿＿ 性别＿＿＿＿＿＿ 年龄＿＿＿＿＿＿ 民族＿＿＿＿＿

职业＿＿＿＿＿＿ 文化程度＿＿＿＿＿＿ 诊断＿＿＿＿＿＿

2. EPQ 答卷 见图实 9－1、图实 9－2。

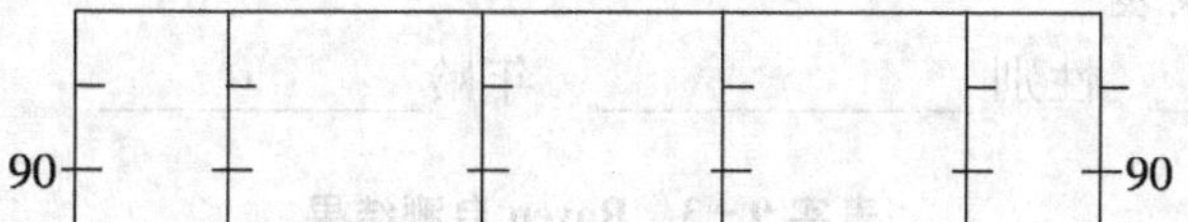

图实 9－1 EPQ 各维度剖析图

姓名__________ 性别__________ 出生年月__________
民族__________ 文化程度__________

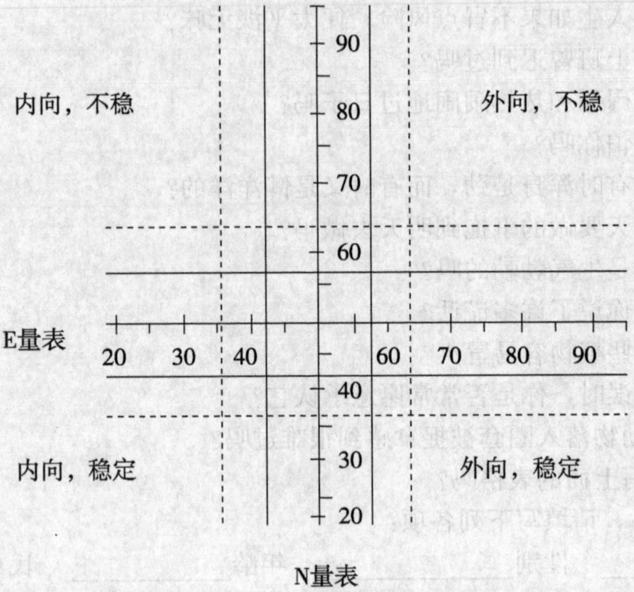

图实 9-2 E-N 维度相互关系图

3. Raven 测试记录表
姓名__________ 性别__________ 年龄__________

表实 9-3 Raven 自测结果

A		B		C		D		E	
编号	答案	编号	答案	编号	答案	编号	答案	编号	答案
1		1		1		1		1	
2		2		2		2		2	
3		3		3		3		3	
4		4		4		4		4	
5		5		5		5		5	
6		6		6		6		6	
7		7		7		7		7	
8		8		8		8		8	
9		9		9		9		9	
10		10		10		10		10	
11		11		11		11		11	
12		12		12		12		12	

（王梅芳）

实验十　空气中苯的测定

一、气相色谱法

【目的】　掌握气相色谱法测苯的原理及方法。

【原理】　空气中苯、甲苯、二甲苯用活性炭管收集，经热解析或用二硫化碳提取出来，用气相色谱法测定其含量。

【器材及试剂】

1. 气相色谱仪、火焰离子化检测器、聚乙二醇 6000 色谱柱。

2. 苯、甲苯、二甲苯（色谱纯）。

3. 二硫化碳（分析纯）。

4. 椰子壳活性炭（20～40 目）。

5. 苯、甲苯、二甲苯标准贮备气制备　用微量注射器准确抽取一定量的苯、甲苯、二甲苯（20℃时 1μl 苯质量为 0.8787mg，甲苯质量为 0.8669mg，临、间、对二甲苯质量分别为 0.8802mg、0.8642mg、0.8611mg）注入 100ml 注射器中，配成一定浓度的标准气体。于红外烤箱中加热 30～40min 使之完全挥发，混合均匀。使用时用纯氮气或清洁空气稀释至所需浓度。取一定量的苯、甲苯和二甲苯标准贮备气体分别注入同一个 100ml 注射器中混合，再用氮气逐渐稀释成 0.02～2.0μg/ml 范围内 4 个不同浓度的苯、甲苯和二甲苯的混合气体。

6. 活性炭采样管　用长 150mm，内径 3.5～4.0mm，外径 6mm 的玻璃管，装入 100mg 椰子壳活性炭，两端用少量玻璃棉固定，装好管后再用纯氮气于 300～350℃温度下吹 5～10min，然后套上塑料帽，封紧管的两端。此管放于干燥器中可保存五天。若将玻璃管熔封，此管可稳定三个月。

7. 热解吸装置　主要由加热器、控温器、测温表及气体流量控制器等部分组成，调温范围为 100～400℃，控制温度±1℃，热解吸气体为氮气，流量调节范围为 50～100ml/min，读数误差±1ml/min，其结构应使活性炭管能方便的插入加热器中，而且各部分受热均匀。

8. 0.2～1L/min 空气采样器（流量稳定，使用时用皂膜流量器较准，误差应小于 5%）。

9. 1ml 及 100ml 注射器。

10. 1μl 及 10μl 微量注射器。

【操作步骤】

1. 样品的采集　在采样地点打开活性炭管，两端孔径至少 2mm，与空气采样器进气口垂直连接，以 0.5L/min 的速度，抽取 10L 空气。采样后，将管的两端套上塑料帽，并记录采样时的温度和大气压力。样品可保存 5 天。

气相色谱参考条件：柱温 90℃；气化室温度 150℃；检测室温度 150℃；载气（氮气）50ml/min。

2. 混合标准气体绘制标准曲线　取 1ml 苯、甲苯和二甲苯的标准混合气体进样，测量保留时间及峰高。每个浓度重复 3 次，取峰高的平均值。分别以苯、甲苯和二甲苯的含量（μg/ml）为横坐标，平均峰高（mm）为纵坐标，绘制标准曲线。并计算回归线的斜率，以

斜率的倒数 B_g [μg/(ml·mm)] 作样品测定的计算因子。

3. 标准溶液绘制标准曲线　于3个50ml容量瓶中，先加入少量二硫化碳，用10μl注射器准确抽取一定量的苯、甲苯和二甲苯分别注入容量瓶中，加二硫化碳至刻度，配成一定浓度的贮备液。临用前取一定量的贮备液用二硫化碳逐级稀释成苯、甲苯和二甲苯含量为0.005μg/ml、0.01μg/ml、0.05μg/ml、0.2μg/ml的混合标准液。分别取1μg进样，测量保留时间及峰高，每个浓度重复3次，取峰高的平均值。以苯、甲苯和二甲苯的含量(μg/ml)为横坐标，平均峰高(mm)为纵坐标，绘制标准曲线。并计算回归线的斜率，以斜率的倒数 B_g [μg/(μl·mm)] 作样品测定的计算因子。

4. 定校正因子　当仪器的稳定性能差，可用单点校正法求校正因子。在样品测定的同时，分别取零浓度和与样品热解吸气(或二硫化碳提取液)中含苯、甲苯和二甲苯浓度相接近的标准气体1ml或标准溶液1μl，按操作步骤，测量零浓度和标准的色谱峰高(mm)和保留时间，用下式计算校正因子：

$$f=\frac{C_s}{h_s-h_0}$$

式中，f 为校正因子，μg/(ml·mm)(对热解吸气样)或 μg/(μl·mm)(对二硫化碳提取的样品)；C_s 为标准气体或标准溶液浓度，μg/ml或μg/μl；h_s、h_0 分别为零浓度和标准的平均峰高，mm。

【样品分析】

1. 热解吸法进样　将以采样的活性炭管与100ml注射器相连，置于热解吸装置上，用氮气以50～60ml/min的速度于350℃下解吸，解吸体积为100ml，取1ml解吸气进色谱柱，用保留时间定性，峰高(mm)定量。每个样品作三次分析，求峰高的平均值。同时，取一个未采样的活性炭管，按样品管同样操作，测定空白管的平均峰高。

2. 二硫化碳提取法进样　将活性炭倒入具塞刻度试管中，加1.0ml二硫化碳，塞紧管塞，放置1h，并不时振摇，取1μl进色谱柱，用保留时间定性，峰高(mm)定量。每个样品作3次分析，求峰高的平均值。同时，取一个未经采样的活性炭管按样品管同样操作，测量空白管的平均峰高(mm)。

【计算】

1. 标准曲线法，空气中苯、甲苯、二甲苯浓度按下式计算：

$$C=\frac{(h-h_0)\ B_g}{V_0\times E}\times 100$$

式中，C 为空气中苯或甲苯、二甲苯的浓度，mg/m^3；h 为样品峰高的平均值，mm；h_0 为空白管的峰高，mm；B_g 为计算因子，mg/(ml·mm)(解吸气样)或 μg/(μl·mm)(二硫化碳提取液样品)；E 为由实验确定的热解吸效率或二硫化碳提取的效率；V_0 为换算成标准状态下的采样体积。

2. 用校正因子时，空气中苯、甲苯、二甲苯浓度按下式计算：

$$C=\frac{(h-h_0)\ f}{V_0\times E}\times 100$$

式中，f 为校正因子，mg/(ml·mm)(热解吸气样)或 μg/(μl·mm)(二硫化碳提取液样品)。其余符号的意义同上式。

【注意事项】

1. 用分析纯的二硫化碳时，应先经气相色谱测试是否含有杂质。若杂质含量较多，需经处理后再重蒸馏。处理方法是：取一定量的二硫化碳用 50g/L 甲醛浓硝酸溶液反复提取，直至硫酸溶液无色为止，用水洗涤二硫化碳至中性后，经无水硫酸钠干燥，重蒸馏，密闭贮存于冰箱中备用。

2. 活性炭采样管对苯、甲苯和二甲苯的穿透容量分别为 7.0mg、13.1mg 和 10.8mg。

3. 当采样量为 10L，热解吸为 100ml 气体样品，进样 1ml 时，苯、甲苯和二甲苯的检出下限分别为 0.005 mg/m^3、0.01 mg/m^3 和 0.02mg/m^3；若用 1ml 二硫化碳提取的液体样品，进样 1μl 时，苯、甲苯和二甲苯检出的下限分别为 0.025 mg/m^3、0.05 mg/m^3 和 0.1mg/m^3。

4. 当用活性炭管采气样 10L，热解吸时，苯的测量范围为 0.005～10 mg/m^3，甲苯为 0.01～10 mg/m^3，二甲苯为 0.02～10 mg/m^3；二硫化碳提取时，苯的测量范围为 0.025～20 mg/m^3，甲苯为 0.05～20 mg/m^3，二甲苯为 0.1～20 mg/m^3。

5. 当空气中水蒸气或水雾量太大时，可能在炭管中凝结时，会影响活性炭管的穿透容量及采样效率。空气湿度在 90%时，活性炭管的采样效率仍然符合要求。对于空气中的其他污染物的干扰，由于采用了气相色谱分离技术，选择合适的色谱分离条件可以消除。

二、乙醚-丙酮比色法

【目的】 掌握乙醚-丙酮法测苯的原理及方法。

【原理】 用硝化混合剂将苯硝化成二硝基苯后，在强碱性溶液中（pH=14）用乙醚提取，然后将丙酮及氢氧化钠溶液加入乙醚层中，此时溶液呈现青绿色，在波长为 575nm 时有最强吸收，根据此特性可进行比色定量。本法的灵敏度为 2μg/3ml。

【器材】 大气采样器、722 型分光光度计、恒温水浴箱、小型气泡吸收管、20ml 和 10ml 磨口具塞比色管、50ml 梨形分液漏斗；1ml、2ml、5ml 及 10ml 刻度吸管

【试剂】

1. 硝化混合剂 称取经 80℃干燥过的硝酸铵 10g 溶于 100ml 浓硫酸中。

2. 苯标准溶液 取 10ml 硝化混合剂于 25ml 容量瓶中称重，然后向瓶中滴加 2～3 滴苯，盖上瓶塞后称重；两次重量之差，即为苯的重量；混匀，置于沸水浴中 30min，待冷却后，用硝化混合剂稀释至刻度。计算每毫升溶液中苯的含量，用硝化混合剂稀释成每毫升含苯 100μg 的标准溶液。

3. 0.5%酚酞溶液 称取 0.1g 酚酞于 50ml 烧杯中，加入 12.5ml 乙醇使之溶解，再加入 7.5ml 水，混匀即可。

4. 57%氢氧化钠溶液。

5. 乙醚（AR）。

6. 丙酮（AR）。

【采样】

1. 根据采样现场调查资料及调查目的，准备好现场采样所需要的器材及用物。

2. 根据现场情况确定采样点，调适好采样器，将两个各装有 2ml 硝化混合剂的小型气泡吸收管串联在采样器上，以 0.1L/min 的流速抽取空气 0.5～1L。

3. 测定气象条件，填写采样记录单，收拾用物返回实验室测定。

【操作步骤】

1. 样品预处理　将吸收管置于沸水浴中 30min，待冷却后，将两管样液倒入一支 20ml 比色管中，用少量水冲洗吸收管数次，洗液均倒入比色管中，再用水稀释至刻度，振摇混匀。

2. 乙醚提取　吸取处理后的样品溶液 5ml，放入盛有 6ml 水的分液漏斗中，另取 100μg/ml 苯标准溶液 1ml，放入另一个盛有 10ml 水的分液漏斗中，每瓶中各加 1 滴酚酞指示剂。分别用 57%氢氧化钠溶液滴至红色，再各多加 1ml，摇匀放冷。然后在每瓶中加入 10ml 乙醚，振摇 3 分钟提取之。静置分层后，自分液漏斗下口放出水层，再加入 10ml 水洗涤乙醚层，放出水层后，从分液漏斗上口将乙醚层分别倒入 10ml 比色管中，加乙醚至刻度，混匀。

3. 标准管和样品管的配制及测定　用标准乙醚提取液（每毫升含苯 10μg）配制标准管，如表实 10-1。

表实 10-1　标准管和样品管的配制

管　号	标准管								样品管	
	0	1	2	3	4	5	6	7	8	9
乙醚提取液（ml）	0.0	0.2	0.4	0.6	0.8	1.0	2.0	3.0	—	—
乙醚（ml）	3.0	2.8	2.6	2.4	2.2	2.0	1.0	0.0	—	—
样品乙醚提取液（ml）	—	—	—	—	—	—	3.0	3.0	—	—
丙酮（ml）	各加 7ml									
57%氢氧化钠溶液（ml）	各加 2ml									
苯含量（μg）	0.0	2.0	4.0	6.0	8.0	10.0	20.0	30.0	待查	待查

将上述各管配制好后，分别振摇 50 次。15min 后，在波长 575nm 下测定吸光度。以标准管苯含量为横坐标，吸光度为纵坐标，绘制标准曲线。

【计算】

$$C\ (mg/m^3) = \frac{40A}{3V_0}$$

式中，C 为空气中苯的浓度（mg/m^3）；A 为从标准曲线上查得的样品乙醚提取液中苯的含量（μg）；V_0 为换算成标准状况下的采样体积（L）。

【注意事项】

1. 向吸收液中加水时须缓慢进行，以免溶液温度过高，使二硝基苯挥发。

2. 用乙醚提取，滴加 57%氢氧化钠溶液时，为缩短冷却时间，可将分液漏斗用自来水冷却。

3. 用水洗涤乙醚层时，应具有一定的酸度，如酸度不够，乙醚层呈现混浊。

4. 本方法成色后颜色易褪去，应尽快比色。

5. 为防止空气中有色及粒状物质对测定的干扰，可在吸收管前连接一个塞有棉花的小管，起过滤作用。

（刘娟）

实验十一　尿中铅的测定
——热消化双硫腙分光光度法

【目的】　掌握热消化双硫腙分光光度法测铅的原理和方法。

【原理】　用强酸破坏尿中的有机物，使尿中铅成为离子状态。在弱碱性条件下（pH＝8.5～11）铅与双硫腙作用，生成红色配合物。在波长520nm处有最大吸收，根据颜色深浅进行比色定量。

【试剂】

1. 无铅水　用全玻璃蒸馏器双蒸或用强酸性阳离子树脂交换得无铅水。

2. 混合酸消化液　硝酸、高氯酸、硫酸（均为优级纯）按5∶2∶1比例混合。

3. 3％硝酸溶液（GR）。

4. 50％柠檬酸铵溶液（AR）　称取50g枸橼酸铵，加适量的水溶解后，置分液漏斗中，加数滴酚红指示剂，用氨水调至红色，再多加几滴，使pH为8.5～11.0，用稀的双硫腙氯仿溶液反复提取去除杂质，使双硫腙氯仿绿色不变。再用纯净的氯仿溶液反复洗涤，以除去溶液中多余的双硫腙，再加水至100ml。

5. 20％盐酸羟胺溶液（AR）　称取20g盐酸羟胺溶液溶于少量水中，再稀释到100ml。

6. 0.4％酚红指示剂（生化试剂）　称取100mg酚红于小乳钵中，用少量水研磨溶解后，转入250ml容量瓶中，加水至刻度。

7. 浓氨水（AR）。

8. 10％氰化钾溶液（GR）。

9. 0.05％双硫腙氯仿溶液（储备）：

提纯：称取0.05g双硫腙溶于50ml氯仿中，移入250ml分液滤斗中，用100ml稀氨水（1∶99）分4次提取，此时双硫腙进入氨水溶液中呈黄色；合并氨水提取液，过滤至另一分液滤斗中，用稀硝酸酸化致有双硫腙沉淀析出，用氯仿溶解沉淀、萃取，此时双硫腙溶于氯仿层呈绿色；下层水层放入另一分液滤斗再多萃取2～3次，合并萃取液，用水洗涤氯仿层2次，每次20ml，弃除水层，双硫腙氯仿层加氯仿至100ml即为0.05％双硫腙氯仿液，储于棕色瓶内，保存于冰箱中。

双硫腙氯仿应用液：取提纯过的双硫腙溶液用氯仿溶液稀释至透光率为60％（于510mm波长测定），此时溶液为翠绿色。

10. 双硫腙洗除液　5ml氰化钾与15ml浓氨水混合，加水至500ml。

11. 铅标准液

①储备液：称取经105℃下干燥2h恒重的硝酸铅（GR）0.1598g于烧杯中，用少量水溶解，定量转入100ml容量瓶中，加入硝酸1ml，用水稀释至刻度。此溶液1ml＝1mg铅。

②应用液：将上述溶液用1∶99的稀硝酸分次稀释100倍，使为1ml＝10μg铅。

【操作步骤】

1. 尿样处理

取混匀尿20ml，置150ml三角瓶中，加混合酸25ml，于电炉上徐徐加热至瓶口冒大量白烟、样品呈无色透明时（注意控制温度防止样品碳化），取下冷却。若样品仍呈黄色，可酌量滴加混合酸，继续加热消化，直至无色。加 10ml 水，将溶液转入 25ml 比色管中，再用水少量多次洗涤三角瓶，洗液一并倒入 25ml 比色管中（注意切勿过量）。加水至刻度，取 10ml（或适量）待用，此为样品管。

2. 另取 10ml 3％硝酸溶液于另一支 25ml 比色管中（此为空白管），向空白管和样品管中各加 0.5ml 柠檬酸铵，5 滴盐酸羟胺和 1 滴酚红指示剂，摇匀，用氨水调至红色，再多加 2～3 滴，加 0.5ml 氰化钾，摇匀。

3. 向各管中加入 5ml 双硫腙应用液，塞紧比色管盖，用力振摇 100 次（注意放气 2～3 次，以免溶液随气体冲出影响分析结果），静置分层。用吸管吸去水层，加 20ml 双硫腙洗除液，振摇 50 次以除去多余的双硫腙，静置分层。用滴管吸去上层水溶液，小心吸取下层氯仿液约 3ml 于比色杯中，于 520nm 波长下，以空白管调零进行测定，记录读数（A）。根据吸光度值在标准曲线上查出样品中铅含量（C）。

【标准曲线的制作】 取 25ml 比色管 7 支，按表实 11－1 配制标准色列管

表实 11－1　尿铅标准曲线的制作

试剂	管号						
	0	1	2	3	4	5	6
铅标准应用液（ml）	0.0	0.5	1.0	2.0	4.0	6.0	8.0
3％硝酸溶液（ml）	20.0	19.5	19.0	18.0	16.0	14.0	12.0
铅　含　量（μg）	0.0	0.5	1.0	2.0	4.0	6.0	8.0

以下步骤按样品测定 2、3 进行，并以铅含量对吸光度作标准曲线图。

【计算】

$$尿铅\ (mg/L) = \frac{2.5C}{10}$$

式中，C 为尿样中铅含量。

【注意事项】

1. 盐酸羟胺为还原剂，还原溶液中具有氧化性的物质。柠檬酸可防止 Ca^{2+}、Mg^{2+}、Fe^{2+} 的干扰，使其不生成氢氧化物沉淀，有效地防止铅离子被氧化物吸附沉淀下来而造成结果偏低。

2. 氰化钾可排除 Cu、Fe、Hg 的干扰，但氰化钾为剧毒品，在酸性环境中可转变为氰氢酸气体跑出，使用时一定要注意安全，而且要求在碱性环境中进行，废液必须倒入废水桶中，集中处理。

3. 所用玻璃仪器都应作去铅处理（经 3％硝酸，24h 浸泡）。

4. 尿铅的含量高时，可适当少取样品，控制读数在标准曲线范围内。

5. 酚红指示剂在酸性溶液中呈橙红色，中性溶液中呈黄色，碱性溶液中（pH8.5 及以上时）才呈红色。

6. 双硫腙对多种金属都具有配合作用，对本实验的干扰因素多，因此实验条件一定要控制好。

7. 用力振摇时必须注意放气，以免溶液溅出影响测定结果。

8. 水和氯仿共存时可影响比色结果，因此比色时，应尽量避免将水带入比色杯而影响比色，可放掉吸管尖端1～2滴带水的氯仿，用滤纸擦干吸管壁上的水分后，再将溶液放入比色杯中，并留下吸管内最后几滴带水的氯仿液。

（唐美秀）

实验十二　职业病病例讨论

【目的】　巩固《职业卫生与职业医学》基本理论，培养综合分析、解决职业病诊断和处理实践中存在的问题的能力。要求学生获取病历摘要后针对讨论题大量阅读有关文献资料进行综合分析，讨论，作出正确的结论（写出书面材料）。

【病历摘要】　患者，男性，38 岁。因腹痛 2 个月余，双足发麻 1 个月，于 1985 年 8 月 18 日步行入院。患者于 6 月中旬开始食欲不振、恶心、乏力，继之腹痛，位于右下腹，呈持续性，有阵发性加剧，尤以夜间加重，腹痛性质为剧烈绞痛，不拒按。体格检查：血压 150/96mmHg。神志清楚。心肺检查未见异常。腹平软，右下腹有轻压痛，无腹肌紧张和反跳痛，肠鸣音时强时弱，全腹未触及包块和肿物，未见肠型蠕动波。肝右肋下 2.5cm，质软，轻压痛，脾未扪及。四肢痛，触觉及四肢腱反射未见异常，未引出病理征。Hb 90g/L，尿蛋白＋，镜检 RBC 0～3/HP，血 HBsAg（－），肝功能正常。

问题 1：根据此患者的症状、体征和化验检查结果应考虑哪些疾病（包括职业病与非职业性疾病）？

问题 2：根据以上资料，你认为病史询问是否完整？还应补充些什么？

问题 3：为了进一步确定诊断还需要补充哪些检查，特别是化验检查？

【职业史】　患者从 1978 年至 1985 年在某塑料厂注塑车间做捏合工。生产塑料中加入稳定剂二盐基亚磷酸铅、三盐基亚磷酸铅、硬脂酸铅等。患者卫生习惯不好，工作中经常不洗手吃东西、吸烟。尿铅检查：尿铅 0.3μmol/L，血铅 2.0μmol/L。用依地酸二钠钙 1.0g 加入 5%葡萄糖溶液中，静滴驱铅，尿铅为 14.47 μmol/24h (3.0mg/24h)。

问题 4：在上述病史的基础上，还应做什么调查研究？

【生产现场调查】　该厂工艺过程为：将原料加入锅内，加热至 50～60℃，每日消耗原料 100 余公斤，在搅拌及过筛过程中接触铅粉尘。1986 年测定空气中铅尘浓度为 12.25mg/m^3，车间大小为 14m^2，无排尘设备及个体防护设备。患者每日工作 8 小时。

问题 5：请提出此生产现场存在的问题并提出改进意见。

问题 6：对该患者的诊断及治疗提出意见。

【诊断】　患者入院后诊断为慢性铅中毒（中度），用依地酸二钠钙 1.0g 加入 5%葡萄糖溶液中，静脉滴注驱铅治疗，共驱铅 16 次，尿铅降至 1.2μmol/L (0.25mg/L)，2.89μmol/24h (0.6mg/24h)，共住院 77 天，好转出院。

问题 7：请对患者提出出院后应注意事项

【追踪观察】　出院休息 1 个月后，返回原工作岗位，继续从事铅作业 9 个月。近 3 个月来，自觉经常有腹部隐痛，食欲欠佳，但无恶心及呕吐，常有便秘。有失眠、多梦、记忆力减退。3 天前，因饮酒发生阵发性腹绞痛，伴有呕吐、腹胀，3 日未排便。逐渐出现双下肢步行困难，双手不能持筷，于 1986 年 2 月 27 日再次入院。查体：T 37.2℃，P 104 次/分，BP 150/90mmHg，被扶入病房，表情淡漠，蜷曲体位，巩膜轻度黄染，口唇皲裂，齿龈炎伴铅线，咽部充血，心率 104 次/分，律齐，心尖区轻度收缩期吹风性杂音，双肺清晰。腹部稍膨隆，叩诊为鼓音，右下腹部轻压痛，无反跳痛，肠鸣音正常。肝肋下触及 1.5cm，质软，无压痛。神经检查，颅神经检查未见异常，双上、下肢肌张力增强，双下肢肌力减弱（3 度），双腕以下、双踝以下痛、触觉减退，手腕下垂，霍夫曼征、巴宾斯基征、凯尼尔征均阴性，双手震颤，指鼻欠稳准、闭目难立征阳性。实验室检查：WBC 5.8×10^9/L，RBC 4.5×10^{12}/L，Hb 95g/L。尿常规：蛋白（+），粗颗粒管型 1～2/Hp，WBC 8～10/Hp，RBC 1～2/Hp。黄疸指数 9U，SGPT 正常；一次尿铅 1.68μmol/L（0.35mg/L）。血铅 3.56μmol/L（76g/dl）。尿粪卟啉（+++）。尿 δ-ALA 14mg/L。应用依地酸二钠钙 1.0g 静滴驱铅，尿铅为 43.43μmol/24h（9mg/24h）。脑电图、肌电图均正常。入院后 3 月 1 日至 2 日尿量减少，为 500～600ml/24h，BUN（尿素氮）为 4.85mmol/L（38mg/dl），CO_2CP 为 28.92μmol/L。3 月 3 日因饮少量酒后出现摔倒、昏迷及间断抽搐 2 天。体检未见病理反射，头部无外伤，眼底未见视乳头水肿。经用降颅压及镇静剂后，6 月 5 日神志清醒，抽搐停止，但反应仍迟钝，说话笨拙。

问题 8：患者为何再次入院？其复发及再次加重的诱因是什么？

【治疗】　每日用依地酸二钠钙 1.0g 加入 5%葡萄糖溶液 500ml 静滴驱铅 6 次，腹绞痛缓解，不用扶持能下地行走几步。尿铅降至 3.86μmol/L（0.8mg/L），8.1μmol/24h（1.68mg/24h），尿粪卟啉仍为++++，δ-ALA 降至 8.5mg/L。3 月 15 日尿 δ-ALA 恢复正常。3 月末血 BUN、尿粪卟啉基本恢复正常。4 月末肝大小正常，黄染消退。住院期间共驱铅 60 次，并给予补液、纠正电解质紊乱，降颅压、能量合剂、胞二磷胆碱保肝治疗等对症措施。至 1987 年 2 月 17 日好转出院。出院时神清，说话仍笨拙，除左下肢膝腱反射亢进处，四肢痛、触觉、肌力、肌张力恢复正常。

问题 9：对这一病例作全面分析。

问题 10：提出出院后注意事项。对此病例的处理你有什么体会？

（唐美秀）

实验十三　职业卫生调查

职业卫生调查是识别和评价职业性有害因素的必要手段，也是实施职业卫生服务和管理的重要步骤。识别和评价职业性有害因素，首先需要通过对生产工艺过程，劳动过程和作业环境的调查，确切了解有害因素的性质、品种、来源及职业人群接触有害因素情况。但是，作业场所存在的有害因素是否已构成对接触者健康的损害以及损害的程度，取决于有害因素的作用条件，包括接触机会、接触方式、接触时间和接触强度。因此，还要通过环境监测，生物监测和健康监护，对现存有害因素的强度及其可能造成健康损害的危险程度，进行综合评价和估测。调查的定性和定量资料，可为及时采取相应的防治以及制定和修订卫生标准提供依据，并为今后的预防工作指明方向。

职业卫生调查可分为职业卫生基本情况调查、专题调查和事故调查三大类。

【调查类别】

1. 职业卫生基本情况调查　职业卫生基本情况调查的目的是掌握所管辖地区或系统内工矿企业地状况和需求，建立所管辖单位的职业卫生档案。调查对象为管辖的所有工矿企业，必须逐个单位进行调查，根据统一表格，认真填写并经复核后，按计算机编码要求，对地区及专业系统列编。调查资料逐级汇总上报，每3年进行一次。在日常职业卫生工作中，需随时将环境监测和健康检查结果、职业病发病情况，以及生产和企业变迁情况记录，以备查考、分析。

职业卫生基本情况调查内容包括：

（1）被调查单位概况　包括单位名称、地址、单位的历史、隶属关系、性质、男女职工人数、有害职业的分布、接触有害因素的人数、机构设置、产品种类、产值以及利税情况等。

（2）主要产品和工艺流程　作业场所使用的原料名称、中间产品、产品及年产量、生产设备机械化或自动化程度，并绘制生产工艺流程图。

（3）主要工作场所的劳动条件　包括主要车间、工段和工种是否按照卫生要求进行合理布局、采光照明是否符合卫生要求、车间微小气候状况、相邻车间有无相互影响等。

（4）劳动组织及班次　如劳动者与用人单位的关系，每周几个工作日、每日的工作时间、加班加点情况及在外有无兼职等。

（5）职业性有害因素及其接触人数。

（6）作业环境及接触者健康状况　如职业有害因素对健康影响的早期表现，职业病、工作有关的疾病、工伤分布情况和发生频率及以往环境监测和健康监护资料等。

（7）防护设备和使用情况　针对职业性有害因素所采用的建筑设计和职业卫生防护设施，如通风、除尘排毒系统、噪声及其他物理因素的防护、高温作业防护等及个人防护用品的品种和数量，过去和目前的使用情况。

（8）生活福利和医疗卫生服务情况　包括生活卫生设施中有无浴室、更衣室、休息室、女工卫生室、厕所、医疗室等。

（9）劳动者的反映　劳动者通过自己的劳动实践，通常知道哪些职业性有害因素对他们的身体健康有不良影响，特别是对具有刺激性或易于引起急性反应的毒物，他们可以提供许多有价值的情况和线索。

职业卫生基本情况调查常通过“听”（听取介绍）、“看“（现场观察和查看有关的资料）、“问”（口头询问）、“测”（环境监测和生物监测）、“查”（健康检查）和“算”（资料分析）等方法获得基本情况。最后，对所得调查结果进行综合评价，提出改进建议，并建立健全劳动卫生档案。

2. 专题调查　专题调查是对某一系统（行业）或某一有害因素的职业卫生基本情况的调查。在所管辖的地区内存在有下列情况之一者，即应考虑进行专题调查：

（1）某一系统（行业）在所辖区内所占比重较大。

（2）某一有害因素的危害性较突出，接触人数较多。

（3）采用新技术、新工艺，而出现新的有害因素者。

（4）已有的有害因素出现新的职业性病损者。

专题调查的目的在于探究职业性有害因素对职工健康的影响，或就其他具体问题（如病因探讨、患病率分析、早期监测指标筛选、预防措施效果评价和卫生标准研制或验证等）进行专项调查研究。因此，常需对作业环境、生产过程和接触者健康状况，进行更为系统的监测和调查。

专题调查的项目，可视实际需要加以选择：①有害因素和健康关系调查，主要揭示接触水平-反应关系。②工作有关疾病调查，主要探讨某些职业性有害因素与导致非特异性疾患高发或加剧的因果关系。③环境监测方法研究，主要确定测定方法的灵敏度、特异度及质量控制要求。④生物监测研究，主要阐明指标的敏感性、特异性、预示值、符合率，以及在早期检测职业性病损中的意义。⑤预防措施效果的卫生学评价，主要比较采用预防措施前后的作业环境、职工健康状况，以及进行投入效益分析等。

3. 事故调查　常属计划外应急性调查。发生急性事故性损害（如急性中毒事故）时，职业卫生医师应会同临床医师参加抢救；医疗卫生机构（包括厂矿医院或诊所）应按《企业职工伤亡事故和处理规定》和《放射性同位素与装置放射防护条例》等制定《职业病危害事故调查处理办法》及《职业病报告办法》，立即向所在地人民政府卫生部门和法律、法规规定的其他部门报告；医疗卫生机构应会同有关部门深入现场进行调查，根据生产工艺流程及其可能发生事故的有害因素，结合中毒者的临床表现等查明事故发生原因，提出治疗、预防对策，防止再次发生类似事故。

在现场，必须详尽了解事故发生的全过程和有关的规章制度，包括事故发生时的气象条件、设备运转、作业状态、操作规程及防护措施等；通过中毒患者或班组人员，了解事故发生的前后细节，以及同类生产的其他作业场所是否发生过类似事故。当现场未经清理时，应迅速检测生产环境中各可疑有害因素的浓度或强度；如现场已遭破坏，必要时采用模拟现场试验估测接触浓度或强度。经皮肤吸收的毒物，应尽可能进行皮肤污染的测定；如有生物监测指标的要及时采样测定。

最后，根据调查资料，作出综合判断，提出处理意见及防止事故再度发生的对策和措施，用书面形式上报上级机关分发有关单位，以吸取教训。

【调查步骤】　除事故调查外，职业卫生基本情况调查与专题调查的工作步骤基本相似，但后者常需更为周密的安排。典型的专题调查大至分为准备、实施和总结三个阶段。

1. 准备阶段

（1）制定计划　计划内容包括：①调查目的、试图寻求的答案和可能遇到的困难；②调查对象、对照选择、样本大小和抽样原则；③调查方法；④调查项目、观察指标和检查测定方法，所需器材、经费和人力；⑤人员培训，调查队伍组织领导及协作关系；⑥现场联系及时间安排；⑦预期结果；⑧数据处理，资料整理、分析和总结等。

(2) 查阅文献　围绕调查内容和目的，认真查阅国内外有关文献，充分掌握现有资料，借鉴别人经验，使调查工作更有的放矢，效率更高。有条件者可考虑运用现代文献检索手段，如联机检索、光盘检索等。此外，还可利用国际互联网更准确、及时地了解全世界有关职业卫生与职业病方面的资料，查找到最新文献，亦可随时与世界各地的职业卫生与职业病专家讨论专题的有关内容。

(3) 拟订表格　调查表格项目及形式应根据调查目的、内容及统计方法，进行周密设计。每一调查项目都必须有明确用意，而不是可有可无。调查表格的完善与否在很大程度上反映了调查计划的完善性。因此，拟好的表格最好先进行试点调查，并根据试调查效果作必要修改，使其更趋完善。

调查表的内容一般包括：①调查表的名称；②一般项目：姓名、性别、出生年月、出生地、民族、文化程度、工作单位名称、职业、车间、工种及家庭住址；③调查项目：根据调查目的而定，一般包括职业史及接触史、疾病史、目前健康状况、不良生活方式、环境监测，并确定该项调查的体检和化验项目；④调查者对调查结果的可信度估计；⑤结束部分：包括调查人签名和调查日期。

为便于计算机处理，调查项目尽可能量化，可在表格偏旁位置预留空格，以便填入各项目的“量值”。另外，为验证调查对象回答内容的可靠性，可在询问项的主观症状中，随机穿插与接触-反应（效应）完全无关的内容，作为“干扰性项目”。整理分析时，分别算出“症状分”与“干扰分”，供判断参考。

(4) 选择对象　根据调查目的，选择不同对象。一般原则是：①根据研究目的，确定样本大小和抽样方法；②以密切接触有害因素的人群为观察对象，并选择同等条件非接触人群为对照组；③在评价检测指标对反映环境浓度或机体反应的灵敏性和可靠性，应尽可能分别选择接触高、中、低浓度（或强度）的接触者为对象；④凡同时接触可干扰效应的其他因素者，不应列为对象；⑤慢性职业病调查应特别注意潜伏期问题，现有接触人群或曾经接触者，均应列为调查对象；⑥对照的选择应注意可比性，即性别、年龄、工龄等应合乎统计学要求。

(5) 试点调查　在正式调查全面开展前，最好先进行一次完全按照计划进行的小型试点调查，它除了调查的对象少和规模小外，其他均应与正式调查相同。目的是：①检查所预定计划是否完善，切实可行；②及时发现问题，如调查表格项目是否合适，测定仪器功能是否完好，以及调查对象是否合作等；③锻炼和考核整个调查队伍，积累经验，估计不同检查者之间的差异，进一步统一方法，缩小误差，提高工作效率和质量。

2. 实施阶段　在试点调查的基础上，总结经验教训，按调查计划，全面开展工作。这一阶段应特别注意现场调查的质量控制。最好制订调查工作手册，内容包括调查人员工作须知、调查项目的各项标准及操作规程等，调查人员必须严格遵守调查工作手册中所定的各项规章。专题调查组要建立各级分工负责的组织网络，如由项目负责人→现场调查督导人→调查员、摘抄员、检验员组成的三级工作网。随时抽查原始记录，及时复核补漏，汇总和整理调查资料。此外，尚需掌握工作进度，注意工作中的密切配合与协调，确保按质按量如期完成调查任务。

3. 总结阶段

（1）资料整理与统计分析

1）资料检查：检查调查表格中的原始资料，内容包括：①资料的完整性，亦即全部项目必须符合调查设计的要求，一一填好；②资料的可靠性，即调查方法正确，疾病诊断明确，测定数据准确等；③资料筛选的原则，即资料剔除不能带有主观性，而需要有一定的取舍原则。有下列情况之一者方可剔除：项目不全、记录欠正确、对照人群曾接触被调查的有害因素或者接触人群曾接触足以影响调查结果的其他因素。

2）资料整理：可按以下步骤进行整理和分析：①在同质基础上，按调查设计分组；②按分组要求拟定整理表，对资料进行归并、组合；③资料分析，按统计学原则，根据资料特征及分析目的，选用合适的统计方法和参数，探讨各自变量与因变量之间的联系及其强度，并阐明混杂效应（confounding effects）及其程度。

（2）调查汇总：根据调查结果，写出全面总结，向调查企业和有关上级部门汇报。报告应针对所发现的问题，作出卫生学评价，提出切实可行的干预措施建议，力争把通过调查所得到的科学结论，反馈到企业职业卫生工作中去。

（3）论文撰写：作为一项科学研究，应结合调查发现，进一步复习有关文献，深化感性认识，把调查报告提炼成一篇或几篇科学论文。科学论文一般由以下几部分组成：①论文的题目：尽可能简练地反映出研究的对象、方法和内容；②前言：说明该项研究内容的国内外概况、为什么要进行该项调查研究；③摘要和关键词：摘要的目的就是要简明扼要地介绍调查的对象与方法、主要内容和结果。关键词要简洁明了，其目的亦是为了介绍论文的主要内容；④调查对象和方法（怎样调查）；⑤结果：描述观察到的事实、现象和所获测试数据；⑥讨论：对观察到的事实和现象进行综合分析、解释、论证和概括，说明事实和现象之间的联系，并与已报道的资料进行比较，将调查结果资料提高到理论高度；⑦近期重要的有关参考文献：目的是指出引证资料和论点的出处，为读者进一步阅读提供线索。

（唐美秀）

实验十四　食盐中碘的测定
——滴定法

【目的】　掌握碘量法测定食盐中碘的方法。

【原理】　样品中的碘化物在酸性条件下，用饱和溴水氧化成碘酸盐。碘酸盐可将碘化钾中的碘定量析出，用硫代硫酸钠滴定析出的碘，计算含量。反应式如下：

$$I^- + 3Br_2 + 3H_2O \longrightarrow IO_3^- + 6Br^- + 6H^+$$

$$IO_3^- + 5I^- + 6H^+ \longrightarrow 3I_2 + 3H_2O$$

$$I_2 + 2S_2O_3^{2-} \longrightarrow 2I^- + S_4O_6^{2-}$$

【试剂】

1. 磷酸。

2. 饱和溴水　取溴水约 2ml，置于磨口塞玻璃瓶中，加水 1000ml。

3. 淀粉指示液　称取 0.5g 可溶性淀粉，加少量水搅匀后，倒入 100ml 沸水中煮沸，临用时配制。

4. C（$Na_2S_2O_3$）＝0.002mol/L 硫代硫酸钠标准溶液　用 0.1000 mol/L 硫代硫酸钠标准溶液，准确稀释 50 倍。临用时配制。

5. 碘化钾溶液（50g/L）　临用时配制。

【操作步骤】

1. 称取 10g 样品，置于 250ml 锥形瓶中，加水溶解后，加入 1ml 磷酸混合均匀。

2. 滴加饱和溴水至溶液呈浅黄色，边滴边振摇至黄色不褪为止（大约 5～6 滴），溴水不宜过多，室温下放置 15min，在放置时间内，如果黄色褪去，应当再滴加溴水至淡黄色。

3. 放入玻璃珠 4～5 颗，加热煮沸至黄色褪去，再继续煮沸 5min，立即冷却，然后加入 2ml 50g/L 碘化钾，混合均匀，立即用 0.002mol/L 硫代硫酸钠标准溶液滴定至淡黄色，加入 1ml 5g/L 淀粉指示剂，继续滴定至蓝色刚消失为终点。

如盐样含杂质过多，应先取盐样加水 150ml 溶解，过滤，取 100ml 滤液至 250ml 锥形瓶中，然后进行操作。

【计算】

$$X = \frac{V \times C \times 21.15}{W} \times 1000$$

式中，X 为样品中碘的含量，mg/kg；V 为滴定时样液消耗硫代硫酸钠体积，ml；C 为硫代硫酸钠标准溶液实际浓度，mol/L；W 为样品质量，g；21.15 为与 1ml 硫代硫酸钠标准溶液［C（$Na_2S_2O_3$）＝1.000mol/L］相当碘的质量，mg。

【说明】

1. 食盐中加碘，对治疗地方性甲状腺病很有意义。但是加入量一定要按规定，过少作用不明显，过多亦同时能引起甲状腺肿大。

2. 在酸性条件下，加入过量的溴水，则碘被氧化为碘酸盐。加入碘化钾，即能释放出为原来样品中 6 倍的游离碘。反应式如下：

$$IO_3^- + 5I^- + 6H^+ \longrightarrow 3H_2O + 3I_2$$

3. 酸化样液，以使用磷酸为最适宜。因为磷酸与 Fe^{3+} 生成无色络离子，可以避免样液中可能含有的 Fe^{3+} 与过剩的碘化钾作用（$2Fe^{3+} + 2I^- \rightarrow I_2 + 2Fe^{2+}$），使色泽随时间而逐渐加深，影响测定结果。

（唐美秀）

实验十五　食品中维生素C的测定

一、总维生素C的测定——微量荧光法

【目的】

1. 掌握微量荧光法测定维生素C的原理和方法。

2. 熟悉荧光分光光度计的使用。

3. 了解维生素C测定在营养分析工作中的意义。

【原理】　食物中总维生素C包括还原型和脱氢型两种形式。还原型维生素C经2，6-二氯酚靛酚氧化成脱氢型抗坏血酸。脱氢型维生素C与邻苯二胺反应生成有荧光的化合物喹噁啉，一定浓度范围内，其荧光强度与浓度成正比，以此测定食物中维生素C的含量。

脱氢型维生素C与硼酸可形成复合物而不与邻苯二胺反应生成荧光物质，以此可作为空白来消除样品中其他荧光物质的干扰。

【器材及试剂】

1. 荧光分光光度计，组织捣碎机，100ml容量瓶，25ml具塞比色管，100ml烧杯。

2. 2%草酸溶液。

3. 1%草酸溶液。

4. 碳酸氢钠溶液　称取碳酸氢钠100mg溶于在200ml沸水中。

5. 2，6-二氯酚靛酚　称取2，6-二氯酚靛酚50mg溶于碳酸氢钠热溶液中，冷却后置于冰箱中过夜。次日过滤于250ml棕色容量瓶中，用蒸馏水稀释至刻度，摇匀。冷藏保存。

6. 50%乙酸钠溶液。

7. 硼酸-乙酸钠溶液　称取3g硼酸溶于100ml 50%的乙酸钠溶液中，临用时现配。

8. 邻苯二胺溶液　称取邻苯二胺20mg，用蒸馏水溶解后稀释至100ml，临用时现配。

9. 维生素C标准储备液（0.4mg/ml）　精确称取维生素C 40.0mg，用2%草酸溶液溶解后，定容至100ml，临用时现配。

10. 维生素C标准应用液（40μg/ml）　取维生素C标准储备液10ml，用2%草酸溶液定容至100ml，临用时现配。

【操作步骤】

1. 匀浆　取食物可食部150g放于组织捣碎机中，加入等量2%草酸溶液（150g），制成匀浆。

2. 定容　取匀浆20g，用1%草酸溶液定容至100ml，过滤后收集滤液备用。

3. 氧化　取样品滤液5ml于25ml具塞比色管中，滴加2，6-二氯酚靛酚溶液至淡红色，再用1%草酸溶液定容至刻度，此液称之为氧化液。取维生素C标准应用液5ml与样品滤液同样氧化。然后按表实15-1操作。

表实 15-1 标准管及样品管的制备

管号	标准管			样品管		
	0	1	2	样品空白	样品 1	样品 2
标准氧化液（ml）	2	2	2	—	—	—
样品氧化液（ml）	—	—	—	2	2	2
硼酸-乙酸钠溶液（ml）	1	—	—	1	—	—
	充分混匀，放置 15min					
乙酸钠溶液（ml）		1	1		1	1
邻苯二胺溶液（ml）	各加入 6ml					

4. 测定　以上各管充分混匀，室温下放置 30min。在激发光波长 365nm，发射光波长 427nm 处，测定各管的荧光强度。以标准系列荧光强度为纵坐标，抗坏血酸含量为横坐标，绘制标准曲线。

【计算】

$$样品中总维生素C（mg/100g）=\frac{F_{样}-F_{样空}}{F_{标}-F_{标空}}\times\frac{40}{W}\times\frac{100}{1000}\times100$$

式中，F 为荧光读数；40 为维生素 C 标准应用液浓度（40μg/ml）；W 为每 100ml 样品稀释液中所含样品的量（10g）。

【注意事项】

1. 维生素 C 的氧化除用 2，6-二氯酚靛酚外，还可用活性炭等其他的氧化剂。

2. 在实验过程中注意保持受试液的酸度，以免维生素 C 被破坏。维生素 C 的提取保存除用 2%的草酸外，还可用偏磷酸-乙酸溶液。

3. 邻苯二胺溶液、硼酸-乙酸钠溶液必须用时现配，邻苯二胺溶液还必须避光保存。

二、还原型维生素 C 的测定——2，6-二氯酚靛酚滴定法

【目的】　掌握 2，6-二氯酚靛酚滴定法测定还原型维生素 C 的原理和方法。

【原理】　还原型维生素 C 可将染料 2，6-二氯酚靛酚还原成无色。用经过碘酸钾标准溶液标定后的维生素 C 溶液标定 2，6-二氯酚靛酚染料溶液，再用此染料溶液滴定样品溶液中的维生素 C。终点时，过量的染料溶液在样品溶液中显红色。根据样品溶液消耗标准染料溶液的量，即可计算出样品中还原型维生素 C 的量。

【器材及试剂】

1. 组织捣碎机，微量滴定管，150ml 三角瓶，100ml 容量瓶。

2. 1%草酸溶液。

3. 2%草酸溶液。

4. 0.0100mol/L 碘酸钾标准储备液　精确称取干燥的碘酸钾（GR 或 AR 级）0.2140g，用蒸馏水溶解后，转入 100ml 容量瓶中并定容至刻度。

5. 0.0010mol/L 碘酸钾标准应用液　取碘酸钾标准储备液 10ml 稀释至 100ml，此液 1.0ml 相当于维生素 C 0.088mg。

6. 1%淀粉溶液　称取可溶性淀粉 0.5g，加少量蒸馏水，搅拌成糊状以后倒入 50ml 沸水中，混匀。冷藏待用。

7. 6%碘酸钾溶液　临用时现配。

8. 维生素 C 溶液　称取 20.0mg 纯维生素 C 粉末于烧杯中，加入 1%草酸溶液使之溶解后，转入于 100ml 容量瓶中，并稀释至刻度，摇匀。冷藏保存。

9. 碳酸氢钠溶液　称取碳酸氢钠 100mg，溶解在 200ml 沸水中。

10. 2，6-二氯酚靛酚溶液　称取 2，6-二氯酚靛酚 50mg 溶解于碳酸氢钠热溶液中，冷却后置于冰箱中过夜，次日过滤于 250ml 棕色容量瓶中，用蒸馏水稀释至刻度，摇匀。冷藏保存。

【操作步骤】

1. 2，6-二氯酚靛酚溶液的标定

(1) 维生素 C 标准溶液的标定　吸取 2ml 维生素 C 溶液于三角瓶中，再加入 1%草酸溶液 5ml、6%碘化钾溶液 0.5ml、1%淀粉溶液 2 滴，再以 0.0010mol/L 碘酸钾标准应用液滴定至终点为淡蓝色。按下式计算：

$$\text{维生素 C 浓度（mg/ml）}=\frac{\text{消耗 0.0010mol/L 碘酸钾溶液毫升数}\times 0.088}{\text{所取维生素 C 毫升数}}$$

(2) 2，6-二氯酚靛酚溶液的标定　吸取已标定过的维生素 C 溶液 5ml 及 1%草酸溶液 5ml 于三角瓶中，以待标定的 2，6-二氯酚靛酚溶液滴定至溶液呈淡红色，15s 内不褪色为终点。按下式计算：

$$\text{1ml 染料相当于维生素 C 的毫克数}=\frac{\text{维生素 C 浓度（mg/ml）}\times\text{维生素 C 溶液的毫升数}}{\text{滴定消耗染料的毫升数}}$$

2. 样品测定

(1) 称取 100g 样品，加入等量的 2%草酸溶液，置于捣碎机中打成匀浆。

(2) 称取 l0g 匀浆于小烧杯中，小心地以 1%草酸将样品洗入 100ml 容量瓶内，稀释至刻度，摇匀、静止、过滤（弃去少量初滤液）。

(3) 吸取滤液 5ml 于三角瓶中，立即以标定过的 2，6-二氯酚靛酚溶液滴定至溶液呈淡红色，15 秒钟内不褪色为终点。

(4) 用蒸馏水作空白进行滴定，如染料浓度过高，应适当稀释。

【计算】

$$\text{还原性维生素 C（mg/100g）}=\frac{(V_1-V_2)\times T}{W}\times 100$$

式中，V_1 为样品滴定时所用染料量，ml；V_2 为空白滴定时所用的染料量，ml；W 为滴定时所用样品稀释液中含样品的量，g；T 为 1ml 的 2，6-二氯酚靛酚溶液相当于抗坏血酸 mg 数。

【注意事项】

1. 测定过程操作要迅速，一般不超过 2min，以免还原型维生素 C 被空气中的氧所氧化。

2. 生食匀浆振摇混匀时可能会产生泡沫，加入数滴异戊醇可除去泡沫。

3. 如样品滤液颜色较深，可取 20ml 滤液导入三角瓶中，加入一勺白陶土，振摇数次，使充分脱色。静止后取上层液测定。同时，取一三角瓶，加入 1%草酸 20ml，加入一勺白陶土，振摇数次，作为空白。

4. 应选择脱色力强、对维生素C吸附力低的白陶土，对每批新的白陶土都要测定其回收率。

5. 样品如不易过滤，可离心取上清液测定。

6. 样品中可能有其他杂质也能还原2，6-二氯酚靛酚，但还原染料的速度较维生素C慢，所以滴定时以15秒钟粉红色不褪去为止。

（刘娟）

实验十六　膳食调查

【目的】

1. 掌握膳食调查的目的、意义和方法。

2. 掌握膳食计算的一般步骤方法。

3. 熟悉膳食评价并能提出适当的改进意见。

【膳食调查的目的意义】　了解调查期间内被调查对象通过膳食所摄入的热能和各种营养素的数量和质量，对照中国居民营养素参考摄入量（dietary reference intakes，DRIs）评定其营养需要得到满足的程度。并可作为对被调查对象的膳食构成作出指导的依据。

【膳食调查的方法】

（一）称重法

1. 方法　对调查对象所摄取的食物全部分别称重，计算出每人每日生食的摄取量，根据食物营养成分表，计算出每人每日摄食的热能和各种营养素的摄取量。

2. 步骤

（1）选择调查对象，确定调查时间：根据调查需要，从进餐人员中选取一部分在劳动性质、年龄和性别等方面有代表性的人员作为调查对象。一般调查对象应占同类人员的10%以上，总人数不少于20人。调查时间一般应连续进行1周或不少于4天，节假日除外（双休日可有可无）。

（2）食物称重

1）生食称重：将各种生食在下锅前分别称重，包括油、盐、酱、醋等调味品（A）。

2）熟食称重：将熟食出锅后称重（B）。

根据熟食的重量及各种生食的重量计算出各种生食的生熟比（A/B），即每克熟食相当于生食的量。

3）对调查对象所食食物称重：对调查对象所食一切熟食分别进行称重（C）。

4）剩余食物称重：对调查对象进餐后的剩余食物分别称重（D）。

根据调查对象所进食物和剩余食物的重量，计算出调查对象实际摄入的熟食量（$C—D$）。

注意：调查对象所进食物不仅包括一日三餐的食物，还包括加餐、夜宵、水果、饮料等一切所食食物。

（3）计算　根据调查对象实际摄入的熟食量及食物的生熟比，表实16-1计算出实际摄入的生食量。

表实16-1　芹菜炒牛肉实际摄入生食量结果计算表

组成	生食重（斤）（A）	熟食重（斤）（B）	生熟比（A/B）	摄入熟食（斤）（C）	剩余食物（斤）（D）	实际摄入生食量（斤）（$C-D$）$\times A/B$
芹　菜	0.3		0.29		0.0	0.3
牛　肉	0.5		0.49		0.0	0.5
酱　油	0.01	1.02	0.01	1.02	0.0	0.01
茶　油	0.2		0.2		0.0	0.2
食　盐	0.01		0.01		0.0	0.01

（4）评价　根据每人每日的热能及各种营养素的摄取量，对照 DRIs，对膳食的营养能够满足机体需要的程度进行评价。

3. 适用范围　适用于团体、家庭及个人的膳食调查。

4. 优缺点

（1）优点：较准确。

（2）缺点：工作量较大，费时费力，不适于大规模的调查工作。

（二）查账法

1. 方法　查阅过去一定期间内调查单位购买食物的发票、账目、就餐人数等记录，得到调查期间内每日各种生食消耗的总量和用餐的人日数，计算出每人每日各种生食的摄取量，再查食物成分表计算这些食物所供给的热能和各种营养素的数量，对照 DRIs 进行评价的方法。

2. 适用范围　适用于有详细账目，就餐人数变动不大的集体食堂，特别是短期内广泛开展多种人群的调查时最为适用。

3. 优缺点

（1）优点：简便快速，节省人力、物力。

（2）缺点：不够精确。

（三）24 小时回顾法（又称询问法）

1. 方法　通过询问由调查对象提供的每一个 24h 内的膳食摄入情况，据此计算出热能和各种营养素摄入量的一种方法。

2. 适用范围　大工作量的人群调查，如某地区或人群疑似营养缺乏症，进行流行病学调查来发现与营养有关因素时；门诊病人的营养咨询；弥补称重法的不足（全部食物不易都称重时）。

3. 优缺点

（1）优点：相当简便。

（2）缺点：结果不太准确，对工作人员要求有丰富的营养工作经验。

（四）化学分析法

1. 方法　将调查对象一日内所摄入的各种食物分别备两份，一份调查对象食用，一份送实验室分析，测定其中热能和各种营养素含量。

2. 适用范围　适用于精确测量，如核实营养代谢试验膳食和治疗膳食中所含营养素是否符合严格规定要求。

3. 优缺点

（1）优点：精确。

（2）缺点：手续复杂，工作量极大，需要一定的设备条件。

在膳食调查工作中，通常是几种方法合并使用来补充相互的不足。如称重法结合询问法。

【膳食计算与评价】

1. 计算热能和各种营养素的膳食供给量。

（1）食物摄入量：①学生自己回顾本人 24h 的食物摄入。②给定下列食谱。两种任选一种或由老师指定。

早餐：鲜牛奶 1 杯（约 100ml），面包 1 个（面粉 100g）。

中餐：大米饭（大米 200g）；猪肉炖粉条（瘦肉 50g，粉条 50g，酱油 2g，植物油 3g，盐 1g）。

晚餐：大米饭（大米 200g）；酸菜豆腐汤（酸菜 50g，豆腐 50g，植物油 3g，盐 2g）；蒜苗炒猪肉（瘦肉 50g，蒜苗 200g，酱油 1g，植物油 3g，盐 1g）。

（2）计算方法：

1）将摄取食物的餐次、种类、数量（指原材料）记入下表，查食物营养成分表，计算摄入各类食品的能量和营养素的含量（食品营养成分表通常是每 100g 食物的营养素含量，所以必须根据摄入量进行折算）记入表实 16－2：

表实 16－2　食物营养成分计算表

编号：

单位：

年　　月　　日

餐次	食物名称	重量 (g)	蛋白质 (g)	脂肪 (g)	糖类 (g)	能量 (kJ)	钙 (mg)	磷 (mg)	铁 (mg)	维生素A (IU)	胡萝卜素 (mg)	维生素 B_1 (mg)	维生素 B_2 (mg)	烟酸 (mg)	维生素C (mg)	维生素D (mg)
早餐																
小计																
中餐																
小计																
晚餐																
小计																
其他																
小计																
总计																

2）对照 DRIs，计算出摄入的热能及各种营养素满足机体需要的程度（即计算出热能及各种营养素占 DRIs 的百分比）。

计算：某营养素摄入量/中国居民营养素参考摄入量×100％

评价：热能±10％为正常，＜90％为不足，＜70％严重不足。

其他营养素±20％为正常，蛋白质＜80％为不足，＜70％严重不足。

问题 1：热能及各营养素的摄入是否达到中国居民营养素参考摄入量水平。

3）三大营养素所产热能分别占总热能之比

计算：某产热营养素所供热能/一日总热能×100％

评价：蛋白质　10％～15％

　　　脂肪　　20％～30％

　　　糖类　　55％～65％

问题 2：各产热营养素所供热能比例是否适当。

4）一日三餐热能分配比例

计算：某餐的热能摄入/一日总热能×100％

评价：早餐占 30％　中餐占 40％　晚餐占 30％

问题 3：早、中、晚三餐的热能摄入比是否适宜。

5）优质蛋白、植物蛋白分别占一日总蛋白的百分比（注：优质蛋白指动物蛋白、豆类蛋白及酱油中的蛋白）。

计算：优质蛋白　一日摄入的优质蛋白/一日总蛋白×100％

植物蛋白　一日摄入的植物蛋白/一日总蛋白×100％

评价：优质蛋白来源占 30％以上。

问题 4：优质蛋白来源是否达到 30％以上。

6）视黄醇当量及视黄醇来源比计算

计算：视黄醇当量＝维生素 A（IU）×0.3＋β-胡萝卜素（μg）×0.167

视黄醇来源分动物性来源（维生素 A）和植物性来源（β-胡萝卜素）。

动物性来源＝ 一日维生素 A/一日视黄醇摄入总量×100％

植物性来源＝一日 β-胡萝卜素/一日视黄醇摄入总量×100％

摄入的视黄醇占 RNI 的百分比＝一日视黄醇总摄入量/RNI×100％。

评价：视黄醇的动物性来源应占 30％以上。

问题 5：视黄醇摄入是否达到 RNI 的水平，动植物来源比是否适宜。

【膳食改进意见】 根据以上计算结果指出膳食供给存在的主要问题，并具体提出改善膳食供给的有效措施。

例如：根据以上计算结果可知：一日三餐的热能摄入比例不适宜。改进措施：可适当降低中餐的热能摄入（减少米饭的摄入），适当补充早餐的热能摄入，可补充一杯牛奶，一个鸡蛋等，在补充热能摄入的同时兼顾补充视黄醇、蛋白质等。

（刘娟）

实验十七　临床营养评价——身体测量

【目的】

1. 掌握人体测量的基本方法及注意事项。

2. 熟悉人体 BMI 的评价。

【器材】　身高计、体重计、带尺、皮褶厚度计

【方法】　人体测量可了解人群及个体发育水平和体格状况，可作为评价机体营养状况基础资料的一部分。常用的人体测量指标有身高、坐高、体重、上臂围和皮褶厚度等。进行人体测量时，应注意：①选用的测量器械必须经过校准；②在裸露状态下测量，并保持正确的测量姿势，一般要求测量至“cm”或“kg”后一位小数；③测量时间要统一。

1. 身高测量

（1）立位身高测量：测量器械有专用身高计。测量前，应用钢卷尺检验其准确度，准确度要求：用 2m 长，精确度到 mm 刻度的钢尺作为标准尺，若全长与标准尺相差 0.5 cm 以上则不能使用。使用过程中，应经常检查器械是否正常。

测量方法：被检者赤脚，立正姿势（上肢自然下垂，足跟并拢，足尖分开成 60°），站立在身高计的座板上，足跟、骶骨部及两肩胛间与立柱相接触，躯干自然挺直，头部正直，两眼平视前方，保持耳屏上缘与眼眶上缘呈一水平。测试人员站立于被测者同一水平的右侧面，将身高计的立竿向下移动，至水平压板轻压被测者头顶，测试人员两眼与水平压板呈水平位进行读数，记录以 cm 为单位，精确到小数点后一位。测试误差不得超过 0.5cm。

如无身高计，也可用带尺进行测量。把带尺用图钉固定在垂直的墙上（此处地面应平坦），被测者背墙而立，姿势同前，用一大三角板代替水平压板，使其一直角边紧靠墙壁，另一直角边与被测者头顶相接触，即可记录读数。

（2）卧式身高测量：常用于测量 3 岁以下的婴幼儿，为一长 100～120cm 的木板，两侧标尺有 mm 刻度，一端的立板固定，另一端的立板可以滑动。卧位身高比立位身高略长。测量器械有标准量床。

测量方法：测量时被测小儿脱去鞋袜，仰卧于量床底板中线上，两侧耳屏上缘和眼眶下缘的连线构成与底板垂直的想象平面。助手固定儿童的头部和身体，测量者位于小儿右侧，左手按住两膝，使两下肢互相接触并贴紧底板，右手移动底板，使其接触两侧足跟。双侧有刻度的量床注意两侧读数一致，以 cm 为单位读数并记录到 0.1 cm。

2. 坐高测量　坐高是坐姿时颅顶点至坐平面的垂直投影高度。测量仪器用专用身高坐高计。

测量方法：测量前校正与检查同身高测量。被检者坐在身高坐高计的坐板上，使骶骨部、两肩胛间紧靠支架，躯干自然挺直，头部正直，两眼平视前方，保持耳屏上缘与眼眶上缘呈一水平，两腿并拢，大腿直面与身躯呈直角与地面平行，大腿与坐面完全接触，并相互靠拢。小腿尽可能与大腿呈直角，上肢自然下垂，但不得撑坐板，双足踏在地面上。测试人员站立于被测者的右侧面，将身高坐高计的立竿向下移动，至水平压板轻压被测者头顶，测试人员两眼与水平压板呈水平位进行读数，记录数值精确到小数点后一位。测试误差不得超过 0.5cm。

注意事项：测量时，应让被测者先弯腰，使骶骨部紧靠立柱而后坐直，要特别注意骶骨

是否紧靠支架。

3. 体重测量　测量体重的器械有身高体重秤或杠杆秤（带砝码或不带砝码），其灵敏度应能测量出 0.1kg。

测量方法：测量前及测量中应检查校正。体重称应放在平坦的地面上或平台上，首先检查“0”点。对于杠杆式磅秤来说，即将游锤放在“0”刻度上，观察杠杆上下摆动是否一致，若不一致，可调节杠杆螺丝。被测者自然站立在或蹲于秤台面中央（不可摆动和接触其他物体，以免影响准确性），测试者添加砝码，移动游码至刻度尺平衡后读数，以 kg 为单位，记录至小数点后两位。测试误差不得超过 0.1kg。

4. 胸围测量　仪器用带尺，误差不超过 0.2cm。

测量方法：被测者自然站立处于平静状态、两脚分开与肩宽相当，双肩放松，上臂自然下垂。测试人员位于被测者前方或右方，用左手拇指将带尺上缘零点固定于被测者胸前乳头上缘，右手拉带尺使其绕经右侧后背以两肩胛下缘为准，经左侧面回至零点。各处带尺轻轻接触皮肤。将带尺上缘经背部肩胛骨下角下缘至胸前。男性及未发育的女性带尺下缘经乳头上缘，已发育的女性，带尺经乳头上方第 4 肋骨处，测量平静状态下的胸围。测试误差不得超过 1cm。

注意事项：测量时，记录员应站在被测者的背后，注意带尺有无折转，位置是否正确，被测者两上臂是否下垂，有无低头等情况并进行纠正。注意带尺的松紧要适宜。肩胛下角如触摸不到，可令受试者挺胸，触摸清楚后受试者应恢复正确检测姿势；两侧肩胛下角高低不一样时，以低侧为准。被测者站立要自然，不得挺胸，驼背或深呼吸。在呼气末，吸气初时读数。

5. 上臂紧张围、上臂放松围　仪器用带尺，误差不超过 0.5cm。

测量方法：被测者站立姿势同上。右臂斜向前方（约 45°）平举，掌心向上握拳，用力屈肘。测试人员面对被测者，将带尺绕肱二头肌最粗处测量上臂紧张围；带尺位置不变，被测者上臂不动，将前臂伸直，手指放松，测量上臂放松围，读数并记录。测试误差不得超过 0.5cm。

6. 皮褶厚度　皮褶厚度的测量是测量人体脂肪的一种简单易行的方法，皮下脂肪占体脂的绝大部分，它的厚度可反映体脂的多少。用皮褶厚度来估计体脂含量，从而计算出瘦体质含量。测量器械用专用的皮褶厚度计。

测量方法：暴露被测部位，自然站立，肌肉放松。在规定的部位用拇指与食指捏起皮宽 3cm 的皮肤及皮下脂肪，抖动几下，确系未牵起肌肉、肌腱时，用皮褶厚度计在离手指约 1cm 处用卡钳卡住后读数。放开皮褶后，再重新测量，直到有两次相同读数为止，或读取 3 次数据，取平均值。

测量部位：最常用的是三头肌肌腹部位，或用三头肌与肩胛下皮褶厚度之和，或用三头肌、二头肌、肩胛下与髂骨上，四处皮褶厚度之和计算出体脂含量。

1）二头肌肌腹部皮褶厚度测量法：被测者坐位，将前臂仰放在大腿上，在肌腹中央，顺臂之长轴，在距肌腹中点 1cm 处，捏起皮褶，用皮褶计测量读数。

2）三头肌肌腹部皮褶厚度测量法：被测者立位，上肢自然下垂，测试者位于被测者后方，三头肌肌腹正中点在肩峰至尺骨鹰嘴中点背侧上 2cm，依上法在该点 1cm 处顺臂之长轴捏起皮褶，如上法测量读数。

3）肩胛下皮褶厚度测量：上肢自然下垂，于被测者后侧将肩胛内角距下端 2cm 处取与水平线 45°处，顺着自然形成的皮褶斜向上方捏起皮褶，测量读数。

4）髂骨上皮褶取点：被测者直立，在腹中线髂骨嵴上方取点。测量读数。

5）腹部皮褶取点：在脐旁 1cm 处，将皮肤连同皮下组织与正中线平行捏起皮褶，测量读数。

对皮褶厚度计的要求，因脂肪层可被压缩，个人皮肤厚度也不同，儿童皮褶可压缩 42%～43%，21～22 岁成人可压缩 30%～35%，50～62 岁成人可压缩 16%。故测量时皮褶计所加压力必须一致，以避免因压力大小不同而致结果不一。读数要求准确到 0.5mm。

【评价】

1. 利用身高、体重计算 BMI

$$BMI\ (kg/m^2) = 体重\ (kg)\ /身高^2\ (m)$$

表实 17－1　BMI 的分类

分类	中国成人的 BMI	欧洲成人的 BMI
体重过低	＜18.5	＜18.5
正常范围	18.5～23.9	18.5～24.9
超重	24.0～27.9	≥25.0
肥胖	≥28.0	≥30.0

2. 皮褶厚度　人体一半以上的脂肪在皮下组织，随着体重的增加，皮下脂肪的含量也增加。皮褶厚度是代表皮下脂肪的厚度，在一定程度上可以反映体内脂肪的含量。

用皮褶厚度测量仪测量肩胛下和上臂肱三头肌肌腹处皮褶厚度，两者相加的皮褶厚度，按下面的评价标准进行评价（日本法）。

表实 17－2　皮褶厚度评价标准

	瘦弱	中等	肥胖
男（15 岁以上）	＜10mm	10～40mm	＞40mm
女（12 岁以上）	＜20mm	20～50mm	＞50mm

3. 上臂肌围

$$上臂肌围\ (cm) = 上臂围\ (cm) - \pi \times 肱三头肌皮褶厚度\ (cm)$$

评价标准：我国男性上臂肌围平均为 25.3cm，女性为 23.2cm。

表实 17－3　上臂肌围评价标准

＞标准值 90%	营养正常
90%～80%	轻度肌蛋白消耗
80%～60%	中度肌蛋白消耗
＜60%	严重肌蛋白消耗

4. 身体密度（D）、体脂百分比 F（%）

D（男）$=1.0991-0.0005S_1-0.0004S_2-0.0005S_3-0.003\times$年龄

D（女）$=1.0837-0.0004S_4-0.0004S_1-0.0005S_3-0.003\times$年龄

S_1为腹部皮褶厚度（mm）；S_2为肩胛下皮褶厚度（mm）；S_3为大腿内侧皮褶厚度（mm）；S_4为三头肌皮褶厚度（mm）

$$F（\%）=\left(\frac{4.570}{D}-4.142\right)\times 100（\%）$$

表实 17-4 体脂百分比 F（%）评价标准

	男	女
轻度肥胖	20%～25%	25%～30%
中度肥胖	25%～30%	30%～35%
重度肥胖	>30%	>35%

体脂量（kg）=体重（kg）×F%

瘦体重（kg）=体重（kg）−体脂量（kg）

（彭喜春）

实验十八　食物中毒调查处理的讨论

【目的】　了解食物中毒的概念，食物中毒的诊断标准，熟悉各类食物中毒潜伏期和所有的临床表现；在此基础上重点掌握食物调查处理的内容和方法。

【食物中毒调查处理的根据和原则要求】　食物中毒处理要根据《中华人民共和国食品卫生法》、中华人民共和国卫生部《食物中毒调查报告办法》、《食品卫生行政处罚办法》和《食物中毒诊断标准及技术处理总则》，以及有关法规、条例和地方性有关规定等实施。主要是明确情况、作出正确的诊断、处置患者、调查原因、处理食物，对肇事人员（法人）进行或协助进行卫生的、行政的和法制的善后处理。

食物中毒调查处理的原则要求是：①工作方法的科学性，即一切结论、结果都是确实的，有充分的科学依据；②调查处理的合法性，即在国家有关法律、法规、条例的规定之内，开展调查处理工作；③严格执行食物中毒调查处理程序，切实解决必须回答的问题。

问题 1：在阅读教材和有关法律文件基础上，明确对食物中毒调查处理的法律依据、基本内容和原则要求。

【食物中毒的调查处理案例讨论】

1. 食物中毒发生情况　×××市卫生监督所于×年 8 月 5 日晚 8 时接到×××医院值班医生王×关于发生疑似食物中毒的电话报告。报告称：该医院收进了 30 余名疑似食物中毒患者，这些患者都是某高校某期的学生。市卫生监督所食品卫生监督人员立即携带平日准备好的调查用品，包括急救箱、现场检测采样用品、调查登记本、取证工具等，立即奔赴现场。

问题 2：卫生监督所怎样建立食物中毒报告系统？怎样做到一旦发生食物中毒，能立即出动？

2. 现场工作步骤及内容

（1）妥善安置患者。监督员到达现场后，了解到该医院已接收 36 名患者，床位已满，还有些患者急需入院，于是向市卫生局汇报，随后由卫生局进一步安排了 40 名患者到另两处医院住院，这样，所有患者都得到了安置。经了解医院对患者的救治措施基本符合食物中毒急救常规，于是监督员转向其他工作。

问题 3：食品卫生监督员在中毒现场对患者负有什么责任，如何工作？

（2）判定是为食物中毒。监督员询问患者中毒情况，并逐一登记在调查表内。了解到本次中毒共 70 余人，都是大学同期同学，中午在海鲜酒店吃了大量海鲜，患者均在 48h 内发病，以腹部阵发性绞痛、腹泻为主，粪便为水样便，部分患者出现洗肉水样血水便。并伴有呕吐、发热。初步印象是一起细菌性食物中毒，同时提请各医院医生参考此印象诊断进行抢救治疗。

问题 4：在现场尽快判断是否食物中毒及得出印象诊断有何重要性？

（3）调查确定致病餐次和可疑食品。监督员经过调查询问，认定中毒患者都是参加聚会的同学，都在海鲜酒店吃过海鲜。进一步调查发现，发病者绝大多数是男同学，女同学很少。原因是一位女同学发现凉拌海蜇皮有异味。她一说，绝大多数女同学都不吃这个菜，而男同学则不以为然。所有吃过凉拌海蜇皮的人都发病，而未吃者无一发病。调查疫情资料证明，近期当地没有类似临床特征的传染病流行。由此认为，发病前中午是中毒餐次，首例发病潜伏期只有6h，大部分患者均在就餐后10h发病，“海蜇皮”是可疑中毒食物。

问题5：确定可疑餐次、可疑食物？如何结合潜伏期与临床表现做出临床诊断？

（4）中毒现场处理。为防止食物中毒再次发生，根据上述印象诊断，通知海鲜酒店，停止销售及食用“海蜇皮”，并就地封存；并通知进货渠道，找到卖海蜇皮的摊点，并就地封存；凡接触过“海蜇皮”的工作、器皿一律消毒处理。

问题6：此项现场处理及封存可疑中毒食物措施的重要性？如何保证彻底执行该项处理措施？

3. 临床症状调查　80%患者潜伏期为6～10h，最短1h，最长48h。男同学多，女同学少。85%患者主要临床症状为上腹阵发性绞痛，继而腹泻，每日5～6次，多者达20次以上。粪便为水样或糊状，约有15%的患者出现洗肉水样血水便，少数有黏液或黏血便，但没有里急后重症状。多数患者腹泻后出现恶心、呕吐，体温一般为37.5～39.5℃。右下腹有明显压痛，病程2～4d，因抢救及时，无一例出现脱水、休克及意识障碍。患者经5～7d均治愈出院，无一例死亡。

问题7：根据临床表现，可诊断为哪种细菌引起的食物中毒？怎样与细菌性痢疾相区别？

4. 对中毒可疑食物的卫生流行病学调查　经调查，该酒店是前一日（4日）上午从××海鲜摊点购买的海蜇皮。该摊点因销售不畅，余下20kg海蜇皮一直放在水池内（无冷藏设备），该酒店买回10kg海蜇皮后，又在室温下存放了24h。因同学会就餐人多，炊事人员只是简单用清水一泡，捞出后加点佐料就端上餐桌。调查时摊点还剩10kg海蜇皮，酒店还剩5kg，已就地封存。

问题8：为保证食品卫生质量，对海鲜销售摊点和酒店，应有哪些要求？以及他们对这起食物中毒应负的责任？

5. 采样与化验　食品卫生监督人员以无菌技术，采集了海鲜销售摊点、酒店剩下的海蜇皮及餐桌剩下的海蜇皮各1份，呕吐物6份，患者发病时血液及同一人2天后血液、粪便各15份。以上样品均经加注标签，编号，严密封袋，并附加采样时间、条件、重点可疑病原（副溶血性弧菌），签字后专程送至实验室。实验室按肠道致病菌常规，经增菌、分离、纯培养，生化检验、血清学鉴定，从所有海蜇皮及患者吐、泻物中检出了副溶血性弧菌。15份患者血清对本菌凝集效价比发病当时显著升高，均增至1∶40～1∶320

问题9：在食物中毒调查处理过程中，应怎样注意时机？如何采样？对细菌性食物中毒，实验室要做哪些项目检验？

6. 确诊与结论　根据中毒发生经过，患者临床表现，可疑食品的现场调查，发病流行病学调查以及实验室检验结果，确认本次事件是由污染副溶血性弧菌的海蜇皮引起的细菌性食物中毒，中毒的直接原因是××海鲜小食摊点违反了不得出售腐败变质食物和食品经销部门必须有冷藏设备的规定；违反了“食品卫生法”第九条、第（三）款关于禁止生产经营含有致病性寄生虫、微生物食品的规定。

问题10：你认为本案的确诊根据是否充分？对肇事者认定的责任是否符合实际？

7. 善后处理

（1）对全部封存的海蜇皮一律在食品卫生监督下予以销毁；凡接触海蜇皮的工具、容器等均放在锅内用水煮沸5min；对患者呕吐、腹泻物及其污染场所，用20%石灰乳混合处理。

（2）行政处罚：经市法院裁定，当事者同意，按照《食品卫生法》第三十九条，对个体摊主和该酒店各承担每位患者医药费 1700 元的损害赔偿；市食品卫生监督检验所依据《食品卫生法》第三十七条，对该酒店罚款 3000 元，对个体摊主罚款 1000 元。

（3）归档：市食品监督所将本案例的全部材料编号归档，并从中吸取教训。

问题 11：认为本案的善后处理是否正确？肇事者承担对受害人的损害赔偿和卫生监督所对他们的罚款，各是什么性质的处理？

（彭喜春）

实验十九　计量资料的统计描述、统计图表

【目的】

1. 了解计量资料的频数分布表的编制方法和分布规律。
2. 掌握计量资料的统计描述方法。
3. 掌握正态分布的概念和特征，标准正态分布的概念和标准化变换，正态分布的应用。
4. 理解统计表和统计图在统计描述中的作用。
5. 掌握统计表的制表原则和基本要求。
6. 掌握制作统计图的基本要求和各种统计图的适用条件。

【案例】

1. 某市 2004 年留驻该市一年以上，无明显肝、肾疾病，无汞作业接触史的居民 238 人的发汞值（μmol/kg）检测结果见表实 19－1 的第 1 和 3 列所示：

表实 19－1　某市 1974 年 238 人的发汞检测结果

组段 (1)	组中值 x_0 (2)	人数 f (3)	频率 (4)	累计频率 (5)	fx_0 (6)	fx_0^2 (7)
1.5～	2.5	20	0.084	0.084	50	125
3.5～	4.5	66	0.277	0.361	297	1336.5
5.5～	6.5	60	0.252	0.613	390	2535
7.5～	8.5	48	0.202	0.815	408	3468
9.5～	10.5	18	0.076	0.891	189	1984.5
11.5～	12.5	16	0.067	0.958	200	2500
13.5～	14.5	6	0.025	0.983	87	1261.5
15.5～	16.5	1	0.004	0.987	16.5	272.25
17.5～	18.5	0	0.000	0.987	0	0
19.5～21.5	20.5	3	0.013	1.000	61.5	1260.75
合计		238	1.000		1699	14743.5

问题 1：简述发汞的分布规律。

问题 2：某人按照加权法计算的均数为 $\bar{x}=\frac{\sum fx_0}{\sum f}=\frac{1699}{238}=7.1387$（$\mu$mol/kg）是否可以用该均数说明其发汞的平均水平？为什么？

问题 3：计算发汞的 95％医学参考值范围。

2. 根据 1999 年某地某单位的体检资料，116 名正常成年女子的血清三酰甘油（甘油三酯）（mmol/L）测量结果见表实 19－2：

表实 19-2　某单位 1999 年正常成年女子血清三酰甘油（mmol/L）测量结果

组段	频数
0.6—	1
0.7—	3
0.8—	9
0.9—	13
1.0—	19
1.1—	25
1.2—	18
1.3—	13
1.4—	9
1.5—	5
1.6—1.7	1
合计	116

问题 1：描述集中趋势应选择何指标，并计算。

问题 2：描述离散趋势应选择何指标，并计算。

问题 3：求该地正常成年女子血清三酰甘油的 95%参考值范围。

问题 4：试估计该地正常成年女子血清三酰甘油在 0.8 mmol/L 以下者及 1.5mmol/L 以下者各占正常女子总人数的百分比。

问题 5：该地 90%正常成年女子血清三酰甘油集中在哪个范围。

3. 某单位 1990—1998 年普通感冒与支气管炎发病率见表实 19-3：

表实 19-3　某单位普通感冒与支气管炎发病率（‰）

（1990—1998 年）

年份	感冒	支气管炎
1990	126.27	6.37
1991	92.19	6.37
1992	107.59	5.90
1993	101.93	5.69
1994	92.60	5.49
1995	73.20	4.32
1996	51.40	3.04
1997	42.39	2.42
1998	33.92	2.27

问题 1：说明两种疾病随时间的变化趋势应该选用何种统计图形，并绘制。

问题 2：说明两种疾病随时间的变化速度应选择何种统计图形，并绘制。

4. 某人制作了表实 19-4。

表实 19-4　某地 EB 病毒抗体阳性人群药物干预治疗后 EB 病毒抗体阳性例数

第一疗程												第二疗程											
1 月				2 月				3 月				1 月				2 月				3 月			
检查人数	血清学指标			检查人数	血清学指标			检查人数	血清学指标			检查人数	血清学指标			检查人数	血清学指标			检查人数	血清学指标		
	VCA	EA	DNAse		VCA	EA	DNAse		VCA	EA	DNAse		VCA	EA	DNAse		VCA	EA	DNAse		VCA	EA	DNAse
328	252	84	52	315	237	78	46	306	229	62	28	283	192	56	22	272	168	44	20	266	144	38	18

问题 1：该统计分析表存在哪些问题?

问题 2：根据该表所反映的内容制作正确的统计分析表。

附：SPSS 程序

描述统计量：以“本实习十九案例 2 中各题”为例，求①描述统计量，如均数，中位数，标准差，标准误，最大值，最小值，第 2.5、25、50、75、97.5 百分位数；②求偏度和峰度系数及其标准误；③ 绘制直方图。

数据文件：“19-2.sav”

数据格式：1 列 116 行，1 个反应变量，变量名为“三酰甘油”

程序：

```
FREQUENCIES
VARIABLES=三酰甘油
/NTILES= 4
/PERCENTILES= 2.5 97.5
/STATISTICS =STDDEV SEMEAN MEAN SKEWNESS SESKEW KURTOSIS SEKURT
/HISTOGRAM NORMAL
/ORDER= ANALYSIS .
```

附：SAS 程序

1. 描述统计量：以下的几个程序均以“本实习十九案例 2 中各题”为例。

```
/*制作频数表*/
data ex19-2;                  /*建立数据集*/
input x @@;                   /*确定变量名称 x*/
low=0.6;                      /*确定频数表最低下限为 0.6*/
dis=0.1;                      /*确定频数表组距为 0.3*/
z=x-mod (x-low, dis);         /*新建变量 z，该变量的值就是将变量 x 转
                                化为该数值所在组段的下限值*/
Cards;                        /*给变量赋值*/
略
;
proc freq;                    /*调用 FREQ 过程*/
tables z;                     /*计算变量 z 各数值的频数*/
```

```
run;
/*用MEANS过程计算例数、均数、标准差、标准误和95%可信区间*/
proc means data=ex19-2                  /*调用means过程，处理数据集ex1-2.sd2*/
n mean std stderr clm;                  /*计算的统计量为例数、均数、标准差、标准
                                          误和95%可信区间*/
var x;                                  /*分析变量为x*/
run;
/*用MEANS过程对频数表计算例数、均数、标准差、最小值和最大值*/
data ex19-2;                            /*建立数据集*/
input x f @@;                           /*确定变量名称，x的值为各组段的组中值，
                                          f的值为各组段的频数*/
Cards;                                  /*变量赋值*/
略
;
proc means;                             /*调用means过程*/
freq f;                                 /*定义频数变量为f*/
var x;                                  /*定义分析变量为x*/
Run;
/*用UNIVARIATE过程进行描述性统计*/
proc univariate data=ex19-2;            /*调用univariate过程*/
freq f                                  /*定义频数变量为f*/
var x;                                  /*定义分析变量为x（组中值）*/
run;
/*计算2.5%和97.5%分位数*/
proc univariate data=ex19-2;            /*调用univariate过程*/
var x;                                  /*定义分析变量为x*/
output out=pct                          /*将结果输出到外部数据集pct*/
pctlpre=p                               /*数据集pct中百分位数变量的前缀*/
pctlpts=2.5 97.5;                       /*需要计算2.5%和97.5%百分位数*/
run;
proc print data=pct;                    /*显示数据集pct*/
run;
/*作正态性检验、茎叶图、箱式图和正态概率图*/
proc univariate data=ex19-2             /*调用univariate过程*/
normal                                  /*作正态性检验*/
Plot;                                   /*作茎叶图、箱式图和正态概率图 */
var x;                                  /*定义分析变量为x*/
run;
```

（陈鹏）

实验二十　计量资料的统计推断

【目的】

1. 熟悉抽样误差的概念；熟悉标准误的意义及其应用；标准差与均数标准误的区别。

2. 掌握总体均数 95%可信区间的计算及适用条件。

3. 掌握常用的 t 检验方法。

4. 了解方差齐性检验和变量变换。

5. 掌握方差分析的基本思想；各种设计方案（完全随机设计、随机区组设计）变异和自由度的分解方法。

6. 掌握不同设计非参数统计假设检验方法和步骤。

【案例】

1. 某地随机抽样调查了部分健康成人的红细胞数和血红蛋白量，结果见表实 20-1：

表实 20-1　某年某地健康成年人的红细胞数和血红蛋白含量

指标	性别	例数	均数	标准差	标准值*
红细胞数	男	360	4.66	0.58	4.84
(10^{12}/L)	女	255	4.18	0.29	4.33
血红蛋白	男	360	134.5	7.1	140.2
(g/L)	女	255	117.6	10.2	124.7

* 实用内科学（1976 年）所载均数（转为法定单位）

问题 1：说明女性的红细胞数与血红蛋白的变异程度何者为大?

问题 2：计算男性两项指标的抽样误差。

问题 3：估计该地健康成年女性红细胞数均数的 95%可信区间。

问题 4：该地健康成年男、女血红蛋白含量是否不同?

问题 5：该地男性两项血液指标是否均低于上表的标准值（若测定方法相同）?

2. 某医生应用泼尼松、转移因子和胸腺肽治疗系统性红斑狼疮（SLE）患者 14 人。治疗前后血清 Sil-2R（U/ml）数据见表实 20-2：

表实 20-2　治疗前后血清 Sil-2R（U/ml）数据

No.	1	2	3	4	5	6	7
治疗前	1410.37	893.54	1569.45	936.51	529.94	477.23	999.4
治疗后	1353.57	876.88	1534.42	879.98	468.66	427.23	971.56
No.	**8**	**9**	**10**	**11**	**12**	**13**	**14**
治疗前	474.85	873.04	252.61	1227.20	595.40	359.81	1097.99
治疗后	446.67	825.06	175.30	1110.19	470.83	337.75	1022.31

问题 1：该医生对此数据应用两组独立样本的 t 检验，结果为 $t=0.3737$，自由度为 26，$P=0.7116$。于是，该医生的结论是治疗前后血清 Sil-2R 的差异没有统计学意义。你是否同意这种分析结果?

问题 2：有人提议做配对资料的 t 检验，如果治疗前后的差异有统计学意义就可以说明治疗有效。你是否同意这样做？

3.《脑积液磷酸己糖异构酶检测用于脑膜炎诊断的探讨》一文为比较三组患儿 CST 中 PHI 值是否不同，数据及分析结果见表实 20－3：

表实 20－3　三组患儿 CST 中 PHI 值的比较

组别	n	$\overline{X}\pm S$	t	P
PM	15	407.0±294.7	5.34	<0.01
WM、VE	14	15.0±13.1	6.47	<0.01
对照组	23	7.0±4.8		

问题 1：该资料采用的是何种统计分析方法？

问题 2：使用的统计分析方法是否正确？若不正确，可以采用何种正确的统计分析方法。

问题 3：采用该统计分析方法应满足什么条件？该资料是否满足？

4. 某研究者对恶性滋养细胞肿瘤患者灌注治疗，测得其治疗前后的 hCG（pmol/L）值，其结果见表实 20－4：

表实 20－4　恶性滋养细胞肿瘤患者灌注前后 hCG 值（pmol/L）

病例号	治疗前（X_1）	治疗后（X_2）	lg X_1	lg X_2
1	1280000	210000.0	6.10721	5.32222
2	75500	3300.0	4.87795	3.51851
3	12450	2210.0	4.09517	3.34439
4	1500000	6.9	6.17609	0.83885
5	10000	2500.0	4.00000	3.39794
6	9700	1203.0	3.98677	3.08027
7	15588	4825.0	4.19279	3.68350
8	4223	914.0	3.62562	2.96095

对于该资料研究者作了如下分析：

分别对 X_1 和 X_2 取对数，$d=\lg X_2-\lg X_1$

$$t=\frac{\overline{d}}{S_{\overline{d}}}=\frac{\overline{d}}{S_d/\sqrt{n}}=-2.3733$$

以 $\nu=7$ 查 t 界值表，$t_{0.05,7}=2.365$，$P=0.0494<0.05$。得出治疗有效的结论。

问题 1：该资料的分析方法是否合适？为什么？

问题 2：应该如何分析该资料？

问题 3：从该研究者的分析结果您还应该注意什么问题？

附：SPSS 程序

1. 配对 t 检验　以“本实习二十案例 2 中各题”为例。

数据文件：“例 20－2.sav”

数据格式：2 列 14 行，2 个反应变量，变量名为“x_1”和“χ_2”。

程序：

```
T-TEST
    PAIRS = x1  WITHχ2 (PAIRED)
    /CRITERIA = CI (.95)
    /MISSING = ANALYSIS.
```

2. 两样本均数比较的 t 检验　以“本实习二十案例 2 中各题”为例。。

数据文件：“例 20 - 2. sav”

数据格式：2 列 28 行，1 个反应变量，变量名为“x”；1 个分组变量，变量名为“group”，有 2 个水平。

程序：

```
T-TEST
    GROUPS=group (1 2)
    /MISSING=ANALYSIS
    /VARIABLES=x
    /CRITERIA=CI (.95).
```

3. 完全随机设计资料的方差分析　以“本实习二十案例 3 中各题”为例。

数据文件：“例 20 - 3. sav”

数据格式：2 列 52 行，1 个反应变量，变量名为“PHI 值”；1 个分组变量，变量名为“group”，有 3 个水平。

程序：

```
ONEWAY
    PHI 值  BY group
    /STATISTICS DESCRIPTIVES HOMOGENEITY
    /PLOT MEANS
    /MISSING ANALYSIS
    /POSTHOC = SNK LSD ALPHA (.05).
```

附：SAS 程序

1. 配对资料两样本均数比较的 *t* 检验以“本实习二十案例 2 中各题”为例。

```
/*用 MEANS 作配对资料两个样本均数比较的 t 检验*/
data eχ20-2;                    /*建立数据集*/
input x1 χ2 @@;                 /*确定变量名称，x1 和 χ2 分别为两组个体值*/
d=x1-χ2;                        /*计算两个变量的差值作为变量 d 的值*/
Cards;                          /*变量赋值*/
略
;
proc means t prt;               /*调用 means 过程，要求输出 t 值和所对应的 P 值*/
var d;                          /*定义分析变量为 d*/
run;
/*用 UNIVARIATE 过程作配对资料两样本均数比较的 t 检验*/
proc univariate data=eχ20-2;    /*调用 univariate 过程*/
var d;                          /*定义分析变量为 d*/
```

```
run;
```

2. 两样本均数比较的 t 检验 以“本实习二十案例 2 中各题”为例。

```
data eχ20－2;                    /＊建立数据集＊/
input x c@@;                     /＊确定变量名称，x 为分析变量，c 为分组变量＊/
Cards;                           /＊变量赋值＊/
略
;
proc ttest;                      /＊调用 ttest 过程＊/
var x;                           /＊定义分析变量为 x＊/
class c;                         /＊定义分组变量为 c＊/
run;
```

3. 完全随机设计资料的方差分析 以“本实习二十案例 3 中各题”为例。

```
data eχ20－3;                    /＊建立数据集＊/
input x c;                       /＊确定变量名称，x 为分析变量，c 为分组变量＊/
Cards;                           /＊变量赋值＊/
略
;
proc anova;                      /＊调用 anova 过程＊/
class c;                         /＊定义分组变量为 c＊/
model x=c;                       /＊定义模型，分析 g 对 x 的影响＊/
means c/lsd;                     /＊用 LSD 法对多组均数进行两两比较＊/
means c/hovtest;                 /＊作方差齐性检验，默认 levene 法＊/
run;
```

（王晨亮）

实习二十一　计数资料与等级资料的统计分析方法

【目的】

1. 掌握常用相对数的区别和易犯的错误。

2. 掌握使用标准化法的目的，标准化率的计算方法和应用条件。

3. 掌握等级资料秩和检验的方法。

4. 了解 Poisson 分布的基本概念及方法。

5. 掌握 χ^2 检验的基本思想及方法。

【案例】

1. 某医生在一个有 5 万人口的社区进行肺癌调查，通过随机抽样共调查 2000 人，全部调查工作在 10 天内完成，调查内容包括流行病学资料和临床实验室检查资料。调查结果见表实 21-1：

表实 21-1　某社区不同性别人群肺癌情况

性别	检查人数	患病人数	死亡人数	病亡率（%）	发病率（%）
男	1050	6	3	50.0	0.57
女	950	3	2	66.7	0.32
合计	2000	9	5	58.4	0.45

该医生对表中资料进行了统计分析，认为男性肺癌的发病率高于女性，而死亡情况则完全相反。

问题 1：该医生所选择的统计指标正确吗？

问题 2：该医生对指标的计算方法恰当吗？

问题 3：应该如何作适当的统计分析？

2. 某医生统计了本医院从 1960—1999 年的住院病例，得到表实 21-2 和表实 21-3 的数据。

表实 21-2　1960—1999 年住院患者中心脏病患者的频率

年度	住院患者中 10 种心脏病患者的频率（%）
1960—	4.6
1970—	7.3
1980—	8.9
1990—2000	10.1

表实 21-3　1960—1999 年住院心脏病患者中冠心病患者的频率

年度	10 种心脏病住院患者中冠心病患者的频率（%）
1960—	9.38
1970—	30.10
1980—	29.21
1990—2000	51.45

根据表实 21－2，该医生认为“40 年来，10 种心脏病总的发病率逐年代增高”；根据表实 21－3，该医生认为“在 10 种心脏病中，冠心病发病率迅速增高，从 20 世纪 70 年代起居心脏病中第一位”。

问题 1：如何评价这位医生的分析结论？

问题 2：这两份资料各有什么用处？

3. A、B 两个条件相近的县级医院院长在一起谈论各自医院的治愈率时得到表实 21－4：

表实 21－4　A、B 两个县级医院的治愈率

科室	A 医院		B 医院	
	治疗人数	治愈率％	治疗人数	治愈率％
内科	830	65	110	80
外科	550	63	163	68
儿科	315	39	526	39
妇产科	429	33	395	35
中医科	186	28	375	30
其他科室	363	6	268	10
合计	2673	46	1837	37

A 医院院长自豪地说：“尽管都是县级医院，硬件条件也差不多，但本院的治愈率 46％明显高于贵医院的 37％，可见我们的医疗质量和管理水平较高”B 医院院长不服气，说道：“我们医院的各个治疗科室的治愈率均比你们高，应该是我们医院的医疗质量和管理水平高”两人各不相让，争执不下。

问题 1：为什么同样的资料会产生完全不同的看法，根本原因何在？如何才能避免类似的争执？

问题 2：你认为哪个的结论正确，或者都不正确？要怎样才能做出合理的评判？

4. 2000 年某地 HIV 的感染率为 7/10 万，该地 10 万人口，2001 年感染 HIV 的人数为 17 人，有人说，该地 2001 年总体上 HIV 感染率与 2000 年持平。如果是这样的话，该地 2001 年感染 HIV 的人数为 17 人，这种情况发生的概率为

$$P\ (X=17)\ =e^{-7}\frac{7^{17}}{17!}=0.0006$$

因为发生的概率太小了，所以说该地 2001 年总体上艾滋病病毒感染率与 2000 年持平的说法是不成立的。

问题 1：该分析是否正确？

问题 2：如果有问题，出在哪里？

5. 某地对区级医院 2001—2002 年医疗质量进行总体评价与比较，按分层抽样方法抽取两年内某病患者 1250 例，患者年龄构成与病情两年间差别没有统计学意义，观察三项指标分别为疗效、住院日、费用。规定很好、好、一般、差的标准见表实 21－5，患者医疗质量各等级频数分布见表实 21－6：

表实 21-5　很好、好、一般、差的标准

指标	很好	好	一般	差
疗效	治愈	显效	好转	无效
住院日	≤15	16～20	21～25	>25
费用（元）	≤1400	1400～1800	1800～2200	>2200

表实 21-6　2002—2002 年患者按医疗质量等级的频数分配

指标	年份	很好	好	一般	差
疗效	2001 年	160	380	20	40
	2002 年	170	410	10	60
住院日	2001 年	180	250	130	40
	2002 年	200	310	120	20
费用	2001 年	130	270	130	70
	2002 年	110	320	120	100

对疗效、住院日、费用三项指标分别采用 χ^2 检验，结果为：

疗效　$\chi^2=6.786$　$P=0.079$

住院日　$\chi^2=12.568$　$P=0.006$

费用　$\chi^2=9.613$　$P=0.020$

故不能认为两年疗效不同；而两年的住院日和费用均有差别，根据调查所得平均住院日和平均费用可以认为平均住院日 2001 年比 2002 年长，而费用 2001 年低于 2002 年。

问题 1：以上 χ^2 检验方法是否正确？为什么？

问题 2：如果不正确，问题出在什么地方？该选择何种假设检验方法？

6. 某研究者欲比较某药物与对照药的疗效，将类似病情的患者随机分成两组，分别接受该药物和对照药，结果见表实 21-7：

表实 21-7　某药物治疗某病患者疗效结果

疗效	治疗组	对照组	合计
恶化	1	1	2
无变化	5	14	19
进步	13	10	23
显著进步	9	5	14
基本痊愈	2	0	2
合计	30	30	60

对于该资料研究者作了列联表 χ^2 检验：

$$\chi^2=n\left(\sum\frac{A^2}{n_R n_C}-1\right)=5.79，\nu=4，\chi^2_{0.1,4}=7.78，P>0.10$$

在 $\alpha=0.05$ 的检验水准上，不能认为某药物对治疗组与对照组的疗效不同。

问题 1：该资料的分析方法是否合适？为什么？

问题 2：应该如何分析该资料？

附：SPSS 程序

1. 行列表资料的 χ^2 检验　以"本实习二十一案例 5 中各题"为例。

数据文件："例 21－5. sav"。

数据格式：3 列 8 行。2 个分类变量，"年份"和"医疗质量"；1 个频数变量"f"。

程序：

```
WEIGHT
    BY f .
CROSSTABS
    /TABLES=年份　BY　医疗质量
    /FORMAT= AVALUE TABLES
    /STATISTIC=CHISQ
    /CELLS= COUNT ROW
    /COUNT ROUND CELL .
```

2. 两组等级资料比较的秩和检验　以"本实习二十一案例 5 中各题"为例。

数据文件："例 21－5. sav"。

数据格式：3 列 8 行。1 个分组变量"年份"，1 个反应变量"医疗质量"，1 个频数变量"f"。

程序：

```
WEIGHT
    BY f .
    NPAR TESTS
    /M-W=医疗质量　BY 年份（1 2)
    /MISSING ANALYSIS.
```

附：SAS 程序

1. Poisson 分布的样本均数与总体均数比较（直接法）　以"本实习二十一案例 4 中各题"为例。

```
data ex21-4;                              /*建立数据集*/
n=100000;                                 /*确定样本例数*/
pai=0. 000007;                            /*确定总体率*/
lam=n*pai;                                /*计算总体均数*/
x=17;                                     /*确定实际发生数*/
p=1-poisson (lam, x-1);                   /*计算实际发生数所对应的概率*/
proc print;                               /*调用 print 过程*/
var lam p;                                /*显示变量 lam 和 P*/
run;
```

2. 行×列表资料的 χ^2 检验 以"本实习二十一案例 5 中各题"为例。

```
data ex21-5;                              /*建立数据集*/
input r c f @@;                           /*确定变量名称，r 为行变量，c 为列变
                                            量，f 为频数变量*/
Cards;                                    /*变量赋值*/
```

```
略
;
proc freq;                          /* 调用 freq 过程 */
weight f;                           /* 定义 f 为频数变量 */
tables r * c                        /* 作 r * c 的列联表 */
/chisq;                             /* 对列联表 χ2 检验 */
run;
```

3. 两组等级资料比较的秩和检验 以" 本实习二十一案例 5 中各题" 为例。

```
data ex21-5;                        /* 建立数据集 */
input c g f@@;                      /* 确定变量名称 */
Cards;                              /* 变量赋值 */
略
;
proc npar1way wilcoxon;             /* 调用 npar1way 过程，进行 wilcoxon 分析 */
freq f;                             /* 确定频数变量为 f */
var g;                              /* 定义分析变量 g */
class c;                            /* 定义分组变量 c */
run;
```

（王华良）

实验二十二　疾病的分布

【目的】

1. 学会认识疾病在人群中的分布形式及其特点，掌握疾病按时间、地区及人群分布的流行病学描述方法。

2. 学会疾病三间分布综合描述方法。

【内容】

1. 疾病的时间分布

（1）长期趋势

1）1939—1949 年英格兰和威尔士猩红热病死率如表实 22-1。

表实 22-1　1939—1949 年英格兰和威尔士猩红热病死率

年份	1939	1940	1941	1942	1943	1944	1945	1946	1947	1948	1949
病死率（‰）	2.32	2.36	2.24	1.22	1.15	1.15	1.14	0.76	0.72	0.49	0.25

2）1957—1978 年上海市麻疹发病率如图实 22-1。

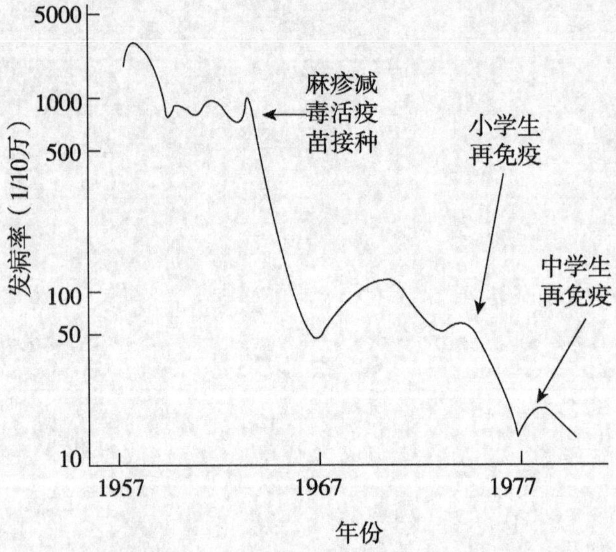

图实 22-1　上海市 1957—1978 年麻疹发病率

问题 1：请分析猩红热病死率和麻疹发病率下降的原因（提示：青霉素是 1940 年制成的，临床普遍使用是若干年以后）。

3）1959—1971 年河南省林县食管癌发病率和死亡率如图实 22-2。

4）1952—1972 年上海市卢湾区四种恶性肿瘤死亡率的变动趋势如图实 22-3。

问题 2：上述 3）、4）两组资料给了你什么印象？对于食管癌来说，林县和上海病因对人体的作用在增强、减弱或持续不变？对其他恶性肿瘤死亡率变化趋势你有何看法？

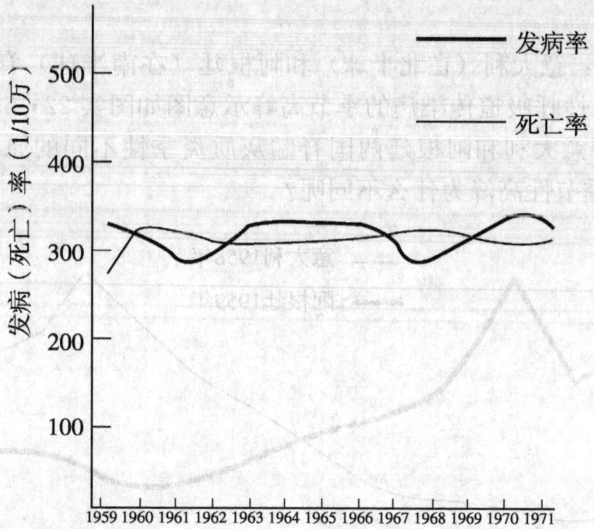

图实 22-2　河南省林县（1959—1971 年）食管癌发病率和死亡率

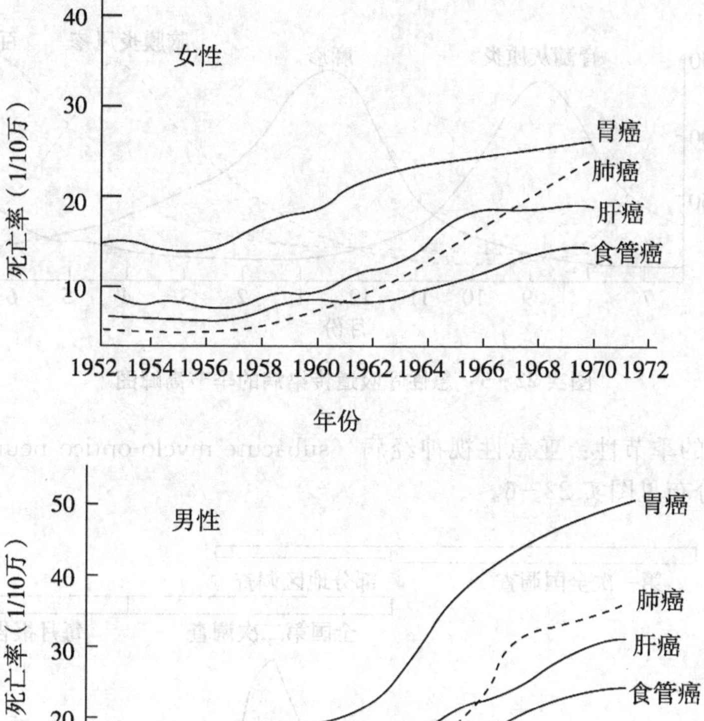

图实 22-3　上海某区常见恶性肿瘤死亡率的变动趋势（1952—1972 年）

（2）季节性

1）传染病季节性：意大利（在北半球）和阿根廷（在南半球）脊髓灰质炎的季节分布如图实 22－4。我国急性呼吸道传染病的季节高峰示意图如图实 22－5。

问题 3：你能解释意大利和阿根廷两国脊髓灰质炎季性不同的原因吗？如图实 22－5，脊髓灰质炎和麻疹的季节性高峰为什么不同呢？

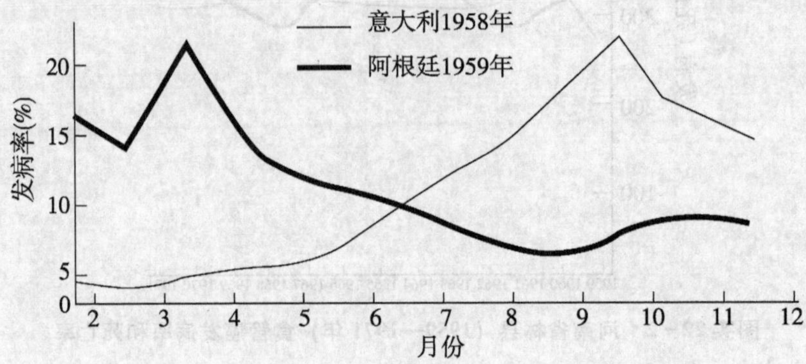

图实 22－4　意大利和阿根廷脊髓灰质炎病例总数的月别构成比

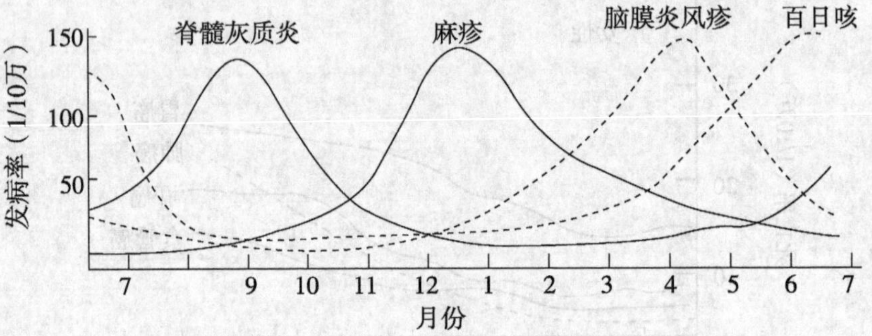

图实 22－5　急性呼吸道传染病的季节高峰图

2）非传染病的季节性：亚急性视神经病（subacute myelo-optico neuropathy，SMON）患者发病数按月分布见图实 22－6。

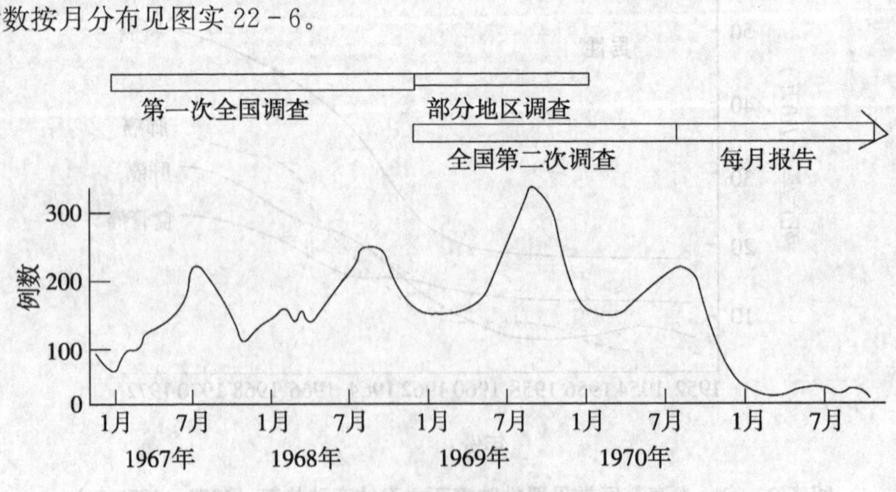

图实 22－6　历年 SMON 患者发生数按月分布

提示：SMON是20世纪60年代初日本一些县市流行的病因不明的疾病，经过广泛的流行病学调查分析，确定本病系喹碘方引起的。喹碘方是一种当时广泛使用的治疗痢疾的药物。从图实22-6看，SMON有明显的季节高峰，即7月份，痢疾的季节高峰也在7月份。痢疾是传染病，SMON则不是。1970年9月停售喹碘方。

问题4：在解释SMON季节性时，你得到什么启示？你还能举出一些是有季节性分布的非传染病吗？

2. 疾病地区分布

（1）国家之间的分布：1965年7个国家35～64岁男性冠心病标化死亡率及总死因死亡率资料如表实22-2。

表实22-2　7个国家冠心病标化死亡率及总死因死亡率

（35～64岁男性，1965年）

国家	死亡率（1/10万）	
	冠心病	总死因
希　腊	78	712
日　本	79	986
南斯拉夫	116	950
意大利	187	985
荷　兰	243	831
美　国	461	1286
芬　兰	534	1432

问题5：你认为各国之间冠心病死亡率的差别可能原因是什么？可能的偏倚是什么？

（2）国家内不同地区间的分布：我国既往地方性甲状腺肿的分布大致趋势是：内地多于沿海，山区多于平原，农村多于城市。江苏、浙江、广东省为无病区；发病较严重的省区有：河北、山西、内蒙古、辽宁、河南、安徽、陕西、新疆、云南、贵州、西藏；其余省区发病较轻。下述资料供思考（表实22-3，表实22-4，表实22-5）。

表实22-3　不同海拔高度空气中含碘量*

海拔高度（m）	含碘量（%）
0	100.0
500	31.1
1000	17.5
2000	4.0
4000	2.1
5000	0.7

注：* 以海平面空气中含碘量为100%。

表实22-4　不同土质中含碘量

土　质	含碘量（μg/kg）
沙　土	1.0
灰化土	1.0～3.5
黑　土	7.0
栗色土	6.0

表实 22-5　食盐中含碘量

产地	含碘量（mg/kg）	说　明
四川富平	1.8546	吃这种盐的人甲状腺患病率 0.34%～3.69%
青　海	0.0073	吃这种盐的人甲状腺患病率 6.36%～29.39%
内蒙古	0.0220	同青海

问题 6：你认为地方性甲状腺肿流行地区与环境中碘含量有关吗？

(3) 城乡分布：1959 年和 1974 年 4 个省市脊髓灰质炎城乡发病率差别如表实 22-6 所示。

表实 22-6　1959 年和 1974 年 4 省市脊髓灰质炎城乡发病率（1/10 万）

	服用疫苗前（1959 年）		服用疫苗后（1974 年）	
	城市	农村	城市	农村
上海	41.7	13.9	0.04	0.33
重庆	2.41	0.35	0.39	0.41
广西	75.67	0.15	0.14	0.29
河北	9.77	0.31	1.26	3.19

问题 7：请解释脊髓灰质炎城乡发病率差别的原因，服用疫苗前后为什么情况颠倒过来？

3. 疾病的人群分布

(1) 年龄

1) 1964—1965 年，上海市进行了一次麻疹血凝抑制抗体调查。婴儿的抗体阳性率如表实 22-7。

表实 22-7　婴儿的麻疹血凝抑制抗体阳性率（上海，1964—1965 年）

月龄	0～	1～	2～	3～	4～	5～	6～	7～	8～	9～	10～	11～
人数	40	75	52	54	49	45	39	30	36	30	22	25
阳性率（%）	100	94.7	86.5	83.0	49.0	40.0	20.5	10.0	8.3	16.7	27.3	24.0

问题 8：从表实 22-7 可见，8 个月龄时是麻疹血凝血抑制抗体阳性率的低谷，这一分布特点是由哪两个因素决定的？

2) 1957 年及 1960 年美国密歇根 Tecumseh 亚洲流感年龄别发病率如图实 22-7，1957 年发病年龄别高峰在 10～14 岁组，而 1960 年则在 50～60 岁组。

问题 9：请解释该地区 1957 年和 1960 年流感发病率的变迁？

(2) 性别：中国人红绿色盲发生率男性为 7.0%，女性 0.5%，血友病的发生率男女差别更大，男性为 1.0%，女性为 1/1000 万。

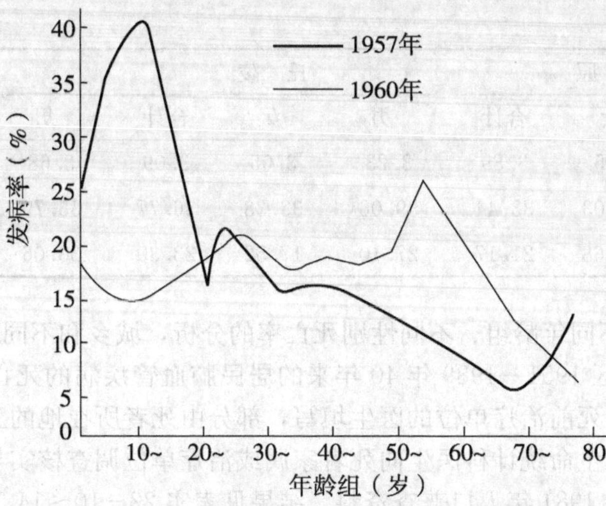

图实 22-7　美国密歇根 Tecumseh 亚洲流感年龄别发病率

问题 10：你知道色盲、血友病男女发生率差别的原因吗？

（3）职业：各种职业肝硬化死亡率的差别见表实 22-8。

表实 22-8　1950 年美国 20～64 岁男子肝硬化标化死亡率

职业	标化死亡率（%）
专业人员	90
技术、行政和经理人员（农业除外）	88
职员、售货员和熟练工人	105
半熟练工人	115
体力劳动者（农业除外）	148
农业工人	51

问题 11：该资料说明什么问题？

（4）种族：乙型肝炎患病率在白种人为 8.4%，非白种人为 28.6%。

问题 12：你认为造成乙型肝炎患病率种族差别的是环境因素还是遗传因素？

4. 疾病“三间”分布的综合分析

（1）“三间”分布综合描述

1）某作者对全省 1989 年 4 岁以下儿童死亡情况进行抽样调查，结果见表实 22-9。

表实 22-9　4 岁以下儿童年龄、性别死亡率（‰）

	全省			城市			农村		
	男	女	合计	男	女	合计	男	女	合计
1～4 岁	3.25	3.23	3.25	0.89	0.68	0.71	3.61	3.57	3.60
婴　儿	41.78	37.20	39.11	20.33	14.37	16.75	46.56	42.04	42.42
新生儿	26.90	21.29	24.22	15.28	9.85	13.37	28.52	22.90	25.90

续表

	平原			丘陵			山区		
	男	女	合计	男	女	合计	男	女	合计
1～4岁	3.90	3.5	3.89	3.23	3.05	3.09	3.68	3.93	3.79
婴　儿	35.67	29.03	33.44	39.06	33.33	36.77	55.79	53.23	54.53
新生儿	22.90	17.68	21.17	27.10	17.52	23.30	33.06	30.53	31.90

问题13：试进行不同年龄组、不同性别死亡率的分析，城乡和不同地貌死亡率的分析。

2）对上海市卢湾区1951—1989年40年来的居民脑血管疾病的死亡情况进行分析，大部分死亡报告卡由死者死前治疗单位的医生填写，部分由死者所在地的卫生员填写。填写不全或有误者由区防疫站生命统计科医生向死者家属或治疗单位调查核实与补充。计算标准化率所用标准人口构成为1981年人口普查资料。结果见表实22-10～14。

表实22-10　上海市卢湾区居民脑血管疾病死亡率（1/10万）

（1951—1989年）

死因	1951—1960			1961—1970			1971—1980			1981—1989		
	死亡率	构成（%）	顺位	死亡率	构成（%）	顺位	死亡率	构成（%）	顺位	死亡率	构成（%）	顺位
传染病	190.18	28.67	1	50.24	10.55	5	54.96	5.55	5	23.71	3.48	7
肺结核	108.65	16.38	2	37.36	7.85	7	22.88	3.63	8	8.07	1.18	8
呼吸系病	66.78	10.07	3	50.94	10.70	4	77.70	12.33	4	11.47	16.85	3
肿瘤	62.45	9.41	4	115.14	24.18	1	185.92	29.50	1	207.49	30.47	1
脑血管病	62.34	9.40	5	83.78	17.59	2	116.45	18.48	3	134.32	19.72	2
心血管病	5064	7.63	6	67.10	14.09	3	124.05	19.69	2	110.93	16.29	4
消化系病	48.32	7.28	7	31.93	6.71	8	33.81	5.37	7	10.14	4.90	6
意外死亡	38.67	5.83	8	38.05	7.99	6	34.34	5.45	6	47.12	7.10	5
麻疹	35.41	5.34	9	1.62	0.34	9	0.04	0.01	9	0	0	9

表实22-11　1974—1989年上海市卢湾区居民循环系统疾病死因构成

死因	死亡数	构成（%）
脑血管病	10506	60.77
冠心病	3533	20.43
高血压心脏病	1307	7.56
风湿性心脏病	759	4.39
先天性心脏病	204	1.18
其他心脏病	648	3.75
其　他	332	1.92
合　计	17289	100

表实 22-12　1951—1989 年上海市卢湾区脑血管疾病年龄别死亡率（1/10 万）

年龄组（岁）	1951—1960	1961—1970	1971—1980	1981—1989	合计
<40	2.19	0.87	0.82	1.13	1.27
40～	65.35	30.36	17.62	20.74	32.00
50～	240.35	157.10	105.32	90.51	136.07
60～	605.78	588.06	414.45	317.79	443.05
70～	1216.80	1352.40	1186.94	1053.21	1166.29
⩾80	1071.37	2104.98	2338.29	2294.29	2217.39
合计	62.34	83.78	116.45	134.32	98.78

表实 22-13　上海市卢湾区居民脑血管病性别死亡率比较（1/10 万）

时期（年）	男		女		合计	
	粗死亡率	标准化死亡率	粗死亡率	标准化死亡率	粗死亡率	标准化死亡率
1951—	74.88	234.39	65.48	171.47	70.46	197.75
1956—	54.56	150.97	56.76	145.37	55.62	148.82
1961—	63.76	156.50	72.63	158.97	68.26	155.77
1966—	96.95	183.98	103.41	181.52	100.00	181.00
1971—	99.61	135.81	114.71	148.52	107.26	141.57
1976—	118.13	132.10	132.84	144.80	125.58	130.21
1981—	118.01	114.81	130.86	129.33	124.48	121.91
1986—1989	141.07	115.45	151.28	127.97	146.71	122.92

表实 22-14　上海市卢湾区居民脑血管疾病死亡季节分布（1974—1989 年）

季节	男		女		合计	
	死亡数	构成（%）	死亡数	构成（%）	死亡数	构成（%）
春	1140	24.78	1223	23.60	2363	24.15
夏	881	19.15	1078	20.80	1959	20.02
秋	1106	24.04	1293	24.95	2399	24.52
冬	1474	32.03	1589	30.65	9784	31.31
合计	4601	100.00	5183	100.00	3063	100.00

（徐佩文等，1991）

问题 14：请分析脑血管疾病发病年代、年龄、性别及季节特点。

3）新疆为甲型肝炎高发区，在托幼机构及小学内时有小范围流行。为了解该区小学生中甲型肝炎的感染率，指导甲肝疫苗的应用，于 1995 年 11 月对乌鲁木齐市某小学 607 名学生 HAV 感染情况作了调查。结果见表实 22-15、表实 22-16、表实 22-17。

表实 22-15　不同年龄、性别的儿童 HAV 感染率

年龄组	男			女			合计		
	人数	阳性数	阳性率（%）	人数	阳性数	阳性率（%）	人数	阳性数	阳性率（%）
6～	16	1	6.25	31	7	22.58	47	8	17.02
7～	37	6	16.22	33	4	12.12	70	10	14.29
8～	63	20	31.75	53	12	22.64	116	32	27.59
9～	71	32	45.07	70	26	37.14	141	58	41.13
10～	26	13	50.00	29	8	27.59	55	21	38.18
11～	54	34	62.96	62	30	48.39	116	64	55.17
12～	24	16	66.67	31	23	74.19	55	39	70.91
合计	291	122	41.92	309	110	35.60	600	232	38.67

$\chi^2=48.75$，$P<0.01$

表实 22-16　不同年级 HAV 的感染率

年级	受检人数	抗-HAV（+）	感染率（%）
一	106	17	16.04
二	115	29	25.22
三	104	45	43.27
四	93	38	40.86
五	92	49	53.26
六	90	54	60.00
合计	600	232	38.67

$\chi^2=48.22$，$P<0.01$

表实 22-17　不同民族 HAV 感染率

民族	受检人数	抗-HAV（+）	感染率（%）
汉	445	145	32.58
维	26	14	53.85
回	95	59	62.11
其他	34	14	41.18
合计	600	232	38.67

$\chi^2=30.29$，$P<0.01$

问题 15：试分析不同年龄、不同性别、不同年级、不同民族儿童 HAV 感染率。

（2）移民流行病学：美国和日本的疾病分布存在很大差异。例如日本动脉硬化性心脏病的死亡率仅为美国的 1/4，但脑血管意外死亡率却是美国的 2～3 倍；日本胃癌的死亡率是美国的 5 倍多，但结肠癌死亡率却仅为美国的 1/5；在日本乳腺癌和前列腺癌相当少见，但宫颈癌死亡率却是美国的 2 倍多。为探讨产生这些差异的原因，从而阐明环境因素和遗传因素在这些疾病发生过程中的作用，Haenszel 等（1963）研究了 1890—1924 年间移居美国的日侨 1959—1962 年恶性肿瘤和心血管疾病的死亡率，并与日本本土居民和美国白人相应疾病的死亡率进行了比较，结果见表实 22-18。

表实 22-18 1959—1962 年日本本土居民、美籍日侨及美国白人几种疾病的死亡率比较（以日本本土居民为 100）

	男性				女性			
	日本	美籍日侨			日本	美籍日侨		
	本土居民	非美国出生	美国出生	美国白人	本土居民	非美国出生	美国出生	美国白人
全部恶性肿瘤	100	128	78	104	100	91	67	113
食管癌	100	132	51	47	—	—	—	—
胃癌	100	73	38	17	100	55	48	18
肠癌	100	374	288	489	100	218	209	483
直肠癌	100	135	129	140	100	79	53	118
胰腺癌	100	475	167	274	100	349	104	270
肺及支气管癌	100	306	166	316	100	198	129	131
乳腺癌	—	—	—	—	100	166	136	591
宫颈癌	—	—	—	—	100	52	33	48
其他子宫癌	—	—	—	—	100	209	36	330
卵巢癌	—	—	—	—	100	337	102	535
淋巴肉瘤	100	449	130	336	100	262	200	405
白血病	100	314	146	265	100	167	101	237
心血管疾病								
脑血管意外	100	32	24	37	100	40	43	48
冠心病	100	226	165	481	100	196	38	348
高血压病	100	142	128	127	100	218	267	163

问题 16：本例是如何把人群、地区及时间三个因素结合起来研究疾病分布的？其中包括哪些对比？

问题 17：移民研究是怎样评价环境因素和遗传因素对疾病发生的相对作用的？根据表中给的资料提出一些具体看法。

问题 18：在对不同地区或人群的疾病率进行比较时应注意哪些问题？怎样进行比较？

（3）出生队列分析：出生队列分析是将疾病的年龄分布与时间分布结合起来描述疾病分布情况的一种方法，主要用于研究疾病的年龄分布、长期变异趋势及提供病因线索。

Doege 收集了 1900—1960 年美国结核病的死亡率资料，发现这 60 年间美国结核病的死亡率由 194.1/10 万下降至 6.1/10 万，因结核病而死亡的年龄分布也在不断地变化，表实 22-19 和图实 22-8 为这 60 年间不同年份结核病年龄别死亡专率的部分横断面资料。

表实 22-19 1900—1960 年部分年份美国结核病的年龄别死亡专率（1/10 万）

年份	年龄组（岁）							
	<1	1～	5～	15～	25～	35～	45～	55～64
1900	311.6	101.8	36.2	205.7	294.3	253.6	215.6	223.0
1910	212.9	84.6	29.7	152.0	217.6	214.9	188.1	192.9
1920	106.5	45.4	22.4	136.1	164.9	147.4	137.2	141.3
1930	51.6	25.9	11.9	77.3	102.8	92.4	93.2	97.0
1940	24.6	12.3	5.5	38.2	56.3	59.4	66.3	76.1
1950	8.5	6.3	1.8	11.3	19.1	26.1	35.9	47.7
1960	0.9	0.6	0.1	0.6	2.4	5.1	9.3	15.5

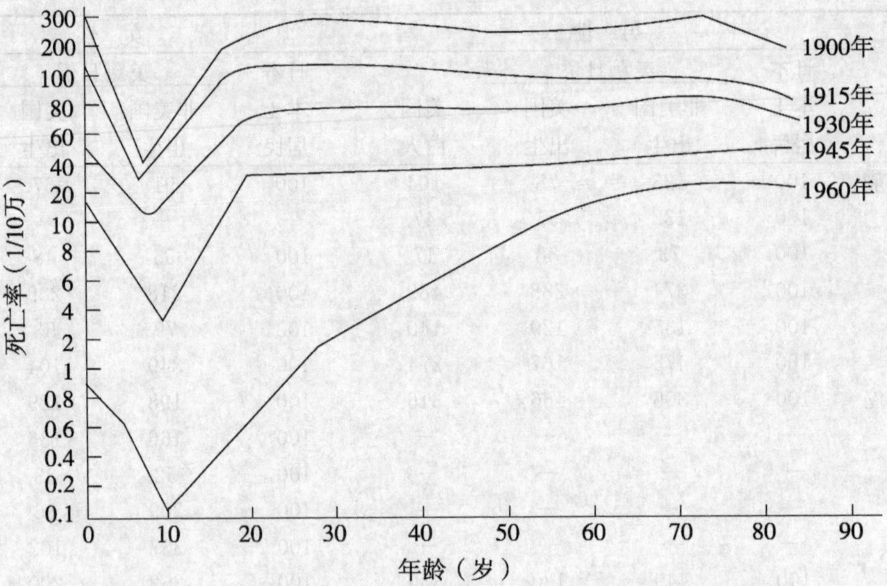

图实 22-8　1900—1960 年间部分年份美国结核病年龄别死亡率

从表实 22-19 和图实 22-8 可以看出，从 1990 年到 1960 年各年龄组结核病死亡率均明显下降，在年龄分布类型上也有明显变化，婴幼儿死亡率高峰仍然保持，但第二个年龄高峰则有逐渐后移的趋势，第一峰后死亡率随年龄而增加。

图实 22-8 的年龄别死亡专率曲线是横断面年龄别曲线，每条曲线都是按各年龄组结核病的死亡率连接起来的，包括了不同出生队列的死亡经历。由于结核病死亡率近 60 年来存在着不断下降的变动趋势，年龄曲线的类型就很可能受这种长期趋势的影响。

问题 19：根据表实 22-19 所给的部分资料，绘出 1900 年、1910 年、1920 年、1930 年、1940 年、1950 年及 1960 年结核病死亡率的横断面年龄别死亡率曲线，然后再在此横断面年龄别曲线图上绘出 1860 年、1870 年、1880 年、1890 年、1900 年、1910 年、1920 年、1930 年、1940 年及 1950 年出生者的出生队列年龄别死亡率曲线，比较出生队列年龄别曲线和横断面年龄别曲线所表示的年龄分布类型有何区别，并说明这种差别产生的可能原因。

问题 20：假如结核病死亡率并不存在任何长期变异趋势，则横断面年龄别曲线及出生队列年龄别曲线的形状如何？

问题 21：出生队列分析主要用于哪些疾病？进行此种分析需要哪些必要的资料和条件？

（陈鹏）

实验二十三　现况研究

【目的】　学会现况研究中的抽样调查方法，了解其原理、用途、设计的主要内容和优缺点。

【内容】

1. 现况调查的基本原理　现况调查又称横断面调查，是一种常用的流行病学调查研究。根据不同研究目的，既可进行普查，也可进行抽样调查。现况调查属于描述性研究，即收集研究人群中某疾病或健康状态特征资料，以阐明其在人群中的分布和流行特征。有时，现况研究同时可以收集不同变量之间是否可能存在联系的资料。

(1) 为了解老年人中多发病的患病情况，哈尔滨市于 1982 年组织医务人员对该市七区一郊的八个地段随机抽取 60 岁及 60 岁以上老年人 6393 名（其中市区 5866 名，郊区 527 名）进行了调查，其中部分结果见表实 23-1。

表实 23-1　1982 年某市老年人多发病患病情况

疾　病	市　区		郊　区	
	患病人数	患病率（%）	患病人数	患病率（%）
高血压	1687	28.76	120	22.77
冠心病	316	5.39	11	2.09
脑血管病	152	2.59	12	2.28
动脉硬化	2369	40.39	203	38.52
慢性支气管炎	1062	18.10	188	35.67
肺气肿	737	12.56	163	30.93
糖尿病	149	2.54	2	0.38
高脂血症	1913	32.61	135	25.62
恶性肿瘤	19	0.32	0	0

（哈尔滨市卫生防疫站，1985）

问题 1：这是一种什么性质的流行病学调查？是普查，还是抽样调查？是描述性的，还是分析性的？本次调查的目的是什么？

问题 2：为什么在现况研究中通常只能进行患病率的计算，而不能进行发病率的计算？

(2) 某作者于 1981 年对某市高校全部 45 岁及 45 岁以上男性知识分子进行了一次现况调查，共调查 971 人。主要了解肥胖、高血压、冠心病及糖尿病的患病率及体重与这些疾病的关系。其中部分结果见表实 23-2、表实 23-3。

表实 23-2　某市 45 岁及 45 岁以上男性知识分子几种病的患病率

疾病	患病人数	患病率（%）	疾病	患病人数	患病率（%）
肥胖*	262	26.98	冠心病	94	9.68
高血压	187	19.26	糖尿病	64	6.59

（姚才良等，1986）

* 体质指数［体重（kg）/身高^2（m）］≥26 者为肥胖。

表实 23-3 体重与高血压、冠心病、糖尿病的关系

体重指数	调查人数	高血压		冠心病		糖尿病	
		患病数	患病率（%）	患病数	患病率（%）	患病数	患病率（%）
<20	106	8	7.55	5	4.27	2	1.89
20～	371	55	14.82	30	8.09	19	5.12
24～	232	47	20.26	23	9.91	14	6.03
26～	159	39	24.53	19	11.95	22	13.84
28～	103	38	36.89	17	16.50	7	6.80
合计	971	187	19.26	94	9.68	64	6.59

（姚才良等，1986）

问题 3：与前一个研究相比，本次研究有什么特点？本次研究的目的何在？能从中得到病因启示吗？

问题 4：为什么现况研究一般不能检验病因假设？请结合上述两个课题归纳现况研究的主要用途和特点？

2. 现况研究的设计

（1）设计步骤：现况研究只有严密的设计才可能获得真实可靠的研究结果。一般现况研究设计应包括以下几个方面：

1）确定调查研究目的：研究目的包括描述疾病三间分布，寻找病因线索，建立正常参考值，评价疾病防治效果等。

2）确定调查研究对象：根据研究目的确定研究对象，对象必须具有代表性，是研究总体的一个无偏样本。如果是进行抽样调查，应确定抽样方法和样本大小。

3）确定研究主要内容，拟订调查表。研究主要变量包括研究疾病指标，人口学指标和相关因素指标。

调查表设计应遵循以下原则：①应调查项目一项不缺，无关项目一项不多；②语言表达清晰易懂，不使用专业术语；③尽量选用客观指标；④项目编排先易后难，敏感问题放在后面。

4）确定收集资料方法和实验检测方法：收集资料的方法有询问、信访、电话等；体检和实验室检测尽量采用简单、易行和灵敏度高的方法，尽量采用标准方法进行测量。

5）拟定资料分析提纲：①常用分析指标——患病率，如果两次重复现况调查也可以计算发病率；②分析方法：③描述分布；④关联分析。

6）调查研究的组织管理，包括调查步骤、人员安排、经费预算、预调查等。

（2）课题设计：某市区疾控中心为摸清本区人群中乙型肝炎表面抗原（HBsAg）携带情况及其家庭内分布特点，拟进行一次现况研究。该市区约 16 万余人，分为 6 个街道办事处，每个街道办事处下设 13～15 个居民委员会，每个居民委员会有 1900～2100 人，约 500 个家庭（平均每个家庭 4 口人）。该市区为一般居民，由各种职业人员组成。已知邻区调查结果 HBsAg 阳性率为 9.5%。

问题 5：本次调查的目的是什么？预期分析指标有哪些？

问题 6：根据你所确定的调查目的，本次调查应采用普查还是抽样调查？如果采用抽样调查，如何抽样？

问题 7：根据所选抽样方法，确定本次调查的样本大小。

问题 8：本次调查中可能会遇到哪些影响调查质量的因素？应如何控制和评价调查资料的质量？

问题 9：制定一份现况研究设计。

3. 现况研究实例分析　全国结核病流行病学抽样调查计划：

（1）目的意义：根据国发［1978］210 号文件精神，为实现控制和基本消灭我国结核病的奋斗目标，决定在 1979 年进行全国结核病流行病学抽样调查。通过调查掌握我国的结核病疫情，了解不同地区和人群中结核病流行特征，为评价防治效果，改进防治措施和修订全国及各省结核病防治规划提供科学依据。

（2）调查项目和要求

1）1979 年调查的项目和要求

应用纯蛋白衍化物（PPD - RT23）或旧结核菌素，对 10 岁以下儿童进行结核菌素试验。

从未接种卡介苗的地区，可选择若干点进行全年龄组的结核菌素试验，调查结核感染率；已开展接种卡介苗的地区，分析结核菌素试验阳性率及结核菌素反应强度，以了解卡介苗接种效果和今后自然感染的趋势。

应用结核菌素试验，胸部 X 线检查和查痰等方法发现患者，确定诊断。

进行全国及各省、市、自治区 1979 年的肺结核患病率的调查；了解并估计全国和各省肺结核患者人数及其病情状况（如病变类型，排菌状况，初、复治等）；了解不同人群（如年龄、性别、城市、农村、少数民族地区等）的结核病流行情况。

2）1980—1982 年考核 1979 年抽样调查点的防治效果（计划另订）。

（3）调查对象和抽样人数

1）调查对象：以全国各省、市、自治区的常住户口为抽样对象。参照 1976 年以后全国行政区划的正式户口，按村（镇）、居民委员会或居民小组作为抽样单位。第一抽样点约 1500 人。

2）抽样人数：要求全国患病率的误差系数在 5%以内，省、市、自治区的误差系数在 10%左右。

按各省人口数分为三种类型：1000 万以下、5000 万以下和 5000 万以上，分别抽查 20 个点、32 个点或最多 43 个调查点（表实 23 - 4）。各省调查人数又分为 3 万、5 万或 6.5 万不等。全国共抽查 888 个调查点，约 150 万人。

部分省（市、自治区）如要求进一步减少（本省）误差系数，或拟对本省城市和农村人口进行分层，则应在完成全国流行病调查（简称流调）任务的前提下，可按全国统一抽样方法，酌情增加调查点数和调查人数。

（4）抽样方法：采取分层不等比例整群随机抽样法。随机抽样原则是科学抽样方法的核心。为了确保抽样方法的统一性和科学性，根据具体情况和调查实施的可能性，由全国统一抽出样本。所确定的调查点，一经决定，不得随意变动。个别调查点确有特殊原因无法实施者，可提请全国流调办公室化验室重新抽样，个别调整以保证调查的随机统一性。

表实 23－3　各省、市、区调查点

人口数	点数	省、市、区名称	总点数
1000 万以下	20	西藏、青海、宁夏、内蒙古、新疆、北京、天津	140
1000 万～5000 万	32	河北、安徽、湖北、浙江、辽宁、广西、黑龙江、江西、云南、陕西、贵州、吉林、山西、福建、上海*、甘肃	520
5000 万以上	34	湖南	228
	36	广东**	
	38	河南、江苏	
	39	山东	
	43	四川	
合计			888

注：* 上海市为 40 个调查点；* * 广东包括现在的海南省。

（5）防治措施：流调工作必须与治疗管理、卡介苗接种等防治措施密切结合起来，使流调工作切实为控制疫情、保护群众身体健康作出贡献。在各调查点上，结核菌素反应阴性者，应予接种卡介苗；对查出的患者应及时妥善地安排治疗管理。要向调查点所在乡卫生院专业人员交好班，使管理工作持之以恒。

（6）组织领导：在卫生部领导下，设立全国结核病流行病学抽样调查领导小组，技术指导小组和办公室。各省、市、自治区也应成立相应的组织。

为保证调查质量，各省应抽调责任心强的专业人员组成流调专业队，完成流调任务。抽样调查是一项群众性和科学性都很强的工作，要依靠各级党组织的领导，争取广大基层卫生人员和群众的支持，实行领导、群众和专业人员三结合。

（7）工作进度和步骤：

1）1979 年内，制订全国流调计划、方案和实施细则，举办全国流调学习班；各省要相应制订执行计划，各省流调工作开展前，均应进行人员培训，组织专业队伍。

2）1979 年内，流调的实施应经试点，先易后难，分期进行。年底前各地调查工作基本结束。

3）1980 年 6 月前，各省应完成本省的流调资料分析，并将分析结果送全国流调办公室。年底应完成全国流调资料的分析和总结工作。

（8）经费：各省流调检查，如透视、拍片、查痰等一律免费；查出患者中有经济困难者治疗费用酌情减免。所需流调经费由各省、市区卫生局列入卫生防治经费中心统筹安排解决。参加流调专业人员的保健津贴，根据卫生部有关规定精神及当地标准发放。

全国结核病流行病学抽样调查领导小组

1978 年 12 月 12 日

问题 10：结合本事例说明抽样调查的原理、优缺点及主要用途。

问题 11：简单归纳本次抽样设计的主要内容。

问题 12：本次研究为什么选择分层不等比例整群随机抽样？

（莫苗芳）

实验二十四　病例对照研究

【目的】　掌握病例对照研究常用指标的计算及资料基本整理分析方法。

【内容】

1. 成组资料的分析

（1）一般资料分析见表实 24－1。

表实 24－1　成组病例对照研究资料整理表

	暴露	非暴露	合计
病例	a	b	$a+b=n_1$
对照	c	d	$c+d=n_2$
合计	$a+c=m_1$	$b+d=m_2$	$a+b+c+d=t$

HBV 感染与原发性肝癌关系的一项病例对照研究所获资料见表实 24－2。

表实 24－2　HBV 感染与原发性肝癌的关系

	HBV（＋）	HBV（－）	合计
病例	98	11	109
对照	49	60	109
合计	147	71	218

问题 1：根据上表资料计算 χ^2、*OR*、*OR* 的 95％可信区间，计算结果说明了什么问题？

问题 2：根据上述资料能否计算 ARP 及 PARP?

（2）不分层多暴露水平的资料分析见表实 24－3。

表实 24－3　病例对照研究 χ^2 趋势检验资料整理表

	暴露水平					
	X_0	X_1	X_2	…	X_t	合计
病例（a_i）	a_0	a_1	a_2	…	a_t	n_1
对照（b_i）	b_0	b_1	b_2	…	b_t	n_2
合计（m_i）	m_0	m_1	m_2	…	m_t	n

自由度为 1 的 χ^2 趋势检验公式：

$$\chi^2=[T_1-(n_1T_2/n)]^2/V$$

$$V=n_1n_2(nT_3-T_2^2)/n^2(n-1)$$

$$T_1=\sum_{i=0}^{t}a_iX_i \qquad T_2=\sum_{i=0}^{t}m_iX_i \qquad T_3=\sum_{i=0}^{t}m_iX_i^2$$

X_i的取值有两种方法。一是取每个暴露水平的中点值。如本题的暴露水平可取为 $X_0=0.5$，$X_1=5$，$X_2=15$，$X_3=30$。另一种方法是取第 i 暴露水平的 $X_i=i$，如本题可取 $X_0=0$，$X_1=1$，$X_2=2\cdots$。

某医院一项吸烟与膀胱癌关系的病例对照研究得到如下结果见表实 24－4。

表实 24-4　吸烟量与膀胱癌的关系

	吸烟量（支/日）				
	0～	1～	10～	20～	合计
病例	24	10	22	54	110
对照	41	20	23	26	110
合计	65	30	45	80	220

问题 3：请计算不同暴露不平的 OR、χ^2、OR 的 95%可信区间、总的 χ^2 检验及 χ^2 趋势检验。

问题 4：上述计算结果说明了什么问题？并对其进行解释。

2. 个体匹配资料的分析　1∶1 配对资料的分析见表实 24-5。

表实 24-5　配对病例对照研究资料归纳表

病例	对照		合计
	暴露	非暴露	
暴　露	a	b	$a+b$
非暴露	c	d	$c+d$
合　计	$a+c$	$b+d$	$a+b+c+d$

某市作吸烟与肺癌关系调查，采用配对（年龄、民族、职业）方法，其部分结果见表实 24-6。

表实 24-6　113 例男性肺癌患者与 113 例男性健康对照配对调查结果

对子	年龄	民族	职业	吸烟	开始吸烟年龄	吸烟年限	吸烟量	吸烟深浅
1	67/65	汉/汉	工人/工人	+/+	22/25	40/40	18/35	深/深
2	57/59	汉/汉	干部/干部	+/+	21/13	35/46	21/25	深/深
3	47/54	汉/汉	干部/干部	+/+	19/33	30/22	20/6	深/深
4	70/70	汉/汉	工人/工人	+/−	25/−	44/0	8/0	深/−
5	60/60	汉/汉	干部/干部	+/+	26/19	10/37	10/40	深/深
6	55/55	汉/汉	工人/工人	+/+	30/35	20/25	24/40	深/深
7	60/61	汉/汉	工人/工人	+/+	21/18	27/31	25/30	深/深
8	50/49	汉/汉	干部/干部	+/+	21/18	27/31	25/30	深/深
9	62/67	汉/汉	工人/工人	−/+	−/13	0/38	0/20	−/深
10	57/62	回/回	干部/干部	+/+	34/22	11/20	20/4	深/浅
11	65/68	汉/汉	干部/干部	+/+	34/22	11/20	20/4	深/浅
12	58/62	汉/汉	工人/工人	+/−	16/−	42/0	20/0	深/−
13	70/69	汉/汉	工人/工人	+/+	30/31	4/8	10/20	浅/浅
14	60/63	汉/汉	工人/工人	+/−	25/−	35/0	15/0	深/−
15	57/62	汉/汉	干部/干部	+/+	16/32	41/31	32/20	深/深
16	44/46	汉/汉	工人/工人	+/+	21/20	23/26	25/26	深/深
17	55/56	汉/汉	工人/工人	+/+	13/18	36/33	20/20	深/深

续表

对子	年龄	民族	职业	吸烟	开始吸烟年龄	吸烟年限	吸烟量	吸烟深浅
18	62/66	汉/汉	工人/工人	+/+	13/17	49/6	36/5	深/浅
19	59/64	汉/汉	职员/职员	+/+	20/20	39/40	21/20	深/深
20	69/67	汉/汉	干部/干部	+/+	19/35	40/33	40/10	深/浅
21	64/68	汉/汉	干部/干部	+/—	24/—	30/0	14/0	深/—
22	66/68	汉/汉	干部/干部	+/+	17/23	50/14	20/20	深浅
23	47/49	汉/汉	工人/工人	—/+	—/20	0/29	0/25	—/深
24	55/59	汉/汉	工人/工人	+/+	15/28	40/5	20/10	深/浅
25	61/66	汉/汉	干部/干部	+/+	20/20	25/46	20/10	深/深
26	62/57	汉/汉	会计/后勤	+/+	28/30	12/25	20/20	深/深
27	47/50	汉/汉	工人/工人	+/+	18/13	29/37	20/20	深/深
28	60/63	汉/汉	工人/工人	+/+	27/26	33/37	20/20	深/浅
29	60/62	汉/汉	工人/工人	+/+	25/24	35/38	10/4	深/浅
30	50/51	汉/汉	干部/干部	+/+	16/15	35/25	15/15	深/深
31	64/61	汉/汉	工人/工人	+/+	15/26	49/24	30/10	深/深
32	79/78	汉/汉	技术/技术	+/+	24/23	55/55	25/1	深/深
33	62/64	汉/汉	工人/工人	+/+	14/34	46/30	20/10	深/深
34	67/66	汉/汉	职员/职员	+/—	16/—	45/0	15/0	深/—
35	68/68	汉/汉	工人/工人	+/—	18/—	49/0	40/0	深/—
36	62/66	汉/汉	工人/工人	+/—	17/—	42/0	20/0	深/—
37	67/67	汉/汉	工人/工人	+/—	16/—	50/0	22/0	深/—
38	64/66	汉/汉	干部/干部	+/—	29/—	35/0	25/0	深/—
39	47/50	汉/汉	干部/干部	—/+	—/29	0/20	0/20	—/深
40	52/55	汉/汉	工人/工人	—/+	—/10	0/42	0/23	—/深
41	55/56	汉/汉	干部/干部	—/—	—/—	0/0	0/0	—/—
42	43/42	汉/汉	工人/工人	+/+	15/30	28/23	55/28	深/深
43	74/70	汉/汉	工人/工人	+/+	20/14	50/54	20/30	深/深
44	68/68	汉/汉	工人/工人	+/+	20/16	48/52	20/20	深/深
45	30/31	汉/汉	工人/工人	+/+	16/16	18/15	55/20	深/深
46	50/55	汉/汉	工人/工人	+/+	16/36	30/20	45/21	深/浅
47	57/57	汉/汉	工人/工人	+/+	14/20	38/37	10/10	深/浅
48	52/56	汉/汉	工人/工人	+/+	15/30	35/35	22/10	深/浅
49	71/66	汉/汉	工人/工人	+/+	20/22	50/40	20/8	深/浅
50	50/55	汉/汉	职员/职员	—/+	—/13	0/42	0/20	—/深
51	65/65	汉/汉	工人/工人	—/+	—/30	0/40	0/20	—/深
52	72/73	汉/汉	工人/工人	—/+	—/19	0/52	0/20	—/深
53	50/53	汉/汉	工人/工人	—/+	—/30	0/20	0/20	—/深
54	44/44	汉/汉	工人/工人	+/—	18/—	26/0	40/0	深/—
55	52/56	汉/汉	工人/工人	+/—	20/—	31/0	25/0	深/—
56	70/70	汉/汉	工人/工人	+/—	16/—	50/0	20/0	深/—
57	62/62	汉/汉	工人/工人	+/—	20/—	40/0	14/0	深/—
58	70/73	汉/汉	工人/工人	+/—	19/—	43/0	20/0	深/—

续表

对子	年龄	民族	职业	吸烟	开始吸烟年龄	吸烟年限	吸烟量	吸烟深浅
59	31/28	汉/汉	工人/工人	+/−	16/−	15/0	20/0	深/−
60	24/23	汉/汉	工人/工人	+/+	14/21	10/3	20/4	深/浅
61	58/61	汉/汉	工人/工人	+/+	20/23	19/29	20/30	深/深
62	72/75	汉/汉	职员/职员	+/+	18/20	54/55	9/25	深/深
63	62/66	汉/汉	干部/干部	+/+	21/17	41/50	27/10	深/浅
64	56/60	汉/汉	工人/工人	+/+	18/27	34/37	43/10	深/浅
65	62/67	汉/汉	工人/工人	+/+	20/20	42/47	20/10	深/深
66	54/55	汉/汉	干部/干部	+/+	20/23	29/23	25/7	深/浅
67	61/65	汉/汉	干部/干部	+/+	15/16	46/50	35/8	深/浅
68	67/66	汉/汉	工人/工人	+/+	25/20	35/45	20/20	深/深
69	57/61	汉/汉	工人/工人	+/+	17/18	40/43	20/20	深/深
70	65/63	汉/汉	工人/工人	+/+	27/15	33/47	10/10	深/浅
71	62/65	汉/汉	职员/职员	+/−	20/−	40/0	40/0	深/−
72	47/52	汉/汉	工人/工人	+/−	16/−	30/0	36/0	深/−
73	60/63	汉/汉	工人/工人	+/−	30/−	29/0	15/0	深/−
74	63/62	汉/汉	工人/工人	+/−	20/−	43/0	10/0	深/−
75	70/69	汉/汉	工人/工人	+/−	25/−	45/0	15/0	深/−
76	51/51	汉/汉	工人/工人	+/−	26/−	30/0	20/0	深/−
77	78/74	汉/汉	工人/工人	+/−	20/−	58/0	30/0	深/−
78	57/60	汉/汉	干部/干部	+/−	20/−	25/0	16/0	深/−
79	50/50	汉/汉	工人/工人	+/−	15/−	35/−	20/0	深/−
80	52/56	汉/汉	干部/干部	+/−	18/−	44/0	20/0	深/−
81	55/58	汉/汉	工人/工人	+/−	18/−	57/0	30/0	深/−
82	67/70	汉/汉	工人/工人	+/−	20/−	47/0	38/0	深/−
83	85/61	汉/汉	干部/干部	+/−	16/−	46/0	40/0	深/−
84	60/65	汉/汉	干部/干部	+/−	20/−	40/0	38/0	深/−
85	65/69	汉/汉	工人/工人	+/−	30/−	30/0	10/0	深/−
86	58/58	汉/汉	工人/工人	+/−	20/−	27/−	20/−	深/−
87	62/66	汉/汉	职员/职员	+/−	16/−	45/0	20/0	深/−
88	74/77	汉/汉	职员/职员	−/+	−/45	0/30	0/6	−/浅
89	59/59	回/回	职员/职员	+/+	28/18	35/41	20/20	深/深
90	63/66	汉/汉	工人/工人	+/+	18/27	44/35	40/7	深/浅
91	61/62	汉/汉	工人/工人	+/+	12/20	49/42	30/30	深/深
92	62/58	汉/汉	工人/工人	+/+	12/34	46/28	28/20	深/深
93	59/58	汉/汉	干部/干部	+/+	16/17	42/41	25/30	深/深
94	64/67	汉/汉	售货/售货	+/+	30/24	34/43	15/16	深/深
95	45/50	汉/汉	工人/工人	+/+	17/20	29/30	30/34	深/深
96	61/65	汉/汉	工人/工人	+/+	21/16	40/40	20/15	深/深
97	44/48	回/回	工人/工人	+/+	20/22	24/25	56/20	深/深
98	49/49	汉/汉	工人/工人	+/+	14/20	35/20	40/10	深/浅
99	66/66	汉/汉	工人/工人	+/+	55/12	11/54	3/10	浅/深

续表

对子	年龄	民族	职业	吸烟	开始吸烟年龄	吸烟年限	吸烟量	吸烟深浅
100	45/45	汉/汉	工人/工人	+/+	16/17	29/27	28/26	深/深
101	28/26	汉/汉	工人/工人	+/+	20/19	5/7	15/15	深/浅
102	56/57	汉/汉	工人/工人	+/+	26/26	36/20	20/15	深/浅
103	60/57	汉/汉	工人/工人	+/+	20/20	39/27	36/20	深/深
104	65/65	汉/汉	工人/工人	+/+	20/25	40/40	50/50	深/深
105	64/67	汉/汉	工人/工人	−/+	−/17	0/50	0/10	−/浅
106	64/66	汉/汉	工人/工人	+/+	14/18	58/48	20/9	深/深
107	65/61	汉/汉	工人/工人	+/+	10/20	53/41	20/12	深/深
108	67/67	汉/汉	工人/工人	+/+	30/20	36/47	30/16	深/深
109	37/71	汉/汉	工人/工人	+/+	25/55	30/10	20/23	深/浅
110	49/54	汉/汉	工人/工人	+/+	12/28	37/22	30/10	深/浅
111	62/64	汉/汉	工人/工人	+/+	25/15	33/49	18/20	深/深
112	45/46	汉/汉	工人/工人	+/+	27/29	18/15	40/20	深/深
113	76/73	汉/汉	干部/干部	+/−	23/−	52/0	25/0	深/−

注：1. 年龄和开始吸烟年龄为岁，吸烟量为支/日；2. 斜线上数据或结果为病例，斜线下为对照；3. “+”代表吸烟，“−”代表不吸烟；4. 吸烟深指肺吸烟，吸烟浅指口腔吸烟；5. 所有调查的病例与对照均无接触石棉、放射性物质、水泥及锯末的历史。

问题 5：上述资料可做哪些分析？

问题 6：根据以上资料列出吸烟与否、吸烟深浅与肺癌的关系表格，并计算 χ^2 及 *OR* 值。

问题 7：将上述例子的配对资料模拟成组资料分析，将吸烟量分为 4 个等级（<10、10～、20～和≥30 支），计算吸烟量与肺癌关系的有关指标。

3. 分层资料分析

（1）Brinton 等人 1988 年对月经因素与乳腺癌的关系进行了病例对照研究，选择病例 2866 人，对照 3141 人，分别调查两组人群患乳腺癌时的月经状况，结果见表实 24－7。

表实 24－7　月经因素与乳腺癌关系的病例对照研究

	未绝经	绝经	合计
病例	887	1979	2866
对照	868	2273	3141
合计	1755	4252	6007

问题 8：根据上表请计算 χ^2、*OR* 及 *OR* 的 95%可信区间。

问题 9：该计算结果能否说明月经与乳腺癌之间的真实联系程度？为什么？

（2）本次调查病例和对照组的年龄分布及各年龄组暴露状况见表实 24－8。

表实 24-8　乳腺癌病例组与对照组的年龄分布及各年龄组暴露率

年龄组	病例组	构成比（%）	对照组	构成比（%）	未绝经（暴露）			
					病例组	暴露率（%）	对照组	暴露率（%）
40～	343	12.0	397	12.6	278	81.0	314	79.1
45～	483	16.9	520	16.6	334	69.2	323	62.1
50～	631	22.0	660	21.0	240	38.0	193	29.2
≥55	1409	49.1	1564	49.8	35	2.5	38	2.4
合计	2866	100.0	3141	100.0	887	31.0	868	27.6

问题 10：从上表资料中是否可以看出不同年龄组人群的乳腺癌患病和暴露情况规律？是否怀疑年龄是该研究的一个混杂因素？如果年龄是该研究的混杂因素，如何在分析时调整其混杂作用？

（3）根据上表所给的数据，按照病例与对照在不同年龄组是否绝经，将结果填写到表实 24-9 中。

问题 11：请计算各层的 χ^2、*OR*、*OR* 的 95%可信区间，将各层的 *OR* 与 *cOR* 进行比较，判断分层因素（年龄）是否为混杂因素。

表实 24-9　按年龄分层后月经因素与乳腺癌的关系

年龄	是否绝经	病例组	对照组	χ^2	*OR*	*OR*95%*CI*
40～	否	278	314			
	是	65	83			
45～	否	334	323			
	是	149	197			
50～	否	240	193			
	是	391	467			
≥55	否	35	38			
	是	1374	1526			
合计		2866	4141			

自由度 $=n-1$，$n=$ 层数

（4）为了判断某因素是否起混杂作用，可比较分层后各层 *OR* 之间是否一致。即检验各层之间的差异是否是抽样所致。如果差别是由于抽样误差造成的，表明分层因素起混杂作用，就可以进一步计算合并的 OR_{MH} 值。如果差别并非来自抽样，则不可简单地计算合并的 OR_{MH} 值，因资料是不同质的，此时应采用标化死亡比（*SMR*）或标化发病比（*SIR*）来估计其相对危险度。

Woolf 齐性检验步骤如下：

1）建立无效假设（H_0）如备择假设（H_1）

H_0：$OR_1=OR_2=\cdots\cdots=OR_n=OR$，即所有 *OR* 均相等。

H_1：各 *OR* 不全相等。

2）计算各层的下列指标

①$OR_i=\dfrac{a_i d_i}{b_i c_i}$

②$\ln(OR_i) = \ln \frac{a_i d_i}{b_i c_i}$

③方差 $Var(\ln OR_i) = \frac{1}{a_i} + \frac{1}{b_i} + \frac{1}{c_i} + \frac{1}{d_i}$

④权数 $= W_i = 1/Var(\ln OR_i)$

3）用 Woolf 法计算总 OR_W

$$\ln(OR_W) = \frac{\sum_{i=0}^{n} W_i [\ln(OR_i)]}{\sum_{i=0}^{n} W_i}$$

4）进行 Woolf 检验

$$\chi_W^2 = \sum_{i=0}^{n} W_i (\ln OR_i - \ln OR_W)^2$$

根据上面提供的 Woolf 齐性检验方法和按年龄分层的数据计算下面表格（表实 24-10）中的数据，并用表中数据计算 $\ln(OR_W)$，对计算结果进行解释。

表实 24-10　Woolf 齐性检验

年龄组	OR_i	$\ln(OR_i)$	$Var(\ln OR_i)$	W_i	$W_i[\ln(OR_i)]$
40～					
45～					
50～					
55～					
合计					

（5）请计算年龄调整 χ_{MH}^2 及 OR_{MH} 的 95%可信区间。并与年龄调整前的 OR 值进行比较进一步理解年龄混杂作用调整的意义。

问题 12：从以上分析，对月经因素与乳腺癌的关系可提出什么假说？要想进一步验证此假说，还可进行哪些研究？

问题 13：在病例对照研究中还可用哪些方法来预防和控制混杂偏倚？

（莫苗芳）

实验二十五　疾病因果判断

【目的】

1. 了解流行病学的病因研究过程。

2. 掌握病因评判标准。

【内容】　原因不明疾病的病因研究。

20 世纪前半叶，世界上有不少国家肺癌的发病率和死亡率均有增长，有些工业发达的国家肺癌的死亡率增长更快。接触肺癌患者的医师们根据经验，早就有这样的怀疑：“得肺癌的人总好像倾向于以吸烟者为多”。但众所周知，肺癌患者也有不吸烟的，不吸烟者也有患肺癌的。两者究竟有无因果关系？

问题 1：如果要研究吸烟与肺癌是否有因果关系，你将从哪些方面着手？请提出你的研究思路。

众多学者对肺癌死亡率与吸烟的关系进行了描述性研究，部分结果如下：

肺癌死亡率的人间分布：男性肺癌死亡率高出女性数倍。

肺癌死亡率的时间分布：于 20 世纪 20 年代显著增加。

肺癌死亡率的空间分布：一般城市死亡率高于农村。

有人作了 1900—1950 年间某国肺癌死亡率与烟叶和纸烟消费量之间关系的生态学研究。结果见图实 25－1。

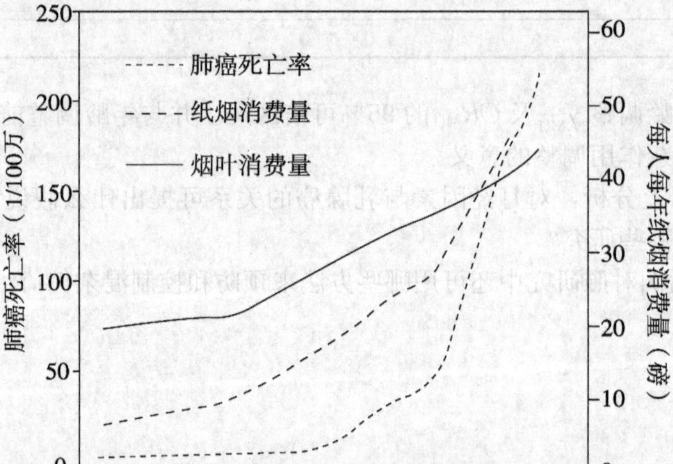

图实 25－1　1900—1950 年肺癌死亡率和烟叶、纸烟消耗量

（1 磅＝0.45kg）（Doll 和 Hill，1950）

问题 2：你能从中得到什么启示？能否下结论？若不能，为什么？还需作哪些工作？

Doll 和 Hill 曾根据描述研究提供的线索，进行病例对照研究，结果表明肺癌患者比对照者吸烟多，吸烟量大。这些结果先后在其他国家和地区的多次病例对照研究中得到印证。部分结果摘录如表实 25－1、表实 25－2、表实 25－3、图实 25－2、图实 25－3：

表实 25－1　肺癌患者和非癌症对照患者吸烟与不吸烟的比例

性别	分组	调查人数	吸烟人数（率）	不吸烟人数（率）
男	肺癌组	649	647（99.7%）	2（0.3%）
	对照组	649	622（95.8%）	27（4.2%）
女	肺癌组	60	41（68.3%）	19（31.7%）
	对照组	60	28（46.7%）	32（53.3%）

注：男女不吸烟率均为对照组显著高于肺癌组 $P<0.05$（Doll 和 Hill，1950）

表实 25－2　肺癌患者和对照患者在病前 10 年内平均每日吸烟量

性别	分组	总人数	不吸烟人数（%）	平均每日吸烟支数				
				<5（%）	5～（%）	15～（%）	25～（%）	≥50（%）
男	肺癌病人	1357	7（0.5）	55（4.0）	489（36.0）	475（35.0）	293（21.6）	38（2.8）
	对照病人	1357	61（4.5）	129（9.5）	570（42.0）	431（31.8）	154（11.3）	12（0.9）
女	肺癌病人	108	40（37.0）	16（14.8）	24（22.2）	14（13.0）	14（13.0）	0（0.0）
	对照病人	108	59（54.6）	25（23.1）	18（16.7）	6（5.6）	0（0.0）	0（0.0）

注：对男女病例组和对照组的吸烟量进行显著性检验，其 P 值均小于 0.01（Doll 和 Hill，1952）

表实 25－3　肺癌患者各年龄组 10 年内平均每日吸烟量与每年肺癌期望死亡率

性别	年龄	死亡率（%）						调查人数
		不吸烟	10 年内平均每日吸烟支数					
			<5	5～	15～	25～	≥50	
男	25～	0.00	0.03	0.13	0.12	0.17	0.52	61
	45～	0.14	0.59	1.35	1.67	2.95	4.47	539
	65～74	0.00	2.38	2.66	3.88	6.95	10.24	130
女	25～	0.01	0.04	0.03	0.13		—	9
	45～	0.09	0.06	0.34	1.19		—	39
	65～74	0.32	0.70	0.59	2.37		—	13

（Doll 和 Hill，1952）

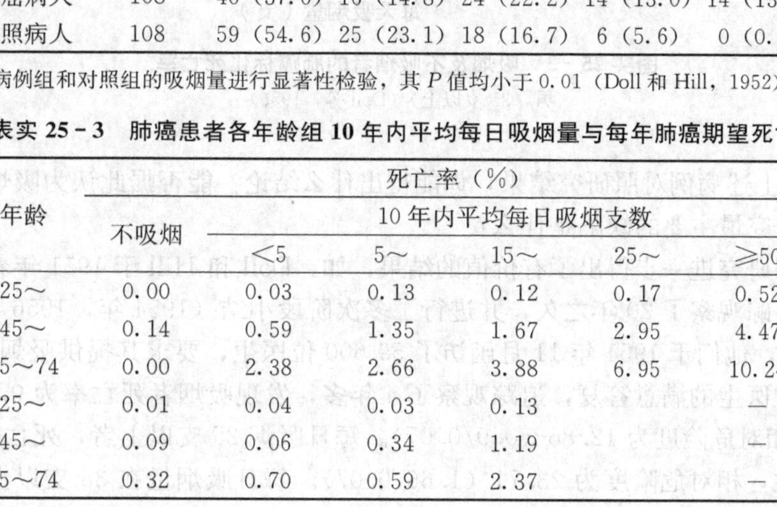

图实 25－2　肺癌患者及对照的吸烟支数分布

（Wynder 等，1950）

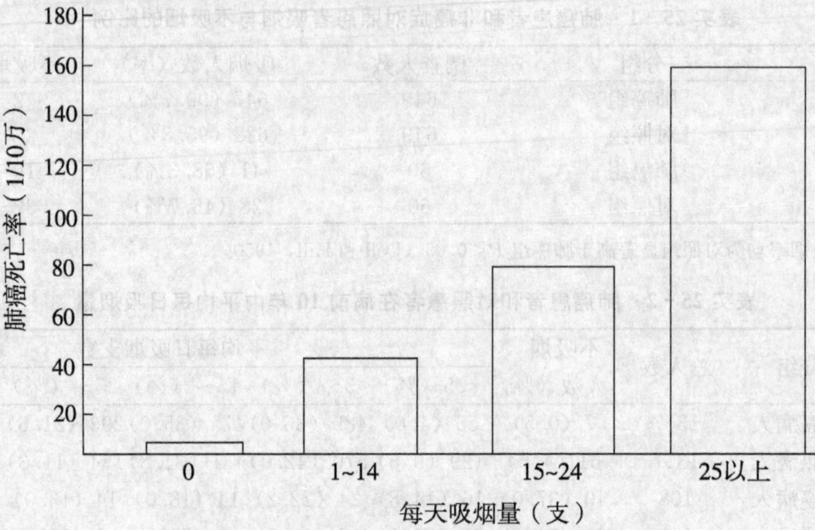

图实 25-3　吸烟及不吸烟者的肺癌标化死亡率

（男，35 岁以上）（Doll 等，1956）

问题 3：从上述病例对照研究结果，你能得出什么结论？能否据此认为吸烟是肺癌的病因？病例对照研究最主要的缺陷是什么？

大量的队列研究进一步得出了有价值的结果，如：Doll 和 Hill 于 1951 年着手进行前瞻性队列研究，追踪观察了 20 年之久，并进行了多次阶段小结（1954 年，1956 年，1964 年，1976 年）。其中，他们于 1951 年 11 月函访了 59 600 位医生，要求其提供吸烟的详细情况，得到了 40701 位医生的满意答复，追踪观察了 4 年多，发现吸烟者死亡率为 0.9‰，不吸烟者为 0.07‰，相对危险度为 12.86（0.9/0.07）。每日吸烟 25 支以上者，死亡率为 1.66‰，与不吸烟者相比，相对危险度为 23.71（1.66/0.07）。每日吸烟量在 35 支以上者，死亡率高达 3.15‰，相对危险度为 45.00（ 3.15/0.07）。另外一些研究结果摘录如表实 25-4：

表实 25-4　各年龄组每年每 1000 人口肺癌死亡率（人数）与吸烟量的关系

年龄	不吸烟	每日吸烟支数		
		1～14	15～24	≥25
35～44	0.05（1）	0.07（1）	0.00（0）	0.11（1）
45～54	0.00（0）	0.31（3）	0.62（9）	0.75（8）
55～64	0.00（0）	0.48（3）	2.31（20）	3.88（26）
65～74	0.00（0）	2.69（9）	5.16（17）	6.48（14）
75～	1.11（2）	2.68（6）	7.27（8）	16.33（8）
合计	0.07（3）	0.57（22）	1.39（54）	2.27（57）

（Doll 和 Hill，1964）

问题 4：这些资料说明了什么问题？这类研究的优越性在哪里？为了作出更确定的结论，需进一步做哪些工作？

为了进一步证实烟草的致癌作用，不少学者作了大量的实验室研究。他们将烟草的烟雾浓缩物涂在动物皮肤上，或作用于其支气管黏膜，或注射到皮下或肺内，均可成功地致癌，也有使小白鼠吸入烟草的烟雾而发生肺癌的报道。但有人对这种实验结果持异议，认为：其癌细胞的种类与人肺癌不一样，实验用小白鼠，其种系本身就容易发生这种癌。此外，从烟草雾中检出了具有直接致癌作用的苯（a）并芘之类的煤焦油系致癌化学物质。但苯（a）并芘之类致癌物在熏烤食品中也不低。

问题 5：如何评价实验研究结果在病因研究中的价值？能否就本课题进行人群实验研究？为什么？

Doll 和 Hill 在人进行队列研究过程中，长达 20 年的随访观察发现戒烟者肺癌死亡率较持续吸烟者肺癌死亡率低，随着戒烟时间延长，肺癌死亡率也随之下降，但并不能恢复到不吸烟人群的水平，而是逐步下降，速度越来越慢（图实 25－4）。

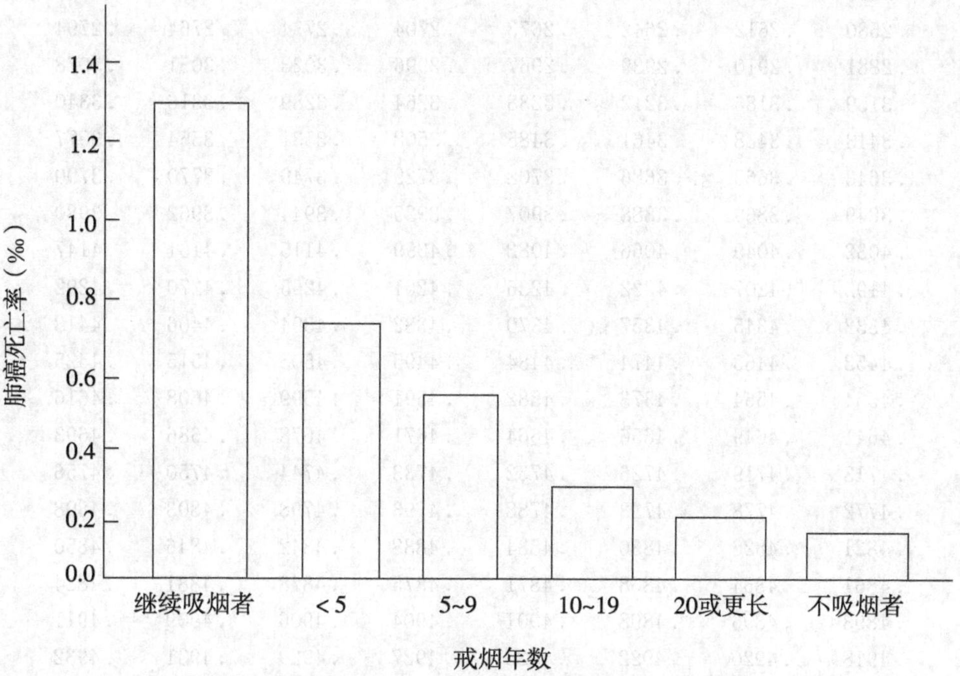

图实 25－4 吸烟者戒烟后不同时间的肺癌死亡率

（男性，标准年龄）（Doll 和 Hill，1964）

到 1964 年为止，不同时间、地点和对象的 29 项病例对照研究中的 28 项和 7 项队列研究的全部都显示出吸烟与肺癌的相关。

问题 6：请运用疾病因果评判标准对本课题所提供资料进行综合评价。

（王晨亮）

附录一　统计用表

附表 1　标准正态曲线下的面积表

u	0	1	2	3	4	5	6	7	8
0.0	.0000	.0040	.0080	.0120	.0160	.0199	.0239	.0276	.0319
0.1	.0398	.0438	.0478	.0517	.0557	.0596	.0636	.0675	.0714
0.2	.0793	.0832	.0871	.0910	.0948	.0987	.1026	.1064	.1103
0.3	.1179	.1217	.1255	.1293	.1331	.1368	.1406	.1443	.1480
0.4	.1554	.1591	.1628	.1664	.1700	.1736	.1772	.1808	.1844
0.5	.1915	.1950	.1985	.2019	.2054	.2088	.2123	.2157	.2190
0.6	.2258	.2291	.2324	.2357	.2389	.2422	.2454	.2486	.2518
0.7	.2580	.2612	.2642	.2673	.2704	.2734	.2764	.2794	.2823
0.8	.2881	.2910	.2939	.2967	.2996	.3023	.3051	.3078	.3106
0.9	.3159	.3186	.3212	.3238	.3264	.3289	.3316	.3340	.3365
1.0	.3413	.3438	.3461	.3485	.3508	.3531	.3554	.3577	.3599
1.1	.3643	.3665	.3686	.3708	.3729	.3749	.3770	.3790	.3810
1.2	.3849	.3869	.3888	.3907	.3925	.3944	.3962	.3980	.3997
1.3	.4032	.4049	.4066	.4082	.4099	.4115	.4131	.4147	.4162
1.4	.4192	.4207	.4222	.4236	.4251	.4265	.4270	.4292	.4306
1.5	.4332	.4345	.4357	.4370	.4382	.4394	.4406	.4418	.4429
1.6	.4452	.4463	.4474	.4484	.4495	.4505	.4515	.4525	.4535
1.7	.4554	.4564	.4573	.4582	.4591	.4599	.4608	.4616	.4625
1.8	.4641	.4649	.4656	.4664	.4671	.4678	.4686	.4693	.4699
1.9	.4713	.4719	.4726	.4732	.4733	.4744	.4750	.4756	.4761
2.0	.4772	.4778	.4783	.4788	.4793	.4798	.4803	.4808	.4812
2.1	.4821	.4826	.4830	.4834	.4838	.4842	.4846	.4850	.4854
2.2	.4861	.4864	.4868	.4871	.4875	.4878	.4881	.4884	.4887
2.3	.4893	.4896	.4898	.4901	.4904	.4906	.4909	.4911	.4913
2.4	.4918	.4920	.4922	.4925	.4927	.4929	.4931	.4932	.4934
2.5	.4938	.4940	.4941	.4943	.4945	.4946	.4948	.4949	.4951
2.6	.4953	.4955	.4956	.4957	.4959	.4960	.4961	.4962	.4963
2.7	.4965	.4966	.4967	.4968	.4960	.4970	.4971	.4972	.4973
2.8	.4974	.4975	.4976	.4977	.4977	.4978	.4979	.4979	.4980
2.9	.4981	.4982	.4982	.4983	.4984	.4984	.4985	.4985	.4986
3.0	.4987	.4987	.4987	.4988	.4998	.4989	.4989	.4989	.4990
3.1	.4990	.4991	.4991	.4991	.4992	.4992	.4992	.4992	.4993
3.2	.4993	.4993	.4994	.4994	.4994	.4994	.4994	.4995	.4995
3.3	.4995	.4995	.4995	.4996	.4996	.4996	.4996	.4996	.4996
3.4	.4997	.4997	.4997	.4997	.4997	.4997	.4907	.4997	.4997
3.5	.4998	.4998	.4998	.4998	.4998	.4998	.4998	.4998	.4998
3.6	.4998	.4998	.4999	.4999	.4999	.4999	.4999	.4999	.4999
3.7	.4999	.4999	.4999	.4999	.4999	.4999	.4999	.4999	.4999
3.8	.4999	.4999	.4999	.4999	.4999	.4999	.4999	.4999	.4999
3.9	.5000	.5000	.5000	.5000	.5000	.5000	.5000	.5000	.5000

附表 2　t 值表

ν	双侧	0.50	0.20	0.10	0.05	0.02	0.01	0.005	0.002	0.001
	单侧	0.25	0.10	0.05	0.025	0.01	0.005	0.0025	0.001	0.0005
1		1.000	3.078	6.314	12.706	31.821	63.657	127.321	318.309	636.619
2		0.816	1.886	2.920	4.303	6.965	9.925	14.089	22.327	31.599
3		0.765	1.638	2.353	3.182	4.541	5.841	7.453	10.215	12.924
4		0.741	1.533	2.132	2.776	3.747	4.604	5.598	7.173	8.610
5		0.727	1.476	2.015	2.571	3.365	4.032	4.773	5.893	6.869
6		0.718	1.440	1.943	2.447	3.143	3.707	4.317	5.208	5.959
7		0.711	1.415	1.895	2.365	2.998	3.499	4.029	4.785	5.408
8		0.706	1.397	1.860	2.306	2.896	3.355	3.833	4.501	5.041
9		0.703	1.383	1.833	2.262	2.821	3.250	3.690	4.297	4.781
10		0.700	1.372	1.812	2.228	2.764	3.169	3.581	4.144	4.587
11		0.697	1.363	1.796	2.201	2.718	3.106	3.497	4.025	4.437
12		0.695	1.356	1.782	2.179	2.681	3.055	3.428	3.930	4.318
13		0.694	1.350	1.771	2.160	2.650	3.012	3.372	3.852	4.221
14		0.692	1.345	1.761	2.145	2.624	2.977	3.326	3.787	4.140
15		0.691	1.341	1.753	2.131	2.602	2.947	3.286	3.733	4.073
16		0.690	1.337	1.746	2.120	2.583	2.921	3.252	3.686	4.015
17		0.689	1.333	1.740	2.110	2.567	2.898	3.222	3.646	3.965
18		0.688	1.330	1.734	2.101	2.552	2.878	3.197	3.610	3.922
19		0.688	1.328	1.729	2.093	2.539	2.861	3.174	3.579	3.883
20		0.687	1.325	1.725	2.086	2.528	2.845	3.153	3.552	3.850
21		0.686	1.323	1.721	2.080	2.518	2.831	3.135	3.527	3.819
22		0.686	1.321	1.717	2.074	2.508	2.819	3.119	3.505	3.792
23		0.685	1.319	1.714	2.069	2.500	2.807	3.104	3.485	3.768
24		0.685	1.318	1.711	2.064	2.492	2.797	3.091	3.467	3.745
25		0.684	1.316	1.708	2.060	2.485	2.787	3.078	3.450	3.725
26		0.684	1.315	1.706	2.056	2.479	2.779	3.067	3.435	3.707
27		0.684	1.314	1.703	2.052	2.473	2.771	3.057	3.421	3.690
28		0.683	1.313	1.701	2.048	2.467	2.763	3.047	3.408	3.674
29		0.683	1.311	1.699	2.045	2.462	2.756	3.038	3.396	3.659
30		0.683	1.310	1.697	2.042	2.457	2.750	3.030	3.385	3.646
31		0.682	1.309	1.696	2.040	2.453	2.744	3.022	3.375	3.633
32		0.682	1.309	1.694	2.037	2.449	2.738	3.015	3.365	3.622
33		0.682	1.308	1.692	2.035	2.445	2.733	3.008	3.356	3.611

续表

ν	双侧 单侧	0.50 0.25	0.20 0.10	0.10 0.05	0.05 0.025	0.02 0.01	0.01 0.005	0.005 0.0025	0.002 0.001	0.001 0.0005
34		0.682	1.307	1.091	2.032	2.441	2.728	3.002	3.348	3.601
35		0.682	1.306	1.690	2.030	2.438	2.724	2.996	3.340	3.591
36		0.681	1.306	1.688	2.028	2.434	2.719	2.990	3.333	3.582
37		0.681	1.305	1.687	2.026	2.431	2.715	2.985	3.326	3.574
38		0.681	1.304	1.686	2.024	2.429	2.712	2.980	3.319	3.566
39		0.681	1.304	1.685	2.023	2.426	2.708	2.976	3.313	3.558
40		0.681	1.303	1.684	2.021	2.423	2.704	2.971	3.307	3.551
50		0.679	1.299	1.676	2.009	2.403	2.678	2.937	3.261	3.496
60		0.679	1.296	1.671	2.000	2.390	2.660	2.915	3.232	3.460
70		0.678	1.294	1.667	1.994	2.381	2.648	2.899	3.211	3.436
80		0.678	1.292	1.664	1.990	2.374	2.639	2.887	3.195	3.416
90		0.677	1.291	1.662	1.987	2.368	2.632	2.878	3.183	3.402
100		0.677	1.290	1.660	1.984	2.364	2.626	2.871	3.174	3.390
200		0.676	1.286	1.653	1.972	2.345	2.601	2.839	3.131	3.340
500		0.675	1.283	1.648	1.965	2.334	2.586	2.820	3.107	3.310
1000		0.675	1.282	1.646	1.962	2.330	2.581	2.813	3.098	3.300
∞		0.6745	1.2816	1.6449	1.9600	2.3263	2.5758	2.8070	3.0902	3.2905

附表 3　*F* 值表（方差齐性检验用）*P*=0.05（双侧）

ν_1	ν_2（较大均方的自由度）														
	2	3	4	5	6	7	8	9	10	12	15	20	30	60	100
1	799	364	899	922	937	948	957	963	969	977	985	993	1001	1010	1018
2	39.0	39.2	39.2	39.3	39.3	39.3	39.4	39.4	39.4	39.4	39.4	39.4	39.5	39.5	39.5
3	10.0	15.4	15.1	14.9	14.7	14.6	14.5	14.5	14.4	14.3	14.2	14.2	14.1	14.0	13.9
4	10.6	9.98	9.60	9.36	9.20	9.07	8.98	8.90	8.84	8.75	8.66	8.56	8.46	8.36	8.26
5	8.43	7.76	7.39	7.16	6.98	6.85	6.76	6.68	6.62	6.52	6.43	6.33	6.23	6.12	6.01
6	7.26	6.60	5.23	5.99	5.82	5.69	5.60	5.52	5.46	5.37	5.27	5.17	5.06	4.96	4.85
7	6.54	5.89	5.52	5.28	5.12	4.99	4.90	4.82	4.76	4.67	4.57	4.47	4.36	4.25	4.14
8	6.06	5.42	5.05	4.82	4.65	4.53	4.43	4.36	4.29	4.20	4.10	4.00	3.89	3.78	3.67
9	5.71	5.08	4.72	4.48	4.32	4.20	4.10	4.03	3.96	3.87	3.77	3.67	3.56	3.45	3.33
10	5.46	4.83	4.47	4.24	4.07	3.95	3.85	3.78	3.72	3.62	3.52	3.42	3.31	3.20	3.08
11	5.26	4.63	4.27	4.04	3.88	3.76	3.66	3.59	3.53	3.43	3.33	3.23	3.12	3.00	2.88
12	5.10	4.47	4.12	3.89	3.73	3.61	3.51	3.44	3.37	3.28	3.18	3.07	2.96	2.85	2.72
13	4.96	4.35	4.00	3.77	3.60	3.48	3.39	3.31	3.25	3.15	3.05	2.95	2.84	2.72	2.59
14	4.86	4.24	3.89	3.66	3.50	3.38	3.28	3.21	3.15	3.05	2.95	2.84	2.73	2.61	2.49
15	4.76	4.15	3.80	3.58	3.41	3.29	3.20	3.12	3.06	2.96	2.86	2.76	2.64	2.52	2.39
16	4.69	4.08	3.73	3.50	3.34	3.22	3.12	3.05	2.99	2.89	2.79	2.68	2.57	2.45	2.32
17	4.62	4.01	3.66	3.44	3.28	3.16	3.06	2.98	2.92	2.82	2.72	2.62	2.50	2.38	2.25
18	4.56	3.95	3.61	3.38	3.22	3.10	3.00	2.93	2.87	2.77	2.67	2.56	2.44	2.32	2.19
19	4.51	3.90	3.56	3.33	3.17	3.05	2.96	2.88	2.82	2.72	2.62	2.51	2.39	2.27	2.13
20	4.46	3.86	3.51	3.29	3.13	3.01	2.91	2.84	2.77	2.68	2.57	2.46	2.35	2.22	2.08
21	4.42	3.82	3.47	3.25	3.09	2.97	2.87	2.80	2.73	2.64	2.53	2.42	2.31	2.18	2.04
22	4.38	3.73	3.44	3.21	3.05	2.93	2.84	2.76	2.70	2.60	2.50	2.39	2.27	2.14	2.00
23	4.35	3.75	3.41	3.18	3.02	2.90	2.81	2.73	2.67	2.57	2.47	2.36	2.24	2.11	1.97
24	4.32	3.72	3.38	3.15	2.99	2.87	2.78	2.70	2.64	2.54	2.44	2.33	2.21	2.08	1.93
25	4.29	3.69	3.35	3.13	2.97	2.85	2.75	2.68	2.61	2.51	2.41	2.30	2.18	2.05	1.91
26	4.26	3.67	3.33	3.10	2.94	2.82	2.73	2.65	2.59	2.49	2.39	2.28	2.16	2.03	1.88
27	4.24	3.65	3.31	3.08	2.92	2.80	2.71	2.63	2.57	2.47	2.36	2.25	2.13	2.00	1.85
28	4.22	3.63	3.29	3.06	2.90	2.78	2.69	2.61	2.55	2.45	2.34	2.23	2.11	1.98	1.83
29	4.20	3.61	3.27	3.04	2.88	2.76	2.67	2.59	2.53	2.43	2.32	2.21	2.09	1.96	1.81
30	4.18	3.59	3.25	3.03	2.87	2.75	2.65	2.57	2.51	2.41	2.31	2.19	2.07	1.94	1.79
31	4.16	3.57	3.23	3.01	2.85	2.73	2.63	2.56	2.49	2.40	2.29	2.18	2.06	1.92	1.77
32	4.15	3.56	3.22	2.99	2.84	2.71	2.62	2.54	2.48	2.38	2.27	2.16	2.04	1.90	1.75
33	4.13	3.54	3.20	2.98	2.82	2.70	2.61	2.53	2.47	2.37	2.26	2.15	2.03	1.89	1.73

续表

ν_1	ν_2（较大均方的自由度）														
	2	3	4	5	6	7	8	9	10	12	15	20	30	60	100
34	4.12	3.53	3.19	2.97	2.81	2.69	2.59	2.52	2.45	2.35	2.25	2.13	2.01	1.87	1.72
35	4.11	3.52	3.18	2.96	2.80	2.68	2.58	2.50	2.44	2.34	2.23	2.12	2.00	1.86	1.70
36	4.09	3.50	3.17	2.94	2.78	2.66	2.57	2.49	2.43	2.33	2.22	2.11	1.99	1.85	1.69
37	4.08	3.49	3.16	2.93	2.77	2.65	2.56	2.48	2.42	2.32	2.21	2.10	1.97	1.84	1.67
38	4.07	3.48	3.14	2.92	2.76	2.64	2.55	2.47	2.41	2.31	2.20	2.09	1.96	1.82	1.66
39	4.06	3.47	3.13	2.91	2.75	2.63	2.54	2.46	2.40	2.30	2.19	2.08	1.95	1.81	1.65
40	4.05	3.46	3.13	2.90	2.74	2.62	2.53	2.45	2.39	2.29	2.18	2.07	1.94	1.80	1.64
42	4.03	3.45	3.11	2.89	2.73	2.61	2.51	2.43	2.37	2.27	2.16	2.05	1.92	1.78	1.61
44	4.02	3.43	3.09	2.87	2.71	2.59	2.50	2.42	2.35	2.25	2.15	2.03	1.91	1.77	1.60
46	4.00	3.41	3.08	2.86	2.70	2.58	2.48	2.40	2.34	2.24	2.13	2.02	1.89	1.75	1.58
48	3.99	3.40	3.07	2.84	2.68	2.56	2.47	2.39	2.33	2.23	2.12	2.01	1.88	1.73	1.56
50	3.97	3.39	3.05	2.83	2.67	2.56	2.46	2.38	2.32	2.22	2.11	1.99	1.87	1.72	1.54
60	3.92	3.34	3.01	2.79	2.63	2.51	2.41	2.33	2.27	2.17	2.06	1.94	1.81	1.67	1.48
80	3.86	3.28	2.95	2.73	2.57	2.45	2.35	2.28	2.21	2.11	2.00	1.88	1.75	1.60	1.40
120	3.80	3.23	2.89	2.67	2.51	2.39	2.30	2.22	2.16	2.05	1.94	1.82	1.69	1.53	1.31
240	3.75	3.17	2.84	2.62	2.46	2.34	2.24	2.17	2.10	2.00	1.89	1.77	1.63	1.46	1.20
∞	3.69	3.12	2.79	2.57	2.41	2.29	2.19	2.11	2.05	1.94	1.83	1.71	1.57	1.39	1.00

附表 4 *F* 界值表（方差分析用）

（上行：$P=0.05$，下行：$P=0.01$）

ν_2（较小均方的自由度）	ν_1（较大均方的自由度）										
	1	2	3	4	5	6	7	8	12	24	∞
1	161.4	199.5	215.7	224.6	230.2	234.0	236.8	238.9	243.9	249.1	254.3
	4052	4999	5403	5625	5764	5859	5928	5982	6106	6235	6366
2	18.51	19.00	19.16	19.25	19.30	19.33	19.35	19.37	19.41	19.45	19.50
	98.50	99.00	99.17	99.25	99.30	99.33	99.36	99.37	99.42	99.46	99.50
3	10.13	9.55	9.28	9.12	9.01	8.94	8.89	8.85	8.74	8.64	8.53
	34.12	30.82	29.46	28.71	28.24	27.91	27.67	27.49	27.05	26.60	26.13
4	7.71	6.94	9.59	6.39	6.26	6.16	6.09	6.04	5.91	5.77	5.63
	21.20	18.00	16.69	15.98	15.52	15.21	14.98	14.80	14.37	13.93	13.46
5	6.61	5.79	5.41	5.19	5.05	4.95	4.88	4.82	4.68	4.53	4.36
	16.26	13.27	12.06	11.39	10.97	10.67	10.46	10.29	9.89	9.47	9.02
6	5.99	5.14	4.76	4.53	4.39	4.28	4.21	4.15	4.00	3.84	3.67
	13.75	10.92	9.78	9.15	8.75	8.47	8.26	8.10	7.72	7.31	6.88
7	5.59	4.74	4.35	4.12	3.97	3.87	3.79	3.73	3.57	3.41	3.23
	12.25	9.55	8.45	7.85	7.46	7.19	6.99	6.84	6.47	6.07	5.65
8	5.32	4.46	4.07	3.84	3.69	3.58	3.50	3.44	3.28	3.12	2.93
	11.26	8.65	7.59	7.01	6.63	6.37	6.18	6.03	5.67	5.28	4.86
9	5.12	4.26	3.86	3.63	3.48	3.37	3.29	3.23	3.07	2.90	2.71
	10.56	8.02	6.99	6.42	6.06	5.80	5.61	5.47	5.11	4.73	4.31
10	4.96	4.10	3.71	3.48	3.33	3.22	3.14	3.07	2.91	2.74	2.54
	10.04	7.56	6.55	5.99	5.64	5.39	5.20	5.06	4.71	4.33	3.91
12	4.75	3.89	3.49	3.26	3.11	3.00	2.91	2.85	2.69	2.51	2.30
	9.33	6.93	5.95	5.41	5.06	4.82	4.64	4.50	4.16	3.78	3.36
14	4.60	3.74	3.34	3.11	2.96	2.85	2.76	2.70	2.53	2.35	2.13
	8.86	6.51	5.56	5.04	4.69	4.46	4.28	4.14	3.80	3.43	3.00
16	4.49	3.63	3.24	3.01	2.85	2.74	2.66	2.59	2.42	2.24	2.01
	8.53	6.23	5.29	4.77	4.44	4.20	4.03	3.89	3.55	3.18	2.75
18	4.41	3.55	3.16	2.93	2.77	2.66	2.58	2.51	2.34	2.15	1.92
	8.29	6.01	5.09	4.58	4.25	4.01	3.84	3.71	3.37	3.00	2.57
20	4.35	3.49	3.10	2.87	2.71	2.60	2.51	2.45	2.28	2.08	1.84
	8.10	5.85	4.94	4.43	4.10	3.87	3.70	3.56	3.23	2.86	2.42
30	4.17	3.32	2.92	2.69	2.53	2.42	2.33	2.27	2.09	1.89	1.62
	7.56	5.39	4.51	4.02	3.70	3.47	3.30	3.17	2.84	2.47	2.01
40	4.08	3.23	2.84	2.61	2.45	2.34	2.25	2.18	2.00	1.79	1.51
	7.31	5.18	4.31	3.83	3.51	3.29	3.12	2.99	2.66	2.29	1.80
60	4.00	3.15	2.76	2.53	2.37	2.25	2.17	2.10	1.92	1.70	1.39
	7.08	4.98	4.13	3.65	3.34	3.12	2.95	2.82	2.50	2.12	1.60
120	3.92	3.07	2.68	2.45	2.29	2.17	2.09	2.02	1.83	1.61	1.25
	6.85	4.79	3.95	3.48	3.17	2.96	2.79	2.66	2.34	1.95	1.38
∞	3.84	3.00	2.60	2.37	2.21	2.10	2.01	1.94	1.75	1.52	1.00
	6.63	4.61	3.78	3.32	3.02	2.80	2.64	2.51	2.18	1.79	1.00

附表 5 *q* 界值表（Newman-Keuls 法用）

（上行：P=0.05，下行：P=0.01）

ν	组数，*a*								
	2	3	4	5	6	7	8	9	10
5	3.64	4.60	5.22	5.67	6.03	6.33	6.58	6.80	6.99
	5.70	6.98	7.80	8.42	8.91	9.32	9.67	9.97	10.24
6	3.46	4.34	4.90	5.30	5.63	5.90	6.12	6.32	6.49
	5.24	6.33	7.03	7.56	7.97	8.32	8.61	8.87	9.10
7	3.34	4.16	4.68	5.06	5.36	6.61	5.82	6.00	6.16
	4.95	5.92	6.54	7.01	7.37	7.68	7.94	8.17	8.37
8	3.26	4.04	4.53	4.89	5.17	5.40	5.60	5.77	5.92
	4.75	5.64	6.20	6.62	6.96	7.24	7.47	7.68	7.86
9	3.20	3.95	4.41	4.76	5.02	5.24	5.43	5.59	5.74
	4.60	5.43	5.96	6.35	6.66	6.91	7.13	7.33	7.49
10	3.15	3.88	4.33	4.65	4.91	5.12	5.30	5.46	5.60
	4.48	5.27	5.77	6.14	6.43	6.67	6.87	7.05	7.21
12	3.08	3.77	4.20	4.51	4.75	4.95	5.12	5.27	5.39
	4.32	5.05	5.50	5.84	6.10	6.32	6.51	6.67	6.81
14	3.03	3.70	4.11	4.41	4.64	4.83	4.99	5.13	5.25
	4.21	4.89	5.32	5.63	5.88	6.08	6.26	6.41	6.54
16	3.00	3.65	4.05	4.33	4.56	4.74	4.90	5.03	5.15
	4.13	4.79	5.19	5.49	5.72	5.92	6.08	6.22	6.35
18	2.97	3.61	4.00	4.28	4.49	4.67	4.82	4.96	5.07
	4.07	4.70	5.09	5.38	5.60	5.79	5.94	6.08	6.20
20	2.95	3.58	3.96	4.23	4.45	4.62	4.77	4.90	5.01
	4.02	4.64	5.02	5.29	5.51	5.69	5.84	5.97	6.09
30	2.89	3.49	3.85	4.10	4.30	4.46	4.60	4.72	4.82
	3.89	4.45	4.80	5.05	5.24	5.40	5.54	5.65	5.76
40	2.86	3.44	3.79	4.04	4.23	4.39	4.52	4.63	4.73
	3.82	4.37	4.70	4.93	5.11	5.26	5.39	5.50	5.60
60	2.83	3.40	3.74	3.98	4.16	4.31	4.44	4.55	4.65
	3.76	4.28	4.59	4.82	4.99	5.13	5.25	5.36	5.45
120	2.80	3.36	3.68	3.92	4.10	4.24	4.36	4.47	4.56
	3.70	4.20	4.50	4.71	4.87	5.01	5.12	5.21	5.30
∞	2.77	3.31	3.63	3.86	4.03	4.17	4.29	4.39	4.47
	3.64	4.12	4.40	4.60	4.76	4.88	4.99	5.08	5.16

附表 6 χ^2 界值表

自由度 ν	概率 P						
	0.500	0.250	0.100	0.050	0.025	0.010	0.005
1	0.45	1.32	2.71	3.84	5.02	6.63	7.88
2	1.39	2.77	4.61	5.99	7.38	9.21	10.60
3	2.37	4.11	6.25	7.81	9.35	11.34	12.84
4	3.36	5.39	7.78	9.49	11.14	13.28	14.86
5	4.35	6.63	9.24	11.07	12.83	15.09	16.75
6	5.35	7.84	10.64	12.59	14.45	16.81	18.55
7	6.35	9.04	12.02	14.07	16.01	18.48	20.28
8	7.34	10.22	13.36	15.51	17.53	20.09	21.95
9	8.34	11.39	14.68	16.92	19.02	21.67	23.59
10	9.34	12.55	15.99	18.31	20.48	23.21	25.19
11	10.34	13.70	17.28	19.68	21.92	24.72	26.76
12	11.34	14.85	18.55	21.03	23.34	26.22	28.30
13	12.34	15.98	19.81	22.36	24.74	27.69	29.82
14	13.34	17.12	21.06	23.68	26.12	29.14	31.32
15	14.34	18.25	22.31	25.00	27.49	30.58	32.80

附表7 *T*界值表（配对比较的秩和检验用）

N	单侧 双侧	0.05 0.10	0.025 0.050	0.01 0.02	0.005 0.01
5		0—15	—	—	—
6		2—19	0—21	—	—
7		3—25	2—26	0—28	—
8		5—31	3—33	1—35	0—36
9		8—37	5—40	3—42	1—44
10		10—45	8—47	5—50	3—52
11		13—53	10—56	7—59	5—61
12		17—61	13—65	9—69	7—71
13		21—70	17—74	12—79	9—82
14		25—80	21—84	15—90	12—93
15		30—90	25—95	19—101	15—105
16		35—101	29—107	23—113	19—117
17		41—112	34—119	27—126	23—130
18		47—124	40—131	32—139	27—144
19		53—137	46144	37—153	32—158
20		60—150	52—158	43—167	37—173
21		67—164	58—173	49—182	42—189
22		75—178	65—188	55—198	48—205
23		83—193	73—203	62—214	54—222
24		91—209	81—219	69—231	61—239
25		100—225	89—236	76—249	68—257
26		110—241	98—253	84—267	75—276
27		119—259	107—271	92—286	83—295
28		130—276	116—290	101—305	91—315
29		140—295	126—309	110—325	100—335
30		151—314	137—328	120—345	109—356
31		163—333	147—349	130—366	118—378
32		175—353	159—369	140—388	128—400
33		187—374	170—391	151—410	138—423
34		200—395	182—413	162—433	148—447
35		213—417	195—435	173—457	159—471
36		227—439	208—458	185—481	171—495
37		241—462	221—482	198—505	182—521

续表

N	单侧	0.05	0.025	0.01	0.005
	双侧	0.10	0.050	0.02	0.01
38		256—485	235—506	211—530	194—547
39		271—509	249—531	224—556	207—573
40		286—534	264—556	238—582	220—600
41		302—559	279—582	252—6/9	233—628
42		319—584	294—609	266—637	247—656
43		336—610	310—636	281—665	261—685
44		353—637	327—663	296—694	276—714
45		371—664	343—692	312—723	291—744
46		389—692	361—720	328—753	307—774
47		407—721	378—750	345—783	322—806
48		426—750	396—780	362—814	339—837
49		446—779	415—810	379—846	355—870
50		466—809	434—841	397—878	373—902

附表 8　T 界值表（两样本比较的秩和检验用）

	单侧	双侧
1 行	$P=0.05$	$P=0.10$
2 行	$P=0.025$	$P=0.05$
3 行	$P=0.01$	$P=0.02$
4 行	$P=0.005$	$P=0.01$

n_1	n_2-n_1（n_1 为较小 n）										
	0	1	2	3	4	5	6	7	8	9	10
3	6－15	6－18	7－20	8－22	9－24	9－27	10－29	11－31	11－34	12－36	13－38
			6－21	7－23	7－26	8－28	8－31	9－33	10－35	10－38	11－40
				6－24	6－27	7－29	7－32	7－35	8－37	8－40	9－42
						6－30	6－33	6－36	7－38	7－41	7－44
4	12－24	13－27	14－30	15－33	16－36	17－39	18－42	19－45	20－48	21－51	22－54
	11－25	12－28	12－32	13－35	14－38	15－41	16－44	17－47	17－47	18－54	9－57
	10－26	10－30	11－33	12－36	12－40	13－43	14－46	14－50	15－53	16－56	16－60
	9－27	10－30	10－34	11－37	11－41	12－44	12－18	13－51	13－55	14－58	14－62
5	19－36	20－40	22－43	24－46	25－50	26－54	27－58	29－31	30－65	32－68	33－72
	18－37	19－41	20－45	21－49	22－53	24－56	25－60	26－64	27－68	29－71	30－75
	16－39	17－43	18－47	19－51	20－55	21－59	22－63	23－67	24－71	25－75	26－79
	15－40	16－44	17－48	18－52	19－56	19－61	20－65	21－69	22－73	23－77	24－81
6	28－50	30－54	32－58	33－63	35－67	37－71	39－75	41－79	42－84	44－88	46－92
	26－52	28－56	29－61	31－35	32－70	34－74	36－78	37－83	39－87	41－91	42－96
	21－54	26－58	27－63	28－68	30－72	31－77	32－82	34－86	35－91	36－96	38－100
	23－55	24－60	25－65	27－69	28－74	29－79	30－84	31－89	32－94	34－98	35－103
7	39－66	41－71	43－76	46－80	48－85	50－90	52－95	54－100	57－104	59－109	61－114
	37－68	39－73	41－78	43－83	45－88	46－94	48－99	50－104	52－109	54－114	56－119
	34－71	36－76	38－81	39－87	41－92	43－97	44－103	46－108	48－113	49－119	51－124
	33－72	34－78	36－83	37－89	39－94	40－100	42－105	43－111	45－116	46－122	48－127

续表

n_1	$n_2 - n_1$（n_1 为较小 n）										
	0	1	2	3	4	5	6	7	8	9	10
8	52 - 84	54 - 90	57 - 95	60 - 100	62 - 106	65 - 111	67 - 117	70 - 122	73 - 127	75 - 133	78 - 138
	49 - 87	51 - 93	54 - 98	56 - 104	58 - 110	61 - 115	63 - 121	65 - 127	68 - 132	70 - 138	72 - 144
	46 - 90	48 - 96	50 - 102	52 - 108	54 - 114	56 - 120	58 - 126	60 - 132	62 - 138	64 - 144	66 - 150
	44 - 92	46 - 98	47 - 105	49 - 111	51 - 117	53 - 123	55 - 129	57 - 135	59 - 141	61 - 147	62 - 154
9	66 - 105	69 - 111	72 - 117	75 - 123	78 - 129	81 - 135	84 - 141	87 - 147	90 - 153	93 - 159	96 - 165
	63 - 108	66 - 114	68 - 121	71 - 127	74 - 133	77 - 139	79 - 146	82 - 152	85 - 158	88 - 164	90 - 171
	59 - 112	62 - 118	64 - 125	66 - 132	69 - 138	71 - 145	74 - 151	76 - 158	76 - 164	81 - 174	83 - 178
	57 - 114	59 - 121	64 - 128	63 - 135	65 - 142	68 - 148	70 - 155	72 - 162	74 - 169	77 - 175	79 - 182
10	83 - 127	86 - 134	89 - 141	93 - 147	96 - 154	100 - 160	103 - 167	107 - 173	110 - 180	114 - 186	117 - 193
	79 - 131	82 - 138	85 - 145	88 - 152	91 - 159	94 - 166	97 - 173	101 - 179	104 - 186	107 - 193	110 - 200
	74 - 136	77 - 143	80 - 150	83 - 157	85 - 165	88 - 172	91 - 179	94 - 186	97 - 193	100 - 200	102 - 208
	71 - 139	74 - 146	76 - 154	79 - 161	82 - 168	84 - 176	87 - 183	89 - 191	92 - 198	95 - 205	97 - 213

附表 9 *H* 界值表（三组完全随机设计秩和检验用）

N	n_1	n_2	n_3	$H_{0.05}$	$H_{0.01}$
7	3	2	2	4.71	
	3	3	1	5.14	
8	3	3	2	5.36	
	4	2	2	5.33	
	4	3	1	5.20	
	5	2	1	5.00	
9	3	3	3	5.60	7.20
	4	3	2	5.44	6.30
	4	4	1	4.97	6.67
	5	2	2	5.16	6.53
	5	3	1	4.96	6.40
10	4	3	3	5.72	6.75
	4	4	2	5.45	7.04
	5	3	2	5.25	6.82
	5	4	1	4.99	6.95
11	4	4	3	5.60	7.14
	5	3	3	5.65	7.08
	5	4	2	5.27	7.12
	5	5	1	5.13	7.31
12	4	4	4	5.69	7.65
	5	4	3	5.63	7.44
	5	5	2	5.34	7.27
13	5	4	4	5.62	7.76
	5	5	3	5.71	7.54
14	5	5	4	5.64	7.79
15	5	5	5	5.78	7.98

附表 10　相关系数界值表

自由度 ν		概率 P							
单侧：	0.25	0.10	0.05	0.025	0.01	0.005	0.0025	0.001	0.0005
双侧：	0.50	0.20	0.10	0.05	0.02	0.01	0.005	0.002	0.001
1	0.707	0.951	0.988	0.997	1.000	1.000	1.000	1.000	1.000
2	0.500	0.800	0.900	0.950	0.980	0.990	0.995	0.998	0.999
3	0.404	0.687	0.805	0.878	0.934	0.959	0.974	0.986	0.991
4	0.347	0.603	0.729	0.811	0.882	0.917	0.942	0.963	0.974
5	0.309	0.551	0.669	0.755	0.833	0.875	0.906	0.935	0.951
6	0.281	0.507	0.621	0.707	0.789	0.834	0.870	0.905	0.925
7	0.260	0.472	0.582	0.666	0.750	0.798	0.836	0.875	0.898
8	0.242	0.443	0.549	0.632	0.715	0.765	0.805	0.847	0.872
9	0.228	0.419	0.521	0.602	0.685	0.735	0.776	0.820	0.847
10	0.216	0.398	0.497	0.576	0.658	0.708	0.750	0.795	0.823
11	0.206	0.380	0.476	0.553	0.634	0.684	0.726	0.772	0.801
12	0.197	0.365	0.457	0.532	0.612	0.661	0.703	0.750	0.780
13	0.189	0.351	0.441	0.514	0.592	0.641	0.683	0.730	0.760
14	0.182	0.338	0.426	0.497	0.574	0.623	0.664	0.711	0.742
15	0.176	0.327	0.412	0.482	0.558	0.606	0.647	0.694	0.725
16	0.170	0.317	0.400	0.468	0.542	0.590	0.631	0.678	0.708
17	0.165	0.308	0.389	0.456	0.529	0.575	0.616	0.622	0.693
18	0.160	0.299	0.378	0.444	0.515	0.561	0.602	0.648	0.679
19	0.156	0.291	0.369	0.433	0.503	0.549	0.589	0.635	0.665
20	0.152	0.284	0.360	0.423	0.492	0.537	0.576	0.622	0.652
21	0.148	0.277	0.352	0.413	0.482	0.526	0.565	0.610	0.640
22	0.145	0.271	0.344	0.404	0.472	0.515	0.554	0.599	0.629
23	0.141	0.265	0.337	0.396	0.462	0.505	0.543	0.588	0.618
24	0.138	0.260	0.330	0.388	0.453	0.496	0.534	0.578	0.607
25	0.136	0.255	0.323	0.381	0.445	0.487	0.524	0.568	0.597
26	0.133	0.250	0.317	0.374	0.437	0.479	0.515	0.559	0.588
27	0.131	0.245	0.311	0.367	0.430	0.471	0.507	0.550	0.579
28	0.128	0.241	0.306	0.361	0.423	0.463	0.499	0.541	0.570
29	0.126	0.237	0.301	0.355	0.416	0.456	0.491	0.533	0.562
30	0.124	0.233	0.296	0.349	0.409	0.449	0.484	0.526	0.554
31	0.122	0.229	0.291	0.344	0.403	0.442	0.477	0.518	0.546
32	0.120	0.226	0.287	0.339	0.397	0.436	0.470	0.511	0.539

续表

自由度 ν	概率 P 单侧：0.25 双侧：0.50	0.10 0.20	0.05 0.10	0.025 0.05	0.01 0.02	0.005 0.01	0.0025 0.005	0.001 0.002	0.0005 0.001
33	0.118	0.222	0.283	0.334	0.392	0.430	0.464	0.504	0.532
34	0.116	0.219	0.279	0.329	0.386	0.424	0.458	0.498	0.525
35	0.115	0.216	0.275	0.325	0.381	0.418	0.452	0.492	0.519
36	0.113	0.213	0.271	0.320	0.376	0.413	0.446	0.486	0.513
37	0.111	0.210	0.267	0.316	0.371	0.408	0.441	0.480	0.507
38	0.110	0.207	0.264	0.312	0.367	0.403	0.435	0.474	0.501
39	0.108	0.204	0.261	0.308	0.362	0.398	0.430	0.469	0.495
40	0.107	0.202	0.257	0.304	0.358	0.393	0.425	0.463	0.490
41	0.106	0.199	0.254	0.301	0.354	0.389	0.420	0.458	0.484
42	0.104	0.197	0.251	0.297	0.350	0.384	0.416	0.453	0.479
43	0.103	0.195	0.248	0.294	0.346	0.380	0.411	0.449	0.474
44	0.102	0.192	0.246	0.291	0.342	0.376	0.407	0.444	0.469
45	0.101	0.190	0.243	0.288	0.338	0.372	0.403	0.439	0.465
46	0.100	0.188	0.240	0.285	0.335	0.368	0.399	0.435	0.460
47	0.099	0.186	0.238	0.282	0.331	0.365	0.395	0.431	0.456
48	0.098	0.184	0.235	0.270	0.328	0.361	0.391	0.427	0.451
49	0.097	0.182	0.233	0.276	0.325	0.358	0.387	0.423	0.447
50	0.096	0.181	0.231	0.273	0.322	0.354	0.384	0.419	0.443

附表 11　Spearman 秩相关系数界值表

		概　率，P								
n	单侧：	0. 25	0. 10	0. 05	0. 025	0. 01	0. 005	0. 0025	0. 001	0. 0005
	双侧：	0. 50	0. 20	0. 10	0. 50	0. 02	0. 01	0. 005	0. 002	0. 001
4		0. 600	1. 000	1. 000						
5		0. 500	0. 800	0. 900	1. 000	1. 000				
6		0. 371	0. 657	0. 829	0. 886	0. 943	1. 000	1. 000		
7		0. 321	0. 571	0. 714	0. 786	0. 893	0. 929	0. 964	1. 000	1. 000
8		0. 310	0. 524	0. 643	0. 738	0. 833	0. 881	0. 905	0. 952	0. 976
9		0. 267	0. 483	、0. 600	0. 700	0. 783	0. 833	0. 867	0. 917	0. 933
10		0. 248	0. 455	0. 564	0. 648	0. 745	0. 794	0. 830	0. 879	0. 903
11		0. 236	0. 427	0. 536	0. 618	0. 709	0. 755	0. 800	0. 845	0. 873
12		0. 217	0. 406	0. 503	0. 587	0. 678	0. 727	0. 769	0. 818	0. 846
13		0. 209	0. 385	0. 484	0. 560	0. 648	0. 703	0. 747	0. 791	0. 824
14		0. 200	0. 367	0. 464	0. 538	0. 626	0. 679	0. 723	0. 771	0. 802
15		0. 189	0. 354	0. 446	0. 521	0. 604	0. 654	0. 700	0. 750	0. 779
16		0. 182	0. 341	0. 429	0. 503	0. 582	0. 635	0. 679	0. 729	0. 762
17		0. 176	、0. 328	0. 414	0. 485	0. 566	0. 615	0. 662	0. 713	0. 748
18		0. 170	0. 317	0. 401	0. 472	0. 550	0. 600	0. 643	0. 695	0. 728
19		0. 165	0. 609	0. 391	0. 460	0. 535	0. 584	0. 628	0. 677	0. 712
20		0. 161	0. 299	0. 380	0. 447	0. 520	0. 570	0. 612	0. 662	0. 696
21		0. 156	0. 292	0. 370	0. 435	0. 508	0. 556	0. 599	0. 648	0. 681
22		0. 152	0. 284	0. 361	0. 425	0. 496	0. 544	0. 586	0. 634	0. 667
23		0. 148	0. 278	0. 353	0. 415	0. 486	0. 532	0. 573	0. 622	0. 654
24		0. 144	0271	0. 344	0. 406	0. 476	0. 521	0. 562	0. 610	0. 642
25		0. 142	0. 265	0. 337	0. 398	0. 466	0. 511	0. 551	0. 598	0. 630
26		0. 138	0. 259	0. 331	0. 390	0. 457	0. 501	0. 541	0. 587	0. 619
27		0. 136	0. 255	0. 324	0. 382	0. 448	0. 491	0. 531	0. 577	0. 608
28		0. 133	0. 250	0. 317	0. 375	0. 440	0. 483	0. 522	0. 567	0. 598
29		0. 130	0. 245	0. 312	0. 368	0. 433	0. 475	0. 513	0. 558	0. 589
30		0. 128	0. 240	0. 306	0. 362	0. 425	0. 467	0. 504	0. 549	0. 580
31		0. 126	0. 236	0. 301	0. 356	0. 418	0. 459	0. 496	0. 541	0. 571
32		0. 124	0. 232	0. 296	0. 350	0. 412	0. 452	0. 489	0. 533	0. 563
33		0. 121	0. 229	0. 291	0. 345	0. 405	0. 446	0. 482	0. 525	0. 554
34		0. 120	0. 225	0. 287	0. 340	0. 399	0. 439	0. 475	0. 517	0. 547
35		0. 118	0. 222	0. 283	0. 335	0. 394	0. 433	0. 468	0. 510	0. 539

续表

n		概率，*P*								
	单侧：	0.25	0.10	0.05	0.025	0.01	0.005	0.0025	0.001	0.0005
	双侧：	0.50	0.20	0.10	0.50	0.02	0.01	0.005	0.002	0.001
36		0.116	0.219	0.279	0.330	0.388	0.427	0.462	0.504	0.533
37		0.114	0.216	0.275	0.325	0.832	0.421	0.456	0.497	0.526
38		0.113	0.212	0.271	0.321	0.378	0.415	0.450	0.491	0.519
39		0.111	0.210	0.267	0.317	0.373	0.410	0.444	0.485	0.513
40		0.110	0.207	0.264	0.313	0.368	0.405	0.439	0.479	0.507
41		0.108	0.204	0.261	0.309	0.364	0.400	0.433	0.473	0.501
42		0.107	0.202	0.257	0.305	0.359	0.395	0.428	0.468	0.495
43		0.105	0.199	0.254	0.301	0.355	0.391	0.423	0.463	0.490
44		0.104	0.197	0.251	0.298	0.351	0.386	0.419	0.458	0.484
45		0.103	0.194	0.248	0.294	0.347	0.382	0.414	0.453	0.479
46		0.102	0.192	0.246	0.291	0.343	0.378	0.410	0.448	0.474
47		0.101	0.190	0.243	0.288	0.340	0.374	0.405	0.443	0.469
48		0.100	0.188	0.240	0.285	0.336	0.370	0.401	0.439	0.465
49		0.098	0.186	0.238	0.282	0.333	0.366	0.397	0.434	0.460
50		0.097	0.184	0.235	0.279	0.329	0.363	0.393	0.430	0.456

附录二　生活饮用水水质常规指标及限值（GB5749－2006）（摘录）

指标	限值
1. 微生物指标[①]	
总大肠菌群（MPN/100ml 或 CFU/100ml）	不得检出
耐热大肠菌群（MPN/100ml 或 CFU/100ml）	不得检出
大肠埃希菌（MPN/100ml 或 CFU/100ml）	不得检出
菌落总数（CFU/100ml）	100
2. 毒理学指标	
砷（mg/L）	0.01
镉（mg/L）	0.005
铬（六价，mg/L）	0.05
铅（mg/L）	0.01
汞（mg/L）	0.001
硒（mg/L）	0.01
氰化物（mg/L）	0.05
氟化物（mg/L）	1.0
硝酸盐（以 N 计，mg/L）	10（地下水源限制时为 20）
三氯甲烷（mg/L）	0.06
四氯化碳（mg/L）	0.002
溴酸盐（使用臭氧时，mg/L）	0.01
甲醛（使用臭氧时，mg/L）	0.9
亚氯酸盐（使用二氧化氯消毒时，mg/L）	0.7
氯酸盐（使用复合二氧化氯消毒时，mg/L）	0.7
3. 感官性状和一般化学指标	
色度（铂钴色度单位）	15
混浊度（NTU-散射浊度单位）	1（水源与净水技术条件限制时为 3）
臭和味	无异臭、异味
肉眼可见物	无
pH	不小于 6.5 且不大于 8.5
铝（mg/L）	0.2
铁（mg/L）	0.3
铜（mg/L）	1.0
锌（mg/L）	1.0
氯化物（mg/L）	250
硫酸盐（mg/L）	250
溶解性总固体（mg/L）	1000
总硬度（以 $CaCO_3$ 计，mg/L）	450
耗氧量（COD_{Mn}法，以 O_2 计，mg/L）	3（水源限制，源水耗氧量>6mg/L 时为 5）
挥发酚类（以苯酚计，mg/L）	0.002
阴离子合成洗涤剂（mg/L）	0.3

续表

指标	限值
4. 放射性指标[②]	指导值
总 α 放射性（Bq/L）	0.5
总 β 放射性（Bq/L）	

注：①MPN 表示最可能数；CFU 表示菌落形成单位。当水样检出大肠菌群时，应进一步检验大肠埃希菌或耐热大肠菌群；水样未检出大肠菌群，不必检验大肠埃希菌或耐热大肠菌群；②放射性指标超过指导值，应进行核素分析和评价，判定能否饮用。

附录三　室内空气质量标准

（国家质量监督检验检疫总局、卫生部、国家环境保护总局发布 GB/T 18883—2002）

序号	参数类别	参数	单位	标准值	备注
1	物理性	温度	℃	22～28	夏季空调
				16～24	冬季采暖
2		相对湿度	%	40～80	夏季空调
				30～60	冬季采暖
3		空气流速	m/s	0.3	夏季空调
				0.2	冬季采暖
4		新风量	m^3/（h·人）	30①	
5	化学性	二氧化硫 SO_2	mg/m^3	0.50	1h 均值
6		二氧化氮 NO_2	mg/m^3	0.24	1h 均值
7		一氧化碳 CO	mg/m^3	10	1h 均值
8		二氧化碳 CO_2	mg/m^3	0.10	1h 均值
9		氨 NH_3	mg/m^3	0.20	1h 均值
10		臭氧 O_3	mg/m^3	0.16	1h 均值
11		甲醛 HCHO	mg/m^3	0.10	1h 均值
12		苯 C_6H_6	mg/m^3	0.11	1h 均值
13		甲苯 C_7H_8	mg/m^3	0.20	1h 均值
14		二甲苯 C_8H_{10}	mg/m^3	0.20	1h 均值
15		苯并［a］芘 B（a）P	mg/m^3	1.0	1h 均值
16		可吸入颗粒物 PM10	mg/m^3	0.15	1h 均值
17		总挥发有机物 TVOC	mg/m^3	0.60	8h 均值
18	生物性	菌落总数	CFU/m^3	2500	依据仪器定②
19	放射性	氡 ^{222}Rn	Bq/m^3	400	年平均值（行动水平③）

①新风量要求不小于标准值，除温度、相对湿度外的其他参数要求不大于标准值。

②撞击法。

③行动水平即达到水平建议采取干预行动以降低室内氡浓度。

附录四　英汉词汇对照

A

absolute number	绝对数
acceptance	接受
accessibility service	可及性服务
acquired immunodeficiency syndrome（AIDS）	获得性免疫缺陷综合征
actual frequency	实际频数
adverse events following immunization（AEFI）	免疫接种副反应
air pollution	空气污染
aircraft disease	航空病
alternative hypothesis	备择假设
analysis of variance（ANOVA）	方差分析
analytical study	分析性研究
antibody	δ抗体
architectural design	建筑设计
artificial active immunization	人工自动免疫
artificial environment	人为环境
artificial passive immunization	人工被动免疫
atmospheric sphere	大气圈
attack rate	罹患率
attributable risk（AR）	归因危险度
availability	有效度
average number	平均数

B

Bacille Calmette - Guerin vaccine（BCG）	卡介苗
balanced diet	平衡膳食
bar chart	条图
basicmedicine	基础医学
behavioral medicine	行为医学
benzalkonium bromide	苯扎溴铵
bio - activation	生物活化
bio - detoxication	生物解毒
biogeochemical disease	生物地球化学性疾病
biological marker	生物标志物
biologically effective dose	生物有效剂量
biomarkers of effect	效应生物标志
biomarkers of exposure	暴露生物标志
biomarkers of susceptibility	易感性生物标志
biosphere	生物圈
biotransformation	生物转化

birth cohort	出生队列
birth cohort analysis	出生队列研究
blind trial	盲法试验
blood - brain barrier	血脑屏障
British Ability Scale（BAS)	英国能力测试量表

C

carbolic acid	苯酚
carbon dioxide	二氧化碳
carrier	携带者
case control study	病例对照研究
case finding	病例发现
case investigation	个例调查
cause - specific mortality rate	死因别死亡率
census	普查
cerebral vascular diseases（CVD)	脑血管疾病
child mortality rate	儿童死亡率
chi - square distribution	卡方（χ^2）分布
chi - square test	卡方（χ^2）检验
chlorhexidine	氯已定（洗必泰）
chlorofluorocarbons（CFCs)	氯氟烃
chlorinated disinfection by - products	氯化消毒副产物
chlorine dixide	二氧化氯
city planning	城市规划
cleaner production	清洁生产
clinic trial	临床试验
clinical compliance	临床依从性
clinical diagnosis	临床诊断
clinical medicine	临床医学
clinical prevention service	临床预防服务
cluster sampling	整群抽样
cockroach	蟑螂
coefficient of variation（CV)	变异系数
cohort study	队列研究
communicable diseases	传染病
community	社区
community diagnosis	社区诊断
community environment	社区环境
community field trial	社区现场试验
community health plan	社区卫生计划
community intervention program	社区干预项目
community intervention trial	社区干预试验
Community living Environment	社区生活环境
community medicine	社区医学

community planning	社区规划
community trial	社区实验
community - oriented primary care (COPC)	社区导向的基层医疗
completely random design	完全随机设计
comprehensiveness care	综合性照顾
concordant service	协调性服务
confidence interval (CI)	可信区间
confounding bias	混杂偏倚
confounding factor	混杂因素
congenital malformation	先天畸形
comprehensive care	综合性服务
constituent ratio	构成比
construction design	施工设计
construction volume rate	建筑容积率
continuous care	持续性服务
coordinated care	协调性服务
correlational study	相关性研究
criteria	标准
cross sectional analysis	横断面分析
cross - sectional survey	横断面调查
crude mortality ratio	粗死亡率
cumulative incidence (CI)	累积发病率
cyanotoxin	藻类霉素

D

DALYs	伤残调整寿命年
decompression sickness	减压病
degree of freedom	自由度
density of residential building	居住建筑密度
descriptive study	描述性研究
diabetes mellitus (DM)	糖尿病
diagnosis	诊断
diphtheria toxoid-pertussis vaccine-tetanus toxoid (DPT)	百日咳、白喉、破伤风混合疫苗
disease surveillance	疾病监测
disinfection	消毒
distribution of disease	疾病的分布
DNA vaccine	DNA 疫苗
drug - induced diseases (DID)	药源性疾病

E

ecological comparison study	生态比较研究
ecological fallacy	生态学谬误
ecological study	生态学研究
ecological trend study	生态趋势研究

emergency monitoring	应急监测
endemic cretinism	克汀病
endemic disease	地方病
enumeration data	计数资料
environment	环境
environment pollution	环境污染
environmental endocrine disruptors	环境内分泌干扰物
environmental factors	环境因素
environmental media	环境介质
epidemic	流行
epidemiology	流行病学
error	误差
estimation of confidence interval of rate	总体率的可信区间
etiologic fraction (EF)	病因分值
eutrophication	水体富营养化
expanded programme on immunization (EPI)	扩大免疫规划
experimental epidemiology	实验流行病学
exposure	暴露
exposure－response relationship	暴露-反应关系
external dose	外剂量

F

F index	F 指数
fatality rate	病死率
feasibility study	可行性研究
field survey	现场调查
field trial	现场试验
final acceptance	竣工验收
finite population	有限总体
food poisoning	食物中毒
food safety	食品安全
food borne diseases	食源性疾病
formaldehyde	甲醛
fourfold table	四格表
frequency table	频数表
functional accumulation	功能蓄积
Gaussian distribution	高斯分布
general practitioner	全科医生
geometric mean	几何均数
glutaraldehyde	戊二醛
green space	绿地
green buffer	防护绿地
greening rate	绿地率

H

haloacetic acids（HAAs）	卤代乙酸类
health field concept	健康层面观念
health behaviors	健康行为
health care	卫生保健
health economics	卫生经济学
Health for All by the Year 2000	2000 年人人享有卫生保健
health hazard appraisal（HHA）	健康危险评价
health law	卫生法
health licensing act	卫生许可法
health policy	卫生政策
health resource	卫生资源
health review	卫生审查
health service demand	卫生服务需求
health supervision	卫生监督
health surveillance	健康监护
health transition	健康状况转变
hepatitis A vaccine	甲型肝炎疫苗
hepatitis A virus（HAV）	甲型肝炎病毒
hepatitis B vaccine	乙型肝炎疫苗
hepatitis B virus（HBV）	乙型肝炎病毒
hepatitis C virus（HCV）	丙型肝炎病毒
hepatitis D antigen（HDAg）	δ抗原
hepatitis D virus（HDV）	δ肝炎病毒
hepatitis D（HD）	δ肝炎
hepatitis E virus（HEV）	戊型肝炎病毒
high risk group	高危人群
highly active antiretroviral therapy（HAART）	高活性的抗病毒治疗
histogram	直方图
homogeneity	同质
homogeneity of variances	方差齐性
host risk factor	个体危险因素
human immunodeficiency virus（HIV）	人类免疫缺陷病毒
hydrosphere	水圈
hypothesis test	假设检验

I

immunization schedule	免疫程序
inactivated vaccine	灭活疫苗
incidence rate	发病率
incidence－density（ID）	发病密度
index	指标
index number	指数

individual trial	个体试验
infant mortality	婴儿死亡率
infection rate	感染率
infectious focus	疫源地
infinite population	无限总体
information bias	信息偏倚
inhalable particle（IP）	可吸入颗粒物
institute of public health supervision	卫生监督所
insulin resistance（IR）	胰岛素抵抗
integrated care	一体化服务
Intelligence Quotient（IQ）	智商
internal dose	内剂量
International Labor Organization（ILO）	国际劳工组织
inter－quartile range	四分位数间距
interval estimation	“区间估计”
iodine	碘
iodine deficiency disorders（IDD）	碘缺乏病

J

Japanese encephalitis vaccine	流行性乙型脑炎疫苗

L

least square method	最小二乘法
life style	生活方式
line chart	线图
linear correlation	直线相关
linear regression	直线回归
linear regression equation	直线回归方程
liquid of cresol with soap	煤酚皂溶液
lithosphere	岩石圈
live-attenuated vaccine	减毒活疫苗
living residential environment	生活居住环境
loss of follow－up	失访
lot quality assurance sampling（LQAS）	批质量保证抽样法

M

mad cow disease	疯牛病
malnutrition	营养不良
material accumulation	物质蓄积
mean	算术均数
mean square	均方
measles vaccine（MV）	麻疹疫苗
measurement data	计量资料
median	中位数

medical care system 医疗保健体系
medical insurance 医疗保险
medical reference range 医学参考值范围
medical surveillance 医学监护
meningococcal vaccine（MCV） 流行性脑脊髓膜炎疫苗
microclimate 小气候
migrant epidemiology 移民流行病学
modern epidemiology 现代流行病学
molecular biomarkers 分子生物标志
mortality rate 死亡率
mountain sickness 高山病
multiple comparison 多重比较

N

natural environment 自然环境
negative skewness distribution 负偏态分布
net residential density 人口净密度
noise 噪声
nonparametric statistics 非参数统计
nonparametric test 非参数检验
non－participant observation 非参与观察
nonsampling error 非抽样误差
normal distribution 正态分布
null hypothesis 无效假设
numerical variable 数值变量
nutrition 营养

O

observational method 观察法
occupational accidents 职业性事故
occupational diseases 职业病
Occupational environmental monitoring 职业环境监测
occupational hazard 职业危害
occupational hazards factor 职业有害因素
occupational health 职业卫生
occupational health service（OHS） 职业卫生服务
occupational injury 职业性工伤
occupational poisoning 职业中毒
occupational stigma 职业特征
occupational stress 职业性紧张
odds ratio（OR） 比值比
one-sample mean u-test 单样本均数的 u 检验
oral poliovirus vaccine（OPV） 脊髓灰质炎疫苗
ordinal categories variable 有序分类变量

ordinal data 等级资料
outbreak 暴发
over-matching 匹配过度
ozone 臭氧

P

paired/matched t-test 配对 t 检验
parameter 参数
parametric statistics 参数统计
participant observation 参与观察
passive and active immunization 被动自动免疫
pathogen 病原体
patriotic public health campaign 爱国卫生运动
percent bar chart 百分比条图
percentile 百分位数
period prevalence 期间患病率
periodicity 周期性
persistence service 持续性服务
persistent organic pollutants (POPs) 持久性的有机污染物
person time (PT) 人时
person year 人年
personalization care 人格化照顾
pesticide 农药
pie chart 圆图
point estimation “点估计”
point prevalence 时点患病率
pollutant source 污染源
population 总体
positive skewness distribution 正偏态分布
preliminary design 初步设计
prevention 预防
preventive health supervision 预防性卫生监督
preventive medicine 预防医学
primary care 初级保健
primary environment 原生环境
primary health care 初级卫生保健
primary pollutant 一次污染物
primary prevention 一级预防
primordial prevention 根本性预防
probability 概率
public health 公共卫生
Public Health Act 公共卫生法
public health emergency 突发性公共卫生事件

Q

Q index	Q指数
quality of working life	职业生命质量
quality stabilization	质量稳定
quasi-experiment	类实验
questionnaire	问卷

R

rabies vaccine	狂犬病疫苗
radon（Rn）	镭
random	随机
random error	随机误差
randomized block design	随机区组设计
randomized clinical trial（RCT）	临床随机对照实验
range	全距
rank correlation	等级相关
rank sum test	秩和检验
rapid fluctuation	短期波动
rate	率
ration nutrition	合理营养
receiver operator characteristic curve（ROC）	受试者作业特征曲线
recombinant vaccine	重组疫苗
reference value	医学参考值
regression analysis index	回归分析指数
regression coefficient	回归系数
reject	拒绝
relative frequency	频率
relative number	相对数
relative ratio	相对比
relative risk（RR）	相对危险度
reproducibility	重现性
residential density	人口毛密度
residential district planning	居住区规划
residential district	居住区
retrospective study	回顾性研究
retrospective survey	回顾性调查
route of transmission	传播途径
rubella vaccine（Ru V）	风疹疫苗

S

sample survey	抽样调查
sampling error	抽样误差
sampling error	抽样误差

sampling error of rate	率的抽样误差
scatter diagram	散点图
screening	筛检
seasonality，seasonal variation	季节性
secondary attack rate（SAR）	续发率
secondary environment	次生环境
secondary pollutant	二次污染物
secondary prevention	二级预防
secular change	长期变异
secular trend	长期趋势
selection bias	选择偏倚
self care	自我保健
semi-logarithmic line chart	半对数线图
sensitivity	灵敏度
simple random sampling	简单随机抽样
simple regression	简单回归
situation analysis	形势分析
skewed to the left distribution	左偏态分布
skewed to the right distribution	右偏态分布
smoking	吸烟
social class	社会阶层
social environment	社会环境
social medicine	社会医学
sodium dichloroisocyanurate	二氯异氰尿酸钠（优氯净）
soil pollution	土壤污染
source of infection	传染源
specific mortality rate	死亡专率
specificity	特异度
sporadic	散发
standard deviation	标准差
standard error of rate	率的标准误
standard error（SE）	标准误
standard mortality ratio	标准化死亡比
standardization method	率的标准化法
standardized mortality ratio（SMR）	标准化死亡比
standardized rate	标化率
statistic	统计量
statistical graph	统计图
statistical map	统计地图
statistical table	统计表
statistics	统计学
sterilization	灭菌
storage depot	贮存库
stratified sampling	分层抽样

stroke	脑卒中
surveillance of disease	疾病监测
survey of community health	社区卫生调查
survival rate	生存率
systematic error	系统误差
systematic sampling	系统抽样

T

target organ/tissue	靶器官/靶组织
target population	目标人群
tertiary prevention	三级预防
theoretical epidemiology	理论流行病学
theoretical frequency	理论频数
transient ischemic attack（TIA）	短暂性脑缺血发作
total variation	总变异
toxoid	类毒素
traffic noise index（TNI）	交通噪声指数
trihalomethanes（THMs）	三卤甲烷类
tuberculosis	结核病
two-sample / group *t*-test	两独立样本 *t* 检验
two-sample *u*-test	两样本比较的 *u* 检验

U

unordered categories variable	无序分类变量
urban afforestation	城市绿化
urban green space system	城市绿地系统
urban road system	城市道路系统
urban transportation	城市交通

V

vaccination	免疫接种
vaccine	疫苗
vaccine preventable disease	疫苗可以预防的传染病
variable	变量
variance	方差
variation	变异
variation among groups	组间变异
variation within groups	组内变异
volatile organic compounds（VOCs）	挥发性有机物

W

water-borne communicable disease	介水传染病
Wechsler Intelligence Scales for Children-Revised，WISC-R	韦氏儿童智力量表
Wilcoxon signed rank test	Wilcoxon 符号秩和检验

work-related disease	工作有关的疾病
World Health Organization (WHO)	世界卫生组织

Z

Z-score additive model	*Z* 分加和模式

参考文献

1. 王正伦．社区预防医学．天津：天津科技出版社，2002.
2. 傅华．预防医学．第 5 版．北京：人民卫生出版社，2008.
3. 郑玉建，王家骥. 预防医学．北京：科学出版社，2007.
4. 唐军. 预防医学．北京：科学出版社，2007.
5. 李鲁．社会医学．北京：人民卫生出版社，2005.
6. 张拓红．社会医学．北京：北京医科大学出版社，2002.
7. 郭清．卫生管理学．北京：科学出版社，2005.
8. 龚幼龙．社会医学．北京：人民卫生出版社，2001.
9. 施榕．社区预防与保健．第 2 版．北京：人民卫生出版社，2006.
10. 陈锦治．社区卫生服务．江苏：江苏科学技术出版社，2008.
11. 黄吉武．预防医学．北京：人民卫生出版社，2004.
12. 郭秀花．实用医学调查分析技术．北京：人民军医出版社，2005.
13. 崔树起，杨文秀．社区卫生服务管理．北京：人民卫生出版社，2006.
14. 鲍勇．社区医学调查研究．上海：上海科学技术出版社，2005.
15. 刘殿武．社区医学基础．北京：人民卫生出版社，2001 .
16. 严启之．社区卫生与实践．上海：上海医科大学出版社，1998.
17. 孙振球．社区医学．北京：人民卫生出版社，2001.
18. 张拓红，陈少贤．社会医学. 北京：北京大学医学出版社，2006.
19. 鲍勇．现代社区医学．上海：第二军医科大学出版社，2002.
20. 李鲁，施榕．社区预防医学．北京：人民卫生出版社，2008.
21. 季成叶．儿童少年卫生学．第 3 版．北京：人民卫生出版社，2006.
22. 杨克敌．环境卫生学．第 6 版．北京：人民卫生出版社，2007.
23. 郭新彪．环境健康学．北京：北京大学医学出版社，2006.
24. 袭著革．室内空气污染与健康．北京：化学工业出版社，2003.
25. 刘开军，乔远望，顾兴成．居室环境卫生指南．北京：军事医学科学出版社，2007.
26. 蔡宏道．现代环境卫生学．北京：人民卫生出版社，1995.
27. 仲来福．卫生学．第 6 版．北京：人民卫生出版社，2004.
28. 孙逸民．社会主义监督学概论．北京：中共中央党校出版社，1990.
29. 孔令望等．国家监督论．浙江：浙江人民出版社，1991 .
30. 谭力．中国行政学．北京：中共中央党校出版社，1990.
31. 罗豪才等．行政法学．第 4 版．北京：中国政法大学出版社，1991.
32. 李天琨．卫生行政执法与卫生行政诉讼．北京：人民卫生出版社，1993.
33. 王镭．中国卫生法学．北京：中国人民大学出版社，1988.
34. 李培传．行政执法监督．北京：中国法制出版社，1994.
35. 何界生．中国国境卫生检疫学．北京：人民卫生出版社，1992.
36. 陈明光．卫生法学．上海：上海医科大学出版社，1992.
37. 全国人大．中华人民共和国行政处罚法释义．北京：法律出版社，1996.
38. 顾学箕．劳动卫生学．第 2 版．北京：人民卫生出版社，1985.
39. 杨铭鼎．公共场所卫生学．上海：上海医科大学出版社，1991.
40. 李学成等．放射防护监督员手册．北京：中国科学技术出版社，1991.
41. 钱信忠等．新中国预防医学历史经验．北京：人民卫生出版社，1990.
42. 江伟珣，刘毅．营养与食品卫生学．北京：北京医科大学，中国协和医科大学联合出版社，1992.

43. 连文远．计划免疫学．第 2 版．上海：上海科学技术文献出版社，2002.
44. 邱星元．实用社区计划免疫．广东：华南理工大学出版社，2000.
45. 耿贯一．流行病学第一卷．第 2 版．北京：人民卫生出版社，1997.
46. 庄汉澜，牟兆钦．疫苗和免疫接种手册．北京：人民军医出版社，2000.
47. 王陇德．现场流行病学案例与分析．北京：人民卫生出版社，2006.
48. 王秀茹．预防医学微生物学及检验技术．北京：人民卫生出版社出版，2002.
49. 李斯．消毒灭菌操作鉴定技术标准与效果监测检验控制规范应用手册．北京：人民出版社，2002.
50. 黄民主．临床流行病学．北京：高等教育出版社，2008.
51. 李立明．流行病学．第 6 版．北京：人民卫生出版社，2003.
52. 王建华．流行病学．第 6 版．北京：人民卫生出版社，2004.
53. 姜庆武．流行病学．北京：科学出版社，2003.
54. 李登清．常见心脑血管疾病防治．北京：科学技术文献出版社，2005.
55. 刘宗道．常见呼吸系统疾病防治．北京：科学技术文献出版社，2007.
56. 黄民主，唐世刚．新发传染病与常见性传播疾病防治. 北京：科学技术文献出版社，2007.
57. 梁维君．医药统计学．北京：中国医药科技出版社，2006.
58. 倪宗瓒．卫生统计学．第 4 版．北京：人民卫生出版社，2002.
59. 叶葶葶. 预防医学．第 3 版．北京：人民卫生出版社，2002.
60. 孙贵范. 预防医学．北京：人民卫生出版社，2005.
61. 杜金香，梁万年．突发性传染病预治教程．北京：北京大学医学出版社，2004.
62. 赵仲堂．流行病学研究方法与应用．第 2 版．北京：科学出版社，2005.
63. 黄民主，刘爱忠．临床流行病学．长沙：中南大学出版社，2004.
64. 栾荣生．流行病学研究原理与方法．成都：四川大学出版社，2005.
65. 熊敏如．职业病误诊误治与防范对策．长沙：中南大学出版社，2004.
66. 傅华．社区预防与保健．北京：人民卫生出版社，2000.
67. Brian MacMahon and Dimitrios. Epidemiology Principles and Methods, 2nd ed. Boston: Little, Brown. 1996.
68. Rothman KJ, Greenland S and Lash TL. Modern Epidemiology. 3rd ed. USA: Lippincott Williams & Wilins, 2008.

[illegible]

65. MacMahon B and Trichopoulos D. Epidemiology: Principles and Methods. 2nd ed. Boston: Little, Brown, 1996.
66. Rothman KJ, Greenland S and Lash TL. Modern Epidemiology. 3rd ed. USA: Lippincott Williams & Wilkins, 2008.